U0188913

原书第 2 版
2nd Edition

Cosmetic Facial Surgery
面部美容外科学

原著　[美] Joe Niamtu III
主审　郭树忠
主译　师俊莉

中国科学技术出版社
·北京·

图书在版编目（CIP）数据

面部美容外科学：原书第 2 版 /（美）乔·尼亚姆图三世（Joe Niamtu Ⅲ）原著；师俊莉主译．—北京：中国科学技术出版社，2021.1
书名原文：Cosmetic Facial Surgery,2/E
ISBN 978-7-5046-8771-5

Ⅰ．①面⋯ Ⅱ．①乔⋯ ②师⋯ Ⅲ．①面－整形外科手术 Ⅳ．① R622

著作权合同登记号：01-2018-7556

策划编辑　　王久红　焦健姿
责任编辑　　黄维佳
装帧设计　　华图文轩
责任印制　　李晓霖

出　　版　　中国科学技术出版社
发　　行　　中国科学技术出版社有限公司发行部
地　　址　　北京市海淀区中关村南大街 16 号
邮　　编　　100081
发行电话　　010-62173865
传　　真　　010-62179148
网　　址　　http://www.cspbooks.com.cn

开　　本　　889mm×1194mm　1/16
字　　数　　1259 千字
印　　张　　51
版　　次　　2021 年 1 月第 1 版
印　　次　　2021 年 1 月第 1 次印刷
印　　刷　　天津翔远印刷有限公司
书　　号　　ISBN 978-7-5046-8771-5/R·2610
定　　价　　498.00 元

ELSEVIER

Elsevier (Singapore) Pte Ltd.

3 Killiney Road, #08-01 Winsland House I, Singapore 239519

Tel: (65) 6349-0200; Fax: (65) 6733-1817

Cosmetic Facial Surgery, 2/E

Copyright © 2018, Elsevier Inc. All rights reserved.

First edition 2011

Second edition 2018

ISBN-13: 9780323393935

This Translation of Cosmetic Facial Surgery, 2/E by Joe Niamtu, Ⅲ was undertaken by China Science and Technology Press and is published by arrangement with Elsevier（Singapore）Pte Ltd.

Cosmetic Facial Surgery, 2/E by Joe Niamtu, Ⅲ 由中国科学技术出版社进行翻译，并根据中国科学技术出版社与爱思唯尔（新加坡）私人有限公司的协议约定出版。

面部美容外科学（原书第 2 版）（师俊莉，译）

ISBN: 978-7-5046-8771-5

Copyright © 2020 by Elsevier (Singapore) Pte Ltd. and China Science and Technology Press

译者名单

主　审　郭树忠

主　译　师俊莉

副主译　杨大平　苏映军　钱琳翰

译　者（以姓氏笔画为序）

王　贞　王小萌　公美华　龙　江　李胜旭　李晓宁

吴焱秋　张　攀　郑芳园　赵　帆　胡晓焕　通拉嘎

隋　冰　斯日古楞　慕莉莎　翟　旭

内容提要

　　本书引进自世界知名的 ELSEVIER 出版集团，是一部全面介绍当代面部美容外科学的经典教科书。本书为全新第 2 版，共 15 章。书中所述均基于真实病例及术者经验，并配有 3000 余张手术前后高清照片及手绘插图，生动描述了面部美容手术过程中的各项操作，同时阐明了重要概念及技巧，使手术步骤阐释浅显易懂。著者在面颈部提升、眶周年轻化、假体移植、脂肪移植、微创美容等方面有独特的观点与技术，在很多手术方面的一些小技巧也非常实用，特别是有关年轻化的内容，是著者在大量实践与创新基础上的理论总结，对国内从事医疗美容工作的医生很有帮助。本书内容翔实、阐释简明、图表丰富，既可作为住院医生和低年资外科医生的指导书，又可作为中、高级外科医生了解新技术的参考书。

原书参编者

章节编者

ANGELO CUZALINA, MD, DDS
Adjunct Assistant Professor of Surgery,
The Ohio State University, Columbus,
Ohio, USA;
Private Practice, Tulsa Surgical Arts, Tulsa,
Oklahoma, USA;
*Chairman, AACS Accredited General
Cosmetic Surgery Fellowship Program;
President Elect (2010) of the American
Academy of Cosmetic Surgery;
Member of the Board of Trustees for the
American Board of Cosmetic Surgery*
Chapter 6 Rhinoplasty

JOE NIAMTU, III, DMD
Private Practice, Cosmetic Facial Surgery,
Richmond, Virginia, USA;
*Fellow, American Academy of Cosmetic
Surgery;
Fellow, American Society for Laser Medicine
and Surgery;
Diplomat, American Board of Cosmetic
Facial Surgery;
Diplomat, American Board of Oral and
Maxillofacial Surgery*
Chapter 1 The Aging Face
Chapter 2 Evaluation of the Cosmetic Facial Surgery
Patient
Chapter 3 Facelift (Cervicofacial Rhytidectomy)
Chapter 4 Brow and Forehead Lift
Chapter 5 Cosmetic Blepharoplasty
Chapter 7 Facial Implants
Chapter 8 Cosmetic Otoplasty and Related Cosmetic Ear
Surgery
Chapter 9 Neuromodulators (Neurotoxins)
Chapter 10 Injectable Fillers
Chapter 11 Cosmetic Lip Surgery
Chapter 13 Laser Skin Resurfacing
Chapter 15 Management of Cervicofacial Fat

SUZAN OBAGI, MD
Associate Professor of Dermatology;
Associate Professor of Plastic Surgery;
Director, UPMC Cosmetic Surgery and
Skin Health Center, University of

Pittsburgh Medical Center, Pittsburgh,
Pennsylvania, USA;
*Board of Directors, American Academy of
Cosmetic Surgery;
Past President, Cosmetic Surgery
Foundation;
Past Vice-President, American Board of
Cosmetic Surgery*
Chapter 12 Lifetime Skincare
Chapter 14 Chemical Peel

评议专家

Neil Agnihotri, DMD, MD, FACS
Assistant Professor, Department of Oral &
Maxillofacial Surgery
Virginia Commonwealth University;
Private Practice, Richmond, Virginia, USA
Chapter 7 Sliding Genioplasty
Chapter 10 Injecting the Temporal Region

Alastair Carruthers, MD, FRCPC
Clinical Professor, Department of
Dermatology and Skin Science
University of British Columbia, Vancouver,
*British Columbia, Canada;
Past President, American Society for
Dermatologic Surgery;
Past President, Canadian Dermatology
Association;
Past President, Canadian Society for
Dermatologic Surgery*
Chapter 10 Vascular Complications of Three- Dimensional
Fillers

Jean Carruthers, MD, FRCSC
Clinical Professor, Department of
Ophthalmology;
University of British Columbia, Vancouver,
British Columbia, Canada;
*Fellow, American Society of Ophthalmic
Plastic and Reconstructive Surgery;
Diplomat, American Boards Cosmetic
Surgery;
Past President, Canadian Society for
Dermatologic Surgery*
Chapter 10 Vascular Complications of Three- Dimensional

Fillers

Jason R. Castillo, MD
Resident, Harbor–UCLA Medical Center,
Division of Dermatology;
Torrance, California, USA
Chapter 3 Posterior Necklift

Lisa K. Chipps, MD, MS
Assistant Clinical Professor, David Geffen
School of Medicine at UCLA;
Director of Dermatologic Surgery,
Harbor–UCLA Medical Center;
Torrance, California, USA
Chapter 3 Posterior Necklift

Ryan M. Diepenbrock, DDS, FAACS
Program Director, Oral and Maxillofacial
Surgery;
The David Grant USAF Medical Center;
Travis Air Force Base, California, USA
Chapter 10 Fat Grafting
*The views expressed in this material are those
of the author, and do not reflect the official
policy or position of the US Government, the
Department of Defense, or the Department
of the Air Force.*

Jason Emer, MD, FAAD, FAACS
Liposculpture and Body Contouring, Laser
and Cosmetic Dermatology;
The Roxbury Institute;
Beverly Hills, California, USA
Chapter 13 Fractional Laser Resurfacing

Barry L. Eppley, MD, DMD
Clinical Professor of Plastic Surgery
Indiana University School of Medicine
Indianapolis, Indiana, USA
Chapter 7 Computer–Generated Custom Facial Implants

Morris E. Hartstein, MD
Director, Ophthalmic Plastic Surgery;
Assaf Harofeh Medical Center;
Tel Aviv University, Sackler School of
Medicine;
Zerifin, Israel
Chapter 5 Canthal Surgery
Chapter 10 Correcting the Upper–Eyelid Hollow with
Injectable Filler

John B. Holds, MD, FACS
Clinical Professor, Departments of

Ophthalmology and Otolaryngology/Head
and Neck Surgery;
Saint Louis University, St. Louis, Missouri,
USA;
Ophthalmic Plastic and Cosmetic Surgery
Inc., Des Peres, Missouri, USA
Chapter 5 Lower–Eyelid Fat Transposition Blepharoplasty
Chapter 5 Asian Blepharoplasty

Samuel M. Lam, MD, FACS
Facial Plastic & Hair Restoration Surgeon,
Lam Facial Plastics;
Plano, Texas, USA
Chapter 10 Facial Framing, Halos, and Triangles: My
Philosophy and Strategy for Facial Volumization using
Facial Injectable Fillers

Ronald L. Moy, MD
Clinical Professor, Keck School of
Medicine;
University of Southern California;
Los Angeles, California, USA
Chapter 3 Posterior Necklift

Laxmeesh Mike Nayak, MD
Private Practice, Nayak Plastic Surgery;
St. Louis, Missouri, USA
Chapter 3 Direct Neck Excision Z–Plasty

Thomas Romo, III, MD, FACS
Director of Facial Plastic and
Reconstructive Surgery;
Lenox Hill Hospital and Northwell Health;
New York, New York, USA
Chapter 4 Endoscopy Brow and Forehead Lift (EBFL)
Chapter 8 Otoplasty

David Shamouelian, MD
Fellow, Facial Plastic and Reconstructive
Surgery;
Lenox Hill Hospital and Northwell Health;
New York, New York, USA
Chapter 4 Endoscopy Brow and Forehead Lift (EBFL)
Chapter 8 Otoplasty

Julie Woodward, MD
Associate Professor of Ophthalmology and
Dermatology;
Chief Oculofacial Surgery;
Duke University Medical Center;
Durham, North Carolina, USA
Chapter 5 Diagnosis and Patient Selection

中文版序

2年多前，我刚离开西京医院到北京联合丽格第一医院工作不久，中国科学技术出版社的王久红编辑便联系我，问我有无兴趣撰写出版美容外科方面的著作。作为中华整形外科学会的主任委员，我一直热爱并致力于学术专著的出版工作，但当时初到北京的我工作压力很大，既要做手术，又要开展医院的管理工作，而撰写和出版一部高水平的著作需要付出大量的时间和精力，于我而言，时间安排确实有些紧张，所以我便婉拒了著书邀请。

之后，又与编辑沟通过几次，思考再三最终决定出版一些整形美容方面的译著。近年来，国际知名出版社每年都有不少优秀的整形美容著作出版，深受世界各地整形美容医生的喜爱。国内的整形美容医生人数众多，但能流利阅读英文原著的并不多，而医生们又非常渴望了解国际上先进的整形美容知识，所以引进出版一部国际权威的整形美容译著肯定会受到大家的欢迎。

对于出版译著的提议，编辑很是赞同，很快收集整理了一份国际新近出版的整形美容著作书单。经过仔细研究，我初步筛选了其中几本。编辑很快与国外出版社取得联系，并拿到了评估样书。翻阅样书后，结合国内读者需求，最终选择了 Niamtu 教授这部 *Cosmetic Facial Surgery*。

之所以最终选择 Niamtu 教授这本作品，是因为我曾有幸听过 Niamtu 教授的学术报告。他是国际上知名度颇高的美容外科专家，在学术界颇有影响力。

与国内整形美容学术界由大型公立医院的医生全面主导不同，美国的美容外科多由私立医院或诊所工作的医生主导。由于医学美容项目不参与保险公司报销，所以求美者更愿意去往环境好、服务也好的私立美容机构就诊，因此成就了很多私立医疗美容机构的医生。市场竞争的巨大压力迫使他们不断进行技术创新，因此很多新技术都源自这些医生。这些医生在独立开诊之前都曾在大学教学医院接受过系统培训，在学术方面也得到过大学教授们的指导，或者本身就是大学的兼职教授，所以编写著作对他们来说不是难事。

为满足市场需求，不断进行技术创新，并将创新技术与同行分享是美国整形美容界的传统。美国医生有很强的创新意识和创新能力，有很多整形美容新技术最早开始于美国，这也是美国医生能够引领世界医学发展潮流的主要原因之一。Niamtu 教授是这些创新能力很强的医生中的杰出代表，他不仅手术做得好，而且善于思考、善于总结，有很强的教学意识和教学能力。他将自己在几十年工作中积累的经验与理念总结出来，编撰了这部著作。

北京联合丽格第一医疗美容医院虽然是一所民营医院，但医生们多数来自大型教学三甲医院，年轻医生们也都接受过系统培训，大多具有良好的学术传统，本书交由他们翻译还是很合适的。翻译工作由师俊莉主任主持，她组织全院的年轻医生一起翻译了本书，然后由她和苏映军教授、钱琳翰主任对每一章进行了细致修改，最后我也对全书进行了审阅。这是一本非常实用的整形美容专业参考书，特别是有关年轻化的内容，是著者大量实践与创新基础上的理论总结，非常实用，值得推荐给同行。

我已经离开了北京联合丽格第一医疗美容医院，现于西安国际医学中心整形医院工作，但热爱学习的习惯将会一直保持下去。

乐为序。

西安国际医学中心整形医院院长、主任医师
福建医科大学附属医院整形外科教授、主任医师、博士研究生导师
中华医学会整形外科分会前任主任委员

译者前言

当郭树忠教授提出让我组织北京联合丽格第一医院的年轻医生翻译这本书的时候，我的压力是很大的。翻译的最高境界是"信、达、雅"，这是严复先生在100多年前对译者提出的要求。对于专业图书，这样的翻译要求同样也适用。但要做到"信、达、雅"，译者首先要充分理解原文的每一个字、每一段话，要做到这一点，必须要有扎实的专业知识积累，同时要有很强的原文理解能力，还要以国内读者熟悉的文字准确地表达出来，这需要有很强的中文语言把控能力，所以，想要翻译好一本著作并非易事。

与我一起完成翻译工作的医生们虽然年轻，但都是科班出身，具备一定的医学专业背景及专业英语能力，而且我们医院有郭树忠教授、曹谊林教授、邢新教授、杨大平教授、苏映军教授、吴焱秋教授等知名整形外科专家坐镇，他们多数有国外留学的经历，专业知识及英语水平都是一流的，在翻译工作中遇到问题我们可以随时向他们请教。这才是我最终勇于接受这一翻译任务的主要原因。

非常感谢我们医院皮肤美容科的钱琳翰医生对光电、注射等非手术内容的审校，感谢苏映军教授对外科部分内容的审校，他们不仅专业技术扎实，英文水平也很优秀。我对译稿进行了逐字、逐句的审阅和修订，然后请郭树忠教授进行终审。

尽管翻译过程中大家反复斟酌，希望能够准确表述原著者的本意，但由于医学技术发展日新月异，加之中外语言表达习惯有所差别，部分术语名词的翻译可能还需更多专家同道共同商榷，所以中文翻译版中可能存在一些表述不妥或失当之处，恳请各位同行和读者批评、指正。

完成 *Cosmetic Facial Surgery* 的翻译及出版工作不仅是在做一件学术工作，更重要的是让我们有机会与世界级的整形美容大师对话，使我们有机会对整形美容外科学知识进行一次全面系统的梳理。

本书的著者 Niamtu 医生在美国弗吉尼亚州里士满开了一家整形美容诊所。他不仅在专业技术上经验丰富，而且在美容诊所的管理运营方面也有独到见解。书中的第2章详细介绍了私立美容诊所的装饰与布置、如何与求美者进行沟通、如何避免医疗纠纷的发生、如何提高求美者的满意率等内容，这些对国内自己开业或在民营医疗美容机构工作的医生很有参考价值。Niamtu 教授是一位世界著名的面部年轻化大师，其在面颈部提升、眶周年轻化、假体移植、脂肪移植、微创美容等方面有独特的观点与技术，在很多手术方面的一些小技巧也非常实用，这些内容对从事该项整形美容的医生很有帮助。即使是经验丰富的医生，本书依旧称得上一部很好的参考书。Niamtu 教授在详细介绍如何做的同时，还会详细解释这样做的原理，对于年轻医生来说，这是一部非常值得阅读的教科书。

我曾经在公立教学医院工作过一段时间，目前在医生集团管理的民营医院工作。作为一位主要从事美容外科工作的医生，在翻译本书时，在很多地方与 Niamtu 教授有共鸣。虽然著者与我们身处不同国度，有着不同的文化背景、种族差异，甚至连手术方法上也会有一些差别，但在如何与患者沟通、如何处理好医患关系、如何对待技术创新与改进等方面却有着惊人的相似之处。对于国内从事医疗美容工作的医生，特别是民营医院的医生，本书是非常有帮助的，真诚推荐给国内同行。衷心希望本书能够开阔各位读者的视野，让更多国内同行从中获益。

最后，我要感谢所有参与本书翻译的北京联合丽格第一医院的同事，我虽然已离开北京到西安工作，但与他们一起翻译本书是一段美好的回忆。感谢医院各位专家对翻译工作的支持与指导，还要特别感谢郭树忠教授，因为没有他的鼓励、支持和指导，就不可能有这部译著的面世。

西安国际医学中心整形医院　师俊莉

原书前言

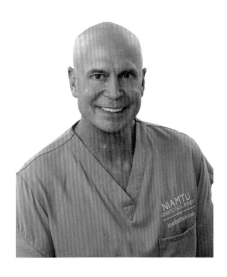

为世界上最大的医学出版集团编写一本全面讲解面部美容外科学的教科书是一次千载难逢的机会，正是那次机遇，促成了本书第 1 版的面世。5 年后，当 ELSEVIER 出版集团整形外科部再次邀请我编写第 2 版时，我意识到这是难得的"人生第二次机会"，便立即行动起来。在写作开始不久，我就回忆起编写第 1 版时面临的诸多困难。最终，我完成了数十万字并配图 3000 余张。现在重回写作模式，不由感慨当初完成第 1 版时的各种经历！

与第 1 版相比，第 2 版有了很多改进，很多章节都重新编写了内容并使用了全新图片，因此，某种程度上可以说，这是一部全新的作品。其实，这些改进也是我预期的想法，因为这个领域有了很多新进展，著者们对专业知识也有了更深刻的认识，加之第 1 版出版后许多概念有了更新，还要纳入更多新的图片，等等。

没有理由将第 2 版当作第 1 版的回炉版本，我可以保证书中的内容是全新的。我亲自编写了 15 章中的 13 章，我的好友 Angelo Cuzalina 和 Suzan Obagi 医生完成了另外的章节。对此我深表谢意，同时我还要感谢那些为本书提出宝贵意见的朋友，他们都是各自专业领域的领军人物。出版第 2 版的另一个目的是希望涵盖更多著者的观点和更多的相关专业，对此我深感欣慰，因为很多国际上优秀、知名的外科医生都参与了本书编写。本书的参编者来自整形外科、面部整形外科、眼部整形外科、口腔颌面外科和皮肤科等，均为当代整容外科的主要相关专业。

全新第 2 版依旧保持了图片丰富、不同类型美容手术步骤均得到详细描述的风格。我为此感到自豪。编写本书第 2 版时，我用了 4 个月完成面部提升章节，其中包含 6 万多字和 400 多幅新图片。我可以毫不谦虚地说，没有其他著作有比本书图片更丰富、更全面的面部提升章节，我为自己的努力感到骄傲。我用了近 1 年的时间编写文字、选择图片。

我们希望书中呈现的都是真实的，并努力使本书所述与主流面部美容外科相关。描述所有手术方式是不可能的，但我试图描述各种安全有效并有专家推荐使用的"最佳术式"。但这并不意味着书中所介绍的方法是唯一的和毫无争议的。本书所述的术式及其细节是基于本人 30 年的面部外科实践及为获得最安全方法和可预知效果而针对成千上万例手术的分析结果。

编写本书的另一目的是希望符合各层次外科医生的需求。我希望这是一本指导用书，对住院医生和刚入门的外科医生从诊断、手术到并发症处理的每一步进行指导，从而安全地开展手术并获得预期效果。对于中、高级外科医生，本书不仅可以用作复习、参考，还可以从中了解、掌握一些新技术。

编写过程中，我全身心投入，希望借由本书展示我一直开展的工作及在面部美容外科领域的追求。最后，对于给予宝贵意见和参与编写的众多同道，我不胜感激。

希望本书会因你的不断翻阅而破旧不堪，希望它可以在您从事面部美容外科的美妙旅程中有所帮助。

Joe Niamtu Ⅲ，DMD，FAACS

本书特色及组织构架

主要特色

- **全面**：对当代面颈部手术步骤进行了逐步叙述。
- **通俗易懂，易于掌握，第一人称写作**：基于真实案例和经验，使得手术步骤浅显易懂。
- **3000 余张图片**：包括大量手绘插图和手术前后对比照片，有助于阐明重要概念及技巧，并展示手术前后的显著效果。

各章概要

第 1 章 面部老化

论述面部老化的内在及外在变化。

第 2 章 美容手术患者的评估：咨询的艺术与处理门诊患者的经验

描述成功咨询的关键，包括与患者沟通、选择合适的患者、如何对患者说"不"，术前预约、手术当日、术后随访。

第 3 章 面部提升术（面颈部除皱术）

包括面部提升术的历史、面部提升术解剖、患者的选择、判定待手术患者的状态、术前咨询准备、手术室、器械、手术当日、麻醉的考虑、面部提升手术步骤、SMAS 技术、术后护理、短瘢痕 / 周末面部提升术、同期激光换肤术、伴随或辅助手术、面部提升翻修术、并发症及其预防、术后修整及手术的知情同意流程。

第 4 章 眉部和额部提升术的方法、功能与效果评估

切开（经发际区皮下组织层）及内镜辅助眉额部提升的手术细节评估、处理及并发症，以及相关手术指征。

第 5 章 眼睑美容术

包括眼部解剖、眼睑及眶周的老化状态、诊断及患者选择、治疗方案、术前标记、手术准备及麻醉、器械、上睑切口选择、下睑成形术、备选治疗方案、亚洲人的眼睑整形术、眦固定术技巧及相关并发症。

第 6 章 鼻整形术

涉及当前鼻整形术的各个论题，包括解剖、术前检查及咨询、治疗方案、外路及鼻内路技术、切口及移植物的选择、开放和闭合性鼻整形术、并发症的识别及处理。

第 7 章 面部假体置入术

包括面颊、下颏、下颌角、颞部及定制的面部移植物，包括移植物的选择、术前计划、手术植入、术后护理及并发症。

第 8 章 美容性耳成形术与相关手术

包括各种耳部畸形处理的技术，如 Davis 术及 Mustarde 术（最常见的耳部畸形处理的两种技术）、耳垂复位术、耳垂裂修复术、耳垂修复手术的并发症及瘢痕疙瘩切除。

第9章　神经调节剂（神经毒素）

肉毒毒素 A，包括其历史、生理学，以及在上、中、下面部及颈部的临床运用，对多汗症、偏头痛、TMJ 及肌筋膜疼痛障碍的辅助治疗。

第10章　可注射填充剂：丰唇、唇缩小术、唇提升

涉及当前可注射面部充填剂，包括其组成成分，在上、中、下面部的注射适应证及方法，唇、皱纹、眉部、泪沟、面颊、鼻及双下巴的相关解剖结构及相关的局部麻醉技术，注射物进入血管、感染、肉芽肿形成等并发症的细节辨认和治疗，透明质酸酶在注射物溶解治疗中的应用。

第11章　唇部美容手术：唇部解剖学与组织学特征

唇部美容手术的技术，包括鼻下部唇提升术、唇缩小术的诊断、治疗选择及并发症。

第12章　长期皮肤护理

包括健康及老化皮肤的解剖和组织学特点、各种逆龄及保养皮肤的产品和治疗细节。

第13章　激光换肤

包括传统和点阵激光换肤，患者的选择，轻、中、重度治疗强度的选择，术前术后护理，换肤并发症的诊断和治疗。

第14章　化学换肤

详细介绍了化学剥脱的艺术和科学，包括患者选择、预处理、治疗、治疗后、并发症的识别和治疗。

第15章　面颈部脂肪管理

详细介绍了面部和颈部脂肪的细微差别，包括解剖和治疗选择，如颈部脂肪抽吸、颊脂垫去除、脂肪转移技术和下颌成形术。

献　词

谨以本书第 2 版献给我的妻子 April，感谢她在我撰写这本书时所给予的有力支持，献给我的儿子 Joey 和 Evan，尽管他们不能开口说话，但他们却教会我很多有关爱与生活的知识。

目　录

第 1 章　面部老化
The Aging Face

Joe Niamtu Ⅲ　著

杨大平　译

整形医生每天要面对无数对衰老不满的患者。我告诉这些患者，"没有人想要衰老"。患者如何"看待"衰老非常重要，一名 60 岁的患者想要看起来像 30 岁是不合理的，而一名 60 岁的患者想要看起来就像 60 岁的样子是非常合理的。外科医生要想手术效果好，很大程度上与选择合适的患者有关。在现代，面部美容手术非常流行，躯体变形障碍（body dysmorphic disorder，BDD）也很常见，与一名正常的和理性的需要整形手术的患者交流是一件令人愉快的事，然而，接待一位 BDD 患者有可能导致一场临床医疗纠纷和法律诉讼，这类患者拒绝直面衰老的事实，深陷自恋、病态体像和错误幸福观的心态而不能自拔，如何巧妙回避这类患者也是非常实用的技能。

衰老是身体随着时间推移而发生的一种生理过程。很久以来，人们就一直寻求延缓或扭转衰老的治疗方法，但都没有效果。老化可以由内在因素和外在因素共同加速，无法停止或者逆转，但可以减轻其影响。整形医生必须充分了解衰老的病理生理特征，教育患者认识衰老，这有助于理解衰老的过程并制订年轻化治疗方案。虽然我们对衰老的相关知识已经了解了不少，但是远远不够。多数教科书关于面部老化的描述过于侧重机械因素，强调体积和支撑结构的损失。虽然开展年轻化手术时这些都是需要考虑的重要因素，但还存在许多其他促使老化发生的内在因素。

由于大多数面部美容手术患者是女性，代谢方面的细微改变对老化的影响很显著。绝经时雌激素水平下降，雄激素水平升高，导致表皮和真皮的变化。基础代谢率的降低（男性和女性）增加了体重，促进了大腿、腹部、臀部、面部和颈部的脂肪分布，再加上生育对皮肤和肌肉的破坏，很容易理解女性的衰老过程。皮下脂肪也会减少，这会影响对皮肤的支撑。面部和颈部有丰富的腺体结构，讨论容积损失时很少被提及，但在容积改变中的作用不可忽视。随着年龄的增长，骨骼肌体积可发生 50% 的萎缩，同时，多数 50 多岁的女性出现骨质疏松症，而男性也可以出现骨质疏松。骨质疏松在骨吸收中起着关键的作用，这种变化可导致男女两性面部骨骼和齿槽骨质吸收，以及面部骨骼缩小，使更多的软组织支撑结构丧失（图 1-1）。衰老时，面部骨骼的吸收更易发生在特定区域，如眶缘、上颌骨和梨骨区及下颌前部和颏部（图 1-2）。除此之外，随着骨质流失，原本使软组织附着在骨性结构上的韧带被牵拉延长，软组织下坠并形成内部组织空洞。

通常情况下，面部暴露在外，这是导致面部老化的一个独特因素。衣服可以遮盖躯体，伪装衰老，但面、颈和手部则会把一切暴露出来。

与任何事物的认知过程一样，外科医生和解剖学家一直在争论衰老的本质。虽然大多数外科医生都认为组织萎缩、韧带松弛和软组织下垂是导致这一现象的原因，但也有人对此持反对意见。然而，人们普遍认为，衰老是一个结构弱化的

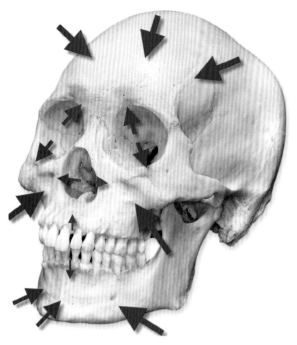

图 1-1 骨质吸收是导致多种老化性变化的原因
箭示导致浅层软组织解剖结构改变的常见萎缩区域

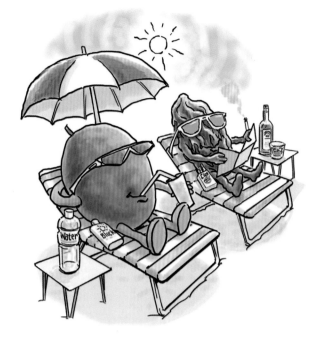

图 1-3 葡萄变为葡萄干象征着皮肤老化和面部老化造成的容积损失
生活方式的选择等内在因素和外在因素可以加速这一过程

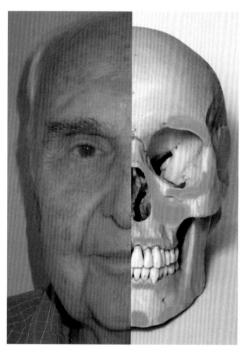

图 1-2 骨骼改变与被覆软组织老化的比较
软组织支撑的丧失导致了衰老时的容积损失，常见于面部骨骼阴影区

渐进过程，其临床表现始于年龄的第三个 10 年，并持续人的一生。老龄化基本上是一个组织萎缩的过程，类似于葡萄变成葡萄干的过程（图 1-3）。

　　婴幼儿有着圆圆的脸和完整的凸出轮廓。这部分源于婴儿期小骨架支撑较多脂肪组织。发育

成熟之前，骨骼、软骨、肌肉和脂肪的生长加快，但比例不协调，因而有时会导致青春期之前的人体外观异样。青春期会出现第二性征，身体生长加速，会产生符合遗传特征的、可预测的、可察觉的面部变化。衰老开始于中年并持续至死亡（见下文）。年龄增长分多个阶段，婴儿期眼眶大，上颌骨小，使中面部特征如同老年人。随后，中面部骨骼生长，表现出青年时期的中面部特征。随着年龄的进一步增加，眶部和上颌变宽，梨状孔周骨质被吸收，这使得老年人像婴儿，完成了真正的生命循环。当面部骨骼的某些部分随着年龄的增长被吸收时，一些区域如下颌骨却在增大，反映出面部骨骼老化的多因素和动态变化特征。

　　因组织容积差异和皮肤比较紧致（图 1-4A），年轻人脸形呈锥形，如同一枚倒置的蛋。而衰老的脸形由于组织容积下降和脂肪室变化而呈现倒锥形，类似正置的一枚蛋（图 1-4B）。

　　增龄的变化不仅是由于容积损失和支撑结构的变化，也归因于内在和外在的因素（框 1-1）。有趣的是，生物衰老有时会超过年龄衰老，就像我们都知道 45 岁的某些人看起来像 60 岁，或者

框 1-1 综合性老化因素	
内在因素	**外在因素**
➤ 细胞衰老	➤ 紫外线照射
➤ 细胞增殖能力下降	➤ 环境因素（臭氧等）
➤ DNA 修复能力降低	➤ 吸烟
➤ 染色体异常	➤ 酗酒
➤ 激素减少	➤ 重力作用
➤ 基因突变	➤ 弹性改变
➤ 掉牙	➤ 情绪压力

正好相反。图 1-5A 为一名职业卡车司机，该司机驾驶位置一侧皮肤因为更多暴露在阳光下和风中，明显加速了光老化损伤。图 1-5B 为一名 65 岁的女性患者，既有遗传性又有后天性衰老（内在和外在）。

生活方式和遗传因素是影响衰老的重要因素。有些老化因素是可控的，有些则是不可控制的。对单卵双胞胎的研究表明，就外貌而言，衰老受环境和生活方式因素的影响更大。影响最大

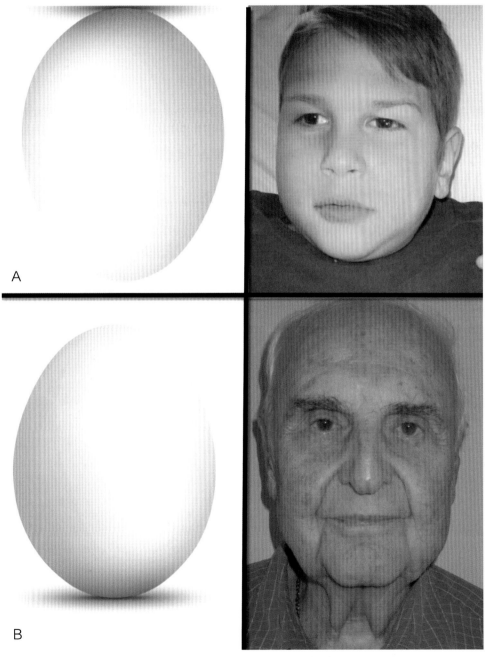

A

B

图 1-4　年轻的脸如同一枚倒置的蛋，因为大部分体积在中面部，下面部（A）变窄，而老化的脸有体积损失和组织下垂，不再是锥形，使面部的体积发生变化，下面部及下颌丰满，如同正置的蛋（B）

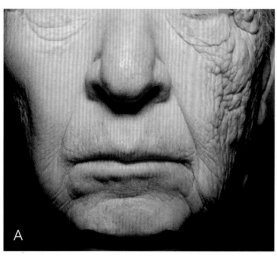
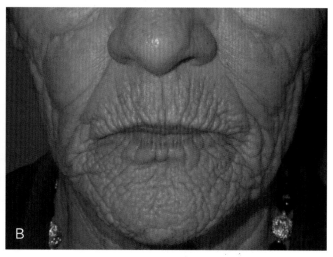

图 1-5　A. 这位职业卡车司机的左脸部出现了老化现象，这与卡车司机一侧受到更多的风吹日晒有关；B. 这位患者皱纹严重，自称是家族遗传，她长期吸烟，喜欢日光浴

的因素似乎是吸毒、酗酒、阳光照射和情绪上的压力。后面章节里的图像和治疗过程还将反映这些老化的变化。第 12 章对皮肤老化进行了很好的描述。

在我写的第一本书中，Tom Faerber 博士撰写了关于面部老化的章节，并进行了一项有趣的研究，他对自己 9 岁的女儿、42 岁的妻子和 75 岁的岳母进行了计算机断层扫描，以比较衰老的变化。尤其值得注意的是，年轻的面孔是凸出的，而衰老的脸由于脂肪肌肉萎缩、重力作用和组织下垂而凹了进去（图 1-6 至图 1-8）。正如在最年长的家庭成员的咬肌和颊部肌肉萎缩后表现出的形态。腮腺保持其体积，而周围肌肉和皮下脂肪萎缩。随着年龄的增长，在颞部、颊部和颧部的脂肪肌肉萎缩越发明显，导致这些部位随着年龄的增长而凹陷，CT 扫描结果可以提供较好的证据。因而，老化使面部由凸起变为凹陷是有循证医学数据支持的。虽然骨性体积损失是中面部老化的一个重要组成部分，但一些研究表明骨性体积在下面部是增加的。

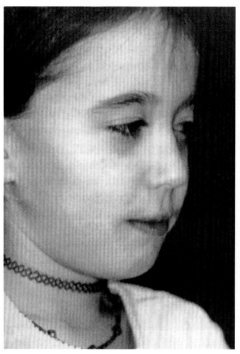
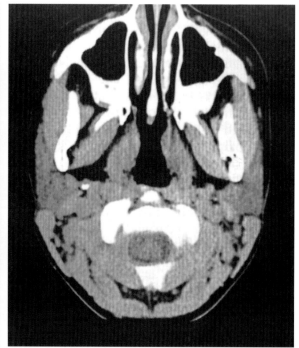

图 1-6　一名 9 岁女性的面部解剖影像（+CT 扫描）

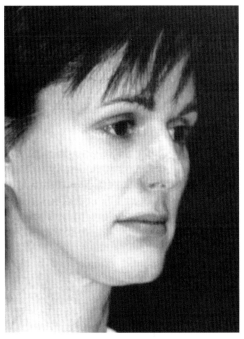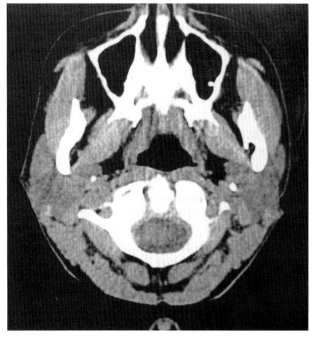

图 1-7　一名 42 岁女性的面部解剖影像（+CT 扫描）

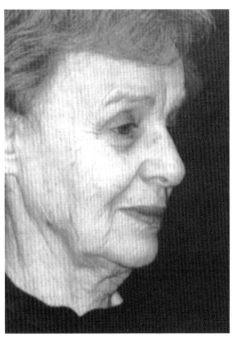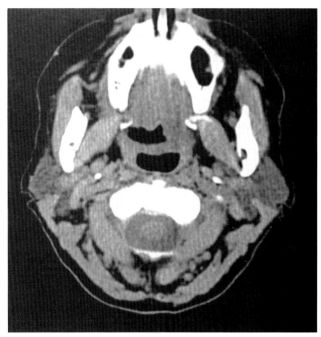

图 1-8　一名 75 岁女性的面部解剖影像（+CT 扫描）

一、区域性面部老化

按照通常的逻辑，阐明面部老化和年轻化应从上部开始向下有序进行，并讨论诊断和各亚单位的治疗方案。

皮肤

最丰富的面部组织是皮肤。像手部暴露在外

一样，面部皮肤在恶劣环境下得不到保护，日光照射导致光损伤，再加上吸烟等外在因素，使衰老加速。

光损伤指长期暴露于紫外线（ultraviolet，UV）下导致的皮肤老化性改变。几乎每名患者都可以通过比较皮肤的光照区和非光照区看到光损伤的累积效应，最明显的临床皮肤衰老的变化包括明显增加的皮肤粗糙度、色素性改变、失去弹性、起皱和肤色枯黄。

遗传因素对皮肤老化的影响会导致多种生物化学、组织学和生理学改变，这些变化包括血管网的减少，真皮/表皮厚度的改变，胶原蛋白的变化，蛋白聚糖堆积和真皮层细胞密度增加，以及弹力纤维的丧失。

在皮肤暴露区域，光照导致功能和解剖的改变。紫外线B（UVB）辐射对皮肤细胞的DNA产生直接的损害，同时调节细胞因子和粘连分子的活性。紫外线A（UVA）辐射会引发活性氧（reactive oxygen species，ROS）的形成，这也会损害核DNA和线粒体，并激活基质金属蛋白酶（matrix metalloproteinases，MMP）。

在组织学上，皮肤光老化的影响包括表皮增厚、角质细胞非典型变化、极性丧失和黑色素增加（框1-2和图1-9）。碎片化和无规则的真皮纤维网格，形态异常，伴随胶原纤维碎片、衰老的成纤维细胞、丧失功能的糖胺聚糖及皮肤微血管改变。

导致外源性皮肤老化的因素是随着年龄的增长而发生的皮肤功能下降。其中包括细胞增殖能力改变、损伤反应、屏障功能改变、感觉改变、免疫和血管反应、体温调节、汗液生成、皮脂生成和维生素D生成的减少。面部皮肤在多动部位（如前额和鼻子）较厚，在少动部位（如下眼睑）较薄。

二、上面部老化

（一）头发

头部老化表现为毛发因色素改变呈灰色、变细、毛干脆弱、出现老龄化秃发形态、毛发稀少。这些变化在很大程度上是遗传控制的，不受环境的支配。此外，"头发老化"并非年龄指标，因为有些20岁的人会出现秃发，而有些70岁的人还会有一头浓密的头发。

老化的头部可以通过毛发移植或者皮瓣转移等方法进行治疗。最近，机器人辅助毛发移植技术开始流行，避免了因取发而留下明显的枕部头皮瘢痕。初步研究显示，服用药物有可能弥补外科治疗的不足。Bimatoprost（Latisse, Allergan Inc., Irvine, CA）是一种治疗青光眼的药物，已经证明可以使睫毛浓密、颜色变深、变长，目前该药正在进行对头发生长影响的临床试验。米诺地尔可使毛囊血管舒张，可以局部用药治疗脱发。为控制血压而服用此药的患者会出现头发过度生长的副作用，美国食品药品管理局（Food and Drug Administration，FDA）因此批准该药用于治疗男性秃发。Finasteride最初用于治疗良性前列腺肥大。它是5α-还原酶抑制药，阻止睾酮转化为二氢睾酮，后者影响头发生长。FDA批准此药只用于男性秃发，孕妇使用可导致婴儿出生缺陷。

（二）前额和眉毛

年轻人的额部光滑。光老化损伤引起的皮肤变化，如组织下垂，骨骼变化和重力因素均会影响额部。虽然有些人，即使是年轻人，从来没有翘起或拱起过眉头，但多数人是翘起的。大多数年轻女性的眉毛在中外1/3交界处翘起（与外侧瞳孔边缘相对应）。青年男性眉毛平齐或稍高于眶上缘。老化阶段，眉部脂肪和眶周复合组织萎缩，致使眉毛下垂，以及眼睑外侧和眼部普遍下垂，眼睛看起来更小（图1-10）。严重时，眉毛如同坐在睫毛上。眶上部老化伴有眉下垂给人一种悲伤和疲倦的外观。正因为如此，许多女士在醒着时下意识地抬起眉毛，这时肌肉收缩和皮肤产生皱纹使得外观问题更加严重。

任何一个做提眉术的外科医生都明白，在手术前或照镜子时，让患者放松额头是很困难的。

框1-2 光损伤皮肤的病理变化

- 增厚并呈波浪状角质层
- 萎缩变薄的表皮
- 表皮不典型性改变
- 黑色素不均匀地分散在表皮中
- 真皮中减少的糖胺聚糖
- 真皮中出现弹性纤维结构异常

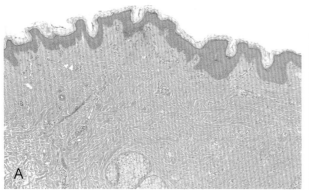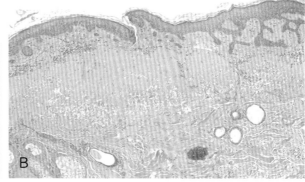

图 1-9　A.正常皮肤角质层、正常表皮厚度、无非典型表皮细胞、正常棘细胞层、健康胶原束；B.光损伤皮肤的 HE 染色显示表皮变薄、背脊变平和真皮中的弹力组织变性（由匹兹堡大学医学中心助理教授 Jonhan Ho 博士提供）

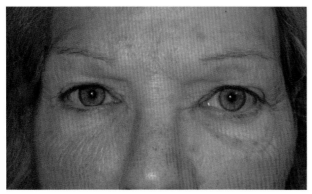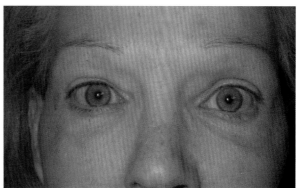

图 1-10　提眉术前、术后，注意眉毛和上睑的变化

　　眉额部下垂的治疗方法是内镜辅助下除皱术或者开放性除皱术。不幸的是，许多本应做提眉术的患者却选择了眼睑成形术。这会进一步将眉部拉低，加重衰老迹象。正确诊断眉额部下垂对于选择美容手术极为重要。按理说，仅会做眼睑成形术而不做提眉术的外科医生，应推荐有提眉术需要的患者去找有提眉术经验的手术医生进行咨询，以获得合理和准确的诊断。

　　额肌是提眉的唯一肌肉，但受到数个降眉肌群的对抗，如降眉间肌、皱眉肌、眼轮匝肌、降眉肌。皱纹走向与其下面的肌肉收缩方向成 90°，所以，额肌不断收缩产生水平走向的前额皱纹。通常，若垂直的眉间纹呈现 2 条皱褶，则为 II 字形，若 3 条皱褶，则为 III 字形。眉间纹治疗包括注射神经调节剂、注射填充物、射频神经消融术、激光皮肤换肤术和伴随肌肉切除的提眉术。

（三）上眼睑

　　上睑与眉部和额部的老化密切相关，因为眉部下垂使上睑皮肤多余程度加重。上眼睑皮肤非常薄，老化和光损害作用导致其外观组织过多并布满皱褶，称为皮肤松垂。由于眶隔强度减弱，眶上脂肪突出并产生老化的轮廓。一些患者出现泪腺脱垂，阻挡了上眼睑沟，这与上、下眼睑的眼轮匝肌支持韧带的弹性有关。年轻的眼睑由内到外轻微向上倾斜，而外眦支持结构的减弱会使眼睛向下倾斜。图 1-11 显示上眼睑的衰老变化。眼轮匝肌不断收缩运动导致眼外侧鱼尾纹（鸡爪纹），加剧了颜面上部的衰老外观。与皮下环形走向的肌肉不同，眼部皮肤皱纹呈水平走向。

　　上眼睑老化的治疗方法包括眼睑成形术、额眉部提升术及换肤术。

三、中面部老化

（一）下眼睑

　　下睑组织与面部老化密切相关。上述关于上眼睑的描述同样适用于下眼睑。位于内、外眦的腱性连接结构强度变弱后可导致下眼睑松弛，表现为巩膜外露增加和外眦变圆钝。这些变化叠加在一起，再加上脂肪突出，给人一种疲劳和老化的外观。突出的下睑脂肪室会导致阴影出现（尤其在头顶照明时）。尽管这不是色素沉着的结果，但患者经常把它误认为是"黑眼圈"，而真正的色素沉着是由光老化损伤、含铁血黄素沉积或遗传因素造成的。

上面部出现衰老的变化常先于下面部，年轻人因"疲劳外观"而进行美容咨询是很常见的（图1-11），大多数接受眼睑手术者比接受面部提升手术者更为年轻。

泪沟是位于下睑、颧脂肪垫和鼻外侧三者过渡区的凹陷。下睑的衰老变化和颊部脂肪垫的下垂使眶下缘的骨性轮廓显得更加清晰，并使泪沟变得明显，也被称为泪槽或者泪沟畸形。泪沟可以注射填充物，或者通过脂肪移植和下睑脂肪转移进行处理。激光皮肤磨削术或化学剥脱也可以改善此部位皮肤外观，而在此处植入硅胶假体虽不常见，但也是一个解决方案。

（二）颊部

颊部形成了面中部，主要由颧脂肪垫组成。青年时期的颧脂肪垫丰满，位于偏外上方的位置。随着年龄的增长，脂肪萎缩，颧脂肪垫会随着其深部骨质的吸收而萎缩（图1-12）。

在年轻时，皮肤被数个韧带固定在骨头上，这些结缔组织结构有不同的分类方法。一些解剖学家称之为"骨皮韧带"，它是起于骨骼（骨膜）

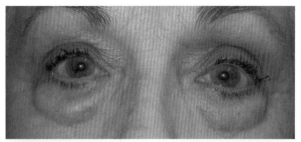

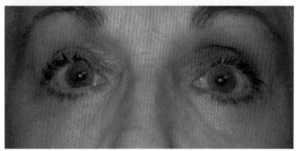

图1-11　皮肤松垂及因眶隔强度减弱而发生的脂肪突出导致眼袋出现，使面部呈现衰老和疲劳外观。该患者接受了经结膜入路眼睑成形术和眶周激光换肤术

并止于真皮内的纤维带。颧韧带和下颌支持韧带是骨皮韧带的代表，而咬肌韧带连接的则是肌肉和真皮组织。

还有一种支撑系统是由浅筋膜层和深筋膜层结合形成的，称为隔膜或者粘连。这种"软组织对软组织"间的限制性结构见于颞部和眶外侧部。所有这些结构共同作用以抵抗重力（图1-13）。

值得注意的是，在进行面部提升术时，必须离断颧韧带和下颌韧带方能从深部将皮下组织层充分剥离（图1-14）。颧韧带也被称为 McGregor 韧带，在面颊部分离至此区域时会遇到阻力。该区域血管密布，也被称为"充满血液的峡谷"。

所有上述韧带的削弱也将加重包括颧脂肪垫

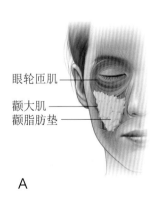
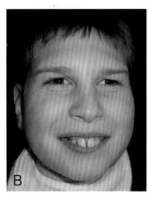
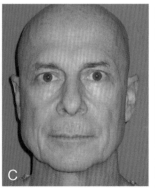
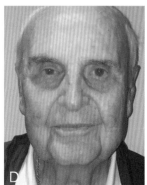

眼轮匝肌
颧大肌
颧脂肪垫

A　　　　B　　　　C　　　　D

图1-12　发生在家族内的进行性的软硬组织萎缩、下垂和衰老性容积的变化十分明显并具有可预测性
A. 青年人颧脂肪垫的位置；B. 作者 8 岁的儿子；C. 作者 56 岁时；D. 作者 83 岁的父亲

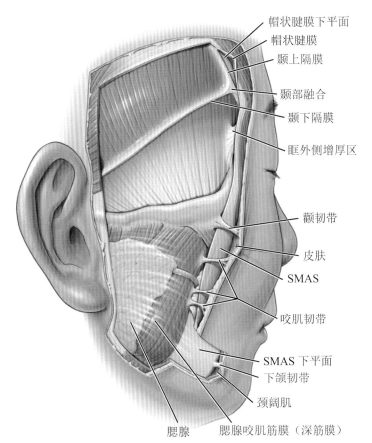

图 1-13　支持和稳定面部软组织的真性韧带及其他结缔组织连接
SMAS. 表浅肌肉腱膜系统

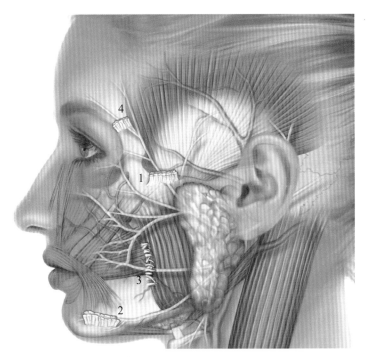

图 1-14　面部韧带示意图
骨与皮下组织间支持韧带，如颧韧带（1）和下颌韧带（2），起源于骨面，止于真皮。皮肤韧带，如咬肌支持韧带（3）和腮腺支持韧带（4）是连接深部软组织与真皮组织的增厚的结缔组织。总的来说，这些韧带支撑着面部结构，而且可能在面部提升术中会受到损伤

和颊脂肪垫在内的组织下垂程度，导致脸颊部组织变成下颌赘肉（图 1-15）。这些中面部的容积和重力变化，再加上光老化损伤、牙齿结构的丧失和骨骼的变化，都促成了下坠、憔悴或凹陷的面中部特征。

一个年轻人的下睑和脸颊复合体具有单一的凸面轮廓。但在衰老后，由于眶下脂肪外凸和颊部下垂，面中部出现双凸轮廓（图 1-16）。面中部衰老可通过面部植入物、注射填充物或脂肪移植、面中部提升术和换肤术加以治疗。

（三）鼻唇沟

鼻唇沟是一种非常独特的结构，因为它是衰老的最早迹象之一，大多数人对于它的出现感到很厌恶。它也是一个非常不寻常的结构，因为它在出生时不存在，在死亡时出现，并随着面部神经损伤而减少。在整形界有一种说法：尽管技术在不断进步，鼻唇沟的问题总是"没法解决"。

上述面中部变化和相关结构下垂导致鼻唇沟不断加深，上颌骨骨质退化和牙齿缩短也是鼻唇沟明显的原因之一。SMAS 筋膜区域内的上唇提肌、颧大／小肌和笑肌在真皮内的止点促成了鼻唇沟的形成。SMAS 筋膜的肌性部分（中央部分）及非肌性部分（皮下组织和脂肪成分）也对鼻唇沟形成产生作用。在青年时期，肌肉和张力较大的中央部分及 SMAS 筋膜本身支撑鼻唇沟的结构。SMAS 筋膜还支持并保持颊脂垫在固定位置，防止其前突而形成较深的鼻唇沟。伴随着衰老，SMAS 中央部和整体肌性张力丢失以及由此导致的组织结构下垂均使鼻唇沟加深，同时，随着时间推移，这一区域的皮下脂肪和真皮萎缩及骨质吸

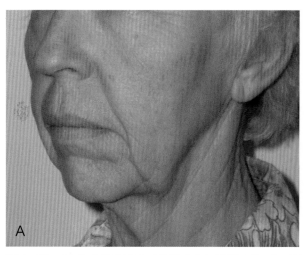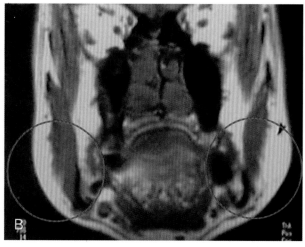

图 1-15　A.70 余岁出现的下颌赘肉和下面部变化；B. 磁共振扫描显示在赘肉区域的脂肪堆积

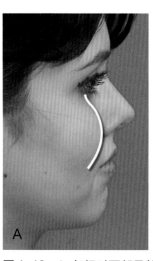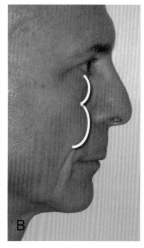

图 1-16　A. 年轻时面部呈单一凸起轮廓；B. 由于面中部和下睑部衰老变化而导致双凸轮廓

收，均进一步使鼻唇沟逐渐加深。随着颊部支持韧带系统的削弱，颞部组织变得下垂，其中脂肪成分因鼻唇沟处的筋膜与真皮之间存在的致密连接结构的阻挡而无法向内侧"移行"，由此导致大量组织堆积在鼻唇沟外侧，进一步加深了鼻唇沟。

四、鼻部衰老

青年人鼻子有明显的鼻背与鼻尖，鼻尖上翘，鼻唇角成 90°～110°。众多原因使衰老的鼻部变得下垂，包括鼻骨和软骨交界处连接组织强度减弱，以及各软骨间连接纤维松弛、上唇脂肪萎缩、牙槽骨和鼻周围骨质丢失均导致鼻部下垂。当前鼻棘上的软组织萎缩时，鼻翼软骨内侧脚支撑点后移。随着年龄增长，上外侧软骨与下外侧软骨间韧带样支持结构逐渐松弛，也可导致鼻部下垂。鼻部因衰老而出现的变化通常与鼻尖软骨和皮肤的过度生长有关。鼻整形手术中，任何结构改变均会影响其外观。鼻下部由软骨组成，随着年龄增长，鼻下 1/3 有增大的倾向，这不仅使鼻尖增大，也使其下垂，加上牙齿随年龄的增长逐渐脱落，会出现鼻尖触碰到下颏的外观。

鼻部皮肤与皮脂腺的肿胀或生长也会随着年龄增长而发生，但通常与过量饮酒有关。WC Fiekds 提供了典型的皮脂腺增生或鼻部增生的案例，由于皮脂腺过度生长，鼻尖的皮肤会增厚、变红、肿胀。鼻子的增大，无论是皮肤，软骨，或是骨头的原因，都可以用鼻整形术来治疗，皮脂腺增生则采用激光或射频消融术来治疗。随着年龄的增长，鼻部气道通气方式也会发生改变。

五、耳

外耳在 3 岁时的大小相当于成人的 85%，在 7—8 岁时生长完成，之后耳垂开始起皱，体积减小，但某些人耳垂似乎反而增大。针对外耳是否持续生长目前仍有争议。对耳垂衰老的治疗可进行换肤术、耳垂缩小术和注射填充以增大体积等处理。

六、下面部

（一）口周区域

口周老龄化是衰老面容的一个重要组成部

分，脸颊下垂、牙齿脱落或纵向维度减少，以及唇的软化均可以导致嘴角下垂。清晰的颊唇皱褶（木偶纹或口水线）出现在口角外侧。嘴唇因脂肪和肌肉萎缩而变薄，致使红唇缘消失，并可形成上、下唇垂直方向的皱纹，此变化以女性尤为突出。肌肉张力的丧失、提唇和降唇肌及口角蜗轴的萎缩，使具备各个方向"弹性动度"的口周解剖结构支撑强度减弱。年轻时期上唇较短、较丰满并形成凸凹的轮廓，年老时则变长变平（图1-17）。对嘴唇活动有部分作用的颊肌一旦发生下垂和萎缩，将导致下唇和颏部的变化。上、下颌骨和牙槽骨吸收及牙齿结构消失均为口周区域衰老表现的重要成因（图1-18）。

下垂并出现赘肉（图1-19）。人在青年时期，下颌缘清晰紧致。随着年龄的增长，连接咬肌与皮肤间的筋膜及下颌韧带出现松弛、光老化损伤、面中部下降和体重增加等综合因素使原本清晰的下颌缘模糊。出现下颌赘肉时，位于赘肉上、下部位的脂肪室的变化就可一目了然，即容积下移。下颌筋膜间隙出现时，脂肪经此跨过下颌缘流入下颌下脂肪室。此外，皮肤肌肉间连接强度在颊部、下颌角及颈部较弱，亦会导致颊部、颌下及颈部老化。颊脂肪和下颌脂肪是分开的，且下颌脂肪间是被附着在下颌体的结缔组织（筋膜）分隔开的。下颌赘肉可以通过 SMAS 层面部提升术、吸脂术和换肤术来治疗。

（二）下颌赘肉

如第 3 章所述，一系列韧带结构使青年时期的面部组织紧致，衰老时相应组织的松弛使脸颊

（三）颏部

颏部和颏下区可出现明显的衰老变化。由于皮肤的变化、脂肪萎缩、肌肉萎缩、牙齿的变化，以及该区域的解剖特征，颏部可以出现极为明显的下垂，女性尤为如此。年龄增长的同时体重普遍增加也使得颏部范围不易界定。常用"女巫下巴"来描述女性颏部下垂、软组织过多（图 1-20）。颏肌在真皮内的止点变松弛也是颏部下垂的因素之一。治疗方法包括假体植入、面部提升术、注射填充物及颏成形术。

七、颏下区

在大多数年轻人中，此区域界限明确，但在人的一生中该区域可出现极大的变化。脂肪堆积，

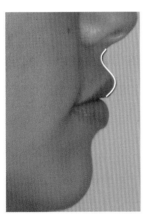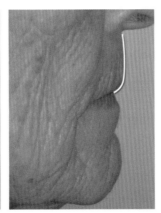

图 1-17　年轻时唇较短，有凹凸轮廓并饱满，而衰老时上下唇长度增加，组织容积减小，不再具备年轻时的外形

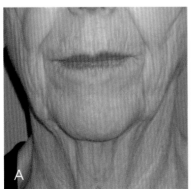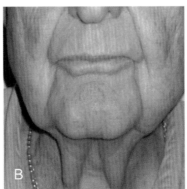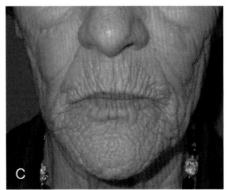

图 1-18　80 岁女性（A）和男性（B）的口周衰老变化，皮肤损伤、骨质流失、牙齿变化、重力与萎缩变化的累积效应，会导致嘴唇组织缺失，并加重皮肤皱褶和赘肉出现；C. 与严重的衰老变化有关的因素包括遗传、光老化损伤和吸烟

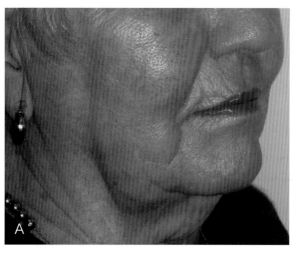
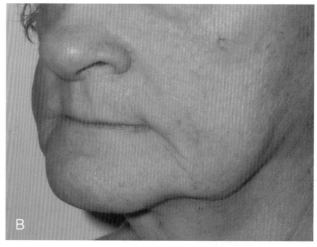

图 1-19 下颌赘肉形成是下颌筋膜变弱、面下部脂肪移位，以及软组织广泛松垂的结果

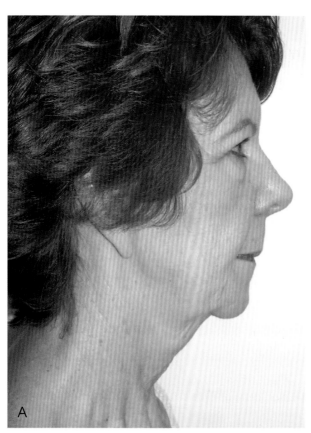
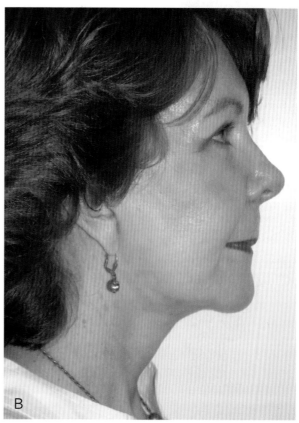

图 1-20 一位因衰老并且颏部下垂患者行面部提升术和颏假体植入术前、术后对比
颏部植入的假体作为支架支撑起收紧皮肤，使容貌年轻化

以及舌骨结构和肌肉支持结构的改变会影响到颏下组织紧致程度，导致颏颈角消失、脂肪聚集、颏部轮廓消失，同时，该部位总体上是显得饱满的区域（图 1-21）。这一区域的年轻化手术是通过假体植入、颏下区成形术、吸脂术、颈阔肌成形术和面部提升术来完成的。

颈部

"我讨厌我的脖子"是面部整形医生每天都会听到的抱怨。对于衰老患者来说，没有什么比多余和松软的颈部皮肤更令人沮丧的了。颈阔肌条带始于近 40 岁时，表现为从下颌缘沿颈部向下的两条分开的带状结构（图 1-22）。颈阔肌

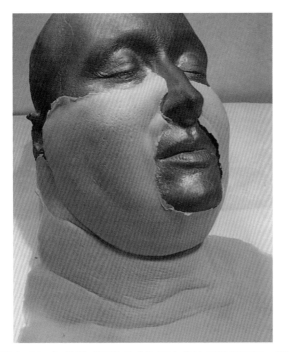

图 1-21　好莱坞"肥胖外套"用来使演员显得更胖、更显老

臃肿的区域对应人体因衰老和体重超重时面颈部脂肪堆积的部位

条带和颈部脂肪的出现与筋膜的分离有关。常见的体重增加和脂肪沉积都会使下颌缘界限不易辨认。老化的颈部皮肤和菲薄的颈阔肌虽然是两个解剖层次，但通常融合为紧密相连的单一结构。皮肤下垂也是导致颈部老化的一个重要因素，这种松弛程度在面部提升术中就会体现得非常明显（图 1-23）。

颈部的治疗选择非常有限，除了除皱术外（有时还采用颈阔肌分离成形术和颏下成形术），很少有其他年轻化的措施。一些新的技术，如缝合悬吊法、射频紧肤术、超声波或皮肤热塑形术等对改善颈部皮肤组织的效果常常言过其实，疗效令人失望。

图 1-24 对本章所述的各种软组织变化进行了总结。

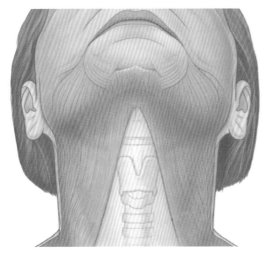
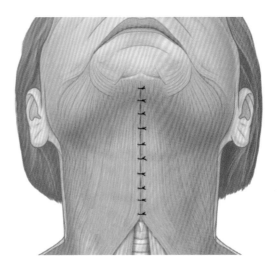
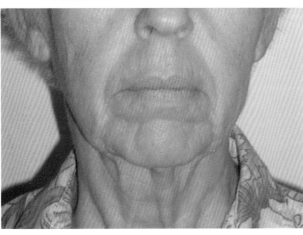
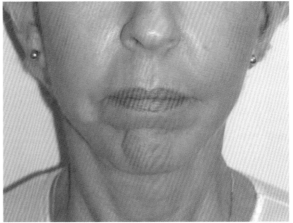

图 1-22　颈阔肌分离后形成条带结构外观，可在面部提升术时通过颈阔肌成形术加以改善

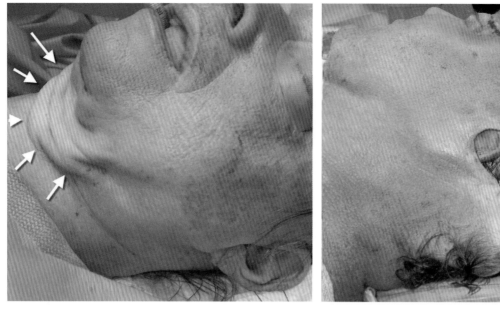

图 1-23　行除皱术时，可将大量的多余皮肤组织重新分布和去除，这反映出皮肤过多对于下面部衰老外观形成的作用。箭头指向颈阔肌成形术后多余的颈部皮肤，据此确定耳前和耳后应去除的多余皮肤组织量

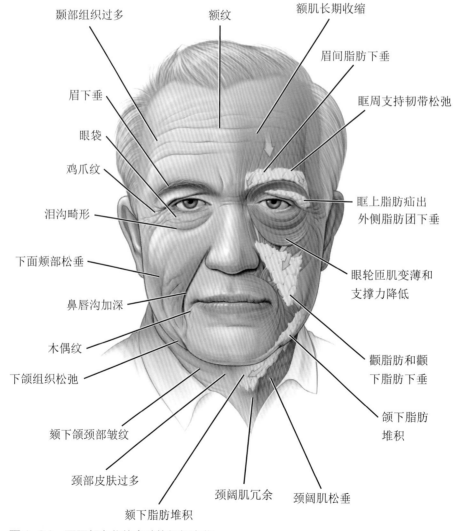

图 1-24　面颈部老化的多种软组织变化

第2章 美容手术患者的评估：咨询的艺术与处理门诊患者的经验

Evaluation of the Cosmetic Facial Surgery Patient
The Art of the Consult and the Office Patient Experience

Joe Niamtu Ⅲ 著

隋 冰 王小萌 译

美容外科是一门非常独特的专业，它在很大程度上依赖于患者的选择。没有人一定需要做美容手术，也很少有外科医生会以"严格意义上的美容外科医生"的身份开始他们的职业生涯。只做美容手术的医生也很少见，许多医生根据其受训背景也同时开展其他亚专业的工作。例如，整形外科医生也可能负责烧伤、创伤和修复重建方面的医疗工作；面部整形外科医生可能还开展耳鼻咽喉科手术和皮肤癌治疗；口腔和颌面外科医生可能会做种植体手术和智齿拔除手术；皮肤科医生可能会开展痤疮和普通皮肤病的治疗；眼科医生可能会做白内障和角膜手术等。一些从业者喜欢开展多种医疗项目，也有医生只开展非美容类项目。如果一名外科医生有兴趣成为一名专职的美容科医生，他最终会放弃其他医疗项目。从2004年起，我个人就把自己开展的诊疗项目限于美容手术，这当然有利有弊。首先，我喜欢美容手术，这是我的兴趣所在，我喜欢为之奋斗，所以对我来说，这种专业化非常棒。唯一的缺点是社会经济的变化会影响顾客对美容手术在内的"奢侈品"的消费选择。其他外科医生认为从事美容外科不好的一面是要必须面对变幻无常、不可预测、躯体变形症、要求苛刻、法律诉讼和择期手术的患者，以及那些抱有不切实际期望的患者。

美容手术患者确实不同于许多我们在住院医生培训时或专科医生培训时见到的患者，最大的不同在于他们是来寻求"奢侈"消费的。当治疗创伤或恶性肿瘤患者时，他们常常会感激你提供的专业服务。而美容手术完全是被挑选的，患者为实际上并不需要的服务支付了很多钱。幸运的是，绝大多数患者的预后都比较好，他们对结果感到满意。许多美容手术患者也可能有明显的心理方面的问题，沟通起来比较困难。一些人存在不切实际的期望，患有躯体变形综合征，或者因为错误的原因接受手术。在这些情况下，他们可能对本可以接受的手术结果完全不满意，并由此导致许多麻烦。成为一名伟大的整形美容医生的最佳方法之一是选择合适的患者，这需要几十年的经验累积才能慢慢掌握，这一点之后将进行讨论。

整形美容外科患者的初次面诊咨询非常重要。正如人们常说的，你永远不会有第二次机会给人留下第一印象，当和患者进行电话预约的时候就会留下第一印象。不幸的是，许多患者是在这一阶段流失掉的。安排品貌兼优、态度友好、精力充沛的工作人员接听电话可能是你获得顾客来源的最好方式。患者经常告诉我，他们实际上已经咨询了另外三四个外科医生，但是我们团队人员的专业精神和态度说服他们来到我的诊室。聪明的客服人员可以消除初始电话沟通和手术室之间的许多障碍。在顾客进入办公室之前，一位富有同情心的客服人员，就可以减轻他们的许多担心。我把这位工作人员称为导医（在我国常称为"咨询助理"）。

一位优秀的咨询助理知道如何"微笑着接听电话"，让患者感到舒服。他们问的第一个问题是来电者的名字，然后在整个谈话中会经常提及，因为人们经常喜欢听到自己的名字。一名优秀的前台工作人员可以将一个询问转化为咨询。如果一位患者打电话询问"肉毒杆菌毒素的费用是多少？"，如果回答是"11 美元"，那么谈话就结束了。优秀的员工会询问患者的姓名，患者回答"安妮。""谢谢你打电话，安妮。你以前使用过肉毒杆菌毒素吗？你知道 Niamtu 博士是美国顶级肉毒杆菌毒素注射医生之一，他还向其他外科医生传授如何使用神经毒素的技术吗？他还使用特殊技术使注射时没有疼痛。我们可以为你预约他吗？"

这位优秀的咨询助理现在已经将有一个询问问题的患者转变成了一个预约的患者。优秀的咨询助理是无价之宝，而缺乏技巧的咨询助理可以毁了你的业务，鲁莽的员工是导致患者更换医生的最常见原因之一（手术不满意占 16%；更换医生的顾客中 68% 起因于员工态度粗鲁！此结果

源自 1995 年美国质量调查学会）。

我们的咨询助理熟悉我们的每一个治疗项目，并能与有意向的患者准确地讨论这些项目。我们让所有咨询助理花时间在手术室观摩手术过程，我们会交叉培训（如手术助理接听电话、做客户预约工作）。这种交叉培训让所有员工都能了解同事的工作，也意味着他们可以轻松替补同事的工作。

一、概述

（一）办公室环境布置

如果你做从事整形美容外科，就必须有一个和你最大的竞争对手一样棒的办公室。我这样说是因为美容手术患者经常会到不同的诊所咨询，他们会看到你的竞争对手，如果他们的办公室远远超过你的办公室，你已经处于劣势。话虽如此，一个糟糕的外科医生就算拥有最好的办公室也不会成功，但是清洁度和展现力会给人留下长久的印象。我们要明白这些患者都是选择接受上流社会奢侈手术的患者。他们购买奢侈品，住在高端酒店，享受高端度假。他们习惯于被溺爱，生活在美好的环境中（图 2-1 和图 2-2）。美容外科办公室的设立需要考虑到这一点。我的许多患者都是中产阶级或蓝领阶层，但是他们的消费经常超出了他们的能力范围，并且期望和富裕的患者享受一样的环境。

整形美容医生的办公室应该干净、舒适，装

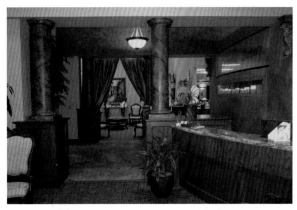

图 2-1　Tulsa Surgical Arts 诊所的 Angelo Cuzalina 医生的接待室环境很优雅

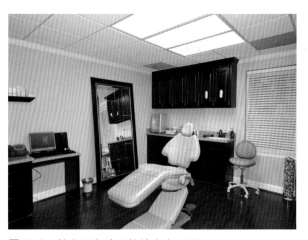

图 2-2　笔者所在诊所的检查室

2

第2章

美容手术患者的评估：咨询的艺术与处理门诊患者的经验 Evaluation of the Cosmetic Facial Surgery Patient The Art of the Consult and the Office Patient Experience

饰风格受女性的喜爱，因为大多数求美者是女性。想象一下你在一家非常高级酒店的经历，并尝试在你的实际工作中复制这种经历。"礼宾服务"是一个新的流行词，但是大多数成功的诊所已经知道这些秘密有几个世纪了。目标是引起患者的关注，给他们留下良好的印象。必须让他们意识到你很特别，并且"以不同的方式做事"。安排一名客服人员为客户提供饮料和点心、帮助客户完成医疗表格的填写、提供科普阅读材料，凸显对患者服务的承诺。电脑、iPad和无线连接等都是令患者感到便利而增加良好体验度的设施。

如果你想了解具体的服务模式，就看看拉斯维加斯的赌场吧。他们知道如何对待他们的赌客以使他们成为回头客。美容手术的患者也是花钱很大方的一类人，一个成功的美容诊所知道如何让顾客感受与众不同。这样的诊所里拥有漂亮的家具、美妙的气味、舒适的温度及非常友好的员工，一切都干净明亮。如果你能让你的患者感觉到与众不同，你就会成功。

外科医生和（或）其他工作人员应该定期坐在接待室观察并感受工作氛围。一切情况看上去、闻起来、听起来都好吗？放置的杂志是最新的吗？空间一尘不染吗？偶尔，我们的监管部门会派人微服私访，以评价整个咨询办公室的环境。这可能会令我们大吃一惊，因为我们有时看不到周围的负面事物。鱼看不见水，因为身在其中！许多管理专家说咨询办公室里不应该有杂志，应该只放置与服务有关的宣传材料。我个人认为患者需要一些转移注意力的物品。在来到这里之前，他们每个人都看过网站和营销文献。有时候，顾客需要放松心情而不要有一种无论如何都正在被"卖掉"的感觉。第一次接受美容医疗的患者通常很紧张，所以我希望他们尽可能放松。他们可以使用我们的电脑、看电视、阅读各种杂志，还可以吃品尝饮料和点心，大约99%的人会这样做。

一个运作良好的咨询部门的目标之一是不要让患者等待太久。在我的办公室里，我们有五个诊疗室，以及一个相对较小的接待室。我的目标是让患者尽快离开接待室，进入诊疗室。如果你能不断地改善患者的体验，让患者忙碌起来，他们的等待时间似乎会更短。一旦他们进入诊疗室，就会有一名工作人员陪伴，还可以在等待外科医生的同时看电视或浏览我们的网站。我们办公室有15台高质量的宽屏电视，可用于多种用途，包括娱乐、患者教育、麻醉监测和教学等。

（二）在诊所进行手术

20世纪70年代，一个简单的美容手术需要住院4～5天。现在，所有外科手术的住院情况都发生了巨大的变化，大多数美容手术不是在医院环境中进行的。这种转变的原因有很多，包括医院高昂的医疗费用、发生医院感染的风险、缺乏美容手术保险、因急诊手术安排冲突或其他事情导致外科医生迟到，以及择期美容手术难以保护隐私等。

在医生的诊所内设立一个完成资质认证的手术中心，就没有必要去医院实施手术，免去了诸多不便。

- 外科医生完全掌控治疗环境。
- 不会有其他外科医生延误手术的情况或与你的治疗安排发生冲突的可能发生。
- 比去医院手术更节约成本。
- 由于每天都有同样的人做同样的工作，这样就消除了换班等问题，所以工作的安全性和效率会很高。
- 不用担心与其他患者发生交叉感染。
- 由于美容手术患者对个人隐私比较在意，并不愿意接触医院其他员工。
- 小型美容诊所通常有一两个麻醉医生，可以保证麻醉工作连续性，也可以防止聘用临时麻醉医生带来的意外情况。
- 这样的医疗设施环境为医生、工作人员和患者提供了无与伦比的便利。我过去经常开车往返于医院之间，现在我的手术室离我只有几步之遥。

在诊所内设立手术室不全是优点，也有缺点。首先，外科医生是"船长"，责任会落在医生的肩上。如果医院里出现紧急情况，几十名训练有素的人员可以立即就位。但在你的诊所里，负责任的是你和你的员工。出于这个原因，外科医生必须谨慎判断哪些病例不适合在诊所里做手术。我从不冒险，我每年会取消 5～6 次手术预约，因为患者的身体状况可能不适合手术。享有良好声誉和安全行医很大程度上与挑选合适的患者有关。永远不要对患者的健康冒险。

我职业生涯中做过的最好的事情之一就是让我的诊所和手术中心获得认证。我所有的同事表示认同。许多外科医生因为设置手术室需要花费额外的精力和费用而犹豫不决，还有许多外科医生错误地认为他们必须重建诊所的设施。实际上，如果外科医生和工作人员愿意满足主管部门的要求，普通医生和诊所也可以通过认证。最大的误解是认证是一项实实在在的工作，更多的是关于政策与管理。

认证的基础是确保安全、高效和可靠的硬件设施，达到或超过国家认可的标准，更好地为患者、外科医生和员工服务。实际上，诊所的运转就像一个小型医院。工作量会增大，主要是烦琐的文案工作，但这无疑会让我们的团队更健全，员工更专业，患者体验更好，治疗更安全。

门诊、诊所门诊手术中心认证最常见的组织包括门诊医疗认证协会（www.AAAHC.org）、保健组织认证联合委员会（www.jointcommission.org）和美国门诊手术设施认证协会（www.AAAASF.org）。

规范的整形美容诊所要求包括：①外科手术报告制度；②灭菌质量审查；③恶性高热对策演练；④感染预防和上报；⑤患者等待时间的调查；⑥同行图表审查；⑦医生因病请假制度；⑧手术室消防演习，并对所有操作设施的用户进行认证。这都是非常烦琐的文书工作。尝试自己独立完成获得认证所需工作可能是一项很难的事，我强烈建议对获得认证感兴趣的诊所寻求专业认证顾问的帮助。这并不算太贵，他们可以指导诊所和员工完成每一步，包括模拟认证现场检查。根据我的经验，利用这些顾问们的服务是一个很好的选择。最后，对认证过程存在一个误解是外科医生必须完成所

有的准备工作。实际上，员工承担了其中 90 % 的工作并保留工作记录，而外科医生是团队的领导者。指派一名护士或出色的员工来负责处理所有的认证工作，会使得这项任务非常简单。由于认证是以 3 年为一个周期来进行实地检查，所以最好由一名长期稳定的员工负责。

（三）整形美容手术人员配备

我一直说外科医生不会比他们全体员工更优秀。在择期手术中，优秀的员工会提高患者的体验，而糟糕或冷漠的员工会赶走患者。选择优秀的员工绝非易事。正如前面所讨论的，美容手术与许多其他专业大不相同。你所需要的是能了解客户的生物社会心理需求，并能处理这些需求的员工。我最好的咨询助理没有接受过外科培训，而是在高端女性用品商店工作过的。他们知道如何与高层女性交谈并向她们兜售商品。我的一些最优秀的前台客服人员以前曾在酒店或旅行社工作，习惯于为那些有闲钱但追求服务品质的人提供服务。

当谈到建立一支优秀的团队时，TEAM 一词包含了全部含义。我们有一个整形美容团队，他们可以提供优质的服务，安全的医疗措施，稳定的治疗效果。一个非常出色的团队，就像任何体育项目一样，都需要不断地演练与合作。每位员工分工明确，并且还必须了解其他同事的工作。这样就可以达到协同效应，所获效益大于所有个人贡献简单相加的总和。当一个团队中的每个人都明确共同的目标时，就很容易成功。虽然我们现在谈论的是员工管理，但毫无疑问，我们希望拥有能够带来"双赢"的团队成员，他们为顾客诠释健康和美丽，并对这一事业热情投入。他们应该微笑、散发快乐、温暖和同情，并且应该能够随时与任何人交谈。在招聘面试时，我的目标是笑容灿烂的健谈者。他们的言行举止比他们的工作经历重要得多。我想雇用的是为"人"着想的雇员，他们的工作状态应该很好，做事得心应手。团队理念的标识应时刻反映在图片及所有办公室和营销材料上，包括印刷材料（图 2-3）、促销物品（图 2-4）和洗手衣上的标志。

2

第2章

美容手术患者的评估：咨询的艺术与处理门诊患者的经验 Evaluation of the Cosmetic Facial Surgery Patient The Art of the Consult and the Office Patient Experience

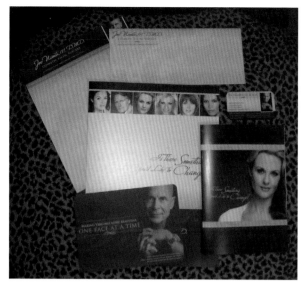

图 2-3 持续的品牌推广对于传达团队的理念很重要

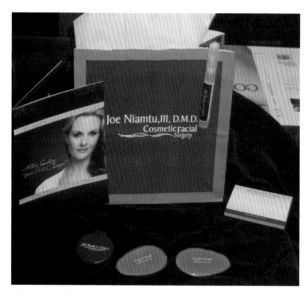

图 2-4 持续的品牌推广也应该显示在诊疗过程中使用的宣传物料上

（四）咨询的艺术

我很热爱美容手术。如果我们可以在自己的诊所只做手术，生活会很完美。但是要做手术，你就必须参与咨询工作。美容咨询通常是顾客与医生和我们的团队第一次面对面接触，他们会看到多名团队成员，所以给人留下良好的印象是至关重要的。由于大多数咨询都是通过电话开始的，前台工作人员可以建立一个良好的开端，向顾客解释咨询是如何进行的，并提前获得患者的信息。

从患者到达你的停车场开始，就必须让他们留下深刻印象。你的医院地址容易找到吗？

停车容易吗？地面环境和建筑物干净整洁吗？患者最终是通过综合分析这些细节来做出就医选择的。

当患者走进我们的大门时，他们会受到欢迎，我们的工作人员会亲自问候并帮他们签到，为患者提供点心和（或）饮料（几乎每个人都想要一些），并与他们进行闲聊。如果医生正在忙其他事情，告知患者，并随时告诉他们进展。不要让首次咨询的患者做无谓的等待，这是一个非常糟糕的信号。所以将新患者的预约安排在不是十分繁忙的时间段是非常重要的。

患者应该由协助医生咨询的工作人员带到诊疗室。此外，这个工作人员应该在整个手术过程中陪伴同一个患者，这种一对一的服务在建立关系方面非常有效。

咨询助理带患者去咨询室开始整个过程，这个房间应该是你的诊所最漂亮的房间，应该舒适温暖、有令人愉悦的气味，芳香疗法是一种强烈的感官刺激。进入房间后按顺序进行的第一件事情就是与客户闲聊以使其放松（图 2-5）。

如果患者考虑大型手术或多部位手术，让他们的配偶在咨询现场通常是有帮助的。配偶（通常是丈夫 / 伴侣）可能对是否需要手术、费用和其他问题有相当大的顾虑。

对许多美容患者来说，第一次见到医生会让他们非常紧张，不仅彼此是陌生人，还要告知一些关于自己的情况，并向医生展示自己身体，这

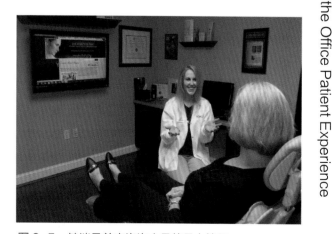

图 2-5 健谈是美容咨询人员的最大特征
与潜在患者互动、轻松自如并建立联系的能力是极其重要的

会让患者很没有安全感。许多患者有衰老的问题，并没有很好的应对心理准备。这种担心会导致患者在医生检查时出汗。工作人员可以帮助患者放松并称赞外科医生，这一点很重要。这会让医生看起来很不错，而不会显得傲慢。患者希望自己看到的是一位富有同情心、经验丰富、受欢迎的外科医生，这点员工真的可以帮助到医生。

咨询助理可以询问患者想讨论什么手术项目，也可以提出简单的建议，比如，"我相信 Niamtu 博士会和你讨论眼睑手术、面颊植入材料"。然后，她会在宽屏电视上显示我们的网站，并浏览特定的页面，讨论我们做什么及如何做。然后，向患者展示相关病例的术前术后照片。这种互动很重要，因为它让患者知道医生将会讨论什么，并提供手术相关信息，这样可以缩短医生的咨询时间。一般情况下，获得奖项、出版书籍、参与慈善活动和类似的荣誉，都会让患者对医生产生正面的印象（图 2-6）。

二、医生面诊

在咨询助理"预先咨询"之后，外科医生被请进房间并作介绍。这种初次会面就可以让患者做出要不要找我们治疗的决定。我总是和患者握手，然后自我介绍。我相信友好的交流可以让患者放松，潜移默化地增强医患关系。在处理具体的美容问题之前，展现出个人热情、从容不迫的态度，并花点时间与患者少许闲聊也是值得的。

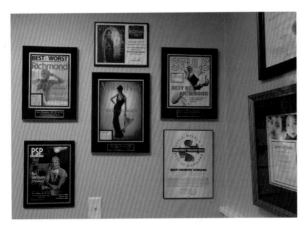

图 2-6 患者喜欢看到关于医生的正面的展示，反过来他们也经常吹捧自己的医生。展示荣誉和参与的社区服务是最好的营销广告

我们的大多数患者都在网上注册，并要求在第一次预约时列出一份美容方面的问题清单。紧张的患者经常忘记问关键问题。也经常提醒患者带自己年轻时的照片来咨询，对比她们认为自己满意的或存在缺陷的部位，并了解她们的衰老状况。

咨询中最重要的工具是手持镜。我会让患者告诉我，她们对哪些部位不满意，或者她们想改变什么，并对着镜子指给我看。我总是以赞美开始，比如"你有一个很棒的下颌缘弧线"或者任何可以开始谈话的积极面部特征。既然接下来要讨论消极的面部问题，最好从积极的一面开始对话。偶尔患者会说："医生，你认为我需要做什么？"新手医生永远不应该掉进那个陷阱。患者必须对困扰他们的问题或他们想要改变的问题有比较清晰的认识。一个不能确定其美容需求的患者可能存在潜在的其他问题。有些患者不好意思讨论这个话题，需要一些鼓励。回答这个问题的另一个陷阱是外科医生可能会提出一个患者没有看到的问题，从而冒犯患者。

有些专家说，你不应该递给一个女人一面镜子，因为让她看到自己的缺点是很不礼貌的。替代镜子的另一种选择是在咨询前给患者拍照片，然后将这些图像投影到宽屏显示器上。当以这样的方式向患者展示她们正在衰老的变化时，会对她们产生很大的触动。另外，给患者一份照片拷贝带回家可以让她们意识到自己的衰老问题，特别是侧面照，虽然没有患者喜欢看到衰老的自己。也可以用更具数字化的方法如使用 iPad 拍摄正面、3/4 侧位和侧面的照片与患者分享。使用一个免费的应用程序，比如 Penultimate（www.evernote），可以让外科医生在照片上写字或画画，之后可以通过电子邮件或短信发给患者或打印出来（图 2-7），患者可以带着这些笔记和图画离开。

虽然我在 20 世纪 90 年代开发了一个原始的数字成像系统，但我并不喜欢这样的术后结果预测。首先，这些操作会很费时，医生或工作人员进行数字化模拟手术，这会浪费患者宝贵的时间。曾经一度，炫酷的数码影像技术对医生的营销很有帮助，但现在这一技术已被玩腻了。另外，这

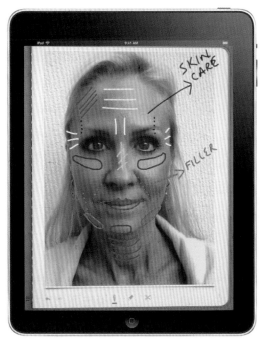

图2-7　数字平板电脑是评估非常有用的辅助工具

只是一幅数字卡通，你可以让任何患者看起来像任何人，并不精确，也可能给患者错误的预期。但是，我仍有一些医生朋友对外科手术模拟系统乐此不疲，并认为这些工具对咨询有帮助。

与患者讨论他们不满意的部位，并沟通治疗方案和治疗效果，这样的咨询过程也是对患者很好的科普过程。我会向患者解释，对他的全面部进行分析和设计，这并不意味着他们一定需要接受这些项目，这些只是可选择的项目。按照顺序系统地讨论面部老化情况和相关的治疗方法，比如将面部划分成为三部分，我们将分别讨论面部上 1/3、中 1/3 和下 1/3，然后将皮肤作为一个独立的单元来讨论。在此过程中，外科医生不能理所当然地认为患者对自身的问题都能很好地理

解，比如说，很多人不能准确地分析出自己是眉毛下垂还是眼睑松弛。医生应用通俗易懂的语言来解释患者的诊断和治疗。许多患者从未听说过面颊部假体植入术，也从未了解过提眉术或面部提升术。如果我察觉到患者对讨论多个治疗项目有抵触，我认为这个患者更愿意接受保守的治疗方案，我会将讨论的话题转移到患者关心的问题上。当我和患者谈话时，我请咨询助理共同参加讨论。我可能会说，"史密斯夫人，我认为您的皮肤状况很适合激光皮肤磨削术，Ginger，你同意吗？"（图2-8）。这样的讨论增加了第三个人的观点，让患者放松，并确认我的诊断。我的助手会详细记录咨询讨论的要点，并准备一份表格，列出讨论过的项目和各项费用清单，患者离开时可以带走。

我更喜欢患者坐在高档牙科椅子上做面部美容咨询，这种椅子也可以作为注射或小手术的治疗床。每次咨询中，我都把椅子向后靠，让患者抬起下巴，看着手持镜（图2-9）。这将重力因素排除，能为面部提升、提眉或脸颊假体植入术提供极佳的评估效果，这对于帮助患者理解和预估治疗结果很有帮助。

值得一提的是，不要假设每个患者对任何手术项目或者方式都有所了解。我们每天都做手术，但是他们一生中可能只有一次。我们的工作是做

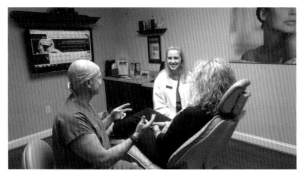

图2-8　外科医生和咨询助理应该一起给患者咨询，这对强化团队意识有帮助，并显示你重视员工的知识和经验

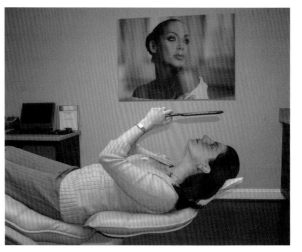

图2-9　患者在牙科椅上咨询会觉得很舒服，同时有助于向患者展示各种手术的效果，如面部提升术、提眉术和面颊部假体植入术。这样的椅子可随意调节，用于注射治疗和术后随访

出正确的诊断，并以通俗易懂的方式解释有哪些项目适合患者，哪些不可行。你手头上的"道具"越多，就越容易解释清楚。在这个数字时代，咨询工具包括动画、视频和照片。对我来说，最好是从我自己的网站上获得这些信息。我们的标准流程是让工作人员在咨询室的宽屏电视上打开我们的网页（图 2-10），随后，工作人员让患者浏览感兴趣的项目。在网页上，他们可以查看和讨论治疗案例、动画、手术视频以及大量的术前术后案例图片。咨询是科普患者最好的方式之一。

咨询过程中，我会告诉患者，"今天我们将进行全面检查，讨论你有哪些衰老变化，以及有哪些非手术和手术选项"。我进一步解释说，"这些治疗方式是选择性的，我会帮你指出问题并作出分析，但这并不意味着你一定要全做。"

工作人员和医生要切记，在咨询过程中不要显得"咄咄逼人"。没有一个患者喜欢被高压推销，有些诊所会用力过度，患者可明显感受到这一点。我会给出我的治疗建议，告诉他们无论已经做出了哪种选择我都不会介意的。我喜欢做手术，如果手术对患者有好处，对我也有好处。我可能会提出建议，但是如果我发现一个患者非常保守或者对多部位的手术有抵触情绪，我会立即放弃讨论综合治疗计划。最重要的是，首先解决患者的最关切的问题。如果一个患者提出"我讨厌我的脖子"，那么你就不要在谈话开始时讨论他们的眼睑。专注于患者的需求，在彻底讨论完他们主要关心的问题之后，再来讨论其他部位的问题。如上所述，患者常常紧张，

而咨询室里又有很多信息要向患者展示，所以患者很容易头脑混乱或者重要的细节常被遗忘掉。避免这种情况发生的最佳方法是在每次咨询时以同样的顺序做同样的事情。

自我介绍和闲聊之后，我们切入正题。我可能会说"我的员工说你对面部提升术感兴趣"，或者我问患者"我们今天讨论些什么？"这些提问都为对话开始创造良好的氛围。有时，患者会因为紧张、不善于沟通，不会表现的太主动。在这种时候，我会说"当你照镜子的时候，你最担心的是什么？"我经常以自己为例，说"当我照镜子时，我看到一个大光头，所以我很想留头发。"通常会引起咯咯的笑声，然后患者会放松下来，告诉我什么让他们烦恼。就我个人而言，随着我变老，现在有了一些早期的下颌赘肉和颈部皮肤松弛，我可以用自己作例子来讨论衰老，这有助于对话，因为我能"感觉到他们的痛苦"。当我们把注意力集中到正题之后，我们将按照预定的顺序，从四个不同的部分分析老化是如何发生的，包括上面部、中面部、下面部和皮肤。然后我重复这几个部分存在的问题和解决办法，以确保他们能够理解（图 2-11）。

患者看着镜子或自己的照片时，我会指出以下几个方面的老化问题。

- 眉毛和前额。
- 上眼睑。
- 下眼睑。

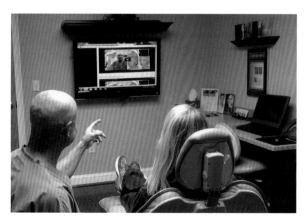

图 2-10　在宽屏电视上浏览我的网站是我和我的员工咨询科普患者的最有效方式

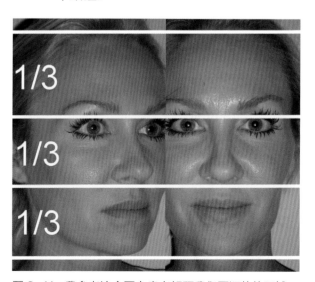

图 2-11　我参考这个图向患者解释我们要评估的区域

- 脸颊/鼻子。

- 下面部和颈部。

- 皮肤。

在讨论完面部每个区域之后，我做出了非手术和手术的治疗计划，我的助手会记录下治疗项目、方案、流程和合理的费用。同时，我们会给患者出一个"美容菜单"，每个患者都有不同的菜单，有些患者会"订购"菜单上的所有项目，而有些人可能只"订购"其中一个项目。我会强调，患者应该只考虑对他们来说重要的项目，而不要让我们的项目清单影响他们的决定。接下来，我们会详细了解他们的健康状况、需要预留的恢复时间和预算。我的普通患者可以用"3L"和"1C"来表示将开展的项目，即提升、眼睑、激光和脸颊部位的手术。在我开展的治疗项目中，这些是最常见的美容项目组合。

谈话结束后，我会向患者征求意见并认真倾听，查看他们的"菜单"，并告诉患者，我的咨询助理将会进一步讨论其他的细节（治疗费用、日程安排等）。在离开房间之前，我亲手将印有我个人手机号码和电子邮件的名片递给每个患者。大多数患者对此感到非常惊讶，因为许多医生试图对患者隐藏这些信息。我告诉我的患者，如果他们不能给他们的外科医生打电话，那么他们是找错了外科医生。是否可随时与自己的外科医生沟通对患者选择医生有很大影响。我会和患者握手，感谢他们的到来，询问他们是如何得知我们诊所信息的，再次寻问他们是否还有其他问题。咨询的平均时间为 45 ～ 60min，与我的实际见面时间约为 20min。

虽然既往我一直未收取咨询费，但随着我们变得越来越忙，我已经开始收取少量咨询费。这样做可以排除很多对美容手术仅仅是好奇但并不认真的人，并极大地改善了我们的日程安排，使我们能更专注于认真考虑美容项目的患者。

当我离开房间的时候，咨询助理会继续和患者沟通治疗费用和支付计划，并给患者制作术前注意事项"清单"，里面有关于我们诊所、医生和术前须知等信息（图 2-12）。

我们鼓励患者仔细了解我们的网站（一个很好的教育工具），也可以提前了解他们将要接受的治疗流程。对谨慎认真的患者，会要求提供详细的既往病史及实验室检查结果，方便进行手术预约。约 1/3 的患者来咨询时已经决定要预约手术了。在患者离开咨询室之前，我们还会询问他们的皮肤护理方案，许多患者会在预约时表现出兴趣并购买产品（图 2-13）。最后，当一个新患者离开我们的办公室时，我们希望他们记住我们。我们为所有新的咨询顾客准备一个礼品袋，里面有显示我团队标志的小礼物、诊所手册和产品信息。

在患者离开诊所之前，咨询助理会带他们参观我们的外科设施。介绍我们拥有完全认证的手术中心，并向他们解释我们所有的设施、设备、程序和急救设备与当地医院的完全相同（图 2-14）。

当天，我们会给患者发送个人明信片，感谢他们来到我的诊所，并告诉他们如果有问题可以与我们联系。如果在 6 ～ 8 周没有收到他们的回

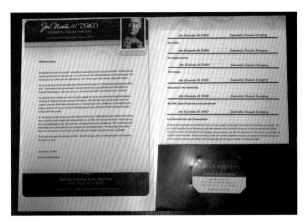

图 2-12　患者在面诊结束时收到的术前注意事项清单

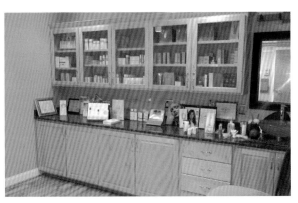

图 2-13　许多患者希望立即开始治疗，并对皮肤护理感兴趣。这里是护肤套装展示

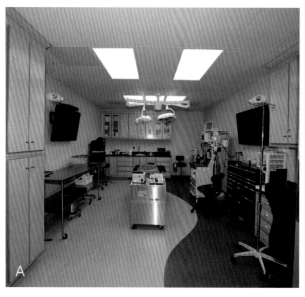

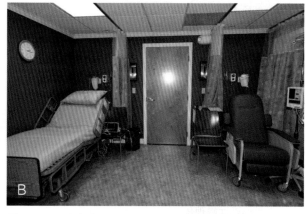

图2-14 当患者看到现代化、安全、设备完善的基础设施时，他们会对我们更加有信心。带领他们参观可以让外科医生展示对患者庄重的承诺
A. 手术室；B. 麻醉复苏室

复，就会发出一封提示信，提醒患者我们可以随时解答他们关切的问题。工作人员会打电话给患者，询问他们是否还有其他问题需要咨询。

三、患者筛查

患者筛查与治疗成功有很大关系。一个态度积极、目标与期望值切合实际的患者可以让美容手术变得轻松愉快。一位不了解手术流程、不合作或期望值有不切实际的患者可能给临床治疗过程带来麻烦，并有可能产生后续法律诉讼的麻烦。我经常引用的一句话是，"1%的患者会导致99%的问题"，这是真的！在一个人的职业生涯中能让工作和生活得以平衡兼顾的关键是能够"剔除"那些将会带来麻烦的患者。外科医生和工作人员必须时刻警惕那些可能出现潜在问题的患者。患者做美容手术的最好理由是看起来尽可能地适合他们的年龄。选择通过手术试图看起来像其他人、试图获得工作提升或挽救某种关系的患者做外科手术是不明智的。框2-1中列出了几种类型有问题的患者。

互联网是一件美妙的事情，它使我的美容外科诊所由当地诊所变成了国际化的美容外科诊所。虽然我很荣幸接受外地患者，但互联网也带来了一些特殊的问题。我遇到一些年轻的患者，他们要求的美容手术通常是适合年龄大得多的患者的，也遇到一些沉溺于"互联网美容手术"的患者，比如追求美容手术公告栏和网站里宣传的项目。还有一些虽然很年轻但已做过许多美容项目的患者，这也是潜在的问题。这些患者中的一些显然是对美容手术上瘾，许多人患有躯体变形障碍（body dysmorphic disorder，BDD）。他们出于错误的原因来寻求年轻化项目，一旦你对他们进行手术，双方就会陷入无限的纠缠中，如果他们不开心，而且他们很有可能会不开心，他们可能会以危及你行医的方式进行报复。来源于网络的年轻男性患者常常代表一类特殊的问题，尤其是那些转发他们想要模仿的男性模特照片的人。关于SIMON已经有很多报道，SIMON是单身不成熟男性过度自恋的首字母缩略词，这些年轻的患者非常了解网络，如果他们对结果不满意，他们可以在医生评级网站上毁了你。

对于没有做过很多手术的新手医生来说，最困难的事情之一，就是对坐在你面前想要手术并且能付得起钱的患者说"不"。在选择患者时要小心谨慎并牢记常识，外科医生要说的就是，"我不认为我能实现你想要的治疗效果并让你开心。"遵循这种做法可以让你从巨大的压力和不愉快的经历中解脱出来。可以建议可疑的患者先去看心理医生再接受他们成为你的客户。但就我个人而言，我从不这样做。第一，如果我对患者的心理状况担心并让他们接受评估，我已经不认为他们适合在我这里接受治疗。第二，这样做也会冒犯

2

第2章

美容手术患者的评估：咨询的艺术与处理门诊患者的经验 Evaluation of the Cosmetic Facial Surgery Patient The Art of the Consult and the Office Patient Experience

框2-1 美容手术的潜在"危险信号"

外科医生应该谨慎对待以下患者：

- 要求对治疗结果有保证
- 外科医生或工作人员不喜欢的患者
- 躯体变形障碍或精神有问题
- 想看上去像某位名人
- 想看起来"年轻"或"年轻20岁"
- 过于自恋或不成熟
- 不友好或冷漠的人
- 不与你进行眼神接触
- 不听你说话，只顾自己滔滔不绝的诉说
- 无法"明白"你所说的一切，反复问同样的问题
- 过于匆忙，或重要事情太多而无暇安排手术
- 拒绝拍照，或对匿名有不寻常要求
- 不将手术情况告诉配偶或家人，以及隐瞒手术真实范围
- 诋毁之前的外科医生而对你大加称赞
- 无法决定手术计划
- 过于冲动，想立即预约手术
- 抱有不切实际的期望
- 比外科医生更了解手术过程
- 要求特定的操作技术
- 痴迷于美容手术患者网站
- 沉迷于美容手术
- 对小瑕疵或轻微老化反应过度
- 抱怨价格，或喜欢讨价还价
- 出于错误的原因需要手术，如升职或正在闹离婚
- 配偶不同意
- 咨询了"所有高级专家"
- 不能停止体育活动或锻炼
- 拒绝提供的护理服务
- 通过电子邮件发送了太多的问题
- 实际无法负担手术费用
- 有交通问题
- 不愿意前来咨询
- 对医生友好，但对工作人员粗鲁

患者。好的整形美容外科医生知道如何拒绝，并经常这样做。记住，可预测的治疗结果和良好的声誉与选择为正确的患者做手术有很大关系。

四、术前预约

当患者打电话预约手术时，他们需要支付不能退还的订金。这会筛选出不真诚的患者，并防止毁约。术前预约安排应在手术日前至少两周，

此时，我们签署知情同意书，安排实验室检查、采集病史，以及制订麻醉方案，并再次解释手术流程与相关事宜。在预约手术之前让患者在线查看知情同意书和术后指导，可以节省大量时间并最大限度地减少重复性工作。对于签署四五份知情同意书的患者来说，这可能是一次非常令人不安的经历，会让许多患者感到害怕。在阅读了可能的并发症时，他们会很担心，我会告诉他们，严重的并发症非常罕见。我向他们保证，这是我每天在做并以此为生的项目，而不是我刚刚涉足的事情。我进一步解释说，从统计数字来看，开车去上班可能比做手术和麻醉更危险。

在这次预约中，要付清剩余的手术和麻醉费。许多外科医生把麻醉费和手术费放在一起算，虽然这没什么错，但它出会让你的手术费用看起来更贵。让麻醉师单独收取麻醉费，实际的手术费用就不会被误解。

在术前20～30min，我们要求护理人员在场与咨询助理一起检查所有的知情同意书是否签署、手术细节的落实，以及术后指导是否到位。同时，护理人员必须真正理解他们即将扮演的角色。此时，我进入房间，查看所有信息、问题或关注点。我还会做一次正式的体检并记录下来。在办理这次预约时，准确记录的重要性无论怎么强调都不为过。任何问题，如左右外形不对称、解剖异常等，此时均需要记录并告知患者。需要拍摄术前化妆和卸妆后的照片（图2-15），处方、术前、手术和术后指导手册应交到患者手里。针对外地或无人陪伴的患者我们会提供私人陪护服务，如果需要的话还可以帮助选择交通工具。

五、手术当日

患者来到NPO办公室，换上医院病号服。给这些患者一件保暖的长袍，让他们远离办公区的喧嚣是非常重要的。紧张的患者穿着单薄的长袍，在寒冷的房间里来回走动，这样的医疗环境是不理想的。请记住，虽然我们每天都很忙碌，但不应对患者要求的舒适和隐私熟视无睹。

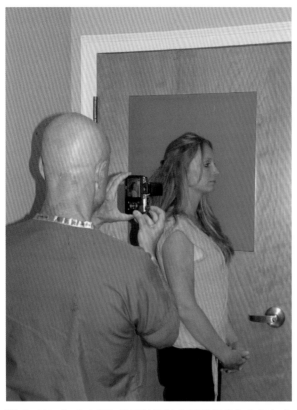

图 2-15 每个房间门背面的照片背景使得我们在任何房间都可以拍摄专业和质量可控的照片，并且消除了集中摄影的需求和拥挤

在我们医院，麻醉师在手术当天早上会与患者见面。如果有任何重大的医疗或麻醉问题，几周前就会请麻醉医生会诊，但是对于健康患者的常规病例，麻醉评估会在手术日早上进行。我再次察看患者和护理人员，以确保没有情绪上问题和顾虑。我总是保持乐观的态度，告诉患者我很高兴成为他们的外科医生，一切都会好的。然后，我用画线笔在手术区域做标记。

六、术中阶段

术中非常忙碌，因此可能会出现错误。麻醉诱导期间，房间要保持温暖和安静。一旦外科医生进入手术室，第一件事就是将一个标准化的表格投影到房间的宽屏上，房间里的所有人员都会停下来，巡回护士会检查患者的病史、过敏史、手术部位和建议的手术流程（图 2-16）。我还亲自标记患者的环甲韧带，以便在发生罕见的紧急情况下行气道切开。30 年来，这并没有发生过，但这是一种预防性措施。

每个医生和工作人员都应该理解处于等待状态的患者和家属所承受的压力。此时，患者家属烦躁不安，他们很想得到手术进展通报及手术顺利的信息。我们鼓励相关人员或照顾患者的人员不要待在办公室里，但是如果他们愿意，我们会请他们前往家庭成员等候室，那里有饮料和点心，在那里可以上网或者看电视。巡回护士会亲自在术中通报手术进展，以使他们知道一切顺利。

七、术后阶段

手术结束后，患者会被转到麻醉复苏室，这是医疗事故易发生的时期，因为很多事情此时都在进行，打扫手术室，清洗仪器，为下午手术的患者做准备。这期间要有一名经验丰富的工作人员留在患者身边，监测患者的生命体征，直到患者离开医院（图 2-17）。有许多关于因无人陪护或

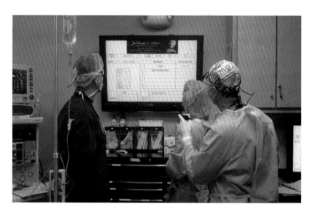

图 2-16 所有团队人员暂停手头工作，通过术前核查确保全体员工了解手术程序、手术部位和患者病史

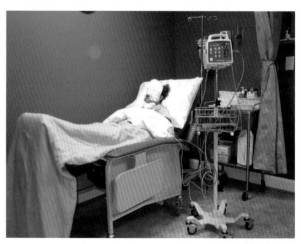

图 2-17 复苏期是保证患者安全非常关键的时期，工作人员应陪伴左右，进行监护

2

第 2 章

美容手术患者的评估：咨询的艺术与处理门诊患者的经验   Evaluation of the Cosmetic Facial Surgery Patient   The Art of the Consult and the Office Patient Experience

护理不到位而发生在复苏期患者身上的悲剧。患者家属也已做好了即将看到患者出现皮下瘀血、肿胀、渗出等的思想准备，而不是见面时被吓得晕倒，他们需要在面对患者时表现得坚强一些。

门诊麻醉恢复室与住院部麻醉后护理单元有很大不同，后者有值班护士照顾患者。如果生命体征和精神状态没有恢复到稳定的程度，任何患者都不能离院，这一点很重要。必须使用复苏量表并做好记录。事先对患者家属或护理人员进行指导，有助于后期对患者的照顾。我的手机号码会发给照顾患者的家属，同时要求他们手术当晚给我来电话，通话的内容是了解与手术密切相关部位的血肿或并发症的情况，并做好准备。必须有一个"患者重返手术室"的应急计划。你需要值班的员工、清洁的仪器、麻醉支持和药品。如果你没有为此做好准备，会让你和你的患者处于危险的境地。有备无患！

八、患者康复和生物心理社会模式

通常认为，让患者"到院"、完成术前准备、完成手术是手术治疗的大部分流程。每个外科医生都知道，这仅仅只是开始，有时候，整个恢复过程是医生 - 患者体验中最复杂的阶段。虽然有一部分患者对手术能很好理解、术前准备充分，并顺利康复，但有一些准备不足、信息理解有误的患者挣扎在术后恢复过程中，努力维持正常的生活不受干扰。在极端情况下，这些患者可能需要心理援助或其他干预来防止精神崩溃。顺利且无并发症的康复过程令患者欣慰，但是有些患者术后会出现并发症或者纠纷，这会在肉体和精神方面让外科医生、工作人员和患者家属都感到疲惫。

为什么有些患者在恢复过程中、忍耐暂时的不便并回归正常生活方面比其他人做得更好？除了每个人复杂的个体素质外，没有统一的答案。我猜，如果跟踪一个经历了不顺利的恢复过程的患者在手术前后的日常生活，就会发现这些不顺利状态会延伸到他生活的方方面面。譬如：不太会处理人际关系中的问题、在与配偶的关系中过于强势、与孩子的老师或邻居互动存在问题，以及其他类似的可归

结为"难以相处者"的情况。这些人可能会使周围气氛很快变得紧张，而所涉及的问题、表现出相应的反应往往超出了一般患者对同样事情反应的平均水平，使他们在术后变得反应过度，甚至令人反感。有些患者术后可能沉溺于自怜，或者正在经历难以想象的痛苦。他们可能担心出了什么大问题，或者甚至完全丧失自理能力，无法睡觉和吃饭。也有一些患者根本不能很好地处理疼痛、肿胀等恢复过程当中遇到的常规问题，尽管他们在痊愈前后完全正常。然而，有些患者可能会故意表现出有问题，试图从医生、家人那里获得同情，并借此机会操控人际关系，进行报复。

我举两个例子，您就可以很好地认识这种类型的患者：接受了眼睑成形术、全脸激光治疗和脸颊假体植入术的患者 A，她在手术中心恢复得很快，第二天早上回到家，仍然有皮下瘀青、肿胀，并能笑着调侃自己外貌。她喝着橙汁，吃着从候诊室带回的点心。她的丈夫很支持她，一直很会照顾人。患者 A 有积极的态度，能够确保她尽全力快速康复。患者 B 拥有同样的年龄、体格、健康状况等，与患者 A 的手术完全相同，患者 B 在麻醉恢复后因疼痛立即哭起来，并希望能够尽快得到镇痛治疗。她担心术前给她开的止痛药不够用。她停留在复苏室的时间是接受同样手术患者的两倍。他们到家后不久，她丈夫就开始给我的办公室打电话，说她疼痛难忍，电话里可以听到她在哭泣。她丈夫很困惑，因为她告诉他手术只是稍微调整了一下。我的手机在夜里响了无数次，因为患者仍然喊疼，家人不知道如何进行护理，尽管术前一周我们已经给了她全面的指导和术后护理手册。患者 B 第二天一早就要求来复查，如果没有帮助，她连车都下不来。他们要一个呕吐盆，并要求关掉房间的灯。她的行为像是一位遭遇多脏器创伤的患者，不愿进行眼神交流或讨论。她抱怨特别疼，并表示后悔做了手术，而且说我们没有告诉她会是这样的。

患者 A 和 B 术后反应截然不同。患者 A 让手术显得值得做，医生也能从中收获成就感；而患者 B 让外科医生感到选错了职业。并非每个像

B 一样的患者都有心理问题，有些患者只是脆弱，疼痛阈值较低。然而，在 B 型患者中，通常会看到不同的模式。有时外科医生和工作人员可以让患者平静下来，让他们回到正轨。其他时候，可能需要一些"特别的专业帮助"，同时，外科医生向患者解释，她正在经历的术后反应很常见，在恢复过程中医生和工作人员都会帮助她。一些患者需要增加止疼药和安眠药的剂量。疼痛、肿胀、睡眠不足和恐惧混合起来会使一些患者陷入急性精神异常状态。即使是强壮和"正常"的患者也会变得情绪激动，尤其是那些可能会有自发性哭泣发作的女性，当被问及出了什么问题时，

她们会诚实地说"我不知道"。随着手术、肿胀、瘀青和药物治疗的结合，情绪有时会泛滥成灾。男性也不例外。针对这些患者，我在术前咨询中花了大量时间与患者讨论恢复过程中出现的顺利、不顺利和出现麻烦时的情况。我告诉他们（我的员工也同样告诉他们）他们可能几天内都不会喜欢我，他们可能会在短期内、有时甚至在更长的恢复期内情绪会跌宕起伏，我还向他们提供一些用于讨论各种可预测（有时不可预测）恢复阶段的统计图形。类似的图表已流传多年，但我并不知道原创作者。我对这种方式做了重大修改，并用线形图展示出来（图 2-18 至图 2-23）。

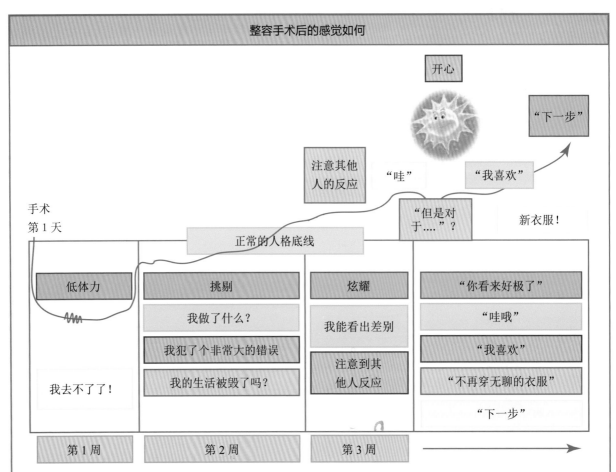

图 2-18 患者在美容手术后经历的不同阶段

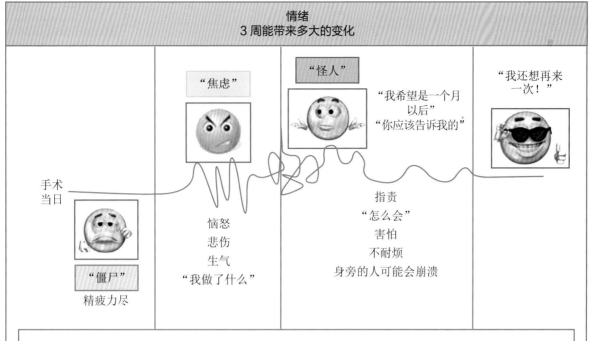

图 2-19　患者可能经历的情绪过山车

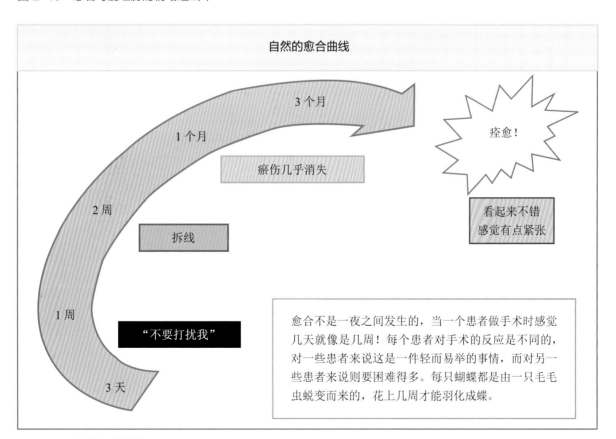

图 2-20　自然愈合曲线

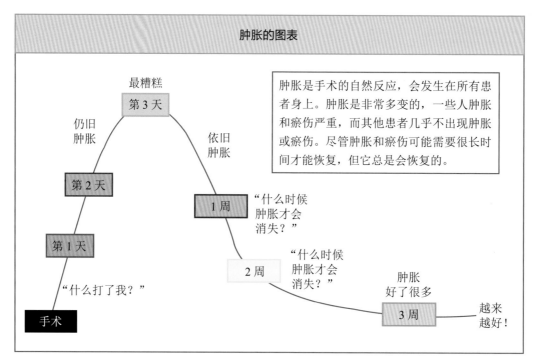

图 2-21 美容手术后的肿胀阶段

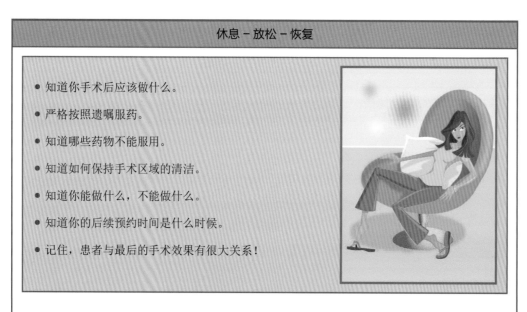

重要的是要让患者明白，手术是对身体的一种压力，在早期的恢复阶段，他们可能处于较虚弱状态，需要比平时更多的休息。他们可能会出现瘀伤、肿胀，并伴有一些不舒服。所有这些都是对身体的一种压力，甚至是看电视。聪明的患者会提前计划，以确保他们有合适的照顾者，并能利用早期的恢复期来休息和治疗。休息和放松对于治疗后恢复是必不可少的。刚做完手术的这段时间不适合打扫车库，也不适合在花园里工作！术后过度劳累可导致严重的并发症，使手术恶化，影响手术的最终效果。外科医生负责手术，患者负责康复。如果患者不听从医嘱，世界上最好的外科医生也无法得到理想的结果。享受你的恢复，利用这个机会成为一位女王或国王！休息和放松，看那些你从来没有时间看的电影。不要做会升高血压或促进出血的活动。喝大量的水和进食含蛋白质高的食物。每天多次进食高蛋白奶昔将有助于确保手术后的营养状况。每天服用一片复合维生素也是非常有帮助的。像婴儿一样睡觉！你休息得越多，痊愈得就越好。

图 2-22 美容手术后的休息、放松和恢复

2

第2章

美容手术患者的评估：咨询的艺术与处理门诊患者的经验　Evaluation of the Cosmetic Facial Surgery Patient The Art of the Consult and the Office Patient Experience

別人对我的新形象会有什么反应?

- 別人怎么看待那些做了整容手术的人总是很有趣的。有些患者会因为同伴的注意而心烦意乱，有些则会因为自己没有被注意到而心烦意乱。说到底，做整容手术的应该是患者自己，而不是別人。如果你在为別人做整容手术，你心理已经有问题了。別人可能会注意到，这很好，但你需要为自己做这件事!
- 自然的整容手术应该是看起来舒服，而不是变化大得惊人。大多数患者会有细微的变化，但有些患者可能会有非常显著的变化，必须准备好接受自己与手术前看起来不同；毕竟那是做整容手术的目的。
- 別人的反应也取决于你的朋友和同事的人品。有些人会嫉妒他们不能做整容手术，因此说你的效果不好，同样还有一些人可能对自己的生活很不满意，他们不想让你对自己的生活满意，这类人同样出于嫉妒可能会对你的整容效果持负面看法。
- 当我们改变自己的外表时，有时我们很难适应它。不要急于评价你的新形象。它需要几周甚至几个月的时间来适应，你也需要适应它。
- 绝大多数的患者对自己的新形象非常满意。

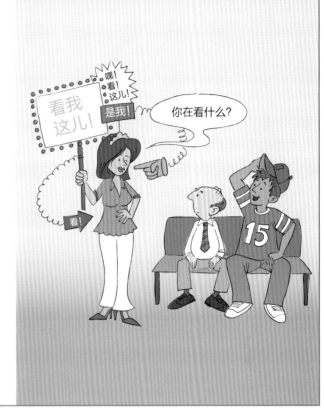

图 2-23　他人对美容手术患者的反应是一个被普遍关注的问题。一些患者担心每个人都会注意到自己做了手术，而另一些人担心没有人会注意到自己的变化

九、应对不愉快的患者

本章的大部分内容都是关于如何让患者开心，但是每一个外科医生都会遇到不开心的患者。这可能是因为出现了并发症或者意外，或者患者抱有不切实际的期望。一个疯狂或不快乐的患者会从几个方面扰乱你的世界。首先，当不好的情况发生后，大多数外科医生要真正关心自己的患者、手术结果与自己的声誉。其次，择期美容手术是诉讼的沃土。尽管绝大多数诉讼最终都是医生胜诉，但这可能是一场屈辱、耗时、费钱和压力重重的考验。避免诉讼的最佳方法是让患者在整个治疗过程中的方方面面体验好。马虎的病历记录是导致诉讼的常见的原因之一。虽然很耗时，但是准确的文档记录是必不可少的，这是你的员工真正可以帮助你的地方。你的知情同意内容应该非常广泛，并可酌情变动的。也就是说，知情同意书需要不断更新以保护正常行医。每当你觉得你的知情同意书涵盖了一切，一些患者就会找到一种新的抱怨方式，并说他们无法理解某个特定的情况。更新知情同意书有助于保护你和你的诊所。你真的需要跳出自己的思维来思索那些可能出问题的非常规情况，并在你的知情同意书中反映出来。正如本章中多次提到的，如果你或你的员工感觉某位患者表现出"危险信号"，就不要对其进行手术了。

常见不满意的患者有两种：一种是术后出现并发症或术后有问题的患者；另一种是整个医疗过程或结果都是正常的，但患者有不合理的要求。有些患者从来都不会快乐。他们决定做面部提升术，期望能改变他们的整个生活状态。这些患者通常是很自卑或有其他问题，如人际关系不良、夫妻关系紧张或肥胖等问题。他们经历了整个手术过程，有了可以接受的结果，照照镜子，但仍然不喜欢自己。这不是你的问题，这是他们的问题。为了解决这个问题，你需要把它变成"你的问题"。有时这些患者想要或需要的是获得他人的关注。但这不能成为一个医生采用敷衍或推诿态度的借口，相反，我们应该在一天的工作结束后邀请患者到办公室来，花些时间听他们倾诉。此时你会发现，一位富有同情心的员工是无价的。他们可以和这些患者相处地非常好，甚至有时候会看到他们双手紧握在一起。在医疗记录里，应有一个地方记录患者在就诊时是否高兴，这也很重要。我曾经遇到过这样的情况，在接下来的几个月里，一个不讲理的患者变得不开心，并声称他从未对治疗结果感到满意。查看记录并向患者展示文件显示他们在最近的六次随访中都很开心，这对于法律诉讼也非常有价值。

我认识一些外科医生，他们在记录中有一个位置让患者陈述他们的满意度，并在图表上签字，这样的记录证据说服力很强。

如果一个不讲理的患者对你态度变差，你必须在合适的时间与他们一起再次阅读知情同意书，并指出术前讨论时讲明的外科手术能达到的和不能达到的效果。我的办公室里有常规的术前同意书，但是对于每一次手术，也会有一份"你接受的手术不能达到的效果"的说明。这很重要，因为一些患者可能误认为面部提升术将提升眉部或修复嘴唇周围的皱纹等。此外，如果我有一名需要手术修整的患者，我会在术前与其讨论这个问题。譬如说一名肥胖患者，他的颏下赘肉极为臃肿，或是一个皱纹明显的人来做激光治疗的或有痤疮瘢痕的患者，我在同意书中增加了一段，说明他们的情况比普通患者更严重，可能需要第二次手术，且患者仍需为此付费。我以书面形式和几次口头交谈的方式通知对方，而且最好是他们的配偶在场的情况下。我的所有手术同意术都有一段明确指出"手术不是一门精确的科学，其结果受许多变量的影响，有些变量超出了外科医生或患者的控制。在这种情况下，可能需要再次手术修整，也会由此产生额外的手术和麻醉费用"。这并非一成不变，但为术后谈话奠定了基础。底线是在手术前让患者明确你的原则。对于一个抱有幻想的患者，向他们出示这种知情同意

书可以征服他们。有些患者一开始可能表现得很不开心，但是经过大量的交流并随着时间的推移，他们经常会安静下来。此时最糟糕的是你对这些患者显示出傲慢，傲慢的外科医生是要被起诉的。如果你不善于交谈，那么请一名擅长的工作人员做这件事。这些患者中的一些人仅仅意识到手术并没有"让他们变得漂亮"或者改变他们的生活，他们会后悔为此付出了金钱。对于那些确实负担不起手术费用并且要各方筹集资金的患者来说尤其如此。

对于外科医生来说，问这类患者最重要的问题是，"我能做些什么让你开心？"有时候答案可能是"听我说就好"。有时答案可能是需要做部分手术修整，有时可能是退还手术费用。没有统一的答案，完全取决于具体情况。如果一位患者做了面部提升术，但颏下仍有一些多余的皮肤，在局部麻醉下进行小范围的皮肤切除可能会让他们开心。一些人会同意支付修整的费用，另一些人可能会坚决反对。虽然有些外科医生强迫他们付钱，但我总是提供选择。如果我真的觉得结果会更好，那么我会帮助他们解决问题，顾及我的声誉，我会免费帮他们修整。如果我觉得他们的问题不是手术造成的，我会让工作人员告诉他们我们修整手术的费用是多少，如果他们不开心，那么问问他们"你觉得这次额外手术应该付多少钱？"有时他们可能会提供一个数字，有时他们可能会坚持不支付任何费用。对于修整手术，我从不为钱争论。最后，如果你想要一个好名声，你需要让患者开心。有时这会增加一些成本，但对我来说，这只是一种营销方式。关键是把这个不快乐的患者转变成快乐的患者，将那些消极的东西从你的医疗工作中消除掉，然后继续接下来的工作。

一些患者会要求全额退款。没有外科医生愿意做了4h的手术后退还费用。然而，在今天的社交媒体环境中，一个不开心的患者可以在医生评级网站上惩罚一个外科医生（不管医生是否有错）。患者知道这一点，如果你碰到一个报复心极强的患者，他们会损害你的声誉。消费者习惯

2

第2章

美容手术患者的评估：咨询的艺术与处理门诊患者的经验 Evaluation of the Cosmetic Facial Surgery Patient The Art of the Consult and the Office Patient Experience

于从许多商店和服务中获得全额退款，并不认为手术应该有什么不同。医生可以采取强硬的回应，如果患者不接受，他们可以拒绝并将信息传递给律师。我见过一些坚持不退款的医生，但一周后他们可能发现退款并不是什么坏事。记住，患者起诉你不需要任何费用。一些人一开始就会这么做，因为他们知道这是达成和解的一个很好的谈判筹码。如果沟通到患者要求退款的地步，我通常会努力达成妥协。此外，我可能会问他们"你认为怎么做才公平？"有时你会惊讶地发现他们的要价还是挺合理的。如果他们坚持要求全额退款，那么外科医生必须做出决定。我的建议是接受并了却此事。

非常重要的是，如果没有法律文件和协议，永远不要退款。在美国这可能会因州而异，但是我的退款声明会说，我们是为了保持良好的医患关系而退款，而非做错了什么。还会明确指出，通过接受退款，患者将放弃所有法律诉讼，并同意不以的口头和书面形式诋毁外科医生或医疗诊所。我不得不说，在我的职业生涯中有过几次，通过退款换协议的方法排除了有问题隐患的患者令我如释重负。

另一种情况是患者出现了并发症，比如在面部提升术后血肿、皮肤坏死或感染等，虽然这可能不是你的错，但无论如何这是一种糟糕的情况。患者可能认为外科医生的失误造成了神经损伤、明显的瘢痕或耳垂变形。不管是谁的错，外科医生都面临着非常不利的局面。有时候，外科医生和患者都很好，也会遇到不好的事情。处理这类情况的关键是把你的全部注意力放在这个患者身上，帮助他们化解问题。第一要务是保持患者的信心，并继续在此就医。没有哪个外科医生希望他的患者的并发症最终会由别的医生来处理，尤其是被一个竞争对手来处理。不幸的是，这种现象在整形美容界很常见。留住出现并发症的患者的关键是自信和沟通。为问题道歉（不承认错误）可能会大有帮助。"史密斯夫人，我像对待我自己的家人一样对待你，我很抱歉这个问题的出现给你带来了不便。我向你保证，我将竭尽全力解

决这个问题，不会让你失望。"一旦一名患者觉得你表现出歉意，并继续同他们一道解决问题，他们就会配合你治疗。

对于正处在并发症状态的患者，需要考虑一些特殊因素，最重要的因素是沟通和握手。这些患者需要经常随访以便对并发症做到有效管控。他们需要在外科医生和工作人员能够在专门的时间和他充分沟通，而非匆忙应付。我喜欢在一天的工作结束时看望这些患者，这防止他们和其他患者混在一起，保护他们的隐私。也因为我一天的工作已经结束，所以可以花足够的时间和他们在一起。同样重要的是，不要让过多的工作人员参与这名患者的治疗中，以免使沟通复杂化。你需要让你最善解人意的和最富有同情心的工作人员成为唯一一个关心这名患者的人。我更喜欢让一名工作人员在每位患者的整个手术过程中陪伴他们，因为这会产生一种纽带，当出现并发症时，这种纽带关系对解决问题很有帮助。例如，在面部提升术后发生皮肤坏死的情况下，需要预约安排多次换药治疗。这些患者需要感觉到他是你唯一的患者。外科医生和工作人员经常打电话也有帮助，当然，这些患者有我的个人手机号码和电子邮件。与患者配偶保持类似的经常性沟通也很重要。总之，让患者相信你能治愈他们的问题是关键。对于患者所遭遇的不便，我也会做一些小事情来加以补偿，比如赠送免费肉毒杆菌毒素及其相关产品的项目。如果是以真诚的方式去做，患者不会认为这是"贿赂"。

如果你面对的是一个无法确诊和处理的并发症，就必须在早期征询其他医生的诊疗意见或将患者推荐给专科医生。许多诉讼起因是医生未能或及时推荐到专科医师就诊治疗。友好地征求其他医生的意见要比患者从此远离你的诊所，去找不友善的竞争对手，并在那里就医要好得多。如果需要转诊，就会经常碰到"此费用何人来付"这个问题。有时，转诊治疗并未产生额外费用，这对外科医生来说是较好的结局。我的做法是要么自己付账，要么患者付钱。通常，大多数同行（他们也经历过这种情况）对此都很敏感，他们会尽

量少收费或免费提供专科帮助。如果外科医生坚持支付转诊费用，我建议先去咨询法律顾问。

在我的职业生涯中，我尽心尽力地处理过一些典型并发症，包括从其发生、治愈、心理安抚到完全康复的全过程。患者们通常会感谢我们的护理和关心，并继续快乐地留在我们的诊所接受服务。

十、处理在线评论

在线医生评论网站对年长医生来说是新事物，但对于新入行的医生来说是常规，而且已经改变了传统行医的游戏规则。好评可以大大增加你的客户量，差评可以让患者远离你。这个系统最大的失误是大多数人可以匿名留言，任何人都可以说任何话，不管是真的还是假的。良好的评论可能来自你的姐姐，恶意的评论可能来自你竞争对手诊所的工作人员，根本没办法控制。外科医生能做的最好的事情就是有很多正面的评价来抵消可能随之而来的任何潜在的差评。当一名外科医生只有几个评论，或者被人写了一个差评却在第二天紧跟了五个好评，这些看起来都是很可疑的。办好整形美容医疗诊所的关键是以争取有积极的评价。员工的表现对此会起到帮助作用，因为患者通常会口头上赞许医院、员工和外科医生。对于一名工作人员来说，这是一个告诉患者他们的评论是如此亲切和重要的好时机，我们努力工作以获得患者的满意。如果工作人员进一步解释说，通过在网上发布这些满意的评论，会对医疗诊所有极大的帮助，许多患者很乐意这样做。给患者一张精美的明信片，上面说明如何在某些网站进行评论，会让满意的患者更容易分享他们的经历。请记住，当你有很多好评之后，就会让差评沉帖。

有时，即使是服务和效率都很好的医疗诊所

也会有负面评论，不管这些评论是基于事实或是恶意为之。如果你觉得负面评论是人为的、恶意的，或是无理冒犯，你可以要求一些网站删除评论。如果你有负面评价，外科医生和医疗诊所应该做的第一件事就是照镜子找问题，虽然很难接受，但有时负面评论是准确的。也许确实你的某项工作超时导致顾客等得太久、也许顾客在你的诊所很难找到停车位、也许你确实有一个粗鲁的员工等。成长中的医疗诊所会据此积极改进，从而产生更多的好评。对于负面评论，外科医生最好能谦虚地进行道歉，并邀请患者给外科医生本人打电话讨论这个问题，医生和医疗诊所要显示出诚意。相反，最糟糕的是与已经不开心的患者在线进行一场浮夸的争论。数字世界中的欺凌是不被接受的。讨论患者医疗过程其本身也可能违反 HIPAA（1996 年健康保险和责任法案）的指导方针。你需要在很长一段时间内表现得像一个好人，因为大多数阅读评论的人都会意识到存在一些负面评论是正常的现象，而且很多是不恰当的。

十一、结论

美容手术是择期手术，是属于上流社会的奢侈品，而且我们是在为习惯于享受优质服务的患者群体服务，并致力于维持行业的繁荣。临床技能显然是获得成功的最大因素，但是一个管理不善的医疗诊所或待人傲慢的医生会完全抵消这一切。有人说，卓越是一段旅程，而不是终点。如果你和你的团队致力于不断改善患者护理、安全和满意度的各个方面，你真的可以拥有一个出色的医疗诊所。美容外科是一个非常有成就感的职业，我对此充满热情。我喜欢去工作，喜欢与我的团队和患者互动。不断努力让一切变得更好是一种乐趣。

第3章　面部提升术（面颈部除皱术）
Facelift Surgery（Cervicofacial Rhytidectomy）

Joe Niamtu Ⅲ　著

翟　旭　张　攀　公美华　杨大平　译

截至本书撰写，我共完成面部提升术 1000 余例，具体数据如下。

- 97.5% 女性。
- 2.5% 男性。
- 8.5% 吸烟者。
- 29% 同时接受全面部 CO_2 激光换肤。

我为这一数据感到骄傲。我可以提供每一位患者的病历、手术记录和术前、术后照片支持这些观点。在这 1000 余例面部提升术中，98% 的患者接受的是传统的大范围面部提升术，包括中线处颈阔肌成形术，耳前和耳后皮瓣剥离范围平均 7~8cm；2% 的患者接受小切口提升术。我亲自完成了每一刀和每一针的操作，反复分析了每一个手术步骤。试图在单一章节阐述清楚面部提升术的所有细节是不可能的，本章的目的是将 1000 例面部提升实践证明的安全有效的技术呈现出来，但这并不意味着"我的方法"是唯一的方法或最佳的方法。我在撰写本章时，一直牢记一个信条：永远做老师，永远做学生。

一、什么是面部提升术

面部提升术要比其他外科手术产生的效果更加显著。颜面是一个人身份的象征，也是承载尊严和表达感情的部位。与其他任何外科手术相比，面部提升手术对人的影响会更大。首先，面孔既表现与众不同的身份又能传达感情。我们可以想象一下，脸上即便有极小的瑕疵，也可以让一些人足不出户。英文有一句话 We are our face!（意思就是，面部代表了一个人）。另外一个重要原因便是：身体的其他部位便于遮掩。患者可以遮挡除颜面以外身体其他部位的皱纹、黑斑和赘肉，还可以利用衣物掩盖躯体上的缺陷或瘢痕，但面部（在多数文化传统中）却要面对外界。因此没有任何美容技术能比一个成功的、外观自然的面部提升术更能给患者带来躯体和精神上的愉悦。相反，一个外观不自然的或拙劣的面部提升术将给患者带来无法遮掩且伴随一生的痛苦。

面部提升术是一个外科医生喜欢而患者讨厌的名词。没有人希望接受面部提升术，人们接受它，是因为觉得只有通过它才能让自己看上去更年轻。如果未来有其他方法可以替代面部提升术，当若干年之后，回顾历史时，会觉得它是外科史上原始、血腥，甚至野蛮的一页。面部提升术并非真正让患者看上去更年轻，是因为手术使面部皮肤看起来更紧，以此来对抗由地心引力带来的面颈部松垂和老化。

作为面部提升的专业技术术语，"面颈部除皱术"显得不够准确，因为除皱术意味着皱纹被切除。实际上，面部提升不是针对皱纹的手术，而是针对松弛的皮肤和下垂的组织。面部提升后，大多数面部皱纹改观不大。此外，公众对面部提升手术恐惧的可能是在担心手术后看起来不自然或"过度提升"。其中很大一部分源于手术技术不佳、不自然的提拉、发际线变形和过度手术。

未能同时解决其他老化的面部结构，也是不自然外观的原因（例如未通过眼睑成形术解决上睑皮肤松垂或眼袋，未通过激光解决皮肤色素等）。然而，传统除皱术最大的问题是未能使面部容量恢复。外科医生单纯为面部容积减少的衰老患者做皮肤提升，只是让患者皮肤"更紧致而非更年轻"，变为一种不自然的外观。当代外科医生已经意识到面部提升术应同时恢复面部组织容量，使面部重新变得丰满。人们只要在谷歌上搜索"失败美容手术案例"，就可以看到数不清的外观不自然的明星照片，这些照片显示的结果明显违背了审美原则与外科手术原则。人们因此惧怕面部提升术，这些真实的图片或者说"不客观的图片"广为流传，使人们把整形外科手术当作噩梦。许多患者来到医生诊室被告知需要接受面部提升术

时，上述图片就会在他们的脑海里显现，让她（他）们感到恐惧和不安。

面部提升这个词已经形成了如此多的含义，以至于大多数公众都对面部提升是什么和怎么做感到困惑。一些患者表示他们不希望进行"全面部提升"。在面部提升手术的演变中，眉提升常常与面部提升一起进行。许多患者会同时进行手术，并且那些辅助手术如睑成形术、化学剥脱术和面部植入物加到一起被称为"全面部提升"。我解释说，行面部年轻化手术就像翻修老式汽车一样。有许多步骤需要解决，包括整体工作（面部提升）、恢复旧部件（眼睑成形术）、添加新部件（面部植入物）和涂漆汽车（激光换肤）。面部提升是面部年轻化手术的一部分，可以解决下面部和颈部的问题（图3-1）。为了真正恢复活力

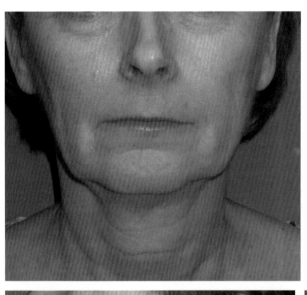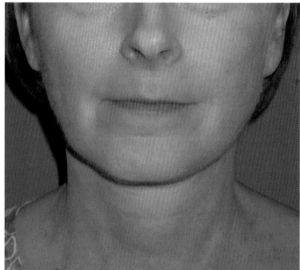
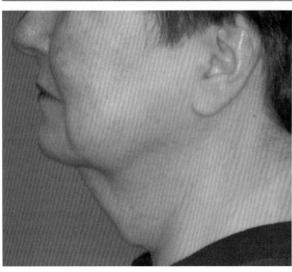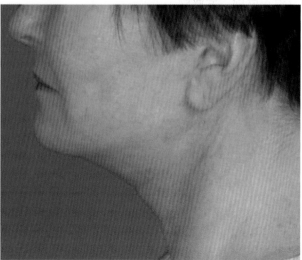

图3-1　面部提升术主要改善口角囊袋和颈部多余皮肤

（修复老爷车），需联合眉和前额的提升术、眼睑成形术、面部植入物和激光换肤等一起做。很少有某一患者的某一问题通过单一面部提升术便可解决，大多数的患者由于面部老化表现出下颌或颈部皮肤过多，同时伴有上面部皮肤老化问题。为了实现真正的面部年轻化，为患者提供完整的面部衰老矫正方案，必须与患者讨论辅助治疗手段。通常，由于经济原因或仅仅因为他们保守的态度，患者回避这种综合处理方法。回到我常用的老式汽车修复做类比，只进行面部提升就像给一辆生锈和凹陷的汽车喷漆一样，看起来好了许多，但却没达到最佳状态。

最后，面部提升术已经变成一个模糊而又商品化的概念。以往面部提升术是指通过皮下解剖分离，切除过多皮肤，进行面部重塑的手术。而现在它涵盖了填充物注射，富含血小板的血浆面部注射，非手术面部提升（射频和超声刀皮肤收紧），多种埋线悬吊提升，甚至按摩仪器与面霜等综合治疗，所有这些都被称为"面部提升"。同时流行的还有试图将面部提升术商品化的各种"商标化"或"命名式"的面部提升。所有的外科医生和消费者对于任何被冠名的某种面部提升都应该保持谨慎态度，无论其冠名的是某个品牌，某种描述，或者某位专科外科医生的名字。面部提升可以是一种手术也可能是其他技术，患者与消费者们一定要明确一点：一种被证实了的安全有效的技术与某个品牌或者盈利性的替代物之间有很大区别。互联网骗术的五花八门要求患者必须学会在利用网络时取其精华去其糟粕。不幸的是，我与许多外科医生一样，经常遇见这样一些患者，她（他）们因为接受某种速效或被广为宣传的"面部提升"技术而成为受害者。这些技术往往在效果持续性，甚至安全性上不符合标准（图3-2）。因此一名诚信的、有道德的、专业的外科医生应该引导患者远离那些未达到他们所声称的治疗效果的方法。

二、面部提升术总论

在面部美容外科领域，有许多术式固定且重复性强。这些术式已被广泛应用而且很少被改动。另外，鼻整形术、耳整形术和面部提升术等手术总是会带来新的挑战和改进的空间。在这些领域，追求卓越是一个过程而非终点。这就像在日常生活中有些人做事只求达到平均标准，而有些人更倾向追求一个更好、更安全、更快、更可信的结果。我发现那些将手术当成一种艺术探索的外科医生身上，往往存在一些共性。首先他们都希望做得更好，给患者更佳的就医体验。他们将所有的才能与灵感（包括团队成员）全身心地投入到改进手术技术中，夜深人静时他们回忆着当天的每一个外科操作，思考着自己做了什么，怎样做，如何才能做得更好。他们永远不安于现状，一直追问自己"为什么这样做而不是那样"。他们的朋友和同事一样擅长并热爱着自己的工作，并对此保持好奇心。他们的另一共性是：对于工作的高度激情。上述内容虽然看起来与面部提升总论

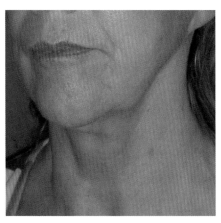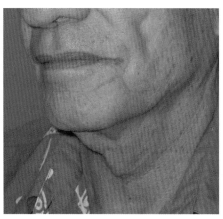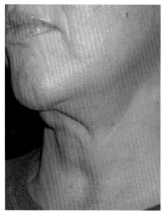

图 3-2　6 个月内我面诊的 3 名患者，这些患者都在过去两年里接受了市场上大肆宣传的"像电视明星一样"的一种面部提升技术。这些患者需要大范围提升却接受了小范围的提升

关系不大，但实际上对于年轻外科医生学习、热爱、精通面部提升术具有重要意义。

何为面部提升术的最佳方法？这是一个可以探索终生的命题。但事实上答案只有一个："最佳的面部提升技术是通过一种安全、自然、效果维持时间长的方法解决患者的烦恼，以最少的并发症带给患者最大的快乐。"对于怎样做，怎样做是对的，怎样做是最好的争议一直存在。有些外科医生选择小切口加简单缝合的方法做面部提升。还有些外科医生选择深层次广泛剥离的提升术。哪种是正确的？很难回答。数不清的简易方法最终或许有效或许无效。这就像饮食，毫无疑问健康的成年人摄入热量大于消耗量时，体重便会增加，反之，运动量大而进食少，体重便会减轻。道理通俗易懂，可新的食谱层出不穷。为什么人们知道原因还总是想发现新东西？追溯有记载的人类发展历史得到这样的答案：试图应用更小的代价和更简易的流程获得同样的结果是人类的天性。

回顾面部提升手术的 100 年发展历史，耳前和耳后皮瓣，深层次解剖分离，浅表肌肉腱膜系统（superficial musculoaponeurotic system，SMAS）处理，颈阔肌成形术和皮肤切除，通过一名普通整形医生的双手，为患者提供一个安全、自然、效果持久的面部提升。了解到这些，为什么还有那么多便捷式的提升技术产生？这与饮食是同样的道理，一些人单纯只是想尝试通过简单调整，得到一种"价廉物美"的效果。所以便捷式的面部提升术仅适合某些特殊情况：作为整形外科初学者的学习手段；一些合并有某些禁忌证的患者；处于真正的面部提升后恢复期的患者；某些仅有轻微衰老症状的年轻患者。上述情况之外，我认为便捷式的面部提升术只会带来短暂的效果。我给将要学习各类面部提升技术的外科医生以下建议：最初阶段应用一些便捷式的方法，个人能力与技术水平有所保证后再尝试更广泛性的面部提升手术。一些没有经过正规整形外科和美容外科培训的外科医生常常操作一些简单的面部提升手术。当外科医生了解术后效果及其持续时间，并对适应证把握准确时，是可以做的。而某种简化的"神奇提升"方法被媒体冠以"医学突破"或"革命性"手段大肆宣传，可事实上它有近一个世纪的应用历史，这样的行为便是欺骗和误导消费者（图 3-3）。

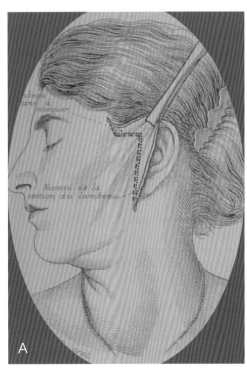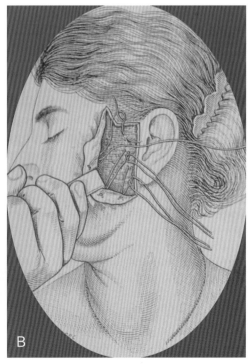

图 3-3　这是一张来自 1927 年法国教科书的插图，介绍一种"新的"面部短瘢痕荷包缝合提升术，可见这种技术已经有近 100 年的历史了

我认为，为一名 42 岁仅有颌颈部皮肤轻度老化的患者进行简易面部提升是可以的。而为一名中度或者重度老化的患者进行这种治疗只能带来短暂的效果。小切口面部提升术只占面部提升手术的 2%，主要原因是这种保守的术式应用于年轻患者也会存留重要部位皮肤松弛。因此，实施不包括颈阔肌成形的小切口面部提升术前，我都会要求患者另行签署独立协议，其内明确标明"那些效果达不到"。另一种需回避的难题是，患者并不具有小范围提升适应证，却恳求医生为其实施这样的手术。所有的外科医生都要明白，声誉是其最宝贵的财富。如果史密斯夫人需要传统的广泛提升术，但我为她实施不包含颈阔肌成形术的小切口提升术，她也许会开心也许不会。但如果她不开心且期望值很高，她会质疑我的技术水平，并不会想起我曾劝她不要选择小范围提升。另一种情况下，她满意手术效果，但实际上术后表现出明显的处理不足。可她的朋友和家庭医生只知道 Niamtu 医生为她做的手术，而并不知道术式是医生与患者讨论折中的结果。旁观者便觉得 Niamtu 医生不是一名优秀的面部提升医生，他们无法得知我和其团队成员曾努力劝说史密斯夫人接受传统的大范围面部提升、放弃小范围提升术；他们也不会得知我的专业意见与附加协议；他们只知道 Niamtu 医生完成了一个面部提升手术，但仍留下许多下垂的皮肤。这一切关乎您的声誉，所以不要让简易的面部提升术影响您的声誉。

如果一种面部提升手术被广告鼓吹成"简单，局麻操作，术后可以自己开车回家，无须绷带，术后几天便可恢复工作"，那它一定无法达到传统面部提升术能达到的效果与维持时间。由小范围提升开始，学跑前先学会走是必要的。所有的外科医生需要了解这个行业的窍门，但在了解窍门之前首先要了解这个行业。

三、面部提升历史

文献中有大量关于面部提升术的描述，20世纪初便有文献详尽介绍了早期的面部提升术，主要方法是切除收紧皮肤。1973 年 Skoog 报道了不分离皮肤的颈阔肌提升术。1976 年 Mitz 与 Peyronie 定义了浅表肌肉腱膜系统，随后有其他学者介绍了 SMAS 折叠技术。到了 20 世纪 70 年代至 80 年代中期，一种颈阔肌横断，内缘折叠，侧向拉紧的方法被誉为"最佳"术式。但随着患者不满意率增高，并发症众多，以及其他颈部手术的报道，这些术式最终被淘汰了。深部平面和骨膜下平面分离提升目前被学者们广泛报道，同时也有很多内镜辅助下面部提升技术的介绍。

四、面部提升术应用解剖

面部提升术与解剖密不可分，一名优秀的外科医生同时也应该是一名优秀的解剖学家。因此优秀的解剖技术是完成面部提升术同时避免相关并发症的基础，而对于相关应用解剖最佳的介绍方法便是从皮肤到骨骼分层进行描述（图 3-4）。

面部一般分为以下几个层次。

第一层——皮肤。

第二层——皮下组织。

第三层——肌肉腱膜。

第四层——间隙层面。

第五层——深筋膜与骨膜。

（一）第一层

面部提升术涉及的第一个层次便是皮肤。而面部皮肤因部位不同而薄厚不一，眼睑部皮肤最薄，鼻尖与前额皮肤最厚。真皮下血管网滋养面部皮肤，在面部提升术中剥离皮瓣时需注意保护。面部美容手术时，皮下脂肪层的处理应尽可能轻柔，因为皮瓣的血供对其存活至关重要。进行面部提升术剥离时，附着于真皮下数毫米的脂肪组织应予以保留，以防影响该区域的皮瓣存活。总的原则是：两侧面部提升皮瓣都应留有一定厚度的脂肪组织。

（二）第二层

下一层是皮下组织层，这一层位于皮肤层与

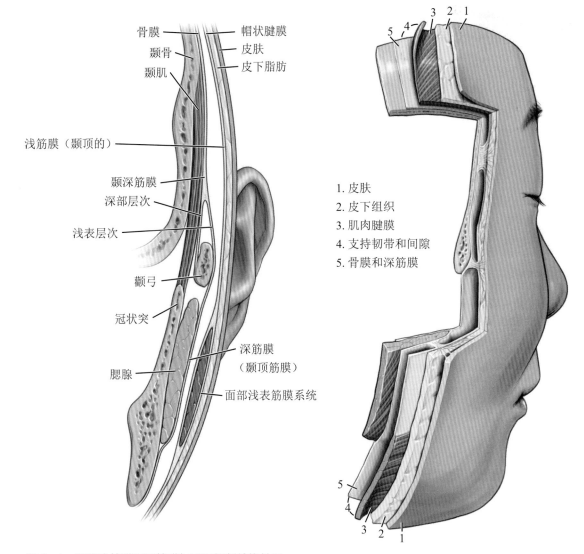

骨膜　　　　　帽状腱膜
颧骨　　　　　皮肤
颞肌　　　　　皮下脂肪

浅筋膜（颞顶的）

颞深筋膜
深部层次
浅表层次

颧弓

冠状突

腮腺

深筋膜（颞顶筋膜）

面部浅表筋膜系统

1. 皮肤
2. 皮下组织
3. 肌肉腱膜
4. 支持韧带和间隙
5. 骨膜和深筋膜

图 3-4　颈部浅筋膜和深筋膜与周围解剖结构关系

SMAS 层之间。皮下组织层是面部相对安全的一个层次，在皮下组织层进行解剖分离可避免损伤重要的面部解剖结构。这一层次可因其部位不同，以及患者个体差异而有厚度上的差异，颊部和颈前皮下组织层较厚，而耳后乳突区皮下组织层极薄。活动度较大的结构如唇、眼睑皮下脂肪含量极少，而被誉为"皮肤韧带"的结缔纤维组织由深至浅连接骨膜与真皮。皮下组织层在颧部变厚，该区域的解剖分离可相对较薄，这些组织通过支持韧带连于颧骨骨膜，并穿过颧脂垫走行于颧骨骨膜和真皮之间。此区域由于纤维组织的特性，韧度较高，解剖分离困难，较为坚固，又称 McGregor 垫。丰富的伴行血管也使该部位容易出血。鼻唇沟处皮下脂肪最为丰富。

（三）第三层

第三层是面部浅筋膜层（SMAS）。此层将深部的腮腺咬肌筋膜、面神经分支与表面的皮下脂肪分隔开来，并将表情肌包裹其中（图 3-5）。

浅筋膜的构成（由头皮至颈部）如下。

● 帽状腱膜（在额肌与枕肌处分开并包裹相应肌肉）。

● 颞浅筋膜（又称"颞顶筋膜"）。

● 颊部浅表筋膜（分开并包裹表情肌）。

● 颈浅筋膜（分开包裹颈阔肌）。

（四）第四层

此层层次不清楚，包括面部间隙、支持韧带

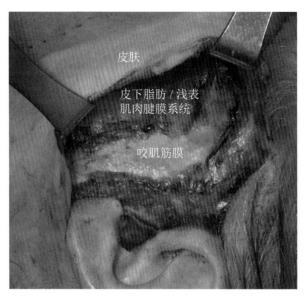

图 3-5 术中照片显示皮肤、皮下脂肪 / 浅表肌肉腱膜系统（浅层筋膜）层和腮腺咬肌筋膜（深层筋膜）层

和面神经分支。

（五）第五层

此层包括面颈部深筋膜和骨膜。

深层筋膜包括以下层次。

● 颞深筋膜与骨膜。此层覆盖于咬肌、唾液腺和主要神经血管结构。在骨结构表面，如颧骨和顶骨，此层与骨膜分界不清。

● 面深筋膜（腮腺咬肌筋膜）。

● 颈深筋膜。

颞肌筋膜的深层与颞肌紧密相连，也被称为"颞深筋膜"。此筋膜在颧弓处深浅两层分开，深层称为"颞深筋膜深层"。有些外科医生将颞肌内面覆盖的筋膜误称为"颞深筋膜深层"。这是错误的，正如前一句中所说"颞深筋膜深层"出现在颧弓处，颞肌筋膜深层分裂后。

（六）浅表肌肉腱膜系统（SMAS）

了解上述各层解剖结构对于理解和操作面部提升术都十分重要。尽管每层都是复杂的，SMAS 始终是最具争议的层次，而这一概念也被外科医生与学者正确或错误地应用着。SMAS 在面部的定义如下：在头皮处与帽状腱膜相延续，颞部与颞顶筋膜相连，颈部延伸为颈浅筋膜。此

层结构最初由 Mitz 和 Peyronie 提出，他们将肌肉和纤维组织归类为"表浅肌肉腱膜系统"。他们认为 SMAS 位于腮腺区与颊部，覆盖面部表情肌。在他们的研究论文中（扩展阅读，见下），作者如此描述，"对于人体而言，SMAS 是存在于面部肌肉与皮肤之间的纤维肌肉网，并覆盖面神经运动支。"他们注明 SMAS 分为两层：面部浅表脂肪层和深层。他们的研究结论认为 SMAS 与颈阔肌相连续。

很多学者质疑 Mitz 和 Peyronie 对于 SMAS 和相关层次的最终描述，甚至部分外科医生否认 SMAS 的存在。Jost 和 Levet 驳斥 Mitz 和 Peyronie 的研究结果，质疑他们的发现，前者的研究中，学者们结合胚胎学、其他哺乳动物的比较解剖学和尸体解剖总结得出，既往对于 SMAS 的描述并不正确。这些学者将 SMAS 描述为双层结构系统。第一层为浅表系统，此层与颈阔肌相连，包括腮腺筋膜，此层并不直接嵌入骨组织。另外，他们认为深部括约肌的深层系统是存在的，此部分肌肉存在于口周并附于骨组织。这些学者也驳斥了 Mitz 和 Peyronie 的观点，声称 SMAS 并不延续至颈阔肌，而是腮腺筋膜与颈阔肌相连续。此外，他们提出：腮腺筋膜是颈阔肌起始部由肌组织转化为纤维组织最主要部分。因此，这些学者建议面部提升术的解剖分离应深至腮腺筋膜层次。

在另一篇文章中，Gardetto 等也否认了过往对于 SMAS 的描述，他认为"按照 Mitz 和 Peyronie 的标准在其描述的区域并无 SMAS 存在"。这篇文章中，作者结合比较解剖学和新鲜尸体解剖研究提出，"SMAS 确实存在于腮腺区域，此处的 SMAS 较厚，至颊部变薄且不再连续，甚至运用显微外科技术也无法解剖分离"。他们还进一步提出，"无证据支持 SMAS 与颞筋膜延续，相反，SMAS 与下睑部侧方组织或眼轮匝肌相连续"。

大多数的外科医生认为，SMAS 将皮下脂肪与其下方的腮腺咬肌筋膜分隔。当外科医生以为将 SMAS 提起时，实际上他们提起的是腮腺咬肌

筋膜上的皮下脂肪组织和结缔（腱膜）组织。这部分组织在面部提升术中经常被扇形折叠、分离、包埋或另行处理。无论从组织胚胎学角度是否承认这一概念，本书的其余章节将"SMAS"定义为：皮肤与腮腺咬肌筋膜之间的组织结构。皮下组织与SMAS也只是组织学与显微镜下的分层，但在外科手术中，二者被视为一层提起，切开，牵拉或缝合。

本书中，我认为SMAS紧密的连接于皮下脂肪深层与腮腺咬肌筋膜浅层。图3-6展示面部提升术中所见的连续层次。

所有支配面部肌肉运动的神经深达SMAS

层，当此层被分离牵拉时，它将牵拉包括表情肌在内的所有浅层结构。将侧面部提升至目标矢量位便达到面部"面具"重塑（图3-7），就目的而言这种方法是有意义的。因为SMAS的生理功能是：通过自SMAS延伸至皮肤的纤维间隔更为有效地将表情肌的运动传递至面部皮肤。理论上讲，这使面部活动更为整体化（而不是一块块独立的肌肉运动），从而使表情更为生动。

被称作"SMAS下层"的第三层，由从颅顶至颈根部的筋膜层构成，此层包括颅顶部的帽状腱膜，颞部的颞肌（深）筋膜，颊部的咬肌筋膜和颈部的颈浅筋膜（图3-8）。此层覆盖许多重要

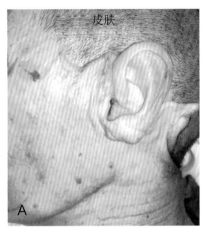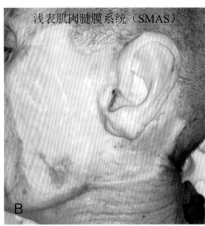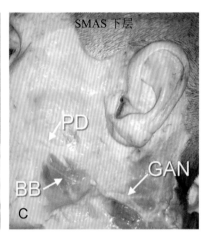

图 3-6 尸体标本
A. 皮肤；B.SMAS 层；C.SMAS 下层。PD. 腮腺导管；BB. 面神经颊支；GAN. 耳大神经

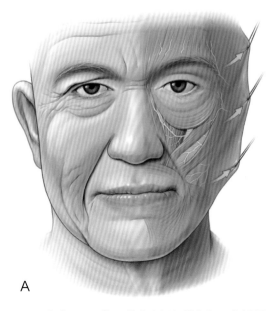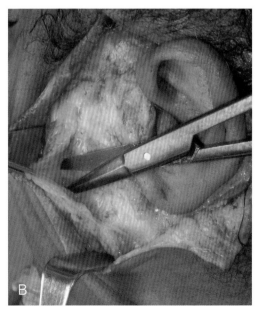

图 3-7 A. 无论"SMAS"层的真实组织学为何，将其提升会使面部外侧 1/3 的软组织变得年轻化；B. SMAS 下剥离暴露腮腺咬肌筋膜

神经、血管结构故而极为重要，包括腮腺及其导管、面神经运动支、耳大神经、颈外静脉、颊脂垫和面动静脉等（图 3-9）。就手术来讲，此区域是"危险之地"。虽然有经验的外科医生可以进行此区域的手术，但新手常因操作失误导致很多并发症发生。图 3-10 展示的是面神经分支穿过咬肌筋膜下的咬肌。

腮腺也是面部提升术中需重视的重要解剖结构，面神经的分支在穿出咬肌与腮腺前缘之前走行于腮腺深部。大多数外科医生（除了那些喜欢深部解剖的术者）将 SMAS 分离限定于腮腺区，一些经验丰富的医生会剥离至更远区域。对于低年资外科医生而言，将 SMAS 提紧操作限定在腮腺区内是较为安全的。腮腺与咬肌的筋膜下连接部构成了面部提升术的主要危险区域，此层次越向深层或越向前方分离就越容易造成面神经分支损伤。从腮腺前缘至咬肌前缘之间有 SMAS 下网状疏松组织，虽然此处与下方的面神经分支较为邻近，但钝性分离此处是深层次面部提升术较为安全的入路。面神经在深层面分离中得以保护的另一原因是：大多数神经支配分布在表情肌的下方。表情肌中支配神经位于肌肉浅面的有口角提

肌、颊肌和颧肌。且支配神经走行于肌肉前方表面（图 3-11）。这些肌肉也是表情肌中最深层的，因此，这一层次的解剖分离应由经验丰富的外科医生操作，以避免损伤神经。对于低年资整形外科医生，安全的解剖分离操作区是不越过腮腺和腮腺筋膜表面。

其他一些结构损伤也常见于面部提升术中。胸锁乳突肌（sternocleidomastoid，SCM）是面部提升术中一个较为重要的解剖学标志，颈外静脉

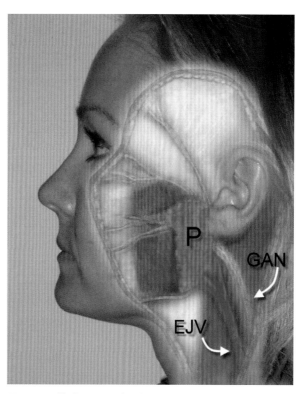

图 3-9　筋膜上平面为关键的解剖结构提供了广泛而安全的分离平面，但在该平面之下，腮腺（P）及其导管、面神经分支、耳大神经（GAN）和颈外静脉（EJV）可能会在剥离时发生损伤

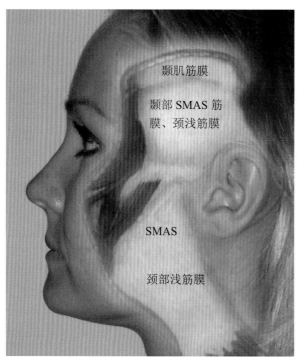

图 3-8　深层结缔组织的筋膜层包括颅骨表面的帽状腱膜

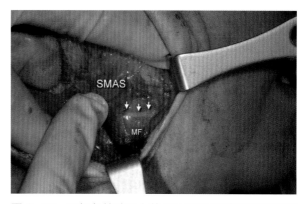

图 3-10　下颌角处咬肌上的 SMAS 和反光的咬肌筋膜（MF）。箭示面神经分支穿过筋膜下的咬肌

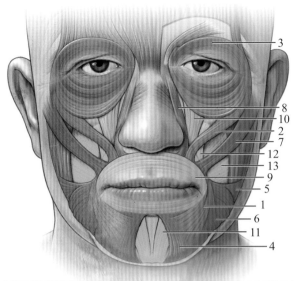

第一层	第三层
1. 降口角肌	9. 口轮匝肌
2. 颧小肌	10. 提上唇肌
3. 眼轮匝肌	

第二层	第四层
4. 降下唇肌	11. 颏肌
5. 笑肌	12. 提口角肌
6. 颈阔肌末端纤维	13. 颊肌
7. 颧大肌	
8. 提上唇鼻翼肌	

图 3-11 深层面部提升术时，面部表情肌得以保护是因为它们都在所支配肌肉的下方。例外的是颊肌、上唇提肌和颏肌，它们是深层肌肉，支配神经走行于肌肉的表面

与耳大神经关系密切并在颈中间外侧部跨过该肌肉，此处被称为 Erb 点（又称 McKinney 点）（图 3-12）。耳大神经是分布于耳垂与侧面部的感觉神经，颈外静脉与耳大神经位于 SMAS 层，因此只要分离操作位于皮下组织层可避免损伤。这部分颈部皮下组织较薄，有时皮肤与胸锁乳突肌筋膜连接紧密，分离时极易损伤血管和神经（图 3-13）。耳大神经是面部提升术时最易被损伤的神经，需要注意的还有副神经（第 XI 对脑神经）于 Erb 点（图 3-14）从 SCM 后缘穿出。解剖学上，Erb 点通常被描述为颈丛自胸锁乳突肌后缘穿出的位置，颈丛的四个皮支分别为枕小神经、耳大神经、颈横神经和锁骨上神经。对于 Erb 点的描述不同文献也有所不同，许多文献将其描述为副神经与耳大神经穿出处，本书中沿用此说法。

副神经进入颈后三角并支配斜方肌，在 SCM 后缘与斜方肌前缘之间可显露此神经。由于颈阔肌终于胸锁乳突肌中部，此处副神经表面只有皮肤，少量脂肪和筋膜覆盖，极易受到损伤。外科医生需保持警惕，避免造成此处感觉神经与运动神经的损伤。

面部最深的层次为骨膜和其下方的骨骼。面部提升术中，有些外科医生进行上颌骨与下颌骨的

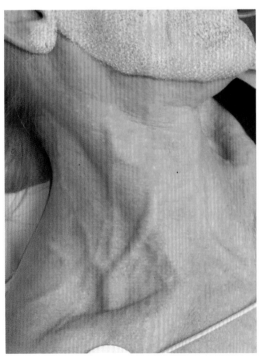
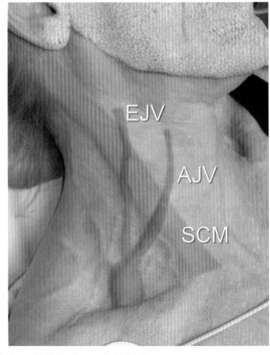

图 3-12 胸锁乳突肌（SCM）、颈外静脉（EJV）与颈前静脉（AJV）的关系

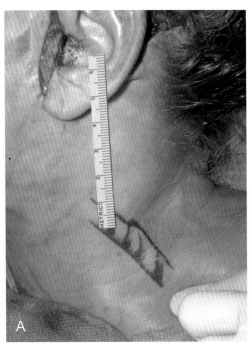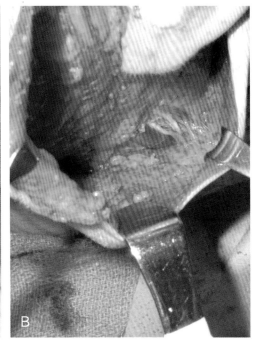

图 3-13　A. 耳大神经在外耳道下方约 6.5cm 处跨过胸锁乳突肌，此部位也称为 Erb 点或 McKinney 点；B. 耳大神经和颈外静脉位于该区域。通常，面部提升解剖分离应在皮下层面，不暴露这些结构

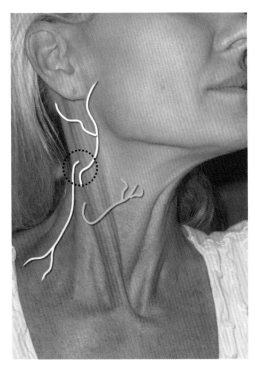

图 3-14　胸锁乳突肌（红色）、耳大神经（白色）、副神经（黄色）和颈横神经（绿色），虚线圆圈近似 Erb 点

骨膜下分离，移动最深层的组织结构，从而最大程度的松解下垂组织。同时利用此层结构在愈合过程中形成的瘢痕，维持提升效果。颊部与颞部的人工材料置入也常与面部提升术联合实施，相应部位的骨膜下分离可提供额外的深部组织移动度。

年轻人的面部由连接皮肤与面部骨骼的支持韧带维持，这些韧带随年龄老化而松弛，成为面部组织下垂的原因之一。这些结缔组织韧带可起始于骨骼止于皮肤（骨皮韧带），或由软组织至皮肤（皮下韧带），学者们在文献中对其命名与描述存在差异（有时存在争论）。不论这些解剖结构的命名与描述有多大差异，在面部提升术解剖分离过程中常常会遇到这些韧带。下颌骨和颧骨的韧带较为坚固，非游离状态下可有效地限制组织移动；当下颌骨和（或）颧骨韧带与真皮分离后，致密的组织就可明显移动。图 3-15 展示了支持韧带的大致位置。

五、患者选择

如前文所述，大部分取得良好效果的患者都是由于选择了合适的治疗方法。理论上，大多数患者在 40 岁左右表现出某些类型面部提升术的适应证。年轻患者或许会就下颌和颈部的变化进行咨询，成为小范围提升术的适应人群。而年长的患者则需要较大的手术，包括中面部和上面部的美容手术。大多数患者对于面部老化和手术选择缺乏真正的理解，其获得的信息可能是错误的，

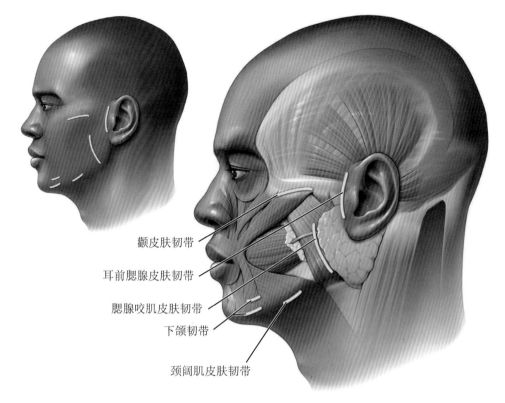

颧皮肤韧带

耳前腮腺皮肤韧带

腮腺咬肌皮肤韧带

下颌韧带

颈阔肌皮肤韧带

图 3-15　手术中可见到的多种面部结缔组织支持结构

或者存在错误的概念。外科医生与助手的主要职责便是科普患者，令其认识衰老，了解哪些部位最令她（他）们困扰，进而为他们拟订一份可同时进行的年轻化项目"菜单"。我一直使用"菜单"这一概念，并告知患者每个人都有一份老化的"菜单"和可以接受的治疗方案。每个人的"菜单"不尽相同，但所有的"菜单"都以针对老化的年轻化项目为基础。我向患者进一步解释，他们并非出现了"菜单"上所有的"老化"现象，只需考虑对其有意义的治疗项目，根据个人的健康状况、恢复时间和预算等情况进行选择。"健康状况""恢复时间"与"预算"确实是患者接受手术的三个关键词，所有的患者需足够健康才能承受手术和麻醉；恢复时间与预算也可能成为"限制"其选择项目的原因。某些患者没有工作，因此恢复时间长短不是问题，但无经济能力负担项目；某些患者能承担治疗花费，却没有超过一周的假期；还有些患者有时间，也有足够的经济能力，但健康状况不允许其接受手术。这三个因素是患者接受美容手术的主要障碍。

　　当被告知面部提升术是一种主要针对下面部的治疗时，许多患者感到惊讶。"只需小小的提起，把我的脸拉回原来的位置。"她（他）们用手指放在颊部，把颊部、下颌和颈部复位（图 3-16A）。此时必须向患者解释，没有办法能够阻止衰老，可将面部皮肤向外上方牵拉，用这样的方法向患者展示术后可能的效果（图 3-16B）。

　　一种更为精确展示面部提升术可能带变化的方法是：患者取仰卧位，推提颏部同时，让患者通过镜子观察整体效果（图 2-9）。通过解除重力作用，眉部和面中部得以提起，下颌部和颈部松垂明显改善。我发现这种方法可以对下面部提升效果进行相对准确的模拟。显然，数字图像模拟也可应用，但通常患者将注意力集中在模拟的术后图像上，手术效果如没有复制出模拟图像的效果，她（他）们便会不满意。如前文所示，宽屏电视可作为患者与医护人员的一种有效辅助交流手段，可以用来浏览外科医生实时网站。患者可以通过观看图片、动画、视频和互动咨询来详细了解完整的面部提升术诊断与治疗方法。她（他）们还可以看实际的面部提升术前和术后对比照片。患者常常在家中通过网站自学，并总结若干问题。也可以通过网站，与其他接受过相同治疗的患者进行交流。

患者需要意识到，老化是分不同程度的，因此手术也分为小、中和大不同等级（图 3-17）。伴有明显颈部和下颌区改变的患者不宜选择经验少的外科医生。初学者早期应该主要针对较瘦，且老化较轻，颏部位置正常的患者。

优秀的外科医生往往具有准确描述预期效果的能力。虽然医生无法给予患者一个完全精确的预判，但使其形成一个对于结果客观的印象是极

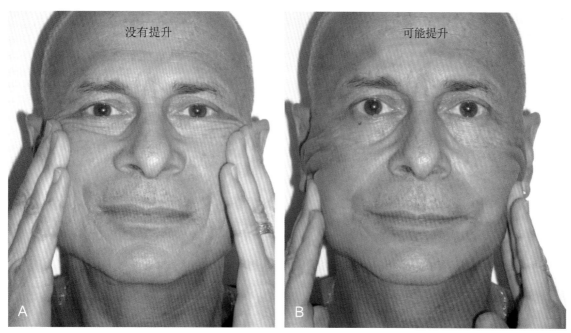

图 3-16　A. 患者通常提出的要求，但这不准确，事实上没有这样的提升方向；B. 更可能实现的提升方向和结果

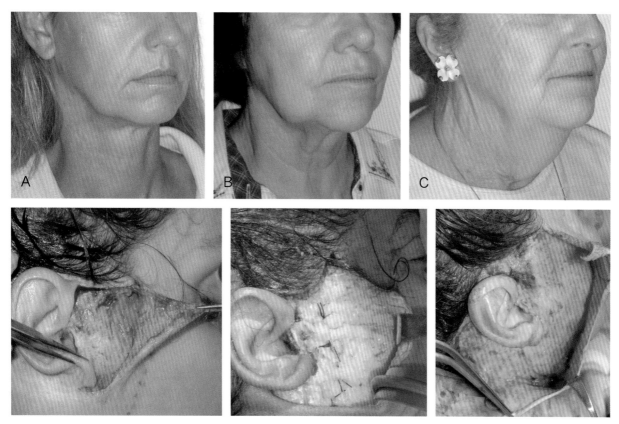

图 3-17　A. 初学者案例（小范围面部提升）；B 和 C. 中等范围提升（B）和大范围提升（C），不适合低年资外科医生

为重要的。同样重要的是，需要让患者更精确地了解一种手术方式无法达到的效果。例如，需要告知患者面部提升术无法改善唇部皱纹。外科医生需提醒患者可能出现的问题。例如，给一个肥胖症患者手术，其颈部多余皮肤可能需要二次修复。而对于一个下颌区臃肿的患者则需告知此区域的复杂情况，即使手术也无法与下颌部组织相对较少的患者达到同样的效果。类似需要强调的情况如下。

- 颈部皮肤严重过多。
- 下颌部臃肿。
- 面部及颈部重度皱纹。
- 将受益于颏部或颊部植入物的患者。
- 既往手术史导致耳垂发际线改变的患者。

开诚布公地讨论预期效果不仅能帮助患者做好准备，同时有利于术后沟通，经验丰富的外科医生可以与患者沟通手术预期及哪些部位很难完全纠正。

当考虑为患者实施面部提升术时，颏部和颏下区的形态也需要重点考虑。当患者伴有颌后缩或小颏时，除非联合植入物或截骨隆颏手术，否则无法达到满意效果。舌骨、喉，以及颏下区相关肌肉的位置更为重要，舌骨和喉的解剖位置偏上和偏后的患者接受年轻化手术时更易形成明显

的颏颈角（图 3-18A 至 C）；相对于舌骨和颏下部解剖结构偏下偏前的患者（图 3-18D 至 F），颏下区解剖低平者往往伴随颏颈角圆钝，因此即使他们的皮肤很紧致，颈部仍显圆钝。低年资的外科医生一定要意识到这些问题，并能就此与患者沟通。用压舌板将过多的皮肤和（或）脂肪收回，可模拟出面部提升术或颏下区整形术的效果（图 3-19）。图 3-20 是通过直立位和仰卧位拍摄，模拟的手术预期效果。具有良好颏下区解剖形态的患者在后仰位或抬颏位时可以展示出良好的颈部角度，而颏下区结构偏下且偏前的患者卧位时颈部则明显圆钝。

六、决定实施面部美容手术的影响因素

（一）健康状况

患者的健康状况需能够耐受预定的治疗方案。虽然大部分患者具有面部提升术的适应证，但她（他）们患有某些系统性疾病的情况并不少见，如高血压、心血管疾病、糖尿病、高脂血症、关节炎、骨质疏松及其他疾病。患者年龄越大，接受的治疗越多，其健康状况也就越复杂。如果

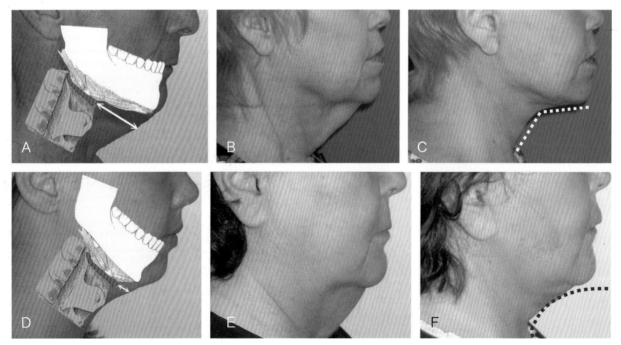

图 3-18　A 至 C. 舌骨，喉以及相关结构偏上偏后的患者术后可形成正常的颏颈角；D 至 F. 由于解剖学上的限制，舌骨和喉部解剖结构偏下偏前的患者修复后颈部更显圆钝

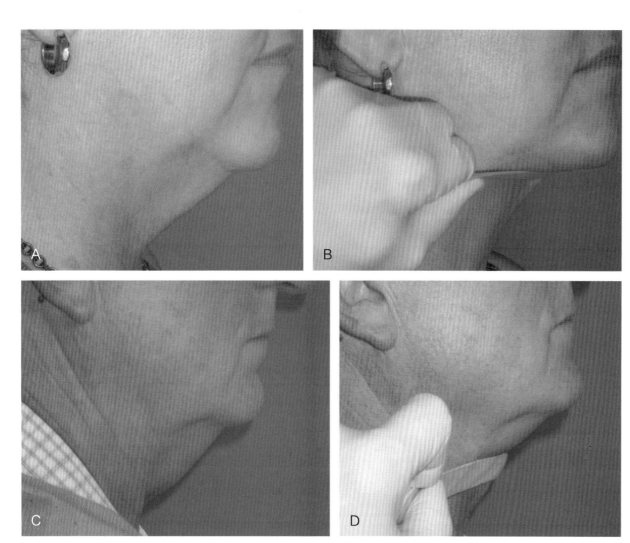

图 3-19　A. 颏下"赘肉"的患者；B. 通过压舌板挤压颏颈角，皮肤缩回，这是由于颏下区组织偏上偏后形成的；C 和 D. 显示患者有相似的软组织过量，但是在组织回缩时（D），由于颏下结构偏下偏前，颏颈角矫正的量要小得多。这种类型解剖结构的患者必须预先告知这一点对最终结果的影响

疾病得到有效控制或有效处理，那么这些患者大多数可以接受美容外科手术。接受抗凝剂或抗凝治疗的患者，血小板功能异常，因此需要进一步处理。患者的问题越严重，手术与麻醉的风险越大。强调一点，手术的风险远远比看起来年轻带来的好处重要。就手术而言，年龄并非面部提升术的禁忌证。我曾治疗过 85 岁的患者，她（他）们比某些 50 岁的患者更健康。老年患者机体功能下降，相比年轻患者无法耐受较大的手术和恢复时间，其治疗计划应相对温和。外科医生们必须明白，医生提供的是择期手术，没有患者会因为没有接受面部提升术而死亡，但有患者因为面部提升术死亡。老年患者或病弱患者接受非择期手术，例如关节置换术或白内障手术，这并不少

见；任何老年患者甚至伴有复杂疾病的患者可以接受手术治疗，这种观点正在逐渐被接受。因此，许多患者无视健康状况，认为自己可以接受面部提升术。大多数的面部美容手术是在认证的门诊手术室进行的，一例门诊死亡病例或严重并发症将成为外科医生剩余职业生涯的毁灭性污点，更不要说这将给一个家庭带来的损失和相关医疗事故处理。我经常说："最好的外科医生总是有一点胆小的。"这意味着他们的大多数外科决策是基于"什么会出错"。这是一个很好的限制性措施，确保手术和麻醉双保险。患者要求手术并不少见，某些患者因为健康原因被拒绝手术而发怒也不少见，虽然拒绝一个患者很困难，但聪明的外科医生们知道何时和如何说不。

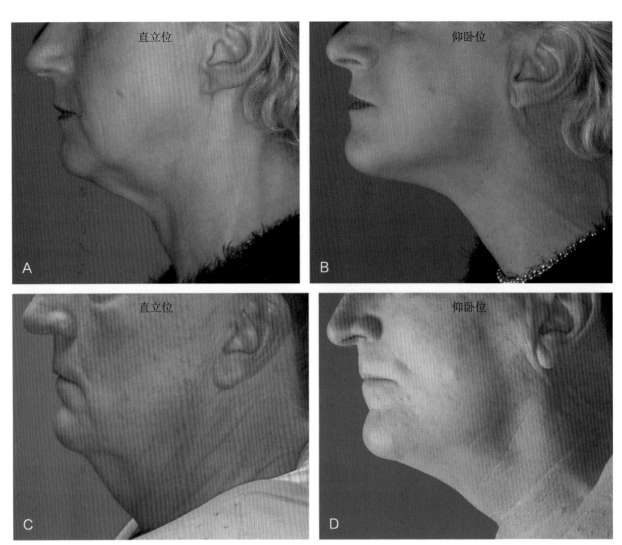

图 3-20 预测手术效果的方法是拍摄患者直立位（左）和仰卧位（右）照片

当改变受重力时，该患者显示偏上偏后的舌骨及喉的位置（A 和 B），颈部有令人满意的角度；该患者的颏下区解剖结构（C 和 D）不理想，仰卧时颏颈角度有所改善，但弧度不明显

　　我所有的面部提升术患者需要提供由其医生出具的既往史和现病史，以及相关实验室检查。高血压或既往心脏病病史的患者需接受心电图检查，必要时需请心内科医生会诊，超声心动检查或压力试验。

　　所有患者须提供材料以证明其能够耐受择期麻醉与手术，此材料须由医生提供。一旦发生麻醉或手术意外，这些材料缺失将是原告代理人首先寻找的目标。

　　吸烟，饮酒或药物滥用是可能影响手术与麻醉的因素，其中吸烟是最常见的因素。有些外科医生拒绝为吸烟者进行手术。我执业于弗吉尼亚州的里士满，几个世纪以来，烟草都是本州经济

的支柱产业。Altria（原名菲利普，莫里斯公司）总部设立于此，弗吉尼亚还是美国烟草税率第二低的州府，吸烟者很普遍。

　　在我的 1000 余例面部提升手术患者中，8.5% 的患者承认吸烟，吸烟并非面部提升术的禁忌证。需注意的是，经疾病控制中心统计 18.1% 的美国成年人吸烟，其中 14.5% 为女性。我统计了数百例吸烟者的面部提升术，并将这一数据进行了报道。初步研究数据显示，吸烟者与非吸烟者耳前皮瓣坏死的发生率无统计学差异。同时数据表明，吸烟者中耳后皮瓣愈合不良的发生率较高，但并未导致严重后果。我决定对于重度吸烟者接受面部提升术时，不同时进行 CO_2 激光治疗；但对于

许多无并发症的患者，我采用面部提升术与全颜面 CO_2 激光联合治疗。所有的吸烟者习惯少报吸烟量，当被问起，最常见的回答是："我一天吸一包烟"。我很多同僚拒绝为吸烟者手术，实际上他们在手术当日对患者进行唾液尼古丁测试，如为阳性，则取消手术。我并未如此，对于吸烟者我只是手术上可能更为保守。根据我的经验，少量吸烟者相对于非吸烟者而言，其并发症发病率并未增高。当医生要求患者戒烟时，多数患者会答应并谎称戒烟。另外，这些患者实施择期美容手术术后恢复通常较难，让戒烟者顺利度过恢复期对于患者、术者和医护人员来说都很难。显然，极重度吸烟者（每天 2 ～ 4 包）麻醉意外发生率高，容易出现伤口愈合不良，并发症发生率会增加，因此所有外科医生一定要决定何时进行手术，或者何时拒绝手术。

心理稳定性

美容手术患者心理学在第 2 章已讨论过。在寻求唇部填充或肉毒毒素治疗的患者中，出现心理失衡或躯体变形障碍并不是很大的问题，但对于面部提升，这将会带来巨大挑战与医疗纠纷。所有低年资外科医生应阅读第 2 章，学会发现患者的潜在风险。

（二）术后恢复

患者需停止工作一段时间，并配合相应的治疗。人人都很忙碌，随着更多的女性进入职场，美容手术与工作之间的平衡很难把控。外科医生可能犯下的最大错误之一便是轻视患者的术后恢复。如果告诉一名患者，他将在 1 周内恢复，可他却用了 2 周，他可能会发怒。但如果你告诉他需要 3 周恢复，实际上他 2 周便好了，他可能视你为英雄。手术的诸多部分如切开、缝合、麻醉、包扎等等都可以客观地，准确地被描述，而不同患者的恢复情况却很主观。我曾多次为双胞胎患者行同样的手术，其中一人恢复得很好；而另一人却出现不同寻常的肿胀，瘀青。恢复的精确时间无法准确预测，外科医生一定要参考平均恢复

时间。我告诉接受面部提升术和激光治疗的患者，平均 2 周后可回归工作或社会活动，并用正态分布图为他们讲解。一部分患者 9d 后便看起来很好，而有的患者 3 周后仍有瘀青。医生常常在上限处犯错，如果给患者 6 ～ 14d 的预测范围，那么他们会只记住 6d。所以，这些需要术前与患者达成一致，且在术前知情同意书中告知患者。我安排患者周四手术，给他们一个周末，一个完整工作周，加另一个周末的时间恢复。这对择期手术足够了，但我告诉患者没有外科医生可以保证不发生特殊情况。如果她（他）们在一个特殊事件前接受面部提升术，例如：子女婚礼，同学会或一次重要假期，我会建议 4 ～ 6 周康复期。并标注完全康复实际要 90d，她（他）们会在这期间变得越来越好。

（三）经费预算

患者需有足够的经济能力完成相关治疗。美容手术通常比较昂贵，我也经常告诉患者这是一笔划算的长期投资。有些患者希望接受美容整形手术但经济条件却不允许。正常情况下，当患者进行美容整形手术时本身便有很大压力，再加上经济因素带来的烦恼，这将使部分患者无法承受。当患者无法承担全部治疗费用时，他们便会舍弃一些实际上很重要的项目，如抗病毒药物或抗生素的应用或者私人护理员的聘请。如果经济压力导致家庭矛盾，便产生不愉快的体验。一些患者会推迟手术，直到她（他）们有足够的钱，抑或要求医生降低价格。可以为患者提供不同的项目选择，但偶尔也因此使她（他）们做出一些超出现阶段支付能力的事情。虽然高年资医生因其声望较高所以收费较高，但本国大部分医生面部提升术的收费是近似的。有些医生会在修复手术，或者与面部提升术同时进行的面部植入物或激光换肤术上给予优惠。

七、术前咨询

鉴于面部提升手术和恢复阶段的复杂性，沟通极为重要，具体细节见第 2 章。

八、设备

许多低年资外科医生不具备在其诊所有一个认证手术室的经济能力，一些新晋外科医生会得到医院的授权，在那里操作美容整形手术，这是一种很好的选择。但是医生外出行医过程中无形增加了患者的花费，同时也增加了患者的感染风险，并且缺乏私人诊所手术的私密性。如果外科医生并无医院授予的特权，那么他们只能在诊所里小的手术间进行操作。通常来说，低年资外科医生进行范围较小的操作，有时在局部肿胀麻醉下完成，初学者都是这么开始的。达到地区要求的医疗标准是极为重要的，所有的外科医生应尽快得到医院授权或建立一个诊所内的手术间，患者的安全至关重要。

一些年轻的外科医生最开始在检查椅、牙科手术椅、操作台上手术。如果一名外科医生对于美容整形手术很严肃，那正规的手术床是无法替代的，这些都可以买旧翻新。手术床具有向侧向翻转的功能（飞机式）是极有帮助的，特别对于一些年老且颈部活动受限的患者，他们往往术中变换体位十分困难（图 3-21），这样可以很好地避免外科医生术中不断地站起或弯腰。

另一种个人认为不可缺少的设备便是可垂直升降的手术椅（图 3-22）。美容整形手术尤其是

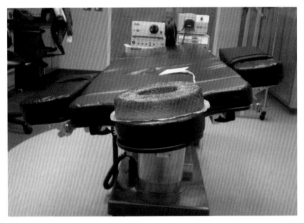

图 3-21 传统的手术床，可以横向倾斜以改变体位，方便外科医生操作，体位舒适，并减少医生的身体疼痛和疲劳

面部提升术需反复变换患者体位，因此外科医生在整个手术过程中也需要变换自己的位置。最初可能术者位置较高，但需经常弯腰查看耳前皮瓣和其他结构，使用一把调节方便且舒适的手术椅可以使长时间手术更加便捷。

还有一件年轻外科医生需要注意的事。当医生年轻时，他们可能忽视手术时的姿势，站一整天，弯腰，下蹲，用一种不舒适的姿势抬着头部和颈部，并不觉得有问题。数十年过后，这些不符合人体力学的姿势和习惯将早早地结束一个外科医生的职业生涯。颈部和背部的问题是外科医生的职业病，也有许多外科医生由于长时间以不

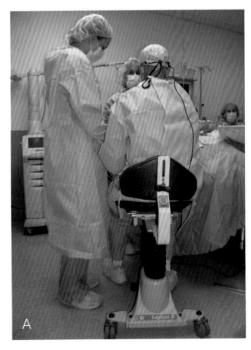

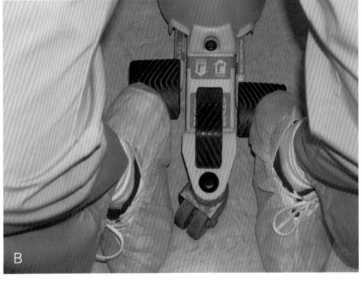

图 3-22 可调节式手术椅在手术过程中很容易升降，而且不会污染无菌区域，在持续数小时的手术过程中，它给术者提供舒适的辅助设备

良姿势站立而形成驼背。在这些坏习惯形成前必须纠正，我希望所有的年轻外科医生强迫自己做手术的同时，注意个人的姿势与体位。尽管外科医生手术时很投入，最好旁观人员能够提醒其注意姿势。另外，增加锻炼和控制体重可以提高肌肉力量，增加柔韧性。我认为，适当的举重训练对于手术操作的耐力提升很重要。推举哑铃或杠铃有益上肢肌肉，哑铃侧平举和坐位按压都有益处，侧向拉伸也会起到一定帮助。由于许多外科医生多年来站立，弯腰与驼背，柔韧性降低，拉伸训练是十分重要的。我最喜爱的一种拉伸方式是：面对一面墙站立，将一只耳贴近墙面，好像努力听隔壁房间的姿势，另一侧肩部努力向墙面靠近以增加拉力。每组 15s，两侧各做数组。坐在椅子上颈部尽量后伸，超过 30s。这是一种有效的拉伸运动。最后，简单的脚趾触碰，坐位的头部向膝关节靠拢，对于柔韧性也有帮助。运动与拉伸的目的并非只是增加颈、脊柱、肩带肌肉的力量，它也同时有助于消除手术过程中的拉伸劳损。

如果你享受自己的工作，那么你就会想做得久一点。保持一种规律性运动，控制体重，加强心血管功能训练，将会增加你外科操作的耐受力，减少工作相关的劳损，使你一生受益。

九、器械

虽然有许多专门为除皱术生产的特殊器械，可实际上医生们只需要一些相对基本的器械即可完成手术。这些器械在外科医生的诊所里很常见常规器械清单如下（图 3-23）。

1．手术台。

2．头灯和放大镜、光纤拉钩。

3．标记笔、外科用尺、测量卡尺。

4．外科辅料。

5．组织剥离器套管（www.kolstermethods.com）。

6．抽脂套管（2mm、3mm 和 5mm）。

7．拉钩，包括 1 对 Senn 拉钩、1 对 Army/Navy 拉钩、1 对 6in 小号皮肤拉钩、1 对双头皮肤拉钩和 1 把 Aufricht 鼻背拉钩（作为通用软组织拉钩）。

8．骨膜剥离器。

9．圆柄手术刀。

10．Padgett "Gorney" 面部提升剪刀（www.miltex.com）。

11．镊子，中号、小号、枪型，每种 2 把。

12．射频电凝器或普通外科电凝器。

13．多种型号的蚊式止血钳，包括长的，用来放置颊部植入物的薄扁桃体钳。

14．持针器，多种型号。

15．微型订皮器、拆钉器。

16．线剪。

17．缝合线（www.ethicon.com），包括 2-0 薇乔线、4-0 肠线、5-0 肠线、6-0 快速吸收肠线（用于眼睑手术）、4-0 薇乔线。

18．4×4 纱布。

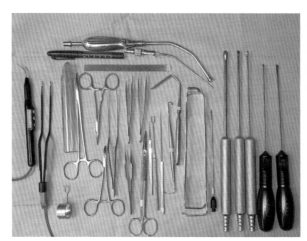

图 3-23 一台标准面部提升术器械托盘

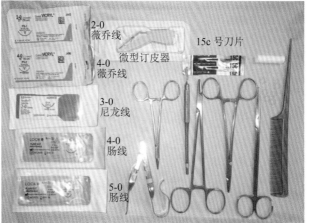

19．梳子。

20．吸引器，多种型号 Frazier-tipped 和扁桃体吸引器。

21．局部麻醉剂（2% 利多卡因加入 1 ∶ 100000 肾上腺素）注射器，1.5in 的 25G 针头（或 32G 针头用于眼睑注射）。

22．局麻肿胀液（0.1% 利多卡因加入 1 ∶ 1000000 肾上腺素）。

23．膨胀泵或 60ml 注射器，18G 或 22G 腰麻针。

24．毛发清洗，需要过氧化氢溶液、消毒液和大塑料垃圾袋（用来回收清洗液）。

25．敷料（用于传统面部提升术的敷料），如三联抗生素软膏、显影纱布、3in 的 Kling 纱布、3in 的 Coban 绷带、小纱布。

26．"Niamtu 面部提升术用敷料"，如 4×4 纱布、Tubular 纱布网（Surgitube 或 Tubegauz）和 2 根 14G 静脉引流管（用以颈部引流）。

有些外科医生会用到许多其他器械，也有些医生用的很少。重要的是使用者对使用的器械熟悉，并在操作面部提升术时正确使用。在所有器械中，高品质、锋利的面部提升术剪刀是最为重要的单件器械。根据我的经验，术者面部提升术操作经验越多，其使用的器械越少。

在术中，光线毫无疑问是极其重要的，看得越清楚，操作越方便。虽然许多外科医生手术时使用顶置灯，但这也需要不断调整，不利于注意力的集中。顶置灯经常会产生阴影，同时产生大量的热量，这会导致团队中他人的不适。头灯的使用可以避免顶置灯的所有缺点，同时也改善了手术区视野（图 3-24）。

我使用由 PeriOptix（www. perioptix.com）公司生产的组装式头灯。这套高效的头灯系统由一个很小的电池组供能，而佩戴在腰带上的电池组只有一包香烟大小。这块电池组固定在刷手服裤子的腰带上并由外面的手术衣罩住，术者可在术中自由开关或调整亮度并能避免污染发生。此系统还配置了高强度微小磁体，助手可根据操作的不同协助更改主刀医生设置的模式。磁体将头灯，

放大镜与护目镜结合，每个部件可根据需要即时使用，例如：开始时，我使用头灯、放大镜和护目镜操作眼睑手术；当我开始面部提升术时，取下放大镜，将头灯和护目镜留置合适位置。整个操作过程无须术者触碰，避免污染。

需注意的是，有些术者不适应头灯的角度，导致头部过屈，头部位置不自然。这样会增加颈部压力，导致颈部疼痛。这时助手需协助检查，调整头灯角度，确保术者佩戴舒适。避免术者为了将光线照进术野而将头部置于非自然状态，调节头灯而不是颈部！有些术者会让助手佩戴头灯。光纤拉钩也是面部提升术极为重要的辅助器械（图 3-25），尤其对于颈阔肌成形术、皮瓣解剖分离和 SMAS 处理。它可在牵开的同时提供术

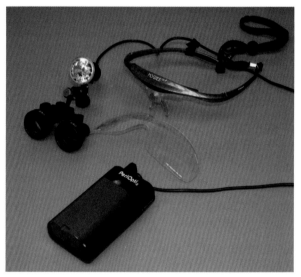

图 3-24　这种组合式的照明系统允许外科医生调整光强度，助手也很容易取下放大镜，而不会影响无菌操作

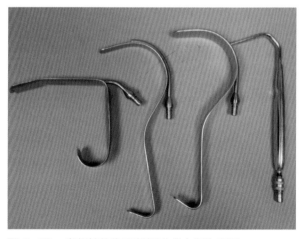

图 3-25　光纤拉钩在面部提升术中极为实用

野光线。这部分设备投入较大，但也帮助术者不用过度屈颈就能看清深部皮瓣的底部。

十、手术日

患者应穿着睡衣，训练服等其他易穿脱的衣物及鞋子，换好手术袍。我购置的商用加温毯是一笔很好的投入（3000 美元）。当患者换好手术袍后，工作人员在椅子上放一张温毯，患者坐在上面，工作人员将另一温毯围在患者肩上。这样患者会感到舒适，并缓解了紧张的情绪。拍摄一组照片后，患者与麻醉医生见面并进行最后术前检查，患者和监护人的任何质疑和无法预料的问题都会得到当面解答。我还录制了多种关于术后护理的视频，监护人可在患者手术期间观看。

（一）切口设计

术者通常会标记下列结构。

1. 耳前和耳后切口。

2. 如有激光治疗需标记下颌缘。

3. 下颌部吸脂区范围。

4. 颏下区吸脂区范围。

5. 颏下褶皱。

6. 如行眼睑成形术，提眉术或其他手术需标画辅助线。

标记时患者一直处于直立位静止状态很重要。一些外科医生在患者仰卧位或局部麻醉剂注射后给患者标记，这两种方式都会造成手术时的偏差。同样重要的是，使用带有墨水的记号笔，准备过程和整个手术过程中都保留有墨记。我使用 Viscot（www.viscot.com）生产的一次性标记笔，其精准度和持久性都很好（图 3-26）。手术标记是手术的蓝图，手术过程必须保持可见。手术发生在切开和伤口闭合之间的数小时，但患者（和其他人）唯一看到的是切口瘢痕。由于这个原因，切口必须设计精确，因为它们是外科医生的签名。一个留下难看瘢痕的面部提升术不是一个好的面部提升术。

切口有很多种方法，不同的医生有不同的切口，且男女患者有别。我几乎已经尝试了所有切

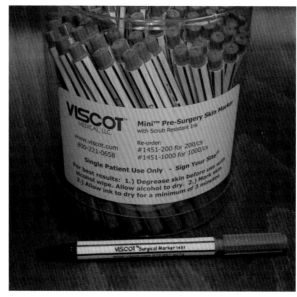

图 3-26　一支好用的外科标记笔不可或缺，标记线不能因为消毒被擦掉

口，并且根据自己的经验确定了下面所描述的方法，因为它们产生了最好的外观效果。

女性和男性切口设计由于毛发覆盖、现有皱纹和含毛发皮肤的差异而略有区别。为了鉴别这些细微差别，切口设计将从上到下，从前到后进行讨论。有些手术有近似或可估计的切口标志，而其他手术，如眼睑整形术和面部提升术需要非常精细和精准的标记，因为实际切口的位置是手术成功的关键。在下面的部分中，标记基本上被描述为切口。标记的每个部分都有很多描述，每个段落介绍一个切口。我就各种切口位置的细微差别进行讨论，以告诉读者什么样的标记和切口是有效的和首选的。同时我也讨论了切口位置不良引起的并发症。

为了不使颞区毛发移位到非自然的部位，鬓角切口是非常重要的。这听上去很简单，但患者被笔直地"切开"因而失去鬓角者并不少见。不幸的是，许多整形外科的文献是这样描述这个切口：一条在耳上方延伸到颞部发际线的直线。由于大多数面部提升术中，拉力是向上方和侧方的，皮肤切除和提升一起导致了颞部毛发总量的缺失（图 3-27）。

为了防止颞部发簇上移，许多外科医生在自然的发际线和皮肤交界处设计弧形切口。虽然这

个切口设计保护了颞部毛簇，但如果瘢痕形成或色素缺失（图 3-28），则可能产生新的问题。鬓角切口最合适的位置实际是在鬓角内。最好以弧形方式做切口，这样在切口的上方和下方就都留有毛发（图 3-29）。以这种方式做切口，不仅颞部毛发不上移，而且切口隐藏在毛发内。鬓角内切口（以及所有有毛发部位的切口）使用经保留毛囊（毛株）超斜角切口也是极其重要的。将手术刀保持一定角度，形成横切毛囊 4～5mm 的

薄斜面，被横切毛囊将通过瘢痕再生，这种切开方法可以在所有毛发区取得很好的美学效果（图 3-30）。

男性鬓角在毛发多的患者中并不那么重要，这是因为男性可以通过刮面来调整侧方鬓角的高度。由于正常的鬓角大致位于外眦的水平，因此这里可以作为男性患者切口的起点（图 3-194，即依照本指南做鬓角切口的术前术后图片）。切口的另一边位于耳轮与面颊相连处的上方。这是

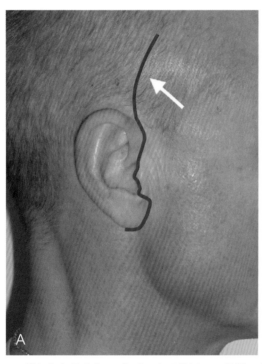
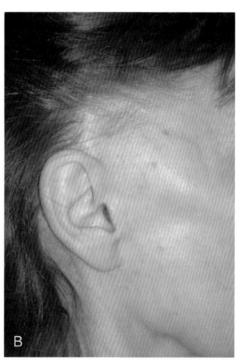

图 3-27　常规标记颞部切口（A）。应用此切口可将发际线提升至颞部秃发点，如来自另一病例患者（B）所示

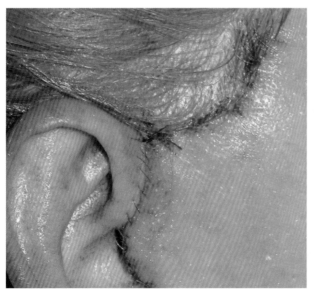
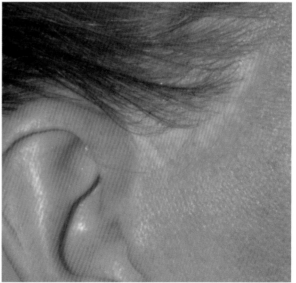

图 3-28　在自然鬓角与皮肤交接处的弧形切口。虽然这种类型的切口不抬高发际线，但愈合不良时瘢痕明显可见

一个重要的标记，因为耳部和面颊部在皮肤颜色和质地上非常不同，因此必须将切口精确地置于二者分界线处。如果这个切口设计过于靠前或靠后，自然分界线就会消失，皮肤颜色和质地会显得不自然（图 3-31）。有两种简单的方法来正确地定位交界线（图 3-32）。第一种是向后轻轻推

动耳轮的边缘，如此在耳部和面颊部间便形成了一个很好的交界线，然后将这个交界线标记下来。另一种在这个区域进行精确标记的方法是用画线笔向下压，这种压力使笔尖自然地落在分界线内。在两种性别，这个切口的设计是相同的。

接下来的耳屏处的标记非常重要。作为一个正常的解剖学结构，如果此处处理不当将成为面部提升手术的主要败笔。未能妥善处理耳屏可能导致耳屏圆钝或一个不自然的耳屏前瘢痕。一般来说，患者不会察觉到耳屏变钝，但是当这种情况发生时，其他外科医生、患者、理发师等会把它看成是外科医生技术上的缺陷。形成自然耳屏的技术将在外科手术部分介绍。通常有两种方法处理耳屏切口，即耳屏后（也称为"耳内"）切口或耳屏前切口（图 3-33）。两者各有优点和缺点。对于男性患者，由于多种原因多选用耳屏前（也称为"耳前"）切口。首先，接受面部提升手术的男性大多有自然的耳前皱褶，便于设计切口。此外，较厚的有毛发皮肤部位愈合后瘢痕较少，因此男性设计切口愈合后会很美观。另一个男性宜选择耳前或耳屏前切口的原因是避免将有毛发皮肤拉到耳屏上。这种情况见于当选择耳屏后切

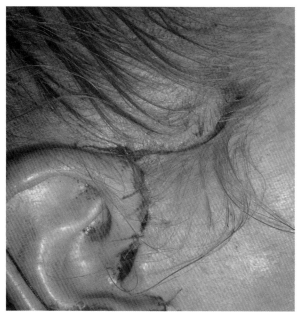

图 3-29 一种鬓角切口，保留了切口上下方的头发，不抬高颞部发簇。这种切口被毛发遮盖，不易受愈合问题影响

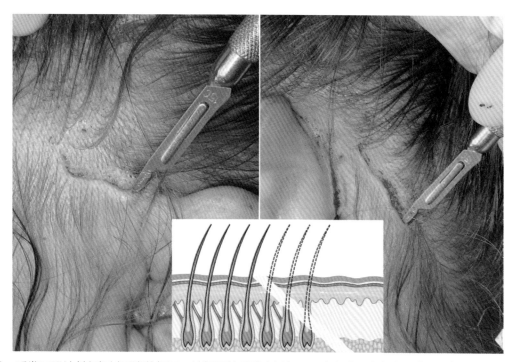

图 3-30 毛发区设计斜行切过毛囊的切口。被切开的毛囊穿过切口再生有助于隐藏瘢痕（内置）。如果切口斜面角度够尖锐，愈合后不易察觉。曲折不规则切口愈合效果也优于直线切口

口，重建耳屏时，有毛发的皮肤被拉过耳屏。这样的耳屏看起来不自然，同时也是一个很难剃须的区域。随着激光脱毛的出现，这已不再是一个问题了。最后，因其避免了在耳屏上操作，所以

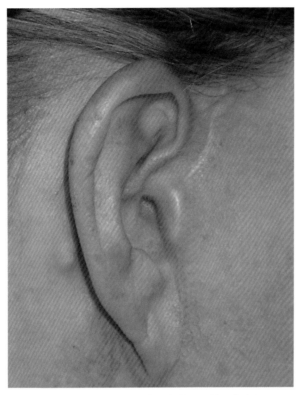

图 3-31　耳部和面颊部在皮肤颜色、质地、皮纹都不同。这是图片中显示了外院医生不正确的脸颊、耳屏和耳垂部位的切口位置

耗时较少。因为上述原因，对于男性患者来说只在耳屏前做切口是有优势的，这也是我愿意做男性面部提升术的原因。男性患者也可以选择耳屏后切口，我已经做过很多例了（图 3-34）。

女性患者面部提升术切口设计可以与男性患者相同（图 3-35），但根据我的经验，耳屏后径路更好。一些外科医生提倡女性患者采用耳屏前切口，也许大多数时候，他们的患者对愈合后的瘢痕可以接受。然而，我看到过太多的女性患者，她们由其他外科医生操作的手术切口留下了无法接受的瘢痕（图 3-36）。正如我在本文中经常指出的，当正常愈合的时候一些切口设计是可以被接受的，但如果愈合不良，瘢痕就会非常明显。这种产生严重瘢痕的可能性就足以要求术者采取不同的方法。图 3-37 显示了作者采用耳屏后路面部提升术，患者愈合后的最佳效果。

轮廓清晰的耳屏对于面部提升术后的自然外观是必不可少的，而圆钝的耳屏使外耳道暴露（图 3-38）。只要外科医生能掌控耳屏皮瓣的轮廓线并能够重建出外观自然的耳屏，耳屏后切口便是最佳选择。如果外科医生不能重建自然外观的耳屏或并在术后常常形成圆钝的耳屏，那他们应该采用耳屏前切口。如果采用耳屏前切口，它也绝

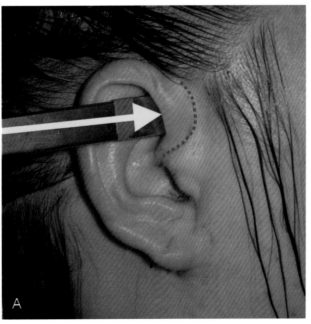
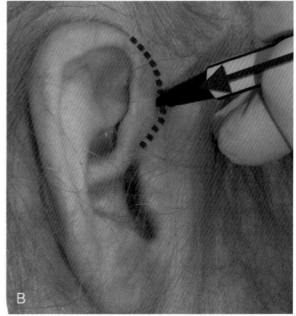

图 3-32　A. 正确标记耳轮附着处切口的简单方法是将耳轮的上部向前推动以产生褶皱；B. 画线笔向下施加压力，笔尖落在正确的连接处

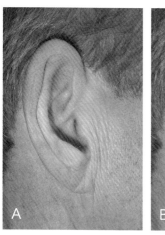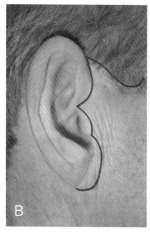

图 3-33 A. 大多数男性有自然产生的耳前褶皱，可顺着皮纹做耳前切口；B. 虽然耳屏后切口可用于男性，但耳屏前切口是有其优势的

不应该是直线，而是由三个明显的新月形切口组成：一个新月围绕耳轮附着处，一个新月围绕耳屏，一个新月位于耳垂边缘。这些新月用来防止瘢痕挛缩。我为女性患者选用耳前切口主要根据其耳屏的解剖特点。如果耳屏很大，角度很好，我会选用耳屏后切口。如果耳屏较小或角度不良，耳屏后路径易造成耳屏圆钝。所以对于这样的女性患者，我一般采用耳屏前路径。对于耳褶皱明显的女性患者，我也会选用耳屏前路径。如果耳前切口不能很好地愈合，手术后可以进行激光治疗。只要耳前切口包含在一系列曲线中，无论何种性别，它都能愈合良好。

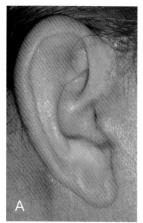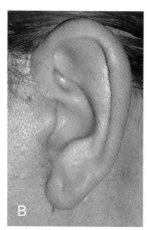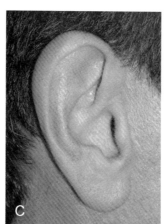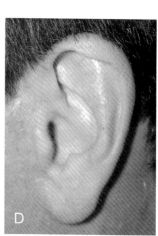

图 3-34 男性患者面部提升术后
耳屏后入路（A 和 B）和耳前入路（C 和 D）获得极好的愈合效果，术后瘢痕不明显

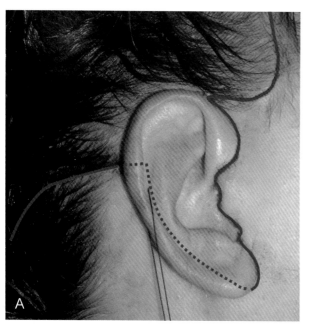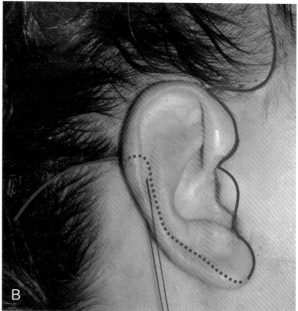

图 3-35 为女性患者设计的耳屏后入路切口（A）和耳屏前入路切口（B）

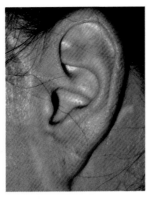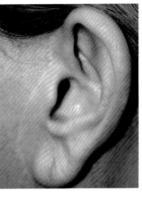

图 3-36　其他外科医生完成的耳前切口，术后形成了不美观的瘢痕

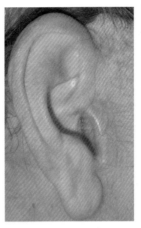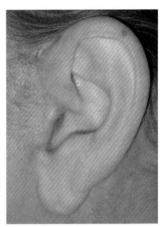

图 3-38　面部提升术后明显的耳屏圆钝

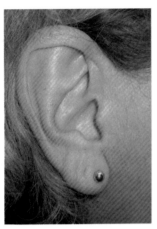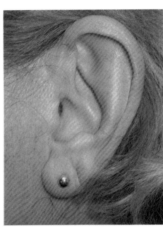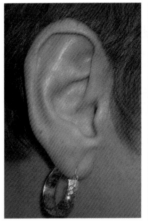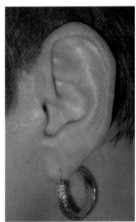

图 3-37　耳屏后路径最佳愈合效果，这是作者经常采用的方法

经耳屏后，切口继续向下延伸经耳屏间切迹至耳垂。在切迹处，一些外科医生会做直角切口，但我喜欢以一条平滑的切口穿过切迹处（图 3-39）。后一种方法使术后瘢痕不明显。

切口的每一毫米对于效果的自然性都是至关重要的。虽然耳垂是非常重要的，但却被外科医生们错误地处理。一些外科医生更喜欢在耳垂的底部带上一小部分面颊组织。我从来不这么做，因为面颊部与耳垂在皮肤颜色和质地上有非常明显的差异，自然分割很重要。我更喜欢简单地勾勒出耳垂和面颊部之间的自然连接。

用来标记和切开耳后切口的方法有很多（图 3-40）。一些外科医生主张切口应比耳后褶皱高出几毫米，他们把切口设计高于褶皱。这种观点是，在愈合期间，皮肤会收缩，实际切口将隐藏在颅耳沟。这种方法在男性患者中的一个限制是，有将有毛发的皮肤拉到耳后的可能性。设计这种

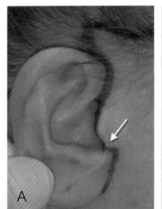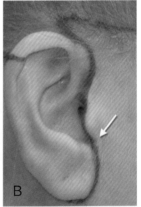

图 3-39　两种流行的由耳屏过渡至耳垂的耳前切口面部提升术
A. 直角转换；B. 符合正常解剖形态的渐变曲线

切口的另一种方法是简单地将其置于耳后沟的深部。我个人使用这种方法，它在我的手上达到了很好的效果（图 3-41）。用 4-0 的肠线连续褥式缝合，边缘轻度外翻的方法已被证明是缝合此区域最完美的办法。

切口标记的最终落脚点也是重点之一，具有很多用处和选择。真正的面部提升术包括耳后切口。许多简捷版的面部提升术省略了耳后切口，因此限制了颈部皮肤的剥离和处理。鬓角和耳后切口应垂直于牵拉方向，以便更有效地提升下颌和颈部。由于一般的老化方向是向前和向下，年轻化的方向应该是向后和向上。如果患者处于直立位，则最自然的牵拉方向是向后上方，大约是右侧的10点钟方向和左侧的2点钟方向（图3-42）。这清楚地说明了为什么没有耳部切口的面部提升术不能像包含耳后切口的传统面部提升术在合适的方向提供同样多的皮肤拉力。

不同的外科医生设计耳后切口的位置也各不相同，但是一定会有一个正确位置和一个错误的

位置。有些外科医生在低位乳突区切开。此切口唯一的小优点是：皮瓣分离较短，因此需要较少的手术操作和皮肤修剪。但问题是在乳突区域切口非常明显，因为从耳轮边缘到耳后发际有更多的皮肤暴露（图3-43）。外露的低位乳突切口让失败的切口设计雪上加霜。

最美观的耳后位切口是耳郭后部区域可见皮肤面积最小的切口。隐匿切口的最佳位置是在耳郭的最宽处或略高于最宽处。这是耳部最宽的部分，这意味着此处具有从耳轮边缘耳后发际线最少的可见皮肤量（图3-44）。

学习面部提升术的医生会注意到，一些外科医生主张耳后沟切口与发际水平切口相交时做成直角，而其他外科医生则建议采用曲线相交而不是直角。这两种方法我都做过多次，觉得直角切口更容易修整，所以我选择直角切口（图3-45）。

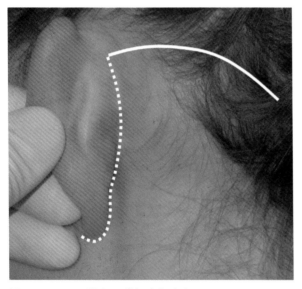

图3-40　耳后沟切口常规走行方向

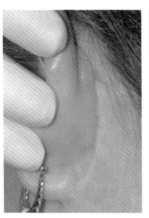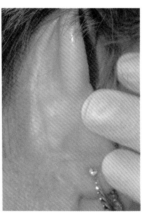

图3-41　该患者采用连续褥式缝合耳后切口，伤口置入颅耳沟，愈合后瘢痕不明显

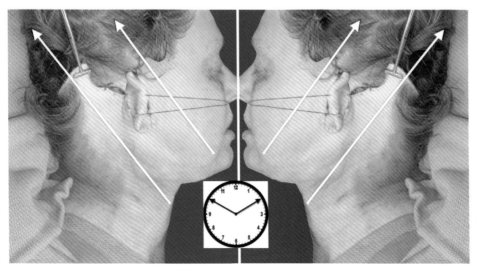

图3-42　自然的向后上方牵拉皮肤矫正下颌下垂和颈部皮肤松弛。当患者处于立位时，其方向位于2点钟和10点钟位

这种切口会让人们觉得皮瓣存活会有问题。但是这个直角交界处切口裂开也不会有太大问题。无论角度如何，切口裂开都会好发在这个交界处，但通常是局限的，并且很少有瘢痕问题。

两个切口都从耳郭的最宽处开始，最大限度利用耳郭对其隐匿效果。白色虚线切口逐渐终结于发际线内，切面倾斜以使毛发再生。黄色虚线切口沿着枕部发际线，在发际线后方 5mm 处形成倾斜的切面，以便头发再生。我沿枕部发际线做不规则切口，切面倾斜，可以最低程度影响发际线从而获得最佳外观学效果。

发际线后切口同样也有争议，文献上介绍过多种方法。皮肤切口设计整体上围绕着一个主题，即形成一个通过自然发际线掩盖的符合审美的痕迹。自然发际线有时需要适当的调整，并且被优化到可以将皮肤向适当的方向进行牵拉的位置。大多数面部提升术外科医生要么使用隐藏在发际线中的横向切口，要么使用在头发毛囊和皮肤交界处的枕部发际线做切口（图 3-46）。如果使用枕部发际线切口，切口应该从毛发到颈部皮肤呈锐角（类似于第 4 章描述的保留毛囊的眉部提升术切口）。这种方法允许一些毛囊通过伤口瘢痕再生。缺乏经验的外科医生经常问枕部发际线切

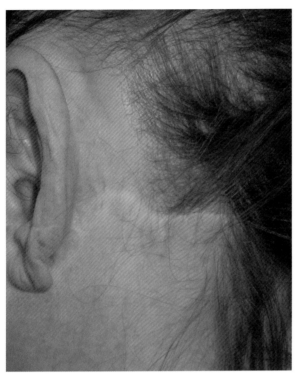

图 3-43　低位乳突切口是不可取的，因为与偏上靠近发际缘的切口相比，会遗留明显的瘢痕

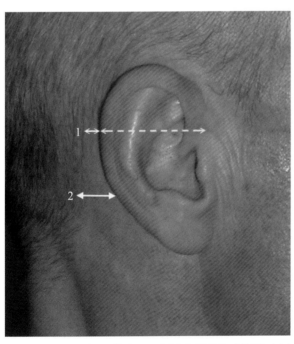

图 3-44　耳后切口放置于耳郭最宽部位的水平线（1）可产生最短的可见瘢痕。切口设计越低（2），耳后瘢痕隐藏的部分越少

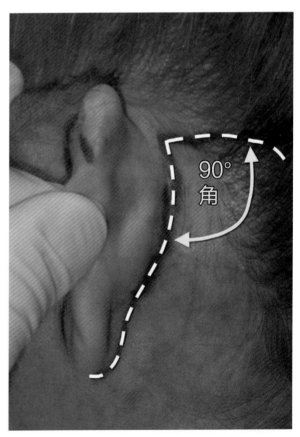

图 3-45　横向发际切口与耳后沟切口直角汇合，进入发际内逐渐结束

口应该延长多少。这取决于，当侧面观察患者时，其下颌多余皮肤（火鸡颈）的下垂程度。从多余部分的底部画一条水平线至发际线，这条线通常决定了枕部发际线切口的下端位置。

如同所有切口一样，每种方法都有优点和缺点。在颈部皮肤严重松弛的患者中，耳后切口位置应设计得偏高些，平或稍高于耳郭尖端（图3-46）。这种设计减少了耳后发际线的移位和变形，并使切口保持在发际线内而不是结束在颈部皮肤上。

仔细分析我做过的1000余例面部提升手术，我最初使用了更高位的水平发际线切口。之后，我改用超斜角枕部发际线切口，形成了最符合审美的手术切口瘢痕效果。切口不经毛囊（毛株）是错误的，并且垂直的手术刀切口在这个区域可以产生明显的瘢痕。需要采取相应步骤以避免后发际线入路时造成的发际线呈阶梯状畸形或毛囊受损，下面将对此进行详述。

大多数患者将永远不会看到耳后瘢痕，但其他医生和理发师肯定会。一个带有难看瘢痕的面部提升术不是一个优秀的面部提升术。一个外科医生的声誉会因为瘢痕的明显程度提高或降低。由于这两个原因，枕部发际线切口比较容易被采用。首先，它是一个靠下的切口，这意味皮瓣分离较少且最终也不改变发际线（图3-47）。皮瓣的几何形状决定了其末端不会产生"猫耳朵"，而更靠上的切口皮瓣会容易出现"猫耳朵"。其次，它可以消除因为更高位置设计切口造成的发际线阶

梯状缺陷。这个切口的主要问题是，当它愈合不良时，瘢痕非常明显，患者永远不敢把头发梳起来（图3-48）。以尖锐的角度横切4～5mm的毛囊是一种可预见的枕部发际线切口的最佳方法。

对于颏下切口的描述通常是：其位于"颏下褶皱内"。在一些有正常褶皱的人中，这可能是合适的，但有些是例外。首先要考虑的是颏下褶皱的位置。如果它是非常靠上且可见，将切口设计在褶皱下几毫米比较理想。我倾向在实际的颏下褶皱下大约5mm处做切口。

如果计划在实施面部提升术的同时在颏部置入一个中到大型的假体，那么这会使颏下褶皱向前方移位到更明显的位置，因此切口应该做得较低，以弥补这一点。另一种需要低位颏下切口的情况是颏下垂的患者。衰老的颏部脂肪含量增加，骨质支撑减少，并会出现下垂（女巫样颏畸形）。这种畸形一部分是由于颏部褶皱加深而使颏部与

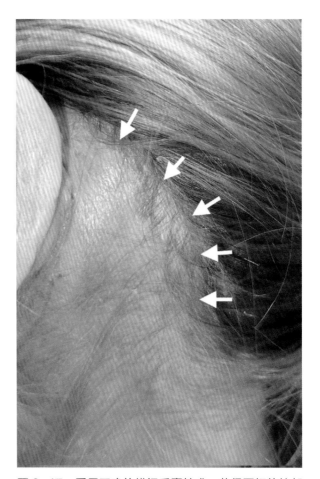

图3-47　采用正确的横切毛囊技术，获得更好的枕部后发际线切口外观效果。该患者术后2周切口几乎看不清楚

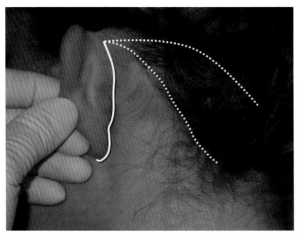

图3-46　展示最常见的面部提升术的耳后切口

颈部分开，如果切口在这种褶皱中，它实际上会加重畸形。这些患者也用低位颏下切口手术（图 3-49）。

用直尺标记设计好的切口区域内的中线和水平轴将有助于颏下切口的正确定位。下颌下区切口弯曲或歪斜的情况并不少见，这可能与手术台上的患者位置或麻醉剂注射后画线标记有关。弯曲的切口非常显眼，需在患者清醒状态下且处于直立位置时，进行 X 和 Y 轴的标记，以保证标记的准确性。

在"标记患者"时之所以对细节要求到这种程度，是因为这些标记的位置将变成实际的面部提升术切口，而在哪里做切口将严重影响提升术

的切口美感，甚至造成美感缺失。记住，患者和其他人看到的面部提升术的唯一部分就是切口。

（二）面部提升术步骤

小切口面部提升术

在讨论传统的面部提升术之前，对于一些可选择的面部提升技术进行讨论是有必要的。提供简易的面部提升治疗已经成为一种趋势，这种治疗通常被称为"小切口"提升，本章在开始时讨论过。这些手术中很多都省略了关键的耳后切口、颏下切口和颈阔肌成形术。这种类型的方法适用于需要提升程度非常小年轻患者，但只占我 1000

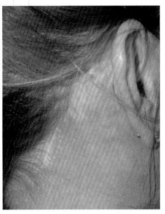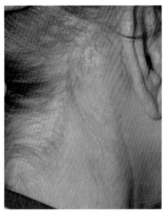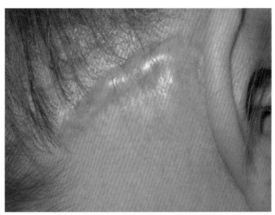

图 3-48　如果伤口愈合良好，在发际线与皮肤交界处任何部位切口都是可行的。然而，如果伤口愈合不良，这个切口的位置就是非常有问题了。照片中的患者由其他医生完成手术，患者来到我诊所寻求瘢痕修复

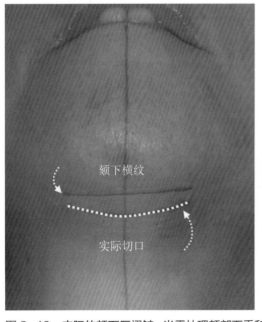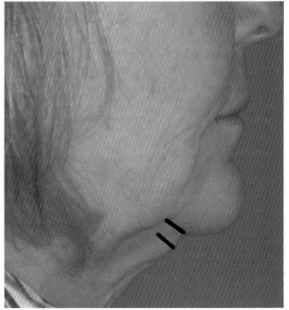

图 3-49　实际的颏下区褶皱；当需处理颏部下垂和置入较大颏部假体时，建议切口低于实际褶皱

余例面部提升术的 2%。我回避这种方法的原因已经在前文阐述。如果我同意做一个小切口提升术，会要求患者签署一个知情同意书，上面详细说明手术会做到哪些而哪些是不会做到的。同时要求患者签署授权书，授权在小切口面部提升术的操作中我如果发现剩余皮肤过多，小切口面部提升术无法起到良好的效果时改为传统的面部提升术。虽然我认为这些提升术是新手外科医生学习面部提升手术的好方法，但我一次又一次地以小切口提升术开始，术中又不得不转为传统的提升术（图 3-50）。

和其他手术一样，面部提升手术的第一步是确保合适的患者在正确的地方接受恰当的手术。面部提升手术经常涉及许多同期进行的美容手术，并且经常涉及有其他疾病问题和过敏的老年患者。在进行任何手术之前，所有计划好的手术程序和医疗警告需要在整个手术室工作人员面前大声朗诵。

十一、麻醉

美容手术麻醉的主要目的是提供一个安全的操作，让患者在生命体征平稳的条件下放松和失去意识。这包括快速诱导，术后无恶心呕吐，恰当的疼痛控制和合理的麻醉维持时间。因为高血压会增加术中出血，所以维持血压正常的麻醉很重要，尤其是接近手术结束的时候。在手术过程采取控制性降压以保证术野干净并不少见，只是在患者苏醒后会有出血。这可能导致术后发生血肿。一些外科医生喜欢降压麻醉，在这种情况下，重要的是在关闭伤口之前缓慢地将血压回升至正常范围，以确保不会出现新的出血。下文将对此进行更详细的讨论。高血压患者可在手术当天和接下来的几天内用 0.1 ～ 0.2mg 可乐定口服控制血压。一些外科医生还主张在手术前的晚上给予患者可乐定贴剂降压。

麻醉方法有局部肿胀麻醉，口服镇静药物麻醉，TIVA（静脉麻醉，即深度镇静）和气管插管全身麻醉等。所有这些方法都各有优缺点。在职业生涯早期，我多采用静脉麻醉复合局部肿胀麻醉进行大部分面部提升手术。在过去的 10 年中我更倾向气管插管全身麻醉，因为这种方法提供了完善的气道保护，并避免使用引起恶心呕吐

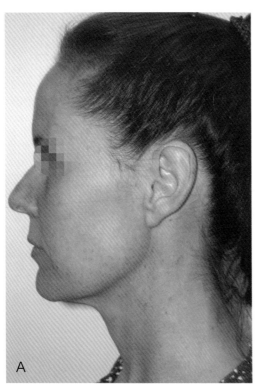
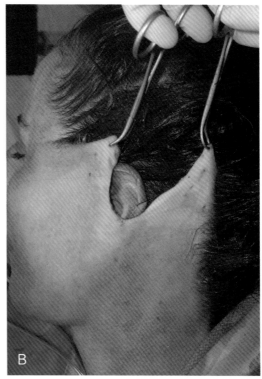

图 3-50　A. 患者接受小切口面部提升术前照片，注意此年轻患者皮肤过多表现几乎不可察觉；B. 术中，手术改为传统的面部提升术，过多皮肤量明显。如果为这个患者采用小切口面部提升术，过多皮肤的切除量就会明显不足

的阿片类药物。现代麻醉气体可以快速诱导和苏醒，在得到认证的诊所手术间请专业的麻醉医生或认证注册麻醉护士可以很好地使用麻醉气体。根据外科医生和麻醉者的偏好，患者可以采用喉罩或气管内插管。我坚信，无论对于外科医生还是患者来说，手术时失去意识都是一种很好地选择。外科医生可以为不动、不说话的患者进行更精确的手术，而患者在无意识下接受手术会更舒服。综上所述，最好的方法是安全有效的，为患者带来舒适的方法。

（一）手术准备和铺单

静脉推注麻醉药物后，开始给患者诱导、插管，医护人员进行"准备"工作，即消毒面、颈部区域，这些区域将进行局部肿胀麻醉。此时的操作只是保持清洁即可，不需要完全无菌状态。用画线笔标记患者的环甲韧带。虽然我从来没有遇到过气管切开等紧急打开气道的情况，但是在麻醉药物注射之后，标记起来会比较困难，所以要进行未雨绸缪的标记。

一些外科医生在"清洁"的环境下进行面部提升手术，而我在自己诊所经过认证的手术中心无菌环境下做面部提升手术，无菌条件与医院相似。虽然头颈部感染很少见，但我相信无菌操作是基本的医疗要求。此外，面部提升手术可能有一定的出血量，特别是同时进行提眉术或其他操作时。所以，手术遵循无菌原则，戴手套，穿着手术衣，铺单覆盖患者全身，不仅保护了患者，也保护医生和其他医护人员。

面部和头发区消毒，铺无菌巾。外科医生和手术人员戴无菌手套、口罩、手术帽和护目镜，所有器械都经过无菌处理。由于面部提升手术需要数小时，所以必须要特别注意保护好患者。患者头下垫凝胶防褥疮垫，受压部位如肘部和膝部也要垫好，以防止压力性神经或组织损伤。术中及术后24h所有接受面部提升术的患者需要穿着弹力袜，术中使用气动腿部按压。警惕感染、交叉传染、肺栓塞和麻醉相关问题是所有外科医生和医护人员永远面临的挑战，也是标准护理的一

部分。对于面部提升手术和麻醉，术中静脉麻醉药可维持在最低有效浓度。大多数面部提升术的患者没有明显的出血，给予过多液体量可能需要导尿以防止术中膀胱充盈而排尿。

女性或长发患者的头发会影响手术操作。在头部和颈部用碘伏消毒后，头发被聚拢成簇，用橡皮筋束起，切口区域的毛发要扎起来（图3-51）。一些外科医生会剃掉切口处的毛发，我从来没有这样做过。2-0丝线缝合穿过耳郭，术中作牵引用。这种简单的技术很有效，不笨重，并且不需要持续地使用拉钩（图3-52）。

外耳道塞无菌棉球，防止血液和手术碎屑进入外耳道。鼓膜上的血痂会产生明显的术后不适。

必须保护好眼睛，因为手术要持续数小时，许多操作可能伤及眼睛或角膜。如果进行眼睑成形术，眼保护就是首先要做的，用6-0肠线行睑裂缝合术，做一个简单的褥式缝合，穿过上下眼睑的灰线，用眼睑保护眼球直到手术结束。如果

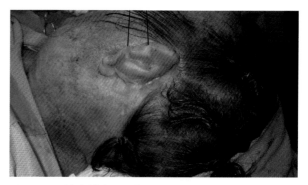

图 3-51 消毒铺巾后，将头发扎成簇，并用橡皮筋固定，暴露切口区域

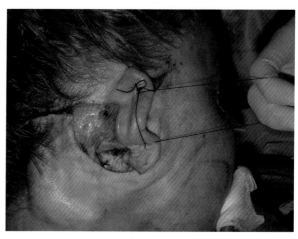

图 3-52 用 2-0 丝线穿过耳郭作术中牵引用

不进行眼睑成形术，则在眼睑上贴透明敷贴，使眼睑在手术期间处于闭合状态。隐形角膜器也可以用来保护角膜，但要注意有可能遗留在患者身上，在手术室的门上贴上标志，提醒团队人员术毕取出它们。

（二）局部肿胀麻醉

即使采取全身或静脉麻醉，局部肿胀麻醉仍用于所有面部提升手术，这对于疼痛控制、减少出血和水剥离组织都非常有用，这种方法还减少了静脉麻醉剂或麻醉气体的用量。所有切口部位注射 2% 利多卡因和 1 : 100000 肾上腺素。耳屏也需注射局部麻醉剂，这是因为耳屏由 Arnold 神经支配，而此神经是迷走神经的分支，因而耳屏的下侧可能有感觉存留。

肿胀液（0.1% 利多卡因与 1 : 1000000 肾上腺素）注射到颌下区域。这种标准 Klein 溶液是将 1g 利多卡因（50ml，2% 利多卡因，或 100ml，1% 利多卡因）与 1L 生理盐水混合，加入 1mg 肾上腺素。由于面部提升手术一般不需要整升溶液，所以可以通过分组减半来配制少量溶液（图 3-53）。再者，高浓度的肿胀液使用起来也很安全，这种肿胀液深受外科医生喜爱。具有更好止血效果的常用配方是将 1 : 1000 肾上腺素 1.5ml（1.5 个安瓿），1% 利多卡因 50ml 与

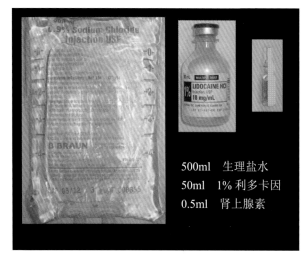

图 3-53　将 50ml 的 1% 利多卡因和 0.5ml 的 1 : 1000 肾上腺素与 500ml 生理盐水混合，制成 500ml 肿胀液。这个容量一般足够整台面部提升手术使用

500ml 生理盐水混合。这相当于 0.1% 利多卡因和 1 : 333333 肾上腺素。

注射肿胀液的方法有很多种，包括大号注射器、手动泵和蠕动泵（Klein 泵）。我使用 Klein 泵与 18G 腰麻针。对于新手外科医生推荐使用较小的 22G 的腰麻针或钝性注射套管，无论注射针头多大，注射者必须注意头部和颈部血管结构，避免药物入血。

对于面部提升手术，500ml 肿胀液足够所有手术区了。两侧耳前和耳后区共注射约 100ml 肿胀液，颌下区注射同样剂量的肿胀液（图 3-54）。

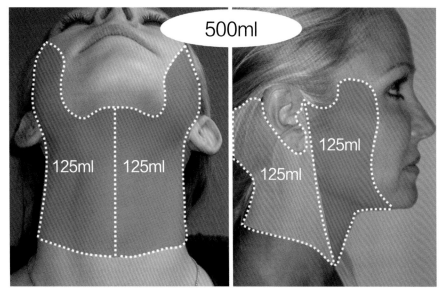

图 3-54　面部提升术共用肿胀液 500ml
通常情况，左侧和右侧的耳前及耳后区各注射 125ml，颈前区注射量与之相同

所有的分离区基本都需要注射，但不同于躯体吸脂术，面部和颈部没必要注射的很肿很硬。所有的区域同时注射，与局部麻醉剂作用时间相似，这种效果可持续数小时。

肿胀麻醉生效，才可以开始手术，可通过注射区域的皮肤变白来判断（图 3-55）。

十二、手术步骤

当有多项手术操作时，在保证患者安全的前提下，手术医生和助手的体位也要舒适。面部提升术通常不是单一的术式，许多患者需同时做上、中面部手术以及激光换肤术。外科医师与其团队应逐步优化麻醉、止血等环节，优化手术流程。通常手术操作步骤的先后并无对错之分，大部分取决于外科医生的习惯。我喜欢先完成精细度较高的手术，手术进行 3～4h 后，疲劳会使精细操作更加困难。为此，我首先佩戴手术放大镜（用于眼睑成形术）和头灯进行眼睑成形术和提眉术。眼睑手术完成后，我会取下放大镜保留头灯，用于手术的其余部分。器械的按序使用也很重要，我先完成眼睑成形术和提眉术，然后把眼睑手术器械盘拿走，这样主器械台就不那么杂乱，手术

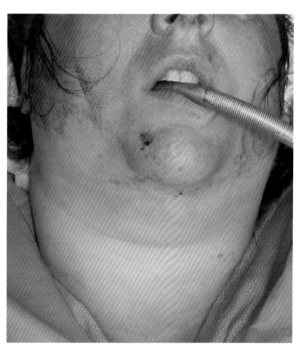

图 3-55　静脉麻醉患者注射局麻肿胀液 15min 后，皮肤变苍白表明止血和局部麻醉药物已经起效，可以开始手术

助手就能更容易地找到并传递器械。保持手术台面整洁会提高团队术中相互协作，做手术如同一门艺术，手术过程的流畅非常重要。一位经验丰富的外科医生与有经验的助手合作，整个手术过程有条不紊，就像跳芭蕾舞一样。当我说自己完成了 1000 余例面部提升手术，这意味着我的护士也完成了同样数量的工作。她能够判断读懂我的肢体语言，并且非常熟悉整个过程，下意识地将正确的器械放在我手中。她知道什么时候回收，什么时候拉，什么时候切，提高了手术效率和准确性。她擅长她所做的事情，所以，我很感谢她在手术中所作的贡献。一个好助手就像副驾驶、领航员和球童，简直就是无价的。不断更换助手，或者在诊所里医护团队人员流动性很大时，会严重影响手术医生的效率。团队每小时暂停手术休息一次，并获得奖励（无糖薄荷糖），活动一下身体，擦拭手套和患者身上的血迹，这也可以缓解手术压力。

（一）平衡性的面部提升术

不同的外科医生进行面部提升手术时，先在哪个部位做切口不尽相同。依我的经验，大多数外科医生首先做颏下区切口行颈阔肌成形术，然后进行一侧的面部提升术，切开、SMAS 处理和皮肤缝合，最后在对侧实施相同的步骤完成提升术。按照上述步骤，我完成了数百例面部提升术。虽然这种方法很常用，且有效，但我认为这种方法是"松弛状态下的结构重建"（或即刻松垂）。以我的观点，这种传统的方法造成皮肤切除和提升量的不准确。因为这种方法，先操作一侧时，将没有手术、打了肿胀液的另外一侧向手术侧牵拉，提拉已分离的皮肤时牵拉非手术侧皮肤跨过中线（图 3-56）。后进行手术的一侧组织充满肿胀液，会牵拉变形。考虑到这种情况，我修改了手术方法，并将其称为"平衡性面部提升术"。

这是一个经验丰富的外科医生改良术式以获得更好效果的典型例子。这种改良其他外科医生可能会接受，也可能不接受。对于外科医生来说，最好的术式是以最少的并发症产生最佳的效果，

因此要不断地改善手术技术，做到精益求精。任何尝试改进传统术式的外科医生都应该能够讲清楚自己技术的原理，并通过手术效果来支持其观点。

我最常用的是三阶段"平衡"技术。第 1 阶段是解剖分离阶段，切开所有的提升区域并进行剥离（颏下，右耳前后和左耳前后）（图 3-57）。第 2 阶段是悬吊阶段，包括中线颈阔肌成形术、双侧 SMAS 切开术、双侧后向颈阔肌悬吊术以及"关键点"缝合固定（图 3-58）。第 3 阶段是皮肤处理阶段，

包括多切除余皮肤和关闭伤口（图 3-59）。

平衡技术的优点包括不牵拉还没有手术且肿胀的对侧皮肤，提高准确性；切口一直开放至手术完毕，因此在整个手术中要有很强的控制出血能力。所有有经验的面部提升术外科医生都可能面临过这样的情况：一侧的提升已经完成，在进行另一侧提升时，术毕侧明显出血。这时需要移除所有的缝合线和缝合钉，重新止血，然后重新缝合。大部分手术过程都是开放的切口，术者可

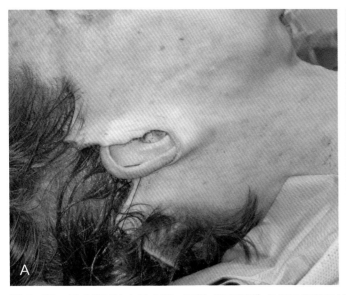
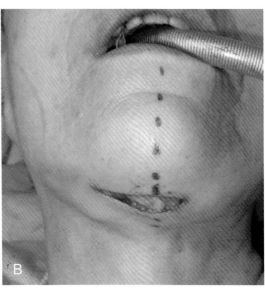

图 3-56　手术侧对抗未手术侧，可见"不平衡"的提升和松弛状态
A. 右侧面部提拉收紧和固定缝合后；B. 患者左侧尚未手术。注意到原本对称的颏下切口明显被牵拉向悬吊侧

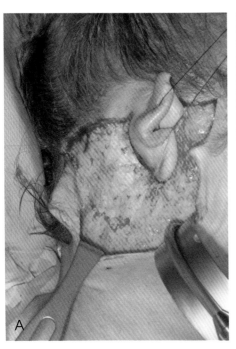
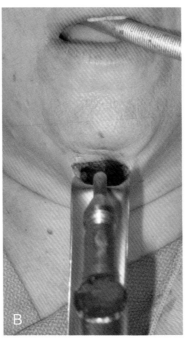
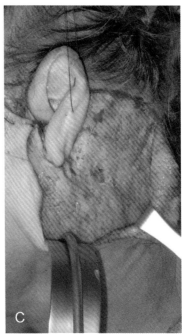

图 3-57　平衡提升术第一步是对所有面部提升区域的切开和剥离，包括颈阔肌区、耳前和耳后区切开与剥离

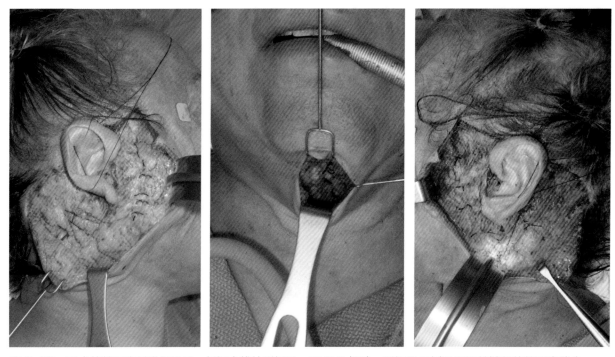

图 3-58 手术的第二步是进行悬吊，包括中线处颈阔肌、SMAS 切除、颈阔肌后侧悬吊和关键部位的固定缝合

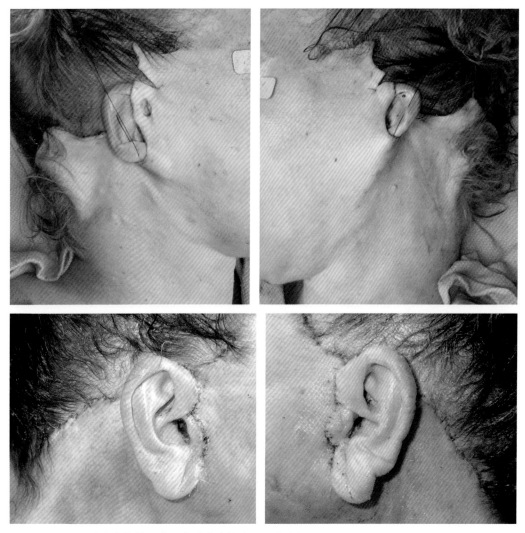

图 3-59 平衡技术中的第三步是去除多余的皮肤和缝合切口

以快速找到出血点控制出血。这种分阶段式式的应用提高了我的手术效果，减少了面部提升术后颏下和下颌因为组织臃肿而需要二次修复。新手外科医生最好应用传统式式，先做一侧，再做另外一侧，这种方法最常使用。

逐步面部提升术

如上文所述，第一个切口设计在颏下区，平或略低于颏下褶皱。该区域切口如果偏斜，看上去会很显眼，所以要注意进行竖直与水平位的标记。在这个区域将切口切直的方法是：切开皮肤时，食指与中指分开呈倒 V 状，向两侧相反方向牵拉皮肤。这种方法可使皮肤固定并产生张力，比在松软的皮肤上更容易形成直线切口（图3-60）。对于颈部丰满的患者，切口可以有轻微向上的些许弧度。一些外科医生也做小型的梭形切口以代替直线切口，来去除这个区域的少量皮肤。切口太短会影响颈阔肌的处理，而切口太长会导致在缝合此区域时在末端形成"猫耳"，影响外观。

另一种需要考虑的情况是，患者颏下垂（女巫样颏）和颏下褶皱很深。这些患者深深的颏下褶皱将其颏部与颈部分开，出现畸形。如果颏下区切口走行在这条深深的褶皱内，术后会使畸

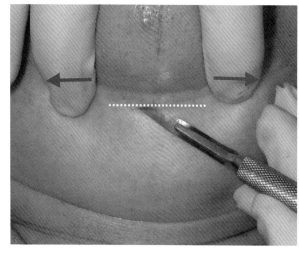

图 3-60　设计颏下区直线切口进行颏下区成形术。手指向相反的方向展开，使皮肤伸展，方便直线切开

形加重。这种情况下，设计切口应比颏下褶皱低5 ～ 10mm，褶皱处皮下应当剥离，从而释放褶皱，改善颈部外观。有些颏下垂是放入硅胶假体的适应证，植入物为松垮的颏部提供支撑，使外观更加自然。

手术开始，外科医生就可以在上方进行分离，以松解被牵拉的颏下褶皱，这有助于缓解"女巫样"颏畸形（图3-61）。大多数的老年性颏下垂患者需要进行松解，但并不是所有的患者都需要分离褶皱上部。此区域的分离容易造成出血。

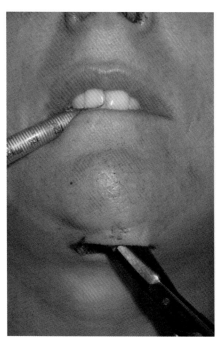
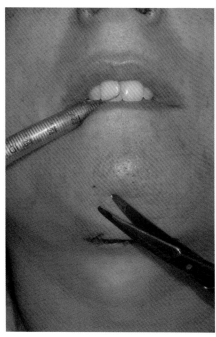

图 3-61　对于有颏下垂的患者，在实际颏下褶皱下方设计切口，必要时用剪刀（或手术刀）向上分离，松解颏下褶皱

颏下区切开后，外科医生根据习惯决定何时做颈部吸脂术。有些外科医生喜欢用颏下区的小穿刺切口先行颈部吸脂术。我更倾向先分离颈部皮瓣，直视下清理皮下脂肪。

有许多方法可以帮助用剪刀分离颈前皮瓣。首先，我喜欢在这个区域使用钝头、有角度的组织剥离剪刀，因为更符合人体的生理曲线，而且我认为处理皮瓣要轻柔（图 3-62）。其次，我应用 Cottle 双齿皮肤拉钩牵拉皮瓣（图 3-63）。张力不仅使组织绷紧便于分离，还使剪刀保留在正确的层面，不会滑落到其他层面。当剥离远端时，拉钩置入皮瓣下方更深的位置以保持张力均匀。最后，助手沿垂直和水平两个方向牵拉皮瓣，拉紧松弛的皮肤便于剥离。颈前分离范围应与皮肤松弛的范围一致。

年轻患者可能只需要分离至甲状软骨水平，而老年患者老化较重时可能需要分离至胸骨切迹和锁骨水平（图 3-64）。

一般接受面部提升术的患者皮下脂肪丰富，颈部分离的深度很重要。虽然脂肪经常被认为是敌人，但对于"缓冲"分离后的皮肤尤为重要，可以保证术后皮肤质地自然。在颈阔肌和真皮之

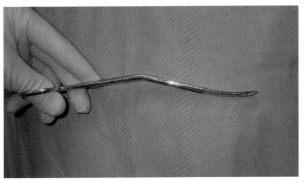
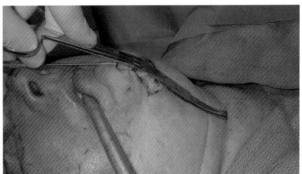

图 3-62　有角度组织剥离剪有助于颈部曲线区域解剖分离，减少对皮瓣的损伤

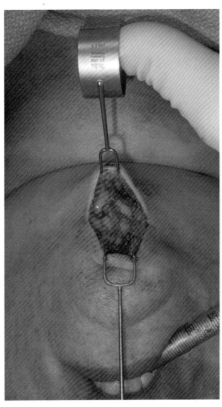
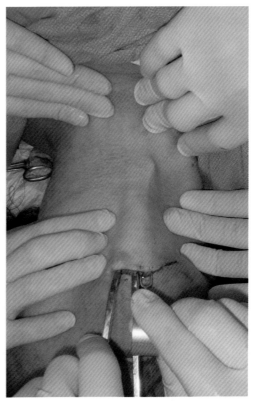

图 3-63　用双齿皮肤拉钩在剪刀分离时反方向牵开组织使解剖分离更容易。助手在垂直方向和水平方向牵拉皮肤也有助于进行剥离

间留有缓冲脂肪垫必不可少。颈部脂肪去除过度，真皮与颈阔肌瘢痕粘连，就会产生不自然的外观，不是无法修复就是很难修复（图3-65）。

有经验的外科医生会控制好颏下皮瓣脂肪的厚度，在皮瓣真皮侧留有足够厚的脂肪以便形成自然的质地和轮廓。剪刀插入颏下皮瓣深度要适中，下部的分离通过剪刀的轻轻张开和闭合进行。大多数面部提升手术剪刀内外侧都有刃，进行剥离时，可以做分离、剪、切和撑开等动作。

有些患者纤维组织很发达，不易分离。而另一些患者软组织较纤细，对于这样的患者，剪刀很容易剥离，进行分离时不要用剪刀头端"修剪"。有些外科医生习惯分离时使用弯剪刀尖朝向真皮，而另一些喜欢相反的方向。只要能保护好真皮下血管网，怎么做都可以。

虽然皮下组织层的分离相对安全，但在这一层次包含有重要的血管神经结构。颈前静脉常见于中线处，颈外静脉可见于颈外侧（图3-66）。

基于解剖结构上的重要性，分离该区域时剪刀尖端朝向真皮可能更加适合。下方的剪刀分离结束后，检查有无出血，并用双极电凝止血（图3-67）。开始处理颈部脂肪，此时，光纤拉钩就显得尤为重要了，它既可以牵开组织又能看清楚术野（图3-68）由于切口显露和光线较好，皮瓣剥离操作更加安全便捷。

（二）颏下区吸脂术

面颈部脂肪沉积差异性较大，有些患者很少甚至没有过多的脂肪堆积，有些患者会脂肪过度堆积（图3-69）。

吸脂术是面部提升术的重要组成部分。一些区域的大量脂肪需要去除或减少，而在其他区域，只有少量脂肪需处理，一些患者甚至无须处理。此外，一些区域需对脂肪塑形，外科医生以减少脂肪的方式重建解剖结构，恢复正常外形。熟悉颏下区解剖对于吸脂至关重要。大多数患者（除了非常瘦的人）有丰富的皮下脂肪层（图3-70A）。这些脂肪位于真皮和颈阔肌之间，分离时应在真皮上留出足够厚度的一层脂肪。预留不足会造成不平整和"条索样"改变。在颈阔肌的深处，两

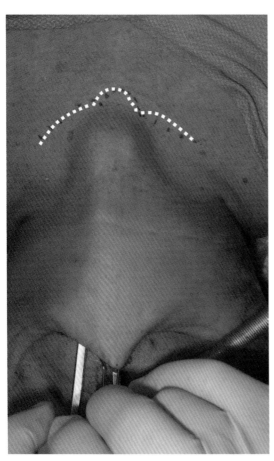

图3-64 越大的面部提升术颈部向下解剖分离越远，可能需要分离到锁骨和胸骨切迹（白色虚线）

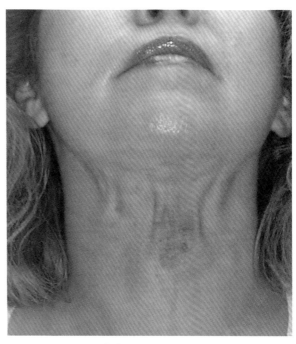

图3-65 其他医生为这名患者进行的面部提升术去除颏下区脂肪过多，导致下方肌肉与真皮瘢痕粘连，这种由于脂肪缺乏造成的畸形很难修复

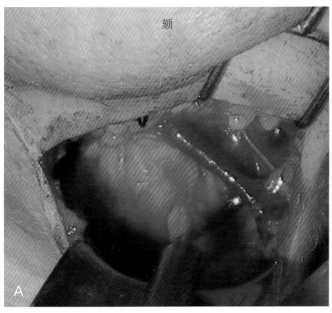
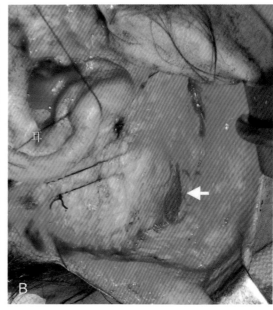

图 3-66　A. 异常粗大的颈前静脉；B. 浅表走行的颈外静脉

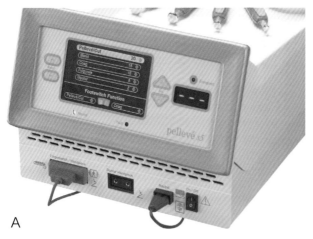
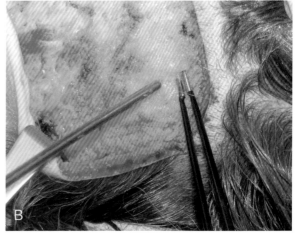

图 3-67　A.Ellman 射频电刀系统；B. 面部提升术中使用双极电凝

侧二腹肌前腹之间，是深部脂肪聚集处，一些患者可能有过度脂肪积聚，导致其颏下区凸显（图3-70B）。

虽然我有一台极好的吸脂机，但不再使用它。我使用连接到收集血液的塑料外科桶上的标准外科中心负压吸引器。吸脂套管尖端与标准吸引器管配套。进行吸脂手术时，取下手术用吸引器管，替换吸脂套管（图 3-71）。

在做颏下区吸脂时，我通常使用 4mm 或6mm 的"铲状"吸头。在光纤拉钩的辅助下，直视快速往复抽吸（图 3-72）。医生可直接观察脂肪吸除的程度进而决定何时停止。此外，吸管

内颜色变红也显示吸脂该结束了。用手轻捏吸脂后的区域，以确定脂肪去除的均匀度。一定要保证吸脂管的开口朝向脂肪而不是真皮面，否则可能造成皮肤永久性的凹陷。皮下脂肪一般沉积于两侧胸锁乳突肌之间，下颌缘至甲状腺间的区域。在较重的患者中，脂肪可以延伸至锁骨处。

将 6mm 的套管吸脂管旋转 90°，在下颌缘下进行轻柔且保守的脂肪抽吸（图 3-73）。

这样操作在吸除脂肪的同时可以更好地勾勒出下颌缘，而且有助于在接下来的手术中对此区域用剪刀进行剥离。由于某些患者的下颌缘神经分支走行表浅，因此下颌缘中部区域操作需谨慎。

在进行下颌缘吸脂时，应该在下颌缘的下方，而非在下颌缘上抽吸。对下颌缘下方的脂肪进行吸除，下颌缘本身会更加明显，但是去除下颌缘上的脂肪反而会让下颌缘变得不清晰。总的原则是，吸脂的时候要宁少勿多，多余的脂肪可以以后再去除，去多了就无法弥补了。

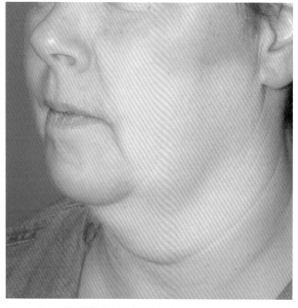

图 3-69　面颈部广泛的脂肪分布

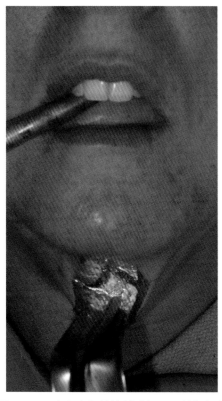

图 3-68　直角光纤拉钩辅助颏下区精细解剖

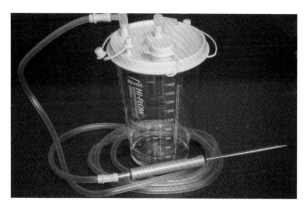

图 3-71　标准外科中心负压吸引装置连接塑料存血罐足够应对面颈部吸脂。吸脂套管与标准吸引器管相匹配

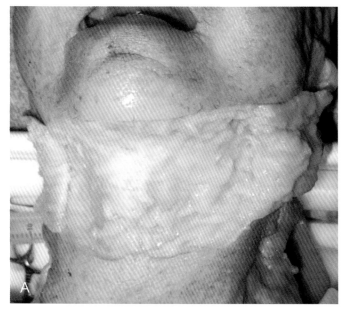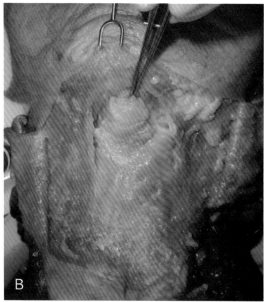

图 3-70　A. 新鲜尸体标本显示位于真皮和颈阔肌之间的皮下脂肪；B. 位于颏下区二腹肌前腹之间的深层颈阔肌下脂肪

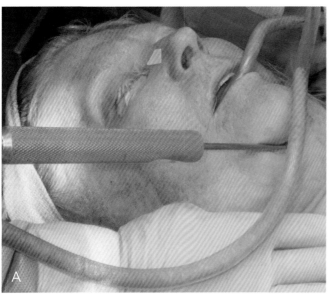
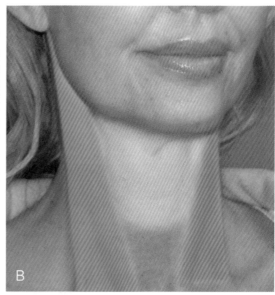

图 3-72　A. 吸引器管中显示从皮下组织中吸出的过多脂肪；B. 颏下脂肪普遍分布区域是从下颌缘（蓝色）到甲状腺，两侧胸锁乳突肌之间的区域

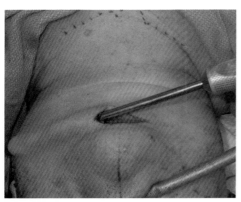
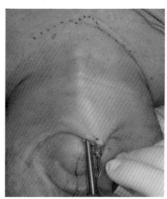
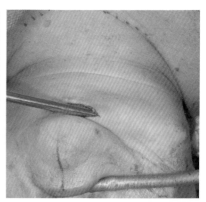

图 3-73　开放式吸脂术，使用 6mm 吸脂管在颈中部沿下颌缘进行抽吸

　　如果在颏下褶皱上穿刺做一个小切口，通过该切口盲视下进行吸脂，则称之为"闭合式"吸脂。开放式脂肪抽吸是在直视下去除脂肪。

　　通常情况下，我不去除颈阔肌深面的脂肪。即使是颏下脂肪轻微凸出，中线处颈阔肌成形术缝合后也会将其托起并减少隆起。一些患者颈部中线深部有非常明确的孤立脂肪团，需要对其进行清理。如果存在过多的颈阔肌深部脂肪，用镊子夹提后用剪刀或双极电凝进行开放式脂肪切除术（图 3-74）。

　　再次强调，外科医生需要牢记，一些深颈部软组织的轻微膨出可通过中线缝合改善，同时要认识到不要过度切除深部脂肪（图 3-75）。

　　大多数外科医生去除脂肪后即进行颈阔肌折叠术。而依照我的三阶段平衡法，先用纱布覆盖颈前伤口，稍后再做缝合。在操作其他区域面部提升术时，覆盖伤口的纱布有助于凝血。过氧化氢浸泡的纱布对于止血非常有帮助。

（三）颏部假体置入

　　颏部假体置入技术将在第 7 章中详细讨论，这里简单提一下。许多面部提升患者会因为颏部假体置入而受益，这对于小颏畸形、颏后缩畸形和颏部圆钝的患者尤为如此。我只使用硅胶假体，在吸脂术完成后，通过颏下区切口将其置入。颏部切口的上缘用双齿皮钩牵开，钩齿要钩住深层组织。使用针型射频电刀、普通电刀头或手术刀，在下颌骨骨膜的中线处切开。

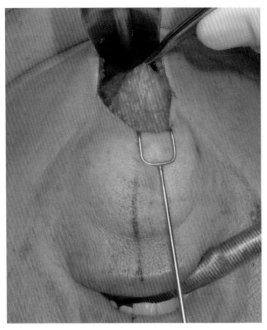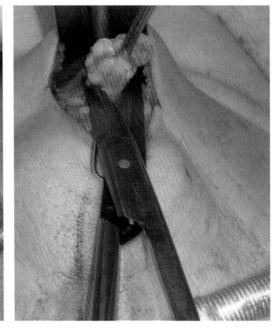

图 3-74　用镊子夹起过多的深部颏下脂肪修剪去除

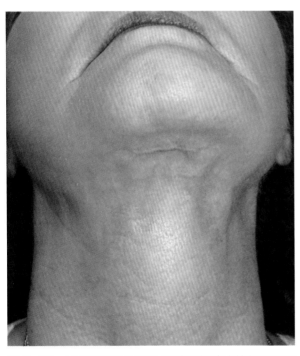

图 3-75　过度清除颈阔肌下脂肪组织造成的颏下区凹凸不平，也就是通常所说的"眼镜蛇"畸形

中线是一个安全的区域，此处没有重要的结构。切口至下颌骨，其宽度为 10 ~ 15mm，然后插入 9 号骨膜剥离子，在骨膜下平面分离颏部肌肉，剥离至下颌前庭沟水平，然后将骨膜剥离子平行下颌缘转动，剥离至第二磨牙下区域。要非常小心地避让从颏孔穿出的颏神经血管束，颏孔位于第二前磨牙处，下颌缘上大约 15mm 的位

置。如果 9 号骨膜剥离子尖端在侧向剥离时保持在下颌骨下缘水平，那么该尖端应保持在一般有牙患者的神经血管束下方。许多无牙患者的神经位置异常，因此手术中必须要更加谨慎。一旦剥离好双侧骨膜下腔隙，就可以将硅胶假体置入了，注意假体的水平方向和纵向与患者的中线对齐。大多数置入物位于下颌骨下缘，必须保证假体置入后不出现倾斜或偏移。以中线位为参照，确保假体位置合适后，用钛钉将其固定（图 3-76），通常一枚钛钉足以牢靠固定假体，防止其移位。如果假体看起来可能活动，可置入另一枚钛钉。

（四）耳前和耳后区解剖分离

根据三阶段平衡技术，解剖分离阶段继续向右或向左侧进行。因为是左利手，我通常从左侧开始。由于头部和颈部的所有局部肿胀麻醉在手术开始时已经注射完成，因此不需要进一步注射。

皮肤和头发的切口是用 15c 号手术刀片（略小于标准 15 号刀片）完成的，恰好可达皮下组织层（图 3-77）。有时，我会使用针型电刀，只要参数设置正确，使用方法得当，它可以获得与使用手术刀一样的愈合效果。

切开时切口应围绕整个耳部周围并延伸至颞部和枕部发际线。由于颞浅静脉常走行于耳前区，

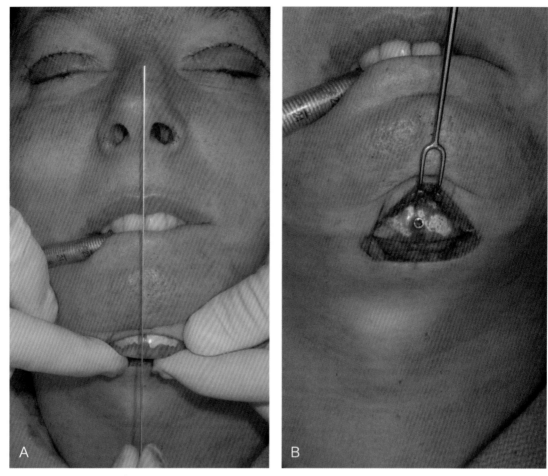

图 3-76 A. 用于辅助颏部假体固定于中线处的直尺；B. 假体居中，单个钛螺钉固定

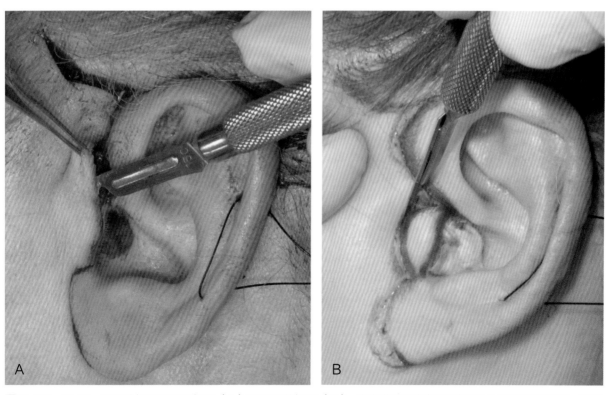

图 3-77 用 15c 号刀片切开耳屏后切口（A）和耳屏前切口（B），注意做耳屏前切口时的三个明显新月形线。可以避免术后因直线导致的明显瘢痕

做此处的浅表切口要小心（图3-78）。此血管可造成明显的活动性出血，一旦发生，使用双极电凝止血。为了使耳屏外观看上去自然，要在耳屏软骨上保留部分脂肪，不使软骨暴露。这些脂肪垫的存在可避免形成的耳屏外观不够圆润。

发际线切口是保留毛囊的横切口，切口是一个长斜面，被切开的毛囊会通过瘢痕再生，对发际线处的切口瘢痕起到了良好的遮盖效果。为了达到最佳的效果，不仅切口必须是斜行切开，而且去除多余的皮肤时必须斜面修剪（图3-30）。这样可保证皮瓣边缘很薄，愈合良好，毛发可以通过瘢痕再生。这种方法形成的不规则切口愈合后比直线切口更不易察觉。（保留头皮毛囊的皮下切口的机制在第4章中有更详细的描述）。

切开皮肤与皮下组织，进行隧道式预剥离。我经常使用这种方法，但并非用于所有手术。用钝性剥离子（图3-79）（或不接吸引装置的吸脂管）在皮下组织层进行快速往复运动（与抽脂动作相同，但不抽吸）于皮下组织层面形成"瑞士奶酪"样隧道（图3-80）。隧道式预剥离让接下来的解剖分离更加容易，更重要的是能帮助辨别解剖层次。我认为这种方法对于新手外科医生特别适用，因为对于经验较少的医生来讲，找到并保持在正确的层面进行剥离是比较难的。隧道式预剥离后，用剪刀分离就会容易很多，只有筋膜隔处需要剪开。

乳突区和耳垂下进行隧道式预剥离特别困难，因为此处组织非常致密。此区域用剪刀分离过深可

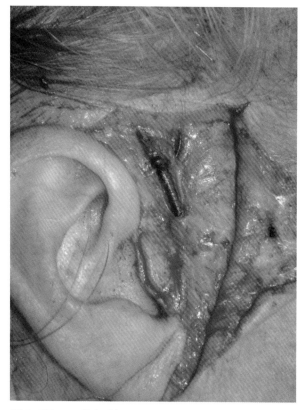

图3-78　耳前皮肤切开和剥离时常可见到颞浅静脉

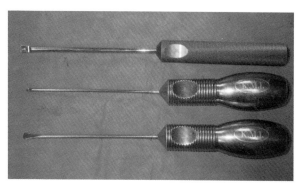

图3-79　钝性剥离子和齿型剥离子经常用于对分离平面的隧道预剥离

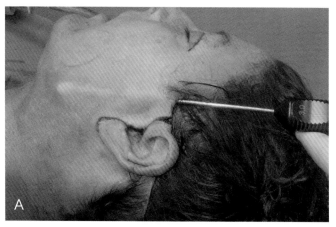
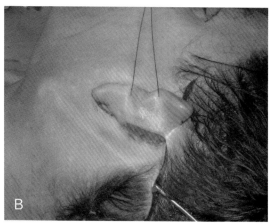

图3-80　显示耳前皮瓣（A）和耳后皮瓣（B）进行隧道预剥离

能损伤耳大神经或颈外静脉，但在该区域进行隧道预剥离处理将比使剪刀分离更加的容易和安全。

接下来，真正的剪刀解剖分离开始，根据外科医生的习惯行皮瓣剥离。如果已经进行了隧道式预剥离，只需用剪刀在正确的（皮下）层做"滑动"动作即可。皮瓣的转角处用镊子或 Cottle 拉钩固定，剪刀只用来"剪"开正确的平面（图 3-81）。

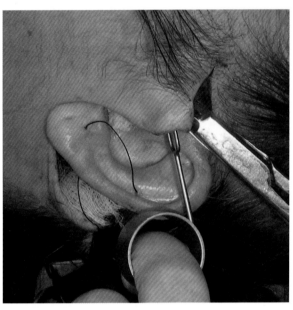

图 3-81　用 Cottle 拉钩拉起皮瓣边缘，并向剪刀分离的方向反向牵开皮瓣

耳屏软骨处的解剖分离要谨慎，将皮瓣的边缘呈扇形铺开（图 3-82）。要为耳屏留出充足的脂肪组织，以避免其愈合后软骨轮廓太明显。如果皮下已经进行了隧道式预剥离，剪刀在皮下只要推进和展开动作就可以轻松剥离到正确的平面（图 3-83）。助手像图 3-63 中那样牵拉皮肤也有助于此处解剖分离。

需解剖分离的范围与患者老化程度和多余皮肤量有关。38 岁接受小切口面部提升术的患者可能只需要 3cm 的解剖分离，而重度皮肤松弛患者需要接受更大程度面部提升术，可能需要 8～10cm 的环耳周的解剖分离（图 3-17 和图 3-84）。

面部提升术的皮瓣由皮肤和脂肪组成，由细小的真皮下血管网滋养（图 3-85）。很多因素导致的皮瓣损伤都会影响皮瓣存活，因此对于所有可能造成皮瓣损伤的因素都要加以避免。过度牵拉损伤、皮瓣真皮侧的灼伤、将很薄的皮瓣直接接触烧灼后的 SMAS 热区，以及固定时过度延展导致皮瓣张力过大，都可能造成皮瓣意外受损。此外，术后包扎过紧、过度使用热敷与冷敷也会损伤皮瓣。主刀医生要在手术过程中经常提醒助手减小张力。永远要爱护皮瓣！

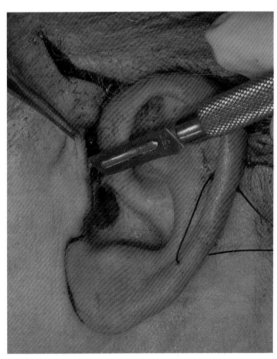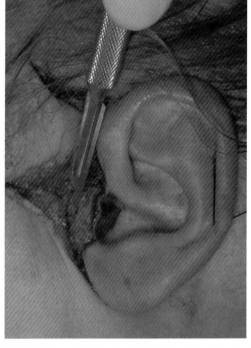

图 3-82　为了防止耳屏软骨损伤，使用手术刀进行精细轻柔的解剖分离，同时为避免愈合后耳屏不够圆润，需在其表面保留足够厚度的脂肪层

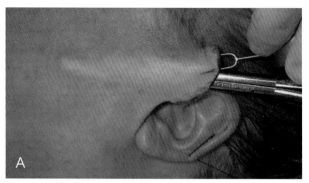

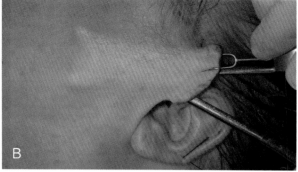

图 3-83　剪刀分离可以在已建进行隧道预剥离的皮瓣下轻松做向前推进（A）和撑开动作（B）

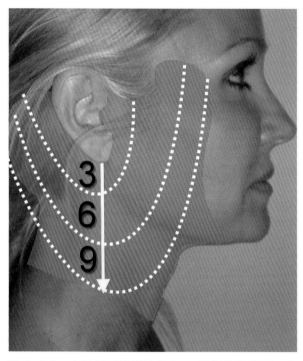

图 3-84　小切口面部提升有 3cm 解剖分离范围，中型面部提升解剖分离范围 6cm，大型提升解剖分离范围 9cm

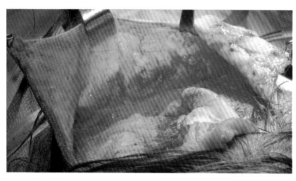

图 3-85　被提起的面部提升术皮下脂肪皮瓣菲薄且柔软，外科医生一定要注意避免损伤从而影响血供

　　在培训了许多新手外科医生操作面部提升术之后，我发现，对于他们来说，最大的难题之一是寻找并保持在正确的平面上进行解剖分离。寻找正确的层次并保持在该平面操作是一种随着经验积累而形成的触觉技能。皮瓣分离过浅会造成皮瓣坏死或穿孔，而分离过深会损伤深层结构，如神经和血管（图 3-86）。关键区域使用剪刀尖端分离是比较安全的。

　　在进行面部提升手术教学时，经常会遇见这样的问题："面部提升手术的解剖分离需要多大范围？"答案是"需要多大范围就有多大。"外科医生需要向各个方向解剖分离，直到释放出足

够多的皮肤，这样牵拉收紧皮瓣，皮肤才不会产生凹陷。如果多余的皮肤牵拉后，可以产生凹陷，则需要向凹陷方向进一步剥离，直到皮瓣彻底松解（图 3-87）。这并不是说所有的解剖分离范围都需要很大，但是经验丰富的面部提升术外科医生能够判断出何时分离的范围"足够"大了。

　　随着向前方的分离逐渐深入（不仅是这个皮瓣，包括所有皮瓣），将 Cottle 拉钩重置在更深的部位以维持张力有助于皮瓣的剥离。解剖分离至拉钩处，张力下降此时应将拉钩向远处重置。在张力不足的情况下，皮瓣的移动性很差，轮廓不清晰，皮瓣很难被掀起。继续向前分离皮瓣，在面中部颧骨上方区域阻力增大。表明分离进行至"McGregor 垫"区，此处，颧骨支持韧带穿过 SMAS 与真皮连接。此处血管非常丰富（有时也被称为"血腥峡谷"），面横动脉的穿支走行于此（图 3-88）。这个区域的血液供应主要来自面横动脉、眶下动脉和内眦动脉。静脉回流由面横静脉和内眦静脉吻合而成的静脉丛构成。一般的面部提升术都需要完全解剖分离此处，松解颧韧带。

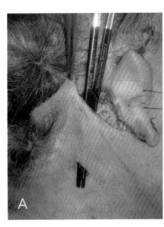
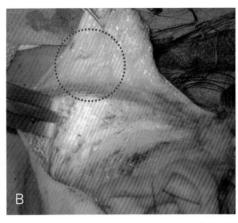
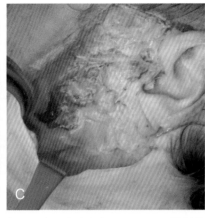

图 3-86　A. 剥离过浅导致皮瓣穿孔；B. 颊部皮下脂肪瓣剥离过于浅表导致真皮层无皮下脂肪存留；C.SMAS 解剖分离过深导致咬肌暴露

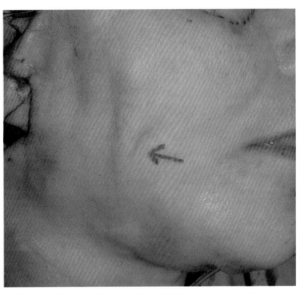
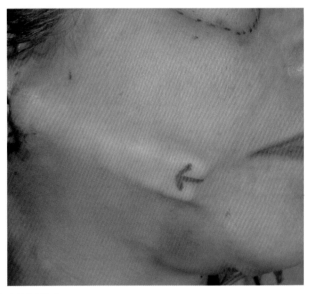

图 3-87　达到提紧时皮肤与皮瓣表面无凹陷的程度才可终止解剖分离

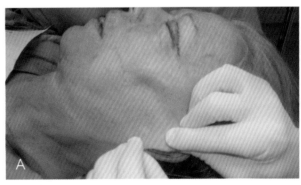
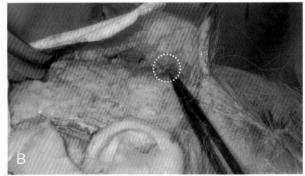

图 3-88　A. 由于颧韧带与真皮相连接，McGregor 区组织更加坚韧，此处不易解剖分离；B. 其上方的皮肤可见凹陷，此处常可见穿支血管

　　耳前解剖分离向前和上两个方向，在有些较大范围的面部提升术中可达到外眦水平（图 3-89）。在一些小范围的面部提升术中则不会分离这么远。

　　耳前皮瓣向前掀起，一些患者可见颊脂垫显露（图 3-90）。如果颊脂垫过于丰满，可经皮瓣将其缩小或者像疝气结扎一样把其缩减。还可用双极电凝烧灼缩小。颧部突出的患者，减小颊部

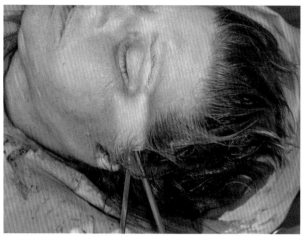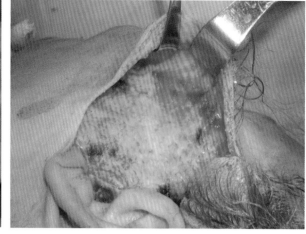

图 3-89　较大的面部提升术解剖分离范围常达到外眦部。注意下方眼轮匝肌肌肉纤维，此肌肉常被 SMAS 覆盖而不易察觉

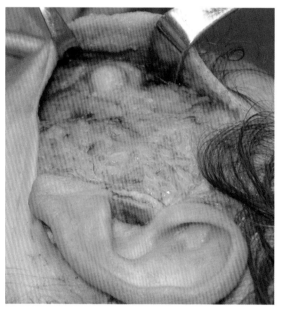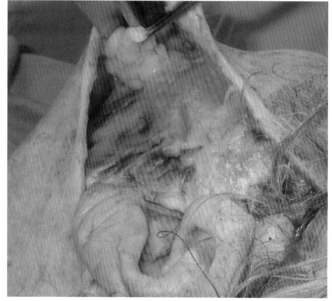

图 3-90　两例耳前皮瓣解剖分离可见颊脂垫的患者

脂肪垫可以使脸部修长。颊脂垫的处理可以在此区域进行，也可以后期通过口腔内处理。

　　耳前剥离向下至耳垂区。耳垂剥离是一个重要的步骤，因为耳垂需移位，以便于后期重新固定其位置。此区域血管也较为丰富，切开后常需要电凝止血（图 3-91）。

　　之后转至耳后区，确定皮瓣的转角处，分离掀起的方法与耳前区皮瓣一致。

　　皮瓣的转角可用 Cottle 拉钩、镊子或皮钩固定，并向剪刀前进的反方向牵拉。如前所述，在皮瓣保持一定张力的情况下将其牵拉向剪刀前进相反的方向以便于解剖分离。随着分离的进行，

张力下降，将 Cottle 拉钩沿分离的方向向更远处移动，继续维持皮瓣张力（图 3-92）。虽然我用 Cottle 拉钩，其实皮钩也可以用。

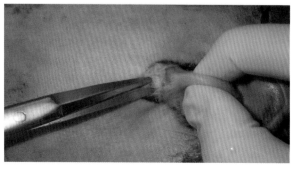

图 3-91　本例手术中，将耳垂基底部分离，待皮瓣修剪后重新复位

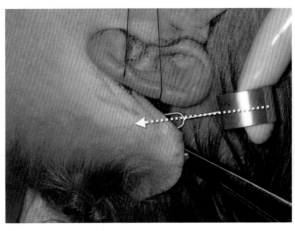
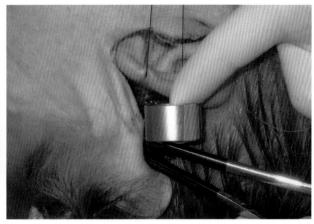

图 3-92　前移双齿皮肤拉钩，使皮肤在解剖分离过程中保持与剪刀移动方向相反的张力

乳突区没有重要的解剖结构，切口可以较深。当分离逐渐向下，外科医生需要注意保持手术操作层次以避免损伤毛囊（图 3-93）。有句谚语说："如果你看到毛囊，那你已经损坏了它们。"虽然目标是在不暴露毛囊的平面内进行分离，但它们偶尔会暴露出来，这通常对头发没有影响。显然，最好在耳后部皮瓣上留有足够的脂肪组织以保护毛囊。在含毛囊区域灼烧血管进行止血时，外科医生也要小心操作。

当剥离接近乳突区时，一定要保持在浅表层次操作，避免损伤胸锁乳突肌。如图 3-14 所示，耳大神经，副神经与颈外静脉在 Erb 点处交汇，此点位于外耳道下方约 6.5cm 胸锁乳突肌肌腹中点处。

乳突区下方，皮下组织开始变薄甚至消失，皮瓣的真皮组织与胸锁乳突肌筋膜紧密相连（图 3-94）。

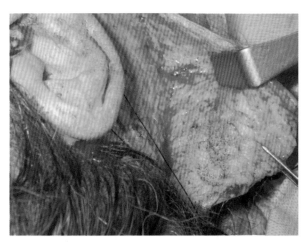

图 3-93　耳后区皮瓣真皮层的头发毛囊

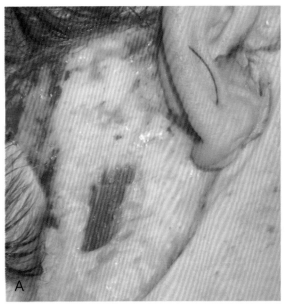
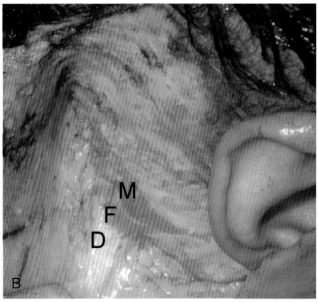

图 3-94　A. 耳后区解剖分离时如何找到胸锁乳突肌；B. 显示此区域皮下脂肪组织比较少，胸锁乳突肌（M），胸锁乳突肌筋膜（F）与真皮组织（D）紧密结合

這一區域是缺乏經驗的外科醫生最常遇到的陷阱之一，最容易損傷耳大神經。它是面部提升手術最容易損傷的神經，在解剖分離該區域時需要特別小心（圖3-13）。當剪刀分離延伸到乳突區時，所有的剝離應在視野清楚的前提下，直視下完成。當外科醫生在此處使用剪刀剝離時，動作的幅度不能太大，因為很容易誤入肌肉層次並損傷耳大神經。此時手術團隊可稍事休息，然後聚焦此區域進行解剖分離。

如果耳大神經受損或離斷，應用 7-0 普理靈線或其他適合神經修復的縫線縫合。如果無法吻合，用不可吸收縫合線"標記"神經斷端，以便將來修復。此區域還可見到頸橫神經跨過胸鎖乳突肌表面。另外，耳後區的解剖分離還可能傷及枕小神經，但其位置更深，很少能遇到。

繼續解剖，越過 Erb 點後，皮下組織變得更加豐富，剝離更加容易。一直向下剝離，將整個頸部皮瓣掀起，使頸部完全游離，無深部粘連造成的表面凹陷（圖3-95）。繼續向頸部中線處解剖分離，經常會出現分離不徹底造成的組織粘連。

左右兩側皮瓣通過頸前部的解剖分離相貫通。有些外科醫生並不打通這些皮瓣間的組織間隔，但我認為，為了獲得最大限度的皮膚提升和更好的下頜輪廓，頸部的皮瓣應該剝離一周。為了實現這一點，要從耳後皮瓣向下剝離至中線處（圖3-96）。

一旦皮瓣下分離區相貫通，下頜韌帶也就打開了。外科醫生可以感覺到下頜韌帶的阻力，從而知道什麼時候切斷了下頜韌帶。在本章的頸闊肌成形術部分，吸脂術是沿下頜緣進行的。因此，這個區域是預先剝離好的，此時剪刀很容易從側方直接分離至內側（圖3-97）。

在一側皮瓣解剖分離部完成後，如前所述，我建議同時完成所有的解剖分離，這時，我會繼續進行對側的耳前和耳後區皮瓣剝離。圖3-98展示了分離皮瓣的邊界範圍，圖3-99顯示了在第1階段結束時要提升的皮瓣。圖3-100展示了耳前和耳後皮瓣剝離後的側面觀和 SMAS。

中線部皮膚的解剖分離和吸脂術已經在手術開始時完成，並用紗布填塞。此時可以取出紗布，檢查術區出血。在懸吊階段，一些外科醫生喜歡用不可吸收縫線，如編織的尼龍線、PDS 或普理靈線，而其他醫生喜歡使用可吸收縫線。嘗試過所有的常用縫合線後，我更傾向用 2-0 薇喬線（圖3-101）。這是一種結實的可吸收縫合線，容易打結且不易鬆開。

止血在手術過程中是不斷進行的。然後進入第2階段懸吊階段。從頸闊肌成形術開始，要先處理好中線處的深部組織。

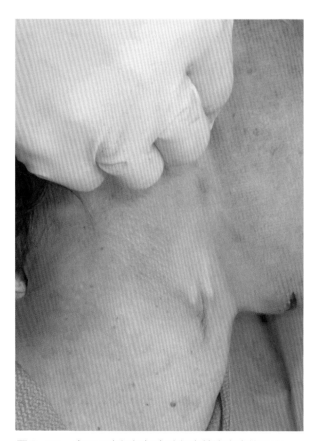

圖3-95　由於下方組織與皮膚緊密粘連產生的凹陷

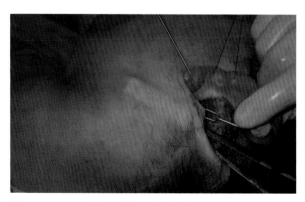

圖3-96　耳後部皮瓣向下向內側解剖分離，與頸前區剝離的腔隙貫通

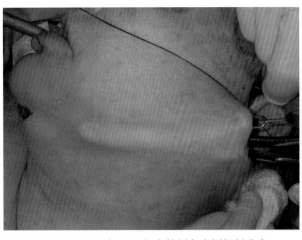
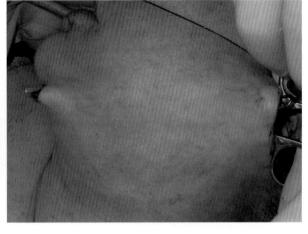

图 3-97　剪刀沿下颌骨下缘由外侧向内侧解剖分离

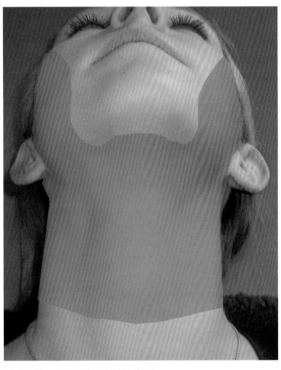
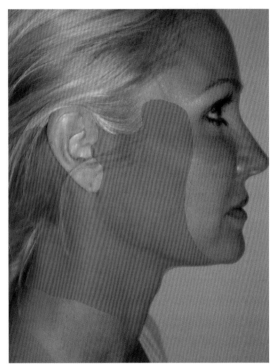

图 3-98　皮瓣解剖分离范围

对于中线颈阔肌成形术，我采用简单的"紧身衣"式或"鞋带"式颈阔肌成形术，将双侧颈阔肌的内侧缘牵拉至中线处并缝合在一起。大多数教科书都称之为"褶皱"。褶皱的词根是 plica，在拉丁语中意为"折痕或成脊"，但从技术层面上讲，颈阔肌不是褶皱。"platysmorrhaphy"（如疝修补术）是一个更准确的词，后缀 orrhaphy 是希腊语"缝合或接缝"的意思。颈阔肌合并缝合（拼接）将在本文中使用。许多缝合颈阔肌内侧缘的方法已经在前文介绍过了。

有的医生使用单纯连续缝合；有的医生使用间断缝合；还有些医生先将中线处缝合固定，然后将侧方肌肉再拉拢缝合到中线处（图 3-102）；也有外科医生尽可能多地切除颈阔肌。任何缝合方式都只是借助缝合产生的暂时的悬吊和支持力，直到皮肤和深层组织之间的瘢痕形成。进行多层面解剖分离的面部提升术后，被解剖分离的间隙开始愈合，并在间隙内形成瘢痕组织。这一过程可能在术后 6 周内最为活跃。一旦瘢痕组织形成，所有解剖分离平面便愈合，组织就由新生组织支撑，缝线就失去了支撑作用。正是由于这个原因，缝合可以使用可吸收线。24mm 的 FS-1

针长度足够钩挂住大小合适的组织，使用很方便。如果患者的颈阔肌内侧缘很厚且松弛，有些外科医生会切除中线处的一部分肌肉，改善松弛和隆起，利于收紧肌肉。方法是用一把大弯钳夹住中线处多余组织（脂肪和颈阔肌肌肉），锁紧弯钳后，切除多余组织。对于中线处颈阔肌并置，第一层缝合位于颈部与颏下区相交处的颏颈角水平。这个位置的缝合收紧最为关键，为颈部/颏部连接

处提供内收的力量（图 3-103）。许多情况下，中线处颈阔肌带是非常明显的，可以随意地提起并缝合在一起。而有些患者，此处并不明显，缝针穿过两侧的肌肉组织，在中线处打结。无论能否辨认出肌肉边界，缝合后肌肉与周围组织都会被拉紧。向下缝合通常要达到甲状软骨平面，向上缝合至下颌缘。解剖分离要尽可能向下延伸，缝合要尽可能的低。通常沿颈阔肌缝合 6～8 针（图

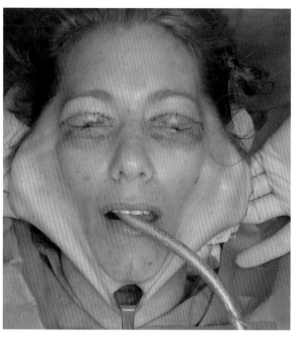

图 3-99　展示颈阔肌成形术，双侧耳前和耳后皮瓣解剖剥离全部完成后的情况。所有的皮下组织在第一阶段同时进行分离

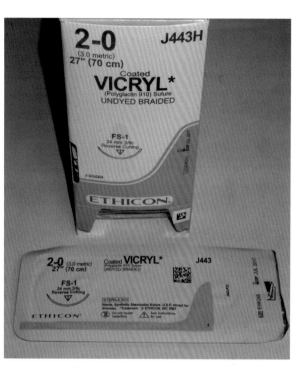

图 3-101　进行颈阔肌和 SMAS 提紧时作者喜欢使用 2-0 薇乔线

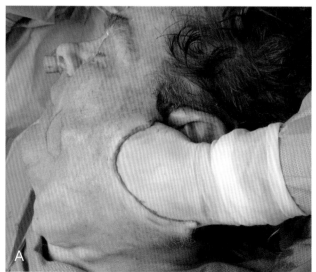

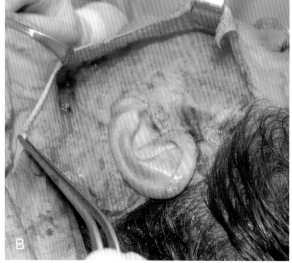

图 3-100　大多数成年人面部提升术解剖分离范围

A. 耳前和耳后皮瓣游离后可容纳我手的大部分；B. 牵开皮瓣可见 SMAS。小切口面部提升术剥离范围也相对较小

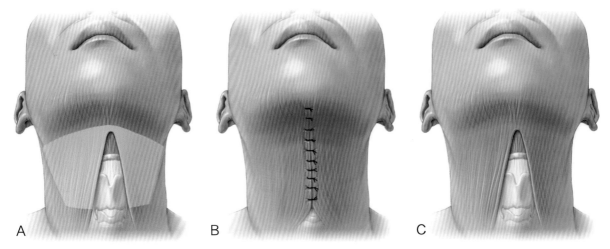

图 3-102   A. 分离的颈阔肌；B. 颈阔肌内侧缘在中线处缝合；C. 颈阔肌切除术，切除大部分颈阔肌

3-103）。图 3-104 显示了颈阔肌成形术的术中情况。有明显颈阔肌松弛的患者，颈阔肌缝合后颈部立刻变得紧致。缝合收紧后，也可以看到一定程度的缩紧感，术者会立即发现颈部直径减小。继续缝合至术者观察到颈部紧致度没有变化时，即可停止缝合。向上，一定要缝至下颌下缘。

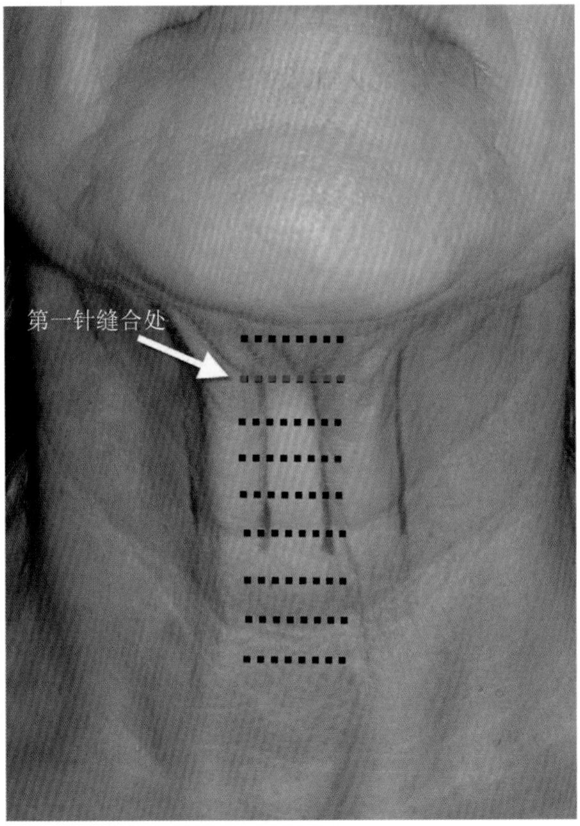

图 3-103   颈阔肌成形术合并缝合的第一针要缝合固定至颏颈角水平（舌骨）。一般情况下从甲状软骨至下颌骨下缘行 6～8 针埋没褥式缝合

舌骨水平上的缝合增加了对这一区域的支持，可以有效提高颏底高度。这些高位缝合使颏下区恢复紧致。

中线处颈阔肌并置完成后，有些外科医生习惯对颈阔肌最下方的缝合处进行修剪。这样做是为了防止"弓弦"现象，其表现为此区域的肌肉带紧张并形成突起。我个人从未使用过这种颈阔肌肌肉横断修剪方法，因为我认为这样会降低悬吊效果。我从未遇到过"弓弦"现象或因为缺少这种修剪而造成的任何负面后果。我们在本章中介绍的颈阔肌缝合技术有效地避免了"弓弦"畸形。如前所述，我从下颌骨向下缝合至尽可能低的位置，如果切开肌肉会削弱悬吊力量。

术后早期患者最常抱怨的是颈部紧绷感。这不仅因为中线处的颈阔肌缝合，还由于后部（也称为外侧部）颈阔肌收紧，这将在本章后面讨论。

综上所述，有些外科医生在进行面部提升手术时省略了颈阔肌成形术。实施颈阔肌成形术可让颈部变得紧致和使颈部因紧凑而"纤细"。我认为，颈阔肌成形术还与最大限度地切除过多皮肤和勾勒紧致自然的颈部外形有很大关系。中线和后侧颈阔肌缝合延长了手术时间，但也形成了深部支撑结构（稍后讨论）。

事实上，进行面部提升术而不进行阔筋肌成

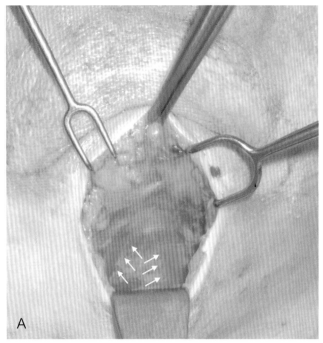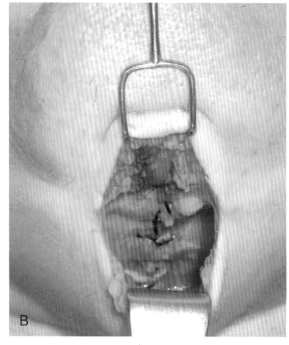

图 3-104 A. 颏下区吸脂术后，白箭指示颈阔肌；B. 中线处埋没褥式缝合固定肌肉

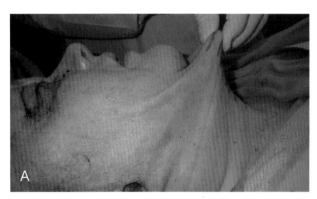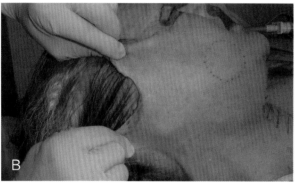

图 3-105 面部提升联合颈阔肌成形术可以收紧并切除更多的皮肤组织

相比不伴有颈阔肌成形术的耳前耳后皮瓣游离，颈前部的解剖分离能够使更多的皮肤松动。如果不做颈阔肌成形术，可供提紧和切除的皮肤量就会减少。A. 可移动的颈前部过多皮肤；B. 大量皮肤可被收紧切除

形术时，多余的皮肤被拉回（被牵扯）。这些多余的皮肤，在提升完毕时应该被切除。松弛的皮肤去除得越多（在合理的范围内），提升越紧致。提紧（牵拉）多余皮肤而不进行阔筋肌成形术也会拉扯附着于颈阔肌的深层组织。强力拖曳这部分未松解的组织限制了剥离后皮肤组织的牵拉和去除量。然而，当完成颈阔肌成形术时，颏下和颈部深层组织通过剥离与皮肤分开，使得更多的皮肤可移动提升，收紧后切除，避免了术后该区域皮肤组织臃肿松弛（图 3-105）。进行颈阔肌成形术、剥离颏下与颈部组织的另一个优点是造成了更大范围得组织创伤，意味着这部分组织在愈

合过程中能够形成瘢痕，增加提升术的稳定性。

颈阔肌是退化的肌肉，有些外科医生会做"颈阔肌切除术"，除去大部分颈阔肌（图 3-102，图 3-106）。中线的处颈阔肌被永久去除。我只在少数病例中进行此操作，与传统的中线处颈阔肌成形术相比有其优点和缺点。手术入路与传统手术一样，皮下剥离、吸脂或开放式脂肪切除术，然后显露颈阔肌。一旦颈阔肌显露出来（从颏下切口），沿着中线向侧方剥离直至颏下入路能够操作的更远。我通常去除向两侧延伸的垂直颈阔肌带。对于外科医生来说，了解下颌缘神经的走行很重要，在下颌缘处操作要小心谨慎。当切除了

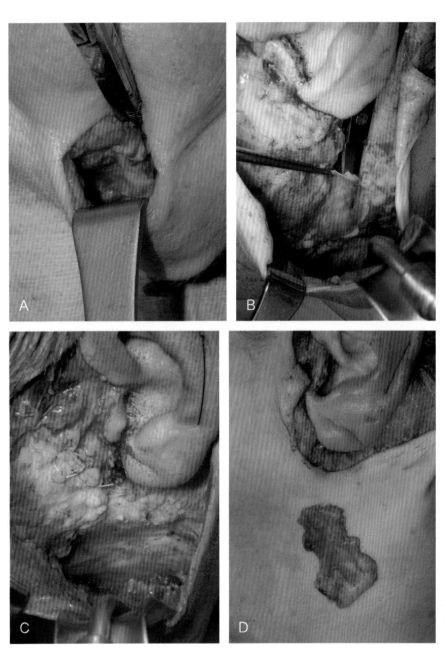

图 3-106　A.颈阔肌前部切除；B.颈阔肌后部解剖分离；C.颈阔肌后部切除后的术区；D.切除的颈阔肌组织

靠近中线的颈阔肌时，会显露深部脂肪，必要时可切除深部脂肪。此外，外科医生经常会发现有脂肪和结缔组织附着在颈阔肌上的现象，尤其在肥胖患者中。这些组织随颈阔肌一起切除，可以明显地使颈部变纤细。

传统的颈阔肌折叠术在中线处紧密缝合，侧部的肌肉固定于乳突筋膜。由此形成了一个紧张的环索结构，造成许多患者在术后几日到几周的时间内会有一种短暂的勒颈感。以颈阔肌切除术替代折叠术，可以消除这种紧张的压迫感。此外，根据我的经验，颈阔肌折叠术后的患者颈前区炎症反应较重。这可能是由于缝合或结扎了该区域

的淋巴管造成的，但一些患者形成硬结，有时会在中线处颈阔肌成形术后数周才形成。这种肿胀和硬结不会在接受颈阔肌切除术的患者中发生，大多数人术后颈部立即变得更加柔软。

大多数人，颈阔肌的作用是降下唇和口角。有些接受颈阔肌切除术的患者由于失去了这部分肌肉功能，术后早期表现轻度的不适。可能口轮匝肌和降下唇肌功能正常，当要求他们做一些表情时，比如微笑、撇嘴和翻转下唇，就会出现左右不对称，这是由于失去颈阔肌造成的。向患者解释这是正常的术后并发症，让他们明白这并不是神经损伤造成的，帮助他们平静下来，一段时

间后这种情况就会代偿消失。

颈阔肌切除术的优点包括以下内容。

● 永久消除中线和外侧颈阔肌带。

● 缩窄颈部，特别是对颈阔肌周脂肪组织过多的患者。

● 术后早期颈部更加柔软。

● 无颈阔肌拉紧缝合后的窒息感。

颈阔肌切除术的缺点包括以下内容。

● 高分级手术，不适合新手外科医生。

● 下颌缘神经功能减弱的发生率增加（通常为暂时性）。

● 增加了颈外静脉与耳大神经的暴露概率。

● 增加了颌下腺突出发生率。

● 如损伤下颌下腺，增加涎腺囊肿的发病率。

进行颈阔肌切除术后，侧后方的颈阔肌经面部提升术耳后切口显露，只有去除了足够量的颈阔肌周围脂肪组织才能够用剪刀将这部分肌肉去除。有时，此处可见颌下腺暴露，如果腺体肥大或下垂，可以予以修剪。颌下腺位于咬肌前缘下方，二腹肌的前腹和后腹之间。修剪通常只限于腺体的浅叶，对唾液分泌没有明显影响。钝性分离腺体可以从包膜中取出并可同时缩小其体积。由于舌、舌下神经和下颌缘神经，以及面动静脉都与此腺体关系密切，故而此操作不应由低年资外科医生进行。闭合腺体包膜可减少涎腺囊肿的

发生率。

本章中将颈阔肌切除术作为一项扩大的，选择性的手术进行详尽介绍，此术式不可由低年资外科医生完成。

中线处颈阔肌并置代表第 2 阶段的第一步操作。下一步要进行一侧的 SMAS 处理。在处理 SMAS 之前，我先进行下颌区吸脂和下颌下区与颈部的"开放式"吸脂术。尽管主要的吸脂术已经在颈阔肌成形术时完成，但外科医生从侧方皮瓣可以更好地观察侧部结构，因此经常进行额外的脂肪修剪。下颌区是传统面部提升术中最常见的处理不足的区域之一。尽管 SMAS 手术改善了下颌区，但术后下颌区常表现为脂肪局限性沉积。

患者非常关注下颌的形态，如果他们接受了一个非常完美的面部提升术但仍然留下了臃肿的下颌部，他们会不高兴。此处是需要吸脂的主要区域，导管通过耳前皮瓣插入，进行吸脂操作，直到肉眼可见的脂肪容量减少。这是我认为要高度关注的去脂区域。因为下颌的位置在仰卧位和肿胀液注射后会发生明显变化，所以一定要在直立位标记下颌术区。直立位标记时，外科医生将注意到下颌隆起存在于下颌缘上方，还有一部分延伸至下颌缘下（图 3-107）。这两个领域都需要进行缩减以达到对下颌部外观的均匀改善。下颌缘神经在此处走行表浅（在口角外侧几厘米），

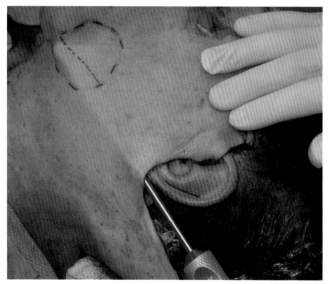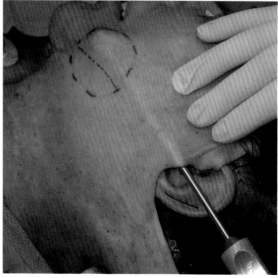

图 3-107　下颌骨下缘上方和下方的组织都需减少，这一点很重要（虚线）。因为下颌缘神经在此区域经过下颌骨，手术操作一定要保持在表浅层面

因此外科医生必须熟悉此处解剖，吸脂导管在浅表层面操作。这不是一个需过度治疗的区域，但是去除的脂肪量是很多的（图3-108）。

下一步是在侧颈部进行开放式吸脂术，外科医生可以在直视下将看到的脂肪吸走。不是所有患者都需要侧颈部的开放式吸脂术的，但是针对颈部臃肿的患者开放式吸脂后会对局部外观有很大的改善。注意力要集中在下颌缘到颈部皮瓣最低处之间的脂肪组织（图3-109）。

此时，外科医生的体位便于重新检查下颌韧带是否被剥离。实现对此区域更大程度的提升，这对于下颌的重塑极为重要。类似于颊部的颧韧带内的McGregor垫，当下颌韧带松解时，外科医生可以感觉到明显的释放感（图3-97）。

十三、SMAS的处理

SMAS的处理是面部提升手术中非常重要，同时也存在争议的部分。目前所有的外科医生均认为为了获得面部提升术良好的术后效果及其

效果的持久性与对SMAS的处理有关。目前最常见的SMAS处理技术包括：SMAS荷包缝合，SMAS折叠，SMAS切除，SMAS瓣，SMAS深层剥离。

如上所述，SMAS层的定义存在争议。在本文中，SMAS被定义为位于真皮及腮腺咬肌筋膜之间的脂肪及腱膜组织。

（一）SMAS的荷包缝合固定技术

SMAS的荷包缝合固定技术在术者进行短瘢痕面部提升术时是非常受欢迎的。这项技术涉及几种缝合方式，像一个荷包线，沿着圆形，在组织中蛇形进出，形成交汇点，进行确切的褶皱悬吊，然后将缝合线悬吊于颧弓骨膜或颞肌筋膜上。由于多个交汇点的存在，缝合线提紧后，可支撑面部的大部分组织区域。大体来说，这些缝线以不同的向量放置。我个人不太认同将SMAS的整体悬吊提升寄希望于几根会拉伸甚至断裂的缝合线上，但是，它们在某些术者当中是非常受欢迎的。

（二）SMAS折叠

SMAS折叠是提紧SMAS最受欢迎的方式之一，并且由于其简单、安全、结果可预期，是缺乏经验的医生的最佳选择。折叠这个词的词义上文已经描述过。通过折叠、缝合、收紧SMAS组织（图3-110B）。这跟裁缝在衣服上缝褶儿是一样的，他们固定布料的一面，将布料折叠后缝在一起。虽然大部分书籍中的示意图都显示SMAS折叠是整齐的折叠缝合，一层组织覆盖于另外一层组织上，然而实际上，术者是通过将SMAS

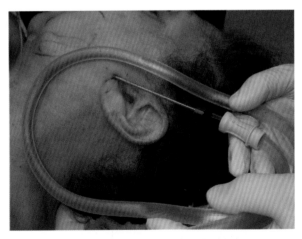

图3-108　吸脂术清除的下颌部大量脂肪组织

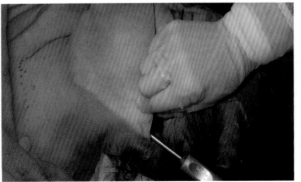
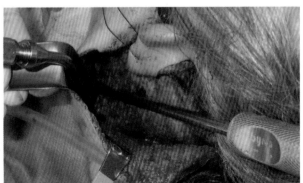

图3-109　对于侧颈部脂肪过多的患者，通过外侧开放式吸脂术使侧颈部收紧重塑

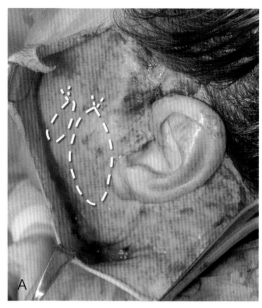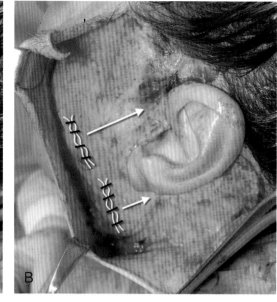

图 3-110　A. 荷包缝合线示意图；B.SMAS 折叠包括牵拉或聚集下垂的 SMAS，在适当的向量上形成褶皱以提紧组织（白箭），对于缺乏经验的整形外科医生来说，这是 SMAS 处理的首选方法，因为它安全有效

拉拢绑定于正确的载体上，以确保下垂的 SMAS 得到提升。SMAS 折叠有可能是折叠缝合，也有可能不是，实际上只是做了悬吊。可以根据需要在正确的载体上做多个折叠缝合以牵拉提紧下垂的 SMAS。面部组织老化倾向于向下、向前，因此正确的提升载体是向上向后。第一根 2-0 薇乔线折叠缝合线处于嘴角水平，向耳屏方向牵拉形成褶皱（图 3-110B）。术者可以用有齿牙钳钳夹此区域下垂的 SMAS，向上外侧牵拉。你会看到 SMAS 在多个方向对多个区域的组织进行牵拉。我把可以对下颌和颈部施加最大拉力的区域，称为最佳交汇点。如果术者牵拉下垂 SMAS 的位置高于或低于此点，下颌及颈部的改善作用就不会如此显著。首先是要找到最佳交汇点，然后在合适的载体上进行固定。需要澄清的是，第一根缝线位于口角的外侧，针脚位置越远，悬吊效果越好。另外，可以进行额外的折叠缝合，整体改善 SMAS 的下垂状态，改善面部的老化。折叠缝线起自口角水平向耳屏方向可以产生最大限度的提拉力。其他的缝线并不会像第一根缝线拉的那么紧，但是它们可以通过负担一些张力，从而缓解第一根缝线所承受的压力。

SMAS 折叠会导致 SMAS 集结成束，增厚成脊，这种情况在愈合的过程中可以逐渐改善。

很多教材中描写过 SMAS 折叠和 SMAS 叠盖。叠盖是另一个经常被误用的词。叠盖在技术上是指重叠，如叠瓦作用或鳞形叠覆。根据我的经验，它最常用于指 SMAS 部分切除后覆盖缝合的技术。对于"封闭式 SMAS"和"开放式 SMAS"技术，我认为折叠和叠盖这两个词是过时的，并且被误用了。SMAS 折叠、SMAS 荷包缝合是封闭式 SMAS 技术，而 SMAS 切除、SMAS 瓣、SMAS 深层平面技术是开放式 SMAS 技术。

（三）SMAS 切除

由于多种原因，SMAS 切除是我首选的技术。首先，它真正排除了 SMAS 任何部分增厚成脊的可能性。并且它可以几何定制，以适应由于 SMAS 切除方向不同所导致的牵拉载体的多样性。施行 SMAS 切除最安全的方式（尤其是对于初学者）是于腮腺表面进行 SMAS 切除。面神经穿出茎乳孔后，通常走行于腮腺（无神经支配）深部。然后形成腮腺神经丛，包括五个分支，支配面部表情肌的运动。从下到上，神经分支包括颈支、下颌缘支、颧支、颊支及颞支。SMAS 切除不经过这些神经分支走行区域，但当这些分支从腮腺前缘穿过咬肌时易受损伤（图 3-111）。在

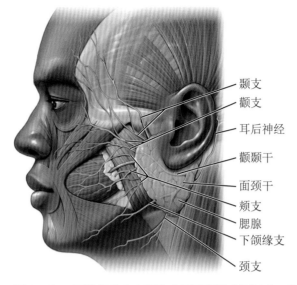

图 3-111 面神经分支在腮腺内受到保护直到其离开腺体前缘并横过咬肌，此时容易受到损伤

这个位置，神经虽然仍然位于腮腺咬肌筋膜下，但仍然很表浅，容易受到损伤。有经验的术者可以在腮腺范围外施行 SMAS 切除。

SMAS 切除的方式多种多样，从简单的垂直条带状切除到进行几何切除。单纯的 SMAS 垂直切除与鼻唇沟平行，牵拉可以改善鼻唇沟。真正的 SMAS 切除自颧部区域（SMAS 移动性较差）一直延伸至下颌角的下缘（图 3-112）。

SMAS 去除的多少通常与老化导致的松垂程度有关。最精确的 SMAS 切除是在去除足够的 SMAS 后，双侧切缘缝合在一起时中间不会存在间隙或相互重叠，通常切除 2～4cm。切除 SMAS 最安全的方式是用无齿镊夹住 SMAS 上端，这会将可移动 SMAS 向上拖动，使其离开腮腺咬肌筋膜，防止损伤腮腺（图 3-113）。

尽管腮腺腺体的浅表切除可能不会造成严重损伤，但术后可能会出现腮腺瘘。最好是只在腮腺咬肌筋膜上切除 SMAS。如果 SMAS 切除超出了腮腺范围，在筋膜上切除也可以保护面神经分支。一旦 SMAS 被拉起，就可以用整形剪去除所需的 SMAS 宽度（图 3-114）。如果 SMAS 层在下颌边缘处较厚，SMAS 切除可以一直向下延伸至颈部。

通常情况下，SMAS 在下颌边缘位置以外较薄，所以一般 SMAS 切除止于此处。没必要切除 SMAS 层的每个细胞，实际上，切除厚度足以进

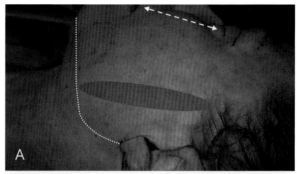

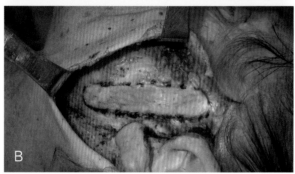

图 3-112 真正的 SMAS 切除自颧部区域，一直延伸至下颌角的下缘

A. SMAS 切除位置近似与鼻唇沟平行（双箭头虚线），并从颧骨区域延伸到下颌缘（虚线），SMAS 切除的长度、宽度与蓝色部分显示的类似；B. 术中 SMAS 切除的真正部位

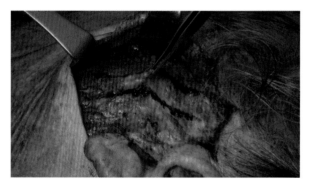

图 3-113 从腮腺咬肌筋膜表面提起 SMAS，防止损伤深部结构

行缝合即可，这样既能保证面部老化得以修复，线结又不会穿透 SMAS。经验丰富的术者将在不损伤腮腺筋膜的情况下尽可能多的切除 SMAS（图 3-115）。

很多患者 SMAS 层较厚，向下延伸至颈部。在这种情况下，SMAS 切除可以向下至下颌下缘达到所期望的平面（图 3-116）。

垂直向 SMAS 切除是以与自然老化相反的向量提升缝合 SMAS。由于大部分面部软组织下

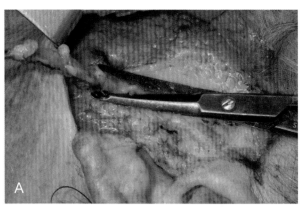
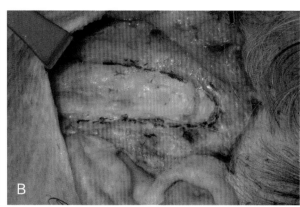

图 3-114　A. 切口延伸到下颌缘；B.SMAS 全层切除

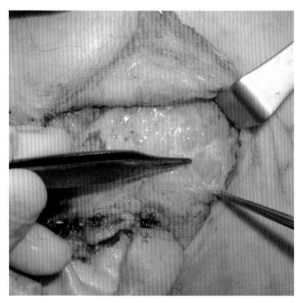

图 3-115　镊子夹住腮腺筋膜，下方的腮腺小叶可以在筋膜下看到

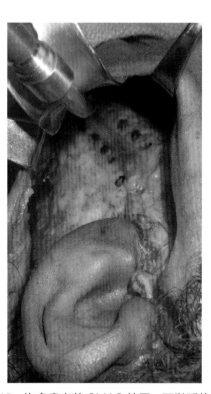

图 3-116　许多患者的 SMAS 较厚，可以延伸到下颌缘下直到颈部。SMAS 切除可以继续向下，这里用蓝色虚线标示了出来

垂都是向前、向下的，所需要的对 SMAS 的纠正拉力将是向后、向上的（实际上是向后外侧的）。就像 SMAS 折叠部分所描写的那样，第一个线结放在口角平面的下垂 SMAS 中，这个区域可以产生最有效的拉力（汇合点）。线结并不是真的打在口角位置，而是在口角同一水平向后外侧牵拉，通常朝向耳屏（图 3-117 和图 3-118）。SMAS 切除缝合用 2-0 薇乔线。

　　第一根缝线确定正确的位置与方向，其余七八根薇乔线置于第一根缝线的上下。这些缝线也上外方向牵拉，加强切除后的 SMAS（图 3-119）。

　　尽管我已经采用上述简单的垂直向 SMAS 切除技术，成功进行了几百例面部提升手术，但有时会导致上颧部或外眦区条带形成或过度丰满。

为了避免这个问题，我现在用"7 字形 SMAS 切除"或"倒 L 形 SMAS 切除"。在这种技术中，SMAS 切除的垂直部分与前文描述的完全一致。在与鼻唇沟平行的方向上，以同样的深度和宽度进行相同的 SMAS 切除。不同之处是大致在颧弓区域进行的水平向 SMAS 切除（图 3-120）。

　　7 字形技术的折角处是向上外侧方向牵拉。余下的垂直向及水平向缝线置于与老化方向相反的方向，以提升悬吊下垂的 SMAS，塑造年轻、自然的外观（图 3-121）。

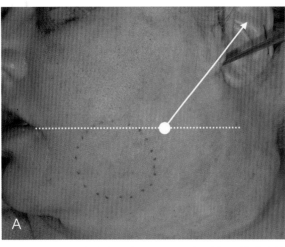
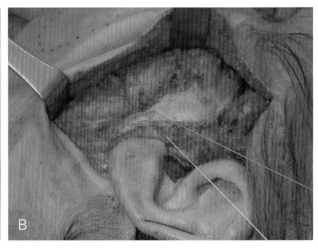

图 3-117　　A. 白色大圆点是 SMAS 切除的远端缝合处，位于口角连线上（虚线）；B. 该缝合线牵拉 SMAS 向耳屏。其原理与 SMAS 切除术相同

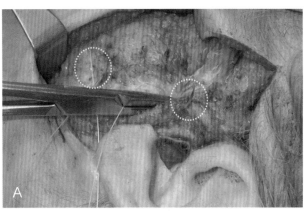
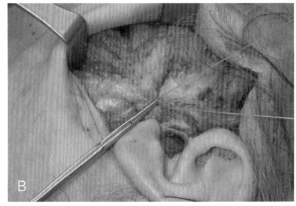

图 3-118　　A. 从口角到耳屏的开始缝合位置（虚线圆圈）；B. 实际缝合到位，牵拉 SMAS 进入面部年轻化向量

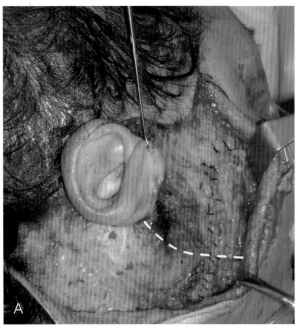
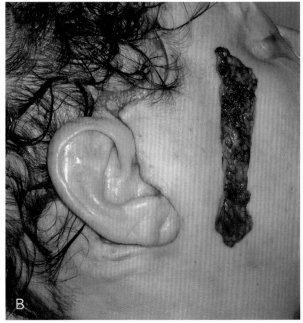

图 3-119　　A. 垂直 SMAS 切除术，13 根缝线从颧骨区域延伸，越过下颌下界（虚线），达侧颈部区域。这种缝合比较牢靠，即使患者扭动头颈部使缝线紧张，咳嗽，打喷嚏等，也不会绷断；B. 切除的 SMAS 置于皮肤上的大致位置

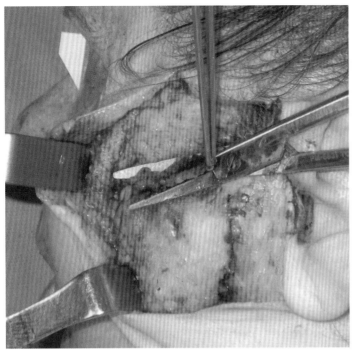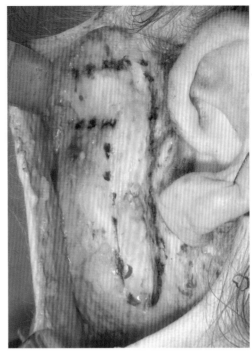

图 3-120　笔者首选处理 SMAS 的方式是 7 字形或倒 L 形技术，SMAS 垂直切除后在颧弓上转为水平切除。这减少了颧骨区域条带形成，并形成更多方向的 SMAS 悬吊

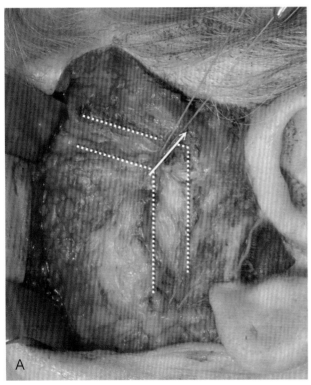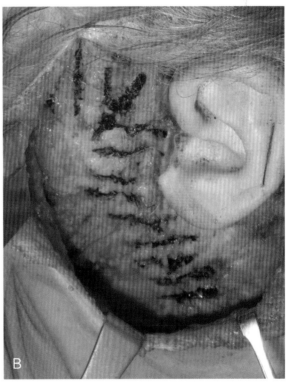

图 3-121　A. 7 字形或倒 L 形 SMAS 切除关闭时的第一针缝合位置与方向；B. 水平与垂直向缝合的手术标记线。使用 13 根 2-0 薇乔线缝合，确保缝合的牢固和稳定

SMAS 切除及悬吊并不局限于以上描写的技术，多种方向选择，可以使 SMAS 切除或悬吊的方向最优化（图 3-122）。

（四）SMAS 瓣技术

SMAS 瓣技术非常类似于之前详细描述的倒 L 形技术。在腮腺区域做垂直及水平切口。充分剥离 SMAS 瓣，移动筋膜瓣并向上外侧牵拉，切除缝合多余的 SMAS（图 3-123）。这是深平面 SMAS 技术的较小版本。

大部分先前讨论过的 SMAS 技术，处理 SMAS 时位于腮腺咬肌筋膜及腮腺之上，比较保守。这些技术在保护深层结构的同时，很好地提紧了 SMAS。

（五）深层面部提升术

相对而言，深层面部提升术对组织的处理更

加彻底，部分术者很青睐这种技术，他们认为这种技术可以更好地改善鼻唇沟及面中部。这种技术很先进，但是会增加面神经损伤概率，延长愈合时间，只能由经验丰富的医生来做。这种技术的目的是进入 SMAS 下平面，但是仍然在腮腺咬肌筋膜上平面进行分离，保护面神经分支（图 3-124 和图 3-125）。深层分离可以进行到面动脉、面静脉水平，在它们前方，有支配口周肌肉组织的神经走行，有损伤的风险。在 SMAS 下平面，向上分离可达颧大肌、颧小肌水平。口轮匝肌及

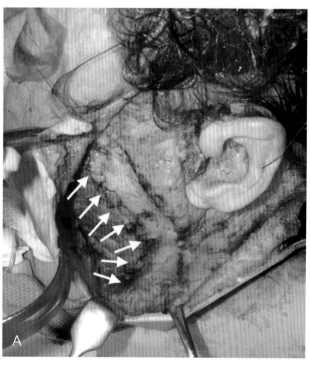
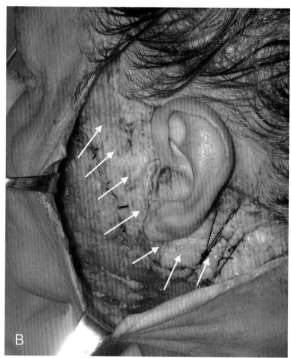

图 3-122　该患者面颊和颈部采用箭头所示进行 SMAS 切除缝合，以获得最优的悬吊效果

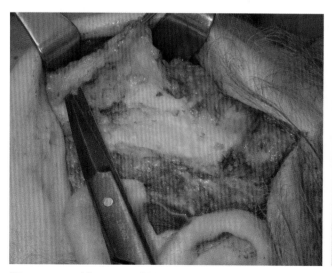
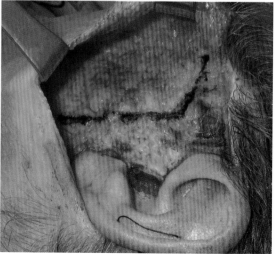

图 3-123　剥离 SMAS 皮瓣，增加皮瓣的移动性。然后向后上方悬吊，修剪多余部分，用 2-0 薇乔线缝合

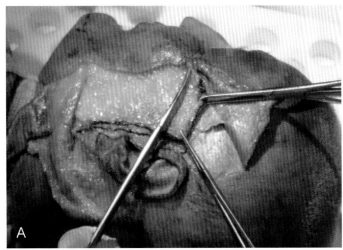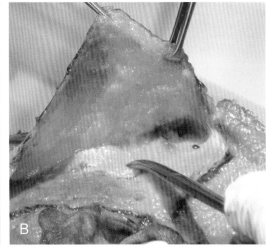

图 3-124　A. 尸体标本展示深平面 SMAS 瓣范围；B.SMAS 下解剖

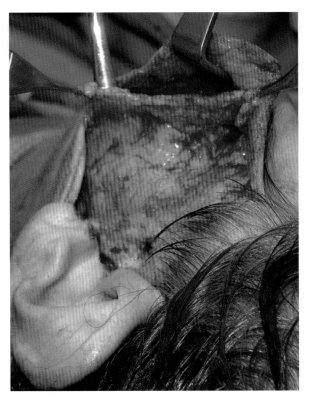

图 3-125　这个术中照片显示了 SMAS 下剥离

颧肌的定位是面部深层平面剥离的重要标志。剥离可扩展至鼻唇沟，通常止于颧弓下 1cm 处。再次提醒一下，这种技术不适于新手术者。

尽管这里描写的 SMAS 处理技术并不完全详尽，但它们代表了当代的 SMAS 处理技术。SMAS 折叠及 SMAS 切除仍然是最受欢迎的处理方式。

SMAS 经过处理后，由于下层软组织悬吊及张力的改变，可能会出现皮肤凹陷。SMAS 切除

后拉伸皮肤是非常重要的，可以使皮肤轮廓圆润，没有凹陷。如果出现皮肤凹陷，必须皮下剥离松解凹陷点（图 3-126）。

十四、颈阔肌后侧悬吊术

颈阔肌是成对的肌肉，具有内外边界，一些术者将其称为前界和后界。无论如何命名，对这两个区域进行处理对于获得自然持久的面部年轻化效果是非常重要的（图 3-127）。

当完成一侧面部提升、SMAS 处理、抽脂后，进行颈阔肌后侧悬吊。记住，颈阔肌中线缝合后，结合颈阔肌后部悬吊，将其固定于深部组织，将形成一个条带，提紧整个颈部（图 3-128）。一些术者认为牵拉颈阔肌后部是有悖常理的，因为它会削弱颈阔肌中线的缝合力。此外，我还听到一些术者谴责后颈阔肌悬吊，认为这种缝合方式会压迫耳大神经。这种说法既对也不对！这些缝合线经常穿过耳大神经区域，有可能压迫耳大神经，但是我已经完成此种手术 2000 多例，并没有增加任何耳大神经损伤的概率。当患者处于直立位，肿胀麻醉及水肿消散后，压迫力会松弛，缝线会拉长。

如颈阔肌内界一样，真正的肌肉边界有时是可见的，有时被其他组织覆盖。颈阔肌后侧悬吊点要能维持颈部紧致以及帮助塑造下颌线。悬吊颈阔肌后界的经典方式是用缝线固定，以自然方向牵拉，悬吊于乳突筋膜上。

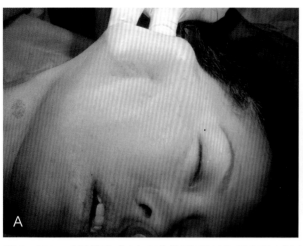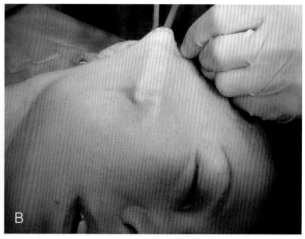

图 3-126　皮肤凹陷（A）可在处理 SMAS 后出现，是由于下方软组织位置和张力发生变化所致。如果出现这种情况必须剥离松解皮肤（B）

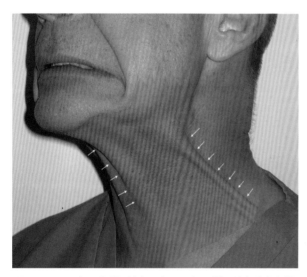

图 3-127　在面部提升过程中，颈阔肌前后侧形成索带

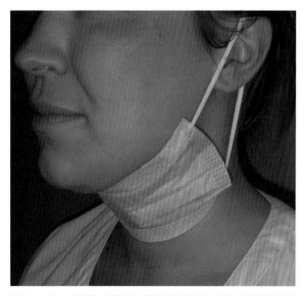

图 3-128　外科口罩用于说明吊索对于固定内外侧颈阔肌的作用

颈阔肌后侧固定的第一个缝线应置于下颌缘以下（图 3-129）。如果可以看见真正的颈阔肌肌肉边缘，用 2-0 薇乔进行褥式缝合。如果看不见真正的颈阔肌边缘，要往深处进针，这样上覆的组织和颈阔肌可以同时被牵拉。术者需要牢记颈外静脉常常走行于缝线所在的颈阔肌后界区域。将缝合线内移一些，可以避免损伤颈外静脉。如果颈外静脉穿孔或有切口，必须结扎以避免以后出血或血肿发生。

向适当的方向牵拉，并缝合到乳突区域较深、较厚的组织上（图 3-130）。形成一个较长的锁链式缝合。事实上，颈阔肌后侧可以用较短的缝线进行缝合（图 3-131），但是较长的缝线可以挂住足够致密的组织而不会穿透组织。第二个褥式缝合置于第一个缝线下方，这两个线结足够牢固，

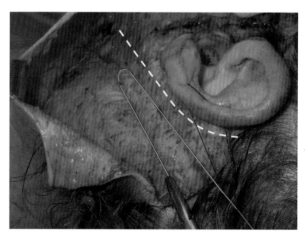

图 3-129　颈阔肌后缘缝合的第一针位于下颌缘下方（虚线所示）

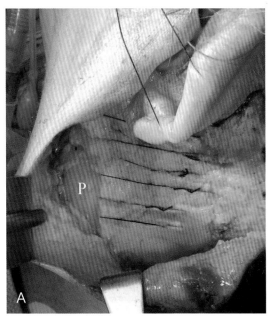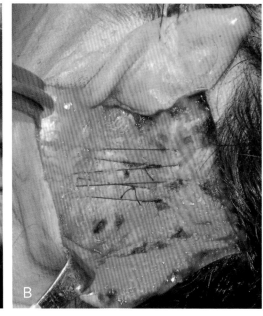

图 3-130　A. 清晰可见的颈阔肌后缘（P），用两根褥式缝合线固定；B. 看不到肌肉，用针挂住肌肉表面组织，并缝合悬吊，颈阔肌后缘并不总是可见

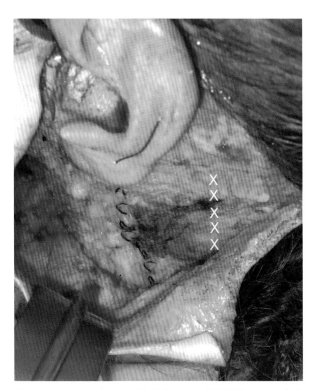

图 3-131　颈阔肌后侧缝合线不是"锁链"，不会附着在乳突筋膜后方。这些缝合线通常能提供足够的牵引力，但可能会覆盖诸如颈外静脉或耳大神经等解剖结构，因此较长的锁链式缝合可能更安全。白色"X"显示的是传统颈阔肌后侧缝合线的正常位置

可以支撑整个颈阔肌后侧。

　　然后，进入对侧，同样进行吸脂及 SMAS 切除术以达到双侧组织的平衡。多数术者都会在进行对侧手术前完成所有的步骤，包括关键点的缝合，多余皮肤的切除以及最终缝合。我已经说明了不按照此顺序进行手术的理由，因为要在松弛状态下进行处理。

　　在处理皮肤之前，必须要确保皮下层平整，没有肿块，没有隆起，没有凹凸不平。皮肤较厚或是皮瓣真皮下脂肪较多的患者，皮下凹凸不平可能没有问题，但是对于皮肤较薄或是皮瓣较薄的患者，皮下凹凸不平就会非常明显。线结、电刀烧灼区域、缝合线之间或周围形成的脊、方向改变形成的条带以及不规则吸脂等都可以导致皮下凹凸不平。皮肤无张力状态下，皮下凹凸不平的位置可能不明显，施加张力后，就会变得很明显，可以对这些位置进行修剪和重塑（图 3-132）。

　　同样的情况可能会发生在颞部（图 3-133）和咬肌（图 3-134）区域。

　　一旦皮下所有凹凸不平的位置都平顺了，就开始进行皮肤提升（阶段 2），包括皮肤修剪、关键点缝合、适当方向的悬吊、耳垂掏出、耳屏重建以及皮肤切除。

（一）皮肤阶段

　　处理多余的皮肤是面部提升手术最后也是最

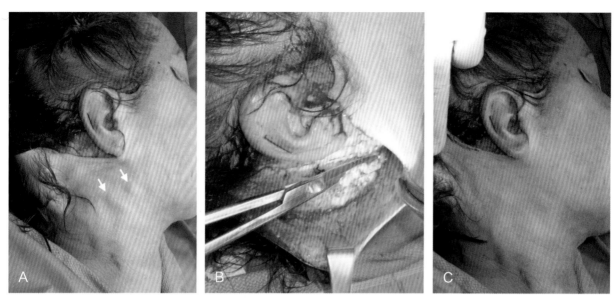

图 3-132 　A. 皮瓣下的皮下组织凹凸不平（箭头）；B. 正在修剪这些突出区域；C. 修剪后的平滑轮廓

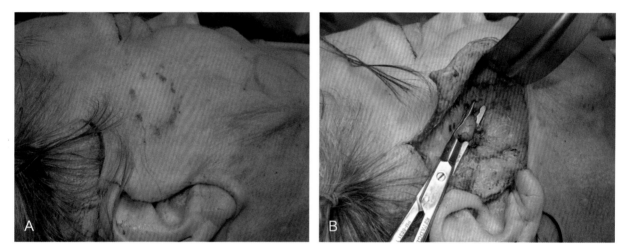

图 3-133 　A. 通过皮肤看到的突起；B. 修剪凹凸不平的组织，进行 7 字形或倒 L 形 SMAS 切除的水平支可以直接处理此区域

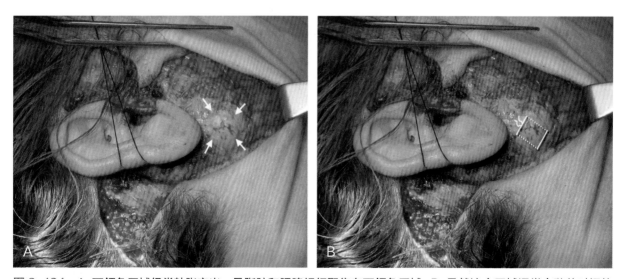

图 3-134 　A. 下颌角区域经常鼓胀突出，是脂肪和腮腺组织聚集在下颌角区域；B. 虽然这个区域通常会随着时间的推移而慢慢改善，但是在该区域进行 4-0 薇乔线褥式缝合能立即减轻组织膨出

具艺术性的部分。我更喜欢用三阶段平衡技术，所以所有的病例我都是在最后处理皮肤。第一步是在颏下切口缝合数针以对齐中线，使切口在最后关闭时不会倾斜。中线对齐后，当切口一侧皮肤提紧后，不会被牵拉越过中线。再次检查所有的手术区域，止血，因为这将是最后一次直视下看到术野。

皮肤重塑首先要考虑以自然方向移动皮肤重新覆盖深部组织。那些想做面部提升术的患者最害怕术后看起来不自然，"牵拉"或"做过"的痕迹太明显。牵拉外观可能是由几个因素导致的，包括术者对面部提升概念不了解，患者多次进行面部提升术或者患者容量缺失、皮肤牵拉太紧导致面部轮廓感更明显。面部皱纹严重的患者拒绝进行皱纹重塑也会导致面部外观不自然，因为皮肤重新覆盖后会改变皱纹的走行（图3-135）。为了避免皱纹向上倾斜的不自然外观，在面部提升术前、术中、术后告知面部皱纹严重的患者需要进行皮肤重塑是非常重要的。术前必须与患者进行讨论，拒绝激光治疗的患者应该签署书面知情同意书。这可以作为拒绝治疗这种患者的一个很好的依据，因为它会影响术者的声誉。

面部提升术皮肤阶段开始后，用器械在耳前耳后钳住皮肤，向正确方向牵拉（图3-136）。向后上方牵拉，几乎所有患者术后都可以获得自然紧致的外观，牵拉方向基本上是患者坐位2点钟及10点钟方向。根据经验，皮肤牵拉的方向几乎是"自然的"方向，因为合适的牵拉方向就是将颈部、颏下、下颌皮肤提紧的方向。

多余的皮肤量是跟面部老化及皮肤质量成正比的，个体之间差异非常大（图3-137和图3-138）。对于没有经验的医生，最适合做皮肤轻度或中度过量的患者。

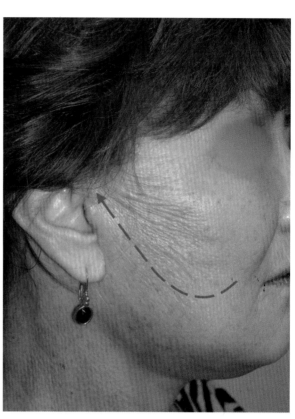

图3-135　此处显示的患者拒绝同时进行激光换肤，结果是在面部提升过程中由于皮肤牵拉方向的改变而出现了向上弯曲的皱纹。CO_2激光换肤可以大大改善种情况

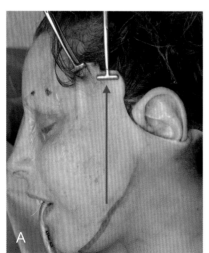 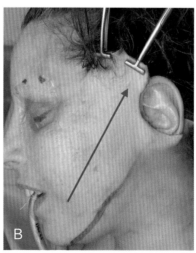 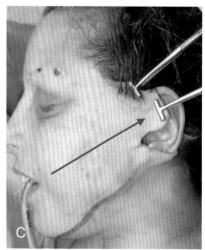

图3-136　A. 皮瓣牵拉过于垂直；B. 皮瓣为正常方向牵拉；C. 皮瓣牵拉过于水平，垂直和水平方向张力的正确调整对于获得紧致自然的效果是很重要的

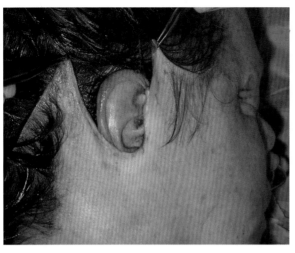

图 3-137　50 岁患者典型的中度皮肤过量

用镊子或钳子固定皮肤,向合适方向牵拉(图 3-139)。皮瓣远端向前内侧旋转以向上贴合后发际线（图 3-140）。这一步很重要,如果皮瓣没有轻微向前旋转,发际线处就会很明显地看到皮肤缺口。皮瓣过度旋转,会影响皮肤牵拉的方向,影响皮肤拉紧的效果。如前所述,耳后切口水平支位置要高于耳郭最宽处,这样可以防止出现耳后切迹,并且可以使切口线在发际线中走行（图 3-46）。

常遇到的问题是:"你牵拉皮瓣有多紧?",这主要是根据经验定,答案是:"紧,但不要太紧。"

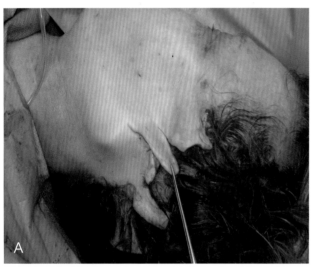
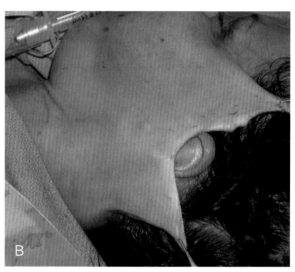

图 3-138　这两名患者皮肤极度过剩,在牵引皮肤时会盖住整个耳朵。这种过量通常见于提前衰老,组织弹性差,遗传性皮肤过剩和（或）减肥术后患者。对于新手医生来说,这些患者并非合适的病例

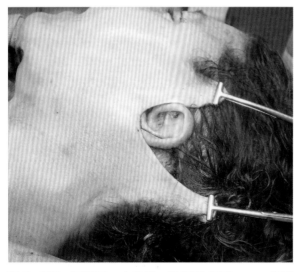

图 3-139　用镊子,止血钳,组织钳或 Pitanguy 皮瓣钳（图所示）牵拉皮瓣至合适的位置,进行关键点缝合固定

可以进行测量,但由于皮肤弹性的不同,测量技术及设备的不同,结果往往不同。皮瓣牵拉需要足够紧以使颈部、颏下及下颌区域紧致,但是又不能太紧,以免影响血液供应或因张力过大导致皮肤坏死。一旦皮瓣位置及张力调节到位,修剪耳前耳后皮肤,对皮瓣进行"关键点"缝合固定（图3-141 和图 3-142）。这些是唯一处在张力状态下的皮肤缝线,它们将承担主要的张力。这个步骤我将会重复一次以提高准确性,我后面会解释。

手术做到这个时候,多数医生开始修剪皮瓣,但是我会通过平衡技术对几个变量进行处理,我认为这可以增加准确度,以及防止某些部位或者层次没有拉紧。我第一步就是掏出耳垂。这是面

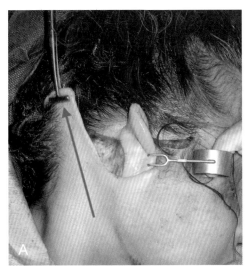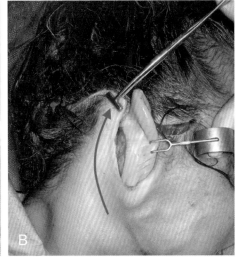

图 3-140 耳后皮瓣最佳张力线方向会导致发际线不自然

为了弥补这个缺陷，耳后皮瓣轻微向前内侧旋转。当使用较高的后发际线切口而不是下枕部发际线切口时，更应该进行这种调整，下枕部发际线切口不易影响发际线

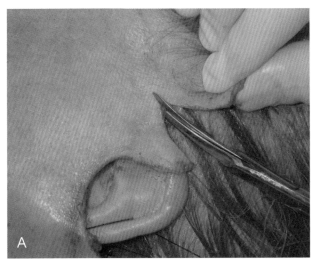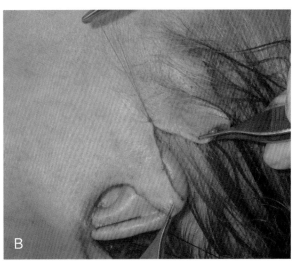

图 3-141 A. 耳前皮肤修剪；B.4-0 薇乔线缝合固定皮瓣

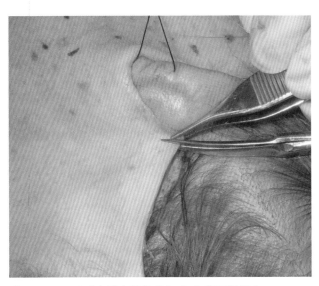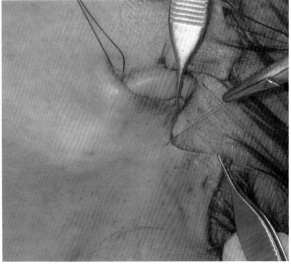

图 3-142 耳后皮瓣皮肤修剪和 4-0 薇乔线缝合

部提升手术中非常重要的一步，也是容易出错的步骤。在皮肤多余量较少的面部提升案例中，仅仅是简单用钳子抓住耳垂，在不做任何皮肤切口的情况下从皮瓣中掏出（图3-143）。在皮肤多余量过多的情况下，没有经验的术者为了切除足量的皮肤，拉出耳垂，可能会做一个很长的切口。

事实上，患者在仰卧位时，皮肤处于过度紧张状态，所以在这个切口位置，皮肤过度剪切是非常常见的，会出现精灵耳畸形，耳垂被颊部皮肤向下牵拉（图3-144）。此时应遵循"切开一次、测量两次"的规则。开始进行面部提升术时，外科医生经常问，"你以什么方向切开多余的皮肤，露出耳垂？"最简单也最准确的方式是沿着耳轮缘的自然曲线切开皮肤（图3-145）。在通常的面部提升术中，为了显露耳垂只需要做一小切口。有经验的医生会只切看起来所需切口长度的1/4。如果你认为切口需要20mm，那就只切5mm。然后尝试将耳垂从皮瓣中取出，如果切口需要延长，那就再延长几毫米（图3-146）。我在这里讲了很多，是因为这里经常出错，手术操作失误会导致精灵耳畸形，很难修复，但是很容易避免。

手术到此，皮肤已经向正确的方向牵拉，并已完成关键点的缝合固定，耳垂也已掏出。下一步就是切除耳后多余的皮肤（图3-147）。此区域

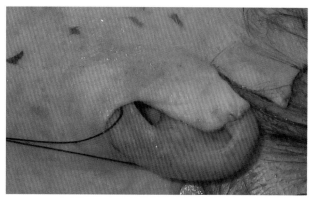
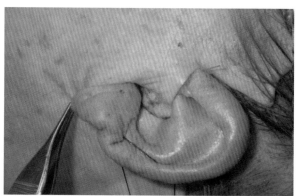

图3-143　对于皮肤富余不多的患者，在切开皮肤前将耳垂掏出，切不可先做切口

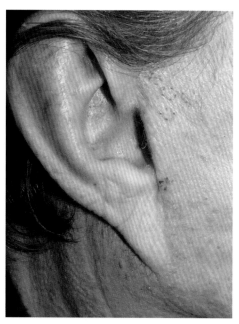

图3-144　典型的精灵耳畸形。永远不要试图把耳垂悬吊在脸颊上。这个手术是在患者仰卧位时进行的，如果过度切除，在手术过程中看起来很好，但当患者站立时，重力会向下拉耳垂

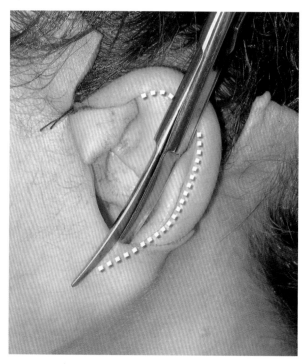

图3-145　顺着耳轮边缘的自然曲度来切割皮肤以释放耳垂

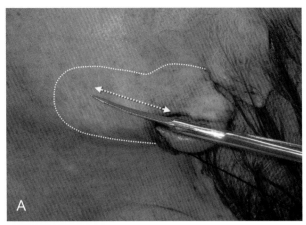

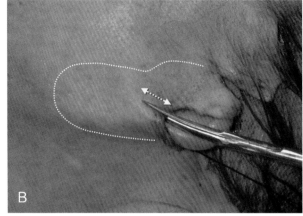

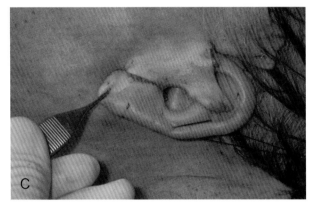

图 3-146　A.耳朵轮廓（虚线），黄色箭头表示掏出耳垂所需的切口长度；B.成功掏出耳垂所需的实际皮肤切口量；C.耳垂通过小切口掏出，皮瓣切开过多是一个会导致严重后果的常见错误

在手术最后一步进行修剪。但是，如果耳后皮肤非常多，当将耳垂放置于皮瓣下，稍后修剪时皮瓣就会变得松弛一些。这种松弛在某种程度上会导致皮肤整体上出现松弛。鉴于此，我需要再次提醒，当皮瓣在耳部重新覆盖并进行关键点缝合固定时，耳朵会占据皮瓣下空间，一旦耳垂被拉出，耳后多余皮肤被修剪，整个耳朵从皮瓣中显露出来，皮瓣就失去了耳朵及耳垂所产生的张力。这就使之前的紧张状态松弛下来。这就好比是将

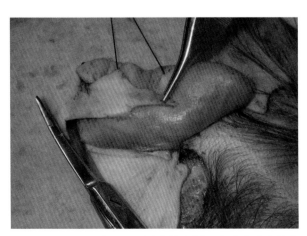

图 3-147　耳后皮量明显过多的案例，去除皮肤会使先前收紧的皮瓣松弛

毯子放在一个大球上，拉抻毯子并将其用钉子固定。毯子就会紧贴于球上。现在，如果切除围绕球的一片毯子，并将毯子拉向球的底部，毯子就不会再处于紧紧的拉抻状态。这是因为球占据了空间，现在球被释放，减少了一度紧张的毯子的张力，导致了毯子的松弛。如果你想让毯子处于紧张状态，你得再次牵拉它，重新固定。皮肤覆盖于耳郭后拉紧皮肤，之后将耳郭释放出来时的道理也是一样。虽然整形外科医生经常讨论"耳垂释出"，但从技术角度看，它实际是"耳郭释出"。请记住，所有张力及松弛效果的损失实际上都是加倍的，因为是在双侧进行操作。现在你应该明白一个看似紧绷的皮瓣的张力是如何消失的。

另一种张力消失，导致松弛状态的情况是在缝合过程中，患者的头部远离术者时出现的。最常见于在术者缝合右侧时，将患者头部转向左侧，反之亦然。这种方式避免了术者弯腰操作，很方便。当头部处于正中位置时，在手术侧可去除的皮肤更多。相反，当头转向术者对侧时，增加了术者侧切口之间的距离（头部转向右侧将会增加

左侧切口之间的距离；图 3-148 和图 3-149）。这意味着在头转向对侧的情况下完成皮肤修剪和关键点缝合后，皮肤会被拉伸，当头重新转回正中位时，缝线张力会消失。如果在头转向对侧并且在耳朵没有掏出的情况下完成皮肤修剪及关键点缝合固定，那么皮瓣张力的减少来源于这两个方面。张力的消失是不断积累的，可能在每侧的每个步骤中都会减少几毫米，双侧操作时这种减少是加倍的，尽可能地避免对最终结果的影响。牵拉作用的消失会导致术后皮肤松弛。这种松弛状态可以在术后即刻出现，或者在术后水肿消退后出现。可能在患者面部提升术后 90d 随访时，在下颌及颏下区域出现多余皮肤。术者会说，"但是我已经把皮肤拉的非常紧了。"皮肤可能确实已经被拉紧了，但是有些拉力消失了，并且耳朵掏出导致了皮瓣的松弛状态。

我发现很多医生在进行面部提升手术时都会"返工"。为了防止耳朵掏出后出现的张力变化，

头部被转向真正的正中位，并且切断关键点缝合固定线。整个皮瓣再次以正确的方向进行牵拉，重新进行关键点缝合固定。十有八九，耳朵掏出及头部被置于正中位后，皮肤需再次修剪，关键缝合固定点需重置。这意味着关键缝合固定点发生了改变，先前存在的皮肤松弛状态得到了改善。耳前切口及其关键缝合固定点也改变，但是相比于耳后切口，程度要低。对于术者来说，重置耳前皮瓣及其关键缝合固定点时，需要注意确保皮瓣重置时有足够的皮肤可覆盖耳屏。张力及其方向会发生改变，术者必须检查所有的切口点以确保所有的切口点都有足够的组织。

在完成一侧关键点缝合固定、掏出耳垂后，修剪去除耳后皮瓣多余部分。如果需要的话，要拆开关键点缝合固定线，重新悬吊并重置皮瓣。然后缝合颏下切口，对齐组织，以防止牵拉时两侧不对称。对侧按照同样顺序进行皮肤修剪及关键点缝合固定。如果术者对张力的把握准确，两

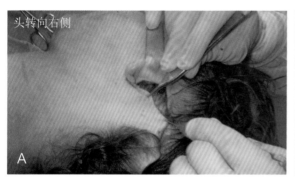
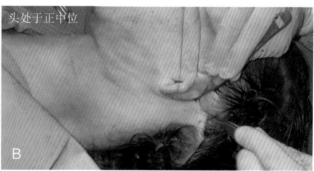

图 3-148　A. 转动头部远离术者时，皮瓣和发际线之间的间隙；B. 转动头部朝向术者时，组织会相互靠近。这说明当头部处于中立位置时，更多的皮肤可用于修剪去除

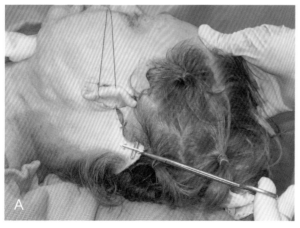
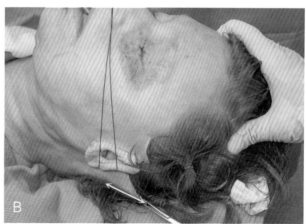

图 3-149　A. 转动头部远离术者时可用的皮肤余量（黄箭）；B. 头部处于中立位置时更多可用的皮肤（黄箭），将头部转到中立位置在手术侧可切除更多皮肤

个操作者可以同时进行第一轮及第二轮关键点缝合固定，这将会平衡任何通过中线的拉力。我已经尝试了几次这种方式，但是并没有感觉这种方式比之前描述的方法有任何显著的准确性改变。

（二）皮肤切除及缝合

当所有皮瓣于最终位置悬吊后，开始进行多余皮肤切除。尽管先后顺序并不重要，但我常常先修剪耳后皮瓣，然后进入耳轮后区域，然后按照鬓角区、耳屏区、耳垂区的顺序进行切除。

当修剪耳后多余的皮肤时，皮肤切除必须与最初切口的倾斜角度一致。这样可以使切口端逐

渐变薄，毛囊可以穿过瘢痕位置再生（图 3-150）。

当去除多余的皮肤后，每缝一针就向耳朵方向轻轻推进几毫米。这有助于预防发际线缺口的出现（图 3-151）。这样虽然会导致缝合的伤口出现一些褶皱，但是这些褶皱在愈合的过程中会逐渐变平。保留自然的后发际线非常重要，否则会影响女性将头发扎起来，很多患者非常在意这一点。

一旦修剪并对齐耳后皮瓣及后发际线，就可以用订皮针或缝线关闭切口。订皮针节省时间，有些医生认为订皮针对毛囊损伤轻（图 3-152），但是患者会感到不放心。我更喜欢用 4-0 肠线代替，因为不用拆线，患者更容易接受。

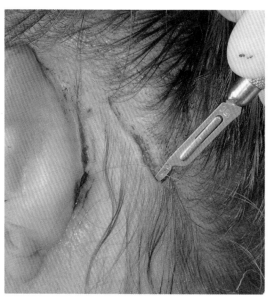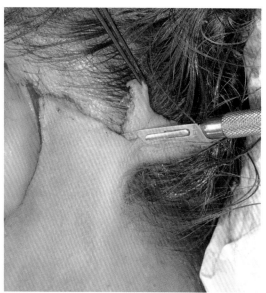

图 3-150　皮肤用与原始切口相同的倾斜角度切除。头发穿过瘢痕再生是至关重要的，这样可以掩盖切口。注意切口和切除边界的不规则性。这比直线切口效果更加自然

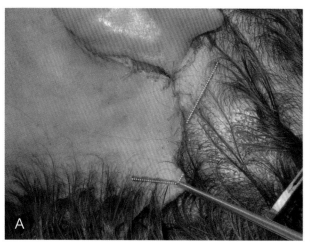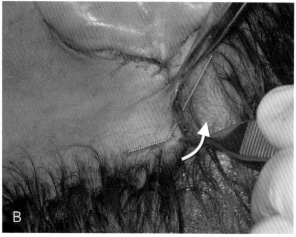

图 3-151　A. 耳后发际线直接拉紧对齐时，会遗留一个切迹；B. 为了避免切迹的产生，向前旋转皮瓣（白箭）以形成连续自然的发际线

在皮瓣缝合末端出现"猫耳"并不少见（图 3-153）。通常采用经典的 Burow 三角修剪，使切口端对端对合。切口可能会因此变成曲线，这不要紧，但是切口必须位于发迹线内以隐藏瘢痕。对于枕部发际线低的患者，发际线不齐和猫耳畸形都不是问题。

当修剪并闭合耳后皮瓣伤口后，去除耳前顺耳轮缘、颊部与耳垂交界处多余的皮肤。这个交界位置是自然曲线，可以利用整形剪的曲度进行精确修剪。在修剪过程中一边转动剪刀一边修剪，使其与下面的切口缘相一致（图 3-154）。

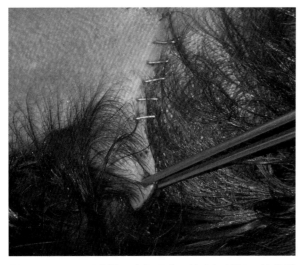

图 3-152　耳后皮瓣用小钉固定，注意远端切口处的猫耳畸形

解决了鬓角部多余的皮肤后，在颞部发际线内做切口（切除皮肤）瘢痕最不明显。但并不都是可行的，尤其是在皮肤过剩特别多的情况下，但如果能使瘢痕隐蔽最好。沿着鬓角做曲线、不规则、斜面、经毛囊切口可以获得颞部最不明显的瘢痕。修剪皮肤时，必须与原切口的倾斜角度一致（图 3-155）。这是另一个有可能切多的区域，当修剪颞部多余皮肤时，远

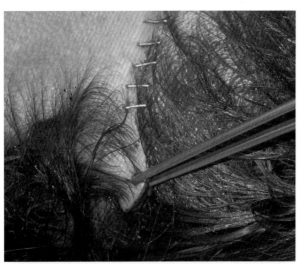

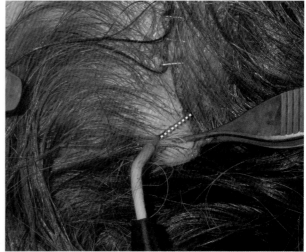

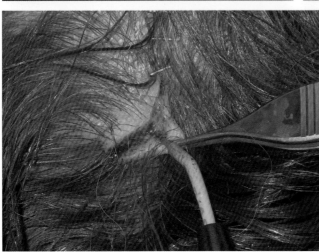

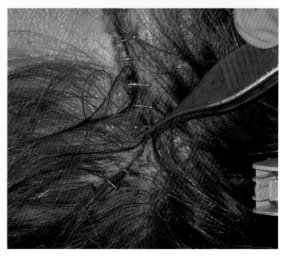

图 3-153　处理典型耳后切口猫耳畸形的顺序，修剪去除多余皮瓣，将伤口对齐，然后用订皮针关闭伤口

端皮肤将略微回缩，为了弥补这一点，皮肤切除量要比看起来需要切除的量少。留下的几毫米皮肤会使皮瓣边缘自动靠近。在切口位置施加张力并不会有助于下垂组织的悬吊，相反会出现瘢痕增生及脱发。

对于重建耳屏来说，耳屏前切口更容易，因为切口顺耳屏前的自然弧度走行就可以（图3-156）。

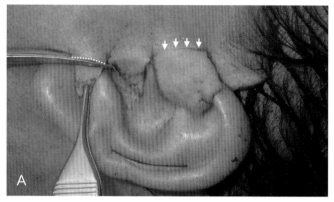
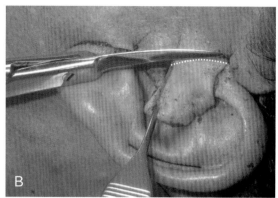

图 3-154　整形弯剪用于弧形切除皮肤，以顺自然的皮肤纹理
A. 修剪耳垂 / 颊部多余皮肤；B. 以相同方式处理耳轮脚处，一边转动剪刀一边修剪

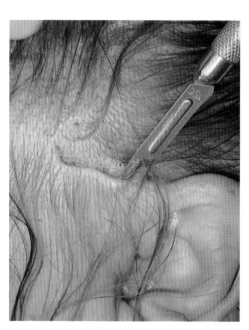
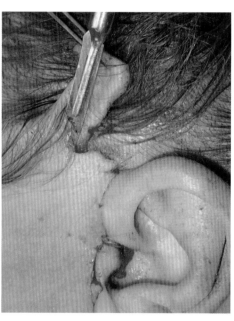

图 3-155　当使用不规则的经毛囊切口时，必须以与原切口相同的倾斜角度进行相应皮肤的切除。这种长斜面的皮瓣边缘变薄，但愈合非常好，并允许头发穿过瘢痕再生

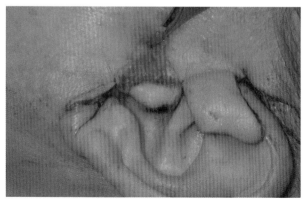
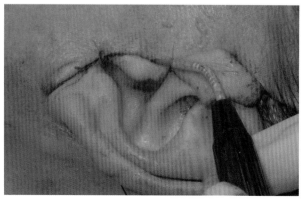

图 3-156　耳屏前切口修剪并不复杂，只需要顺着切口的弧度即可。其优点是不会钝化耳垂，缺点是耳屏前遗留瘢痕

当采用耳屏后切口时，耳屏重建会更加复杂。处理耳屏复杂的弧度及其精致的自然结构对于缺乏经验的医生来说是非常有挑战性的。多年来，我使用过多种方法，我认为最有可能重塑自然耳屏的方式是在耳屏上方及下方的切迹中修剪皮肤并用 5-0 肠线缝合固定（图 3-157）。两针线缝合固定耳屏后便于对耳屏塑形，当皮肤移动时，修剪多余的皮肤会很困难。通过缝合线将皮肤固定在位会增加修剪时的稳定性（图 3-158）。

用组织镊夹起皮肤，与缝线形成三点固定，使皮肤修剪塑形更加容易。虽然可以用手术刀或剪刀修剪皮肤，但是用电刀更好（图 3-158）。切口无张力时组织修剪更加容易，电刀可以对组织进行轮廓重塑。如果组织边缘参差不齐或者轮廓

需要重塑，可以将电刀轻轻地接触到组织边缘，通过"融化"细小的不规则部分来对组织形态进行雕刻。这就像用热刀雕刻参差不齐的蜡烛表面一样。这样操作并不会增加瘢痕，并且便于对皮瓣边缘进行精确对合。

根据耳屏底部脂肪量的多少，可以稍去除一些脂肪（图 3-159）。有助于塑造更薄更清晰的耳屏，但是注意不要过度修剪，以免影响血供。新的耳屏是整个皮瓣边缘的小的半岛，如果处理不当很容易出现坏死。

在耳屏去脂（如果需要）后，新塑造的耳屏用 5-0 肠线缝合（图 3-160）。

为了让耳屏更加逼真，可以用 5-0 肠线垂直穿过耳屏前皮肤缝合固定到深部组织，以重建耳

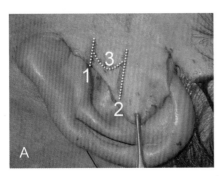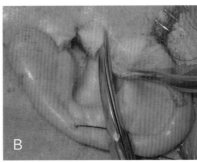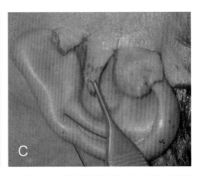

图 3-157　A. 多余的皮肤，1 和 2 显示位于耳屏的上方和下方切除皮肤的区域，3 显示下方的耳屏轮廓；B. 皮肤修剪后；C. 用 5-0 肠线缝合固定

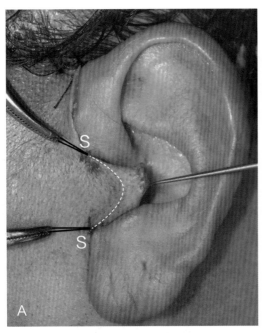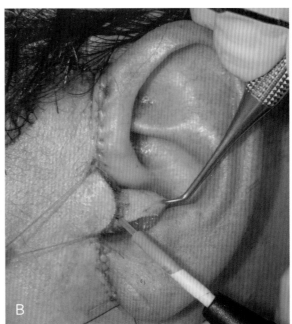

图 3-158　A. 皮肤修剪和缝合固定后多余的皮肤，耳屏的上方和下方（S）；B. 进一步用无齿镊抓住皮肤，使其绷紧，不能移动，便于切开和对耳屏塑形，电刀不仅可以修剪新耳屏的切口轮廓，还可以对皮瓣进行修整

屏前的凹陷（图 3-161）。需要注意的是这个位置不能打结过紧，否则会影响耳屏的血供，导致其坏死。

现在处理耳垂的问题。部分术者在开始切开皮肤时就释放耳垂基部，部分术者在手术最终阶段才释放耳垂基部以提高手术准确性。术前近距离拍摄患者耳朵及耳垂照片并观察记录位置是非常重要的。天生无耳垂下切迹的患者不需要释放

耳垂基部，天生有耳垂下切迹的患者需要切开释放耳垂基部以便于重新定位耳垂（图 3-162 和图 3-163）。

如果患者想要获得术前同样的耳垂形状，就需要完全复制。耳垂的附着点可以改变，一些无耳垂下切迹的患者可能最终想要有耳垂下切迹（图 3-164）。这一点在术前沟通时是非常重要的。

皮肤切除的最后一步是对耳垂的处理。这个小过程是整个面部提升手术最重要的步骤之一。如何将耳垂掏出前面已经讨论很多了，对耳垂的最终定位也同样重要。正常年轻的耳垂是耳郭长轴向后大约 15°（图 3-165）。术后耳垂的位置尽可能靠近这一轴线是非常重要的。患者处于仰卧位时，耳垂位置的移动性非常大。耳垂的正确定位需要经验积累。明显偏离正常轴的耳垂术后会看起来不自然。

如果以正确的方法掏出耳垂，同时皮肤缝合固定好后，耳垂就会骑跨在多余的皮肤上，可能需要去除该部位的皮肤（图 3-166）。本章前面已经着重讨论了在耳垂掏出的过程中不能过度切除皮肤，并且讨论了"切一次，测量两次"的原则。同样的情况也适用于修剪皮肤，重新安置耳

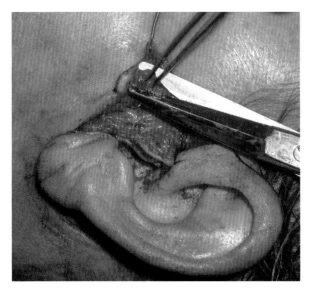

图 3-159　新的耳屏可以通过仔细去除皮下脂肪来修整，注意不要损害皮肤血供

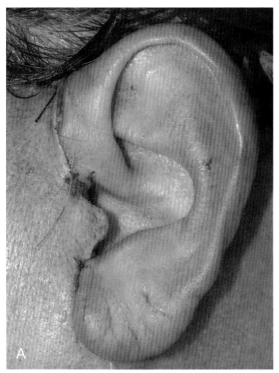
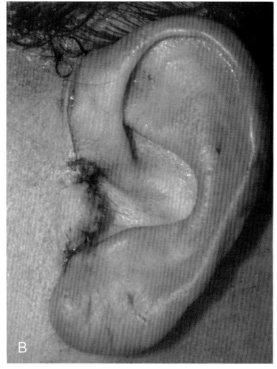

图 3-160　A. 耳屏塑形；B. 最后用 5-0 肠线关闭伤口

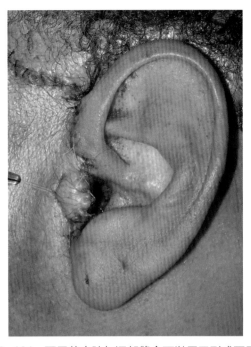

图 3-161 耳屏前皮肤与深部缝合可以用于形成耳屏前凹陷

垂。进行这些步骤操作时很容易出现误判，如果皮肤切除过多，可能会出现精灵耳。确定耳垂安置于颊部准确的位置时，可以用耳垂断端在面颊部按一个"血印"。这个印记显示了耳垂的轮廓（图 3-166）。重要的是不要按照总轮廓切除皮肤，否则皮肤会切除过度，缝合后会牵拉耳垂。先去除印记长度大约 1/4 区域的皮肤，尝试安置耳垂。记住：切除一次，测量两次！

注意患者操作时处于仰卧位，当患者处于直立位时，耳垂及面颊部都将会向下垂。伤口收缩也会向四周牵拉耳垂。由于直立位及伤口收缩，耳垂在恢复过程中可能会变成精灵耳。术者需要补偿这些拉力。在安置耳垂的过程中需要向上放置几毫米（图 3-167）。这可能会使耳垂有轻微折叠，但是在恢复过程中会逐渐松垂。

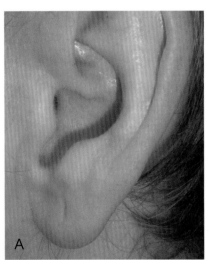 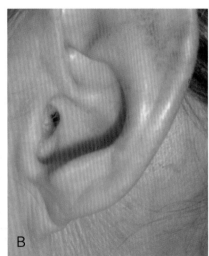 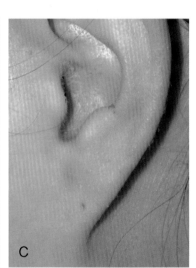

图 3-162　A. 耳垂与面部不连续；B 和 C. 不同的连接方式

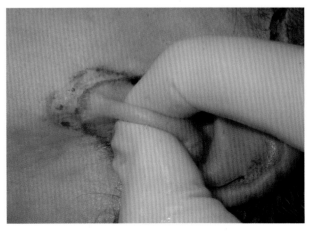 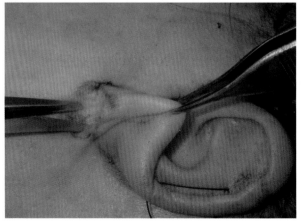

图 3-163　与面部不连续耳垂的患者通常需要在耳垂基部进行松解以帮助其确定正确的位置

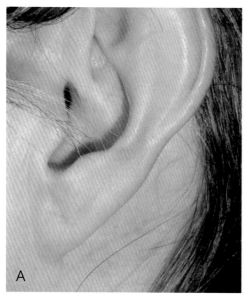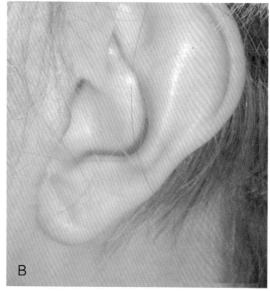

图 3-164　A. 术前耳垂与面部直接相连的患者；B. 根据患者要求松解耳垂的术后结果

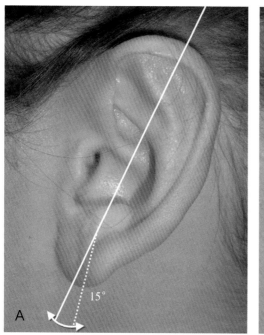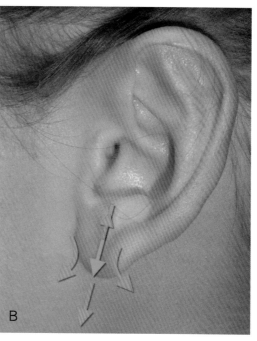

15°

图 3-165　A. 正常年轻的耳垂，正常耳垂长轴是耳郭长轴向后大约 15°；B. 绿箭表示想要的耳垂轴线。红箭表示耳垂可能向上，下（精灵耳），前和后错位

　　此时，在对侧进行相同的皮肤修剪、关键点缝合、皮肤切除及皮肤修剪。包括所有防止或者减轻术后皮肤二次松垂的技术，如将头置于正位，以及在耳垂掏出，耳后区多余皮肤切除后关键点缝固定悬吊。

　　在完成上述步骤后，所有毛发区域（鬓角及后发际线）用订皮钉关闭，或者如果需要的话用肠线缝合。耳前切口用 5-0 肠线关闭，耳后切口

用 4-0 肠线关闭（图 3-168）。不需要拆线，用肠线缝合后伤口会像拆线的缝线缝合一样愈合。我在面部提升手术的任何时候都不进行皮下缝合，偶尔除了颏下切口。在我早期的职业生涯中，我在所有切口中均进行皮下缝合，并逐渐将数量减少到零。我还没有看到不进行皮下缝合的任何不足之处。而减少这一步骤的好处是节省了手术及麻醉时间。

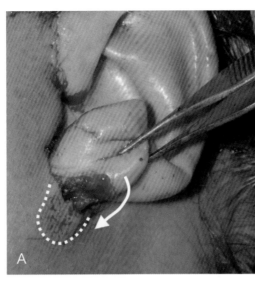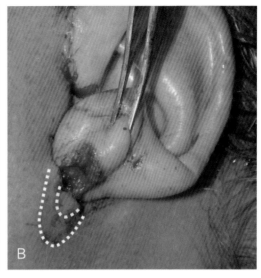

图 3-166　A. "血印"（白色虚线内）勾勒出颊部耳垂下多余皮量的轮廓；B. 不去除整个皮量，而是去除少量的皮肤（黄色虚线），去除少量皮肤，并调整皮肤切除量直到达到正常的耳垂位置。缺乏经验的医生常常过度切除这个区域的皮肤

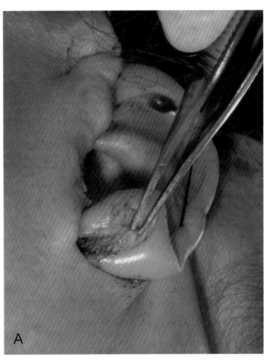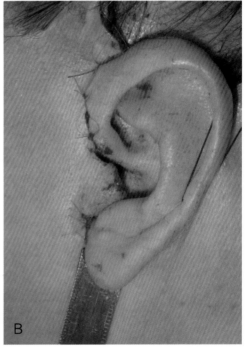

图 3-167　A. 保守去除皮肤后，向上牵拉颊部皮肤到耳垂末梢；B. 用 4-0 薇乔线将耳垂末梢上几毫米处缝合到脸颊上，这可能会使耳垂略微靠上，但在直立位置和愈合过程中会垂下来。标尺显示的是耳垂从正确位置悬垂几毫米

重要的是，要记住只有关键缝合点承担张力，所有其他的缝线及订皮钉均没有张力。无张力切口不会裂开，反而会自行愈合（图 3-169 和图 3-170）。

（三）面部提升联合激光换肤

在撰写本文时，我正在完成一项为期 15 年的关于面部提升联合全脸激光换肤的研究。面部提升术联合全脸、剥脱、高通量、高密度的 CO_2 激光换肤（传统的 CO_2 激光换肤）是两种非常有用的面部年轻化技术。面部提升术可以使下颌及颈部外形年轻化，而激光换肤可以使整个面部皮肤年轻化。面部提升术可以解决皮肤的量的问题，但是不能改善皮肤的质地问题。面部提升术可以使面部紧致，但是不能改善皱纹（除非拉伸它们）及光损伤。

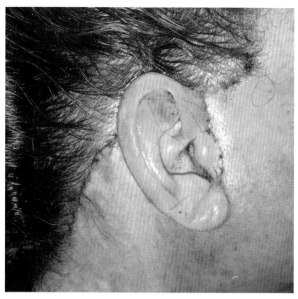

图 3-168　头发切口用订皮钉关闭，耳前切口用 5-0 肠线缝合关闭，耳后切口用 4-0 肠线缝合关闭

我向患者解释面部手术，如面部提升术、眼睑成形术、提眉术及面部填充术，就像重建一辆老式汽车的车身，全面部激光换肤就像给车喷漆，两种方式对于获得最好的面部重建或面部年轻化效果都是非常重要的。

面部提升术始于 20 世纪初，而激光换肤技术始于 20 世纪 90 年代初期，仍然是世界各地综合面部年轻化技术中的主流技术。这两种技术也进行了许多改进，以缩短恢复时间，因此衍生了

短瘢痕面部提升术及点阵激光。短瘢痕面部提升术和点阵激光的效果还可以，但仍然不能与大范围面部提升及侵入性更强的激光技术相比拟。我认为传统的面部提升术及全剥脱 CO_2 激光换肤仍然是面部年轻化的金标准。

过去几十年（以及之前联合化学剥脱的数十年），整形美容外科医生面临的一大问题是："同时进行面部提升术及激光换肤或者化学剥脱安全吗？"大量文献对面部提升术联合激光除皱的安全性持完全相反的观点。初步检索发现，有 14 篇文献认为两种技术联合是安全的，有 3 篇文献认为是不安全的。另一个关于联合技术的常见问题是："同时做激光及面部提升术后，如果出现皮瓣坏死或其他并发症，在法律诉讼中如何为自己辩护？"这是问题的关键所在。我曾经在几起面部提升 / 激光医疗纠纷诉讼中担任辩护专家，我发现不乏愿意为被告作证的外科医生，且同时进行激光及面部提升术并没有被起诉过。是临床实践更重要？还是循证医学文献更重要？哪一个更有价值？部分术者将手术与激光分开做，面部提升术后再进行激光（或者相反）。最大的问题是患者要重复进手术室，两次麻醉，更高的花费，最重要的是恢复时间，侵入性 CO_2 激光的恢复时间为 2 周，与面部提升术后恢复时间相近。对于

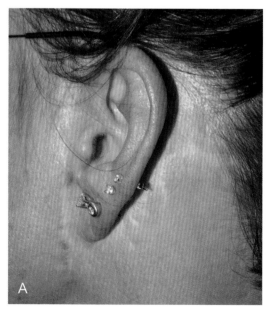

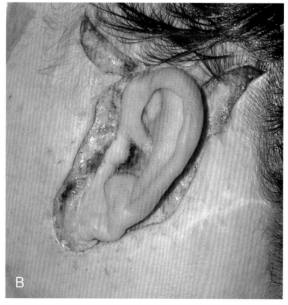

图 3-169　A. 另一位医生手术的患者，瘢痕明显，是由于切口设计有问题，尤其是关闭皮肤时张力过大；B. 在修复过程中，张力过大非常明显，切开后伤口立即裂开

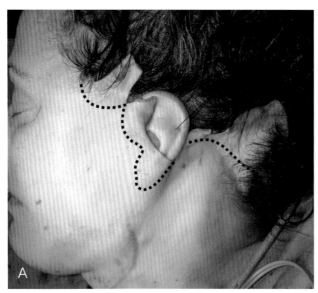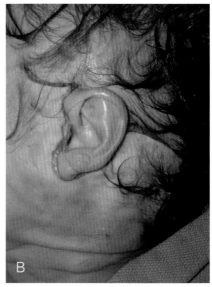

图 3-170　A. 多余的皮肤和设计的切口线（虚线）；B. 修剪后皮瓣边缘的位置。此图片没有对关键点缝合固定。行关键点缝合固定后，只有关键点缝线会承受张力

患者来说花费 2 周时间恢复本身已经不容易了，更不用说加倍了。

联合技术的优点是显而易见的，相对不利的是增加了侵入性剥脱激光治疗后的恢复。单独进行面部提升术后恢复相对简单。面部提升术联合其他手术，如提眉术、眼睑成形及面部填充会增加恢复期。在所有这些手术中加入激光都会明显增加恢复期护理的难度。部分患者不能耐受这一点。联合治疗的另外一个比较好的优点是面部提升患者术后即刻感觉敏感度下降，因此会对激光的疼痛感减轻。

（四）激光 / 面部提升技术

在撰写本书之前，我正在撰写一篇论文。我连续做了 792 例面部提升术，其中有 238 例患者同时联合了 CO_2 激光换肤，238 例中，有 30 例

患者有吸烟史。

所有患者均进行标准的耳郭前后入路的颈阔肌整形术及 SMAS 切除术。皮瓣剥离最远处平均距外耳道 7～8cm。在手术最后（激光通常最后进行），标记剥离及未剥离区域（图 3-171）。

在所有的病例中，科医人超脉冲点阵王激光器均为全剥脱模式，设置为 80mJ（7 J/cm²），密度为 6 和 600Hz。在大多数情况下，用 2～3 次激光扫描面中部椭圆形区域，在同样设置下，用 3～5 次激光扫描口周区域。两次治疗之间皮肤表面无须进行清洁处理，已经证明这种方法是安全的，但将激光密度设置从 D6（激光束 30% 重叠）调低到 D4（激光束 20% 重叠）。虽然不是所有的术者在处理皮下剥离的皮瓣时都会调整激光能量及密度设置，但是我总这样做，我发现这种方法安全并且效果可预测。接下来，在皮下剥

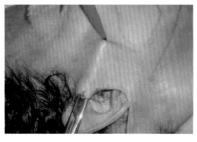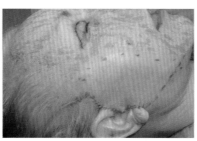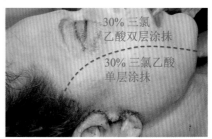

图 3-171　联合激光剥脱或化学剥离对面中部椭圆形区域进行处理，剥离后的皮瓣通常用侵入性更小的操作处理
左图显示标记皮瓣皮下剥离范围，中间图显示面中部椭圆形区域经过剥脱性激光换肤操作，皮下剥离的皮瓣区未做处理，右图显示联合进行化学剥脱，皮下剥离皮瓣区域化学剥脱操作更为保守

离的耳前皮瓣进行单次治疗，能量设置为 80 mJ，但是密度降为 4，这次治疗也不进行皮肤清理（图 3-172）。本研究的初步结果表明，手术联合激光组耳前皮瓣的存活率与单纯面部提升手术组相比无明显差异。我认为激光换肤与面颈部除皱术联合进行是安全的。这种联合技术应该仅由对面部提升术及激光换肤这两种技术都非常有经验的医生施行。虽然已经证明了这种联合技术的安全性，但是它确实延长了面部提升术后的恢复期，增加了患者回家护理的难度，这一点术前必须告知所有患者。我也用 30% 三氯乙酸化学剥脱术联合面部提升术。面部中心椭圆形区域用正常酸性多层涂抹处理，经过剥离的皮瓣区域以侵入性更小的 30% 三氯乙酸单层涂抹处理。

面部提升 / 激光换肤后的治疗包括持续用 Vaniply 软膏覆盖伤口，以及每隔数小时用一勺醋兑一杯水浸泡一次。激光术后第一天面部就开始用 Vanicream 洁面乳清洗，一天两次。当皮肤再次上皮化后（通常到第 9～10d），停用 Vaniply 软膏，持续用 Vanicream 保湿剂直至

愈合。我只用 "Vani" 的产品（Pharmaceutical Specialties，Inc：www.psico.com），因为它们不含染料、羊毛脂、掩蔽香料、香料、对羟基苯甲酸酯或甲醛，简化了我激光术后的治疗过程。联合手术再上皮化的时间与单纯行全颜面 CO_2 激光换肤相同（图 3-173）。激光治疗后 4～6 周，如果患者可以忍受，可以使用维 A 酸和氢醌。

手术最后，用布比卡因浸润所有切口及切口周围。可以在术后数小时内止疼。最后，用无菌盐水及双氧水洗涤头发，并且梳理头发，解开缠结，去除组织碎屑和血迹（图 3-174）。

待头发干后，多数术者都会给患者覆盖敷料。部分术者会加压包扎或用负压引流管，但是我从来不用传统的引流管。从做激光积累经验之后，面部提升术我也不用敷料，我将会在本章后面讨论这个问题。虽然我不再用，但是传统的面部提升敷料可以按下述步骤使用：在覆盖任何敷料之前，所有伤口均涂上抗生素软膏，并用碘伏纱布缠绕在耳郭上（图 3-175）。将松散的纱放置于耳前耳后区域，纱布或纱布垫放置于颏下区

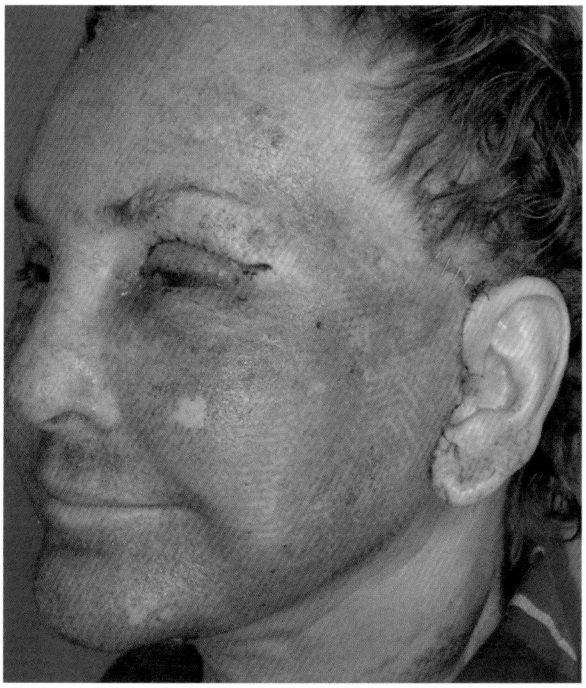

图 3-172　该患者是面部提升术加双侧上下睑成形术联合 CO_2 激光换肤后 24h。面中部椭圆形区域接受 2～3 次全覆盖、高能量、高密度 CO_2 剥脱激光换肤（传统的 CO_2 激光换肤）治疗。皮下剥离皮瓣区用相同的能量处理，但降低其密度

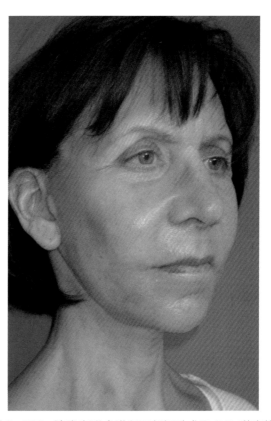

图 3-173　该患者联合进行面部提升术及 CO_2 激光换肤，术后 14d

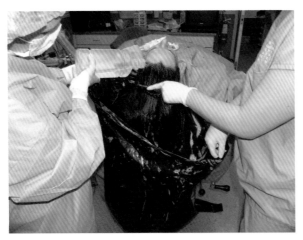

图 3-174　在手术结束时，将头发洗净并梳理整齐，去除血液和组织碎屑，在长发患者中使用柔顺产品时最好远离切口

域。松松的裹一层纱布绷带以固定纱布和纱布垫（图 3-176）。最后一层可以是专有的加压头套或者弹力绷带（Coban: www.solutions.3m.com）（图 3-177）。只能轻微加压，压力太大会影响皮瓣血供。大力加压不仅不会避免血肿，反而会加重皮瓣肿胀及皮瓣损伤。尽管一些术者会将敷料放置几天或更长时间，但是当我用这敷料包扎时，我会在术后 24h 拆除敷料。由于我的面部提升术患者中的 30% 同时进行了激光换肤，传统笨重全面部覆盖的除皱敷料会刺激激光后的皮肤。我开始使用越来越小的敷料，直到完全不用敷料，这

样敷料就不会对皮肤造成任何损害。但这样做并没有增加血肿发生率，或者任何其他不良后果，没有影响恢复。去除包扎对我、我的员工、特别是对我的患者来说都是好事。对单纯行面部提升不进行激光治疗的患者，可以用 Velcro 加压包扎过夜（图 3-177A）。

在所有的面部提升手术中，我都在颏下区域放置两个 14 号静脉导管作为引流管（图 3-178）。它们被放置在颈部两侧的皮下区域，与下颌缘平行（图 3-179）。夜间可以引流出大量液体，第二天早晨拔除引流管。这使我避免了面部提升术后血清肿的发生，因为以往很多面部提升患者术后出现血清肿，需要多次抽吸。由于这些引流管在术后第一个 24h 内的作用非常高效，要放置松散的吸水纱布，并且在术后第一晚患者的护理人员要多次更换纱布。为了方便，可以用网套兜住纱布。网套是一种网状弹性材料，很容易回缩，适应其覆盖的纱布形态（图 3-180）。再强调一次，引流管和吸水敷料在 24h 检视伤口时移除。

十五、术后护理

面部提升术后早期阶段很重要。手术结束前恢复正常血压很重要，这样的话，在手术结束时就不会出现意外出血。一台顺利的面部提升手术

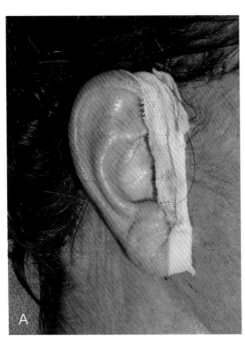
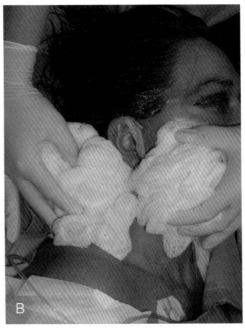

图 3-175　A. 放置在耳朵周围的碘伏纱布；B. 放置在剥离皮瓣上的松散纱布

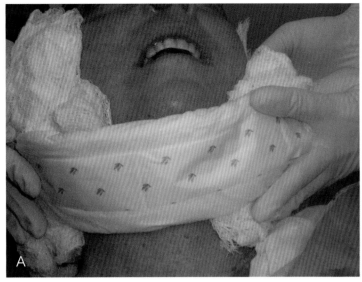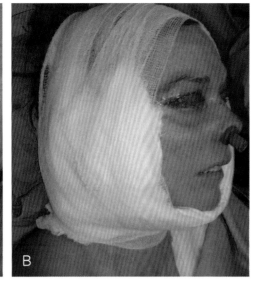

图 3-176　A. 将吸水棉垫或叠层纱布置于颏下区域；B. 使用松散的纱布绷带将这些敷料固定在位

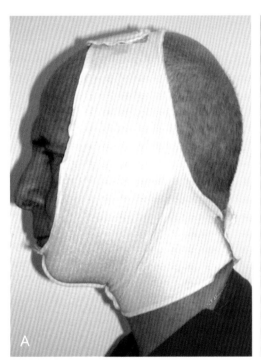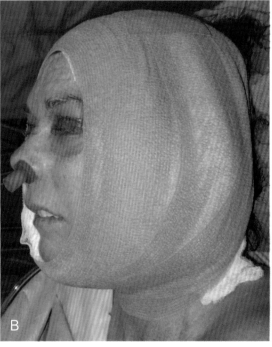

图 3-177　A. 专用的加压头套减压；B. 使用弹力绷带轻微加压

可能会因为麻醉意外而大打折扣。拔管不顺利会导致患者挣扎、咳嗽、血压升高进而诱发血肿。理想的状况是紧挨着手术室配置麻醉恢复室。麻醉医生应该能把握拔管的"最佳时间点"。过早拔管，如果患者没有恢复自主呼吸，可能需要对患者进行面罩通气。握住通气面罩按在脸上的动作需要手非常用力以维持面罩与面部之间的密闭性。在下颌及颈部过度施加压力会损伤组织、破坏缝线、导致下巴和（或）颊部填充物的移位等

等。这些问题在静脉复合麻醉手术中不存在。

在患者苏醒过程中，将其推出手术室时要密切监测患者情况。在手术台上，应该将患者缓慢地调整成坐位以避免体位性昏厥。必须有足够的工作人员来协助患者从手术台转移到轮椅上。

由于多种原因，患者在术后早期阶段非常脆弱。工作人员需要分出精力处理各种仪器、移交房间及安排患者。必须指派一名合格的工作人员监测患者术后状态直至出院。术后即刻最重要的就是监

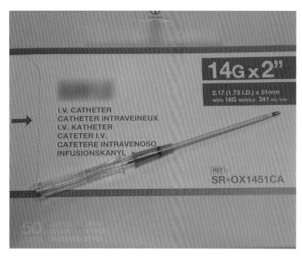

图 3-178　在最初的 24h，采用 2in14G 静脉导管两侧颈部皮下穿刺引流

测患者状态，使患者安全恢复到清醒、意识清楚、精神稳定的状态，并且生命体征平稳，能自控镇痛后再出院。当患者感到舒适并且思维足够敏捷到可以进行沟通，就可以送到麻醉恢复室。

术后疼痛和（或）恶心会严重影响患者离院。所有患者，尤其是有恶心呕吐病史的患者，必须预先要有干预计划，通过各种预防措施来防止这些问题的出现。导致术后恶心呕吐（postoperative nausea and vomiting，PONV）的因素包括手术持续时间长、吸入性麻醉、麻醉剂过量、手术结束后快速移动患者。PONV 的治疗包括适当补液及药物治疗。

药物包括以下几种。

● Zofran—5-HT₃ 拮抗药，阻断神经系统呕吐中枢受体。

● Reglan—增加肠胃蠕动 / 抗组胺药。

● Steroids —保持膜稳定。

● Benadryl —抗组胺药 / 抑制延髓咳嗽中枢。

● Phenergan—抗组胺药（中枢和外周）。

● Nubian—麻醉药激动药 / 拮抗药。

● Narcan—麻醉拮抗药。

通常要与全麻患者讨论是否可以术后直接回家，由家人照顾，或者由护士照顾，或者在医院留观。毫无疑问，移动患者，上下车，从医院回家，可能会使患者紧张，导致出血、血肿、跌倒等。将患者留在医院里过夜是最理想的，但是这会带来很多潜在问题，比如隐私、HIPAA（1996年健康保险携带和责任法案）、安全、住院部认证和国家标准及法律问题。我有同事，在他们的诊所里设置留观室。他们形式上让患者出院，脱离他们的看护，但是会允许患者及其亲属（或护士）留下来过夜。这是非常便利的，但是要考虑安全及保险问题，消防和意外情况，药品及病历，以及对诊所其他部门的影响。认证协会对于门诊医疗保健认证允许我在特定情况下留住患者长达

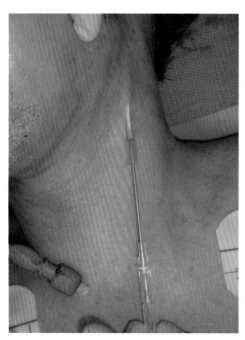
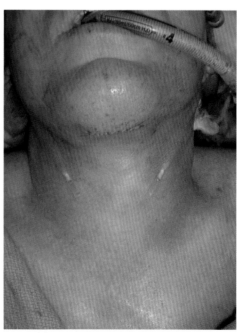

图 3-179　14G 导管在皮下间隙的穿刺位置

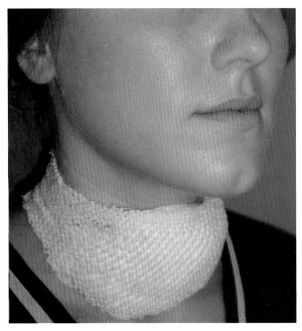

图 3-180 用网套兜住松散纱以保持纱布在位。第一个 24h 会引流出大量液体，护理人员在第一个晚上需要多次更换纱布

23h。一年中会有几次我会让我们的护士在手术中心过夜，看护患者，但是我个人会让 95% 的患者都直接回家，由伴侣或看护照看。需要更多照看或协助的患者可以请私人护士。为了使看护的工作更加容易，患者及其看护可以在术前观看我们术前术后的在线指导视频。这对于患者理解，与患者沟通都是非常有帮助的，并且极大地减少了我下班后的电话。在办公室里会再次指导看护如何进行术后护理。

由于很多患者有插管后喉部炎症，他们感觉需要清理喉咙。我们会告知患者和护理人员不能清理喉咙。此外，任何会导致血压升高的行为都是禁止的。便秘患者须服用通便药物。患者上卫生间之前脚尖抬高以促进下肢血液灌注。经过书面及视频术后指导后，多数患者及其看护人员都会知道如何去做，并且会遵从医嘱。我会在手术当晚与所有行大手术患者的看护人员进行沟通，所有面部提升患者必须术后 24h 到我的诊室随访。

我遇到的唯一一次需要急诊再进手术室的情况就是清除血肿，并且是在诊所内处理的。所有其他的术后问题都很小，能够通过电话处理。智能手机的出现使监测患者情况变得更加

容易，因为它们可以发送图片或者视频聊天。面部提升患者恢复过程中能够联系到他们的术者很重要，我告诉所有的患者，如果他们不能打电话给他们的术者，那他们一定是找了错误的术者。这一直是我整个职业生涯中最好的营销方式之一。更重要的是，虽然极为罕见，在文献中仍然有死亡病例报道，是血肿致气道受压导致死亡。在并发症早期能够联系到术者可能会挽救患者的生命。

患者术后第二天早晨到诊室进行随访。患者对手术的反应差异性很大，一些患者笑着，吃饼干，喝果汁，而另一些患者不能忍受灯亮着，跨坐在呕吐盆旁，拒绝讲话。面部提升术通常不是一个会让普通患者感觉非常痛苦的手术，因为多数患者疼痛会减退。即使患者同时做提眉术、面部提升术、上下睑成形术、颊部填充、下巴填充及全颜面激光换肤，也很少会感觉疼痛难以忍受。患者抱怨最多的是疼痛、咽喉部紧的感觉。这是插管后炎症反应及前后颈阔肌缝合共同作用的结果。这可能真的会困扰患者几天,但最终都能消失。疼痛的发病机制很复杂，个别情况下患者会感到很疼，感到很难过，但有时候患者也会用他们的痛苦折磨别人。面部提升术恢复过程虽然不舒服，但是应该可以忍受。如果疼痛不能忍受，要寻找疼痛的原因，如果找不到原因，可能是精神因素所致。

术后 24h 检视患者，去除加压敷料（如果使用了），拔掉鼻通气管。仔细观察、评估并记录面神经及副神经等运动神经功能。仔细检查皮瓣的成活情况。如果术区皮肤颜色发黑（或出现其他任何皮瓣血管危象的征象），局部涂抹硝酸甘油，每 8h 一次，密切观察此区域（图 3-181）。血肿及皮瓣坏死将在下文进一步讨论。尽管跟实施手术的多少有关，水肿及瘀斑的程度还是差异很大，有些患者水肿及青紫很轻，有些患者水肿及瘀斑很重（图 3-182）。用无菌盐水和过氧化氢清洁切口，并且所有伤口涂抹三联抗生素软膏。不需要继续用敷料覆盖伤口。

接受激光换肤的患者需要更仔细的指导、照

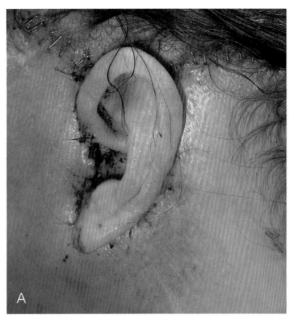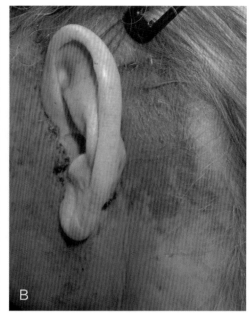

图 3-181　A. 面部提升术后 24h 手术部位的正常外观；B. 面部提升术后数天皮瓣血液循环障碍

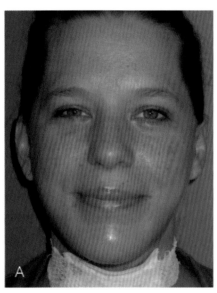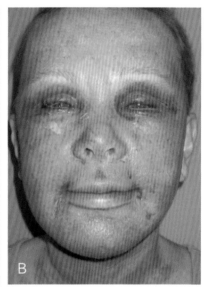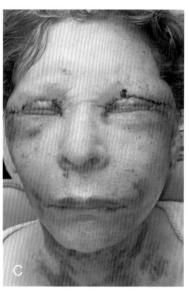

图 3-182　三位患者均为面部提升术后 24h，不同的患者术后反应各不相同

A. 患者单纯行面部提升术；B. 患者行面部提升术，联合全面部 CO_2 激光及双侧上下睑成形术；C. 患者行面部提升术，双侧上下睑成形术，全面部 CO_2 激光，颊部及下巴填充

顾与关怀。激光治疗后的患者总是不遵从医嘱，喜欢在脸上抹乳液或者药水。需要给患者交代使用推荐护肤品的重要性。

　　必须再次提醒患者和看护人员，不要在面部提升术后进行任何热敷或冷敷处理。虽然有些医生可能会推荐冰袋或加热垫，但是在最初的几个星期内，我从不允许使用这些东西，因为冰敷会收缩已经脆弱的皮瓣中的血管，也可能烫伤皮肤。我曾经见过一些患者，因为不遵从医嘱，使用加热垫或其他热源导致的面颈部严重灼伤。加热垫、微波加热装置，甚至过热的毛巾都会因为患者皮肤感觉丧失，而造成皮肤二度、三度烫伤，这些将在下面的并发症部分进行讨论。鼓励患者在第二天早晨（术后第 2 天）洗头。不能使用热定型吹风机的重要性前面已经解释过了。告知患者不能使用任何可能会戳坏伤口或缝线的梳子或刷子也非常重要。基础治疗比较简单。患者在术后第一晚及接下来的几天保持 45° 体位。很多患者觉得在躺椅上度过第一晚很舒服。或者，睡觉时垫几个枕头可以抬高头部。睡觉时侧卧位会使颈部扭曲，影响皮瓣血供。全流饮食或软食比较合适，饮料如佳得乐等含有电解质，有益于补充水分和电解质。最初几天要尽可能避免咀嚼任何坚硬的食物。

所有面部提升患者均接受抗生素、镇痛药，以及非逐渐减量的泼尼松治疗，泼尼松 60mg，每天同一时间服用，共 5 天。激光治疗的患者也接受抗病毒药物治疗。所有患者均开具枢复宁（昂丹司琼）处方药，用于预防恶心呕吐，可以针对焦虑失眠开具地西泮处方药。让患者术后 1 周回诊所复查；术后 2 周拆线；术后 1 个月复查；术后 3 个月做最后一次复查并拍摄术后照片。显然，如果一些患者有问题或需要关注，复查会更加频繁，时间更长。

十六、案例介绍

图 3-183 至图 3-196 中展示的所有患者均为我实施的手术，为面部提升术联合颈阔肌成形及 SMAS 切除。一些患者联合实施了其他面部美容手术。所有的术后图片均在术后 90d 拍摄。所有的术前图片均在左侧，所有的术后图片均在右侧。

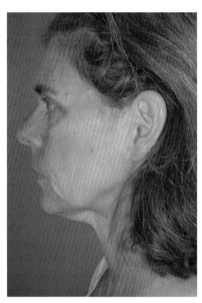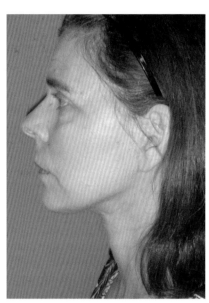

图 3-183　该患者接受了面部提升术，颊部填充以及下眼睑激光换肤

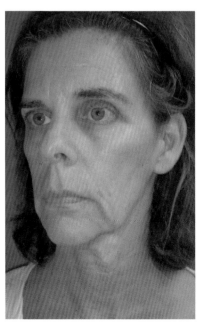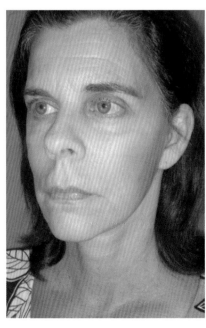

图 3-184　与图 3-183 为同一患者，3/4 侧位照片

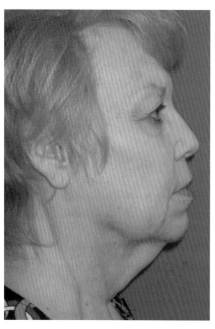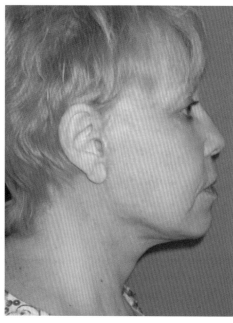

图 3-185　该患者接受了减肥手术，体重减轻超过45kg，图中展示的是面部提升及双侧上下睑成形术后

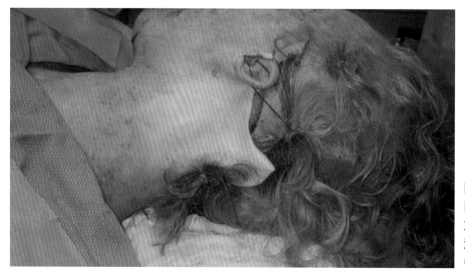

图 3-186　与图 3-185 为同一患者，展示的是由于严重松皮进行二次修复手术，注意二次面部提升修复手术中多余的皮肤

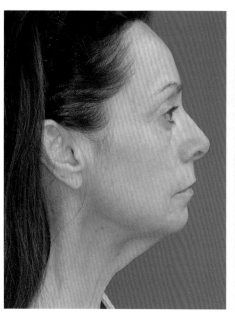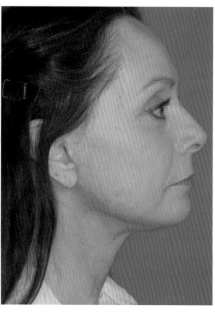

图 3-187　该患者进行了面部提升术，颊部及下巴填充，双侧上下睑成形术以及全面部 CO_2 激光换肤

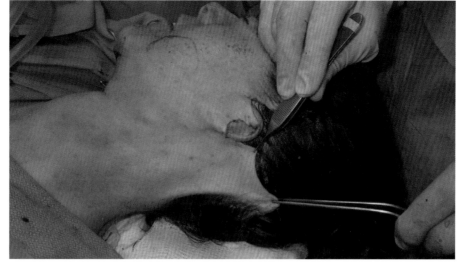

图 3-188　与图 3-187 为同一患者，展示的是术中多余的皮肤

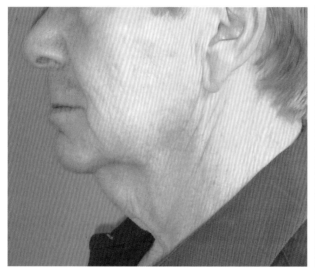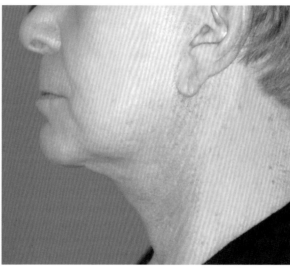

图 3-189　该患者进行了面部填充，双侧上下睑成形术以及全面部 CO_2 激光换肤

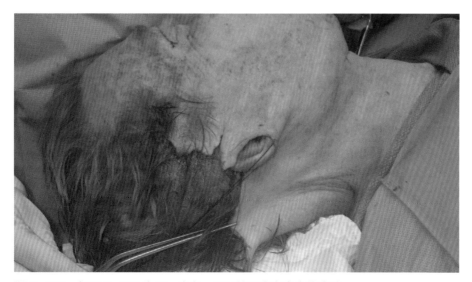

图 3-190　与图 3-189 为同一患者，展示的是术中多余的皮肤

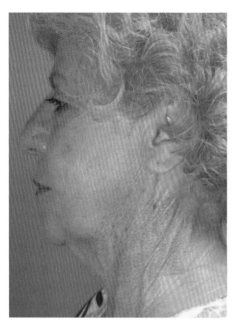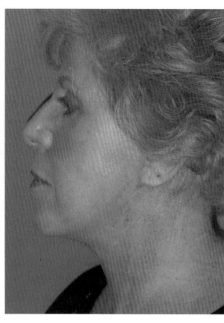

图 3-191　该患者进行了面部提升术，双侧上下睑成形术，下巴填充以及全面部 CO_2 激光换肤

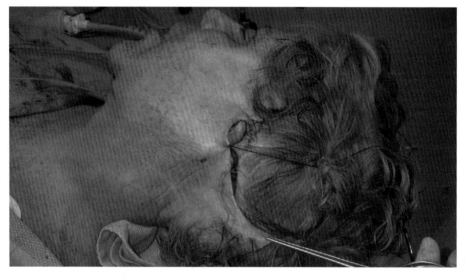

图 3-192　与图 3-191 为同一患者，展示的是术中多余的皮肤

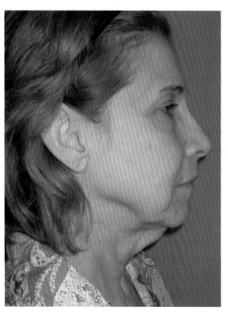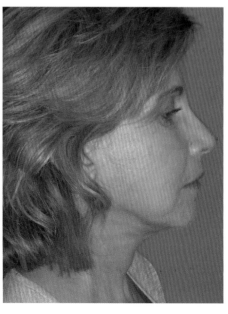

图 3-193　该患者进行了面部提升术，下睑整形术以及全面部 CO_2 激光换肤

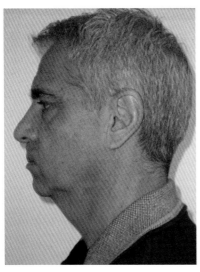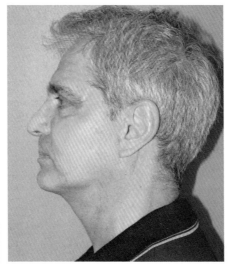

图 3-194 该患者进行了面部提升术，双侧上下睑成形术，颊部填充，下巴填充以及全面部 CO_2 激光换肤

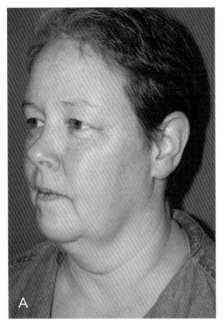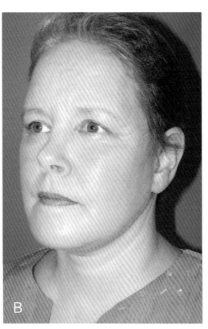

图 3-195 该患者进行了面部提升术，双侧上下睑成形术，下巴填充以及下眼睑 CO_2 激光换肤

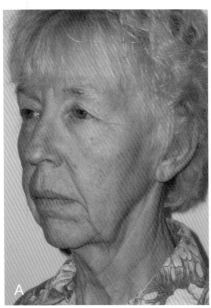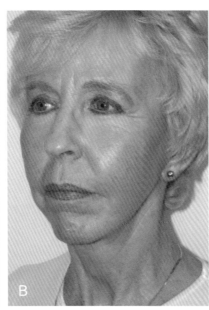

图 3-196 该患者进行了面部提升术，上下睑成形术，颊部填充以及全面部 CO_2 激光换肤

没有医生能让所有患者的伤口瘢痕不明显，有一些患者愈合的不太好，需要行瘢痕修整或激光处理。经验丰富的医生的切口瘢痕应该维持在比较一致的状态。图 3-197 和图 3-198，展示的是患者术后 3 个月耳前耳后的切口瘢痕。

十七、短瘢痕 /"周末"面部提升术

如前所述，虽然一些医生和公司将保守的面部提升术当作一种新的、神奇的手术方式进行推销，但实际上，这种术式已经存在几十年了（图 3-3）。这些保守术式的优点是简单易学、易操作，可在局麻下进行，不需要包扎，恢复期短，相比于长切口术式更容易被市场接受。这些术式被标榜为"革命性"的"突破"，但实际上他们都不是。在撰写本文时，持续推销某种特定短瘢痕面部提升术的最大的公司已经申请破产了。关键在采取短切口术式时，不能告诉患者它们与传统的面部提升术有一样的效果和持久性。

这些术式有很多不足之处。它们达到长切口

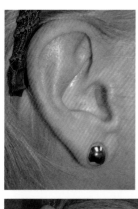
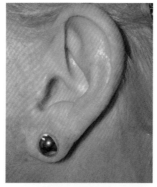
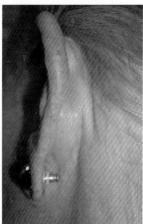
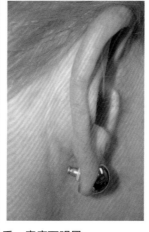

图 3-197　传统面部提升术后，瘢痕不明显

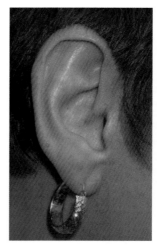
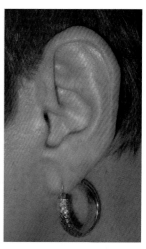

图 3-198　面部提升术后的患者。注意其自然的耳屏

面部提升术处理中重度面部老化的效果。必须告知患者他们的术后效果不会像传统的面部提升术那样紧，也不会持续那么久。值得注意的是，这些方式适用于颏下及颈部皮肤不太松的年轻患者。在 38—42 岁的患者中进行短瘢痕面部提升术会非常有效，而在年龄更大或老化更严重的患者中进行同样的手术，会让术者及患者都非常失望。这些保守的面部提升术包括耳前切口，部分向乳突延伸，但是通常不包括耳后切口。对于能够真正理解面部老化和面部提升术病理生理机制的医生来说，耳后切口对于真正提紧颈部，获得长期效果是必要的。

短瘢痕面部提升术，有时称为"周末"面部提升术，没有耳后切口及传统的颈阔肌成形，因此对严重的下颌及颈部老化患者没有效果。这些提升术有过很多营销术语，真正实施后效果有限，但是它们不是新的，神奇的术式，无法获得与更全面的面部提升术相媲美的效果。这种术式常常听起来好得令人难以置信："局部麻醉，从办公室开车回家，不用包扎，第二天就回去工作"，非常吸引那些不完全了解其他可供选择的术式，或者不了解这些术式局限性的患者。

对于寻求做保守的面部提升术的普通患者，我不太强烈的推荐这种术式。当我接诊寻求做"周末"面部提升术术式的患者时，我会要求他们做书面许可，如果术中我觉得小切口方式不能解决面部老化改变时，可以增加耳后全切口以获得更

好的效果。有很多次，当我在术中发现这些患者行单切口术式效果非常有限时，我改为传统术式。这些患者，即使面部老化特征非常不明显，术中你也会惊讶地发现皮肤很松。简而言之，即使这些患者没有很大的松皮量，多数患者在他们40岁中后期也需要行传统切口面部提升术。图3-199展示了两个这样的患者。

保守的面部提升术确实在整形美容外科医生的治疗手段中占有一席之地，但是在我做过的1000多例面部提升术中，只有2%的患者是短瘢痕面部提升。我个人施行短瘢痕（小切口）面部提升术的适应证包括以下几种。

- 年轻患者，老化征象不明显。
- 年纪稍大患者，伴有轻中度下颌及颈部老化。
- 患有疾病，无法做大范围面部提升术或进行全麻。

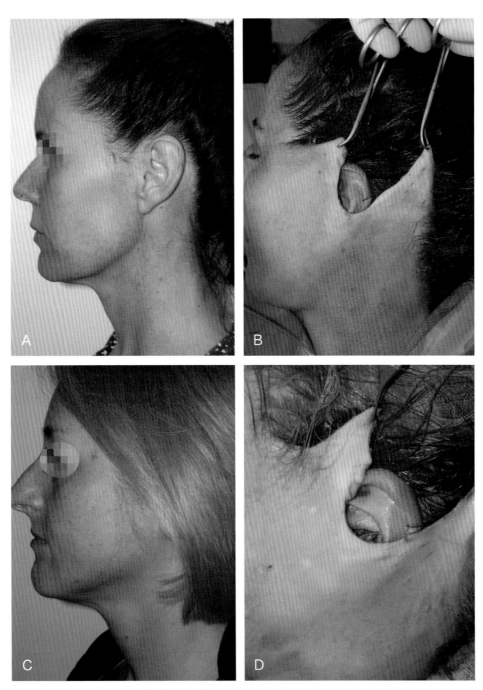

图3-199　这些患者都要求进行"周末"（短瘢痕）面部提升术

观察这些患者的术前照片，可以看出两位患者似乎都仅有轻度皮肤松弛。两位患者的术中图片均展示的是实际存在的松皮量。这么多的皮量需要采用传统的面部提升术，否则患者将无法获得最佳效果，并让效果维持很久

● 经费有限或术后恢复时间限制，不能行大范围面部提升术。

短瘢痕切口面部提升术市场营销有其短板。这种面部提升术是新手医生学习面部提升术非常好的方式，有的年轻医生只做短切口术式。只要患者选择合适，患者被充分告知术式的优缺点，这个术式就是合适的。

当我对患者施行这种术式时，他们必须签署一份额外的知情同意书，详细说明此类手术的局限性。尽管一些术者在进行这些手术时只做局部肿胀麻醉，但是我仍然坚持倡导使用静脉镇静麻醉，因为我认为这对患者及术者来说都是一个更好的体验。短瘢痕面部提升术的耳前操作与传统的面部提升术非常相似，但通常更保守。鬓角切口一般较短，耳前切口是一样的。主要区别在于切口转过了耳垂拐角。多数保守的面部提升术采用耳后切口，在耳后沟内做切口，并向上延伸 2 ～ 4cm。一些术者主张在乳突区域做一个水平切口，这是一个巨大的错误，因为术后会非常明显。在没有传统的耳后发际线水平切口的情况下，对抗老化向上牵拉下颌，尤其是松垂的颈部皮肤，可能会在耳后形成皮肤隆起和堆积。没有办法避免这一点，并且它将会与颈部及下颌区域的皮肤量成比例。幸运的是，多数皮肤隆起会随着伤口愈合逐渐消失，但是有些会持续存在，并且在某些特定发型时显得非常明显。只要患者术前知晓这一点，权衡面部外观的改善，耳后一些皮肤隆起通常不是问题。我个人有一个案例，患者耳后皮肤隆起整整一年才消散（图 3-200）。

短瘢痕（"周末"面部提升术）—手术操作

在微创手术中，我不常规进行中线颈阔肌成形术。如果患者老化严重到需要行中线颈阔肌成形术，那么他们需要做传统的面部提升术。然而，如果患者颏下有多余的脂肪，我会进行颏下吸脂术。

短瘢痕或周末切口，在耳前和鬓角区的处理与较小的传统面部提升术相同（图 3-201）。短瘢痕术式皮瓣皮下剥离范围小于传统面部提升术，通常是从耳郭向周围剥离 2 ～ 4cm（图 3-202 和图 3-203）。

在短瘢痕面部提升术中处理 SMAS，SMAS 折叠是处理 SMAS 最保守的方式，肿胀较轻，恢复更快（图 3-204）。在多数病例中，我更喜欢 SMAS 切除，方式与之前描述的相同，但是范围更小（图 3-205）。

尽管我一直主张用颈后颈阔肌缝合塑造本章前面提到的条带（图 3-128），但是由于入路的限制，它并不适用于短瘢痕面部提升术。通常，这里有足够的空间可以在下颌角下至少放置一根颈后颈阔肌缝线，以协助提紧颈部深层结构（图 3-206）。

根据术者的习惯对 SMAS 进行处理后，必须按照正确的方向牵拉皮肤。牵拉方向在短瘢痕面部提升中可能有所不同。由于没有绝对正确的方向，每个患者都有所不同，可能需要更加垂直的方向（而不是后外侧）提紧下颌线及面颊，使其不在耳后区域聚集（图 3-207）。这并不总是这样，有时向后外侧牵拉更合适。尝试不同的牵拉方向，看看哪个方向可以得到最好的效果，同时，耳后皮肤聚集量最少。当垂直提升耳前皮瓣时，术者需要确保有足够的皮肤可以覆盖耳屏。在搞清楚皮肤可以覆盖的范围之前，切勿修剪去除皮肤。一旦找到合适的方向，修剪耳前皮肤，进行关键点缝合，方法与传统的面部提升术类似（图 3-208 和图 3-209）。一旦完成皮肤悬吊，修剪多余皮肤，掏出耳垂，方法与传统面部提升术相同（图 3-210 和图 3-211）。

短瘢痕面部提升术最大的缺点是耳后出现皮肤隆起。这是因为短瘢痕面部提升术不像传统面部提升术，没有耳后皮瓣牵拉松弛的皮肤。在小范围面部提升术中，这并不是问题，简单的三角形皮瓣就可以去除猫耳畸形（图 3-212）。较大的短瘢痕面部提升术会导致明显的皮肤隆起，处理起来更有挑战性（图 3-200）。耳后皮肤过多表明需要行耳后切除的传统面部提升术。

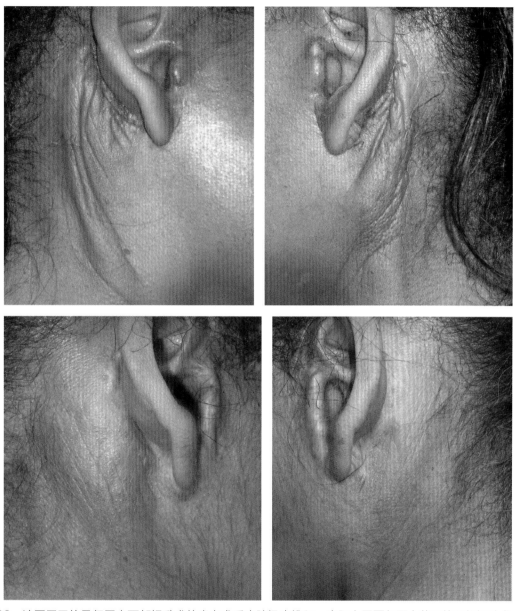

图 3-200 该图展示的是行周末面部提升术的患者术后皮肤极度堆积，实际上需要行更大范围的面部提升术。这些隆起的区域会在 12 个月后自发消退，但患者会对结果不满意，直至问题解决

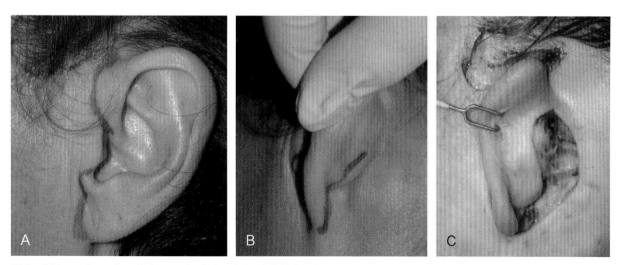

图 3-201 A 和 B. 切口标记；C. 短瘢痕面部提升术的实际切口

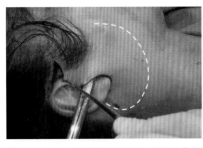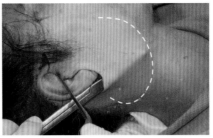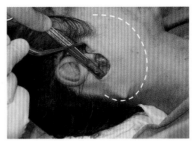

图 3-202　典型的短瘢痕/"周末"面部提升术向前、向下和向后的剥离范围

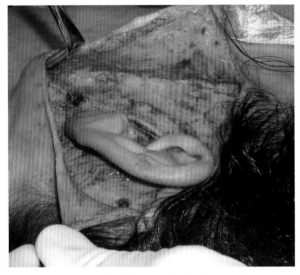

图 3-203　典型的短瘢痕面部提升术中剥离完成后

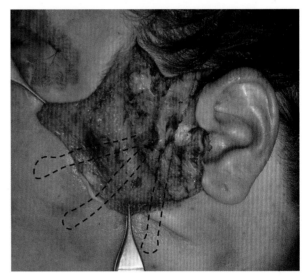

图 3-204　短瘢痕面部提升术中的 SMAS 折叠。折叠缝线。虚线显示它们的位置，范围和方向

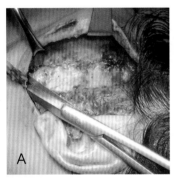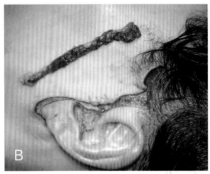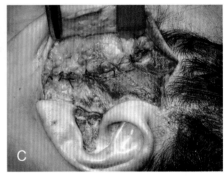

图 3-205　尽管短瘢痕面部提升术剥离范围比传统面部提升术小，但是仍然可以选择进行小范围 SMAS 切除
A. 切除的 SMAS 条；B.SMAS 条置于其大致位置；C.SMAS 切除缝合后

　　一个常见的错误是术者不进行传统的面部提升术，而是尝试通过更大更低位置的扩大切除解决耳后多余皮肤。虽然在乳突区域扩大切除可以解决皮肤隆起，但是它也会产生无法隐藏的难看的瘢痕（图 3-213）。再强调一次，当需要的时候，与其尝试做耳后皮肤切除，不如采用传统的面部提升术。

　　耳屏及耳垂处理方式与传统面部提升术相同，耳前切口用 5-0 肠线关闭；耳后切口用 4-0 肠线关闭（图 3-214）。

　　由于短皮瓣式没有明显无效腔，我术后不用敷料包扎，也不放引流管。由于此手术比较小，血肿、组织坏死及其他的并发症均不常见（图 3-215 和图 3-216）。与更大的术式相比，恢复通常更快，更简单。图 3-217 至图 3-219 显示了短瘢痕/"周末"面部提升术患者术前术后照片。

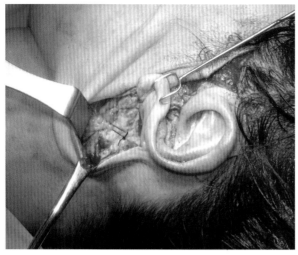

图 3-206　固定颈后颈阔肌区域深部组织于乳突筋膜上的单独缝线

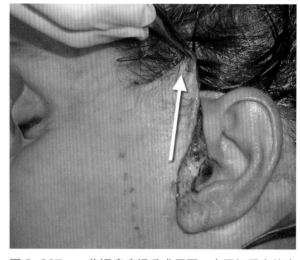

图 3-207　一些短瘢痕提升术需要一个更加垂直的皮肤牵拉，术者应该尝试各种方向，看看向哪个方向牵拉，耳后皮肤隆起形成最少，术后效果最好

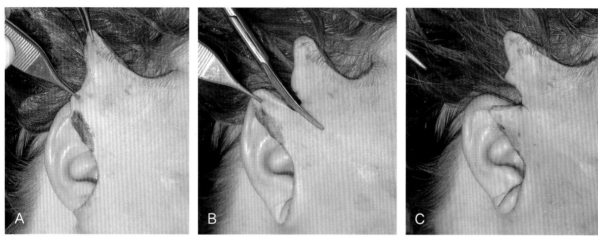

图 3-208　A. 短瘢痕面部提升术中典型的耳前皮肤过剩；B. 皮肤修剪；C. 行关键点缝合。注意皮肤上的蓝色标记线，这里以前是耳屏的位置。这显示了皮肤移位的多少，即使是在小范围面部提升术中

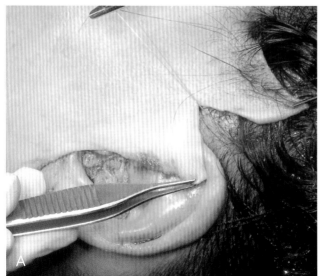

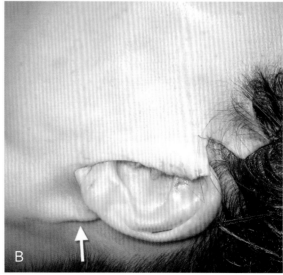

图 3-209　A. 短瘢痕面部提升术中的皮肤修剪；B. 皮瓣悬吊，注意在这些操作中形成的典型耳后皮肤隆起（白箭）

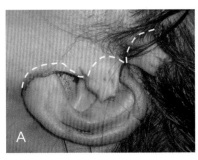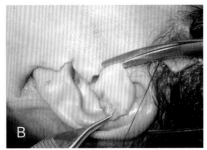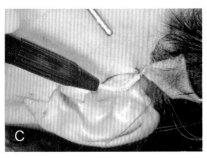

图 3-210　A. 要修剪的多余皮肤的轮廓；B. 切除耳前皮肤；C. 颞部皮肤切除

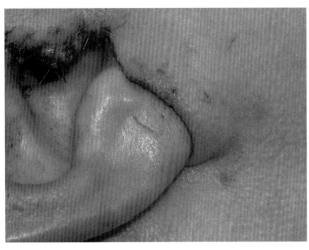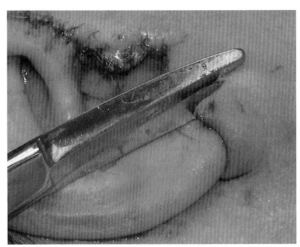

图 3-211　用非常保守的皮肤削减方式释放耳垂。在许多情况下，不需要修剪皮肤就可以将耳垂拉出

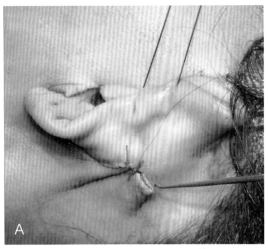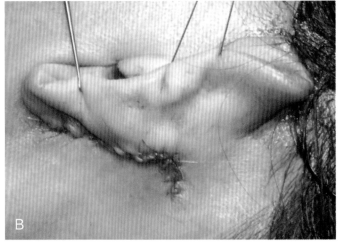

图 3-212　在非常保守的短瘢痕面部提升术中形成的皮肤条带。皮钩牵拉多余部分皮肤去除多余皮肤。延伸切口要短并保持在隐蔽部位

十八、面部提升修复手术

（一）改善其他医生不良的手术效果

"面部提升修复术"是一个包含众多变量的术语。一位医生，如果做了很多面部提升术，并且效果始终如一，自然持久，就可以建立起良好的声誉。

在这个互联网和社交媒体的时代，良好的声誉可以是本地的，也可以是全国的，甚至是国际的。这一良好的声誉带来了很多改善其他医生不良术后效果的修复需求。这些需求可能是在患者术后不久或多年以后。拥有改善不良术后效果的声誉和能力是一种荣誉；然而，它也有其缺点，我有很多面部提升

术后效果非常不好的患者从其他地方到我的办公室进行咨询。这些患者可能在一个忙碌的日子出现在

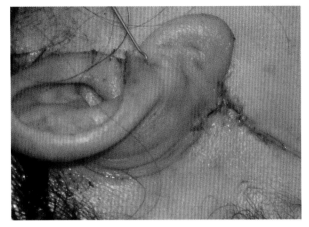

图 3-213　在乳突区域做长切口去除多余皮肤，以处理短瘢痕提升术导致的后方皮肤隆起。但延伸切口导致手术瘢痕难以隐蔽，不美观

爆满的候诊室里，一些其他新来咨询的患者会跟我的工作人员说"他们不想像那位坐在接待室里的女士一样看起来不自然。"这是术者及工作人员应该牢记并谨慎处理的事情。

对于医生及其工作人员来说，将不良的术后效果转换成好的，使患者开心，是一种很好的感觉。然而，常常有这样的患者，虽然他们的问题可以改善，但是永远不会看起来自然。在这种情况下，谁处理这样的患者（你或我），谁就会变成"那个不好的医生"。这可能是一个问题，因为尽管患者改善了，但是这个效果永远也不会好，最后处理这个患者的医生可能会被诟病。如果这是当地患者，又与当地其他患者交往很多的话，就更是个问题了。一个患者有严重的颞部脱发，

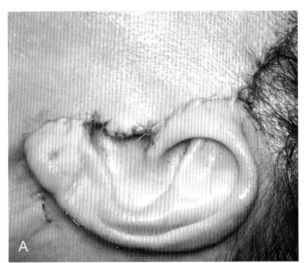
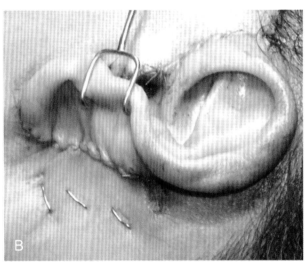

图 3-214　A. 用 5-0 肠线缝合耳前切口；B. 用 4-0 肠线缝合耳后切口

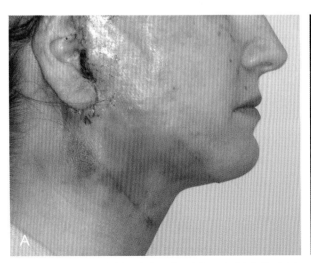
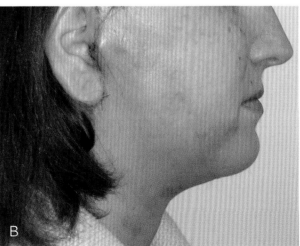

图 3-215　A. 患者行短瘢痕 /"周末"面部提升术后 24h；B. 同一患者，术后一周

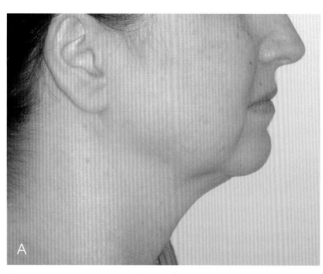
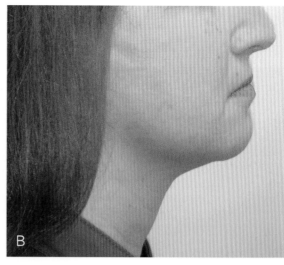

图 3-216　与图 3-215 为同一患者。展示的是该患者行短瘢痕面部提升术的术前（A）和术后（B）图片

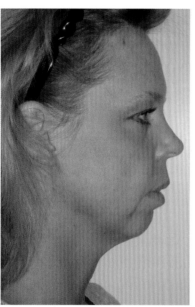
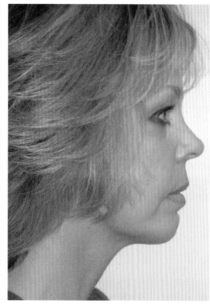

图 3-217　42 岁的女性，行短瘢痕面部提升及下巴填充的术前术后图片

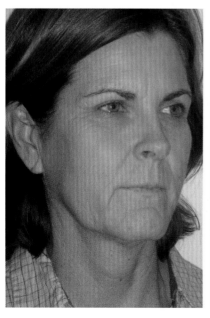
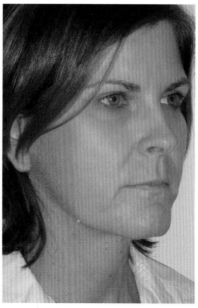

图 3-218　54 岁的女性，行短瘢痕面部提升及全面部 CO_2 激光换肤的术前术后图片

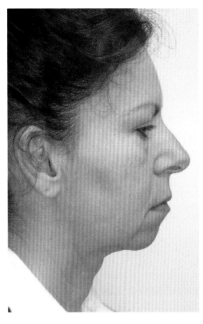
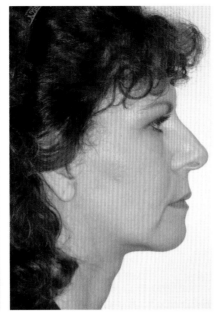

图 3-219　44 岁的女性，行短瘢痕面部提升及下巴填充的术前术后照片

严重的精灵耳，残留的颈部皮肤及下颌问题，我为这个患者做修复手术，她和我对于修复效果都非常满意，不幸的是，尽管我改善了其效果，但患者仍然有不良面部提升术的不愉快感觉。其他几位当地患者知道我是她的手术医生后，他们认为她的手术效果并不好。虽然在这种情况下我能够向他们解释，我真的使她看起来更好看了。实施大型修复手术的医生需要能找到一种方式向现在或未来会持有相似问题的患者解释这个问题。

（二）改善自己最近的不良术后效果

不管医生的技术有多好，他或她偶尔也会不得不修复自己的手术。有时这是因为患者发现了一个缺陷，或者是医生自己发现了问题。没有医生想让患者不高兴，因为我的患者会不可避免地带着反映我能力的术后效果，在我的城市中行走。基于上述原因，我会向患者建议我们需要做一些

修整。最常见的是一些轻微颏下松皮残留，轻微下颌抽脂，或者激光瘢痕修整（图 3-220 至图 3-227）。曾经有一位来访的整形外科医生在参观我的诊所时说，如果患者认为效果好，为什么还要把它当作缺陷对待呢？我认为，如果效果可以更好，那就让它变得更好。从长远来看，将获得更多回报，并带来更好的结果。另外一些患者术后效果可以接受，但是他们却并不开心，这种情况在前面章节已经讨论过。

尽管判断准确，但仍然有少部分患者恢复后，在颏下区域有松皮留存。在某些患者中，似乎是因为耳前耳后皮瓣的牵拉方向致颏下小块儿区域没有收紧。这可能是下颌的形状与皮瓣牵拉方向相互作用的结果。如前所述，通过颏下切口切除小块儿椭圆形皮肤有助于解决这个问题。当患者行大范围面部提升术，仍然需要局部皮肤切除时，局部少量皮肤切除就足够了（图 3-224）。然而，

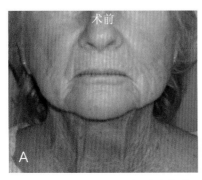
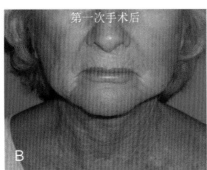
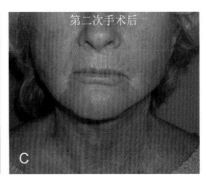

图 3-220　该患者面部提升术前（A），第一次面部提升术后（B），第二次面部提升修复术后（C）

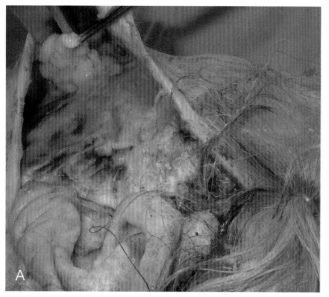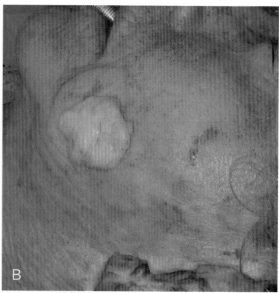

图 3-221　与图 3-220 为同一患者，显示的是患者的修复手术（初始手术后 5 个月）
A. 颊脂垫切除；B. 修复手术时的松皮量

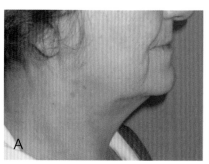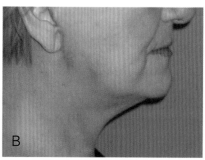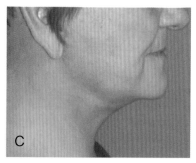

图 3-222　该患者手术包括打开耳前和耳后切口，去除多余皮肤和颊脂垫
A. 面部提升手术前；B. 第一次手术后；C. 第一次手术后 6 个月进行修整术后

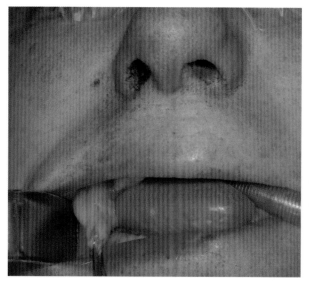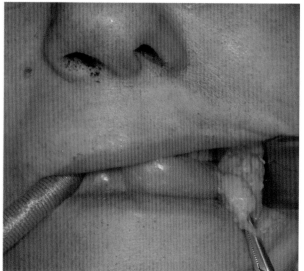

图 3-223　与图 3-222 为同一患者，显示的是在她的修复手术中，双侧颊脂垫去除。多余的皮肤也被切除

一些患者颈部及下颌松皮多到需要重新开放切口以牵拉去除更多皮肤。我之前做过的修复病例，患者仅颏下皮肤多余，只需要开放耳后切口提紧颈部。也有患者下颌及少量颈部皮肤多余，对于他们，我只打开耳前切口去除多余皮肤。尽管进行了广泛的全面部提升术，仍有非常少量的患者松皮多到需要同时打开耳前耳后切口进行修复。

修复手术在某些患者中是最常见的，这些患者是或是因为减重手术，或是体重大量下降后皮肤弹性减弱，有大量松皮需要切除。我术前会告诉这些患者，他们术后 6 个月后可能需要再次手术修整才能达到他们想要的效果。在罕见的情况下，一些患者需要行两次面部提升术。在单次手术中，可以安全有效去除的皮肤量是有限的。我在术中总是会拍摄去除的松皮量，向患者证明我尽可能安全地去除了如此多的松皮（图 3-227）。

现在的问题是"谁来支付修复手术的费用？"很多手术医生对所有任何操作都收费，不管"这是

谁的错"。尽管一些患者会同意为同样的操作买单两次，但是多数患者不乐意这样做。我在面部提升术前知情同意书中清楚表明需要支付修复手术费用，但是我很少收取修复手术应该收的费用。是否收取修复手术费用取决于为什么需要做修复手术。可能会出现这样的不良情况，比如精灵耳或发际线改变，我认为让患者为这个买单是不公平的。其他的情况不是术者可以控制的，在这种情况下，我可能会收取材料和麻醉费来抵消我花费的时间，但是在术后第一年内，我很少因为修复手术收取很多费用。毕竟患者是消费者，虽然没有术者可以真正"保修"，但是我认为免费或者非常低收费的修复手术是另一种营销方式。如果某人支付 20000 美元通过多种操作进行面部提升术，术后效果若不好，他们会期望有一定程度的费用减免。此外，如前所述，这些患者会在城市中行走，我希望他们能向他们的朋友积极评价这个手术。永远记住，每一个患者都是在给我们做营销的，他可以给"好评"，也可以给"差评"。

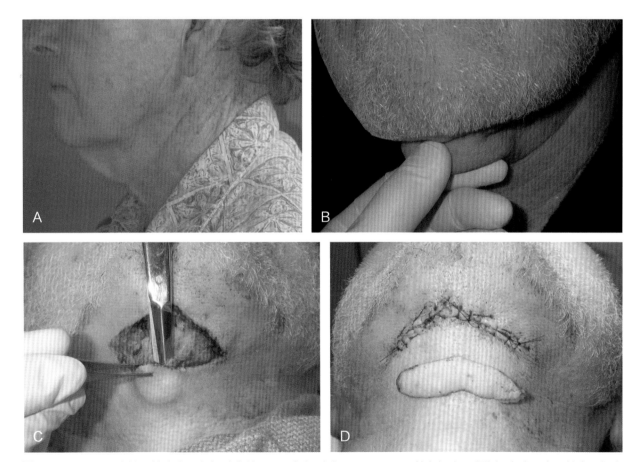

图 3-224　A. 76 岁的男性患者面部提升术前；B. 面部提升术后 90d；C. 尽管在初次手术期间去除了大量松皮，但患者残留的皮肤仍然多到需要进行修复手术；D. 在局部麻醉下进行皮肤切除

（三）重塑因自然老化而抵消的良好的手术效果

为一个因为面部提升术而开心 10 年的患者

再次行面部提升术并不复杂。他们通常相当快乐，可能是因为第一次手术有很好的体验。他们从第一次手术的操作和恢复过程中获得经验，

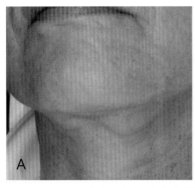
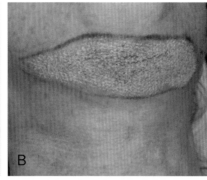
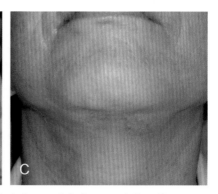

图 3-225　A. 患者面部提升术后残留的多余皮肤；B. 进行了颏下 CO_2 激光换肤术；C. 激光术后 9d 改善显著

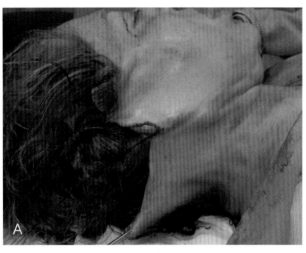
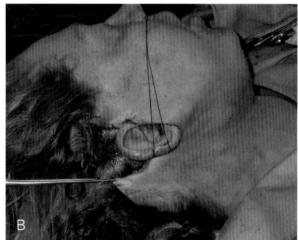

图 3-226　A. 该患者有非常多的松皮，尽管面部提升术使她改善明显，但是她仍然抱怨颏下区域少量的松皮；B. 约 9 个月后进行面部提升修复手术，去除少量皮肤

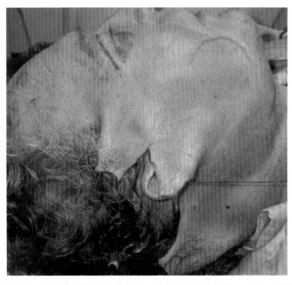
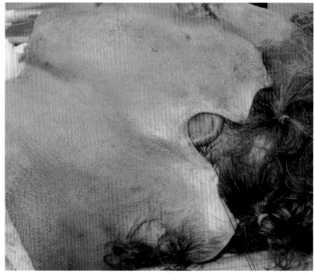

图 3-227　尽管已经切除了好几厘米的皮肤，患者双侧仍有大量松皮。这种皮量的患者术前咨询时应该告知他们需要行二次修复手术

并且明白这只是进行另一次面部提升术。尽管面部提升术是一种可预测，持续时间久的术式，但是它并不是永久性的。手术的持久性受多种因素的影响，包括患者年龄、术式、技术、性别、皮肤质量以及术后保养。一个好的面颈部年轻化手术，联合内外侧颈阔肌成形及 SMAS 切除，再做二次手术前可以维持 10 ～ 12 年（图 3-228 和图 3-229）。大多数患者能够理解这一点并有心理准备。这种持久性因人而异，有的患者面部提升术后可以保持 15 年，而有的患者术后几年就开始改变。虽然医生有一些手段可以让效果维持的久一点，但是没人能控制自然。所有的术前咨询，知情同意书签署，以及围手术期与患者的交流都应该包括面部提升术"保质期"的差异性。我知道一位受人尊敬的面部整形外科医生告诉他所有的患者，他们最早两年之后就有可能需要接受修复手术。

面部提升修复术与之前的手术类似。然而，重新切开之前的切口，可能会导致耳屏、发际线以及耳垂发生改变，这个需要与患者进行讨论。这并不意味着这些区域一定会改变，但多次手术有可能引起这些区域组织结构形态发生变化。由

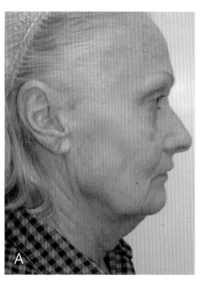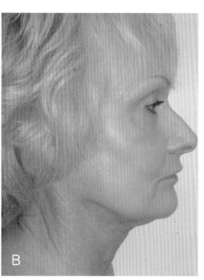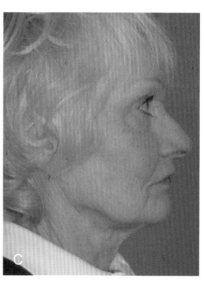

图 3-228　A. 面部提升术术前；B. 面部提升及 CO_2 激光术后 3 个月；C. 手术后 10 年的自然衰老进展，这是典型的术后 10 年的改变

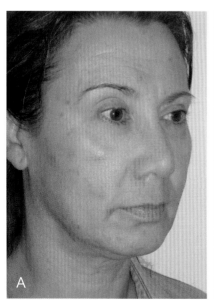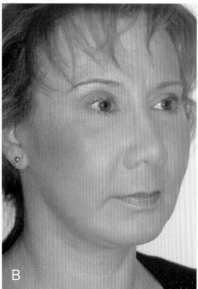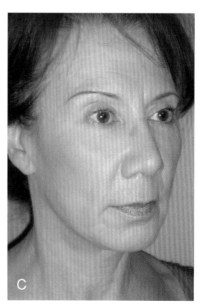

图 3-229　A. 面部提升术术前；B. 术后 3 个月；C. 术后 10 年，该患者的老化性改变比较轻

于前次手术的瘢痕组织，二次手术可以更简单，也可以更复杂（图 3-230）。在某些情况下，瘢痕组织形成"滑动平面"，解剖非常容易，阻力小。在有些情况下，瘢痕组织可能增生，分离难度加大，阻力非常明显。

除瘢痕组织外，通常脂肪组织会缺乏。之前手术的患者由于严重的瘢痕粘连和 SMAS 的组织特性，进行 SMAS 切除术操作缺乏可行性，因此可以采用 SMAS 折叠技术。在极少数情况下，瘢痕组织多到无法处理 SMAS。遇到之前的缝线或是填充物是常见的，遇到之前缝合的缝线松散开也很常见（图 3-231）。这证明了不论之前的缝线收的有多紧，随着时间的推移，缝线都会松，最可能的是瘢痕组织维持最初的悬吊力量。

十九、面部提升术的并发症及预防

在所有的美容手术中，没有一种会像面部提升术那样更能在日常生活中引人注目。一个效果自然的面部提升术可以从各个方面改变患者的生活。它不仅会让患者看起来年轻，也会让患者感觉年轻。然而，一个不自然或有明显并发症的面部提升术会对患者的外观及心理产生消极影响。它也会损害医生的名誉，产生纠纷。虽然没有医生可以保证术后没有并发症，但是多数面部提升手术的并发症都是可以预测的，并且通常可以在术前、术中和术后技术层面避免其发生。本文不可能涵盖所有面部提升术的并发症，并且很多前面已经讨论过了。本章其余部分重点关注一些较为常见的并发症，并讨论如何识别与预防。

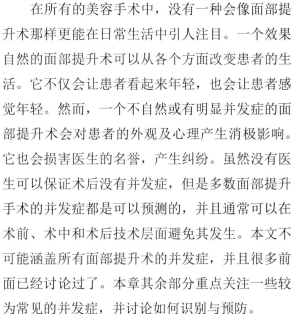

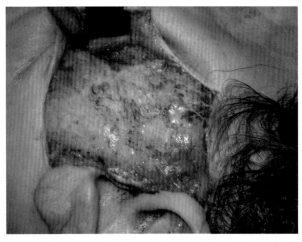

图 3-230　初次手术术后 10 年，二次面部提升术时的瘢痕组织和既往缝合线。这种类型的组织通常解剖相对容易。注意可以处理的"SMAS"非常少

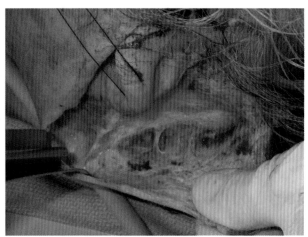

（一）术中并发症

出血

止血是面部提升术的关键点，并且在整个手术过程中都必须仔细止血（图 3-232）。很少有整形手术能像半夜处理大范围血肿给医生更大的压力了。每个病例都必须提前设计好预案。多数缺乏经验的医生会发现自己陷入这样一种不安的境地，下班后得带着患者返回诊所的手术室，无法联系到工作人员、麻醉药物上了锁，独自面对焦虑的患者及家属，承受的压力可想

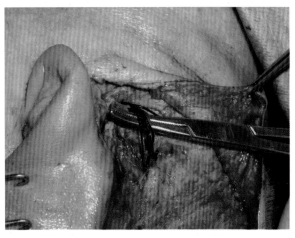

图 3-231　初次手术术后 10 年行面部提升修复术。注意这里松散的缝线在上次手术时是绷紧的

而知。关键是要有预案，包括有随时待命的工作人员，可以使用仪器、麻醉药和药品。制订周密的计划以处理血肿或其他紧急并发症是非常有必要的。

预防术后出血至关重要。很难在关闭伤口、手术结束前找到出血点。有经验的医生会在面部提升手术过程中的每一步都控制出血。相比于传统的电切术，我更喜欢 4.0-MHZ 射频电刀系统（www.ellman.com）。这个系统同时提供切、凝两种模式，并且比传统的电刀产生更少的传导性热损伤。联合使用双极（大尖和细尖），球形电极及间接通过止血钳凝固，使术者有多种方法进行止血。当使用电刀时，非常重要的一点是要保护脆弱的皮下脂肪瓣免受热损伤。任何电切电凝操作都会产生热，因此烧灼脂肪时会产生加热了的水，并且在接下来的几秒钟内维持非常高的热度。对于助手来说，使皮瓣接触烧灼区域冷却非常重要；否则可能会出现全层皮瓣的热损伤（图 3-233）。在运动感觉神经周围必须小心烧灼，否则热传导会导致神经受损。

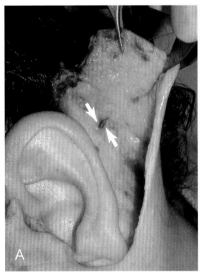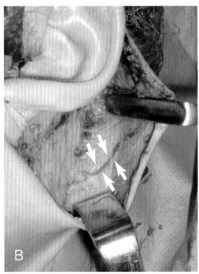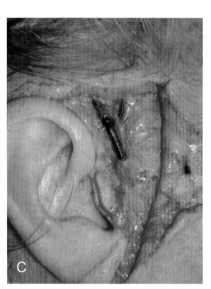

图 3-232　头颈部血运丰富，容易出血，仔细止血是确保除皱手术成功的一个关键点

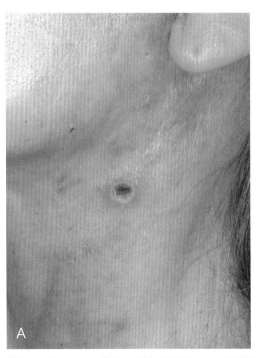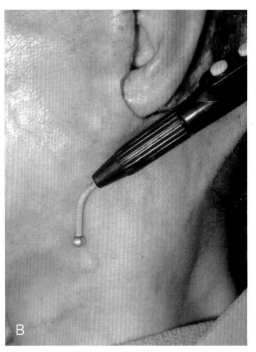

图 3-233　A. 在烧灼皮瓣的真皮侧时，热损伤引起的全层烧伤；B. 术中遇到的电凝头烧灼致皮肤起疱

一些麻醉师和（或）医生更喜欢低压麻醉以减少出血。在这种情况下，切口关闭之前患者应该恢复到正常血压状态，否则可能会遗漏出血点，导致术后出血。

（二）术后并发症

广泛的血肿

如前所述，术后广泛血肿是美容手术中的一个真正的紧急情况，虽然罕见，但可能导致气道受压的致命结果。广泛血肿也会使精细的皮瓣受压，并可能损害皮瓣的血管。这可能导致轻度或重度的皮瓣坏死，甚至全层瘢痕形成。如前所述，不论如何预防，广泛血肿都有可能发生（统计数据：2%～15%除皱术），外科医生必须能够快速诊断和治疗并发症。在手术期间可能发生血肿，医生在除皱术患者的一侧缝合完切口，在对侧工作时，在先前关闭的一侧形成了血肿。手术结束时在手术台上仍然可能发生血肿，并且在洗头发或包扎患者时会发现血肿（图3-234）。少量出血可以通过缝线缝合或订皮钉关闭的切口处用小的吸引管吸出。清除血肿后密切观察显示没有再出血，则可以将患者转移到麻醉复苏室。如果发现该区域持续出血，则必须移除缝线和订皮钉并确定出血点。手术后也可以立即发生广泛血肿，我亲自遇到手术后1h内在麻醉复苏室中发生了两

例血肿（图3-235）。

广泛血肿可分为轻度和重度。当发现有少量血液聚集时，可以吸出，也容易吸收（图3-235）。

迅速增大的广泛性血肿需要紧急处理。通常发生在术后早期，因此术后早期几小时留观患者是有必要，当然，术后24h都是容易出问题的时期，因此，晚上花一点时间检查患者是值得的。此外，教育患者和护理人员了解广泛血肿的症状和体征可以增加早期发现与治疗的机会。虽然大多数血肿是单侧的，但有可能单侧出血穿过额下中线并影响两侧。我遇到过12例广泛血肿需要急诊处理。其中两例患者的脸已经明显变形，却没有被患者或家人发现，而是在第二天早上的术后复查中被我发现。所有其他病例在除皱术后8h内打电话给我，报告一侧疼痛，面部变形和出血。他们很紧张，报告切口部位出血，快速肿胀了起来（图3-236和图3-237）。其中一名患者报告说她很难闭嘴。这是由于血液进入到颊间隙内，在上下牙齿之间扩散所致。当护理人员打电话报告医生有疼痛、肿胀和出血时，应考虑广泛血肿的

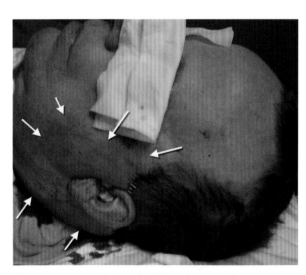

图3-234 该患者出现左侧广泛血肿，患者仍在手术台上，处于麻醉状态。像这样的出血必须通过拆除缝线和订皮钉并找到有出血的血管来控制

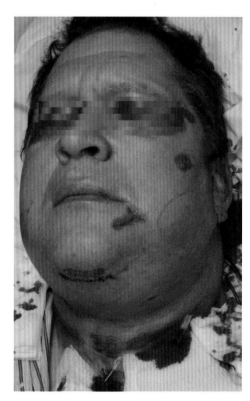

图3-235 这名男性患者在手术后1h，在麻醉复苏室中出现了大的左侧广泛血肿，被送回手术室进行血肿清除和止血。颈部饱满和下颌缘消失是血肿的常见表现

可能。在极少数情况下，患者会出现窒息（我从未见过这种情况），应立即采取急救措施。

对于患者、护理人员及家属来说，这是一种极度紧张的体验。当患者和护理人员到达诊所时，必须告知他们，出现这种情况很糟糕，将会迅速得到治疗，通常不会有问题。

虽然我从未遇到过，但如果患者出现呼吸困

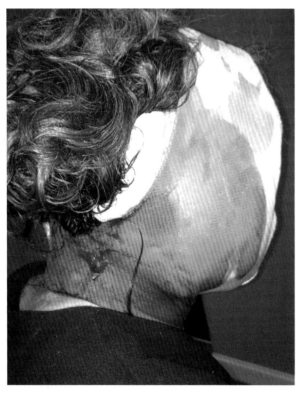

图 3-236　右侧广泛血肿的患者，敷料渗血让患者的护理人员给医生打电话。广泛血肿可以在数小时内缓慢形成，或者在伤及较大血管的情况下迅速出现

难，应立即拆除所有缝合线和订皮钉，去除辅料，使面部减压。

我经历过患者和护理人员都未能发现的两例广泛血肿，直到第二天早上 24h 复查时诊断了出来（图 3-238）。这不太常见，因为通常情况下，患者或护理人员会发现异常。如本章前面所述，任何使血压升高或患者烦躁的情况都可能导致广泛血肿的发生。必须给患者和护理人员反复交代这一点。

治疗严重的广泛血肿需要拆除缝线，打开皮瓣探查，控制出血点。通常这些患者感到害怕，紧张和疼痛，并且没有静脉镇静，手术很难进行，因为进一步的操作和不适会使患者的体验更糟，并使其血压升高。出血点可能在耳前、耳后或者颈部。在我处理血肿的经历中，从未遇到过孤立的颈部出血。所有出血都是单纯的耳前或单独的耳后或两者都有。有一点需要注意，如果外科医生觉得出血点只是局限在一个皮瓣，应该打开两侧皮瓣去探查，因为没有人想要在一个晚上两次进手术室，不要错过本应在第一时间发现的出血点。让患者处于舒适的体位后，拆除缝线和订皮钉，会遇到大的"醋栗果冻"样的血凝块（图 3-239）。

随着血凝块被清除，外科医生通常会发现多个出血部位。血肿中的出血点造成的血凝块似乎是对深部组织具有"刺激性"，使整个创面出血

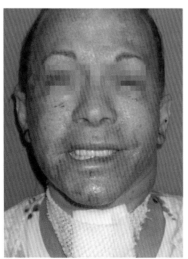
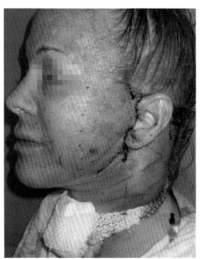
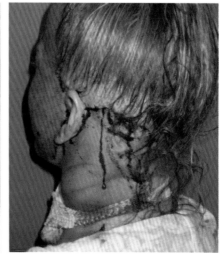

图 3-237　该患者在除皱和其他美容手术后 12h 出现血肿，患者在晚上 10 点感到肿胀和不适，并联系医生，单侧组织鼓起来是广泛血肿的特征

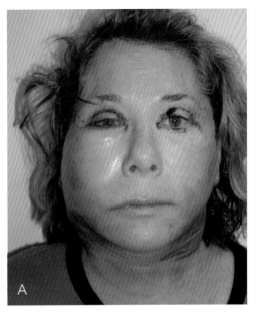 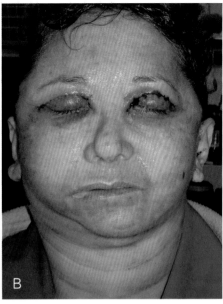

图 3-238 这些患者在诊所进行术后 24h 复查时发现广泛血肿，但患者没有意识到有血肿发生

A. 该患者报告感觉良好，但在手术当晚咳嗽；

B. 在患者感到疼痛之前，已经出现视力受损，但她的护理人员没有注意到这一点

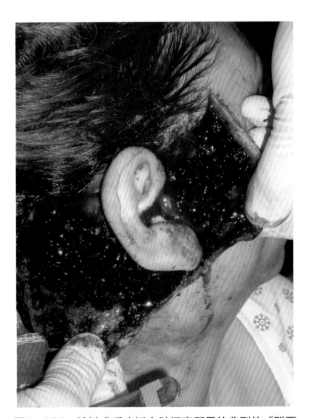

图 3-239 除皱术后广泛血肿探查所见的典型的"醋栗果冻"血凝块

和渗出。在某些情况下，可能会在原先手术爱出血的区域找到出血点，虽然曾经反复止血，但后来又出血了。更常见的是，出血发生在初始手术期间没有任何明显出血迹象的部位。当打开皮瓣，去除凝块，检视查组织时，你会发现"到处在出血"（图 3-240）。

发生术后血肿后通常不会出现全身严重失血性表现，但有这种可能性，必须进行监测。缺乏经验的外科医生面对他或她的第一次血肿时可能会很害怕。打开伤口后会觉得流血不止，有一种面临世界末日的感觉。这时候需要外科医生表现得心中有数、非常淡定、非常冷静。打开伤口清除血凝块后，先用冰盐水纱布填塞手术区域 5～10min（图 3-241）。

预先备好袋装冰盐水，这应该是手术计划的一部分。冰镇的盐水纱布通常会显著地减缓出血，并使外科医生有时间探查组织床以发现活动性出血。我喜欢在这个过程中使用放大镜，因为出血经常发生在小血管。如有必要，用冰盐水纱布重复填塞伤口。使用双极电凝烧灼止血，通常是单个血管出血（图 3-242）。可以是动脉喷血，也可能是静脉渗出。控制住出血的主要血管后，再寻找其他出血点并止血。

军用止血纱布（www.quickclot.com）在面部美容手术中很有用。打开伤口，用冰盐水填塞之后，再用止血纱布填塞伤口 5～10min（图 3-243）。虽然这种产品有助于止血，但它不可能代替烧灼或结扎对大血管出血的处理。用冰盐水纱布和止血纱布填充之后，先控制大出血，然后找到小的出血点进行止血。

恢复患者血压到正常状态，彻底止血后重新

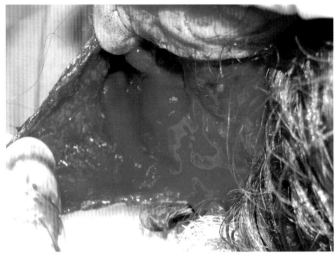 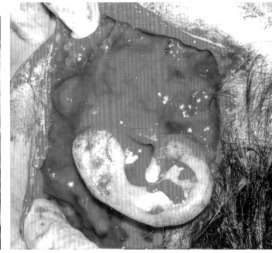

图 3-240　2 名不同患者在广泛血肿处理过程中"醋栗果冻"样血凝块清除后的典型的出血组织床

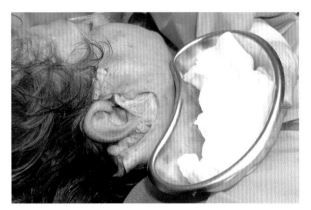

图 3-241　伤口内放置冰盐水纱布，这是控制出血的首选方法，应在办公用医用冰箱里常规放置冰盐水

关闭伤口（图 3-244）。对于外科医生来说，最令人沮丧的是，最初精心修剪的手术切口因为止血弄得一团糟。令我惊讶的是，这种情况下"重新关闭"的伤口通常愈合得很好（图 3-245）。在进手术室止血的 12 例血肿患者中，我从来没有遇到一个无法控制的出血。

有些外科医生局部使用凝血酶来控制出血。如果上述操作还不能止住血，医生必须考虑其他因素，如患者有出血倾向。应该抽血送实验室，并将患者转移到能够诊断出血性疾病，并能使用凝血因子的科室。根据我的经验，这是非常罕见的，因为在面部提升手术中就会发生严重的出血。需要强调的是任何外科医生如果不能处理并发症，就不要做这类手术。

控制出血后，以与初次手术相同的方式关闭伤口。轻轻加压包扎，并在第二天打开敷料检视

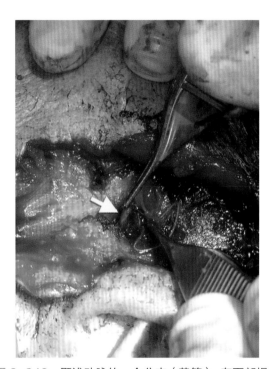

图 3-242　颞浅动脉的一个分支（黄箭），在面部提升术后的广泛血肿中发现的一个独立的出血点，用电凝烧灼止住了出血。通常很难找到大血管出血，更常见的是小血管出血或组织渗血

伤口。虽然大的广泛性血肿需要急诊处理，但不扩散的小血肿只有少量的积血，可以用 18G 针头简单地吸出。尽管大多数血肿发生在术后早期，但在极少数情况下，也可以发生远期自发性出血。我遇到过几例术后正常愈合的患者，在手术后几周出现自发性小血肿（图 3-246 和图 3-247）。可能的原因包括渗血，电凝烧灼的血管破裂，或结扎线勒断血管。

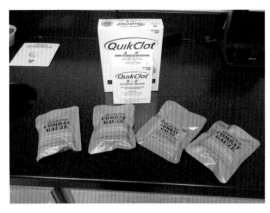
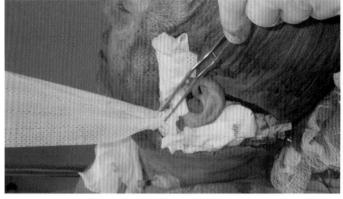

图 3-243　止血纱布是一种有用的辅助手段，用于控制除皱手术中的出血及血肿清除后止血

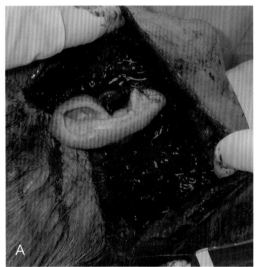
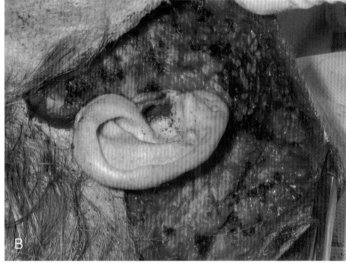

图 3-244　A. 打开伤口，清除血肿；B. 先用盐水和止血纱布填塞止血，之后电凝止血。注意许多出血点烧灼的焦痕

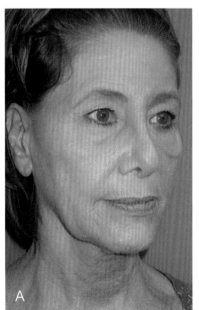
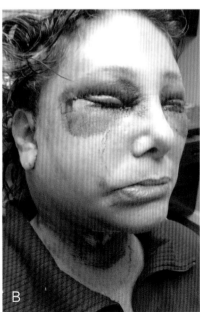
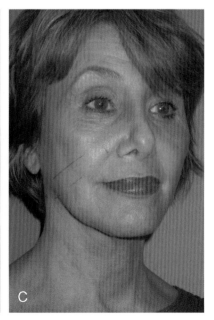

图 3-245　A. 患者术前；B. 术后当晚右侧面颈部发生广泛血肿；C. 术后 6 周，伤口正常愈合，外观良好

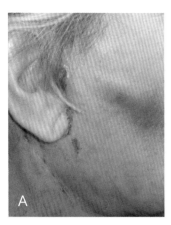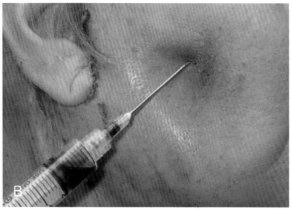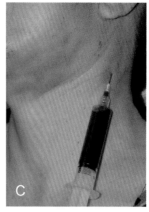

图 3-246　A. 除皱后 2 周发生的小血肿；B. 血肿抽吸；C. 另一名患者术后 13d 出现小的晚期血肿

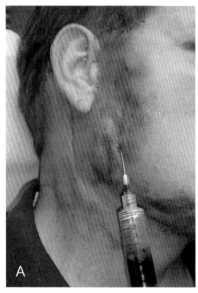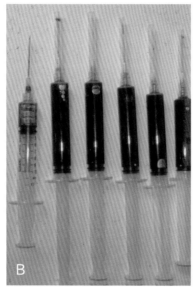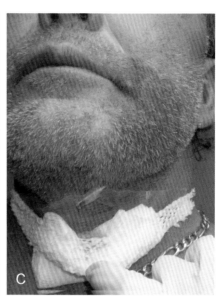

图 3-247　A. 患者出现肿胀和瘀青；B. 吸出约 50 ml 黏稠血液；C. 因为抽出的血液比较多，放置静脉导管引流 48h 以便能够充分引流

残留的凝血块被清除后，大的血肿区域发生血清肿很常见。血清肿形成不仅会继发于血肿，也可以发生在常规手术后。创伤越大，发生率越高；创伤越小，发生率越低。如前所述，当我使用静脉导管引流后，血清肿发生率几乎降至零。形成血清肿时，必须吸出聚集的液体，以防瘢痕形成或作为细菌感染的培养基（图 3-248）。有些血清肿只抽吸一次即可，有些血清肿需要多次抽吸。在极少数情况下，可能需要数周的抽吸。

血清肿并非真正的活动性出血或凝血，而是伤口愈合过程中的渗出物，或者血液分解产物。它们最初是黑色的，然后变成血清色，最后变成琥珀色，并且除了延迟愈合之外不会构成其他威胁。

（三）术后水肿和瘀斑

其他常见的面部提升术后并发症包括水肿和瘀斑。虽然所有患者都会出现一定程度的术后水肿，但有些患者会肿胀的很严重。接受多种手术的患者，包括提眉术，面中部和面颊部假体置入，特别是同时行激光换肤者，可以肿胀的非常严重（图 3-249）。虽然通常不会有太大的问题，它可能会导致缝线张力过大。最大的问题通常是患者和家人担心出现了意外。口服类固醇激素通常能加速严重水肿的消退，但有些患者需要的时间比其他患者长。通常使用甲泼尼龙逐渐减量的方案，但根据我的经验，使用非逐渐减量的泼尼松的效果要差得多。给予患者 15 片（每片含量 20mg）泼尼松片剂，每天一次服用 60mg（同时 3 片），

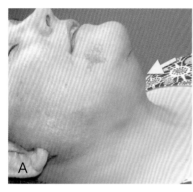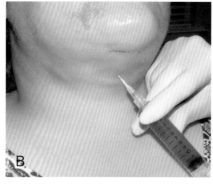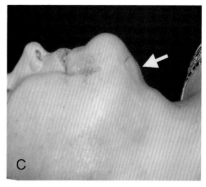

图 3-248　A. 患者行面部提升术后颏下出现血清肿；B. 用 18G 针头抽吸；C. 抽吸减压后的颏下区域

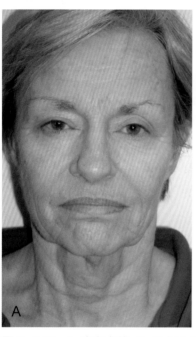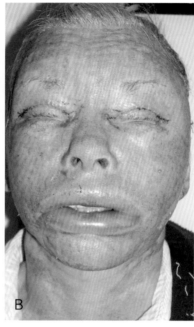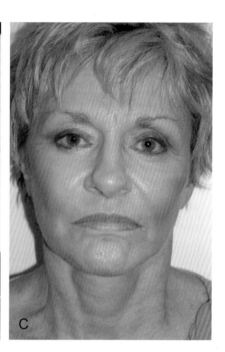

图 3-249　A. 患者术前；B. 手术后 48h 肿胀；C. 最终痊愈

持续 5d。在我的实践中，这种疗法已被证明比普通的逐渐减量的方法效果好很多。接受多种手术的患者及其家属必须在术前签署手术同意书时意识到严重水肿的可能性。还必须要考虑过敏反应的可能性。

我做的最好的投资之一是购买超声治疗仪，我们经常用它处理肿胀和炎症。面部手术患者出现肿胀很正常，但患者的心理反应可能不正常，他们会不耐烦。如果他们觉得医生没有采取任何措施来改善他们的状况，他们就会更加不耐烦。在极少数情况下，如果不积极处理会促使患者寻求其他医生的意见。任何肿胀，无论是否正常，都可以用超声进行治疗。超声治疗可以在组织深部产热，完全无创，可由助手进行操作，感觉良好，并可减轻水肿。患者是否确实通过治疗使水肿显著改善是次要的，重要的是患者感觉到我们正在做些什么来改善他们的状况。有时是超声波减轻了肿胀，有时只是心理安慰，但可以使患者感觉良好。超声治疗可能会持续一段时间，作为处理过度关注患者的方法。最糟糕的事情是医生对焦虑的患者不采取任何行动。患者总是期望医生做一点事情，在这方面，超声设备非常有用。我们的治疗不收任何费用，只需要大约 10min。对手术后 2~4 周，颏下或颈部小范围仍有肿胀的患者，我们通常使用超声处理除皱。

瘀斑是另一个术前需要与患者讨论的问题。大多数有经验的医生可以准确地向患者解释手术，但水肿和瘀斑的程度是难以预测的。我告诉患者会产生严重瘀斑，治愈后不会遗留痕迹。一些年轻和健康的患者，虽然凝血功能正常，有时候会产生明显的瘀斑（图3-250）。

最近对15位知名的除皱医生进行非正式调查发现，他们都没有进行常规的术前凝血项目检查（凝血酶原时间/部分凝血活酶时间），但他们都让患者停止服用阿司匹林、维生素E和鱼油。

（四）神经系统并发症

1. 运动神经损伤

面部提升术最令人担心的并发症是运动和感觉神经损伤及皮瓣坏死。与先前讨论的许多并发症不同，这些并发症对于患者和外科医生来说，都有可能是一个悲剧。

多种因素可导致额支、颧支、颊支、下颌缘支和颈支损伤，包括镊子、针、手术刀和剪刀等器械的直接损伤；神经疼（过度牵拉所致）；电刀造成的热损伤；缝合、水肿、血肿和其他原因引起的压迫性损伤。这些并发症让术后早期的患者

和外科医生感到非常不安，但其中大部分都在数周或数月内自行恢复。要告知患者，神经功能受影响通常是暂时的，但不敢保证能完全恢复，这一点术前最好与患者沟通清楚。我从未遇到过永久性运动神经损伤，我有8～10例患者出现了单侧颊、颧或下颌缘支面神经瘫痪，90～120d内运动功能都恢复了（图3-251至图3-253）。如果发现运动神经损伤没有改善，或出现严重的多个神经分支的面神经损伤者，应在90d后请经验丰富的显微外科医生进行评估。颊支和颧支有许多吻合，因此，神经远端出现永久性损伤很罕见，但这也使得鉴别诊断很困难。面神经颧支的分支支配眼轮匝肌的下部，如果受伤则会影响眼睑闭合，但并不常见（图3-254）。

面神经下颌缘支是容易损伤的运动神经，在做面颈部提升术时，颏下吸脂和隆颏手术操作有可能损伤。当该神经受损时，患者微笑或撇嘴时下唇向下移动，受损侧不能下移嘴唇，因为降口角肌和（或）降下唇肌的神经支配丧

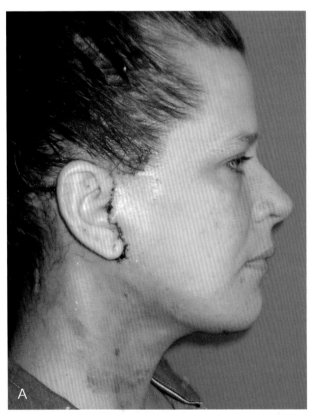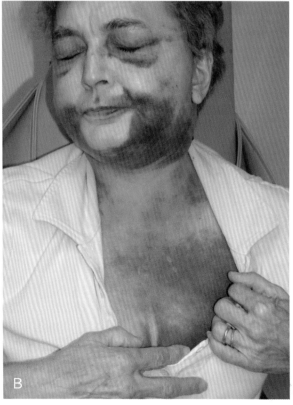

图3-250 2名患者在相同类型的除皱术后1周

A. 年轻患者表现出很小的瘀斑；B. 年长患者，实验室凝血项目检验正常的情况下出现大量瘀斑。患者恢复期的反应程度差异性很大

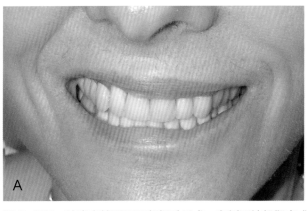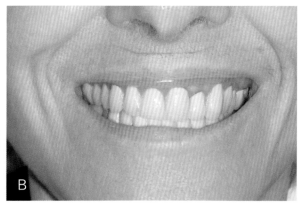

图 3-251　该患者接受了面部提升手术，左侧面神经颧支或颊支受伤，表现为左上唇下垂。术后 16 周完全恢复
A. 患者面部提升术后 2 周；B. 术后 16 周完全恢复

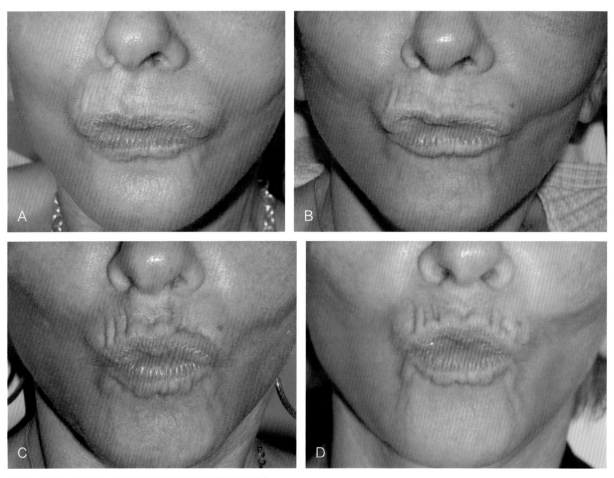

图 3-252　与图 3-251 所示相同的患者做噘嘴动作
A. 术后 2 周；B. 术后 4 周；C. 术后 8 周；D. 术后 16 周，完全恢复

失（图 3-253、图 3-255、图 3-256）。有时候，也可能与面神经颈支损伤有关，因为颈阔肌也能使嘴唇或口角向下运动。当唇部受到下颌缘神经损伤的影响时，可以用少量神经毒素治疗健侧，以矫正其不对称性。大多数患者愿意等待神经功能恢复。展示随着时间逐渐恢复的照片可以让紧张的患者放松。这似乎是最易受损的神经，因为我经常接到缺乏经验的医生的咨询电话，这些外科医生遇到了下颌缘支损伤，绝大多数患者结局良好。

面部神经主干损伤在面部提升术中很少见，因为它受到腮腺的保护，但偶有发生（图 3-14）。

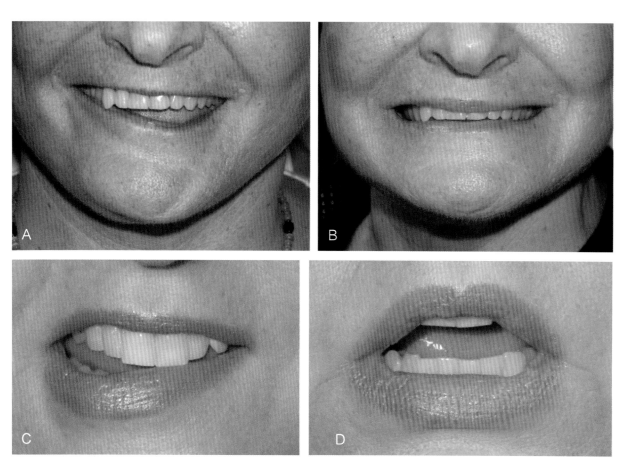

图 3-253　典型病例

A. 面部提升术后 2 周右侧下颌缘神经损伤；B.90d 后完全恢复；第二名患者，C. 在面部提升术后 1 周显示左侧面神经下颌缘支损伤；D.8 周后完全恢复

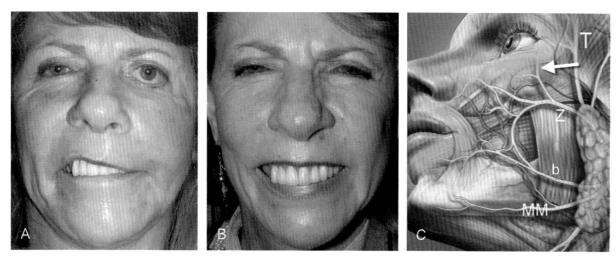

图 3-254　该患者接受了面部提升和面颊假体植入，出现面神经颞支损伤

A. 手术后 1 个月；B.4 个月时神经功能恢复情况；C. 面神经。白箭显示支配眼轮匝肌的面神经颞支。T. 面神经额支；Z. 颧支；b. 颊支；MM. 下颌缘支

额支损伤很罕见，我没有遇到过。

　　文献记录的更罕见的运动神经损伤是对第 XI 颅神经（副神经）的损伤。该神经支配胸锁乳突肌和斜方肌，有助于转动头部并完成耸肩动作。

副神经在 Erb 点（耳大神经水平）的胸锁乳突肌的后缘穿出并进入颈后三角（图 3-14）。

　　在此部位，神经仅受皮肤和少量的皮下脂肪和筋膜的保护，容易受损。尽管损伤很罕见，但

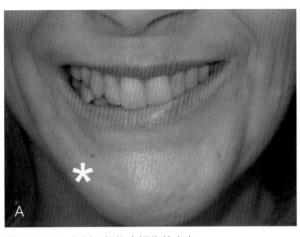
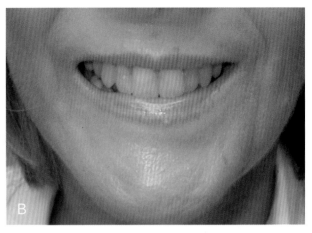

图 3-255　左侧下颌缘支损伤的患者

A. 左下唇不能动,右下唇正常。为了平衡肌力,在右侧降口角肌（星号）处注射了 5U 的肉毒杆菌毒素 A,麻痹健侧肌肉,直至对侧恢复正常; B. 患者在注射肉毒杆菌毒素后 1 周,使其表情正常

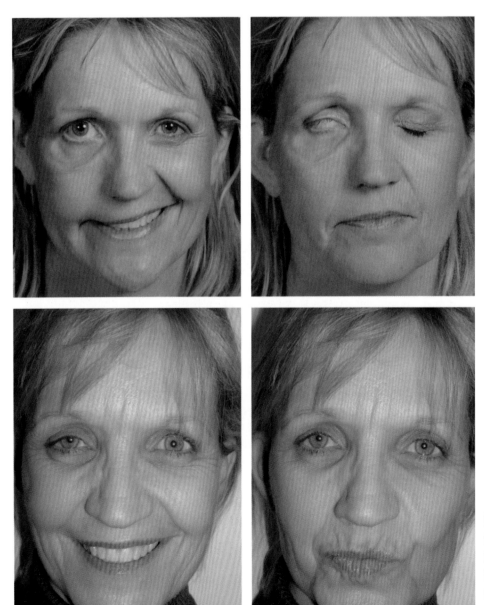

图 3-256　该患者由其他诊所的整形外科医生实施了面部提升手术,导致面部神经全部受损伤,这在除皱手术中不常见。她接受了专科医生的神经修复,恢复了大部分功能

所有外科医生都应该记住，错误的吸脂插管，过度牵拉、烧灼都可能会使该神经受损（图 3-257）。图 3-257 中的患者面部提升术后恢复的很顺利，她在术后 3 个月复查时，抱怨肩膀疼痛。检查显示运动范围减小，患侧上肢无法完全外展。肌电图检查显示副神经损伤。虽然运动能力和疼痛正在缓慢改善，但神经外科医生建议进行探查修复。尽管等待功能自行恢复是一种选择，但推迟手术可能已经关闭了治疗和神经恢复的最佳时间窗，因此决定进行手术探查。探查发现为神经瘤，后被切除，并进行了神经原位修复，患者恢复了正常功能（图 3-258 和图 3-259）

2. 感觉神经并发症

所有面部提升术患者都会经历某种程度的神经感觉障碍，特别是在耳前、耳后和颏下区域。

这是分离皮瓣时感觉神经分支受损所致。感觉将在 90d 内改善，大多数患者会恢复正常。尽管在术前告知了患者并签署了手术同意书，但是焦虑的患者需要进行安抚，告知感觉会恢复。

除了皮肤感觉异常外，眶上和滑车上神经可能会受到提眉手术的影响，并且在面部假体置入手术过程中可能会涉及眶下神经和颏神经，这两种手术经常与面部提升术同时进行。如果患者术前意识到他们会感到麻木，并且随着时间的推移会逐渐改善，通常会接受。对于不讲理或挑剔的患者，必须出示他们签署的知情同意书，告知感觉异常持续时间可能延长，并且在极少数情况下是永久性的。

最常见的感觉神经损伤是耳大神经（GAN），该神经穿过外耳道下方约 6.5cm 处的胸锁乳突肌

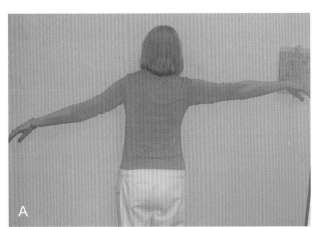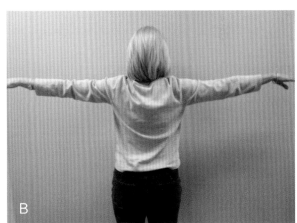

图 3-257　A. 手术后 3 个月的患者，患者无法抬起手臂；B. 神经瘤切除和神经修复后 6 个月，恢复正常功能

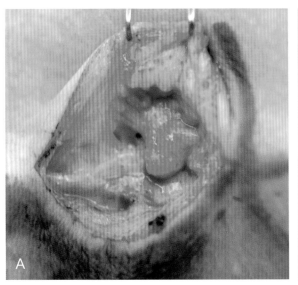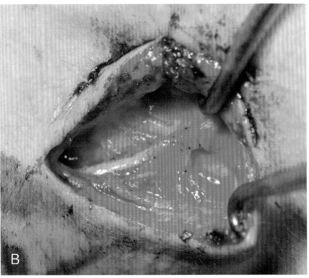

图 3-258　A. 副神经的创伤性神经瘤；B. 神经瘤切除后的显微外科修复

肌肉（图 3-14）。如前所述，在乳突区和胸锁乳突肌肌肉的上部区域皮下组织很少。在该区域，真皮实际上与胸锁乳突肌的筋膜紧密相连，并且在该区域中进行皮瓣剥离时暴露肌肉纤维并不罕见（图 3-260 和图 3-261）。

耳大神经跨过胸锁乳突肌的部位容易损伤。

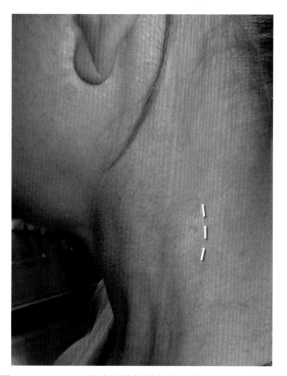

图 3-259　用于治疗副神经神经瘤的切口部位，恰好位于颈部提升术术野之中，该神经在耳大神经平面从胸锁乳突肌的后面穿出。当副神经进入颈后三角区时，几乎没有组织保护，容易损伤

耳大神经在此处也与颈外静脉非常接近，在此区域分离解剖操作时要非常小心（图 3-262）。

如果切断神经，则应使用 7-0 普理灵缝线进行吻合，如果无法修复，则应使用不可吸收线在神经损伤处做标记，以便以后进行二次修复时寻找断端（图 3-263）。耳大神经有前后分支。该神经受损会后，会在相应的区域产生感觉异常或麻木（图 3-264）。

耳大神经受损或修复后也可以形成神经瘤，其表现为通过皮肤在神经区域可触及的硬结。耳大神经瘤可能会出现疼痛，并且在被检查时，如果触碰到可以将疼痛辐射到相关的皮肤区域中。磁共振成像扫描和神经传导检测有助于诊断。

颈横神经在耳大神经下方横穿过胸锁乳突肌表面，为颈前三角皮肤提供感觉神经支配。该神经可以在颈下部剥离中受损（图 3-14）。

（五）颈外静脉

虽然两侧颈部都有颈外静脉（EJV），但实施面部提升术时进行剥离时偶尔才会遇到。有时候，在颈部正常剥离时有可能遇到粗大、表浅、扩张的颈外静脉，也可能是缺乏经验的医生剥离层次太深而导致颈外静脉损伤。通常，颈外静脉与耳大神经在相近平面横过胸锁乳突肌，并与耳大神经并行（图 3-265）。

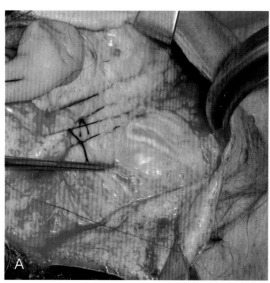
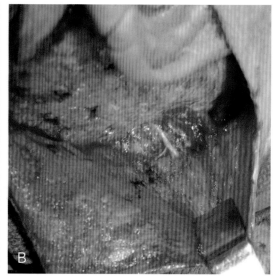

图 3-260　在发亮的颈深筋膜下的耳大神经
A. 在颈部提升术中进行剥离时暴露的胸锁乳突肌上的耳大神经；B. 该区域是容易损伤神经的部位

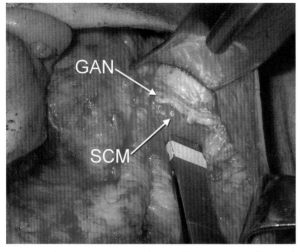

图 3-261 颈外侧耳大神经(GAN)在胸锁乳突肌(SCM)浅面的位置，该区域皮下脂肪少，神经易受损伤

使用钝性吸脂管或者用剪刀、锋利的器械或缝针刺破或横断血管可使血管受损。当缝合颈阔肌后缘到乳突筋膜（编织缝合）时，应该保持警惕以避免刺穿颈外静脉。缝合必须在血管的内侧或外侧。如果在该区域内或周围缝合时出血，则应拆除缝线，并检查该区域，看是否损伤了颈外静脉。万一切开、刺破或切断了颈外静脉，出血会比较猛。使用粗的负压吸引管吸血，保持术野清晰，助手对出血部位压迫控制出血。如果确诊颈外静脉出血，要进行结扎或者缝扎，伤口关闭前要确保止血彻底。对于缺乏经验的医生，颈外静脉出血会让他们很紧张。遇到这种情况，要保

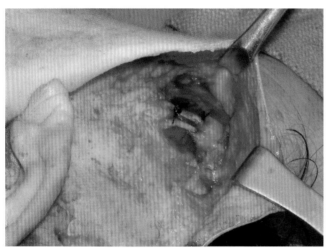
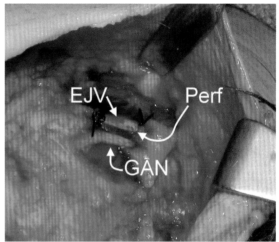

图 3-262 一种不常见的并发症，颈外静脉（EJV）在缝合颈阔肌时不小心刺破（Perf），并需要结扎。结扎的颈外静脉旁可以看到耳大神经（GAN）

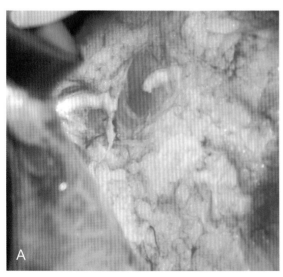
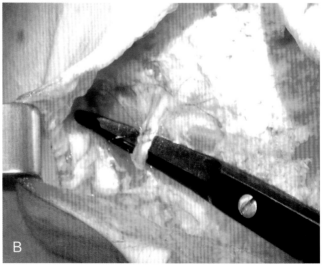

图 3-263 A. 在侧颈部剥离时不小心切断了耳大神经；B. 用 7-0 普理灵缝线吻合神经。缝线的线头留长一点，便于二次修复时寻找损伤部位，因为在极少数情况下需要进行二次手术

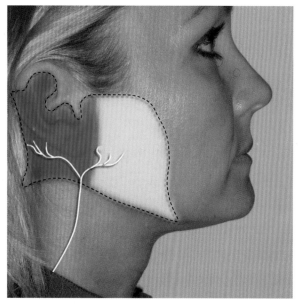

图 3-264　耳大神经有前后分支，支配耳郭、脸颊和耳后皮肤的一部分

持冷静、吸血保持术野清晰，找到血管断端结扎就能止血。如果不能通过手术入路找到出血的静脉，可以在颈部皮瓣上做切口，寻找并结扎血管断端，但这种情况很少见。

（六）影响皮瓣活力的并发症

皮肤和皮下脂肪组织坏死可导致伤口延迟愈合和永久性瘢痕，对医生和患者都会造成一定的压力，并有可能引起法律诉讼。血肿、缝合张力过大、包扎过紧、患者睡眠姿势不当、皮肤愈合能力差、感染，都有可能导致皮肤坏死。有时候也可能没有明显的导致皮肤坏死的因素存在。虽然吸烟者或身体有原发病的患者更容易发生皮肤坏死，但也可能发生在健康状况良好的患者身上。

有时候术后 24h 就可观察到血液灌注减少现象，有时候直到术后 10～12 天才会出现皮肤坏死。虽然皮肤颜色发暗可能是预示皮肤坏死的迹象，但有时候皮肤颜色发暗只是瘀青的表现（图3-266 和图 3-267）。在术后早期，可以每 8h 用硝酸甘油糊剂局部涂抹缓解血管痉挛，促进血管扩张，增加组织血液供应。如果医生高度怀疑有皮瓣坏死发生，可以用高压氧治疗。当我们告知患者要做高压氧治疗时，他们会很害怕，因为他们没有意识到大面积皮瓣坏死造成的损失有多大。患者可能会感到害怕和困惑，并担心高压氧治疗的费用和必要性。我只遇到过一个患者建议进行高压氧治疗，患者最终决定不接受治疗，因为他们不得不戒烟。并非所有不祥的预感都预示着绝对会出现皮肤坏死。我遇到过几位患者，有轻度低灌注，最终只发生了表皮脱落。而有些我以为

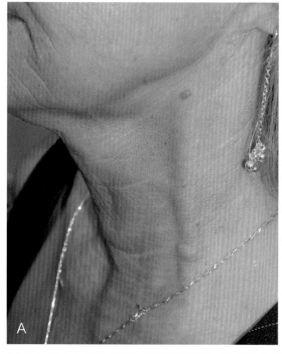

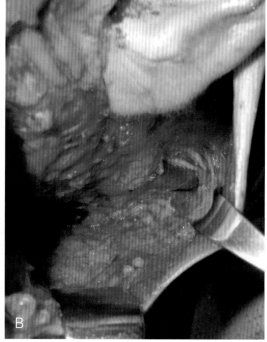

图 3-265　A. 该患者颈外静脉鼓起明显；B. 颈外静脉与耳大神经的关系

血液供应不足有可能会坏死的病例，结果只是瘀青，患者最终正常愈合（图 3-268）。

幸运的是，耳后区域是最容易发生血运障碍的区域，通常患者看不到，并且可以被女性的头发覆盖。尽管这些区域在初始阶段可能显得坏死很严重，但通常会自行愈合，形成可以接受的瘢痕（图 3-269 和图 3-270）。由于坏死组织的外观很吓人，患者会很恐惧，向他们展示以往坏死后愈合良好的患者的照片可以消除其恐惧，并使他们信任医生有能力处理这类并发症。

耳前或面部暴露区域皮肤死亡可能会留下永久性瘢痕，在极少数情况下，可能需要植皮，情况就比较严重了。小面积（一个 25 美分硬币大小）通常痂皮会自行脱落，伤口从基底部自行愈合，不需要每天换药（图 3-271）。较大的皮肤坏死区域需要用抗生素治疗并更加密集的清理伤口。根据我的经验，过氧化氢浸泡，持续的局部涂抹 Biafne 乳膏（OrthoNeutrogena，Los Angeles，CA）是有效的（图 3-272）。任何能促进皮肤再生的烧伤膏或伤口制剂也可以用。我采用伤口暴露的方法，不用敷料包扎伤口，除非需要将乳膏保持在原位或者需要保护伤口。坏死组织的另一种处理方法是局部使用胶原酶制剂，如 Santyl（www.santyl.com），它有助于去除坏死组

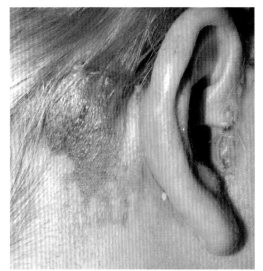
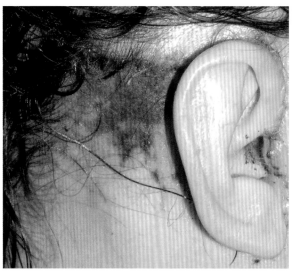

图 3-266　两名不同的患者，皮肤颜色发暗、发紫，说明组织灌注不足，有可能处于皮瓣坏死的早期阶段

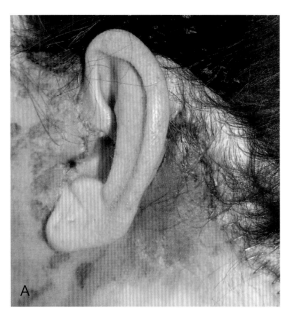
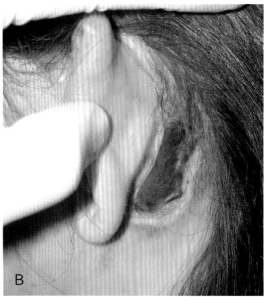

图 3-267　A. 该患者耳后皮瓣色暗，说明组织灌注不足；B.4 周后坏死痂皮被愈合的组织所包绕

织。厂商建议用敷料包扎覆盖 Santyl 处理过的伤口。我在使用 Santyl 霜之后用 Mepilex 敷料（www.molnlycke.com）覆盖伤口。

如果患者有能够处理创面的护理人员护理，则可以选择在家治疗，并定期到门诊复查。如果没有人帮助，患者应该到医生的诊室进行日常伤

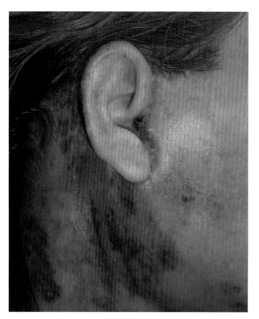

图 3-268　一些患者的瘀青给人以皮瓣坏死早期阶段的感觉，虽然该患者似乎有组织低灌注，但只有瘀青，最后伤口顺利愈合

口护理。随着伤口成熟，焦痂收缩，痂皮边缘上翘。当发生这种情况时，我修剪痂皮边缘，但不要破坏主焦痂（图 3-273）。要明白，这种焦痂虽然看上去不美观，却是"大自然的创可贴"，并且伤口会在这种"结痂"完整的情况下自行愈合。每周，焦痂边缘会翘起，可以修剪掉，显露上皮化的外周肉芽组织区域，之后，焦痂边缘会再次翘起。这是一个持续的清创过程，直到完全上皮化。患者在接下来的几周内接受抗生素治疗，但这些药物使用的时间不会持续很长。伤口也可以用抗生素溶液灌洗。如果伤口变得恶臭，或者渗出物增加，应做细菌培养，并使用敏感的抗生素。较大面积的皮肤坏死的伤口成熟和愈合可能需要数周至数月才能再上皮化。这种处理通常会产生可以接受的瘢痕，可能不需要进一步治疗。使用 CO_2 激光表面剥脱可以改善遗留的瘢痕。

严重的情况下，可能需要皮肤移植或转移皮瓣。我仅遇到过 4～5 例耳前皮肤坏死和 10～12 例耳后皮肤坏死，均延期愈合。

皮瓣坏死的一个原因是在放置关键缝线时张力过度（图 3-274）。当缝合悬吊皮瓣时，要观察皮肤是否出现苍白，如果有，表明张力太大，有

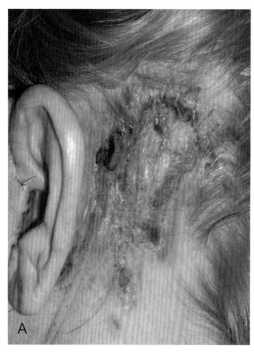

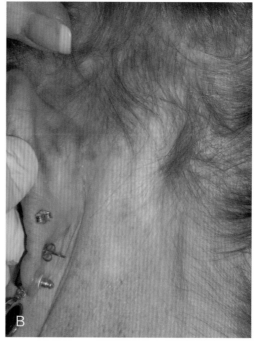

图 3-269　A. 吸烟患者，面部提升术后 8d 组织坏死；B. 术后 5 个月完全愈合。虽然早期看上去组织成活的很不好，但最终愈合的不错

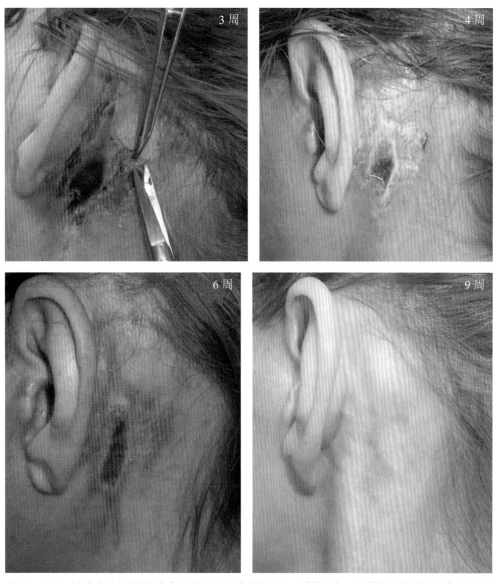

图 3-270　该患者在面部提升术后出现耳后皮肤坏死，虽然如此，通常该区域最终都愈合良好

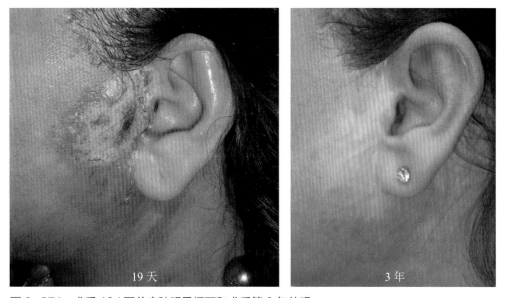

图 3-271　术后 19d 耳前皮肤明显坏死和术后第 3 年外观

163

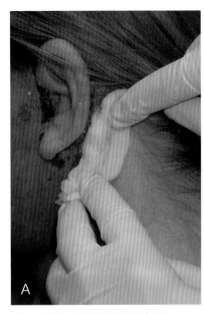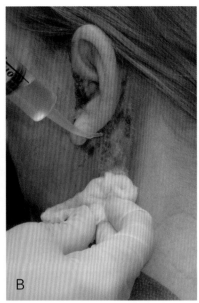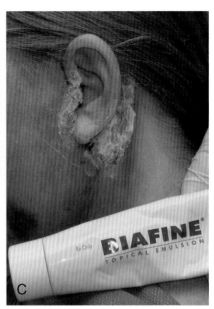

图 3-272　坏死组织伤口护理
A. 用双氧水浸泡；B. 用双氧水清除坏死组织；C. 涂抹伤口护理药膏

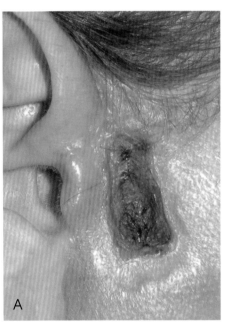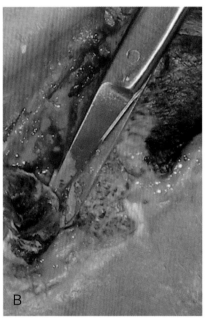

图 3-273　A. 耳后皮肤坏死结痂；B. 用剪刀修剪翘起的痂皮边缘

可能影响皮瓣血液循环。经验丰富的医生可能会在一定程度的皮肤苍白的状态下悬吊固定皮瓣，但如果是缺乏经验的医生要小心。在吸烟者或患有其他有可能影响血管供应的患者，应调整张力，以防止皮瓣坏死。

没有任何区域不会出现皮肤坏死，尽管很少发生，但是颞部切口和耳屏切口也很脆弱（图3-275）。

任何自然褶皱或折痕区域也存在血运障碍的风险。颈颌角（颈部和颏下区域的交界处）或下颌缘下方的区域（天然皮肤皱褶区域）可能会出现血运障碍。过度牵拉，包扎过紧，甚至手术后患者头部位置不当造成的压迫都会影响皮瓣血液供应（图3-276）。术后早期头部要保持正位。我觉得最好的位置是让患者在躺椅上抬高头部，抬起下巴，枕头要足够硬，不要让头部埋在枕头里，以免压迫皮瓣。有些医生建议在面部提升术后的第一周甚至前2周使用马蹄型航空枕，但遇到过这种枕头磨破了激光换肤的皮肤，导致伤口延迟愈合，并导致短暂的色素沉着。

164

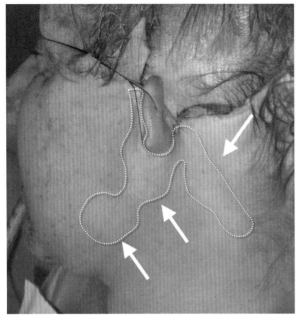

图 3-274 虚线区域显示关键点缝合后因为张力导致的皮肤苍白，这可能是组织牵拉力过大的征象

许多患者戴眼镜，如果镜腿位于切口上，这可能会出问题（图 3-277）。为了防止压迫坏死，患者佩戴的眼镜腿可以向头颅方向倾斜。另一种解决方案是使用一副较旧的眼镜并弯曲镜腿，使它们不接触切口线。

（七）颈部和颏下不平整

在本章的修订部分讨论了颏下皮肤和脂肪过剩问题。对于不需要切除的皮肤轻微过多的情况，CO_2 激光治疗足以让皮肤收缩恢复正常（图 3-278）。

表面不平整是面部提升术后常见的问题。颈部水肿，硬化的皮肤条索可以在愈合后的早期出现。一些患者原先有比较深的颈部皱纹，容易在愈合的时候形成束带和硬结。局部凝固的血液诱

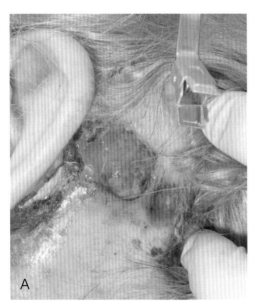

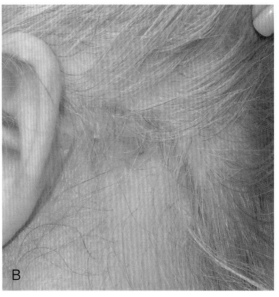

图 3-275 A. 继发性 MRSA 感染引起的严重组织坏死；B. 术后 4 个月后愈合的样子

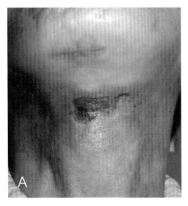

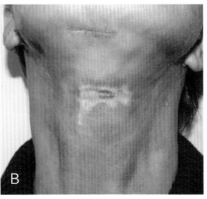

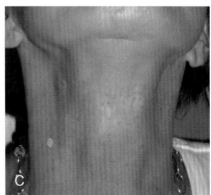

图 3-276 A. 该患者在除皱术后 1 周显示颏下血管受损的征象；B.2 周时的全层皮肤坏死；C. 手术后 6 个月愈合良好

发的炎症存于皮肤内可以形成皮肤条带，睡眠时脖子屈曲的患者更容易发生。虽然这些不平整将随着时间消退，但患者对外表会感到非常不舒服。按摩和超声治疗非常有用，或稀释的类固醇激素注射（图 3-279 至图 3-283）。颈部在恢复的早期阶段通常仍然感觉麻木，这些条带可以用 32G 针头注射稀释的类固醇注射液（Kenalog 10 mg/ml），并在 30d 内重复注射。虽然热敷对此有所帮助，但我从不建议面部提升术后热敷，因为患者有烫伤的可能性，将在本文后面章节解释。微创治疗和耐心等待将会使条带消失。这是进行超声治疗的另一个很好的指征。让患者使用凡士林并用力按摩该区域也很有帮助。

上面讲到颏下脂肪去除时，一定要适度，因为过度切除脂肪会导致明显的畸形，难以纠正（图 3-284）。

面部提升术后的其他颈部和颏下不平整也可能由突出的二腹肌和颌下腺引起（图 3-285 和图 3-286）。这些区域在术前可能不明显，因为它们被脂肪或松散的组织覆盖。对于瘦弱的患者或具有肥厚腺体或肌肉发达的患者会明显。多数患者不明显，并没有受到这些凸起的困扰，但也有些患者会非常担心。这种情况应在术前进行讨论，特别是对于有明显颌下腺膨出的患者。在治疗方

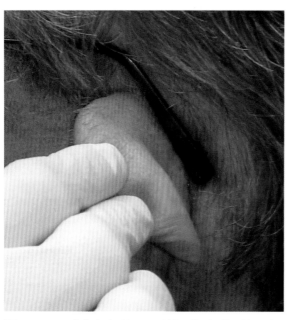

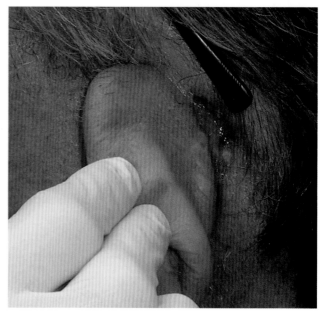

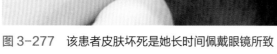

图 3-277　该患者皮肤坏死是她长时间佩戴眼镜所致

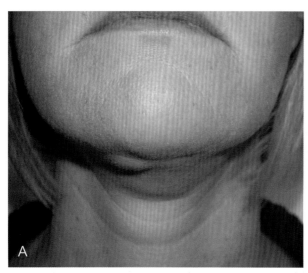

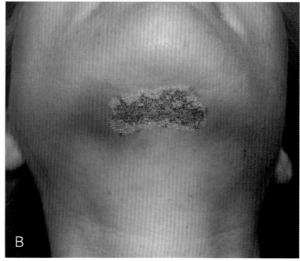

图 3-278　A. 面部提升术后颏下皮肤稍显过多的患者；B.CO_2 激光换肤后皮肤收缩

面，手术期间可以缩小腺体的上叶，但这不是缺乏经验的医生的手术，因为此区域有一些重要的解剖结构。

有些医生在修复手术中将腺体进行悬吊。据报道肉毒杆菌毒素注射可有效减少腺体的体积。肥厚的二腹肌可以通过颏下切口部分切除。有时，我会用双极电凝烧灼二腹肌的前腹部，以便在面部提升术的颏下整形中让部分肌肉收缩。少量肉毒杆菌毒素 A 也可用于减少肌肉体积。

（八）腮腺瘘

腮腺瘘是面部提升手术文献中常被提及，但并非常见的并发症。我有一位同事曾遇到一例因腮腺瘘造成组织破坏和缺失，与血肿导致的皮瓣坏死相似。一般来说，腮腺瘘是自限性的，可以自发消退。用针抽吸出唾液并在受影响的区域加压包扎。如果情况严重，可能需要手术探查，去除瘘管和有问题的缝合线。病情比较轻者，腮腺瘘只会在进餐时由于唾液分泌增加而明显，并且

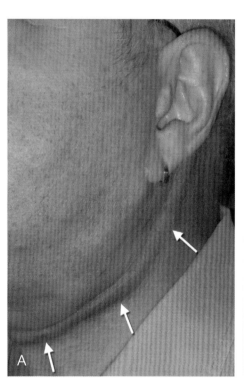
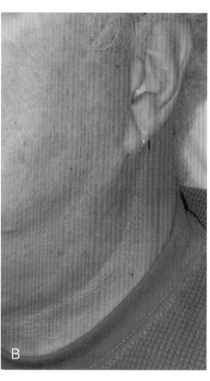

图 3-279　A. 男性患者，面部提升术后数周，形成明显的条带；B. 经过几个月的保守治疗后的外观，处理方法包括超声、按摩和类固醇激素注射

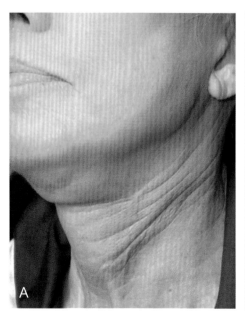
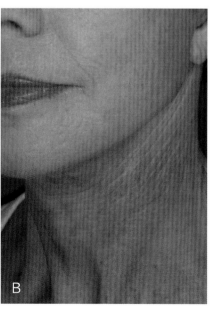

图 3-280　A. 一名女性患者，在面部提升术后数周内有搓板样条带；B. 经过几个月的保守治疗后的外观，处理方法包括超声，按摩和类固醇激素注射

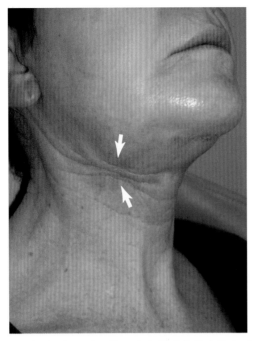

图 3-281　面部提升后的一小条带（白箭之间），用凡士林或保湿霜润滑皮肤，并进行按摩治疗

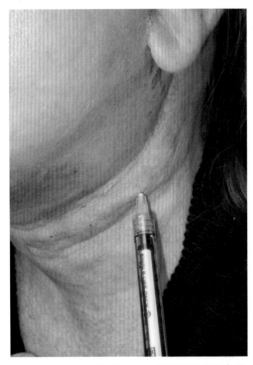

图 3-282　颈部硬化条带用稀释类固醇激素注射治疗

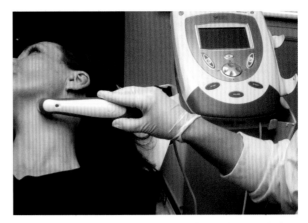

图 3-283　超声治疗仪，用于处理各种类型的水肿和（或）炎症，包括颈部皮肤条带

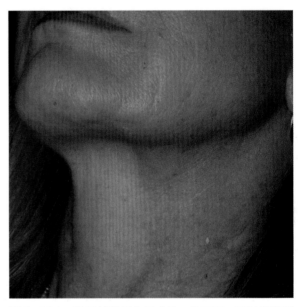

图 3-284　接受其他医生手术的一位患者，因过度抽脂而出现颏下区域的"眼镜蛇畸形"，需要进行几次脂肪移植以改善这种缺陷

在进食后会减轻。我只遇到过一例腮腺瘘，并且不重。患者在面部提升术后 10d 内出现局部肿胀（图 3-287）。穿刺抽出的液体为唾液样外观，外用东莨菪碱贴片，在肿胀区域注射肉毒杆菌毒素A 以通过乙酰胆碱抑制减少唾液分泌，并加压包扎。联合治疗几天后停止了腮腺瘘。如果医生不确定积聚的液体性质，可以在实验室做唾液淀粉酶检测。

（九）缝线引起的并发症

面部提升术也可能发生缝线反应或感染。在我早期的职业生涯中，当我使用丝线缝合时，我多次遇到缝线感染和排线。这些感染或排线反应有时在术后数月发生。我现用编织尼龙替代了丝线，排线问题已经少有出现，尽管偶尔有发生。有一个非常特殊患者，术后 6 个月的时间里排出了所有编织尼龙缝合线。据推测，她对尼龙或某些相关抗原过敏（图 3-288）。

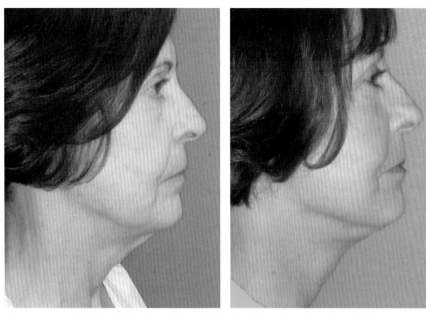

图 3-285　患者在面部提升手术前后都有一个突起，实际为二腹肌的前腹

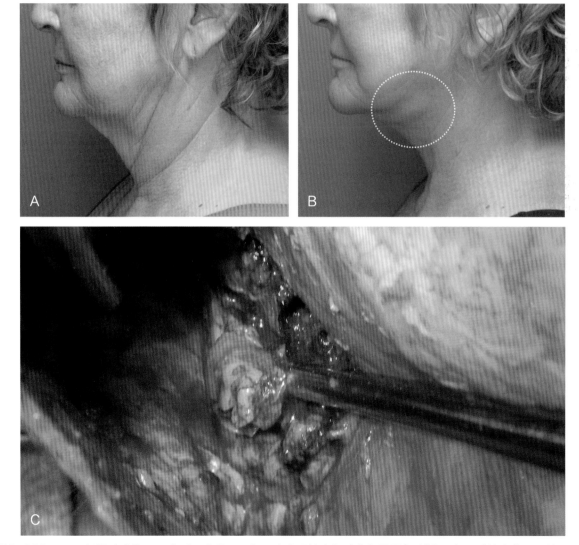

图 3-286　A. 面部提升术前；B. 术后 4 个月，下颌下方出现的突起（白色圆圈），进行了颌下腺缩小术；C. 从耳后入路发现的纤维囊中的腺体浅表叶

我改用 2-0 薇乔线后，大约做了 300 例面部提升术，再未遇到过缝线问题。这让我想起了可吸收与不可吸收缝线问题。有些医生提倡只用不可吸收线缝合，以此证明其结果将是持久的。颈阔肌和 SMAS 缝合线在初始愈合阶段非常重要，因为它们将悬吊组织保持在适当位置。当组织开始愈合后，所有分离的平面将"瘢痕"化，形成组织层间的黏附面。该过程发生在 6 周后，并在 90d 内完成。当瘢痕组织形成后，不再需要缝合线，因为组织是粘连在一起的。这可以通过以下事实得到验证：重新打开术区通常会发现以前的

缝线变松了（图 3-231）。在瘢痕化的过程中，缝合线起牵拉作用，但随着瘢痕化的完成和组织老化，永久性缝合线都不再发挥作用。我更喜欢 2-0 薇乔线，因为它很容易打结，并且会保持足够长的时间，支持瘢痕化的完成。

（十）头发和发际线并发症

必须小心处理和保护毛囊，以免损坏毛囊。头发脱失主要是因为设计不当，含有毛囊的皮瓣剥离过浅，缝合张力过大，皮肤坏死，烧灼直接损伤毛囊，以及其他损伤，都会导致脱发。全麻

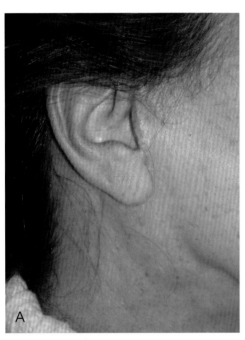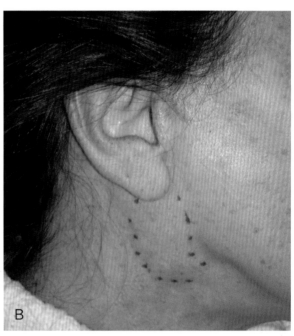

图 3-287　A. 右侧腮腺尾部的液体堆积的患者；B. 精确抽出腮腺瘘区域的液体

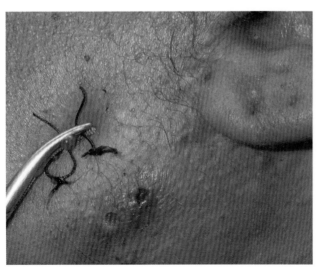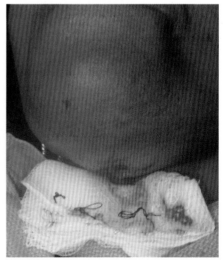

图 3-288　一名健康的女性，进行了面部提升术，术后没有并发症发生，但之后几个月排出了 14 根编织尼龙线

有可能导致短暂脱发。"头发休克"是一种毛囊受影响发生短暂脱发的情况（图 3-289）。一般来说，这种情况是短暂的，根据毛囊损伤的程度，会持续数月，也可能是永久性的。虽然非常罕见，但面部提升术可能会导致永久性脱发，并且可能需要使用毛囊移植来矫正孤立的脱发区域（图 3-290）。经验丰富的毛发移植外科医生非常精通面部提升术后毛发移植，因为这是一个常见的问题。

（十一）除皱术后感染

头颈部美容手术严重感染非常罕见，部分原因在于该区域的血管丰富。我从未经历过需要住院或进展到危及生命的严重感染。大多数面部提升术后感染很轻微且经常与皮肤有关。我遇到过几例耐甲氧西林金黄色葡萄球菌（methicillin-resistant staphylococcus aureus，MRSA）感染，

这种细菌在受损的皮瓣中定植，在紫红色皮肤上呈现白色丘疹。这种皮肤颜色似乎是葡萄球菌感染的共同特征。虽然它们看起来很让人担心，但它们通常对局部和口服抗生素反应良好（图 3-291 和图 3-292）。

我遇到的所有 MRSA 感染都对克林霉素，左氧氟沙星，环丙沙星，甲氧苄啶／磺胺和万古霉素敏感。我遇到过几例化脓性感染，需要抽吸或从切口放置引流条（图 3-293 和图 3-294）。这两种感染均培养出 MRSA，这在社区获得性感染中常见，两名患者均接受甲氧苄啶／磺胺治疗后控制住了感染。假单胞菌是外耳道常见细菌，可产生局部感染，如图 3-295 所示。

伤口裂开可发生在任何切口部位（图 3-296）。小的伤口裂开通过换药可以延迟愈合。伤口裂开比较大可以在术后早期清创并重新闭合。

耳垂分离是更常见的术后问题。

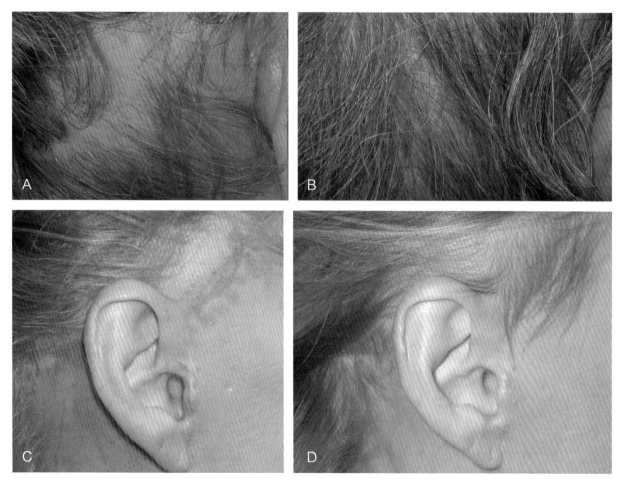

图 3-289　A. 耳后切口脱发区域；B. 手术后 4 个月；C. 患者在面部提升手后 6 周因 MRSA 感染导致脱发；D.6 个月后毛发再生

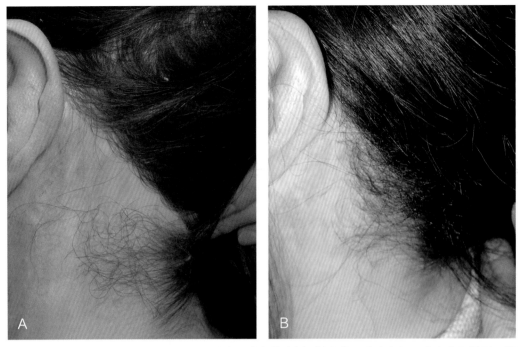

图 3-290　这名患者是我唯一一例因常规手术导致大量脱发的病例，她在伤口愈合和切口瘢痕方面遇到了很多问题
A. 面部提升术后 6 个月后脱发；B. 进行毛囊移植以改善脱发

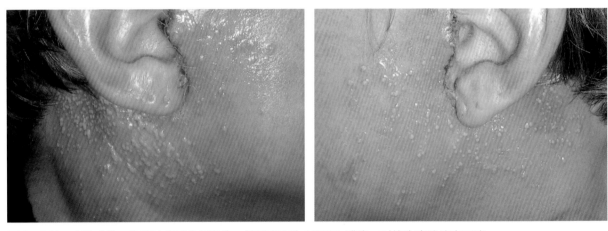

图 3-291　皮肤感染，在除皱术后 2 周发生，培养发现为 MRSA 感染，对抗生素治疗有反应

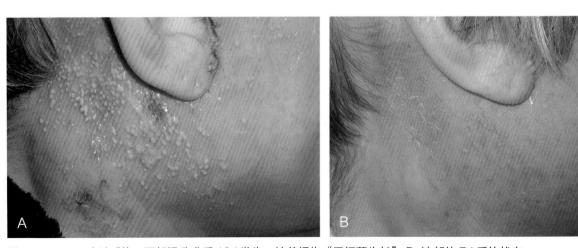

图 3-292　A. 皮肤感染，面部提升术后 12d 发生，培养报告"无细菌生长"；B. 该部位 7d 后的状态

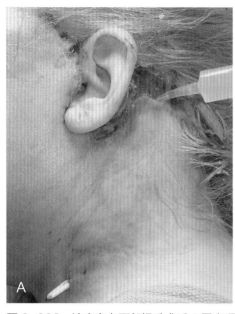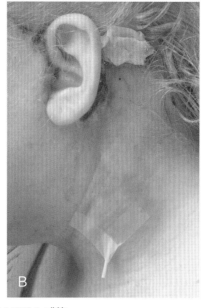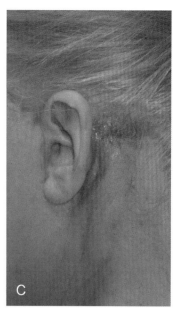

图 3-293　该患者在面部提升术后 2 周出现 MRSA 感染
A. 被感染的伤口裂开，用克林霉素溶液灌洗，在感染区放置橡皮引流管；B. 伤口 2 周后用碘伏纱布填充，并用静脉导管引流，仍然有少量渗液排除；C. 患者在初次感染后 30d

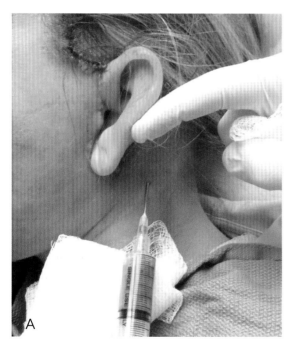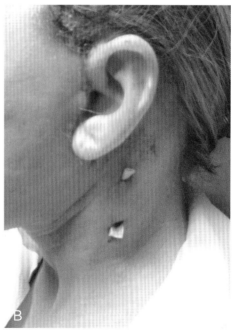

图 3-294　该患者在面部提升术后几周后出现 MRSA 感染
A. 抽吸出的脓性分泌物；B. 沿感染腔道放置的橡皮引流条。切开引流并用左氧氟沙星治疗，她恢复得很顺利

（十二）意外烧伤

无论患者被警告过多少次，热敷或冰敷会损伤皮瓣，他们似乎都能找到烧伤自己的方法。吹风机、卷发器、电加热器和微波加热垫都有可能会导致热损伤（图 3-297 至图 3-299）。我曾经有一位患者在她的家里安装了一个新的热水箱，并用过热的自来水使她的面部提升术后皮瓣起了疱。吹风机应在低温环境下使用，加热垫应在正常皮肤上进行测试，不要过热。

包括冰袋和化学冰袋在内的冷源可以对愈合组织产生与热损伤相同的效果。因此，我从未在手术后的几周内推荐。

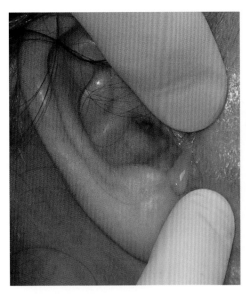
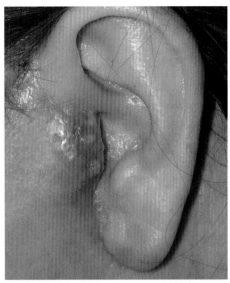

图 3-295　两位假单胞菌感染的患者

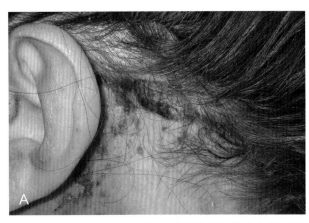
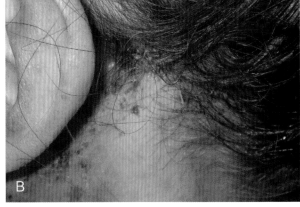

图 3-296　A 和 B. 伤口裂开可发生在任何缝合部位，如图所示，小的裂口通过肉芽组织愈合，较大的区域可以通过手术重新缝合

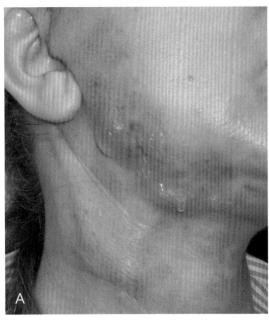
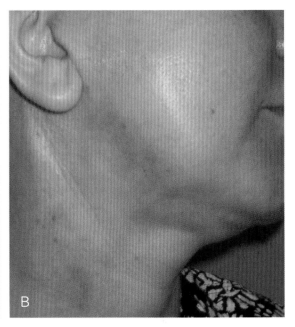

图 3-297　该患者在面部提升术后 10d 用加热垫热敷造成二度烫伤
A. 抽出水疱液，并用比亚芬和伤口敷料治疗；B. 烫伤后 8 周，平稳愈合

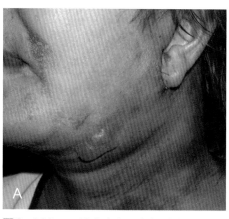
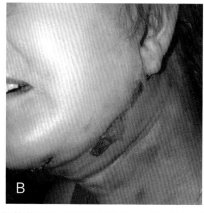
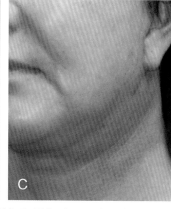

图 3-298　A.该患者在面部提升术后8天用加热垫热敷导致二度烫伤；B.15d后的区域；C.受伤后60d，在保守处理下，顺利愈合

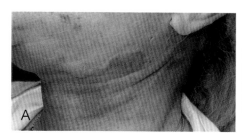
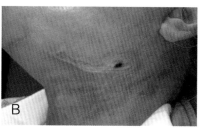
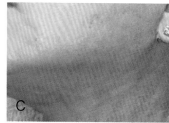

图 3-299　A.该患者颈部用加热垫热敷，在分离的皮瓣上造成了二度和三度烫伤；B.烫伤后4周的区域；C.损伤后6个月和几次 CO_2 激光剥脱治疗之后

（十三）涉及耳朵的并发症

有时，患者会受到非常小的不平整的困扰，尽管提升的效果很好，可能由于缝合时不太专注，也可能是"粗针大线"，导致耳后区域和颅耳沟不平整（图3-300）。另外，耳后区域位于乳突区域上方，皮下组织少，有可能因为伤口挛缩导致不平整。在凹陷处关闭伤口时，沟是凹的，切口更容易出现愈合问题。通过简单的切除，激光或射频组织消融，可以很容易地去除增生明显的瘢痕组织（图3-301）。通过皮内连续缝合，可以获得更美观的伤口关闭效果，而普通的连续缝合或间断缝合有可能产生不规则瘢痕。

另一个常见的面部提升术后并发症是耳垂分离（图3-302）。耳垂非常难以固定和保护。可以在包扎敷料时扯拉或折叠，患者翻身的时候有可能撕开，并且它们比其他区域更容易裂开。其中一个最容易造成这个并发症的情况是患者在手术后不久穿着衣服时拉扯到耳垂。尽管术前我们的书面和视频术后指导材料多次提醒患者不要穿套

头衣服，许多患者仍然穿套头衣服，在脱衣服的时候造成耳垂撕脱。我在耳垂深部使用4-0薇乔线缝合来加强肠线，但是一些患者仍然会撕断这条缝合线。如果是新鲜撕裂伤，可以重新缝合，但是，通常患者来诊时已经长肉芽了。在这些情况下，它们可以愈合，并且大部分分离的耳垂在没有任何干预的情况下能很好地愈合。那些耳垂撕裂愈合的患者会在以后通过局部麻醉进行修

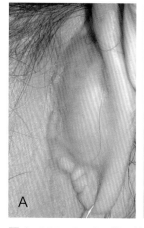
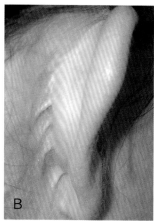

图 3-300　耳后区常见的不平整，包括耳垂后（A）和颅耳沟（B）

复。如果患者打电话告知耳垂撕脱，可以让他们放心，这不是一个大问题，并要求使用双氧水和三联抗生素软膏直至愈合。如果分离的耳垂以未连接的方式愈合并且患者希望它重新附着，则可以通过去除耳垂和脸颊之间的楔形组织或"鱼尾形"组织，并重新缝合耳垂（图3-303）。

许多并发症涉及耳郭与相关结构。有一个自然的耳垂和耳屏对获得良好的手术效果至关重要。与患者讨论手术前后的耳垂很重要。虽然大多数患者在手术后需要相同类型的耳垂，但情况并非总是如此。一些患者可能有类似精灵耳的先天性附着的耳垂，并希望它们在手术后不附着（图3-304）。

即使是最有经验的外科医生，面部提升术后也会遇到耳垂问题。已经有很多关于小精灵耳垂畸形的讨论。伤口挛缩可以牵拉定位良好的耳垂。

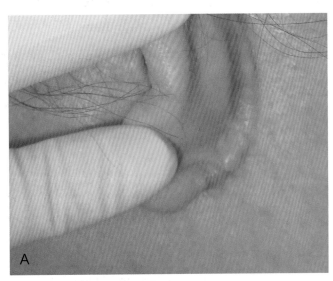

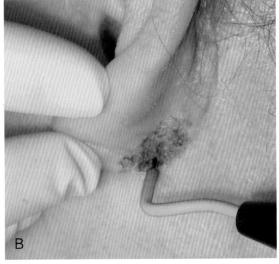

图 3-301　A.耳后区的瘢痕增生；B.用射频电极治疗

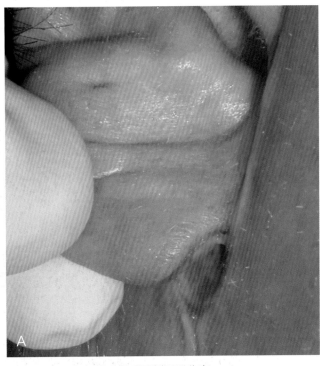

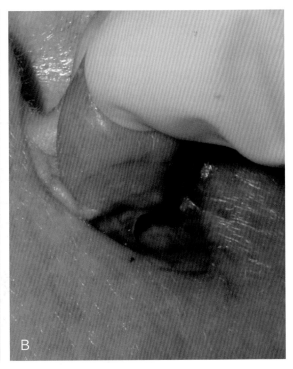

图 3-302　面部提升术后两例耳垂分离
通常通过简单的伤口护理将耳垂重新缝合，新的撕裂伤可以立即修复，陈旧伤口可以令其延迟愈合，必要时后期进行修整
A.术后24h发生的耳垂裂开；B.1周前发生的耳垂裂开

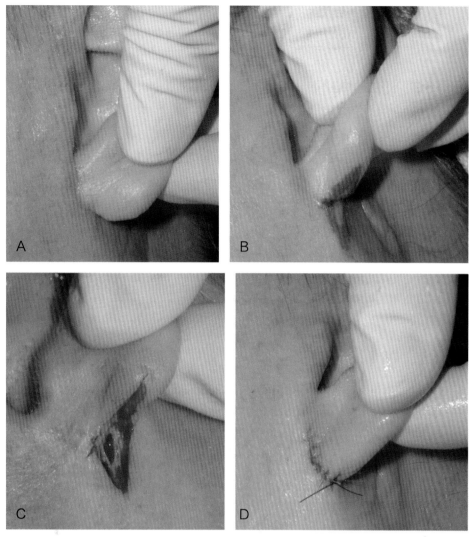

图 3-303　A. 分离的耳垂重新进行连接；B. 楔形标记；C. 楔形切开；D. 缝合到原位置，重新连接分离的耳垂

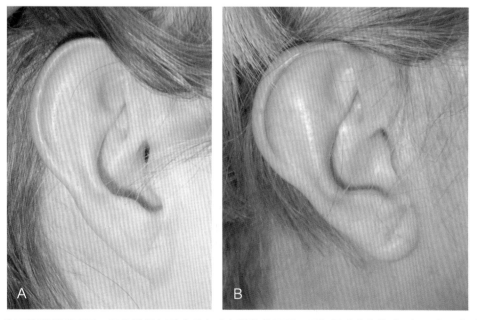

图 3-304　先天性附着型耳垂，患者希望在手术后变成未附着的耳垂，面部提升术之前（A）和术后（B），显示从附着耳垂到未附着耳垂的转换

177

文献中描述了许多修复小精灵耳垂的方法。最准确的修复方法是重新切开，去除多余的皮肤，并重新定位皮瓣和耳垂。这有时可以通过相对保守的皮瓣剥离和皮肤切除来完成（图 3-305）。这可能适用于手术后多年并且皮肤过多的患者，但手术后时间很短的患者不可行。

修复小精灵耳垂畸形的一种更为保守的方法是切开并释放耳垂，耳垂会向上缩回（图 3-306）。这将在耳朵底部留下一个"V"形槽，通过轻微的横向剥离和缝合关闭伤口。将面颊皮肤进行剥离并用皮下缝合线关闭伤口（图 3-307）。然后将耳垂置于上方并缝合（图 3-308）。实际上，患者是以耳垂下方的小垂直瘢痕为代价达到正常的耳垂位置。在 4～6 周时，瘢痕用 CO_2 激光剥脱治疗，在大多数情况下，会自然愈合（图 3-309）。图 3-310

和图 3-311 显示了小精灵耳垂修复前后的照片。

如前所述，耳屏过于棱角分明是面部提升手术的标志之一。前面已经讨论过术中如何处理耳屏。使用我所描述的技术，在面部提升术中可以重塑天然的耳屏外形。虽然如此，即使最有经验的医生仍然可能因为伤口瘢痕挛缩而导致耳屏过于棱角分明，通常需要二次手术矫正。保留一层皮下脂肪覆盖耳屏非常重要。但这可能在修复手术中很难做到，因为耳屏前的脂肪可能已经被去除，因此在覆盖耳屏的皮肤上保留脂肪会很有用（图 3-312）。剥离完后，软骨从耳屏处皮肤中释放出来，或从耳屏软骨从前挛缩的瘢痕中释放出来，并且可以用 15 号手术刀片在软骨表面划痕以进一步释放软骨（图 3-313）。皮肤修剪和耳屏缝合与本章前面所述相同。

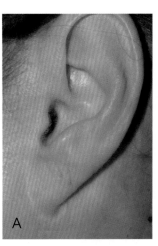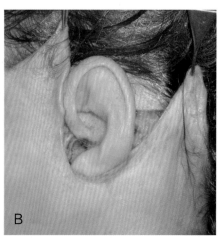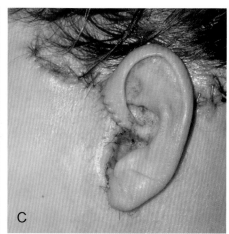

图 3-305　A. 找我面诊的小精灵耳垂患者；B. 患者有足够多的残余皮肤，剥离并重新定位皮瓣；C. 重新定位的耳垂

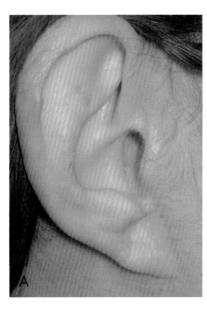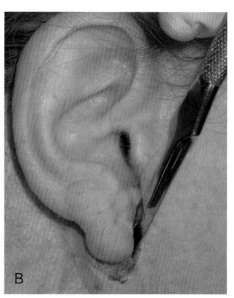

图 3-306　A. 除皱后的小精灵耳垂；B. 用手术刀松解释放耳垂

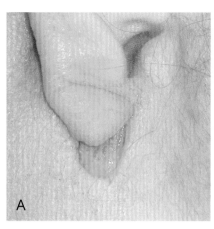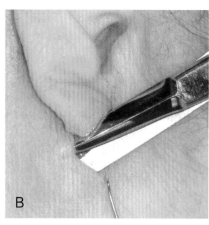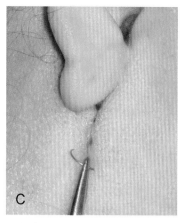

图 3-307　A. 耳垂释放后的伤口；B. 进行面颊部剥离，以便一期闭合伤口；C.4-0 肠线皮下缝合以加强组织对合

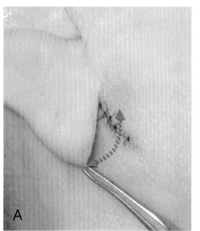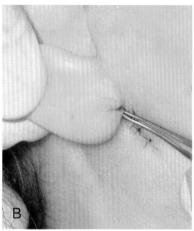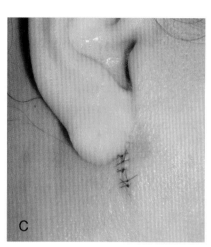

图 3-308　A 和 B. 在垂直切口闭合后，将耳垂向上旋转至其正常位置；C. 最终关闭伤口

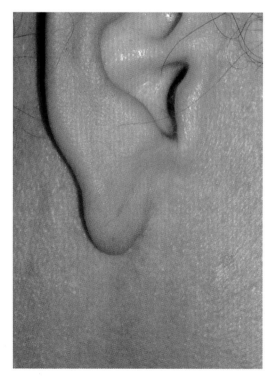

图 3-309　最终愈合时用 CO_2 激光治疗瘢痕，使瘢痕松解释放，外观更美

（十四）手术瘢痕

无论外科医生的能力如何，所有手术切口都会产生瘢痕，有些患者会比其他患者愈合的更好。伤口护理的好坏也会影响瘢痕愈合的结果。种族和皮肤类型可能会导致不一样的愈合结果，但影响瘢痕的因素绝不限于以上这些。

如前所述，瘢痕有可能比局部凹陷更糟，一些瘢痕最适合手术切除。增生性瘢痕（图 3-314）保持在原始瘢痕的边界内，而瘢痕疙瘩则超出原始边界。常见治疗瘢痕的方法包括病灶内注射类固醇激素和（或）化疗药物，如 5- 氟尿嘧啶。通常稀释制剂，如曲安奈德 10 mg/ml 用于较小或较多的浅表瘢痕，而曲安奈德 40 mg/ml 用于较大、较厚的瘢痕，但不能注射到皮下脂肪。5- 氟尿嘧啶也可单独使用或与曲安奈德联合使用。通常每个月注射 0.2 ～ 0.4ml 的 5- 氟

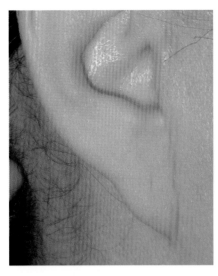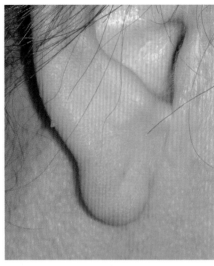

图 3-310　小精灵耳垂的术前术后照片（一）

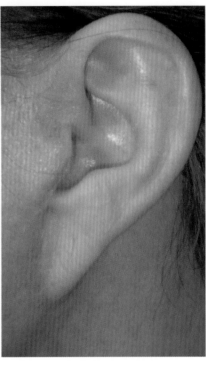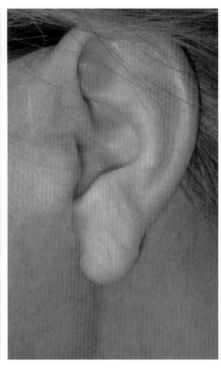

图 3-311　小精灵耳垂的术前术后照片（二）

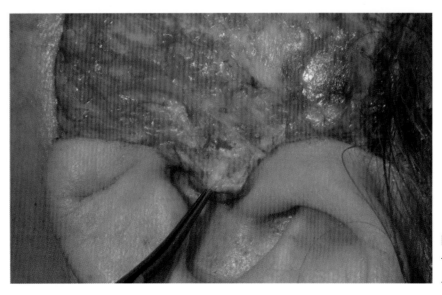

图 3-312　在耳屏软骨上留下一层脂肪有助于防止轮廓太明显，并使耳屏更自然

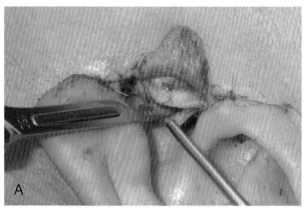
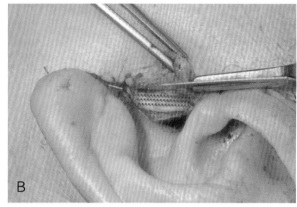

图 3-313　重建耳屏
A. 从耳屏软骨的下侧分离皮肤；B. 对耳屏前部软骨进行刻痕处理，实现圆润的曲线

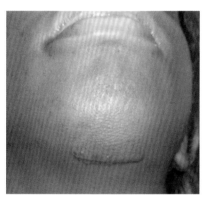
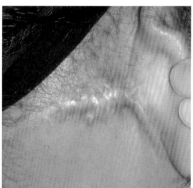
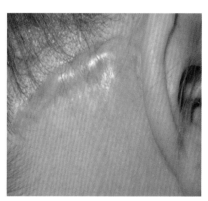

图 3-314　除皱后的增生性瘢痕，治疗包括注射类固醇激素或化疗药物

尿嘧啶，这取决于病变的大小（图 3-315 和图 3-316）。局部类固醇如氯倍他索也用于治疗瘢痕。

在皮下脂肪中或周围注射任何类固醇制剂时

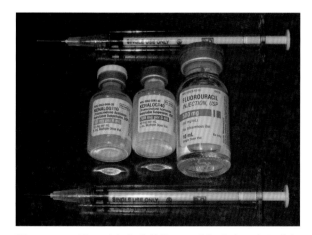

图 3-315　类固醇和化疗药物用于降低瘢痕厚度和成纤维细胞活性
曲安奈德 10 mg/ml 和 5- 氟尿嘧啶可以用 32G 针头注射，而浓度更高的曲安奈德 40 mg/ml，因为粒径大，用 25G 或 30G 针头注射

必须小心，因为它会引起局部脂肪萎缩，并在注射部位产生大而深的凹陷（图 3-317）。

CO_2 激光是我最常用，也很有效的瘢痕治疗手段。激光可以去除肥厚的瘢痕，并淡化其与周围组织的界限。硅凝胶片也是一种知之甚少但仍然有效的瘢痕局部治疗药物（图 3-318）。图 3-319 显示了用单次 CO_2 激光剥脱治疗的额下瘢痕。切口和剥离的伤口裂开后可出现色素沉着问题（图 3-320）。使用漂白剂和轻度化学剥脱或激光治疗更容易治疗色素沉着。色素减退很难处理，常常去不掉。可以用点阵激光治疗，也可以局部用 Bimatoprost 治疗。美容文身也可用于遮盖色素减退区。

（十五）异物存留

所有外科医生必须对异物遗留在手术部位保持警惕。尽管遗留手术器械很少见，但在除皱的小器械中，针、手术刀片、破损的器械尖端和纱布可能会无意中留在伤口中。虽然有些医生不使

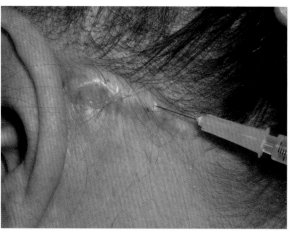

图 3-316　病灶内注射瘢痕治疗药物很重要，而不是注射到瘢痕深面的组织内，通常注射到瘢痕发白为止

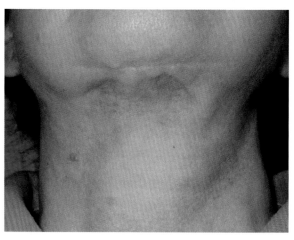

图 3-317　该患者由于注射类固醇激素过多，出现了局部萎缩和瘢痕内血管形成，这些区域也可能因为类固醇注射而出现色素减退，但通常是暂时的

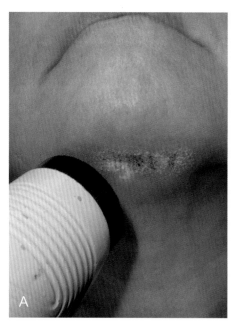

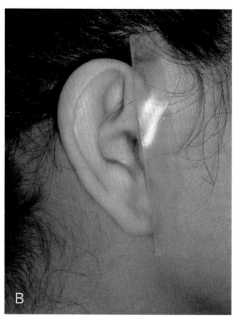

图 3-318　A.CO₂ 激光是淡化面部提升术后瘢痕非常有用的工具；B. 硅胶片也很有效果

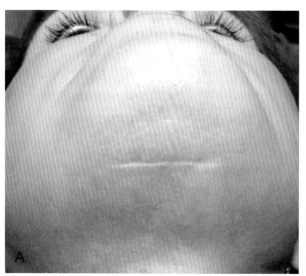

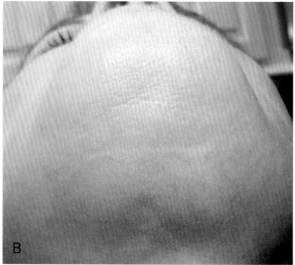

图 3-319　A. 除皱术后明显的颏下瘢痕；B. 在单次 CO₂ 激光修复后 6 周

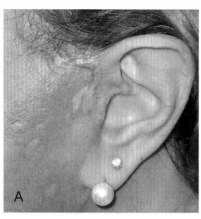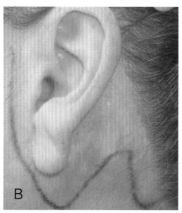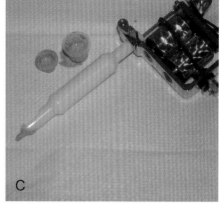

图 3-320　A. 伤口愈合不良形成的炎症后色素沉着，用漂白霜改善；B. 大面积皮肤坏死后的色素脱失；C. 用于改善色素减退的文身器具，这些是其他医生治疗后的患者

用带有放射标记的纱布，但我个人觉得这是一个很大的错误，因为纱布如果遗留在了伤口内，没有标记的纱布很难用 X 光发现。所有手术都需要数纱布。图 3-321 显示了用内镜观察到的遗留纱布。单块纱布条包裹在前颈部，并被血液浸透，透过皮肤无法察觉（图 3-321 和图 3-322）。这块纱布被取了出来。应进行纱布计数，并且应常规使用有射线标记的纱布。无标记纱布留在面颈部难以识别，比如外观似纱布条的 X 线片很可能是钙化的喉软骨（图 3-323）。

其他遗留的异物包括缝合线、耳塞和订皮钉。图 3-324 显示患者在手术后 4 周抱怨其后切口疼痛和肿胀，去除遗留的订皮钉后愈合。图 3-325 显示了在手术后 2 周出现外耳疼痛并在外耳道周围肿胀的患者。检查显示用于保护外耳道的

棉球在手术后无意中留在原位，取出后患者恢复正常。整个手术团队必须了解伤口内外可能留下的物体。

（十六）各种轻微并发症

各种手术并发症都有可能发生，也会遇到人为损伤（患者自己造成的）。面部提升术患者可能由于压力和焦虑引起的自毁性行为也会影响伤

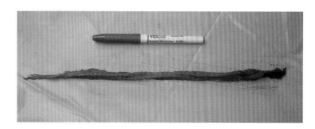

图 3-321　压缩的，浸满血液的纱布条，它很小，很难发现，特别是在较厚的皮肤或皮瓣较厚的患者中

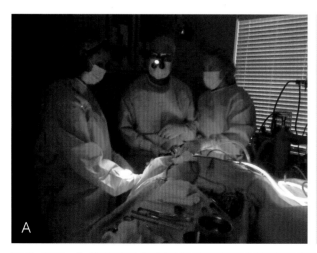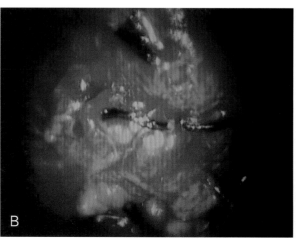

图 3-322　A. 在外科手术结束时对颈部进行内镜探查以寻找遗留的纱布；B. 纱布带有放射显影条

口愈合。图 3-326 的患者在愈合阶段出现自伤性行为，因为她感觉皮肤下有"异物"。这种类型的患者可能会自己拆除缝线或者感知到皮下任何的不平整。必须识别并记录此行为。这些患者可能需要抗焦虑药物来控制。

伤口炎症可能源于局部用药如三联抗生素软膏的过敏（图 3-327）。

面部提升术后也有可能发生颈部毛细血管扩张，尤其是在皮肤白皙的患者（图 3-328）。使用剪刀尖端进行过浅的皮下剥离，会加重这种情况。用剪刀尖向下轻柔剥离并在颈部真皮下保留下一定量皮下脂肪可以减少毛细血管扩张的发生。毛细血管扩张通常会自行消退，但完全消退可能需要数月时间。强脉冲光治疗能改善这种情况。

（十七）角膜擦伤

医生的职责是在手术全程保护好患者。角膜在整个手术过程中都容易受到损伤，包括麻醉，消毒铺巾，激光和其他光电装置，不小心擦伤，麻醉意外抢救和恢复室的各种处理都有可能损伤角膜。如果进行眼睑成形术或提眉手术，则应使用角膜保护罩。使用电设备如电刀和射频时用塑料罩，使用激光设备时用金属罩。一旦手术结束，立即移除保护罩，以免损伤角膜。我个人的经验是使用润滑剂比使用生理盐水更容易发生角膜擦伤。如果不做眼睑手术，则用胶带或者贴膜保护眼睛（图 3-329）。角膜擦伤时患者感到疼痛，感觉"眼睛中进了沙子"，可以用荧光素染料条来检查，在蓝光下可以发现角膜损伤。治疗首选抗生素眼膏涂眼，并用双层眼罩覆盖眼睛。角膜擦

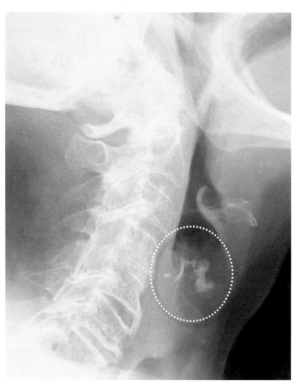

图 3-323　X 线片显示看起来像是皱巴巴的遗留的纱布，但实际上是钙化的喉软骨（白色圆圈）。这可能是老年人常见的放射学表现

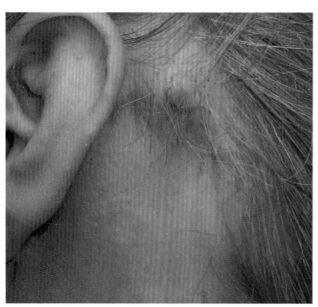
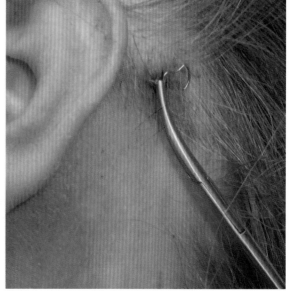

图 3-324　面部提升术有遗留异物在体内的可能，此例患者一个订皮钉遗留在皮下并引起了炎症

伤通常在24h内愈合。之所以用双层眼罩是为了轻轻加压，让患者不要眨眼，如果患者眨眼会加重角膜损伤。

虽然这不算并发症，但是一些患者可能会出现耳垂重度水肿，患者会担心。应告知患者水肿将自行消退，并且不会影响耳垂最终的外观。

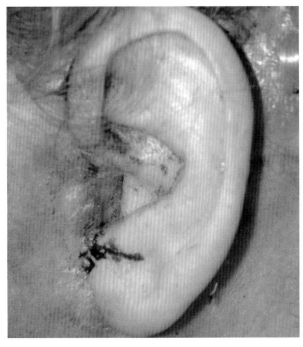
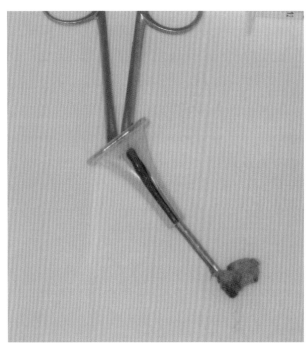

图 3-325　术中防止血液进入耳朵的棉球无意中留在耳道内并引起炎症

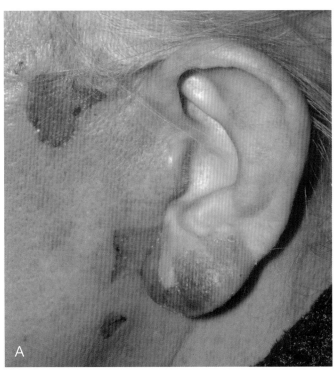
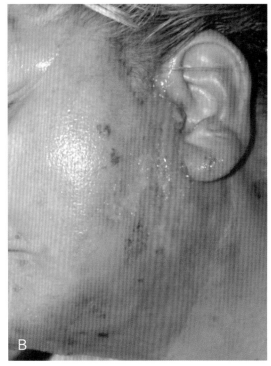

A

B

图 3-326　患者有心理异常，无法自我控制，在愈合过程中有抓破皮肤的冲动和行为

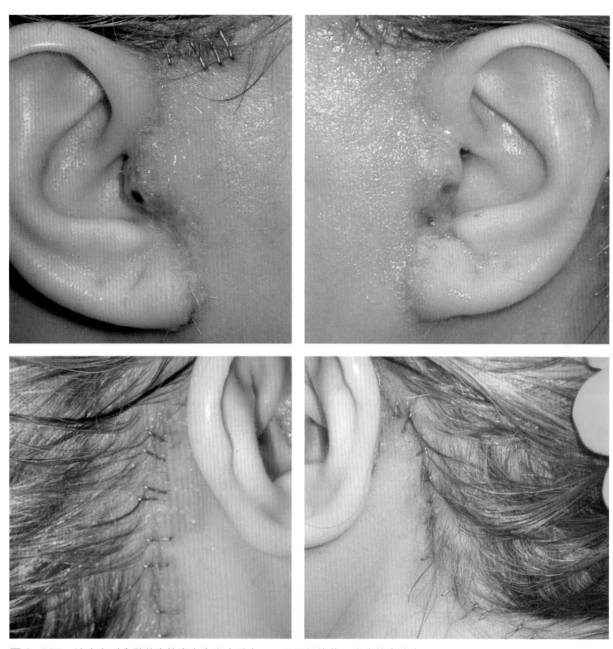

图 3-327　该患者对多黏菌素软膏产生炎症反应，一旦局部停药，炎症就会消失

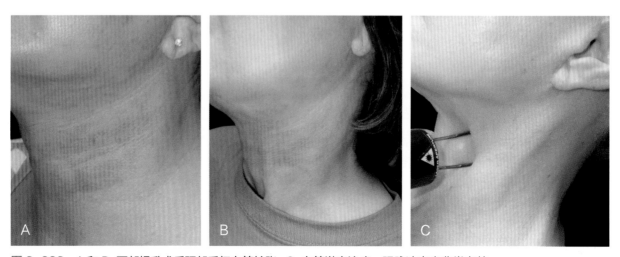

图 3-328　A 和 B. 面部提升术后颈部毛细血管扩张；C. 血管激光治疗，强脉冲光也非常有效

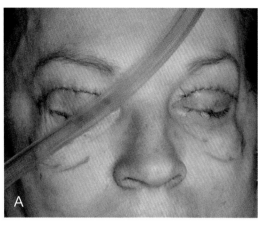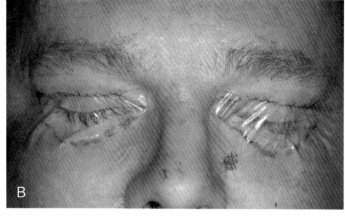

图 3-329　A. 吸引管、衣服袖子、器械和绷带都有可能意外擦伤角膜，该患者用 5-0 肠线连续缝合上下睑的灰线；B. 用生物贴膜保护眼睛

二十、总结

（一）颈部皮肤切除加 Z 字成形术

Laxmeesh Mike Nayak

1. 概述

前面详细介绍了面部提升术治疗下面部老化的综合治疗方法，这仍然是治疗下颌和颈部皮肤过多的金标准。然而，并非所有患者都是因医疗原因进行全面部提升术的候选人，无法抽出时间、经费，或者只是想做更保守的手术，这些都是患者不想做全面部提升手术的原因。医生和患者都必须明白，越保守的手术，效果越有限。如果颈部皮肤过多和颏下老化，不伴有明显的下颌赘肉，可以选择直接切除加 Z 字成形术。其优点包括创伤小、恢复快、颏下形态变化大。缺点包括可以看到瘢痕，且只有颈前部形态得到改善。

颈颌角清晰给人以年轻力壮的感觉。颈颌角是由面部平面到颈部与下颌再到颈部的转角，颈颌角在年轻时是锐角，随着年龄增加变钝，甚至消失。恢复锐性颈颌角是面下 1/3 老化性改变矫正手术的主要目标。随着年龄的增长，皮肤弹性丧失、颏下脂肪增多、软组织下垂、颈阔肌和颌下腺的综合影响导致颈颌角变大。偏低和偏前舌骨位置和喉结突出会使这种改变变得更加明显。

传统的面部提升术和颈阔肌成形术，通过收紧颈部肌肉等操作可以解决颈颌角问题。纠正该区域的问题对于改善面下 1/3 的外形也有好处。对于某些患者，只做颈部年轻化手术也是一个选择。这些患者可能颈部老化程度与邻近的面部不成比例，或者可能在面部提升术后出现颈部持续的皮肤松弛。也有些患者只要求矫正松弛颈部，或者希望避免传统的耳周切口瘢痕。上述患者适宜单充做颈部年轻化手术。

治疗颈部衰老的传统方法包括吸脂术，开放式颈阔肌成形术和缝线悬吊技术。虽然这些手术针对的是脂肪，有时甚至是颈阔肌，但对于颈部皮肤弹性差或皮肤过多的患者来说，这些方法不适合，往往效果不满意且易复发。

横向或垂直方向直接切除多余皮肤后简单缝合容易导致瘢痕挛缩。为了解决这个问题，可以采用 Z 字成形术切除颈部皮肤。本章介绍男性和女性患者中直接切除颈部多余皮肤并进行颈阔肌成形术和 Z 字成形术的经验。在以往的文献中，颈部皮肤直接切除主要限于男性患者，特别是那些有男性秃发或有大量胡须的患者。但现在那些不愿意接受传统除皱术，并且愿意接受单充颈部年轻化手术的患者也可以考虑。无论效果多好，有些男性患者还是不愿意接受有耳前切口的面部提升术，更愿意接受 Z 字成形切口。对于皮肤比较厚，皮肤比较多的患者，该术式也可以作为面部提升术的二次修复手术。

2. 颈部皮肤直接切除与 Z 字成形术

患者直立位设计手术切口，头部保持在

Frankfort 平面。沿颈前部中线做纵行梭形切口标记，其上端位于颏下三角，下端根据拟切除皮肤量来确定，多数情况下，切口下端位于甲状软骨切迹平面，在极端情况下，它可以低至胸骨上切记。设计梭形切口的宽度时要保守一些，避免伤口关闭时张力过大。新的颈颌区皱褶的平面也要进行标记（图 3-330）。多数情况下，切口线位于正中，特别是对称的皮肤过多的"火鸡颈"患者。

对于一侧皮肤过多的患者，切口可以偏离中线以更精确地去除过多的皮肤。静脉输注给予单剂量对皮肤常见菌群敏感的抗生素。静脉诱导麻

醉成功后，颈前区用 0.5％利多卡因 /0.25％布比卡因和 1 ： 150000 肾上腺素浸润麻醉，等待足够长的时间以便肾上腺素发挥最大的止血功能。再次确认术区标记线，消毒铺巾。用 10 号刀片切开皮肤全层，然后用针式电刀进行皮下脂肪层剥离（图 3-331），去除过量的皮肤和颈阔肌前脂肪（图 3-331 和图 3-332）。与传统的面部提升术 / 颏下成形术相同的方式找到并处理颈阔肌内侧缘。

然后在胸锁乳突肌之前的范围内在颈阔肌表面剥离掀起薄皮瓣，形成颈部两侧的皮瓣。通常用中型或大型除皱剪刀进行连续剥离。出血点用

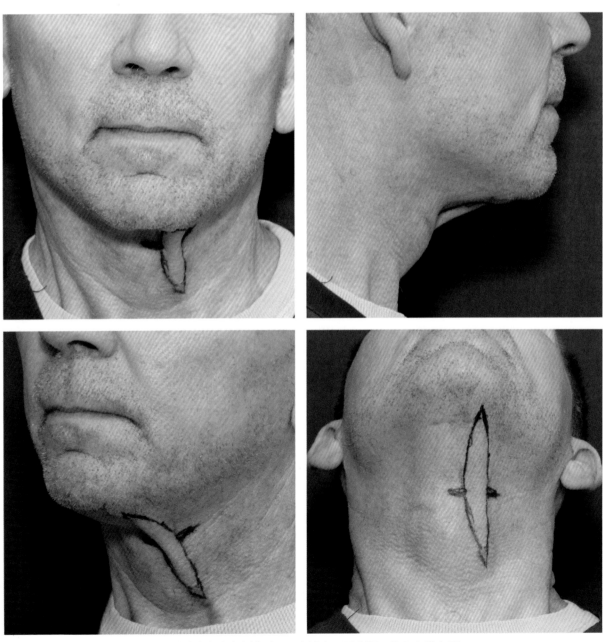

图 3-330　典型的切口线，由于该患者存在左侧皮肤 / 肌肉过多，因此切口位于中线左侧

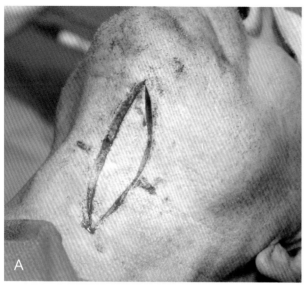 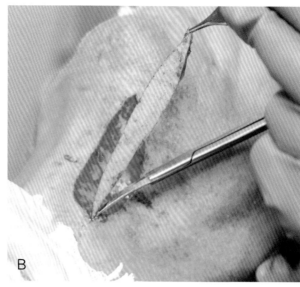

图 3-331　A. 皮肤切口；B. 在颈阔肌浅面整块切除皮肤

双极电凝烧灼止血。在掀起皮瓣的时候，保留几毫米的皮下脂肪在肌肉表面，以防皮肤与深部肌肉黏附，并保护皮肤真皮下血管网。头灯或冷光源拉钩对于大范围的横向剥离很有帮助。以与常规除皱术相似的方法进行脂肪抽吸，并处理任何脂肪堆积的区域。如果需要，还可以将颈阔肌从颈深筋膜表面从内向外牵拉，暴露并处理颈阔肌下脂肪及下垂的颌下腺。在切除颌下腺腺体时注意保护面神经下颌缘支。此时也可以进行诸如二腹肌的前腹部的切除和折叠及颏部假体置入等操作。在处理完脂肪组织之后，可以进行颈阔肌内侧成形术。

使用 3-0 PDS 缝合双侧颈阔肌的内侧缘。从术前标记的颈颌点开始缝合，向上做连续缝合，止于下颌骨联合。注意不要在缝合过程中让颈阔肌和脂肪过度堆积，以避免颈部中线部位过于臃肿。缝合到达下颌骨联合处时，反过来向下再缝合一层，做加强处理，然后打结。之后，在颈下段颈阔肌的内侧边缘切除 1cm 的肌肉，防止颈阔肌下方的游离边缘术后形成束带。其操作方法与本章前面介绍的传统的颈阔肌成形术相同。

完成颈阔肌前脂肪的塑形、颈阔肌塑形和颈阔肌下脂肪的塑形之后，注意力转向颈部切口的 Z 字成形与闭合。简单缝合暂时关闭颈部垂直切口线

（图 3-332）。再次确认颈颌角的位置，并在此处切口线两侧做两个角度为 30 度的三角形皮瓣，并进行皮瓣易位。（图 3-333 和图 3-334）。然后拆除临时缝合线，深层采用 4-0 和 5-0 单乔线缝合，皮肤用 6-0 普理灵线连续无张力缝合（图 3-335）。

尽管手术的主要关注点是 Z 字成形术，但同时要关注切口上下端皮肤的平整性，如果有猫耳朵，需要进行适当修整。

手术过程中和闭合切口前要仔细止血，不需要放置引流。伤口涂抹杆菌肽，用不黏敷料覆盖伤口，用除皱术专用蓬松敷料包扎。

术后第 1 天来诊室复查，去除敷料，术后第 7 天拆线。术后第 1 天开始患者可以淋浴并沾干伤口。

3. 病例展示

图 3-336 至图 3-340 显示颈部直接切除缝合与 Z 字成形术前、术后的情况。

4. 并发症

该手术的并发症与面部提升术切口并发症类似，用类固醇激素注射改善切口瘢痕、用激光或光子去除切口红斑、手术修复猫耳朵畸形等并非少见。大的并发症很少见。

5. 结论

颈部直接切除 Z 字成形术有特定的适应证，主要针对多种因素造成的颏部和颈部下垂与松弛。该术式无法完全替代传统的面部提升手术，

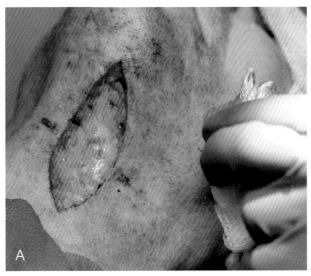 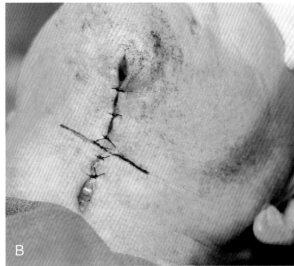

图 3-332　A. 皮肤切除术后缺损；B. 先临时缝合关闭伤口，确定并画出颈颏角

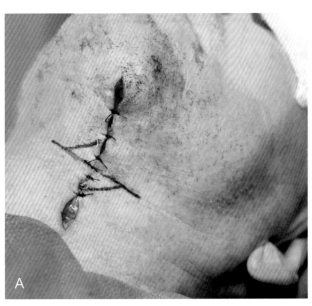 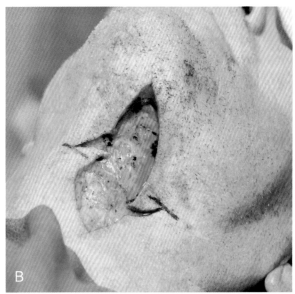

图 3-333　A. 颈中线两侧设计 30° 的 Z 字成形皮瓣；B. 拆除临时缝合固定线之后伤口裂开的情况

但不失为一种选择。如果是直线切口瘢痕，会影响颈部的曲线，但如果进行 Z 字成形术改变伤口张力，则颈颌部切口瘢痕会变得不明显。所有接受手术的患者都对其治疗结果感到满意，并认为其效果优于传统的面部提升术。

　　总之，颈部直接切除技术对于特定的患者和期望值不是太高的患者，不失为一种好办法，患者的满意度比较高。虽然不像传统的面部提升术那样全面，但手术创伤，麻醉，恢复时间和成本明显低于面部提升术。以下情况，可以考虑用颈部直接切除技术替代传统的面部提升技术。

● 仅仅颈部衰老和颈部赘肉的患者。

● 仅仅希望改善颈部形态的患者。

● 预算有限和时间有限，无法做传统的面部提升术者。

● 不希望有除皱术切口瘢痕或者不想改变发际线者。

　　与任何外科手术一样，该技术不适用于所有患者，而适用于特定人群。如果此手术能够解决患者的老化改变，能满足其期望，患者也充分理解了该术式的优点与不足，则该手术会让患者和医生都会满意。

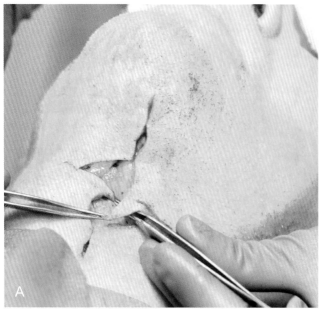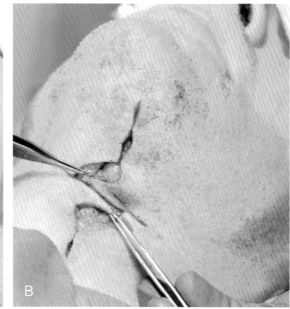

图 3-334　A.Z 字成形切口的位置；B. 皮瓣易位后

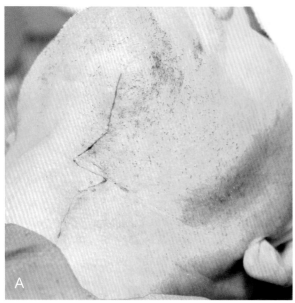

图 3-335　A. 皮下层缝合；B. 最终缝合关闭伤口后

（二）后颈部提升术

Jason R. Castillo，Lisa K. Chipps，Ronald L. Moy

1. 概述

前面我们已经介绍了传统的颈颌面部提升术、短瘢痕面部提升术和颈部直接切除 Z 字成形术。本节我们将介绍单纯的后颈部提升术，但传统的面颈部提升术仍然是下面部和颈部年轻化的金标准。单纯颈前部和颈后部提升术只适合于特定的患者，可以作为面颈部年轻化的备选方案。如前所述，这些手术不能替代传统的面部提升术，存在缺点和不足。然而，对于希望做更保守一些的手术，并且希望恢复的更快一点的患者，这些方法是一种选择。此外，这些更简单的手术也是缺乏经验的医生学习面部提升手术的有效途径，因为它们没有传统的年轻化手术那么复杂。对于缺乏经验的医生来说，理解单充颈前或颈后提升术的局限性，并且在术前就此与患者进行充分沟通非常重要。

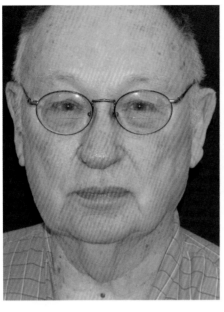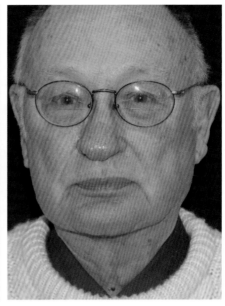

图 3-336 该男性患者做颈前皮肤直接切除 Z 字成形术后 60d，患者还通过切口重塑下颌并置入假体

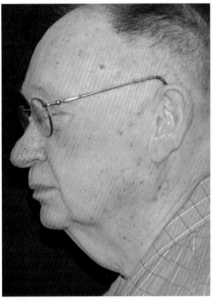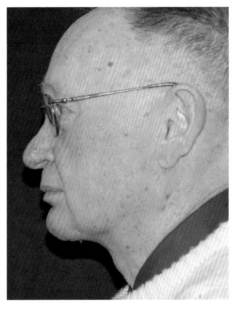

图 3-337 与图 3-336 相同的患者左侧位照片

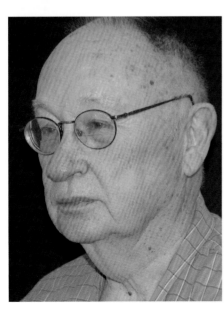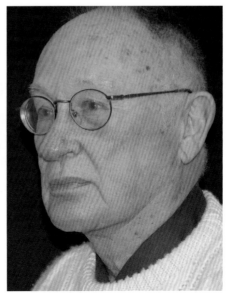

图 3-338 与图 3-336 相同的患者左侧 3/4 角度照片

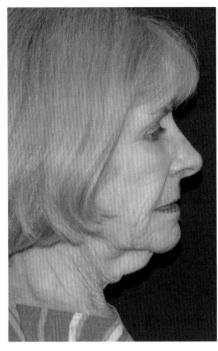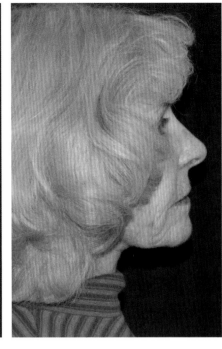

图 3-339　颈部直接切除 Z 字成形术和开放式下颌成形术术前及术后 6 个月照片

2. 术前注意事项

患者对颈部外观的困扰通常源于皮肤和肌肉的松弛。随着肥胖发生率的增加，紫外线照射和人口老龄化，此类患者越来越多。如 Feldman 所述（参见拓展阅读），理想的颈部轮廓具有锐性颈颌角，清晰的下颌缘，没有颈阔肌条带，颌下腺部明显，以及皮肤的颜色与质地。我们诊所接诊的患者中颈部下垂最常见。尽管可以采用各种非侵入性和微创技术改善颈部外观，但是颈部提升手术仍然是我们诊所最常采用的消除颈部下垂和皮肤松弛的方法。患者经常要求在不做面部提升术的情况下单充做颈部提升术以改善颈部下垂。正如 Ellenbogen 和 Karlin 所言，清晰的下颌缘和胸锁乳突肌的前缘，明显的甲状软骨，舌骨下凹陷和 105°～120°的颈颌角度是手术所追求的理想结果。

3. 颈后部提升术 - 手术技术

颈部提升术包括肿胀吸脂、SMAS 折叠和皮瓣悬吊，后者可以去除多余的少皮肤和松弛的肌肉。在获得患者同意后，拍摄标准的术前照片，对颈部提升术做全面的术前评估。手术是在门诊手术中心进行的，如果没有麻醉医生，由外科医生自己做静脉诱导麻醉，那么外科医生必须接受过气道危象紧急处理的培训。我们诊所的很多手术是在局部肿胀麻醉下实施的，患者只在舌下含化 ativan，肌内注射 demerol/vistaril。让患者照镜子，一起讨论从耳垂开始到耳后沟和耳后发际线的切口。我们首先在皮肤上画线，消毒铺单，患者取仰卧位，颈部过伸。然后用 25G 腰穿针注射＜100cc 的含有 1：1000000 肾上腺素和 0.1％利多卡因的肿胀液到皮下脂肪层。这有助于减少出血和并对皮下脂肪做机械性的分离。之后，通过耳后和耳垂下方小切口进一步注射肿胀液麻醉下颌和侧颈部。实施肿胀麻醉后，使用 11 号尖刀片在颏下皱褶处做小切口，然后通过细吸脂管抽吸颏下和颈部前外侧脂肪。抽脂时，用非优势手握住颏下脂肪可以更好地控制手术过程，并能够更好地根据感觉判断吸脂的终点，并有助于将脂肪"送"到吸管中（图 3-341）。

为了降低损伤神经的风险，不要剥离胸锁乳突肌前内侧缘，并在 Erb 点和下颌缘神经附近小心操作。在完成吸脂后，使用 15 号刀片从耳后切口开始，从耳垂下方开始（Burow 三角内）向上延伸到发际线与耳郭的交界处。

沿发际线的切口要做成斜切口（图 3-342）。采取与深面毛囊平行的斜切口，可以使新的毛发通过瘢痕长出，使切口瘢痕不明显。将切口置于耳后沟软骨部分，在耳后沟处或其上方，使愈合

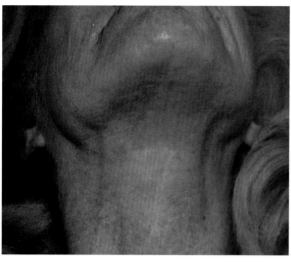

图 3-340　与图 3-339 为同一患者，虽然颈部术后有瘢痕，但不明显，与做传统面部提升术相比较，还是值得的

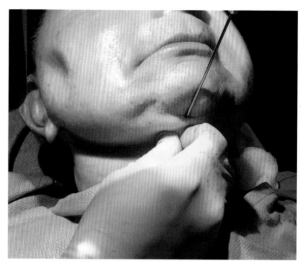

图 3-341　用非吸脂操作的那只手抓住脂肪，有助于感知脂肪的多少，并增加了手术的准确性和效率

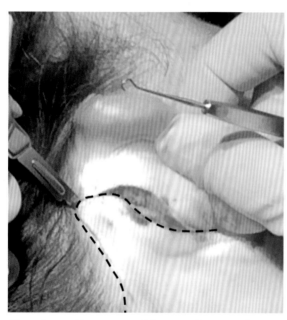

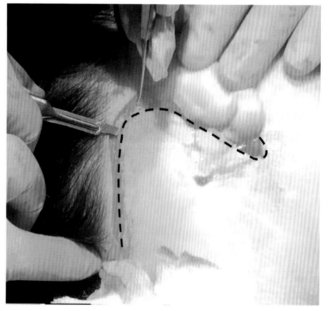

图 3-342　使用 15 号刀片切开耳后切口，注意将切口置于耳后沟软骨侧，以使瘢痕更加隐蔽。在完成耳后沟切口后，切口斜向进入枕部发际线内

后切口瘢痕位于耳甲腔软骨背面。

　　在肿胀吸脂术和切开耳后切口后，在皮下层深面用剪刀钝性剥离耳后区，形成足够厚的皮瓣。我发现钝性垂直向剥离，而不是常用的水平剥离技术更可以减少可能导致坏死的皮瓣出血和创伤。用皮钩提紧皮瓣，这有利于皮瓣的钝性剥离和颏下区的分离（图 3-343）。

　　皮瓣剥离完后，检查该区域并充分止血，虽然微创提升大出血的可能性很小。如果使用双极电凝烧灼，必须注意保护下颌缘神经，并在 Erb 点周围小心操作避免神经受损。很容易找到 SMAS，进行悬吊和折叠。

　　折叠是指使用缝合线收紧 SMAS 而不切除 SMAS。用 3-0 可吸收缝合线挂住 SMAS 表面，将其由下向上悬吊固定到乳突筋膜上（图 3-344）。缝合几针直到将松弛的 SMAS 收紧。下颌下侧区域的折叠缝合可以增加悬吊效果，并有助于改善颌下腺下垂的外观。

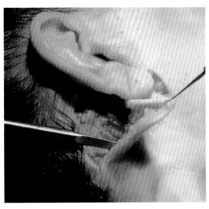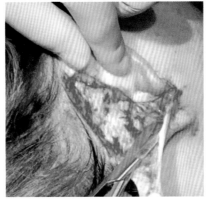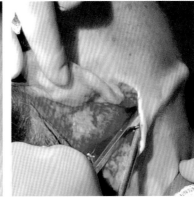

图 3-343　耳后区皮瓣向下仔细剥离，然后沿下颌缘向颏下区域进一步进行剥离

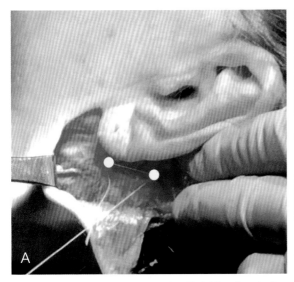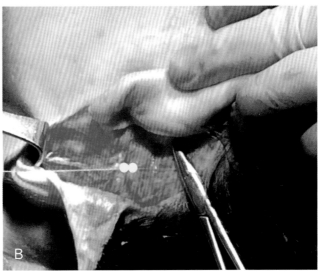

图 3-344　SMAS 折叠是通过用缝合线固定一部分下垂的 SMAS 并将其缝合到固定点以收紧 SMAS 来进行的
A. 黄点表示收紧前的缝合点；B. 收紧后的缝合点

　　然后用组织钳夹持住剥离后的皮瓣并向上提拉。使用可吸收缝合线在耳后切口的下部进行第一个关键固定点的缝合固定。确保皮肤切除之前皮瓣边缘组织对齐。注意皮肤牵拉的方向，继续缝合固定皮肤（图 3-345）均匀分布缝合固定线。

　　沿着耳后切口和发际线切口继续进行皮下缝合（图 3-346 和图 3-347）。然后用 5-0 肠线或尼龙缝线关闭切口，并在对侧进行同样的操作。

　　与传统的颈颌面部提升术相比，这种技术为一种侵入性较小的手术。如上所述，它解决了颈部皮肤下垂和一定程度的下颌赘肉。由于没有耳

前切口，脸颊和下颌受影响较小。对于有颈阔肌条带和颏下脂肪堆积的患者，可以同时行颏下脂肪抽吸和中线颈阔肌成形术。通过颏下颈阔肌成型切口将硅胶隆颏假体置入，可以增加下颌缘轮廓，有助于进一步收紧皮肤，形成颈颌角（图 3-348 和图 3-349）。用激光做皮肤表面处理可以解决皮肤质量问题，如本章前面所述。

4. 术后护理

　　术后护理类似于传统的面部提升术。术后可以使用压力敷料来消除无效腔并最大限度地减少血清肿形成。

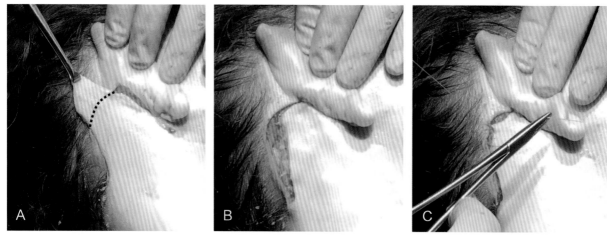

图 3-345　A. 皮肤向上牵拉的方向；B. 皮瓣修剪后；C. 皮瓣关键点缝合固定后的外观

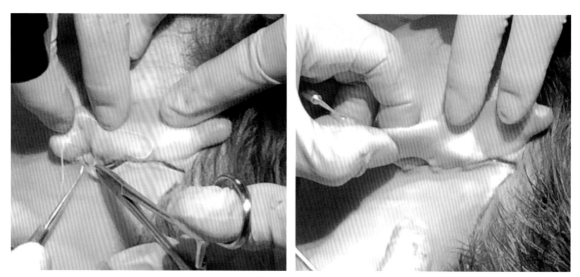

图 3-346　耳后切口用可吸收缝合线皮下缝合后，几乎没有张力

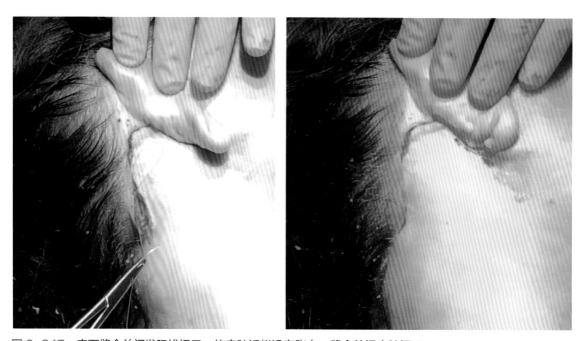

图 3-347　皮下缝合关闭发际线切口，使皮肤近似没有张力，缝合关闭皮肤切口

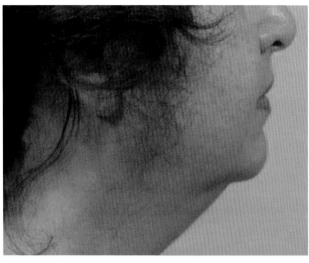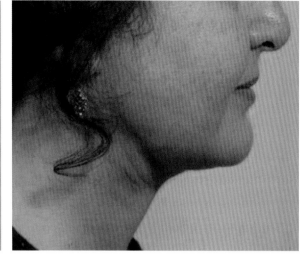

图 3-348 该患者接受了单充的颈部提升术，颈阔肌成形术和颏假体置入术

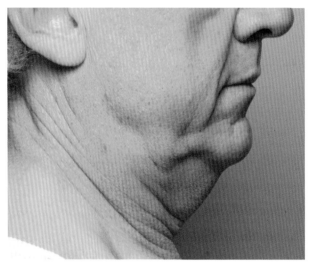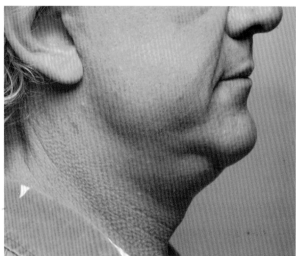

图 3-349 该患者接受了单充颈部提升术

第 4 章　眉部和额部提升术的方法、功能与效果评估
Brow and Forehead Lift：Form, Function, and Evaluation

Joe Niamtu Ⅲ　著

隋　冰　译

眉毛和额部的结构共同体非常有意思，它不仅传达了年轻与衰老的面部美学特征，而且在人们沟通与表情交流中也是必不可少的。上面部和眶周的肌肉能传达多种肢体语言信息，我们经常会通过上面部的表情进行"交流"。挑起眉毛表示疑惑或惊讶，紧缩眉头表达攻击或不满，挑起单侧眉毛可能表示质疑。通过手术或神经调节剂调整眉毛和额部可以增强美感，但也可能使人看起来不自然。由于过度矫正，很多名人的脸上出现了"呆若木鸡"的表情，所以现在已经很少有人只做提眉手术了。精细的眉毛和额头提升效果可以使患者看起来精神焕发而显得更年轻，而过度矫正则可能看起来很怪异。很多患者意识到了这个问题，并不愿意接受提眉手术，因为眉部手术是最易发生严重的整形继发畸形的部位之一。

并不是所有美丽的女性都有抬高眉毛的想法。看看那些时装或模特杂志，你会看到美丽的女性都是眉高眼低。值得注意的是，不是每一个低眉毛的人在提眉后都看起来"更好看"。因此眉毛和额部的手术必须在咨询时与患者仔细评估和讨论。

简单地用手指或一条胶带提拉眉毛向患者模拟提眉效果（图 4-1）。通常让患者平躺提拉眉部将眉毛固定在几近自然眉毛的位置，向患者展示预期效果（图 4-2）。数字成像技术也可用于术前评估。

无论使用何种方法向患者展示术后预期结果，都不如让患者在镜子中观察自己更直接。根据我的经验，患者会说："噢，我的天，我看起来不自然""好呆板"，或者他们会说，"哇，医生，看起来很棒，这就是我以前的样子，我喜欢"，后一种回应是对医生建议的认同。在咨询时，提拉患者的眉毛，无论看起来自然与否，我都对他们说实话。我也让同事们参与并提出意见，并且让患者的配偶或其他与患者关系重要的人物一起评估和提出他们的意见。许多患者没有很好地理解提眉术的作用，保守的患者不想做提眉手术。

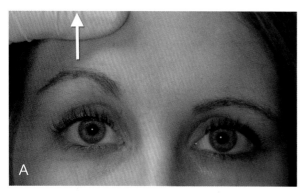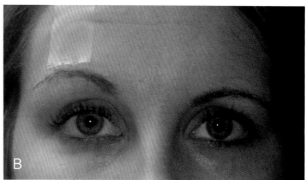

图 4-1　简单地用手指抬起眉头（A）或用一条胶带提拉眉毛（B）来模拟提眉效果

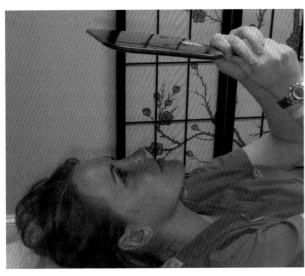
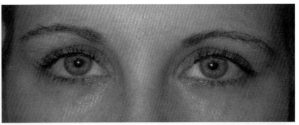
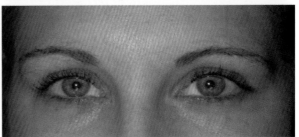

图 4-2　分别直立位和仰卧位给患者拍照，向患者模拟治疗前后的效果

向患者科普和中肯地告诉患者可能的术后结果是至关重要的。如果患者犹豫不决，就不要进行手术。大多数的提眉手术都是不可逆转的，这会让患者术后很长时间情绪很糟糕。

在咨询过程中，很难让女性放松她们的眉毛并保持中立位置。有经验的外科医生知道，如果你给女人一面镜子，99％的人会不自觉地抬起眉毛。这是一种不自觉的学习姿势，患者会逐渐适应面部下垂衰老。随着年龄的增长，额头、眉毛和上眼睑会慢慢下垂，影响外观甚至功能。人们会抬起额头使上眼睑区看起来更年轻，或者有人这样做来改善视野。有资料证实，长期习惯性地做提拉眉毛动作会增加额部皱纹。另一方面，正是这类患者对额部的神经毒素治疗效果非常不满意，因为额肌失去动力，眉毛无法抬起，上睑的皮肤更加冗余，患者会因此而变得非常不开心。

我的患者大多数是女性，只有少数的男性来做提眉手术。我有同事做了很多男性提眉手术，但我个人觉得几乎所有的眉毛手术都会使男性患者变得女性化，而且常常看起来不太自然。此外，也许是因为我自己是秃头，所以对发际线在不断改变的男性头皮上新添瘢痕会更加谨慎。

一、眉毛和额部解剖学

男性眉毛通常不上扬，青年时期与眼眶基本齐平，随着年龄增长慢慢下降。年轻女性的眉毛一般都要高于眼眶（图 4-3）。

年轻女性的眉毛是一个精细的结构，内侧较粗较方，外侧逐渐变细。按照经典的划分方法，眉尾部分变细并止于眶外侧缘，眉峰位于角膜外侧缘垂直线，眉毛内侧起于内眦垂直线。重睑皱褶至睫毛的距离占睫毛至眉毛的距离的 1/3，而重睑皱褶至眉毛的距离占睫毛至眉毛的距离的 2/3（图 4-4）。

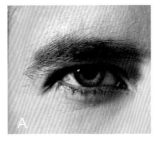
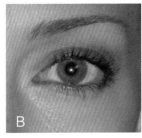

图 4-3　A. 男性眉毛更加有线条感，位于上眶边缘；B. 年轻的女性眉毛位于眼眶上方，形成眉峰并逐渐变细

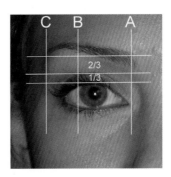

图 4-4　年轻态的眉毛在眶外 C 处逐渐变细，在 B 处到达眉峰，皮肤慢慢变厚，并在内侧眼角 A 处终止。睫毛和眉毛的空间 1/3 在重睑线下，2/3 在重睑线上

与患者一起讨论提眉手术并不容易。许多患者都想提眉，尽管他们的眉毛在提升状态下并不自然。同样，有时医生和工作人员都觉得效果很不错，但患者可能并不这么认为。不管怎样，关键是患者本人认为漂亮才是最重要的。按照医学伦理要求，我们应告知所有前来咨询眉毛下垂的患者，他们适合做提眉术，无论他们是否提出类似要求，因为很多医生会给眉毛下垂患者施行有风险的眼睑整形术，而没有告知他们有通过眉毛和额部提升来解决问题的可能性。每年我都会看到许多因眉毛下垂而要求提眉术的患者，但不幸的是他们已做过几次上眼睑成形术，但没有被告知选择做提眉术的可能性，这种情况下，患者无法再行提眉术，因为这会让患者无法闭眼，这是由于上眼睑皮肤在之前的手术中过度去除所致（图4-5）。这不仅剥夺了患者接受年轻化手术的选择权，而且可能引起诉讼。需要记住的是，如果患者有眼睑下垂或额部老化，他们需要有眉毛和额部提升的选择方案。如果接诊的医生不具备该技能，那么按道理应该将患者转诊给精通眉部和额部提升的医生。

许多因素会影响患者对眉部与额部提升手术的决定，包括对手术的误解，与外科医生沟通是否顺利，对术后异常的外表的担忧，以及经济负担能力。最佳策略是与所有合适的患者讨论提眉术和眼睑成形术，并将此信息记录在病历中。

额眉部的提升不仅能提升眉毛还可以改善水平走向的额部皱纹（取决于所提升的类型），打开眼/眶复合体，获得更有神采和年轻的外观，眼睑成形术无法解决的眉外侧的皮肤冗余，以及提升和改善因老龄化导致的眉间处的下垂和臃肿状态。

提眉的类型

提升额眉部组织是面部美容手术的重要组成部分，以往已经报道过很多技术。与许多美容手术一样，没有正确与错误的技术之分，最好的技术是能获得自然和持久的效果，并发症低，并能让患者收获快乐。一些患者通过神经毒素和非手术性仪器让皮肤紧致，眉毛抬高2 mm，他们感到非常满意。而我采用的是外科手术，我的患者就会期望并要求取得更为显著的效果。同样是提眉2mm，隔壁医院的患者可能会非常满意，但在我的诊所，患者可能会因效果太不明显而要求退款。根据我的经验，目前最常见的提眉术是内镜辅助下技术，其次是保守的开放性手术。我知道现在很少有医生坚持在做传统的冠状切口额眉部提升手术。

冠状切口提升术是一种创伤较大的开放性手术，切口从一侧耳郭绕过头皮达对侧耳郭，曾经是一项流行的技术，但存在诸多缺点，如发际线过度后移、脱发、神经损伤，因此接受度日益下降。由于创伤过大，容易因为瘢痕而导致一些问题。比较常见的冠状切口提眉术方法如图4-6所示。

文献介绍了各种形式的保守提眉手术，包括经发际线远端多个小切口切除部分皮肤或经切口进行缝线悬吊以提升眉毛的术式。这些提升术从流行到变得不再受追捧，因为效果持久性并没有得到广泛认可。

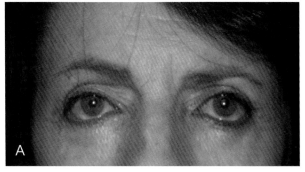
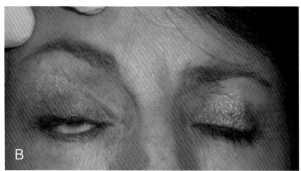

图4-5　上眼睑皮肤在之前的手术中过度去除
该患者由其他医生做过两次上睑成形术，会诊所见：当提拉抬高患者眉毛时，眼睛不能闭合。这名患者由于之前的手术，已经没有机会再做提眉术了，另外，患者有下睑退缩，外眦角圆钝和巩膜暴露，这些都是下眼睑过度处理的结果

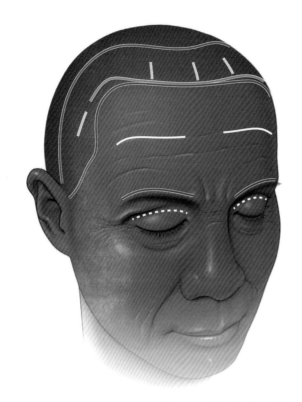

图 4-6　常用的切口位置：冠状切口（蓝色）、经毛囊提升术切口（绿色）、内镜切口（黄色）、发际缘切口（红色）、额部切口（白色）、眉部切口（粉红色）和重睑切口（点状白色）

一些医生提倡用激光换肤提升额眉部，当在额部采用较高能量激光和化学剥脱时，将会紧致皮肤，使眉部提升，但其效果持久性无法与手术提眉相比。射频、超声波和其他无创设备也用于收紧额部皮肤以抬高眉毛，但与手术相比，其临床效果有限。

注射填充物可以获得眉毛外观的小的改善（见第 10 章）。填充物被注射到眉毛下的多个平面中，其效果与其说是提升，不如说是隆起。当由有经验的人员操作恰当时，可以改善眉毛的美观，但只会产生微小的变化。

虽然内镜额眉部提升 (endoscopic brow and forehead lift，EBFL) 是一项高科技手术，但也有许多缺点。首先，它需要昂贵的专业设备，包括照相机、光源、监视器，以及大量的手术器械。其次，学习掌握比较难。不要以为新鲜的就是好的。许多医生认为 EBFL 手术效果不稳定，更容易复发。我本人观察发现这种技术的术后效果好于我所采用的经毛囊皮下切口提升术。当任何外科医生回顾、研究、分析或批评别人的技术的时候，保持思想的开放非常重要。如果一些医生正在使用一种不同的技术，该技术安全、可重复、效果持久稳定，且患者满意高，那么这些技术是该被认可，即使其他医生采用同样方法时效果较差。我在临床工作中仍然开展内镜辅助下眉部提升术。和许多方法一样，我可能会觉得某项技术更适合某个特定的患者，或者某个患者可能会更适合某种特定的方法。实际工作中，我在多种手术中采用了不同的技术，它们基本上都有相同的安全性和可预测的结果，否则我不会使用它们。对于读者来说，重要的是要认识到，我不是仅凭个人经验推崇或者贬低某项技术，而是根据美容外科行业的整体认知来评价某一项技术的。

传统的提眉术是切除位于眉毛上方水平走行的一条椭圆形额部皮肤，其基本操作就是从额部切掉一条可以推起的皮肤，然后缝合伤口使眉部上提。虽然效果一般，但不会在整个额部留下明显的瘢痕。有深的额横纹的老年患者可以接受该手术瘢痕。

经眼睑入路提眉术是在常规行上睑成形术时悬吊眉部至骨膜达到提升效果的方法。尽管这一术式被某些医生所喜好，但其有效性和效果持久性尚未见广泛报道。近期，有人做了改进，用一种尖的可吸收材料将眉部组织锚定在颅骨上，不过，我认为此方法无法做到对整个眉毛和额部的提升。

缝线悬吊提眉术已经流行了近 30 年，这种技术对非外科医生具有吸引力，因为它操作容易，包括用缝线固定眉毛，并将其向上悬挂于额部。这是面部美容手术中效果比较差的方法之一，我不做。21 世纪初的"埋线提升"热潮得到了极其令人失望的结果。

二、经毛囊皮下眉额部提升术

（一）经毛囊皮下提升手术方法

这种术式已成为我的"首选"，主要的原因就是简单。只需要少数器械，不需要摄像机或镜头，都是在直视下完成，因为去除皮肤所以效果确切，并且不会导致发际线后退。下面专门介绍经毛囊皮下眉额部提升术（transfollicular subcutaneous brow and forehead lift，TFSBFL），我也称之为"开放式迷你提眉术"。

对专业术语的讨论对于理解（或误解）外科手术过程至关重要。在毛囊前面完成的切口被称为不损伤毛囊（保护毛囊）或前毛发（在毛囊前面）切口，因为毛囊没有受到干扰。横切完整的毛囊（横断毛囊）的切口被称为 trichophytic，tricho 意为"头发"，phytic 来自希腊语 phynai "出生"或 phyein "生产"的意思。我看到这些术语被错误引用、误用，反复出现在文章，教科书和讲座中。因为该提升术式于皮下组织层次进行剥离，正式的名称应为"经毛囊皮下眉额部提升术"。

选择提眉术式时，需要考虑的一个重要因素是，是否会抬高患者的发际线。长额头和高发际线对女性来说并不美观。冠状切口和内镜辅助下提眉术在提高眉毛的同时也提抬高了发际线。内镜方法分离深层组织平面，通过掀起多余的皮肤并向后重新定位来提升眉毛和额部（图 4-7）。TFSBFL 方法在额部使用不会抬高发际线。

TFSBFL 的最大优点是不抬高前发际线，这一点非常重要。对于发际线较低的患者，几乎任何眉毛抬高手术都是可以接受的，因为轻微的发际线抬高无伤大雅（图 4-8）。对于发际线较高（额部较长）的患者，额外增加发际线的高度是不可接受的。因此，发际线较高的患者是 TFSBFL 的最佳适应证。这种方法不会抬高发际线（如果操作得当），但是通过额外的远端头皮分离和松解，患者的发际线实际上可以被降低。

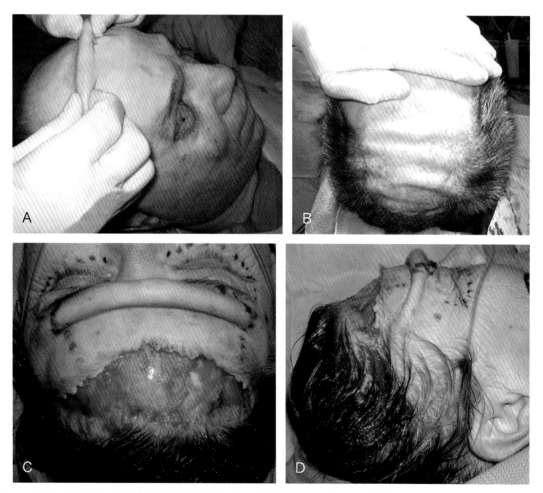

图 4-7　A 和 B. 患者正在接受内镜下眉额部提升术，折叠的多余皮肤将被后推并固定在颅骨上。这种程度的皮肤松弛就会容易理解为什么术后发际线会抬高；C 和 D. 经毛囊皮下眉额部提升术过程中多余的皮肤。皮肤在发际线以下被切除，因此发际线没有被抬高

TFSBFL 学习难度没有 EBFL 高，这种方法很像面部提升手术，包括组织分离和皮肤切除。TFSBFL 只是前额部和眉毛的提升。皮下解剖、皮瓣剥离、皮肤切除和缝合固定技术实际上与面部提升术相同（图 4-9）。

由于是在皮下操作，与其他手术方式相比，水肿和瘀青较轻。由于有一定量的皮肤切除，效果稳定且立竿见影。当沿发际线水平切除皮肤并将相应的部位缝合固定后，悬吊力量分散在整个眉毛及发际线上（图 4-10B）。这与 EBFL 截然相反，后者只有几个固定点，在特定的部位以极大的张力悬挂（图 4-10A）。另一个优点是 TFSBFL

的皮下操作技术，可对额肌行垂直切断、分离并收紧，这对于消除额部横向皱纹来说效果显著（图 4-11）。经骨膜下的提眉术对改善额部横向皱纹几乎无效，因为骨膜下平面无法有效解决此问题。与内镜技术相比，能够直接暴露降眉肌群是该术式的另一个优点，可以在直视下直接剥离松解这部分肌肉以达到除皱的效果。

采用 TFSBFL 不必在骨骼上固定，这对外科医生和患者都是有利的，因为许多患者不愿意在他们的颅骨上打孔和植入质地较硬的材料。最后，皮肤切除不需要过度矫正，面神经额支损伤的风险也较小。框4-1 显示了 TFSBFL 与 EBFL 相比较的优势。

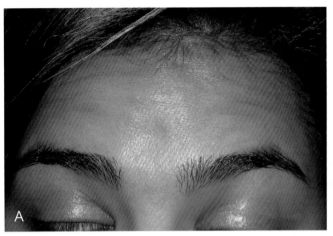
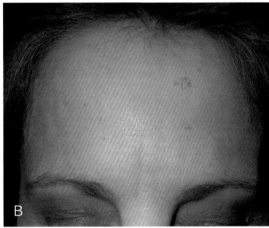

图 4-8　A. 发际线较低的患者可能是任何类型提眉术的候选者；B. 发际线高的患者需要一种不抬高发际线就能抬起眉毛的术式

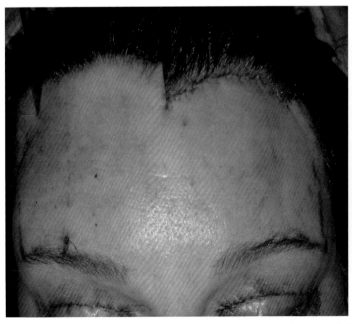
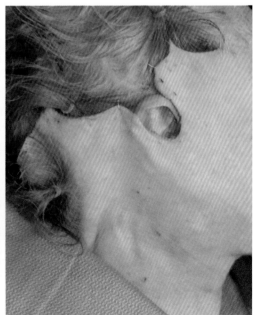

图 4-9　就多余的皮肤切除会增加术后效果的稳定性而言，经毛囊皮下入路提眉术的效果类似于面部提升术

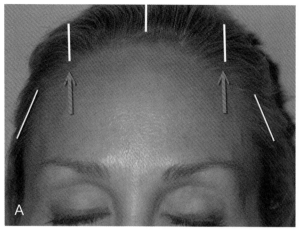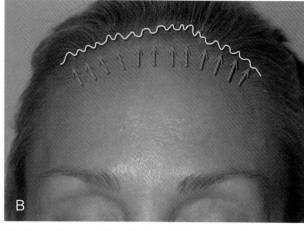

图 4-10　A. 内镜辅助下额眉提升术仅在两个主要方向向上提升，只有两个高张力颅骨悬吊固定点（红箭），对眉部上提方向把控较少；B. 额部皮瓣张力均匀分布于整个额部，有多个方向调整提升力与方向，均匀缝合固定（红箭）

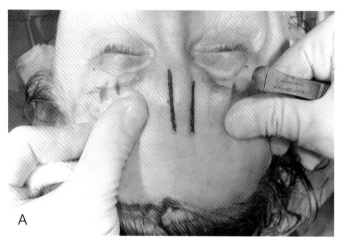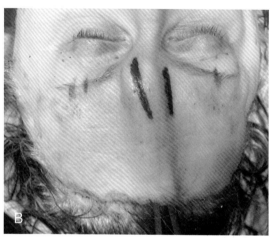

图 4-11　用剪刀在眉间肌肉下剥离释放眉间皱纹

框 4-1　经毛囊皮下切口的眉额部提升术与内镜辅助下眉毛和额部提升术相比较的优势

经毛囊皮下切口眉额部提升术（TFSBFL）	内镜辅助下眉额部提升术（EBFL）
● 无须专门的仪器	● 需要专用设备
● 中等学习难度	● 学习曲线较长
● 单纯皮下解剖	● 需要对多个平面的组织进行广泛解剖
● 较少损伤面神经额支	● 面神经额支损伤风险高
● 直视下操作	● 闭合式手术
● 不抬高发际线	● 抬高发际线
● 额部皱纹改善效果佳	● 额部皱纹改善不太明显
● 悬吊眉毛的张力极低	● 眉毛固定过紧
● 可以整体改善眉毛下垂	● 眉毛悬吊控制不精确
● 皮下剥离，水肿轻，恢复快	● 骨膜下剥离，恢复期长
● 可以直接处理降眉肌	● 间接处理降眉肌
● 无须在骨骼上固定	● 通常需要在骨骼上固定
● 无须矫枉过正	● 经常矫正过度
● 效果可以预期且持久	● 效果持久度因外科医生的做法各不相同

因 TFSBFL 本质上是一种皮肤切除技术，所以术后效果是不可逆的，此乃其缺点。而通过内镜行眉和额部提升时，若觉得矫正过度，则可在术后的早期几周内拆除固定缝线并重新分离腔隙即可逆转。去除皮肤后，就没有简单的方法可以逆转 TFSBFL 的效果了。另一个缺点来自于公众或学院派的看法，即开放式提眉术损伤大或方法过时。内镜支持者声称内镜技术是一种微创手术。其实不然，只有手术切口是微创。实际上，内镜技术是最具创伤性的提眉技术，它需要在颅骨表面做广泛剥离，最终还需将软组织固定在颅骨上（图 4-12）。EBFL 听起来的高科技和采用小切口，对患者很有吸引力，尤其是当一名不具备"经毛囊皮下切口提升技术"的外科医生加以渲染后。相比之下，TFSBFL 是一个非常保守的术式，虽然术后几周切口仍可察觉，只要操作得当，这种切口很少成为问题。

1. 诊断

虽然我首先提倡使用经毛囊皮下切口眉额部提升术，但任何效果自然、并发症少和患者满意

的提眉术式都是好的方法。判断 TFSBFL 的适应证与其他提眉技术相同，一旦确定患者想要进行提眉术，就要决定采用何种技术。在决定使用哪种技术时，应该考虑几个因素。首先，患者发际线的位置，如果患者发际线较高或额部头较长，TFSBFL 是首选方案，因为没有一个高发际线的患者想要它更高。另一种情况是患者额骨明显突出或额部隆起。这种额部过度饱满使得内镜技术操作困难，因为外科医生是在弧度较大的骨骼表面剥离，使得内镜在头部操作困难。此外，患者不接受颅骨钻孔并使用某种类型的固定材料，术前让患者知道是否要使用钻孔和（或）材料的使用情况非常重要，做到知情同意。

对于文眉的患者，尤其是文眉不对称或者眉峰上翘非常明显的患者要注意，当切除皮肤使额部收紧后，会出现不自然的效果。所有文眉的患者都应该仔细评估，用手提拉抬高眉毛后让患者照镜子看到，并与其讨论这个问题。有些患者几乎没有眉毛，每天都要画，这就不是问题了，因

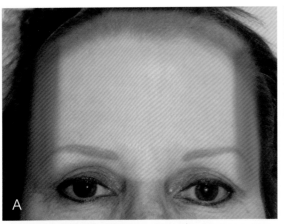

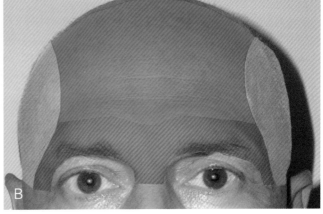

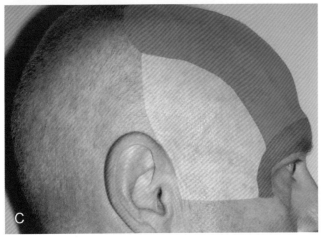

图 4-12　经毛囊皮下切口眉额部提升术（A）与内镜法（B 和 C）相比，手术创伤要小得多，因此常常受到患者的青睐

为患者可以在手术后的任何高度画出他们想要的眉形。这种类型的患者实际上是提眉术的最佳适应证，因为手术改善了他们的眶周老化，眉毛可以画在患者想画的任何地方。

与选择提升技术密切相关的还有术后如何选择皮肤激光处理技术。内镜技术是在骨膜下进行的，因此，该方法处理过的皮肤区域可以采用与面部其他部位相同的参数来进行皮肤的激光处理。而采用经毛囊皮下入路技术形成的表面皮肤区域实际上是一种更薄的皮瓣，更容易影响皮瓣成活。当我用激光治疗采用内镜方法处理过的额部时，我使用与面部相同的激光设置参数，但是用激光治疗经毛囊皮下切口眉额部提升术的区域时，我用与面部提升皮瓣相同的方式降低激光的功率或密度。

对于年轻的外科医生来说，有时很难确定哪些患者适合（或不适合）做眉额部提升手术。框 4-2 显示了眉毛和额部提升术的各种适应证和禁忌证。

2. 经毛囊皮下切口眉额部提升手术技巧

患者需要在手术前几天和手术当天用抗菌肥皂洗头。

与眼睑成形术一样，TFSBFL 成功的关键在于术前做精确的切口标记。术前常规拍照/画线。眉毛上提最高峰的区域与患者照镜子讨论决定。如果不确定，提升的程度尽量保守些。眉毛提升的最高区域通常是眉毛中外侧 1/3 交界处，即角膜外侧缘垂线（图 4-13）。这只是一个参考线，可能会因人而异，但多数情况下是准确的。一些年长的女性实

际上没有眉毛并且每天画眉，如上所述，此时，不存在提眉高度难以确定的问题。必须注意不要过度提升中段眉毛，因为这会产生不自然和怪异的外观。图 4-14 显示了行 TFSBFL 时的典型标记。

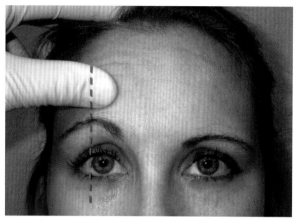

图 4-13　在眉毛的中外侧 1/3 交界处，或者是从角膜外侧缘做垂直线标记

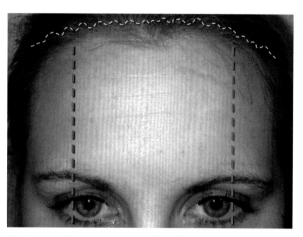

图 4-14　显示了 TFSBFL 的手术范围。参照双侧眉峰做垂直线，发际线切口做水平线

框 4-2　眉毛和额部提升术的适应证和禁忌证	
适应证	**禁忌证**
• 用手提拉眉部产生的效果令患者和医生满意	• 不能确定其提眉临床效果的患者
• 明显的眉外侧下垂不能通过双眼皮手术得到改善	• 冲动"整形"的患者，对自身的情况和治疗方案并不了解
• 眶周皮肤冗余，使睑裂看似狭小，可通过提升眉毛和额头"打开"眼睑	• 未出现衰老迹象的年轻患者
• 上眼睑皮肤面积较大的患者，提眉时可以完全闭眼	• 发际线有逐渐升高倾向的患者，术后可能出现明显的伤疤
• 额头、眉间有皱纹的患者（手术提升效果比其他方法去除皱纹效果好）	• 眼眶、眼球或眉毛不对称的患者提出保持对称要求时
• 患者眼睑成形术无法改善的视力模糊	• 患者以前做过上睑成形术，且过度矫正者，提眉后可能会有兔眼症
	• 文眉患者提升眉毛后额头会看上去不太自然

常规标记滑车上神经和眶上神经，滑车上神经位于距面中线约 17mm 眶缘处，眶上神经位于距面中线约 27mm 眶缘处（图 4-15）。标记神经血管束提示外科医生术中注意重要的解剖结构。若同时安排了眼睑成形术，则一并画线。

TFSBFL 的手术器械类似于面部提升手术（图 4-16）。最常用的器械包括以下几种。

- 圆形手术刀刀柄。
- 11 号手术刀片。
- 精细镊。
- 梳子。
- 画线笔。
- 吸引器。
- 拉钩（最好是光纤拉钩）。
- 射频电刀、电凝设备。
- 4-0 肠线，5-0 肠线和 6-0 尼龙线。

TFSBFL 可以在局部麻醉或肿胀麻醉下进行，但最常见的是在静脉麻醉下进行，因为经常有患者同时接受多项手术。

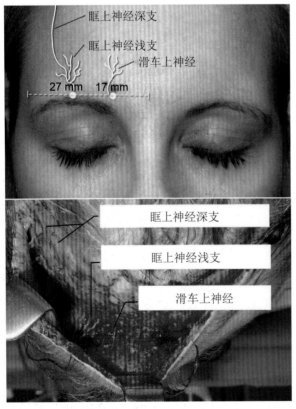

图 4-15　滑车上神经位于眶缘距面中线约 17mm 处，眶上神经位于距面中线约 27mm 的眶缘处。分别显示体表标志和 TFSBFL 术中解剖

不管使用哪种提眉术，我几乎都会同时做眼睑整形。我觉得大多数需要做提眉术的患者也需要一些上眼睑皮肤的缩减。但是要保证眼睛能够闭合。如果不解决上睑问题，患者可能眉部提升完美，但多余的上睑皮肤会影响整体的手术结果（图 4-17）。此外，如果眉毛没有足够抬高或可能出现轻微下垂，眼睑成形术和提眉术带来的综合变化通常会使患者满意。

当同时进行眼睑整形术和提眉术时，眼睑整形术上睑皮肤的去除量要相对保守。这与常规的眼睑整形术不同。当进行常规睑成形术时，大多数医生在眼睑的外侧部分使用向上弯曲的切口，这样做是为了纠正上睑皮肤下垂。与提眉术手术同时进行时，这种眼睑外侧皮肤下垂的状况会被自动校正，因此不需要向上翘起的切口（图 4-18）。传统的眼睑成形术可能需要 10mm 的皮肤切除，而与提眉术同时进行的眼睑成形术只需要去除 3～4mm 的皮肤。当同时进行眼睑成形术和提眉术时，缺乏经验的医生应该首先进行提眉术，因为这样做的时候，眼睑皮肤切除的量更容易确定。经验丰富的外科医生则可以在手术开始后先去除 3～4mm 的上睑皮肤。此外，抬高眉毛将重新定位眼睑组织，通常不需要再去除过多的肌肉或脂肪，多数情况下，仅切除皮肤就已足够了。联合这两种手术时，我从未碰到过眼睑闭合不全的问题。

如果先做重睑后提眉，需要先关闭眼睑切口再切开头皮。因此，医生可以确定到底有多少多

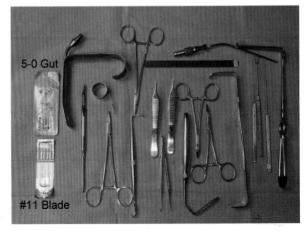

图 4-16　TFSBFL 常用手术器械

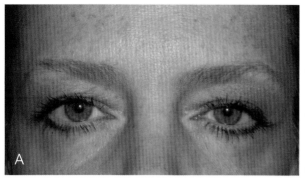
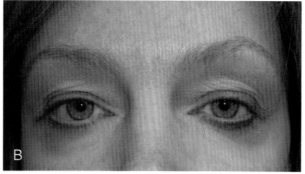

图 4-17 该患者行 TFSBFL 后提眉很成功，但效果却因多余的上睑皮肤而打了折扣，去除少量皮肤的眼睑成形术可以防止类似问题发生

余的额部皮肤可以去除而不会产生明显的眼睑闭合不全。切除过多的头皮时，必须考虑保留一定的皮肤来维持眼睑闭合（图 4-19）。缺乏经验的的医生应该避免眼睑成形术和提眉术同时进行，或应将眼睑成形术放在手术最后阶段来完成以避免眼睑闭合不全的发生。

3. 手术切口技巧

通过特定切口来定义一项手术的情况是很少见的，但我们采用的经毛囊皮下切口眉额部提升术属于这种情况，经毛囊皮下切口提升术的技巧和质量是决定手术成败的关键，两个关键点需要掌握：第一是切口位置要精准，能使头发生长通过瘢痕，从而掩盖瘢痕。第二是提升眉毛和额部但不抬高发际线。

切口方式对于形成外观自然的发际线瘢痕也非常关键。首先，切口不应该出现在发际线前面。为了避免与旧的术语混淆，我们将发际线前的切口简称为"毛囊前"切口，也被认为属于"利于毛发生长的"或"毛发前"的切口，该类切口完全避开了毛囊。这在理论上可能听起来很好并且肯定会更容易操作，并利于伤口关闭，但在外观上通常是不可接受的，并且会产生突兀的色素减退的直线瘢痕（图 4-20）。我经常听其他到医生提倡毛囊前的发际缘切口，而我却不断看到来我办公室就诊的患者，他们在其他机构做的手术，瘢痕非常明显。即使在发际线之前做曲折的非直线切口，切口愈合后仍然会遗留非常不自然的外观（图 4-21）。

因为正常情况下很少看到呈直线的发际缘，

所以，发际前缘的瘢痕使人看起来不自然。事实上并无"自然发际线"这一说法，正常的发际线其实本就不是一条线，而是伴随毛囊随机分布的一个区域。真正的发际线出现在佩戴假发或植发

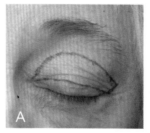
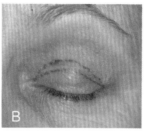

图 4-18　A. 常规眼睑成形术中使用的外侧向上翘起的切口；B. 联合提眉术时的眼睑成形术所采用保守的切口设计

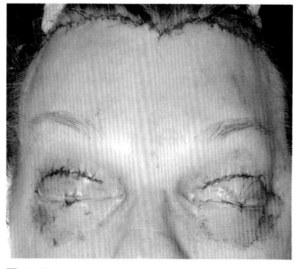

图 4-19　眼睑成形术可在提眉术之前进行，但是头皮的切除量更加关键

图中显示患者在上睑切口和提眉切口缝合后的情况。缺乏经验的医生应该在提眉术完成后或另外安排一次睑成形术，几毫米的眼睑闭合不全是可以接受的，术后消肿之后这一问题会自行解决

不够自然时，如此形成的呈直线的毛发前切口使患者看起来不自然，而且瘢痕可见，且常常表现为色素脱失（图 4-22）。

经毛囊皮下切口眉额部提升术的发际内切口设计独特。首先，切口是以较大倾斜度切开，对毛干和毛囊斜行切断。此切口有意设计在真正的发际线后方约 5mm 处，其最佳位置是毛囊密度从稀疏的前端毛发过渡到密度增粗的"实际"发际线的区域（图 4-23）。切口必须设计在足够靠后的位置，以使虽被切断但仍有足够多的毛干和

毛囊通过菲薄的瘢痕边缘重新生长出来。

切口保持斜面很关键，必须在不同高度横行切开几排毛囊。为了实现这一点，11 号刀片必须保持在水平面上方呈 10°～20°，如图 4-24 所示。这个角度和手术刀的移动类似于切鱼片，只是刀片不是完全水平的。做切口时同样采用切鱼片时的往复运动。

斜面切口有许多功能。首先，切口沿着毛干和毛囊的角度切开，可促进毛发通过瘢痕重新生长出来。其次，这种斜面切口产生的皮肤切缘非常薄。尽管垂直于皮肤表面的切口将产生很厚的皮肤切口边缘，但是手术刀与头皮的角度越小，皮瓣边缘就越薄。这种非常薄的表皮 / 皮肤愈合后切口更美观，也使得下面的毛囊更容易穿过较薄的表皮生长。当医生明白这些道理，并且设计好这种切口时，就可以获得可重复的结果。

为了演示这种切口，图 4-25 显示了柚子皮上的斜切口；白色区域对应真皮，黄色区域对应表皮。

4. 切口的几何学

设计切口时，下一个需要解决的问题是切口

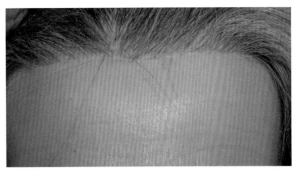

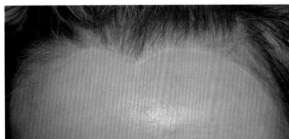

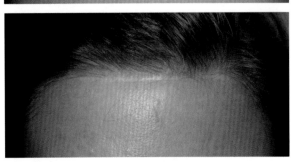

图 4-20 沿发际线或发际线前的切口更容易操作，但通常会留下明显的色素脱失瘢痕，因此，会因为外观不自然而引起别人的注意

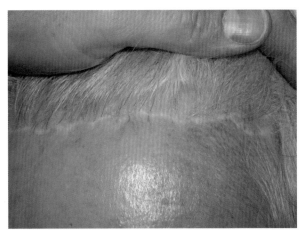

图 4-21 发际线前方的提眉切口较为明显且不自然，即使采用避免直线的曲折切口也会如此

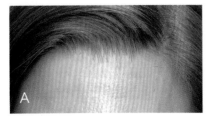
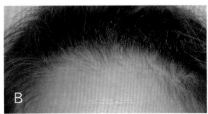
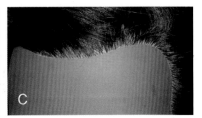

图 4-22 A 和 B. 正常发际线是毛囊的随机排列；C. 只有佩戴假发时会出现整齐的直线发际

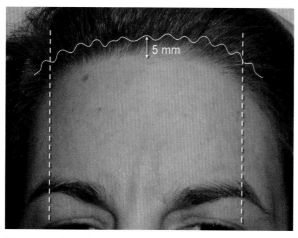

图 4-23　经毛囊皮下切口眉额部提升术的切口设计独特

位于发际线后约 5mm 处，此处毛囊密度已变得更密，该切口走行较为自然，并且横向延伸至稍跨过拱形眉峰垂线（如图中虚线所示），对于大部分患者，切口在眉尾垂线处结束，不需要延伸超过颞嵴

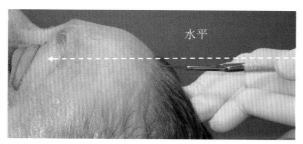

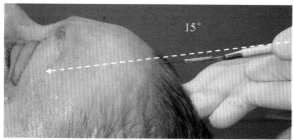

图 4-24　在整个切口操作中，保持 11 号手术刀片与水平面呈 15°

的几何形状。由于切口位于发际线内约 5mm 处，因此其形状可以是规则的，有大三角形或小三角形，也可以是不规则的，随机波浪状的几何形状。不同的外科医生对切口的选择有不一样的偏好。大三角形切口的支持者说，皮肤切除和修剪皮瓣可以更加高效简单。我的经验是，规则的大三角形会显示出人为的几何形状，愈合后很明显（图4-26）。其他医生更喜欢非常小的三角形，这不仅切开和缝合起来工作量很大，而且三角形越小，最终切口越像直线（图 4-27）。

经过所有常见的几何形状的切口的实验对比，结果显示随机的、不规则的、呈波浪状弯曲的切口走行所产生的术后瘢痕最为理想。如前所述，这种切口是通过使用手术刀沿着与水平面大约 10°～ 20° 往复切割完成的，如同切鱼片。该切口走行基本上是不规则的，让人想起心电图上的心室颤动（图 4-28）。切口形态和角度都是这项技术成功的关键因素。

如果患者有一个突出的美人尖，最好切开此三角形区域靠近底边的下 1/3 处，而不是遵循其发际边缘做明显的"V"形切口，以免术后瘢痕明显（图 4-29）。

5. 经毛囊皮下切口眉额部提升术的切口和愈合

正确的切口愈合得很好，因为切断的毛囊可以通过切口再次长出头发并覆盖瘢痕。为达此目的，斜行切口必须在不同的角度横切毛干和毛囊。最前排和通常很细的毛发有时会被完全切除并发

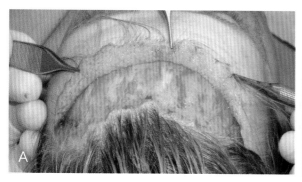

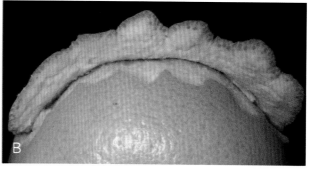

图 4-25　斜面切口

A. 如术中所示，斜面切口可以做出真皮与表皮混合的羽毛样菲薄边缘；B. 以果皮为例显示这种切口所见，掀起的皮瓣显示果皮的白色部分，模仿真皮和脂肪，而果皮的黄色边缘模仿表皮

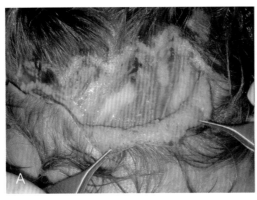
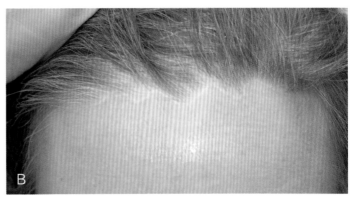

图 4-26　A. 切开后伤口；B. 出现规则的三角形瘢痕，比随机切开皮肤的瘢痕更明显

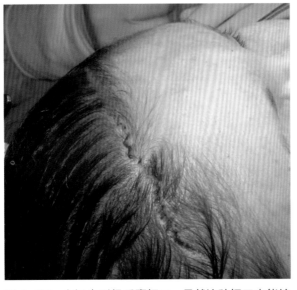

图 4-27　小锯齿形经毛囊切口，虽然这种切口也能接受，但和直线切口的瘢痕差不多，最好选择大的不规则锯齿状切口

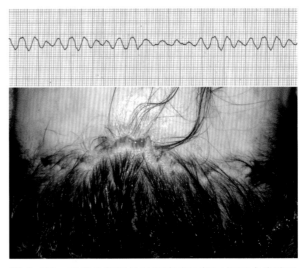

图 4-28　最符合美学的经毛囊皮下切口提眉术应该是随机的波浪形状，就像室颤发生时的心电图曲线，图中切口为发际线后约 5mm 处沿极小的斜角切割形成

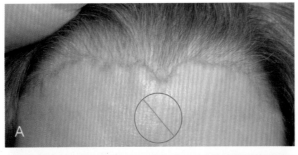
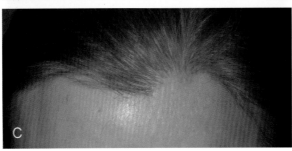
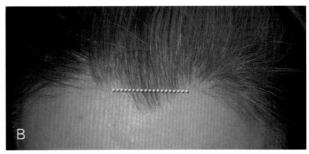

图 4-29　患者有美人尖时的手术切口范围

A. 当试图将美人尖包含在三角形皮瓣中时，所产生的人为痕迹清晰可见；B. 对于有美人尖的患者，当美人尖区域被横切使尖端钝化时可产生更好的美容效果，这一情况应在术前告知患者；C. 经验表明，大多数患者并不在意失去少量美人尖形状

生脱发。通常，这种少量的脱发可以忽略的。后排的毛发被横切在毛囊附近，这些毛发将会穿过瘢痕重生。最后排的毛干将在顶部被横断，不过也将会重新生长出来（图 4-30）。

虽然在修剪皮瓣时可能会切除一些头发，但如果切口正确，则可以忽略不计（图 4-31）。可能看起来在切割时会丢失很多的头发，但是，一些看起来像被剪掉的毛发实际上会穿过瘢痕重生，实际并不会造成毛发缺失。

与任何外科手术一样，此技术需要一个学习过程，但掌握后，术后瘢痕和发际线切口几乎察觉不到（图 4-32）。

切口不能在发际线 5mm 后进行切开的原因是，如果切口更靠后，在皮瓣切割中将移除更多的毛发并且发际线将被提升，这与保留毛发的目的不一致。头皮切口越靠后，手术就越像冠状切口提升术并越可能抬高发际线。对于一些患者来说，切口可能稍微向后，例如 7mm，但超过

7mm 后，会有更多的头发脱落。当切口靠近发际线时，切除的组织将是额部皮肤，而不是头发。切口确实需要在发际线后面足够远的位置，以容纳 11 号刀片的长斜面，通常 5 ~ 6mm 足够。对于缺乏经验的医生，横跨整个额部的、由浓密头发形成的直线发际线患者是最容易处理的。对于没有明显直线发际线或存在两侧毛发后退的患者，沿弯曲发际线做切口时必须进行调整，以适应此类毛发特征（图 4-33）。

当沿超斜面切口切开皮肤并将皮瓣完全剥离后，多余的额部皮肤向头皮方向牵拉，并以与最初的切口相同的斜角切割修剪。边缘薄似羽毛的额部皮瓣将置于同样菲薄的头皮皮瓣上，二者形成非常薄的表皮 / 真皮接触面（图 4-34）。正是这种菲薄的皮肤界面位于切断的毛干和毛囊上，使头发能够重新穿过皮肤生长并遮盖瘢痕（图 4-35）。如果操作得当，手术后的头几周就可以看到新的毛发长出（图 4-36）。

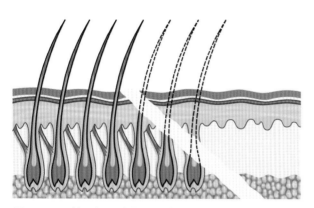

图 4-30 斜形切口将发际线前部毛发底部的毛囊切断，同时将向后延续排列的毛发的毛干在较高位切断，位于更前部的毛发将从切口处重新长出以覆盖瘢痕

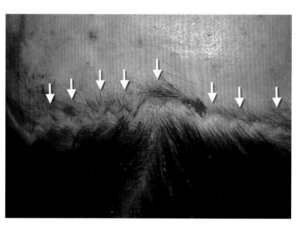

图 4-31 尽管在修剪额部皮瓣时有些头发会被剪掉，但是许多毛发都在毛囊上方的切口瘢痕部位重新长出

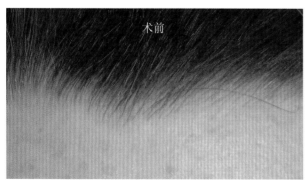

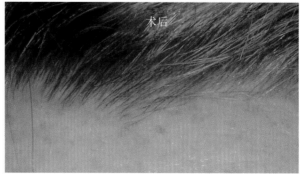

图 4-32 通过前述经毛囊皮下入路可以实现非常自然的发际线外观

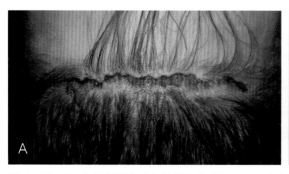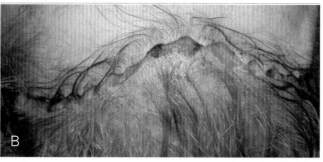

图 4-33　A. 在额部横向直行的发际线内切口；B. 额部发际线后退患者的切口设计需要沿着发际线的弧度将切口保留在发际线内

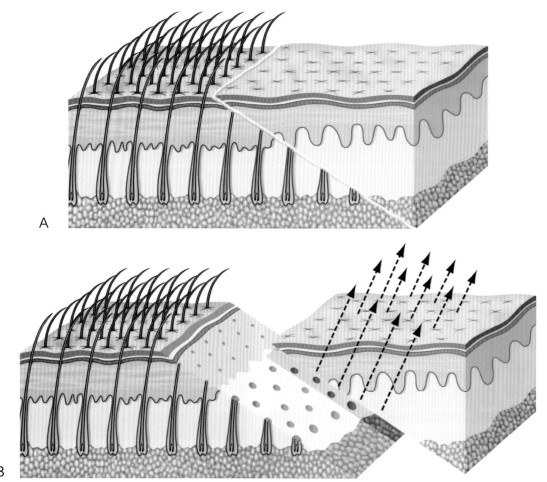

图 4-34　A. 经斜面切口分离掀起的额部头皮瓣将覆盖在同样斜面切开后的头皮皮瓣表面；B. 覆盖横断毛囊和毛干的菲薄的头皮将重新生长毛发

（二）手术技术步骤分解

1. 与眼睑成形术同步进行

我认为几乎所有需要提眉的患者也需要进行上睑成形术，在做提眉术时（无论是采用内镜法或经毛囊皮下入路）我都会同时行眼睑成形术。但是患有上睑疾病或在之前眼整形中上睑皮肤切除过多的患者除外。为确定这一点，我会将眉毛提到理想的位置，检查眼睑皮肤多余的情况（通常有），然后同时行眼睑成形术。评估是否需要眼睑成形术的另一种方法是令患者躺在椅子上，这会自动将眉毛置于抬高的位置。如果在此体位仍有过多的上睑皮肤，则有必要进行眼睑成形术。

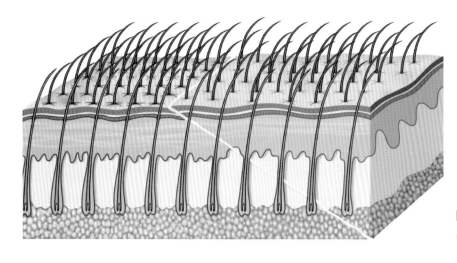

图4-35 头发通过菲薄皮缘长出，可遮盖切口瘢痕

手术准备完成后，标记切口，向前梳理几排头发暴露拟切开的头皮（图4-37）。

2. 麻醉

如前所述，手术可在局部肿胀麻醉下完成，但大多数情况下我会采用静脉镇静麻醉。使用23G腰穿针在眉部和额部区域注射经典的Klein溶液（含有1：1000 000肾上腺素的0.1%利多卡因溶液），肿胀液从发际线注射到眶上缘以及横向至颞嵴处。肿胀液注射在真皮和额肌之间产生分离作用，有助于手术剥离。切口位置的发际线区域注射含1：100000肾上腺素的2%利多卡因溶液。如果外科医生不想使用肿胀麻醉，整个额部可以注射标准的2%利多卡因和肾上腺素。需要强调的是，麻药应从切口的稍远侧部位注射浸润至上部眶缘和两侧颞嵴之间的额部区域（图4-38）。与抽脂不同，肿胀液不需要超量注射，能起到麻醉和止血的效果即可。

3. 剥离

与设计精确切口确保手术成功一样，组织分离步骤同样重要。与许多其他提眉手术不同，这里介绍的是在皮下组织层分离。正确的剥离平面位于真皮（包括一些皮下脂肪）和额肌之间。这个平面类似于面部提升手术，只有在正确的平面剥离才能取得手术成功。

一些医生更喜欢用钝性剥离器预先剥离皮下隧道或在皮下平面预先分离皮瓣（图4-39），类似于面部提升术中的操作。虽然这不是必要的步骤，但是对于缺乏经验的医生来说，这有助于找到并保持在正确的平面进行操作，并避免对较薄的额肌造成创伤。

在完成皮下隧道潜行剥离操作后，实际的皮瓣分离才开始。重申一下，这是在皮下和额肌浅层进行的皮下组织分离。采用面部提升术使用的组织剪进行分离操作，并且必须保持在皮下平面，不损伤额肌或位于其表面的感觉神经。外科医生必须熟悉滑车上神经和眶上神经的分支从眶上缘延伸到头皮的解剖（图4-40）。

组织剥离剪沿切口线进入皮下平面开始剥离。如果已预制了皮瓣下隧道，则分离很容易，组织剥离剪刀一边做"开合"动作一边向前推进（图4-41）。在盲视下剥离到眶缘上几厘米处要停下来，以防止损伤滑车上和眶上神经分支。再往下剥离，必须在直视下进行，此处神经血管束明显可见，采用光导拉钩会更方便暴露。在中线眉间区域，可以对鼻根部进行钝性或锐性剥离而不必担心神经损伤。

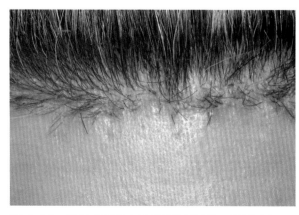

图4-36 该患者术后4周新毛发通过切口重新长出

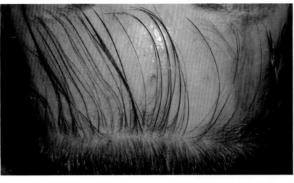
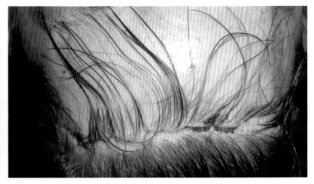

图 4-37　向前梳理几排头发有助于暴露切口标记，从而便于伤口切开

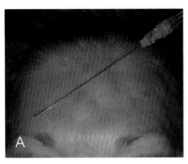
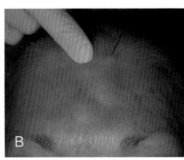
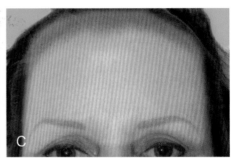

图 4-38　使用注射器或注射泵通过 23G 腰穿针（A 和 B）对黄色阴影区域（C）注入肿胀液，或普通针头进行皮下局部麻醉药浸润注射

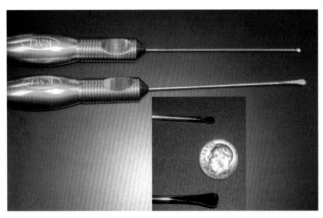
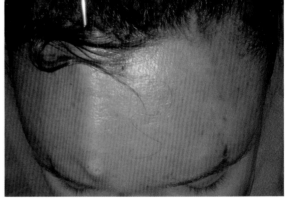

图 4-39　钝性剥离器非常适合在皮下层次剥离预构一个隧道腔隙，会产生如同"瑞士奶酪"中的许多隧道腔隙一样，便于后续的分离操作

　　掀起皮瓣后切口部位会出血。少量出血会逐渐停止，但考虑到头皮血管丰富的特点，较大的出血点必须电凝止血。在使用精细的双极电凝器时要极为小心地避免暴露在外的毛囊受损（图4-42）。外科医生必须始终记住，毛囊和切割的毛干需要重新穿过瘢痕重生，这些结构的任何损伤都会影响术后结果。

　　皮瓣掀起的层次明确后，就需要剥离至所要求的范围，该范围应根据患者的年龄及眉毛、眼睑下垂的程度而定。在大多数情况下，两侧剥离边界以稍超过眉尾并达到可使眉部完全抬起即可（图 4-43）。对于老年患者或眼睑重度松垂的患者，可扩大两侧的剥离范围直至颞嵴（肌腱附着处），但切勿超出该区域（图 4-44）。这个操作比较简单，保持在颞嵴的内侧进行操作也可以防止对面神经额支的损伤。

　　切记，在额肌浅层剥离形成的皮肤脂肪组织瓣，应保留足够多的真皮下脂肪组织（图 4-45）。

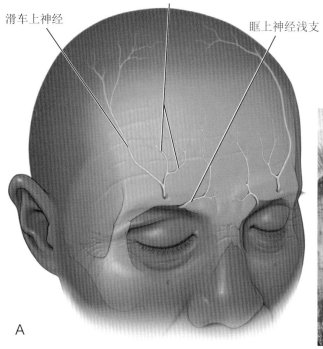

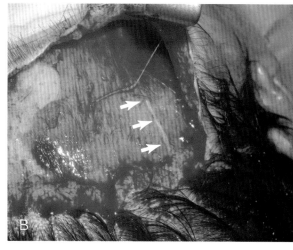

滑车上神经　眶上神经深支　眶上神经浅支

图 4-40　A. 滑车上神经和眶上神经的分支自眶上缘向上走行至头皮；B. 尽管并非每次剥离时都会遇见这些神经分支，但剥离时必须保持在额肌浅层

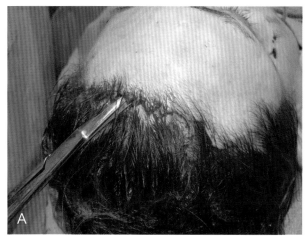

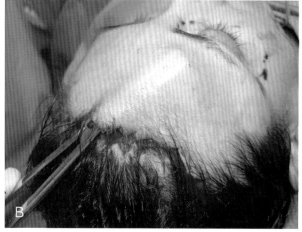

图 4-41　A. 用组织剪在额部皮下行钝性和锐性剥离相结合进行分离；B. 可以在盲视下剥离到眶上缘几厘米的位置，但是当接近眶缘时应在直视下进行分离以防止神经损伤

一些女性的额肌很薄，有时呈半透明。应在真皮下、肌膜浅层平面进行轻柔分离以避免损伤肌肉组织。

当切口以下的皮瓣组织剥离后可容纳拉钩时，后续的手术过程可在直视下进行（图 4-46）。直视下分离至眶上缘时，皮瓣前部可以向下折叠以便于观察。年轻患者且剥离皮瓣范围较小时，可能无法做到这一点，但对于年老和上睑松垂加

剧的患者，可以在扩大两侧剥离范围的前提下实施（图 4-47）。

继续向下剥离，会遇到滑车上和眶上神经血管束。直视下这些解剖结构清晰可见（图 4-48）。随着剥离接近眶缘以及该处的神经血管束，手术视野要清晰，手术操作应精准以避免损伤神经。神经血管束区域的剥离操作应始终在直视下进行，剥离时应采用钝头面部提升术专用剪并轻柔

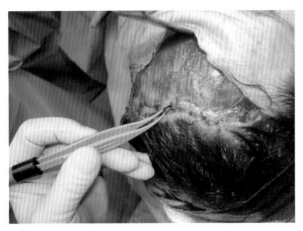

图 4-42 能量参数设置较低的精细双极电凝用于控制小的出血点，但要避免损伤毛囊而影响手术效果

分离神经周围组织，避免伤及神经和血管。组织分离开始时剥离剪采用水平位，之后转动剪刀呈垂直位，便于在神经血管束之间轻柔操作分离周围组织（图 4-49）。神经血管束即使没有切断造成永久性损伤，也可以在皮下平面剥离操作时被轻轻拉伸（图 4-50）。我倾向于将神经血管束保持在皮瓣组织内，并在后续操作中与皮瓣组织一起牵拉延伸。

对于习惯于内镜或冠状切口术式的医生来说，术中所见的神经束位于骨膜下，并通过骨性神经孔隙或切迹以单束形式存在（图 4-51）。损

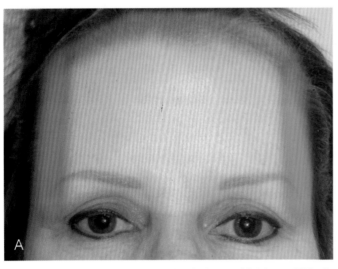

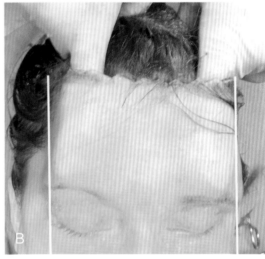

图 4-43 在大多数情况下，两侧剥离边界以稍超过眉尾并达到可使眉部完全抬起
A. 黄色阴影显示针对年轻或没有明显眼睑皮肤松垂患者的常见剥离范围，蓝色阴影代表横向延伸的剥离范围，适用于老年患者或眼睑皮肤松垂较重的患者；B. 显示多数情况下，分离区域的两侧界限

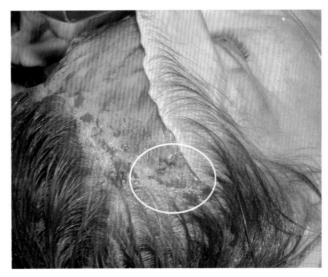

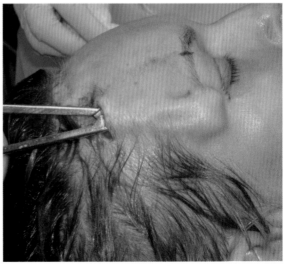

图 4-44 对于有明显外侧眼睑皮肤松垂的老年患者，切口可以向外侧超过眉尾更多一些
如图中白色圆圈所示，这样便于靠近外侧部位的组织剥离操作，不过，采用这项技术时，分离范围不应超过颞嵴

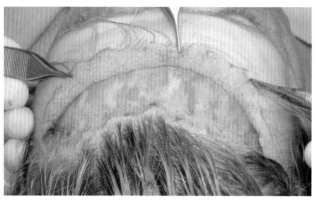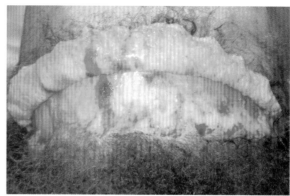

图 4-45　经毛囊皮下切口眉额提升术的基础是形成皮肤脂肪组织瓣

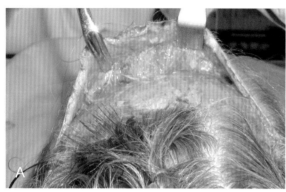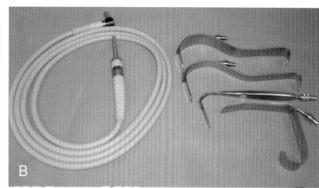

图 4-46　分离皮瓣可在直视下进行，这是该术式的一大优势，采用光导拉钩有助于术区观察

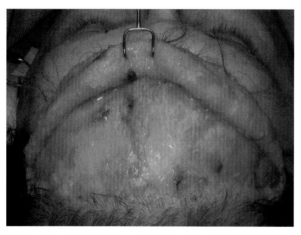

图 4-47　分离过程中向前折叠皮瓣，以便观察深部组织，但对于没有延伸过眉尾的皮瓣，该方法不易实现

伤这些主干造成的损伤比较大。而在经皮下入路的术式中，所遇见的各神经分支已从神经血管束分出，因此主干损伤风险较小。

　　向切口下方进行组织剥离过程中，将神经轻柔地从周围组织中分离出来，如果此时神经对皮瓣剥离及额眉部提升的手术操作并未产生干扰，小心避让即可。为获得良好和稳定的提升效果，

必须将眉部皮肤组织完全剥离，因此医生的剥离范围须达到眉毛下方并进入上睑区域（图 4-52）。由于患者处于仰卧位，当用剪刀松解组织的粘连或附着结构后，眉毛将自然地抬高。当眉毛因被动松解而升高到适当的位置时，剥离范围就足够了。范围大小因人而异，年轻患者可能只需要剥离至眉弓区域，但老年患者则可能需要剥离至眶外侧缘（图 4-53）

　　以上剥离操作时，可处理降眉肌群。采用此项皮下剥离技术的主要优点之一是皮肤 - 肌肉间的粘连得以分离，从而改善了横向和垂直的额部皱纹（图 4-11）。这种改善效果无法通过骨膜下内镜技术获得，这是由于皮肤 - 肌肉之间仍保持粘连和附着状态。

　　使用内镜技术时，大多数外科医生会切断降眉肌。采用 TFSBFL 术式时，我并不总是处理这些肌肉。我的大多数患者使用神经毒素，我根本不认为降眉肌的收缩是导致眉毛下垂的主要原因，特别是在采用 TFSBFL 技术后。皮肤切除后

219

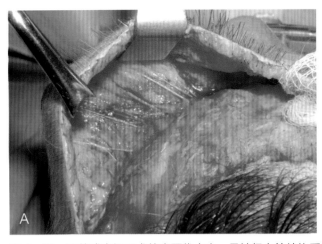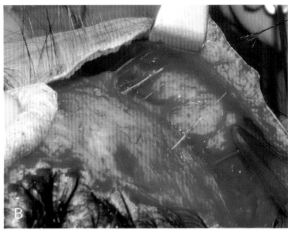

图 4-48　开放式直视手术的主要优点之一是神经血管结构看得非常清楚

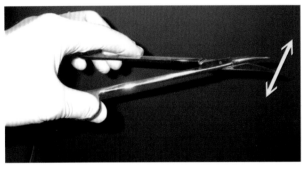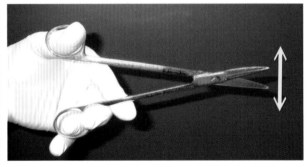

图 4-49　用剪刀水平方向剥离接近神经血管束，然后将剪刀旋转 90° 到垂直方向，在肌束间进行剥离

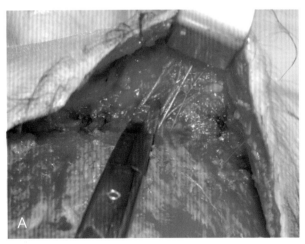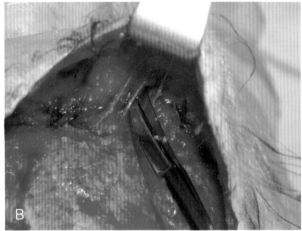

图 4-50　A 和 B. 显示与术中相同的剪刀位置，剪刀呈垂直位利于分离组织操作时对神经血管束的保护

的效果确实可以得到维持，并且我的许多患者手术后 10 年没有复发。

　　我已经看到许多医生通过内镜手术进行简单的降眉肌群切断，以防止复发。有癌症或创伤治疗经历的任何外科医生都看到过大量面部肌肉被去除或撕裂，但功能恢复有时出乎意料的好。我不认为横切菲薄的肌肉会对其功能造成永久性

的损伤，我相信它会很快愈合并恢复功能。如果患者有一个特别活跃的降眉肌群并形成很深的皱纹，我可能会切断降眉肌和皱眉肌。

　　用内镜接近降眉肌群时，必须切开骨膜从下方将其切断。而采用 TFSBFL 术式时则与之相反，因此时降眉肌群位于组织剥离的平面之下。解剖学上，表情肌位于皮下，始于骨面，止于真皮。

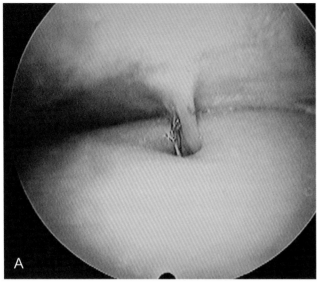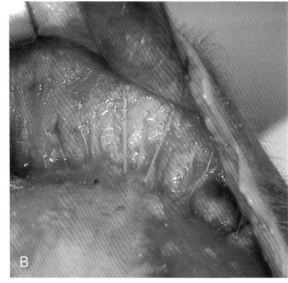

图 4-51　A. 通过内镜观察到单一眶上神经束从眶上孔穿出；B. 经皮下入路方法剥离皮瓣时，可观察到神经呈分支状

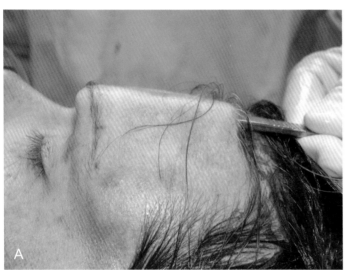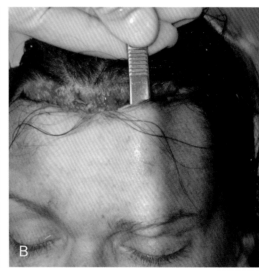

图 4-52　A. 必须游离眉部皮肤组织才能获得有效和持久的提升；B. 游离并保护神经血管束，剥离范围继续向下，以游离眉部皮肤组织

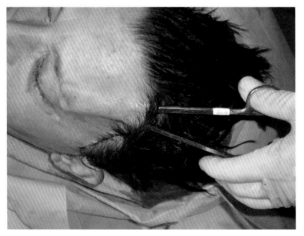

图 4-53　对于老年患者，可能需要眉外侧更大范围的皮肤剥离

这些肌肉起止点从来不是像解剖教科书中的绘图所显示的那样具有特定的范围且独立存在，而是发出扇形的纤维与其他肌肉相交错（图 4-54）。

　　进入眉肌群（成对的皱眉肌和降眉肌），外科医生必须在这些肌肉覆盖的脂肪层下切开。我优先处理肌肉的方法是使用 Ellman 针型射频电刀对其进行横切。在电凝模式下，在横断面切除眉间肌，并且以一定的角度切割皱眉肌（图 4-55）。

　　重要的是要记住滑车上神经会穿过皱眉肌，这是采取保守态度的另一个理由。可戴放大镜操作，有助于提高精确度。在横断肌肉后，如果需要，可以使用止血钳分离并进一步离断肌肉。过度离断或切除肌肉可能会产生"八字眉"，造成患者不自然的神情，带来明显的沮丧感，所以操作必须适度。

在降眉肌群处理之后，所有区域再次检查出血情况。此时，拉动皮瓣，可以很容易评估额部多余的皮肤量（图 4-57）。

4. 皮肤切除量

下一步要切除多余皮肤，这种情况类似于面部提升术。当患者取仰卧位且额部皮肤处于剥离后状态，重力会将头皮向后拉（图 4-56）。在做任何皮肤切除之前，助手用手将头皮前推，如此，可以精确确定皮肤多余量（图 4-57）。这是一个重要的步骤，如果不能将头皮上推至适当位置，将导致皮肤切除过少而影响最终结果。

此时，在皮肤上做切口，然后在三个区域做定位缝合以承受皮瓣张力。此时是彰显经典手术格言"切一次，测两次"的时刻了。精确地测量

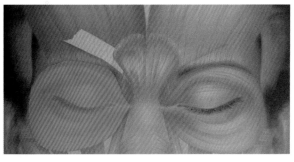

图 4-54 在 TFSBFL 手术时可以横切降眉肌群以增加提眉效果的稳定性和持久度，从皮下平面入路接近成对的眉间肌（绿色）和皱眉肌（黄色）

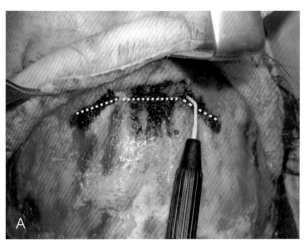
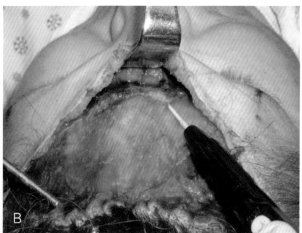

图 4-55 使用射频电刀切开眉间肌和皱眉肌，然后用止血钳做离断以抑制其功能

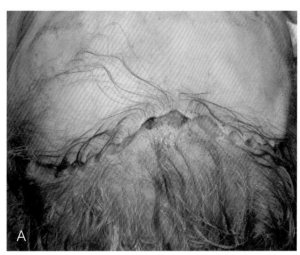
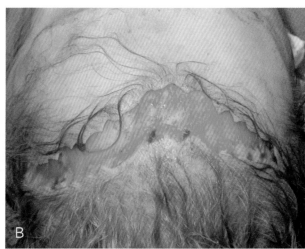

图 4-56 当患者取仰卧位且额部皮肤处于剥离状态，重力会将头皮向后拉
A. 仅完成皮肤切开但未完成组织剥离时的切口状态；B. 患者仰卧时，额部皮瓣分离完成后切口处的间隙，若没有将顶部头皮重新置于正常位置，将导致额部皮肤切除范围不足，术后效果将不理想

和每次少量切除很重要，因为过度切除是无法逆转的。

在切口外侧区平均裁减约 20mm，中心区域略少可从 15mm 开始，之后酌情调整。所有提眉术技术中，要注意不要过度抬高眉毛的内侧部分，因为它可能会产生不自然的外观。外侧部分切除首先是在预期提眉术最高位置的区域内进行的，如手术前标记的那样。这一位置通常选在眉毛中、外侧 1/3 处或眼睛外侧边缘垂线上（图 4-58）。

每个人的额眉部多余皮肤量都不一样，也没有"教科书"指导如何测量应裁减的皮肤量。经验表明，一般的提眉患者需要切除至少 20 mm 的皮肤（图 4-59）。老龄化较轻的患者可能仅需要 12 ~ 15mm 的皮肤切除量，而衰老严重的患者可能需要 30mm 的皮肤切除量。图 4-60 显示 20mm

皮肤切除和年龄较大患者切除 30mm 的情况。

实际切除皮肤时可以采用剪刀或手术刀。虽然简单的直线切割形成底部为"V"形的切口就可满足要求，但愈合后常留下小的垂直瘢痕。做得更美观的方法是使用 11 号手术刀片在切口的底部做一个小的"鱼尾状"辅助切口（图 4-61）。这种小技巧能够在"V"形切口的基部形成一个小的水平伤口，愈合后不遗留垂直的瘢痕线。手术伤口用 5-0 肠线缝合在头皮上。

缺乏经验的医生第一次做这项手术时，可能对去除 20mm 的皮肤犹豫不决。保守一些总是好的，不过 20mm 是平均值，我也从未因此将眉毛过度提升。此外，当患者站起来并且肿胀消退后，眉毛可能会有几毫米的松弛。当助手将后部头皮向前推时，主刀医生将额部皮肤向后拉以维持一

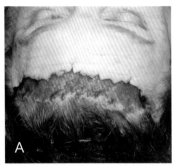 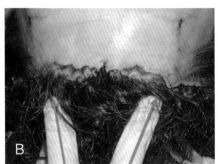 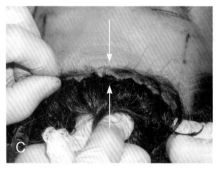

图 4-57　评估多余皮肤量
A. 额部组织分离完成后，头皮组织便处于被动松弛状态；B. 助手将头皮（箭）向前推至中间位置；C. 外科医生拉紧额部皮肤后可准确测量皮肤边缘应去除量

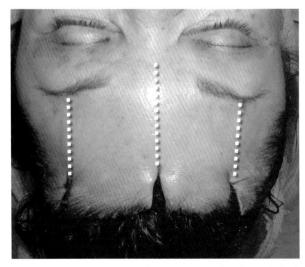

图 4-58　位于额部皮瓣中央位置裁剪皮肤切口的定位应根据中线和去除两侧皮肤所做的切口位置及提眉所需高度来确定

定张力。这非常类似于在面部提升术中在掀起的皮瓣上做皮肤组织切除，对皮瓣施加一些牵引力是必要的，但是过度拉伸则不需要也不提倡，宁可保守一些，多余的皮肤以后还可以去除，这是所有美容手术的准则。

在中线处的额部提升可使下垂的眉间区提升而显得年轻化。与为防止复发而需要最大限度地提升的内镜眉部提升术不同，我所采用的经皮下剥离技术不需要过度矫正眉毛位置，术中所见几乎就是术后获得的效果。

皮肤切除量是可调节的，最终的去除量由眉毛需要抬高的程度决定。患者眉毛外观对称时经皮肤剪切并对关键位点进行缝合后通常仍是对称

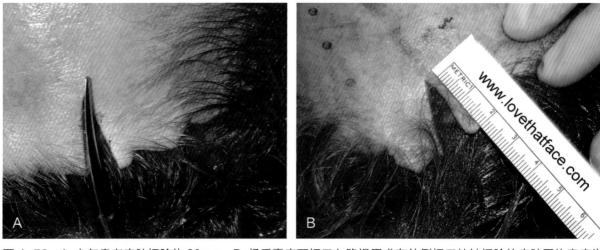

图 4-59　A. 老年患者皮肤切除约 30mm；B. 经毛囊皮下切口入路提眉术在外侧切口处被切除的皮肤平均宽度为 20mm

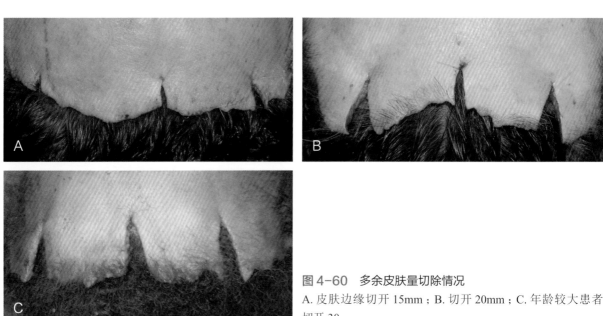

图 4-60　多余皮肤量切除情况
A. 皮肤边缘切开 15mm；B. 切开 20mm；C. 年龄较大患者切开 30mm

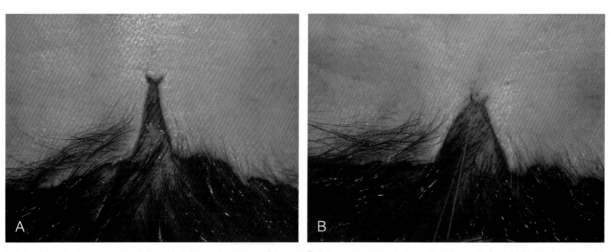

图 4-61　A. 使用 11 号手术刀片在切口底部切出"鱼尾状"切口；B. 经验表明，这种切口愈合后的美学外观优于单纯的直线切口

的。外科医生和工作人员必须观察并确认两侧眉毛提升程度是否相同，通常在眉毛对称的患者身上这种情况在术后会自然完成。

我们讨论的问题是如何处理眉毛不对称的患者，我们经常会遇到一些患者一侧的眉毛比另一侧眉毛高或低。这种不对称可能是单纯的上睑皮肤松垂，在下垂侧去除更多皮肤组织后很容易纠正。然而，由于结构上的差异，如眶骨较小或软组织差异，一些患者可能会出现眉毛不对称。由于这种不可预测性，我从不保证这些不对称性可以得到纠正。我可以保证两侧眉毛都会被抬起，但如果它们原来是不对称的，可能在术后也会呈现出相应的不对称。话虽如此，许多不对称的患者是可以得到纠正的。图 4-62 显示了因右眉需要更高的高度，按术前设计的皮肤切除量去除不同量的皮肤。图 4-63 显示患者术前眉毛不对称，左

侧眉毛较低并通过左侧去除比右侧更多的皮肤进行矫正。

虽然罕见，但有些患者只需要单侧提眉，手术需在上睑下垂侧完成（图 4-64）。

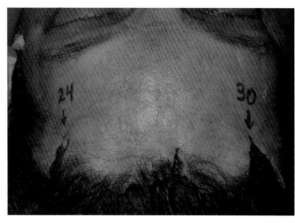

图 4-62　该患者呈现不对称性眉毛形态，其中右眉毛偏低，因而需要将右侧额部切口长度延长至 30mm，而左侧的为 24mm

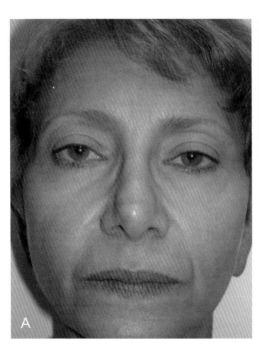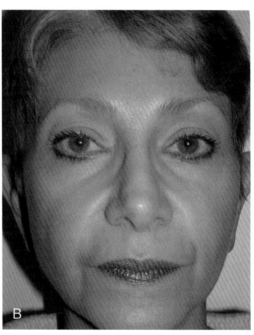

图 4-63　该患者眉毛形态呈现不对称，通过更多地去除左侧的皮肤进行矫正

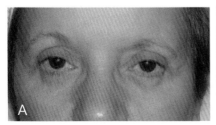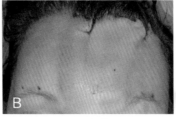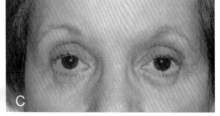

图 4-64　虽然不是常态，但有些患者可能只需要单侧提眉手术
A. 术前，右眉毛正常，左眉下垂；B. 行单侧手术；C. 术后 3 个月，眉下垂得到矫正的情况

225

如果睑成形术是在提眉术之前完成的，额部皮肤的切除量需要调整和评估，以保证眼睑仍然可以闭合。几毫米的眼睑闭合不全可以接受，并随愈合恢复正常。如果看起来眼睑将不能闭合，则额部皮瓣切除量应减少（图 4-65）。

5. 皮肤切除法

关键位点处缝合后，下一步是切除多余的皮肤。去除皮肤的入刀口与最初的斜面切割的皮肤的入刀口同样重要并需要精确。为使伤口良好愈合并确保头发再生，在多余的皮肤上做切口的斜面必须与头皮原切口上的斜面相一致，如图 4-24 所示，将手术刀从水平面倾斜 10°～15°，以相同的斜面进行切割。修剪多余的额部皮肤非常

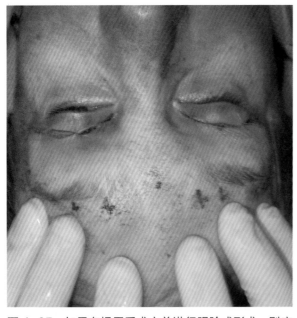

图 4-65 如果在提眉手术之前进行眼睑成形术，则应在牵拉额部皮肤的状态下切除眼睑部位的皮肤以确保术后眼睑仍然能够闭合

重要，不仅要与原始切口的斜角相同，还要复制与原切口相同的且看似随意的切口线走行。这个步骤可能会让缺乏经验的外科医生感到慌张。一个常见的问题是如何在移除皮肤时复制同样的切口图案？这本身就是一项技能，但它有一个学习过程。由于额部皮肤的弹性，修剪中存在一定量的误差。不过即使头皮和额部皮肤上的设计线都不是 100% 精确，最终效果通常没问题。缺乏经验的外科医生可以使用整形手术中使用的皮瓣标记器械（图 4-66），但是如果有经验的话，可以轻松地直接"徒手"做皮瓣切口。

如上所述，皮瓣侧的毛发将在切除皮瓣时被切除（图 4-67）。这些毛发通常位于手术切口标记线前 5～6 mm，这些毛发在极端斜切口处被切开，这些剩余毛发中有一些毛囊完整，将通过瘢痕再生出毛发。这意味着所有这些头发都不会丢失，仅仅一些发际前部最细的单一且稀薄的毫毛可能会被切除不可再生，这不会影响最终结果。

无论使用何种方法，必须在额部皮瓣处使用与最初的头皮切口完全相同的超斜面进行切割。如果两个皮瓣创缘切割的角度不同，则会因不均匀的组织厚度而出现"阶梯"样起伏，而不是平滑的斜面重叠。图 4-68 显示了采用与最初切口超斜面相同角度切除多余皮肤的情况。修剪的关键是使被修剪后皮瓣两侧皮肤组织的几何外形处于理想的贴合状态，而要达到这样的状态，最好的方法是掀起额部皮瓣以察看下方组织的轮廓，可观察到这种"之"字形皮缘

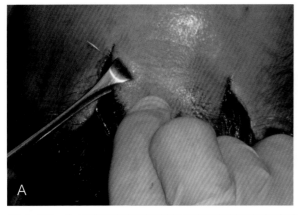

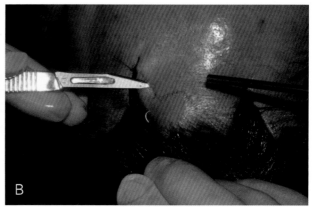

图 4-66 A. 皮瓣标记装置可帮助标记需切除的额部皮肤；B. 有经验的话则可以用手术刀直接切除

轮廓，在修剪额部皮瓣时需要根据此轮廓切割出同样的切口皮缘。这听起来很简单，当你看到下面皮瓣创缘出现转角时，你用 11 号刀片在额部皮瓣边缘切出同样的转角皮缘。不时将皮瓣抬起观察，你就能够用 11 号刀片按照伤口走行准确切割出波峰和波谷样的切口（图 4-69）。图 4-70 显示了在皮肤切除之前、期间和之后的皮瓣。

切除皮肤并修剪皮瓣后，用 6-0 尼龙或 5-0

肠线闭合整个切口。虽然有些医生主张皮下缝合，但我并没有怎么做，并且发现当采用这种提眉术式或进行面部提升术时，皮下缝合并没有任何好处。经验也已证明，用 5-0 肠线间断缝合关闭皮肤切口可获得非常好的效果。因为不需要拆线，可以避免破坏皮瓣的细微边缘（图 4-71）。优先选择间断缝合法，是因为缝合每个伤口的峰和谷时均可根据局部张力的情况逐一调整张力的方向和力量大小。连续缝合虽然更快，但如果缝合线断裂，则整个切口就有可能"全线崩溃"。如果在皮瓣的末端出现"猫耳朵"，则在发际线中做简单的切口延伸即可。

激光换肤术通常与其他整形手术同时进行。在内镜或经骨膜下做提升手术时，额部皮瓣厚度是完整的，因此可以使用与面部相同的参数设置进行激光治疗。由于 TFSBFL 是皮下入路，皮瓣较薄且更脆弱，联合激光治疗时密度或能

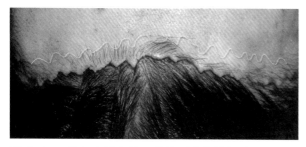

图 4-67　额部皮瓣上的最前端毛发将被切除，但由于最初采用的是超斜面切口，故该部位毛发中的部分毛囊完好无损，白色虚线显示去除的额部皮肤的近似宽度

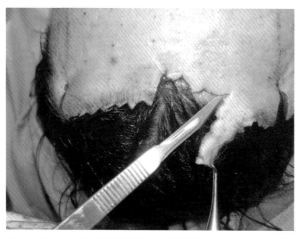

图 4-68　用 11 号刀片以与先前相同的 10°～15° 切开多余的皮肤，以确保瘢痕不明显

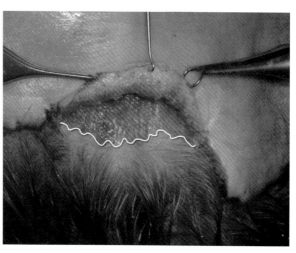

图 4-69　不时地抬起皮瓣以观察伤口头皮侧波浪形切口边缘（白色线条所示），就可以将额部皮瓣边缘修剪出相应的弯曲走行的皮缘

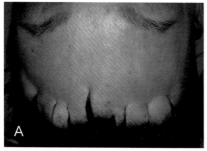
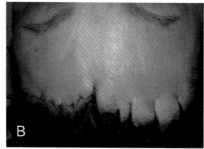
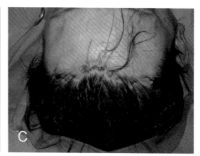

图 4-70　在皮肤切除之前、期间和之后的皮瓣
A. 在关键位置进行缝合的案例照片；B. 左侧的皮瓣已修剪；C. 修剪完成后

量必须与面部提升术联合激光治疗时的设置相同。使用与脸部相同的 J/cm^2 能量，但将密度从 6（30% 重叠）减少到 4（20% 重叠）并且仅照射一次（图 4-72A）。提眉术联合激光治疗时需由对这两种方法均具备经验的外科医生操作。额部皮瓣上也可以使用 20% 的三氯乙酸化学剥脱剂，我一般涂刷两层，达到在粉红色背景下外观呈现浅白色的程度，这样可以渗透进真皮乳头层（图 4-72B）。

在手术结束时，用无菌水和双氧水清洗头发。术后可放置少许敷料，但我通常不使用任何敷料，也没有遇到任何问题。

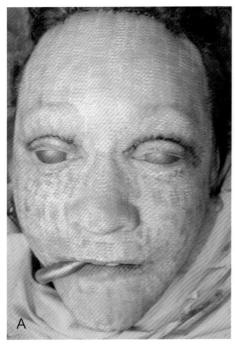

图 4-71　使用 5-0 肠线关闭伤口

（三）术后处理

手术结束后患者转移到麻醉复苏室待情况稳定后出院。给予抗生素和镇痛药治疗，并要求患者第二天在来院复查，以检查手术部位是否有血肿。虽然我有几例术中血肿，但我从未经历过"严重"的术后血肿。一般少量的血液会从缝线间隙中渗出。虽然也有几次血清肿，但用吸引器吸出即可。如果包扎了敷料，则在此次复查时将其取下。患者可以在术后第 2 天洗头，不过需要告诫他们不要使用带加热的吹风机或卷发器，因为许多患者有一定程度的感觉麻木，容易烧伤皮瓣，告诫患者切口愈合前不要染发或烫发。

大多数患者通常需要在 TFSBFL 后休息 7～10d，尽管在没有瘀伤的情况下，有些患者会早点恢复工作。如果患者可以佩戴假发数周，整个瘢痕都是覆盖的，我已经对很多女性进行了这个手术，她们从第 1 天起就佩戴假发。

如果手术正常，TFSBFL 切口开始快速愈合。在前几周内，通常可以看到新生的毛发生长在瘢痕周围（图 4-36）。患者的瘢痕恢复程度各不相同。

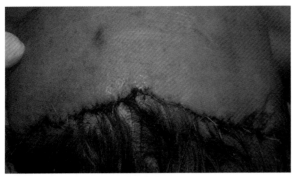

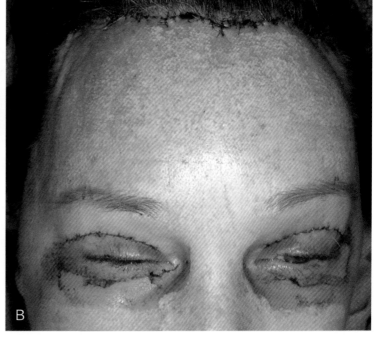

图 4-72　联合激光治疗时密度或能量必须与面部提升术联合激光治疗时的设置相同
A.TFSBFL 术后同时接受全剥脱 CO_2 激光换肤的患者，面部的中央椭圆形区域采用高能量密度和多次重复激光扫描模式照射后的情况，额部采用较低密度和单次激光照射；B. 接受 TFSBFL 的患者经过两次 20% 三氯乙酸化学剥脱处理的皮肤情况

一些患者在前6周内愈合良好，而有些患者可能需要90d才能使瘢痕恢复并被新发覆盖。对于普通患者来说，3个月后瘢痕改善已经很明显，但如果此时瘢痕没有恢复（这是罕见的），则可以采用激光治疗，这在后面章节再讨论。

在对150多名患者进行此手术后，截止我在写这章书稿时，患者们绝对是满意的。术后没有出现复发、后悔做这个手术，或者因为瘢痕使他们改变发型的患者。图4-73至图4-76说明了术后愈合情况。

（四）病例展示

图4-77至图4-90展示了TFSBFL手术前后对比照片，其中一些患者同时接受了其他面部美容手术。

少数患者可能只希望抬高眉毛内侧部分，这可通过将切口更集中在中央区域的方式进行，如图4-91所示。

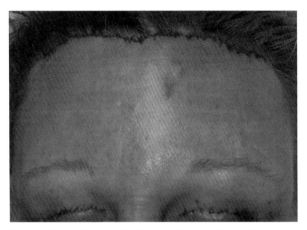

图4-73　患者行 TFSBFL 和上睑成形术后 24h

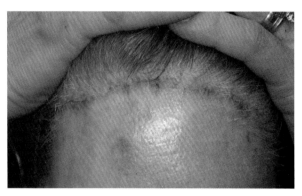

图4-74　患者行 TFSBFL 后 11d，切口用 5-0 肠线缝合

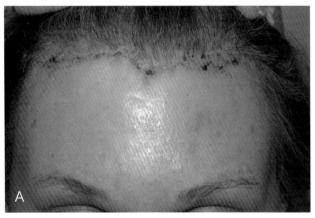

图4-75　A. 患者行 TFSBFL 术后 10d；B. 术后 8 周

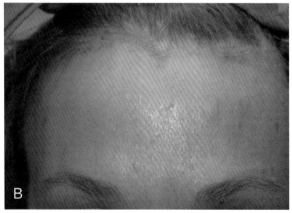

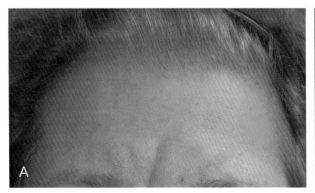

图4-76　A. 患者行 TFSBFL 手术之前；B. 术后 3 个月

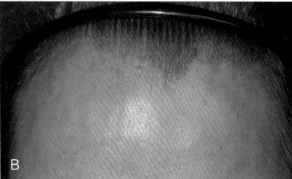

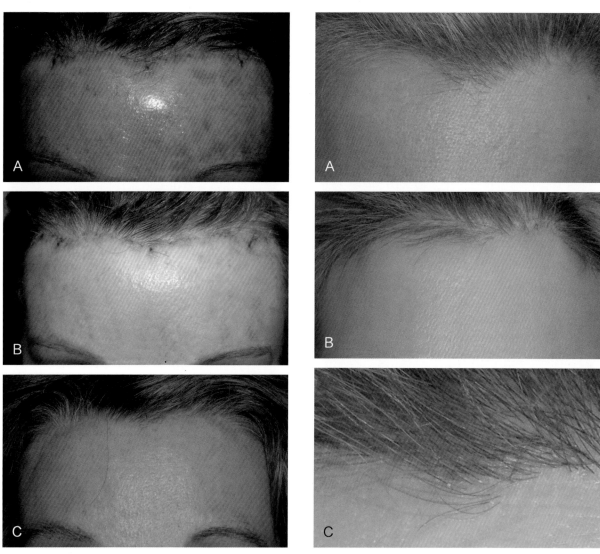

图 4-77　该患者术后的发际线情况
A. 术后 7d；B. 术后 14d；C. 术后 90d

图 4-78　A. 患者 TFSBFL 术前；B. 术后 2.5 个月；C. 术后 6 个月

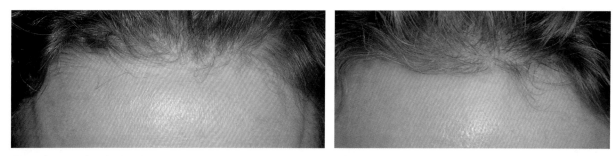

图 4-79　显示手术前后发际线外观

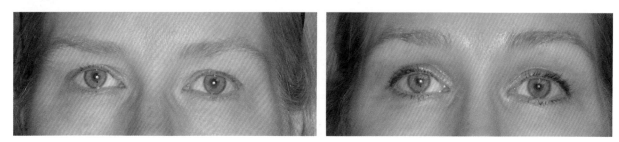

图 4-80　患者在术前和行 TFSBFL 的同时接受了保守的上睑成形术之后 3 个月的情况

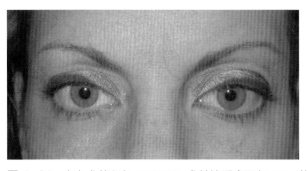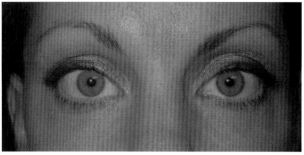

图 4-81　患者术前和行 TFSBFL 术并接受全面部 CO_2 激光换肤之后 3 个月的情况

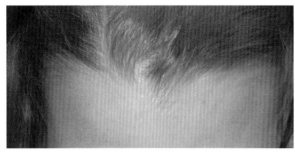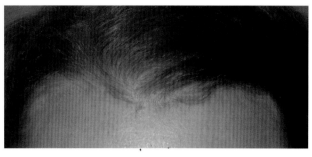

图 4-82　与图 4-81 所示同一患者的发际线手术前后情况，患者仍可将头发向后梳理，注意患者特意将美人尖剪成钝圆

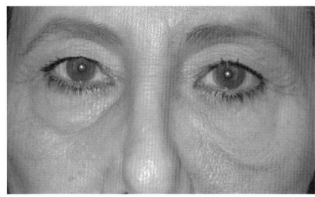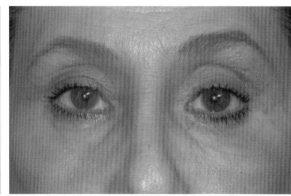

图 4-83　患者术前和接受 TFSBFL 手术同时接受了上下睑成形术和眶周 CO_2 激光换肤后 3 个月的情况，注意，左面颊部皮肤瑕疵通过 CO_2 激光治疗获得改善

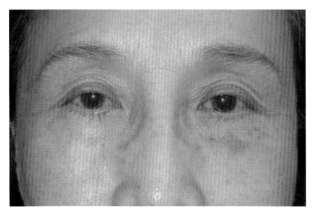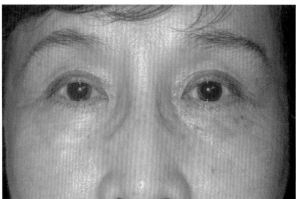

图 4-84　一位亚洲患者接受 TFSBFL 术前和术后 3 个月的情况

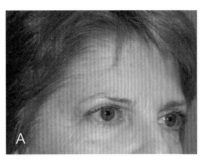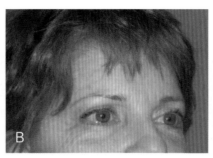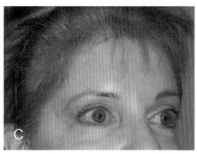

图 4-85　A. 患者 TFSBFL 术前情况；B. 内镜下提眉术后效果不满意；C. 患者想要更多的提升，在接受 TFSBFL 治疗后，实现了她的目标

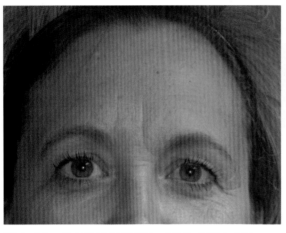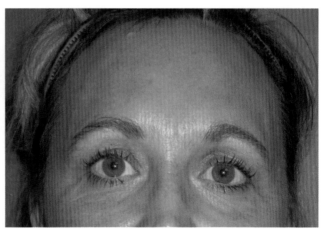

图 4-86　患者接受 TFSBFL 术前和术后 4 个月

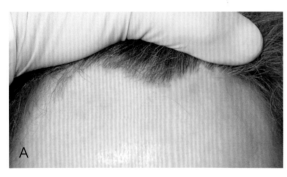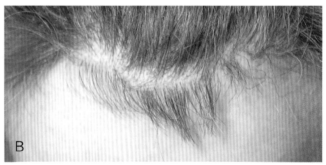

图 4-87　与图 4-86 所示同一患者发际线情况
A.TFSBFL 术前；B.TFSBFL 术后 5 周

（五）并发症

TFSBFL 的并发症类似于其他整形手术，包括皮瓣坏死、瘢痕明显、双侧眉毛不对称、矫正过度、矫正不足、神经或肌肉损伤，以及术后复发。我的经验是，使用这种手术比内镜技术更稳定。我使用内镜技术术后出现了明显的复发，但该项经毛囊皮下入路的技术没有类似情况发生。

这种手术发生肿胀和瘀斑的情况与其他类型的眉毛和额部提升手术一样。单做 TFSBFL 手术

恢复较快。一些患者可能会出现肿胀导致睁眼困难或瘀斑明显（图 4-92）。由于该手术最常与其他面部手术一起进行，因此大多数患者将用泼尼松 60mg/d 连续使用 5d。这是一种冲击疗法而不是慢慢减量的治疗。经验表明，与甲泼尼龙用药方案相比，这对术后肿胀更有效。

任何皮瓣修复都会发生血肿。额部组织血管丰富，在整个手术过程中必须仔细止血。血肿可在术中和术后发生。图 4-93 显示了使用小型吸

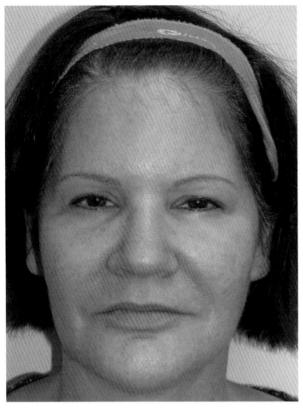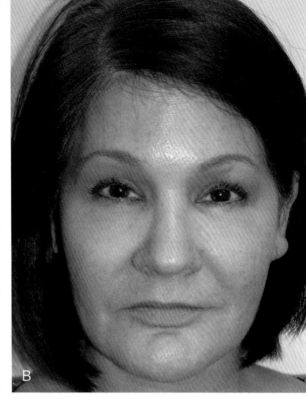

图 4-88　A.TFSBFL 术前；B.TFSBFL 术后 90d

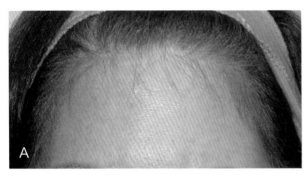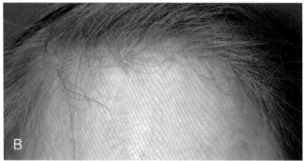

图 4-89　图 4-88 中患者的发际切口情况
A. 术前；B. 术后 7 年

脂导管进行术中血肿抽吸。一般情况下，抽出和加压可以控制出血，如果不能止血，则需要拆除缝线并探查手术部位。

　　术后血清肿的发生较为少见，但如果皮瓣下有积液，则应及时抽出以便于愈合（图 4-94）。

　　伤口裂开很少见，若出现则用消毒剂处理切口，重新闭合伤口（图 4-95）。

　　几名患者皮肤出现轻度坏死情况，通常在切口处，但也可出现在皮瓣上（图 4-96）。我的一名患者发生了明显的组织坏死。该患者过去有吸烟史，不仅在额部皮瓣中出现坏死，还

在面部提升手术的双侧皮瓣出现组织坏死（图 4-97）。瘢痕形成后用 CO_2 激光治疗，瘢痕得到改善但仍然存在色素脱失，会在未来的几年内持续改善。

　　由于采取保守的手术方式，我的患者中从未出现过任何眉毛过度矫正的结果。仅有一例 TFSBFL 术后轻微复发的病例。患者希望左眼睑上提更多，所以我为她在局部麻醉下实施了单侧修整手术（图 4-98）。如果手术完成后效果不够显著，可以再通过原来的切口瘢痕完成全面修复，就像面部提升手术后进行修整一样。

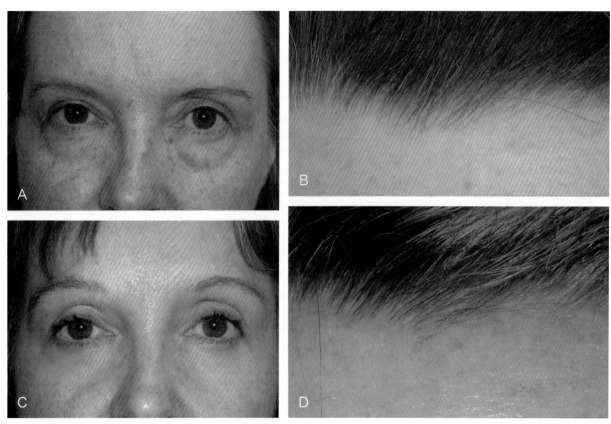

图 4-90 TFSBFL 手术效果的持久性
A 和 B. 术前；C 和 D. 术后 30 个月

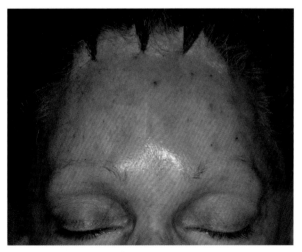

图 4-91 该患者希望仅抬起内侧眉毛，因此我们选择了皮瓣中间区域更集中的切口

一个常见的问题是，"为什么不能放弃中央切口而仅通过两侧切口进行提升手术呢？"我见过其他医院的类似患者，其效果较为有限（图4-99）。跨越整个额部的切口可实现全部额区的组织分离，将皮肤与深层组织间的所有连接全部松解。还可实现眉毛内侧部分的提升（但不会过

度抬高）。若仅在侧面进行切口，无法发挥提升手术全部的潜力。

此手术的关键是愈合后使发际线自然并且瘢痕最小。如果外科医生没有使用适当的切口几何走行，那么该瘢痕将显得过于直线而且非常明显。此外，使用小的折线走行，如小三角形，最终也可以变成几乎直的瘢痕（图 4-100）。

（六）发际线瘢痕相关问题

如果操作得当，TFSBFL 产生的瘢痕外观是在我们可预测范围以内的。外科医生的经验积累和患者伤口愈合的差异性会影响最终的瘢痕状态。患者和外科医生对绝大多数发际区切口瘢痕形成情况较为满意。控制瘢痕形成对所有外科医生及任何手术都是极为重要的。对于外科医生来说即使手术很成功，但如果术后瘢痕非常明显，将破坏手术效果及外科医生的声誉。术后瘢痕就如外科医生的"签名"，虽然医生在处方上签名不好还可接受，但术后遗留的瘢痕是不可接受

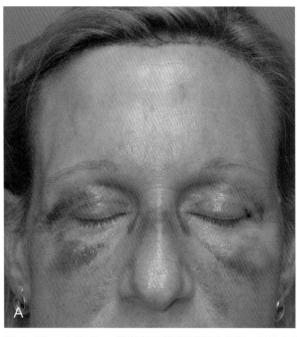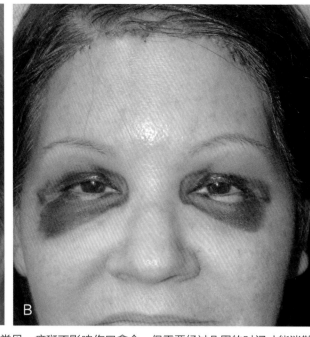

图 4-92　A 和 B. 一些患者可能出现明显瘀斑，但并非常见，瘀斑不影响伤口愈合，但需要经过几周的时间才能消散

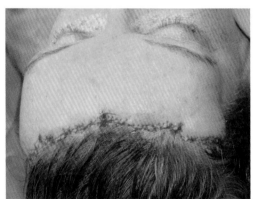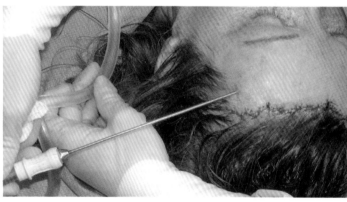

图 4-93　患者在手术结束时出现血肿，抽出血肿并局部施压。若这种处理仍不能控制出血，则必须行术区探查

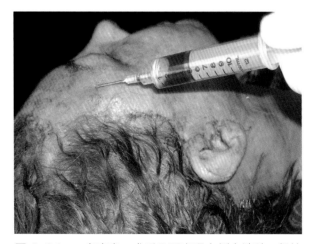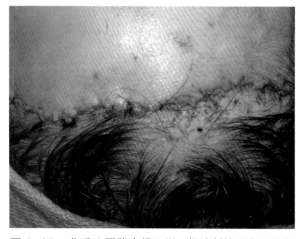

图 4-94　一名患者，术后几天出现右侧血清肿，经抽吸治疗，未再复发

图 4-95　术后 1 周缝合线开裂，经清创处理伤口重新闭合

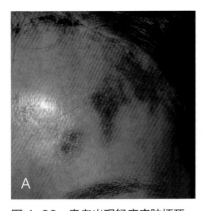
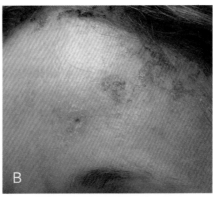
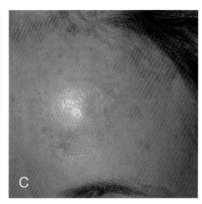

图 4-96　患者出现轻度皮肤坏死
A. 术后 1 周时在皮瓣上出现暗红色区域；B. 术后第 2 周，显示组织损伤未累及全层皮肤；C.1 个月后平稳愈合

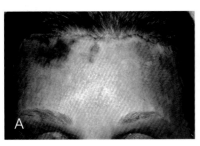
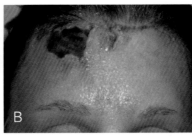
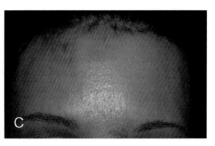

图 4-97　吸烟多年的一位患者额部皮瓣出现坏死，在术后 1 年内，给予多次 CO_2 激光修复处理
A. 术后 48h；B. 术后 10d；C. 术后 9 周

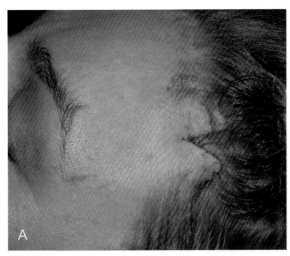
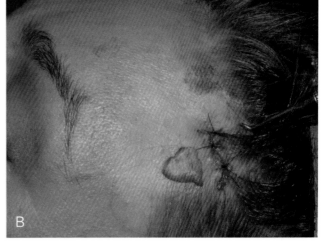

图 4-98　A.TFSBFL 术后，该患者希望左眉提升更高；B. 进行了少量皮肤去除的单边修整

的！幸运的是，大多数瘢痕不需要修整，但如果需要修整的话，最好和患者在术前就讨论好这个问题。

有问题的切口通常表现为红斑，切口两侧皮肤不平整，出现瘢痕较厚或瘢痕凹陷区域。这些问题都需要特殊的治疗方法，但是通过高能量、多次重复的 CO_2 激光治疗可显著改善。如果瘢痕没有往正常的方向发生变化，我通常会在 8 周内进行处理。8 周后再进行瘢痕治疗也是没有问题的。尽管有证据表明，8 周前伤口处于增殖期因而治疗后可能愈合得更好，任何需要修整的瘢痕都可以在成熟时进行治疗。图 4-101 显示了在质地和颜色不正常的瘢痕。患者接受了一次全覆盖剥脱治疗和两次 CO_2 激光治疗，使瘢痕变得难以察觉。如果患者想要改善最终瘢痕质量，可告知其激光瘢痕治疗方法。

任何手术瘢痕都可能出现色素减退，但是当瘢痕在面部时，将是一个大问题。一些患者在组织受损和切口瘢痕上出现色素减退的倾向更为严重。一些色素减退随着时间推移逐渐恢复正常，但有些色素减退是永久性的。对手术方法选择恰当有助于改善瘢痕，尽管如此，有些瘢痕区域会出现色素脱失，这一点必须术前告知患者（图4-102）。女性可以通过化妆或改变发型遮盖一部分瘢痕色素脱失区域。一些患者可能选择文身的方法对头皮颜色进行矫正，不过我从未见过有此举动的患者。对瘢痕和周围组织进行 CO_2 激光换肤能消除肤色差异（图4-103）。局部使用睫毛增长剂 Latisse（含比马前列腺素）在某些患者可增加色素沉着。如果两个皮瓣的超斜面不匹配，则会出现不平整的脊或"台阶"样外观，通常在愈合后可以得到缓解。但如果这种状况持续存在，则可以使用激光或使用射频仪将凸起区域皮肤修整平坦。如果瘢痕出现凹陷，可用永久性填充剂治疗。

几乎所有的提眉术患者均出现术后短暂感觉异常。虽然这对大多数患者没有造成困扰，但是一些患者无法应对随着神经功能恢复而发生的感觉异常和瘙痒。图4-104显示因不断搔刮而导致发际线处片状脱发。患者还对激光治疗后的面部皮肤及面部提升手术切口进行了抓挠。经过使用镇静剂、对病理过程进行讲解，患者停止了抓挠，毛发最终重新生长了出来。

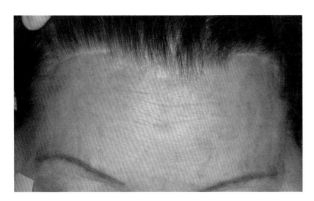

图 4-99　由另一位外科医生手术的患者，不幸的是，瘢痕位于发际线前面，而不是在发际线后，此外，仅选择两侧切口并随后进行皮肤切除，出现了非常不自然的发际线

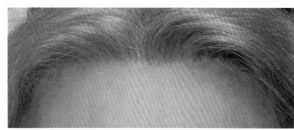

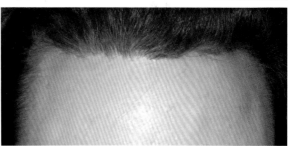

图 4-100　如果不遵循正确的切口设计原则，即使切口位于发际线后方，也会出现直线瘢痕，并使瘢痕看上去如毛囊前切口所致

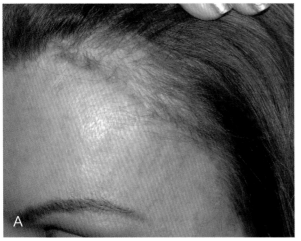

A

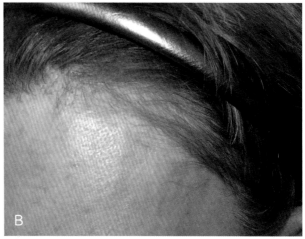

B

图 4-101　A. 这名红头发患者提眉术后瘢痕没有恢复到理想的状态；B. 她接受了单次 CO_2 激光治疗，两次激光剥脱，激光全覆盖治疗后获得了极佳的效果

依从性也会影响最终结果。尽管术后有口头、书面和视频医嘱，但该患者的发际线上仍有明显的烫发棒灼伤，导致色素脱失（图 4-105）。患者可能无意中使用吹风机和烫发棒，却不知道由于手术后感觉暂时缺失而被烫伤。同样的情况也可发生在面部提升手术中。

一些患者术后出现额肌或降眉肌群功能障碍。这可能由于皮瓣分离过程中肌肉受到损伤或运动神经损伤所致。TFSBFL 术后的肌肉功能障碍通常随着时间的推移而消失。如果一侧肌肉功能过强，使用神经毒剂治疗可以平衡双侧，直至患侧恢复正常。图 4-106 显示了在额肌区域有明显的凹陷，推测为术中进行组织剥离时损伤额肌导致肌肉与真皮粘连。肌肉和真皮之间起到绝缘作用的皮下脂肪层受到损伤也可导致组织粘连。或者，运动神经分支受损，导致暂时性萎缩。本例患者右侧出现了局部凹陷，为皮肤与深部组织粘连所导致，特别是在做表情运动时更为明显。用 18 号 Nokor 针对皮下分次（多方向）剥离束缚真皮的深层粘连。采用填充物将凹陷区域抬起。6 个月后恢复正常。

在我完成的 150 多例 TFSBFL 手术中，两名患者发生了单侧额肌功能障碍（图 4-107）。许多

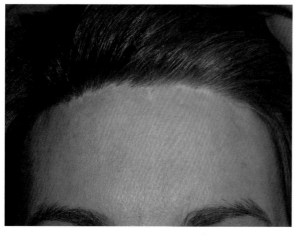

图 4-102　患者出现额部瘢痕色素脱失。该患者有腹壁整形术和隆胸术后瘢痕，这些瘢痕色素沉着，恢复的程度可能由其自身条件决定

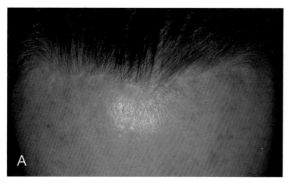
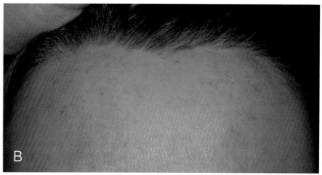

图 4-103　A. 该患者 TFSBFL 术后瘢痕色素减退；B. 她用低能量的 CO_2 激光换肤术治疗，将瘢痕与周围皮肤颜色均匀化

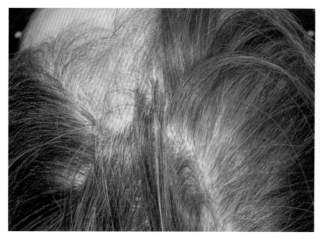
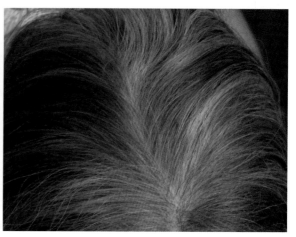

图 4-104　因心理作用，患者头皮感觉特别痒。患者接受相应宣教并使用镇静剂，当瘙痒消失后，头发重新生长

女性的额肌非常薄，可能有损伤，但愈合后功能均可恢复。运动功能活跃区域采用了神经毒素进行处理以求肌动力平衡。截至撰写本书时，1 例患者已恢复正常肌肉功能，另 1 例患者出现持续

性单侧额肌功能障碍。

（七）结论

经毛囊的皮下入路眉额部提升术是治疗面上部衰老的有效方法。它具有直视下操作的优点，不会抬高发际线，可以在整个额部区域上提眉毛，而不会过度提升。其他优点包括通过皮下入路减少额部水平皱纹，并能够通过新的毛发生长有效地遮盖瘢痕。该方法不需要专门的器械，效果稳定，学习难度适中，应该在整形外科医生具备的技能中占有一席之地。

三、内镜下眉毛和额部提升术

一些皮肤科医生认为可以使用 A 型肉毒毒素（Botox）获得类似于 EBFL 手术方法的效果。一

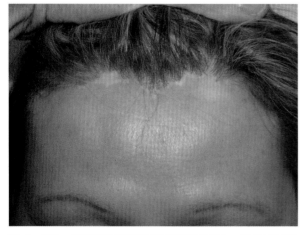

图 4-105　患者因使用卷发棒导致严重烫伤，致色素减退

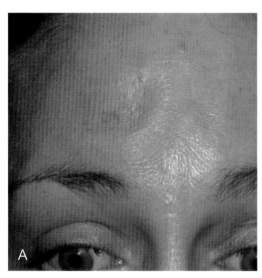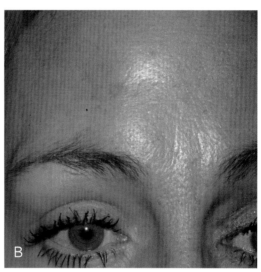

图 4-106　患者在 TFSBFL 后右额部出现凹陷，它似乎黏附于皮下的肌肉区域。经过几次皮下注射填充物后，该区域恢复正常

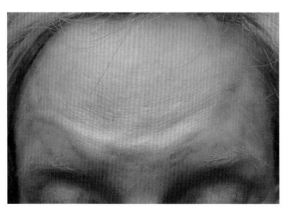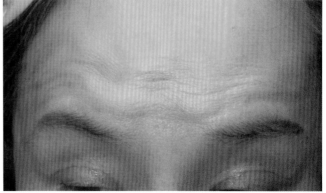

图 4-107　两名患者眉毛抬高后，表现出额肌功能障碍，这是一个非常少见的情况，注射神经毒素治疗，直到功能改善

些外科医生认为，任何不使用内镜的人都是"老古董"，而开放术式的提眉术支持者则认为内镜技术是一种过度吹嘘的时尚方法。这一部分主要介绍EBFL。

即使一些非常有名的医生，也未能诊断出额部和眉毛的下垂性变化。我见过在各亚专业内具备很强能力的外科医生做过的眼睑成形术患者，但实际上这些患者真正需要的是提眉术。如果一个外科医生不具备某项特殊技能，应该将患者推荐给有该项专业技能的医生。

今天的患者对报刊电视耳熟能详，我们都见过很多接受了过度眉额部提升术（brow and forehead lift，BFL）的名人，许多打算接受BFL手术的患者对此深感担忧，这一点很容易理解，因为没有比接受了BFL过度矫正后更加不自然的情况了。BFL术后效果的简单预测方法是让患者采用仰卧位，此时，去除了重力作用对眉毛位置的影响，能非常准确地评估术后的结果。这就是为什么我更喜欢让患者躺在牙科椅上进行面部手术咨询。我会调整座椅至平躺位，显示患者颈部、下颌、脸颊和眉毛的变化。当用手推动眉毛处于提升位置时，会发生许多变化。首先，眉毛向上重新定位，可以改善衰老面容，重新表现出青春、灵动的神态。其次，提升眉部可使上眼睑复合组织提升，上睑皮肤松垂和上睑脂肪突出得以改善，产生更年轻的眼部外观。眉毛提升后也使得上睑缘和重睑线之间的距离增大。提升眉毛后还可以拉紧额部皮肤，改善其外观。最后，提升额部正中区域会减少眉间区多余的组织，使容貌更显年轻。所有这些提升变化的总的结果是呈现更年轻的上面部形态（图4-108）。

还必须考虑重要的手术细节。如果患者的发际线已经比较高，我们必须意识到内镜眉额部提升术将进一步提升他们的发际线。如果患者对此感到担心，则应优先选择经毛囊皮下入路提眉术（如上所述），因为它不会提高发际线。有关头发的问题始终是需要被关注的。例如，几乎所有成年男性都有一些发际线退缩问题。如果有任何迹象表明发际线不稳定的，不论性别如何，我会避免给这些患者做提眉手术。

发际线过高并伴有凸起或弧度较大的额头会令内镜手术困难重重，内镜与额骨的弧线需要相一致，否则，很难对内镜和器械进行操作。在这些情况下，我更倾向于采用经毛囊皮下入路的术式。

（一）内镜下眉毛和额部提升术

1. 仪器

EBFL的一个缺点是需要复杂（和昂贵）的仪器，但投资后，几十年内将一直持久耐用。

对于刚毕业低年资的医生来说，可在当地医院低价或免费使用内镜设备。许多专业人士都使用摄像机，镜头和光源，一些医院和工厂拥有更老但功能良好的设备，他们很乐意分享。对于EBFL，优选15cm，30°内镜。质量较好的摄像机、镜头和光源是必不可少的，以保证图像清晰和外科技术操作精确。图4-109显示了一个内镜和两种常用的带有末端拉钩的护套，以防止软组织遮挡内镜视野。

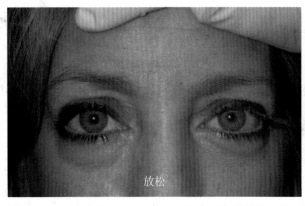
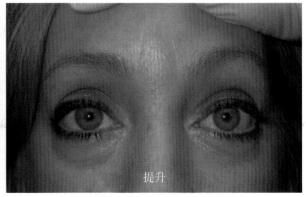

图4-108 手动抬高眉毛可见眶周和上面部的皱纹改善，通过此方法向患者解释所提出的修整方案十分有说服力

尽管有大量的仪器可用于 EBFL，但必不可少的其实不多。一个简单的 Molt 9 号骨膜剥离器可用于约 80% 的骨膜下剥离。还有许多其他器械用于骨膜下剥离，特别是在神经束和眼眶周围（图 4-110）。用于切开骨膜和降眉肌的器械也有多种（图 4-111）。

2. 内镜下眉毛和额部抬高术

手术技术

术前 24～48h，所有 EBFL 患者均术前使用抗生素，并于手术前一天晚上和手术当日早上用抗菌肥皂洗净身体和头发。拍摄术前系列照片，期间注意保持患者眉毛处于自然位置。头发梳理成马尾辫，并在颞沟区域分开便于颞部做手术切口。

不同外科医生使用不同的标记和切口。我倾向于做三个额部切口，分别位于中线和两侧（旁中）切口对应于预期最高提眉位置。中央切口位于面中线，而侧切口则对应于角膜外侧缘切线或

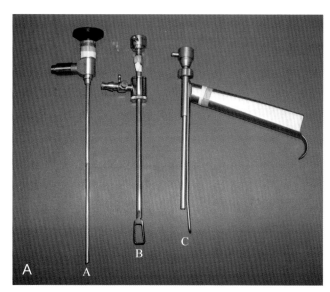
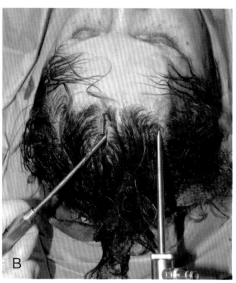

图 4-109　A. 常见的 15cm，30° 内镜（A），以及两种类型的软组织腔隙拉钩护套（B 和 C）；B. 内镜和骨膜剥离器

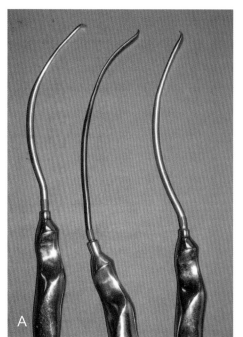
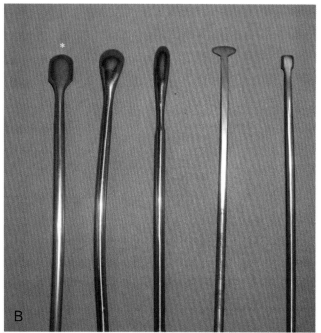

图 4-110　骨膜剥离器和剥离器械用于内镜下眉毛和额部提升手术，还有一系列相关配套器械

A. 可做往复动作的剥离器械；B. 各种配套器械

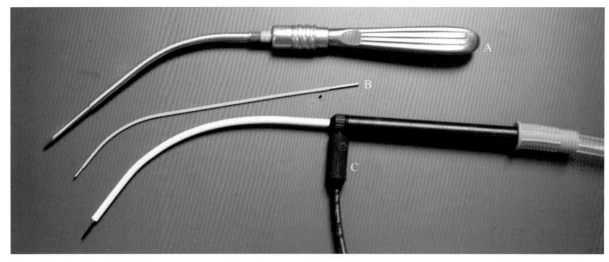

图 4-111 眶缘区域骨膜切开和（或）处理降肌群时的专用弧型器械
A. 弧形内镜手术刀；B. 射频电刀；C. 内置吸引器的电刀，也可以使用激光导引器

眉中外 1/3 的交界处。此外，还有两侧颞部垂直于鼻翼和外眦角连线延伸的长约 3～4cm 的颞侧切口（图 4-112）。

标记出眶上及滑车上神经的位置非常重要（图 4-112）。滑车上神经位于眉间中线外侧约 17mm 处，眶上神经位于距眉间中线外侧面约 27 mm 处（图 4-113）。

尽管在文章中描述的这些切口都是标准的，但对于外科医生来说，重要的是记住每个患者的具体情况各不相同，并且旁正中切口应该与预期的最高提眉位置相一致。同样，颞侧切口设计应沿着在施加张力条件下能最大程度提升眉外侧部分的方向上。

给予镇静和其他准备后，采用肿胀麻醉液于骨膜下注射以麻醉拟进行剥离的区域（图 4-38A 和 C）。颞部区域拟剥离组织腔隙行皮下浸润麻醉。

正如在经毛囊头皮下入路提眉术中我所指出的，我通常在提眉术的同时实施保守的睑成形术。当获得满意的提眉效果后，如果上眼睑仍会存在明显的皮肤松弛会影响最终手术效果。实施联合手术时应采用极为保守的眼睑成形术，通常仅去除约 4mm 的上睑皮肤。如果同时行眼睑成形术，经眼睑切口行眶上骨膜下剥离非常方便。可以加速并有利于非直视下的（非内镜）额部组织剥离。实际上，如果能够识别和保护好神经血管

束，则可以在没有内镜的情况下进行大部分的内镜下 EBFL 手术。一些外科医生在眼睑成形术操作过程中辨别并保护好滑车和眶上神经后，就能够在不使用内镜的情况下完成整个手术。这种经眼睑成形术切口入路的术式是另外一个选项，而非 EBFL 的组成部分。经眼睑成形术切口行组织剥离的第一步是切开外侧眶缘的骨膜，然后沿眶上缘向内侧进行骨膜下剥离直至分离出眶上神经（图 4-114）。之后，经眼睑成形术切口入路可实施大部分额部、双侧和向下至中面部的组织剥离（图 4-115）。此方法可极大简化手术过程并缩短手术时间。如此，传统上经发际线切口进行的烦琐剥离过程便可在直视下完成。

实施经典的发际线后切口时，手术刀通过头皮直接进入骨膜下平面。重要的是将切口设计在发际线后会比较隐蔽、但又不能太偏后侧以至于不利于后续操作。切口位置越偏后，术者应对的额骨曲度的难度就越大。如上所述，在凸起的或弧度较大的额骨表面使用一根直型内镜时，其路径和操作都会更加困难，通常要求更长的切口才能便于进入拟剥离区域。小切口不仅限制内镜和器械的进入，还包括对周围的头皮和毛囊造成创伤。外科谚语常说"切口是从一侧向另外一侧长的，而不是从一端向另外一端长的"。此话适用于此处，较长的垂直切口同样会愈合良好。操作中必须保护毛囊，免受内镜、器械和钻头的磨损

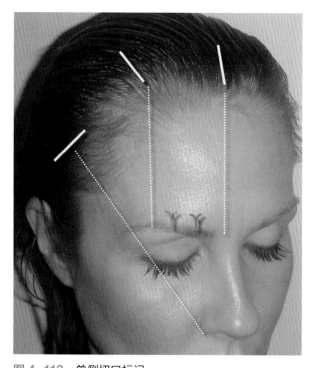

图 4-112　单侧切口标记

中央切口位于面中线，旁正中切口对应于预计将眉位提高到最高位置的垂直线。颞部切口垂直于鼻翼／外眦角连线的延伸。滑车上神经标记显示为蓝色，眶上神经标记显示为绿色

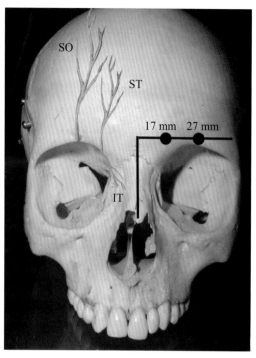

图 4-113　滑车上（ST）和眶上（SO）神经是关键的解剖区域，在做眉部提升术时必须加以保护，滑车上神经位于中线外侧约 17mm 处，眶上神经位于中线外侧约 27mm 处

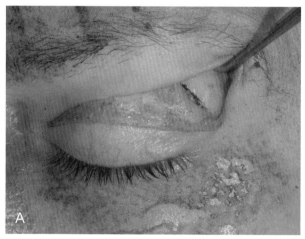

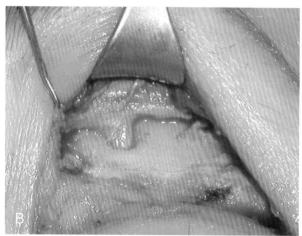

图 4-114　A. 通过眼轮匝肌入路到骨膜后进入眶侧缘；B. 向内侧剥离暴露眶上神经血管束

和拉伸。虽然很方便，但外科医生和工作人员应避免通过提拉头发来增加切口间隙。毛囊损伤和与切口相关的脱发通常是可以避免的并发症。

　　通常，所有切口一并完成，这样，术中需要用到手术刀做切口的阶段就完成了。图 4-116 和图 4-117 显示了实际的手术切口。

　　与简单的线性切口相比，我更多地在颞部采用梭形组织切除。由于许多患者此部位常存在多

余的皮肤和头皮，去除椭圆形头皮组织，获得椭圆形切口，有助于伤口关闭后收紧眉外侧区域的皮肤。在完成皮肤切口、进入皮下平面、梭形去除头皮组织以及其他在此区域的操作过程中，谨记注意保护面神经额支（图 4-117）。

　　颞部切口将深达颞筋膜层（颞深筋膜的浅层）。真皮和颞肌筋膜之间存在颞顶筋膜（也称作浅筋膜）。这层如蜘蛛网般菲薄的组织中有面

神经额支穿行其中，需要用止血钳在这个组织层次中小心钝性分离，直至颞深筋膜确切显露出来（图 4-118）。

完成所有切口后，第一步是进入正确的组织剥离间隙，并将各个剥离腔隙相贯通而形成统一的组织分离平面（图 4-119）。EBFL 手术的重要原则是中央区域在骨膜下分离，颞侧部位在颞深筋膜平面分离。骨缝可作为组织分离操作时的解剖标志，外科医生应该熟悉额颧缝，它是眶外侧缘部位组织分离区域下方应达到的最基本的界限，冠状缝是额部分离区域的上端界限，鼻额缝是额部分离区域最下端的界限。

采用组织剥离器开始进行分离，此时可采用9 号 Molt 骨膜剥离器、弯勺状剥离器、拇甲状曲面剥离器或"蝙蝠翼"状剥离器等。重要的是器械必须直接进入骨膜下平面，在这个正确的平面

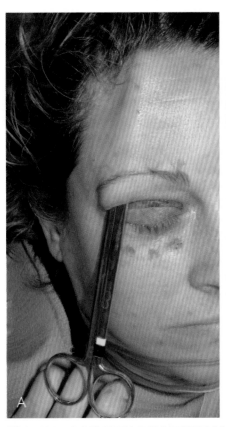
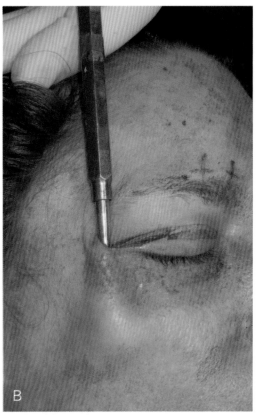

图 4-115 大部分眼眶边缘解剖可以通过上睑手术切口在没有内镜引导的情况下完成

向上剥离（A）和向下剥离（B）进入中面部，可全部通过眼睑成形切口进行

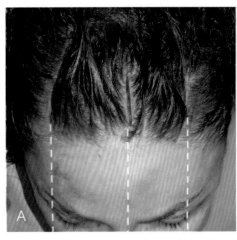
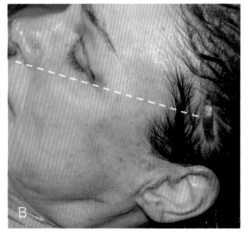

图 4-116 A. 前发际线的中间和旁中位切口；B. 单侧颞侧切口的位置

上剥离组织时，可听到器械在骨面上的刮擦声。第一阶段的组织剥离位于两侧颞嵴之间向上至颅顶的区域，是一个较为安全的操作区域，无重要的解剖结构，可在 90s 内安全地完成"非直视"下的组织分离。虽然许多外科医生剥离到冠状缝就停止了，但有些人主张应剥离至人字缝以达到使后部头皮获得重新分布的效果。之后，将剥离器在颞骨嵴之间扩大两侧剥离范围以增大剥离面积（图 4-120）。

头顶部剥离完成后，剥离器转向下方，继续（非内镜）分离操作直至眶上缘上方 2 ～ 3cm 处（图 4-121）。非内镜下组织分离不得靠近眶缘以免损伤神经血管束。因中线区域位于滑车上神经内侧，此处的组织分离可在非直视下达鼻根部位。如果滑车上和眶上神经从眶上或滑车上切迹处穿行，则不太容易受损伤，因为分离操作时它们可被推向前方。如果这些神经是从骨性孔道中穿出，则骨孔周围行组织分离操作时容易切断（或挤压）

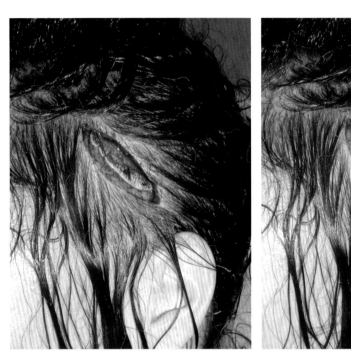

图 4-117　颞部头皮梭形切口，这有助于消除下垂或多余的组织并有利于眉尾抬高

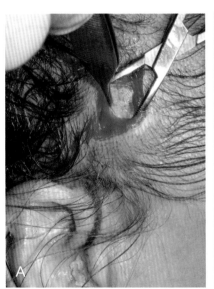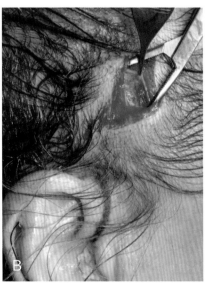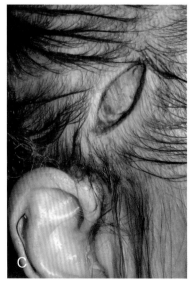

图 4-118　从皮肤到颞深筋膜的连续解剖
A. 分离颞浅筋膜；B. 继续向下分离；C. 暴露的颞深筋膜，透过薄筋膜可以看到颞肌的肌纤维

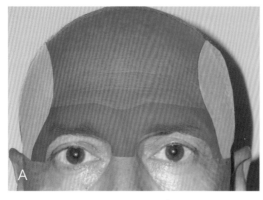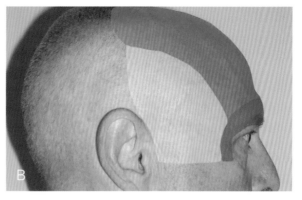

图 4-119　A 和 B. 紫红色和蓝色显示的中央"袋状"高光区是最容易的解剖剥离区域，黄色显示的颞部要剥离到没有粘连、可自由移动的解剖平面

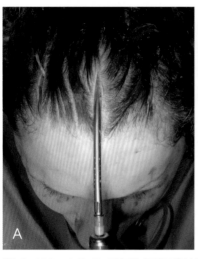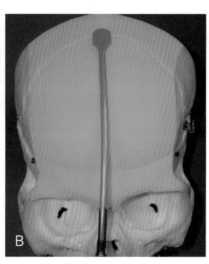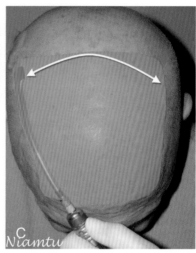

图 4-120　A 和 B. 最初的骨膜下解剖中央"袋状"高光区可达颅骨顶点；C. 剥离器移动以释放颞顶之间的所有头皮

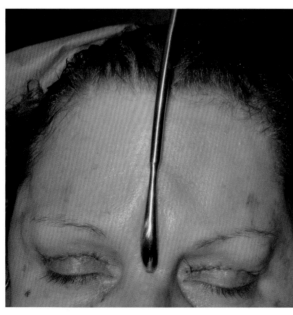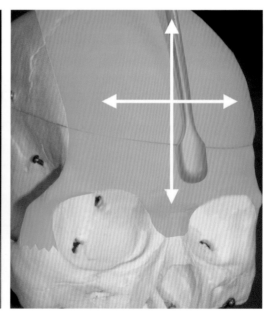

图 4-121　头顶部剥离完以后，继续分离操作

最初的骨膜下剥离术是在没有内镜辅助下进行的，并且停止在眶上缘周围几厘米以保护眶上和滑车上神经，在中线，剥离器可以安全地剥离至鼻根部，而不涉及重要的解剖结构，横向剥离沿着眶上缘直至外侧以形成中央"袋状"高光区的底部

这些神经支干。眶上切迹常可触摸到，应在皮肤上标记出以便术中作为参考。27%的眶上神经出自眶上孔，而从眶上切迹穿行而出者占83%。在非内镜的分离操作完成后，置入内镜并完成神经血管束周围的精细组织分离。如上所述，眶上神经可由骨孔穿出，也可通过眶上切迹穿出，这一解剖特点使其更容易受到损伤（图4-122）。

重要的是要注意眶上神经在离开眶孔后有两个分支。深支（也称为外侧支）支配更外侧、更后侧的额部和头皮组织，而浅表分支（也称为内侧支）穿过额肌，沿其走行支配两侧瞳孔中线间的额部组织。

眶上神经的出口相对固定。眶上孔切迹通常位于眶上缘与角膜内缘矢状切线相交位点的1mm范围内。研究表明，有10%眶上神经深支出自另一个位于眶上缘上方1.5cm处的骨性孔道。外科医生需要对此类变异保持警惕。滑车上神经一般从眶上神经孔内侧9mm处穿出，支配额部中央区域的感觉，该区域与眶上神经支配区域部分重叠。同样来自三叉神经第一分支的滑车下神经在眶内侧缘附近于滑车上神经下方行走并支配鼻上部和内侧眶缘的感觉。在这些神经周围使用较小的勺状剥离器可获得更高的操作精度（图4-123）。

EBF失败的最大原因是未能充分释放眉部和额部皮肤与深部组织的所有粘连。在眶周皮下存在非常坚固的粘连结构，这项手术要取得成功，必须松解所有类似粘连，包括眶上弓状缘上的组织结构。

眶上缘区域的组织间的固定粘连纤维状结构必须充分分离，采用末端带有弯曲弧度的器械便于此类操作，图4-124所显示的在眶上缘处骨性边缘剥离的情景。当剥离范围超过弧形边缘时，器械将进入上眼睑，助手必须保护眼球免受损伤。如果同时进行睑成形术并且切口仍开放，则器械可与该间隙相通（图4-125）。

我认为EBFL成功的关键在于眶外侧缘区域的组织完全分离。多个层次的结缔组织在该区域聚集在一起，经额部和颞部切口可进入该区域。我常使用小型锋利的扁平剥离器从眶外侧缘处开始剥离致密的骨膜。这种器械有利于精确分离紧密附着的组织。拇指和其他手指放置在眶外侧缘的两侧以保护眼球，防止器械从骨面滑脱。图4-126和图4-127显示了眶侧缘拟进行组织剥离的区域，接下来将通过颞部切口入路对该区域进行处理。

虽然没有统一的操作顺序，但我常从中心区域开始向两侧分离出组织腔隙。如前所述，面神经的额支位于浅层筋膜（颞顶筋膜）内，这层组织为真皮和颞深筋膜浅层之间如蜘蛛网状的疏松组织（图4-118）。了解到这一点后，组织分离层次应保持在颞深筋膜浅层的浅面（较神经分支走行层次更深）。图4-128尸体解剖中，止血钳放置在了颞顶筋膜下的层次，图中还显示了该层中穿

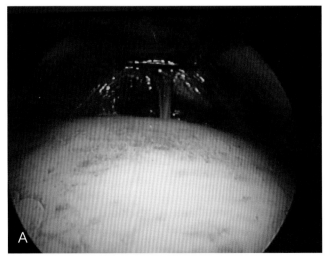
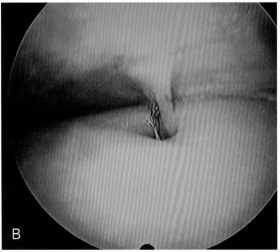

图4-122　A.83%的眶上神经是从眶上切迹穿出；B.17%者通过骨孔穿出，因而后者移动的空间较小，易被"夹住"

行的面神经额支。缺乏经验的外科医生应该记住，额支跨过颧弓后于眉外侧和颞丛（鬓角）之间行走。

图 4-128 展示了到达颞筋膜的切口入路。一些医生更喜欢在颞部上做一个小切口以确认下面的肌肉，从而验证先前已到达正确的组织层次。

正确的层次是颞深筋膜浅层，如图 4-118B 所示。

多数情况下可以使用钝性勺状剥离器或其他专用器械在非直视下进行颞部组织分离，而向下方跨过颧弓或向前进行眶外侧缘区域的组织分离应该使用内镜直视下操作。

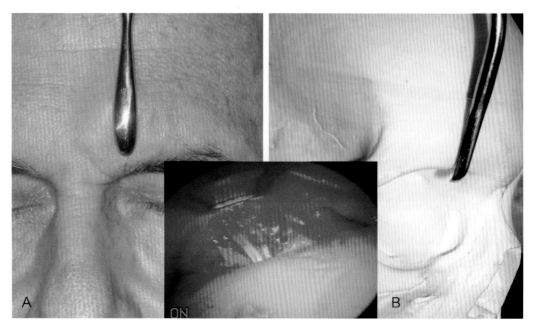

图 4-123 在神经周围使用较小的勺状剥离器可获得更高的操作精度

A. 体表神经位置示意图；B. 位于模型表面位置示意图；插图显示了手术中实际见到的眶上神经该区域需要小型精确的器械进行精细操作

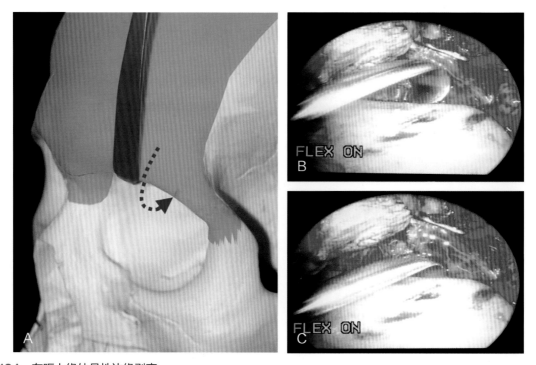

图 4-124 在眶上缘处骨性边缘剥离

A. 深部组织通过骨膜与眶缘牢固粘连，弧形骨膜剥离器可用于剥离弧形弓状边缘使附着的骨膜分离；B. 展示弧形眶上缘表面的剥离操作；C. 实际手术中位于眶缘处的弧形剥离器

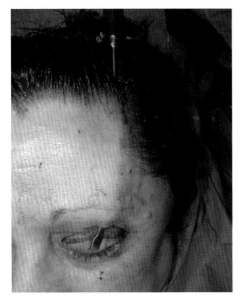

图 4-125　当针对眶弓状缘的剥离完成时，剥离器可进入上眼睑，如果同时进行了睑成形术，则剥离腔隙极为通畅

颞部组织分离应紧贴颞深筋膜，可使用止血钳或手指在颞深筋膜层进行剥离（图 4-129）。

正确的手术平面确定后，组织分离可达颧弓水平以下（图 4-130 和图 4-131）。

可以在非直视下进行组织分离至颧弓上约2cm 处。此时，由于存在重要的解剖结构，可采用内镜用于颧弓水平的组织分离。颧弓外侧部可见颞静脉，面神经颞支紧邻颞静脉附近并在跨过颧弓后离开骨膜。类似于前哨静脉与额神经相伴，此区域内静脉常与相应的神经相伴而行。

组织剥离平面由颞深筋膜层过渡到眶缘的骨膜下，这种剥离操作可以进入到面中部以实施进一步的组织游离。

在颞颧骨缝区域，颞深筋膜的浅层通向眶侧

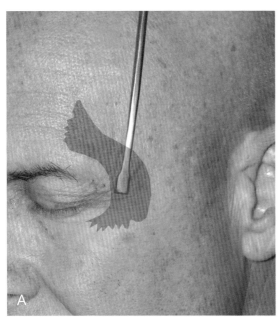

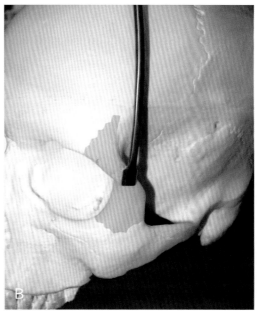

图 4-126　眶外侧缘有牢固结缔组织粘连，小型锋利的精密剥离器有助于分离这种组织

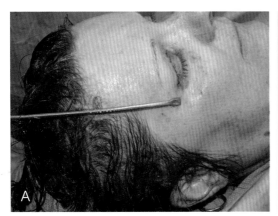

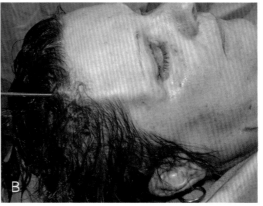

图 4-127　图中显示了图 4-126 中详述的相同组织剥离理念，未能处理这些粘连可能导致 EBFL 失败

缘的骨膜。沿着颞深筋膜浅层分离组织时，外科医生可探明眶外侧缘的骨性组织，然后扭转骨膜剥离器，进入并剥离骨膜形成隧道。这样的操作是在较为"安全"的层次里进行的，可避开复杂的解剖结构。一旦触碰到眶外侧缘的骨面，就可继续于骨膜下剥离并进入颧骨区域以获得最大程度的组织游离（图 4-132）。

在眶缘外侧和额颞交界区域剥离时必须小心，该区域内面神经额支易受损伤。颧颞内侧静

脉（前哨静脉）是颌内静脉的一条直接分支，在位于颧颞骨缝外侧约 1cm 处。此外，第 V 颅神经的感觉分支颧颞内侧神经与前哨静脉紧密伴行。应谨慎对待前面描述的前哨静脉的解剖区域，该静脉正是因此而得名（图 4-133）。该区域的前哨静脉（和相关的颞部血管）也是面神经额支的重要标志，该神经支通常与这些血管非常接近。术者应该预防性保护或者电凝，因为一旦发生出血，用内镜很难止血。

这些层次的组织被联合腱（也称为颞部融合线）隔开，该腱性组织由颞顶筋膜、颞深筋膜和额部骨膜融合而成（图 4-134）。该结构所包含的肌腱和筋膜组织层次在不同的文献中的描述存在差异。无论实际的组织学描述如何，这些致密融合的腱膜结构必须予以松解以打通额部、颞部和眶部的组织腔隙。该融合结构在眶缘部位较致密（呈腱膜样），在头皮方向密度逐渐降低（呈筋膜样）。尽管一些医生更喜欢采用内镜直视下松解该联合腱，但这并不是必需的，我们可以通过简单的骨膜剥离器、面部提升术专用剪刀或食指轻松完成，尤其是在该结构的上部。但在眶缘附近，它变得更加致密并且周围存在其他解剖结构，便需要经内镜观察下进行操作。此外，该区域过度的组织拉伸会导致额神经损伤，因此必须小心。

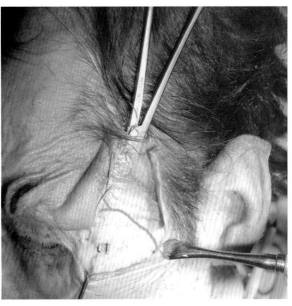

图 4-128　尸体解剖所示，面神经的额支在上方和前方行进，穿过颧弓走行于眉尾和鬓角之间

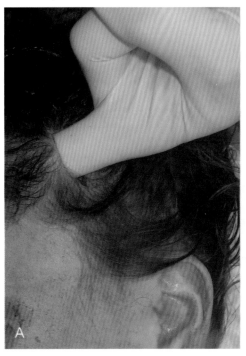
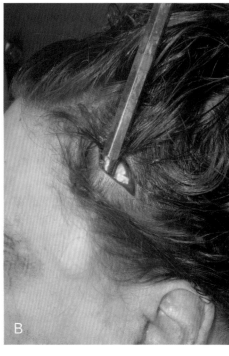

图 4-129　当分离这个脆弱的层次时，可以使用手指（A）或器械（B），并沿着颞深筋膜的平面行进

必须突破颞部融合线（联合筋膜）以贯通中间和颞部区域的剥离腔隙。最好自颞部腔隙进入额部腔隙，不可反过来，因为当从骨性结构进入到软组织（从额部到颞部）时，将可能使剥离器械进入不可预测的软组织层次中。与此相反，当从正确的颞部软组织平面（从颞部到额部）开始进行组织分离时，先松解联合筋膜然后到达额部骨性区域，可使剥离层次的过渡更为精准。图 4-134 显示了内镜下所见到的额颞部剥离腔隙，图中可见剥离器正在颞部分离联合筋膜。

虽然颞部融合线以下区域的组织紧密附着，其上方大部分区域的组织分离可以仅以手指从下向上轻松做横扫动作完成（图 4-135）。

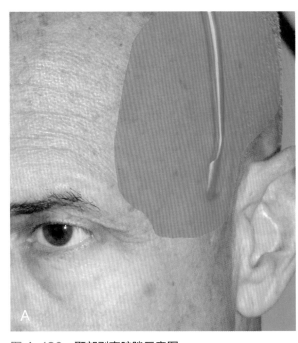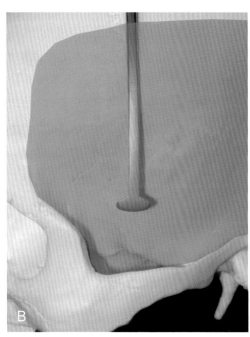

图 4-130　颞部剥离腔隙示意图

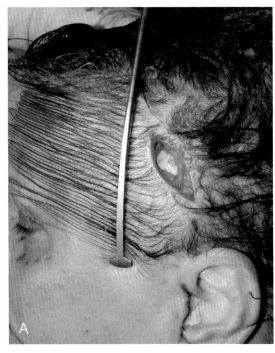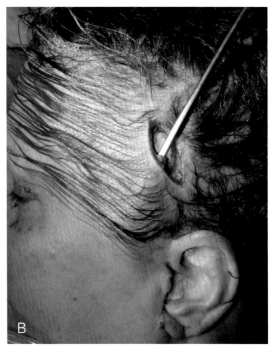

图 4-131　"紧贴"颞肌筋膜有助于保护额神经并保持正确的组织分离层次

A. 剥离器外观；B. 使用中的情况

下一步涉及眶外侧缘区域剩余粘连的最终松解。即使已经完成了额部和颞区的皮下松解，在眶外侧缘和额颧骨区域也会遇到残余粘连（图4-136）。

如果这些粘连没有松解，就不可能充分地抬高眉毛的外侧部分，就会导致内镜下提眉手术的失败。那些认为采用内镜提眉术效果不佳的从业者可能未能解决好这个区域的组织粘连问题。如前所述，对于眶外侧缘及其周围区域的处理应通过额部和颞部的两个剥离腔隙对此处进行剥离。为此，我更倾向于将内镜经上额部外侧切口置于分离的腔隙内，通过内镜直视下，经颞部切口插入腔隙内的尖端细小的组织剥离剪刀进行该区域

的组织分离操作（图4-137）。当这些组织粘连被充分松解后，该区域的组织则会完全松动（图4-138）。

一种判断组织松解的程度已经足够的方法是将食指插入眶外侧缘腔隙并可进入外眦区域而不存在任何组织粘连的阻挡（图4-139）。图4-140显示眶外侧粘连被松解的情况。

一旦完成额部和颞部解剖，横切联合筋膜，并进行眶外侧粘连松解，就到下一步释放整个额部的骨膜（图4-141）。这种移动可以额外释放额头和额部组织，并且可以更加自由地抬高和固定眉毛和额部组织。

剥离整个额部骨膜时，经常会遇到帽状腱膜下脂肪。用于切开眶上骨膜的器械较多，包括激光引导头、弯剪、弧形外科射频微针、弧形切割刀和 CO_2 激光（图4-142）。

切开骨膜后，牵拉额部组织使其进一步松解（图4-143）。这通常需要使用具有回弹力的牵开器（图4-144），其末端有倒钩可挂住骨膜，其手柄制作得很坚固，适于用力提升操作。我个人认为，除了骨膜切口外，将眼轮匝肌外侧部分切开松解会有利于进一步帮助去除抑制或束缚提眉术的牵引力，也有助于愈合过程中的术区组织稳定固定（图4-145）。

完成所有的组织剥离并松解骨膜和深层软组

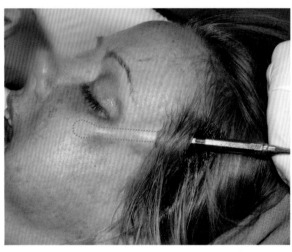

图 4-132　分离范围越过面中部上界可减少妨碍组织游离度的深部组织粘连

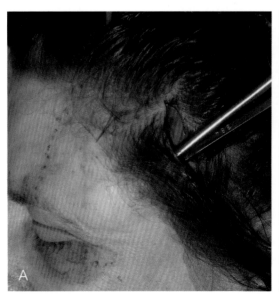

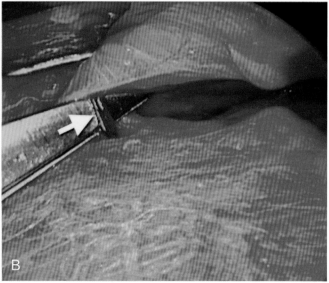

图 4-133　A. 眼眶外侧部操作中的剥离器械；B. 内镜视野中位于左侧眶外侧部位的前哨静脉（箭）

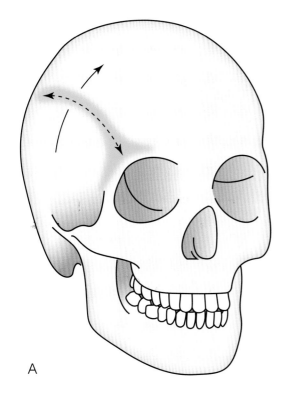

A

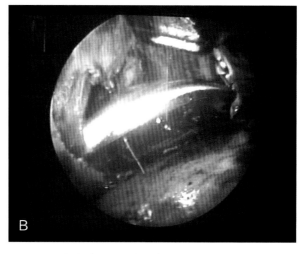

B

图 4-134　联合腱（颞部融合线）由颞顶筋膜、颞深筋膜和额部骨膜融合而成

A. 联合腱需要切断以连接颞部和额中央部位的腔隙，便于光线通过，从外侧向内侧横切更为安全。颞部融合线以绿色显示；
B. 内镜视野中可见一把从外侧向内侧操作的剥离器械正在穿透与周围组织相附着的肌腱

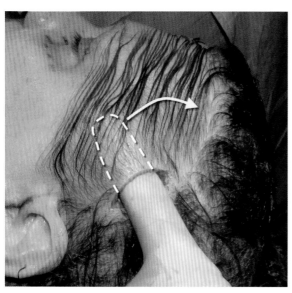

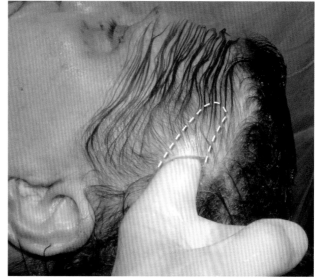

图 4-135　用手指扯断的联合腱膜

织束缚后，可以开始处理降眉肌。降眉肌群位于骨膜前方并可能与眉间脂肪垫连接（图 4-146）。

　　一些医生花费很少的时间来切断降眉肌群，而其他医生认为降眉肌群的彻底切断或失活是手术成功和维持术后效果持久的必要条件。一些医生认为没有必要处理降眉肌群，或者建议患者使用神经调节剂来抑制肌肉收缩。若需要显露降眉肌群，则在完成骨膜切口后，可向前进一步剥离至额部皮肤，为此还需要前面提到的手术器械。

当降眉肌群被分离出来后，不同的医生使用不同的工具来切断。多数医生更愿意采用激光、电刀或手术刀直接通过肌腹将其切断（图 4-142 和图 4-147）。有些医生则使用内镜钳将肌肉组织尽可能多地去除。

　　过度去除或破坏降眉肌群可能导致眉间变宽或两侧眉毛的内侧部分相互分离，形成明显的凹陷或产生非自然的神态。在眶缘水平的眶上神经血管束后面能够看到皱眉肌的横向走行的起始端，

可小心将其切断或者部分切除。进一步向内侧可看到皱眉肌的斜行起始端，横断该处肌肉后，可显露滑车上神经以及皱眉肌组织，从而避免损伤该神经。降眉间肌位于中线，厚度存在个体差异。

3. 固定技术

这个阶段的操作，眉部组织应该在各个方向均获得完全松解，由于患者处于仰卧位，眉毛通常处于被动且提升的位置。最后一步是将额部和颞部区域皮肤组织固定到所需的提升位置。尽管

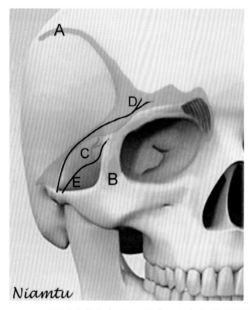

图 4-136 颞侧（蓝色）和眶周（绿色）韧带样结构与骨面牢固结合，需要进行完全松解

A. 颞部韧带样粘连；B. 眼眶韧带样附着；C. 前哨静脉；D. 面神经颞支；E. 颧颞神经，松解蓝色和绿色结构对于手术的效果和持久性是必不可少的

绝大多数医生都认为需要某种类型的稳定固定技术以使愈合期间眉毛处于稳定位置，但另外一些医生对此持否定态度。外科医生大多会基于自己的能力、专业知识和拥有的器材来考虑不同的固定方法。通常的固定技术包括骨螺钉或带钉柱、骨隧道、可降解螺钉和其他可降解的锚定装置。大多数额部皮肤组织固定方法需要钻入颅骨外板。骨隧道或螺钉的最安全位置位于沿瞳孔或角膜外侧缘垂线与冠状缝稍前部相交的矢状缝旁，可安全地经额部侧切口进行钻孔，因为该区域骨质较厚。安全的钻孔深度为4mm，达到板障层，而未及内板层。因为矢状窦横穿颅骨内板，并在中线处形成许多静脉窦，所以应避开中线位置安置突入骨内的固定物。颅骨的最薄部分位于翼点，并覆盖脑膜中静脉，为此，应避免在颞骨区域钻孔或固定螺钉。骨隧道是一种安全有效的固定方式，但需要专业技能和器械。采用带有45°倾斜角度的小头牙科钻可轻松完成（图4-148）。小钻头的头部很容易地向侧面扭转，使通过一个小切口进行钻孔成为可能。虽然也可用安装了小锥形裂隙牙钻的常规直筒式手钻来完成，但是使用弯头的小型手持钻更易操作。钻骨隧道的关键是采用合适的钻入角度，使隧道既不会过深，其深度又足以支持缝合线产生的较大张力。同时，应磨平隧道边缘的毛刺，以防止其切割缝线。

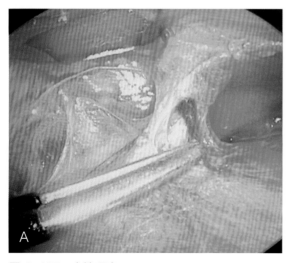
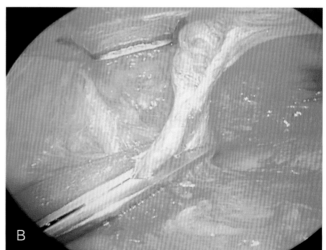

图 4-137 内镜观察

A. 典型的眶外侧致密组织粘连，为了成功提升眉毛必须将其松解，注意此处常遇到前哨静脉；B. 正在用剪刀分离粘连

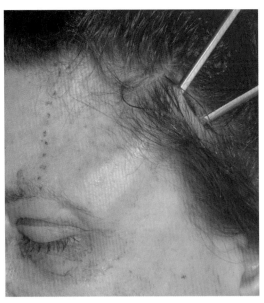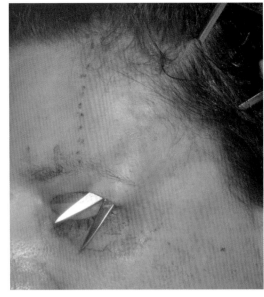

图 4-138　成功松解眶外侧附着结构后，不应出现软组织阻碍或粘连的情况，如果同时进行了睑成形术，则通过上睑切口显示出皮下腔隙是通畅的

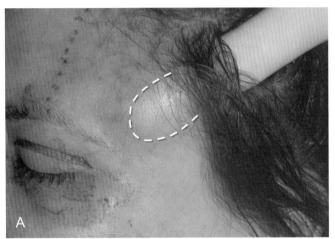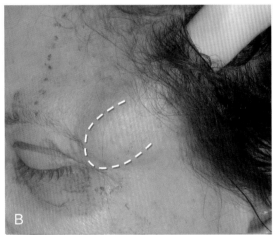

图 4-139　A. 眶外侧粘连阻止手指进入外眦区；B. 在充分松解后，食指立即可以进入外眦区域

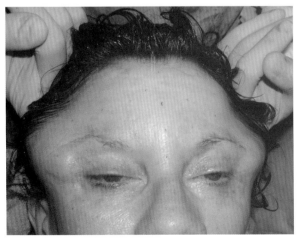

图 4-140　两侧眶周组织充分游离后的情况，实施 EBFL 时，要求达到这种程度的剥离和腔隙范围才能获得长期的术后效果

可降解的钉子样式繁多，如 2mm 自攻钉（Endo Push Screw, Biomet Microfixation 公司产品；www.lorenzsurgical.com）（图 4-149 至 图 4-152），这些由聚 L- 乳酸制成的可降解无螺纹螺钉，依靠摩擦力紧固在颅骨钻孔内，不需要拧入或敲入。其中央设计有通道,缝合线可穿过。由于这些螺钉外形低矮，因此在维持良好的锚定稳固性的同时，通过头皮触摸是不易察觉的。安装这些螺钉时，我们使用 4mm 的自限性钻头（钻孔深度不会超过 4mm）在额侧部切口区域钻孔后放置。

可吸收钉固定后，将额部两侧的头皮切口以

2-0 或 0 号薇乔线或类似规格的编织尼龙线缝合牢固。其中，缝合线应穿过真皮及包括骨膜在内的所有深部组织。重要的是进针不宜过浅，否则缝线的牵拉会形成局部凹陷。由于该缝线承受的张力较大，因此，缝合时缝合线需穿过组织两次，以避免缝线对组织的切割。在缝合之前，需将头皮于额部两个侧切口处向后牵引，使眉毛的位置充分抬高。此时，可借助较大的带齿皮肤拉钩将切口后侧组织向后侧牵拉，然后将缝合线穿过螺钉中的通道，在助手牵拉头皮时，缝合线打多个结固定（图 4-151，图 4-152）。

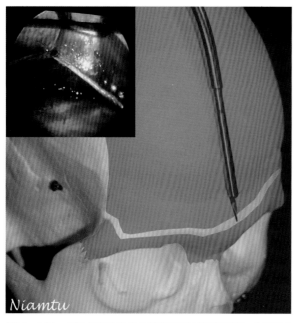

图 4-141　图示显示整个额部切开骨膜的情况，该切口从外侧眶缘穿过眉间区域，到达另一侧的眶外侧缘。插图显示通过内镜所见到的切割过程

缺乏经验的医生经常问："应该将眉毛提高多少？"大多数经验丰富的外科医生会认为使用该技术不会使眉毛过度上提，并且少量过度矫正也可接受。术后的前几周出现眉毛过度提升的外观并不罕见，但很快就会回到正常位置。如果外科医生可选择过低或过高的眉毛位置，则宁愿选择过高一些。记住患者是仰卧的，当患者直立时，重力会将眉头位置下移。局部麻醉和术中组织肿胀也会使眉毛看起来比数周后的实际位置更高。如果眉毛看起来非常高，应该拆除并重新调整悬吊缝合线。过度抬高是并发症，应该不惜一切代价避免。患者可能担心术后即刻看到的过度矫正外观，不过，当被告知眉毛将在接下来的几周内降低到正确的位置后，他们通常会放松心情。

重要的是不要将悬吊缝线线结剪得太短，特别是对于尼龙线或合成材料制作的缝合线。紧邻这些较粗的缝线线结处的线尾残端较锋利，会穿破头皮，导致明显的炎症反应。因此，在线结远端最好保留约 4 ～ 5cm 的缝线尾线并将其折叠在切口内，以免钝性或锐性线结末端突出来。

早期 EBF 技术采用的是可吸收螺钉。当使用这类固定方法时，需利用一把皮钩在旁正中额部侧切口近头端牵拉皮肤以提升眉毛。然后将螺钉置入颅骨中，同时，在保持头皮张力状态下，用 U 形钉将头皮固定在螺钉后面（切口的尾部），以维持皮钩松开后的头皮抬高状态。虽然这是一

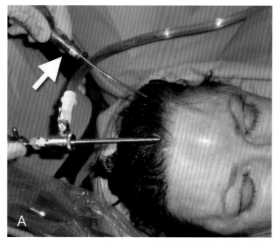

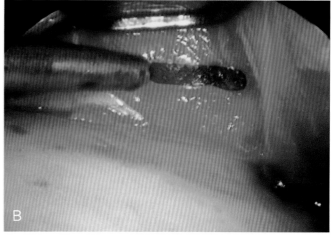

图 4-142　A. 手术中的 CO_2 激光导管；B. 激光切割骨膜

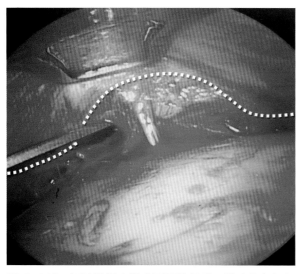

图 4-143 切除神经血管束周围的骨膜,以确保额部骨膜完全游离

其步骤包括在神经周围进行相邻组织的弧形切除(避免神经损伤)以利组织松解,有经验的外科医生还可以切除神经(额部)前面的软组织以进一步增加松解程度

种有效的临时固定方法,但是头皮上的张力可能引起脱发。此外,固定螺钉从头部凸出达2周之久会令大多数患者不安。

五爪钉固定装置又称胺多肽(Endotine fixation device, Coapt Systems公司)受到一些外科医生青睐,呈小盘状,表面有数个尖刺样的凸起小钩,可使其穿入并牵拉维持头皮处于被提升的位置,该材料可被降解。该固定系统经过了多次改进,使较小的钉板更快地溶解。喜欢使用该装置的医生认为,与缝线固定相比,它能够固定并将被牵拉的皮肤张力分散至更大的组织区域。但有人抱怨使用该装置时,真皮可能会从其尖刺顶部滑落,导致在较长的时间内出现透过头皮可以看到并可触及的肿块结节。除了以上谈到的装置,其他无创性固定技术还使用了如固定垫骨片和生物胶等

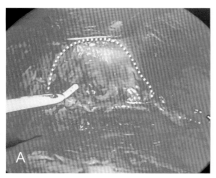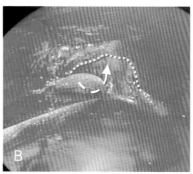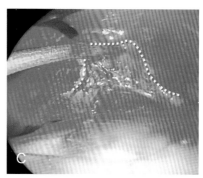

图 4-144 牵拉额部组织需要使用具有回弹力的牵开器
A. 切开位于眶上缘上方的骨膜,这个切口跨过整个额部,并越过了额颞交界区域;B. 切口区域,图中显示一个向后拉动操作的后拉式剥离器;C. 后拉式剥离器牵拉切开的骨膜以进一步帮助组织游离

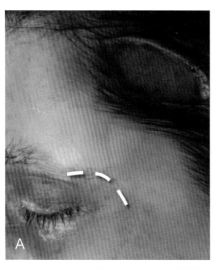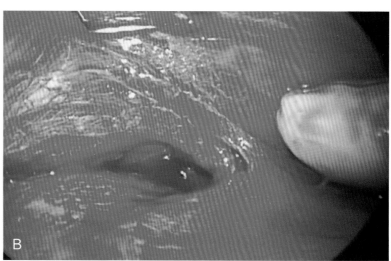

图 4-145 A. 虚线表示眉毛外侧松解区域;B. 术中医生手指指向该区域,除了剥离骨膜外,还种操作可以使软组织得到充分游离

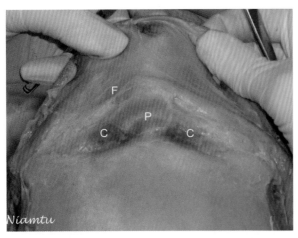

图 4-146　骨膜切开后，进一步向前剥离将暴露降眉肌
尸体解剖显示了降眉肌群，这是唯一提升眉毛的肌肉
P. 降眉间肌；C. 皱眉肌；F. 额肌

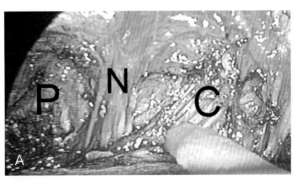

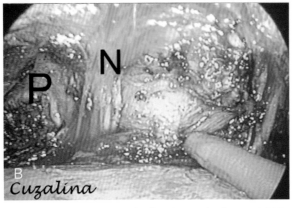

图 4-147　A. 降眉间肌（P），皱眉肌（C）和眶上神经（N）；B. 皱眉肌的内侧头已经被 CO_2 激光烧断（照片由 Angelo Cuzalina 医生提供并许可发表）

来固定眉毛于抬高的位置。

颞部固定也是 EBFL 的一个不可或缺的最后一步，其目的是帮助眉毛外侧部分的提升。这包括采用缝线双结扎的方式通过皮下将颞部切口下缘组织固定在颞深筋膜的浅层（图 4-153），缝线应穿过足够量的真皮下组织，之后打双结，缝线张力应达到既稳定提升眉毛外侧部分又可避免发

生缝线切割组织的程度。再次强调，线结尾端遗留的缝线残端应保留足够长度并埋在伤口内避免后期从皮肤表面穿出。最后，被提升的皮肤组织以多个悬吊线固定在颞深筋膜上（图 4-154）。

此时，检查眉毛的对称性，必要时对悬吊缝合线进行适当调整。灌洗手术腔隙后，用订皮钉或 4-0 肠线缝合关闭伤口，头发用双氧水和无菌盐水清洗（图 4-155）。对于仅有少量出血的病例，术后可不使用敷料。如果需要伤口覆盖，我仅用弹性绷带包裹 24h。

（二）术后

术后 24h 复查评估眉毛位置并检查血肿或血清肿形成情况。发现眉毛位置矫正过度时，在术后几周内，可打开切口，分离皮下腔隙，切断缝线并重新悬吊使眉毛位置下降。有些外科医生建议患者在第一周佩戴头带，但我通常不这么做。

大多数患者术后会有一定程度的肿胀，如果患者同时接受了眼睑成形术，他们的眼睛会因肿胀而闭合达 24h。术后头痛常常出现，也可能出现各种程度的瘀斑。所有患者均给予抗生素、镇痛药和类固醇。部分患者可能出现结膜下瘀斑和球结膜水肿。嘱咐患者饮食清淡，避免剧烈活动，术后 7～10d 拆除伤口订皮钉。

（三）病例展示

图 4-156 至图 4-162 显示 EBFL 术前、术后结果。其中一些患者或许还接受了其他美容手术。

（四）并发症

EBFL 的并发症与其他类型的眉毛提升术相似，包括脱发、愈合问题、神经问题、过度矫正及矫正不足、出血、血肿、感染、缝合问题、干眼症、角膜磨损，以及其他各种问题。对于一些患者或外科医生来说，术后效果的长期稳定性可能是一个问题。这可能与技术有关，这或许是一些外科医生放弃 EBFL 而转向开放性手术的原因。与所有手术一样，"最好的"技术就是我们选定的某位医生手中能够产生最佳效果的技术。

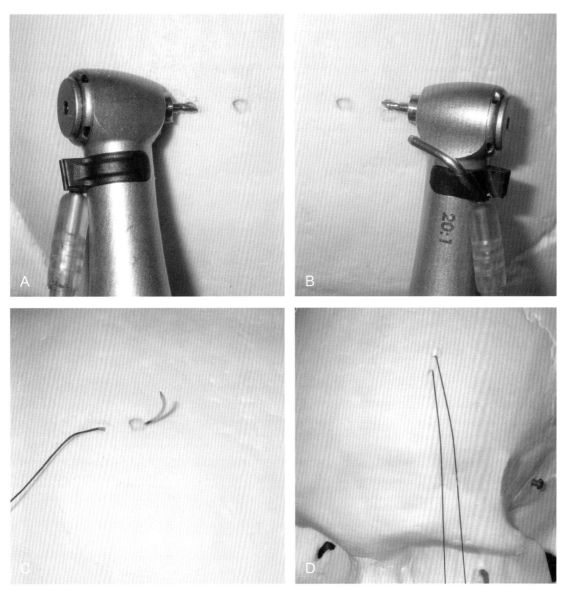

图 4-148　A 和 B. 骨隧道是 EBFL 中廉价且有效的悬吊方法；C. 采用一个小裂隙钻头以某一角度从外板两侧相向钻孔，形成隧道；D. 穿过隧道的缝合线

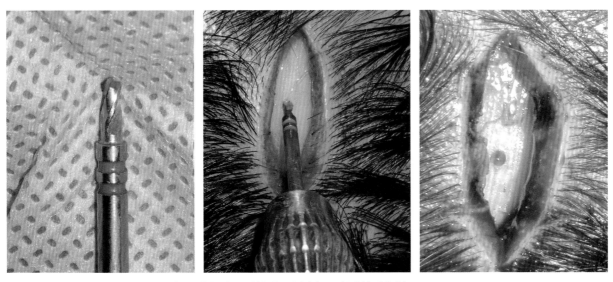

图 4-149　一个 4mm 钻头位于颅骨外板内，该钻头后侧变粗，以防钻孔超过 4mm

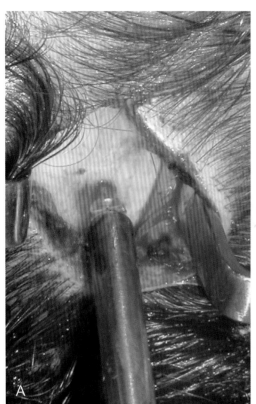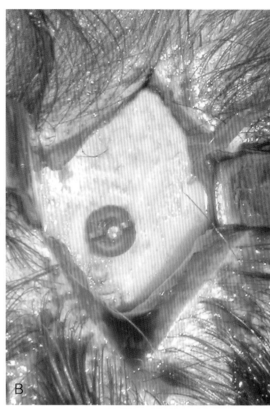

图 4-150　A. 依靠表面摩擦力稳固放置固定装置；B. 可吸收钉，钉子的顶部有一个中空的通道便于缝线穿过

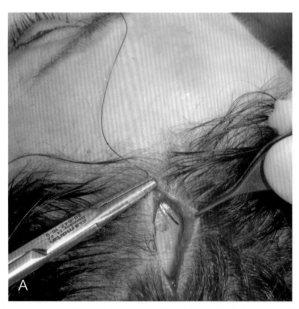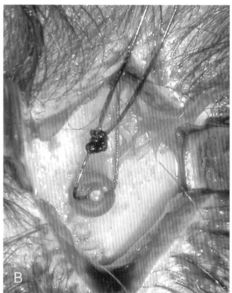

图 4-151　A. 缝合线穿过切口下缘后绕行持针器两次打结；B. 缝合线穿过可吸收钉柱中央通道固定，这里使用了较粗的普理灵缝合线，但我现在更喜欢 2-0 或 0 号薇乔线

　　术后早期可能出现血肿或血清肿，但很少见，可通过抽吸治疗（图 4-163）。大的血肿很少见，需急诊处理，与面部提升术出现血肿时的处理方法相同。

　　患者水肿和瘀斑的表现各不相同。如上所述，

如果 EBFL 手术同时进行了眼睑成形或面中部手术，眼睛可能因肿胀而闭合 24h（图 4-164）。结膜下瘀斑和球结膜水肿也会出现，通常自行消退（图 4-165）。口服和局部外用类固醇药物加上局部热敷可以加速消肿。

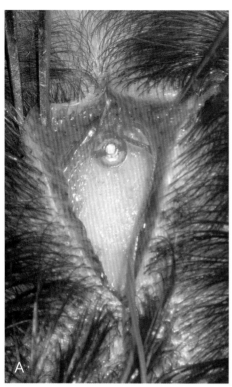

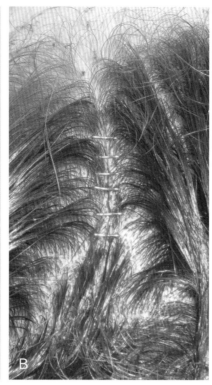

图 4-152　A.2-0 薇乔线穿过可降解螺钉中央通道，将切口悬吊并固定；B. 所有切口均用缝线或皮钉闭合，7~10d 后去除，图 4-173 显示了典型图片

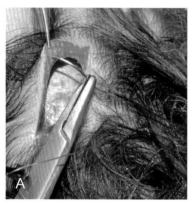

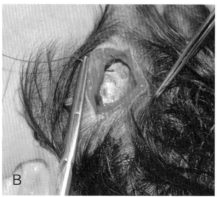

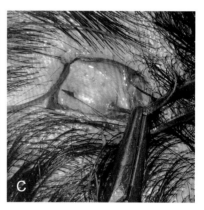

图 4-153　A 和 B. 缝合皮下组织；C. 固定在颞肌筋膜上

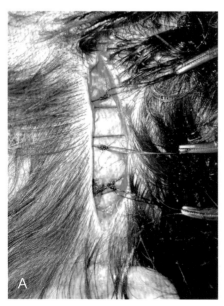

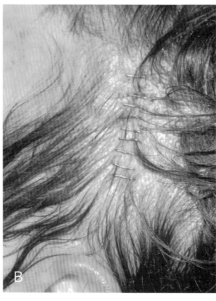

图 4-154　A. 三根缝合线悬吊颞侧皮瓣；B. 订皮钉闭合切口，颞侧悬吊缝线帮助外侧眉毛的提升

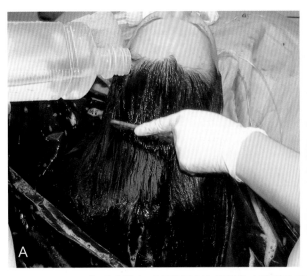
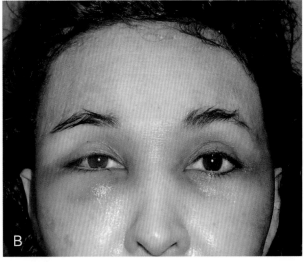

图 4-155　A. 在手术结束时用双氧水和无菌盐水洗涤头发；B. 内镜下提眉术后 24h 患者照片

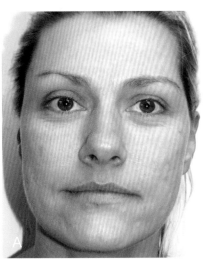
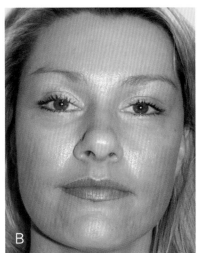
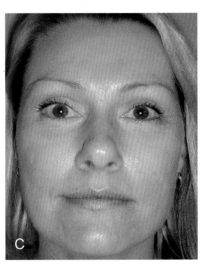

图 4-156　正确的术式带来的效果持久
A. EBFL 术前；B. 术后 1 个月；C. 术后 7 年

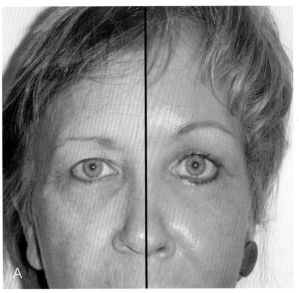
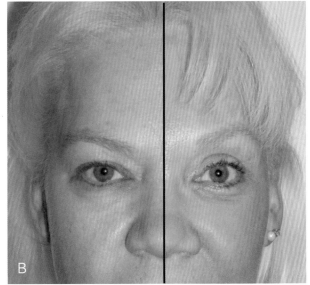

图 4-157　两名患者接受了 EBFL、双侧上下睑成形术和全面 CO_2 激光换肤术术前（A）术后（B）对比照片

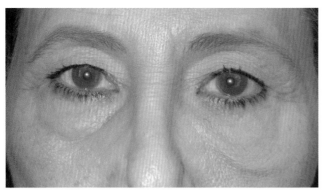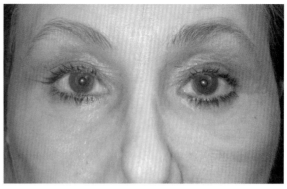

图 4-158　该患者接受了 EBFL、双侧上下睑成形术和眶周 CO_2 激光换肤术以修复皮肤瑕疵，注意右眉不对称的矫正

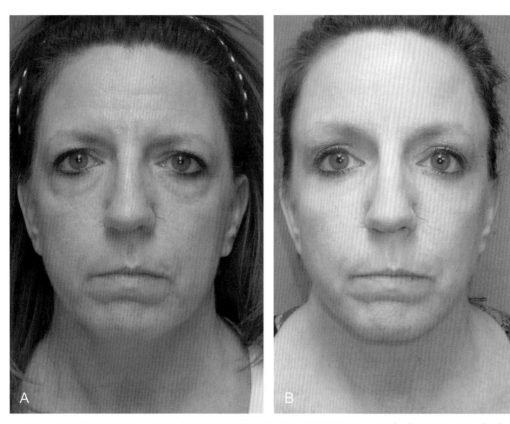

图 4-159　患者接受 EBFL、双侧上下睑成形术和眶周 CO_2 激光换肤术之前（A）和 4 个月后（B）照片

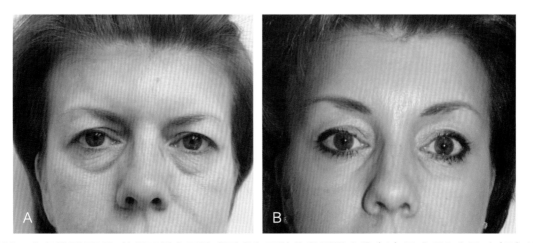

图 4-160　患者接受 EBFL 并行双侧上下睑成形术和下睑化学剥脱术前（A）及术后 3 个月时（B）的照片

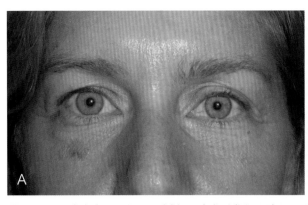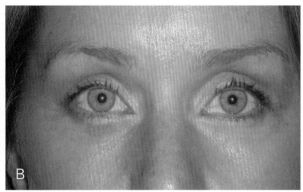

图 4-161　患者在 EBFL、双侧上下睑成形术和下睑 CO_2 激光换肤术术前（A）和术后 3 个月时（B）的情况

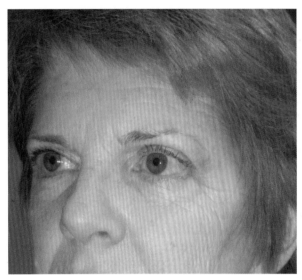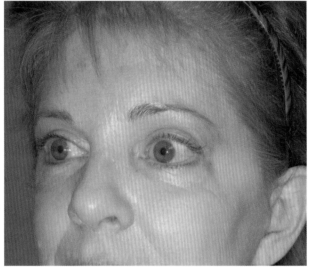

图 4-162　患者在术前及接受 EBFL、双侧上下睑成形术和全面部 CO_2 激光换肤术后 3 个月时的情况

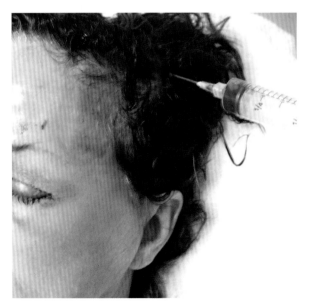

图 4-163　患者在 EBFL 几天后头皮血肿穿刺引流

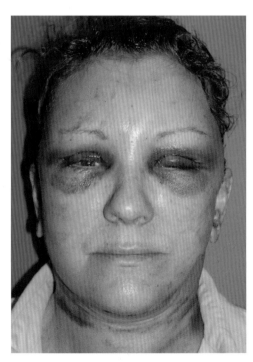

图 4-164　部分患者在 EBFL 后可出现明显的瘀斑和水肿，特别是与其他手术相结合时

所有提眉手术都可能出现运动和感觉神经问题。就 EBFL 而言，术后眶上神经感觉异常可长达数月，这种情况并不罕见。有时表现为瘙痒。这种感觉异常通常是暂时的，但也可以是永久性的。有些患者不能忍受持续瘙痒，并会抓挠而导致脱发（图 4-166）。对于这类患者可能需要镇静剂或精神药物来控制。

感染在 EBFL 中很少见。然而，我也见过缝合线或螺钉周围出现局部感染或炎性肉芽肿的情况（图 4-168）。对此，采用局部切开引流效果良好，但如果感染没有因此消失，异物必须去除。

永久性运动神经损伤非常少见。在 EBFL 术中操作围绕面神经的额支进行，有可能因剥离和牵拉而损伤神经，电凝也可导致神经分支的暂时性损伤。这样的损伤通常表现为单侧额肌麻痹，常在 90d 内恢复正常（图 4-167）。在此期间，健侧可以采用神经毒素治疗，以抑制其收缩功能，直到患侧恢复正常。

秃发可以是临时的，也可以是永久的。即使极度小心和轻柔地处理皮瓣，切口周围的毛囊也可以休眠几个月，这被称为毛囊休克。正常的毛发生长通常在 3 ～ 4 个月内恢复，但在某些情况下，它可以永久性地休眠，原因可能是切割或电刀创伤，包括压力、张力、电凝灼伤、牵拉毛发，

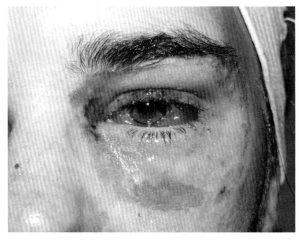

图 4-165　该患者在 EBFL 术后 48h 出现明显的球结膜水肿，可能患者容易发生水肿或过度活动所致

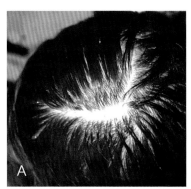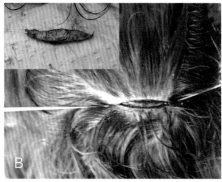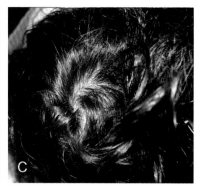

图 4-166　A. 患者因头皮瘙痒而持续抓挠致局部脱发；B. 切除相应的脱发区；C. 治愈后的头皮

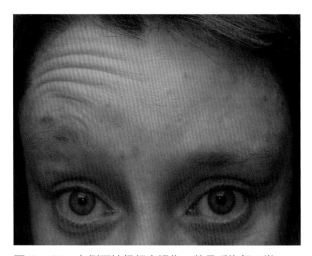

图 4-167　左侧面神经额支损伤，数月后恢复正常

以及内镜或器械挫伤头皮（图 4-169）。在永久性脱发的情况下，脱发的程度通常是局部的并且可以通过切除缝合得到治愈（图 4-166）。

EBFL 常使用普理灵和其他人工合成非吸收缝合线。如果使用普理灵或其他人工合成缝合线，必须牢记，这些缝合线和钓鱼线的粗细类似，可在皮下触及，如果线结尾线过短，则可能从头皮穿出。如前所述，保留较长尾线并埋在切口内，可以防止短而锋利的缝合线末端刺破头皮。这些缝合线也可以自然排出。可吸收的装置在体内保持比预期更长的时间并且还可能产生炎症问题。

图 4-170 为来自另一医疗机构的患者，该患者在两年多前放置的五爪钉钉锚仍明显可见并可触及，同时伴有疼痛感。据报道，新型的五爪钉装置现在可以更快地吸收。

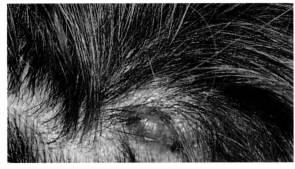

图 4-168 普理灵线缝合 3 个月后发生肉芽肿，予以病灶切除，伤口关闭后顺利愈合

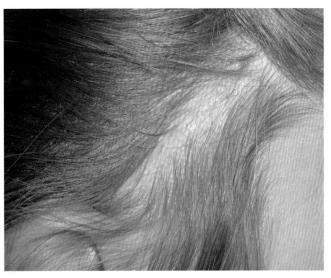
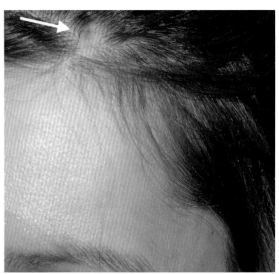

图 4-169 这两名患者接受了另一名外科医生的手术，在内窥镜入路伤口周围有脱发现象，如果没有发生自行生长，则切除秃斑，伤口直接缝合

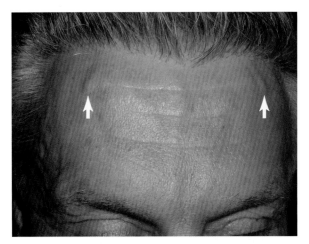

图 4-170 该患者接受另一位外科医生的治疗，留置的胺多肽 2 年后仍然可见

（五）结论

内镜下眉额部提升术是整形手术技术进步和变革的一个例子。该手术非常注重技术并且需要较长的学习时间，但是一旦外科医生了解了手术流程、设备、解剖和方法，一般都会获得可预测、安全的、有效的手术效果。总之，EBFL 仍然是面部美容外科医生手中的主流技术。

四、总结

内镜眉额部提升术（EBFL）

David Shamouelian，Thomas Romo Ⅲ

上面的章节对内镜下眉额部提升术进行了详尽描述。我们完全赞同强调致密和牢固粘连的眶周结缔组织的剥离和松解的重要性，这是获得良好效果的关键步骤。Niamtu 医生在颞部组织剥离及该部位复杂的神经血管解剖方面的描述和展示，对于其他同行很有帮助。

我们采用的 EBFL 手术方法略有不同，但原则没有太大的差别。内镜术的最佳适应证是患有轻度至中度眉下垂，需要抬高眉毛中部小于 1.5cm 的患者。其他适应证包括眉间下垂、出现眉间垂直皱纹、额部皱纹和额肌功能过强，以及假性上睑下垂。相对禁忌证包括发际线过高、严重慢性额肌痉挛伴有眉毛抬高，以及明显的额眶运动一致性失调。我们所采用的方法优点为准确切除降眉肌群、保持头皮感觉、导致脱发的风险最小、能更好地控制眉毛位置、发际抬高轻微，以及恢复更快。

基本概念包括：（1）切口创伤小；（2）广泛的皮下分离和眶周骨膜游离；（3）永久性固定。手术从患者直立位时标记术区开始。在将眉提升到所需位置的过程中，位于角膜外侧缘和外眦上方的眉内侧的是重点。松解眉区组织并在额部皮肤相应部位做标记。测量自然状态下与眉的距离，了解眉所需的提升高度。我们采用六个切口（图4-171）：2 个旁中线切口，距离中线 2cm，长 1.5cm，位于额部发际线后侧 5mm 处；2 个侧切口，位于外眦垂线上，为纵向 1.5cm 长度的位于前端发际线后面的切口；还有 2 个颞部切口，长约 2cm，位于颞部发际线后面且与之平行。

随后，术区局部注射含有肾上腺素的局部麻醉药，四个顶部头皮切口用 15 号手术刀向下切开骨膜，再使用毫米卡尺测量，在颅骨上标记出为使眉毛抬高到预计位置时颅骨固定孔的位点，然后在每个纵形切口的前端标记点处用装有 4mm 深度限制器的 1.7mm 钻头向颅骨钻孔。

接下来，类似于 Niamtu 技术，行顶骨和额骨的骨膜下剥离。向外侧部进行组织分离的范围至颞嵴，向后侧的剥离范围达颅顶以及枕部头皮处。前额区的剥离采用锋利的弯头剥离器进行剥离直至眶上缘以上 2cm 处，眉间区域的软组织采用锐性剥离至鼻根部。与 Niamtu 方法相反，我们对眶周的剥离不经过上睑成形术切口入路。

颞部的组织分离直达颞深筋膜，组织分离从颞区外侧部分向内侧进行，经过颞嵴纤维隔后与颅顶的组织剥离所形成的腔隙相贯通。Niamtu 医生非常详细地描述了颞区及其神经血管的错综复杂的解剖结构，EBFL 手术医生需要对此了如指掌。

注意避免过度分离颞部组织：组织分离范围应保持在外眦韧带的外侧以免该重要解剖结构被游离。此外，我们建议对颞部的下方进行组织分

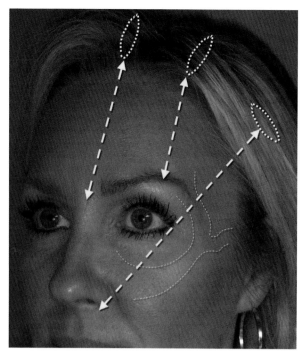

图 4-171　采用 6 个切口，包括中线、两侧旁正中切口、两侧颞部切口

离时，应紧挨着颧弓的上缘从前向后的方向进行操作。颧弓下方的组织分离可能导致面神经颞支的损伤。

通过头皮旁正中切口置入内镜，同时，从同侧的颞区切口插入尖锐的弧形剥离器，从外侧向内侧方向剥离眶上的骨膜、联合腱膜及弓状缘组织（图 4-172）。

注意识别并保留眶上和滑车上神经血管束。能够观察到眼轮匝肌后的眶隔脂肪垫时说明已完成了有效的骨膜剥离并能够进行脂肪垫表面的眼轮匝肌切开。使用薄的神经剥离子，对内侧神经血管束、降眉肌、皱眉肌和降眉间肌进行精确识别与剥离，然后使用钳子或镊子将这些肌肉切断去除。

枕骨 - 腱膜 - 额肌复合组织完全游离后进行永久性固定。通过牢固的顶骨骨膜粘连而实现永久的固定保证了眉定位的精确性和有效性。动物研究表明，骨膜与骨面的牢固黏附至少需要 6 ~ 12 周，其间观察到纤维组织向顶骨外板的微小缝隙内生长、骨塑形和骨膜增厚。在各种永久固定方法中，我们提倡用直径为 2mm（长度 3.5mm）的钛锚定螺钉或骨隧道。根据我们

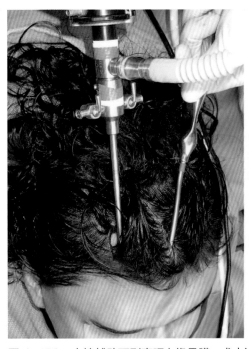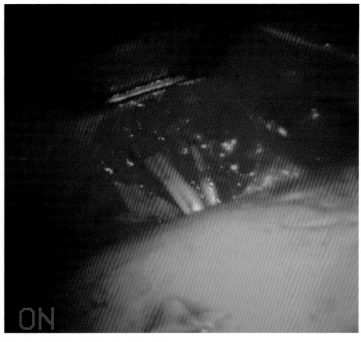

图 4-172 内镜辅助下剥离眶上缘骨膜，术中注意保护滑车上和眶上神经血管束

的经验，它们在保证精确的眉毛定位方面有同等效果。使用钛锚定螺钉时，采用 3-0 PDS（PDS, Ethicon.com）。固定内侧和中央部分的眉毛时，将螺钉放置到每个测量后钻出的固定孔中，在每个切口的前端位置用缝针穿过骨膜/帽状腱膜组织，在直视下结扎线结，使切口的前部固定于螺钉上（图 4-173）。

这保证了精确地提升和固定眉在预期的高度。同样，根据眉提升的程度来决定外眦和颞部的牵拉范围，并在颞部切口下缘的后上方标定一个固定点，于此处用缝针将两个 2-0 薇乔缝线缝挂颞深筋膜，然后穿过颞部切口下方皮瓣边缘的真皮和颞顶筋膜，助手将皮瓣推移至合适位置，结扎并固定缝合线。这保证了眉外侧部的有效抬高。

最后，深层组织缝合采用 4-0 PDS 缝合线，切口外层以不锈钢订皮钉闭合。用柔软环形敷料包扎伤口并施以轻柔压迫，在术后第 1 天或第 2 天移除。在术后第二周，拆除缝线和订皮钉。术后，患者应显得年轻和容光焕发。

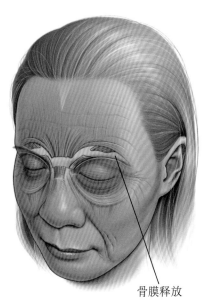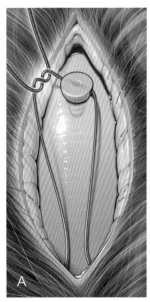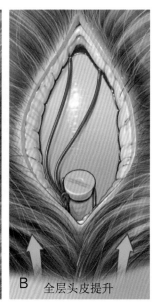

骨膜释放

A

B 全层头皮提升

图 4-173 左图显示了骨膜剥离和肌肉切开的程度，右图显示头皮抬高、悬吊和固定
A. 缝合线穿过切口下端组织及穿过固定螺钉的情况；B. 头皮被抬高，缝合线固定到支持装置，使头皮悬吊并保持提升状态

第 5 章　眼睑美容术
Cosmetic Blepharoplasty

Joe Niamtu III　著

吴焱秋　郑芳园　译

俗话说，眼睛是心灵的窗户。眼睛也是青春与年轻的窗口。眼睑美容手术是面部美容外科最重要的领域之一。眼部具有复杂的解剖结构与生理特点，也是唯一的视觉器官。眼部整形美容手术虽然效果让人赏心悦目，但操作起来要求很精细。我们有 20 个指头，32 颗牙齿，4 个肢体，但是只有 2 只眼睛。对眼睛的伤害和视力的丧失带来的后果是灾难性的，因此，处理眼睛和眶周区域的医生必须要有足够的能力。眼睑整形术效果明显，而且过程有趣，是我最喜欢的手术之一。

眼睛既可以使患者显得年轻、精神、清醒，也可以让人显得疲惫、老态和目光呆滞。

对于 35 岁及以上的患者而言，上面部的老化要早于下面部，尤其眼睑和眉毛的变化。年轻的患者可以皮肤过多和脂肪疝出，而老年患者除此以外，还有其他眉部和眶周问题。对多数患者而言，眼睑整形术是一种美容手术，尽管有些患者存在眼睑下垂，眼睑松弛和视力障碍等功能性问题。此书是一本美容外科的教科书，所以本章会更多地关注美容问题，较少关注功能异常的处理。

一、眼眶解剖

眼眶和眼球的解剖非常精细和复杂。充分了解眼部解剖对于熟练精准操作眼睑整形手术非常必要。本篇虽然无法完全涵盖整个眼眶及眶周的解剖，但会介绍对于学习和实施眼睑整形手术比较重要的结构和功能（框 5-1 和框 5-2）。图 5-1

至图 5-3 显示眶周复合体相关的解剖结构。

正常眼睑之间的裂隙称为睑裂，大约 9mm 高，30mm 宽。

眼睑可以分为三层：外层包括皮肤和肌肉；中间层包括眶隔和脂肪；内层包括睑板和结膜。（在不同的教科书，分类会有所不同，在描述特定内容时是也会有变化。）将分别进行介绍，因为在眼睑整形手术中，我们会碰到。

眼睑是人体皮肤最薄的部位，厚度大约 0.2mm。其下为同心圆排列的眼轮匝肌，包括三个部分：睑板前部分（覆盖眼睑的纤维软骨部分）；眶隔前部分（覆盖眶隔）；眼眶部分（覆盖骨性眶区）（图 5-3 和图 5-4），眼轮匝肌负责眼睛的闭合，由第Ⅶ对颅神经支配。

眶隔属于结缔组织，是眶骨膜（弓状缘）的延续，目的是隔开肌肉层和眶周脂肪层（图 5-5 和图 5-6）。眶隔也被描述为一层隔膜，用于容纳眶内容物。

眶隔深面为眶脂肪团（也称腱膜前脂肪）。一般来说，上睑有两个脂肪团（内侧和中间），下睑有三个脂肪团（内侧，中间和外侧）（图 5-7 和图 5-8），有些医生喜欢将这些脂肪团称为鼻侧脂肪团、中间脂肪团和颞侧脂肪团。偶尔，在上睑也会有第三个脂肪团或外侧脂肪团，可能为发育异常的脂肪团或者中间脂肪团的延续（图 5-9）。在上下睑，内侧（鼻侧）脂肪团富含纤维组织，相比黄色的中间和外侧脂肪团，要更白一些。内侧脂肪团神经分布也

框 5-1　眼睑整形相关标志
1. 眼睑皮肤
2. 巩膜
3. 角膜
4. 瞳孔
5. 虹膜
6. 泪阜
7. 泪点
8. 上下睑板
9. 结膜
10. 内外眦
11. 上下睑穹窿
12. 灰线

框 5-2　关键的眼睑整形解剖	
上睑	下睑
眼轮匝肌	睑囊筋膜（下睑缩肌）
ROOF（眼轮匝肌后脂肪）	SOOF（眼轮匝肌下脂肪）
眶隔（骨膜的延伸）	下睑脂肪团（内侧，中间和外侧）
眶脂肪团（内侧和中间）	下斜肌
泪腺	眶缘
上斜肌	
上睑提肌	
提肌腱膜	
Müllers 肌	

多，即便在局麻或全麻下操作，有时也会疼痛。

就上睑而言，外科医生不可避免地要识别和保护泪腺。泪腺位于眼眶上外侧，有些医生因为疏忽，有时误将其当作脂肪团切除。泪腺切除的后果是可怕的，导致泪液减少，结果是角膜不适和损伤，所有医生必须学会区分泪腺和脂肪。泪腺呈分叶状，呈粉红色，看起来和腮腺和颌下腺很像，脂肪是黄色，外观和质地明显不同（图

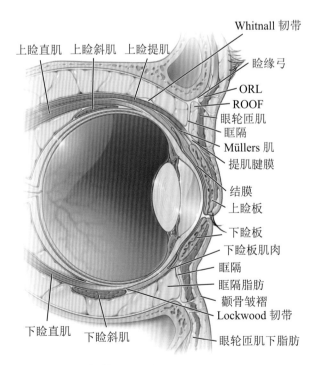

图 5-1　眶周解剖

ORL. 眼轮匝肌限制韧带；ROOF. 眼轮匝肌后脂肪；SOOF. 眼轮匝肌下脂肪

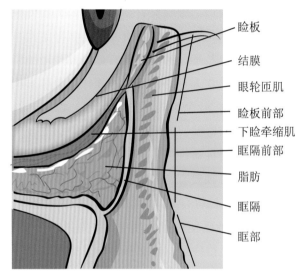

图 5-2　眼睑解剖，下睑（由 Steve Bosniak 医学博士重新绘制）

眼轮匝肌

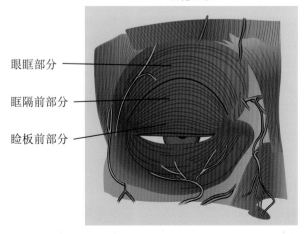

图 5-3　以解剖为基础将眼轮匝肌分为三个部分分别命名，睑板前及眶隔前部分有时统称为肌肉的睑部

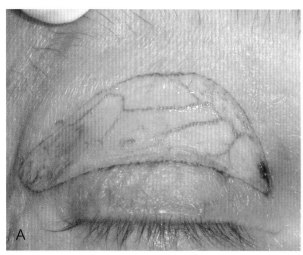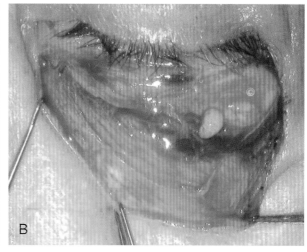

图 5-4　A. 上睑眼轮匝肌，注意与肌肉相关的丰富的血管网；B. 下睑的同心圆肌纤维

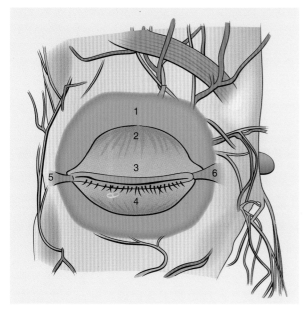

图 5-5　1. 眶隔；2. 提肌；3. 提肌腱膜；4. 下睑牵缩肌；5. 外眦韧带；6. 内眦韧带

5-10）。在上睑碰到泪腺时，不要处理，除非泪腺下垂或泪腺肥大。在这样的情况下，可以将其悬吊至眶骨膜，或折叠送回眶部（图 5-11）。

在皮肤、肌肉、眶隔和脂肪后为上睑提肌。上睑提肌（LPS）是很重要的肌肉，作用是睁眼，由第Ⅲ对颅神经支配。该肌肉与眼睑下垂发生与修复有关。本书主要关注美容外科，眼睑下垂的外科手术不会在此陈述。上睑提肌与结缔组织腱膜相延续，提肌腱膜止于上睑皮肤和眼轮匝肌（图 5-12）。提肌腱膜纤维在皮肤上的附着位置决定了眼睑皱褶的高度（图 5-13）。眼睑皱褶高度在女性一般为 10 ～ 12mm，男性一般为 8 ～ 10mm，亚洲人一般为 0 ～ 4mm。在普通眼睑美容手术中，没有必要去操作或处理提肌复合体。

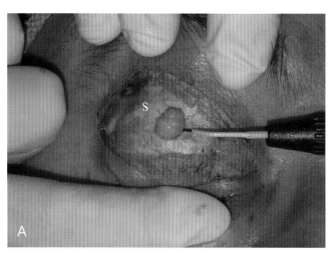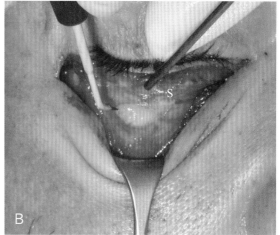

图 5-6　眶隔（S）的术中图像
上睑（A）和下睑（B），用高频微针做了个小切口，覆盖的脂肪垫通过眶隔膜凸出

向深层剥离，可见到Müllers肌，为平滑肌，受自主神经支配，位于上睑提肌深面，负责大约2mm的上睑开大。常规的眼睑美容不会操作到此平面。当过多的注射肉毒毒素后，会发生上睑下垂，采用肾上腺素拮抗药碘吡啶可作用于Müllers肌。在Müllers深面，可见纤维软骨构成的睑板（图5-7）。上睑板高度大约10mm，下睑板高度大约4～5mm。

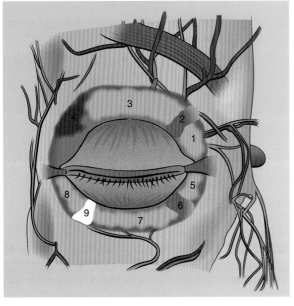

图5-7 上睑和下睑的相关解剖
上眼睑：1. 内侧脂肪垫；2. 上斜肌；3. 中央脂肪垫；4. 泪腺大致位置
下眼睑：5. 下睑内侧脂肪垫；6. 下斜肌；7. 中央脂肪垫；8. 外侧脂肪垫；9. 弓形扩充物

在下睑区域，下斜肌将内侧脂肪团和中间脂肪团分开，下斜肌的弓状延伸将内侧脂肪团和外侧脂肪团分开（图5-14）。下斜肌在眼睑美容手术中经常碰到，必须保护好。但外科医生看见这个肌肉，就会知道内侧（鼻侧）脂肪团位于其内侧。如前所述，中间和外侧脂肪团被睑囊筋膜至眶缘的筋膜带，称为弓状扩展带所分割开（图5-7）。

术中会遇到哪些解剖结构与手术入路有关。经皮切口会切开皮肤、轮匝肌、眶隔和脂肪。更常规的经结膜入路是在眶隔后方，切开结膜、睑囊筋膜，然后进入三个下睑脂肪团。睑囊筋膜由下睑缩肌组成，属于下直肌的筋膜延伸。有些外科医生或解剖学家也会描述Müllers肌（即下睑板肌），靠近下睑的睑囊筋膜，和上睑一样，其由交感神经支配的平滑肌纤维组成。

二、眼睑和眶周区老化

关于面部老化已在第一章中做过讨论，但眶周老化如此重要，需要进一步做介绍。随着我们年龄的增长，眼睑区域的各种变化日趋明显。眉下垂是眼睑老化的重要标志，尤其在上睑眶外侧区域，又称为眼镰。讨论眼睑美容时，眉毛的处理必须包括在内。经常，患者会捏起眉毛部位过多的皮肤，以为是眼睑皮肤，想手术切除。有必要告知患者，这实际上是前额皮肤，不能切除，而是需要通过眉部提升来重新定位眉毛。去除上

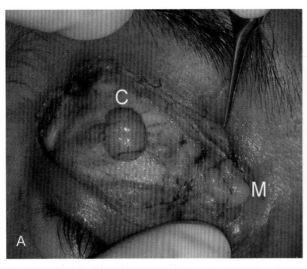
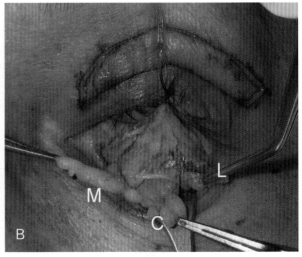

图5-8 术中图像显示眼睑整形手术中常见的两个上睑脂肪垫（A）和下眼睑脂肪垫（B）
M. 内侧；C. 中央区；L. 外侧

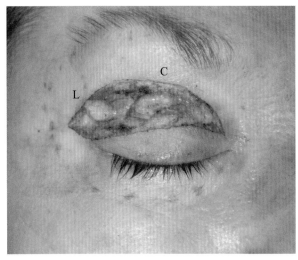

图5-9 偶尔在上睑可见第三或上外侧脂肪团
C. 中部；L. 外侧

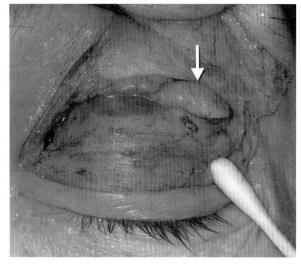

图5-11 泪腺增大和泪腺脱垂
这个泪腺位于偏中央侧，但通常它更偏向外侧

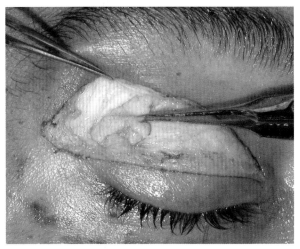

图5-10 泪腺位于上外侧眶部，将泪腺和脂肪区分开
很重要

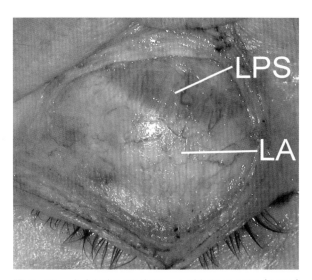

图5-12 术中解剖可以发现，上睑提肌肌纤维（LPS）
插入到提肌腱膜（LA）中，腱膜又止于上睑皮肤，形成
了眼睑皱褶

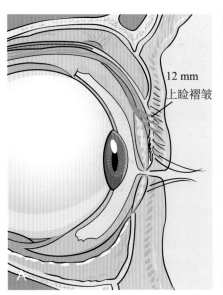

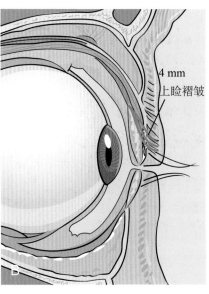

图5-13 A. 高加索女性的上睑
褶皱在睫毛上方约10～12mm；
B. 亚洲女性在睫毛上方约
4～6mm（由 Steve Bosniak
博士重新绘制）

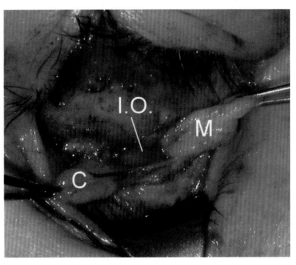

图 5-14　右眼经结膜切口的术中所见，下斜肌（IO）将中央脂肪垫与内侧脂肪垫分隔开

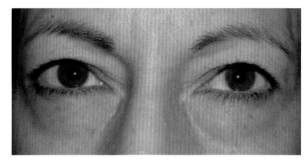

图 5-15　一位年近 40 岁的患者，是典型的眼睑老化性改变，接受了眼睑成形术

上睑皮肤出现松垂和皱纹，重睑皱褶模糊，上睑皮肤经常接触睫毛，同时患者也有明显的下眼睑脂肪脱垂

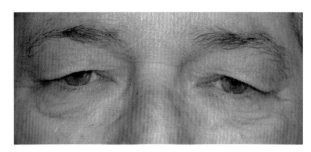

图 5-16　这名 73 岁男性表现出严重的皮肤松弛和下垂，明显遮盖了视野

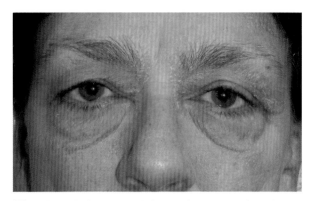

图 5-17　这位 58 岁的患者眶周老化明显，主要是下眼睑花纹状变化，这种变化代表了下睑与颊侧交界处皮肤的淋巴水肿

睑多余的皮肤很容易，但容易犯的错误是不能正确诊断眉毛和前额的下垂，甚至有些经验丰富的医生也如此。如前所述，我经常碰到做过多次眼睑整形的患者，找我做眉部和前额提升。不幸的是，已经没有多余的皮肤来保证既能提升眉毛，又能闭合眼睛。这些源于前面做手术的外科医生的误诊。对于精细的眼睑整形，眉毛的定位是不可或缺的。事实上，很多患者两者都需要，尤其是女性。我做上睑整形手术，99% 同时行眉部提升。

上下睑皮肤老化变化由多个因素所致，与年龄有关（图 5-15 至图 5-17）。眼睑皮肤是人体皮肤最薄的部分，所以很脆弱。光化学损伤是导致眼睑皮肤弹性和质地改变的主要因素。过多的眼睑皮肤称为皮肤松弛。这种皮肤松弛不能与眼睑皮肤松弛症相混淆，因为眼睑皮肤松弛症属于一种少见的血管神经性水肿。反复发作的水肿会导致眼睑皮肤松弛，出现皮肤弹性和肤色变化。

脂肪假性疝出（眼睑脂肪）是发生在眼睑的常见的外观问题。关于脂肪疝出或假性疝出的争论一直存在，我认为准确地讲，应该是下垂。多数医生同意此观点，就是眶隔随着年龄增长而变薄弱，眶周脂肪团突入松弛的眶隔，导致脂肪袋出现。要观察脂肪团是否疝出或下垂，闭眼后轻压眼球，将会使脂肪团突出。此外，让患者张口，向上看，就会观察到下垂的脂肪。这种情况具有

家族性和遗传性，有些患者在他们青春期后期就会出现突出的脂肪袋。此外，这些脂肪堆积对于体液流动和重力作用敏感，早晨会更加明显。通常，这些患者主要抱怨的是黑眼圈。事实上，这些黑眼圈就是突出的脂肪袋的阴影投射。当这些患者，在头顶有灯光的房间时，阴影更明显。采用头顶有光源的情况下拍照，不用闪光灯时，黑眼圈加重。黑眼圈和眶周色沉的出现也是多因素

的。这些色沉可能源于光损伤，浅表的色素可以用激光嫩肤治疗，对于有些种族的人，如印度裔巴基斯坦人，色素非常深，因此很难改善。静脉瘀血或含铁血黄素渗入皮肤也会导致眼睛下面的黑眼圈，局部慢性炎症也会导致下睑色素沉着。有些患者在下睑皮肤区域有大、小静脉聚集，也会导致皮肤淡蓝色改变。

有些患者主要诉求是脂肪袋，但实际上他们有下睑眼轮匝肌肥厚。当患者笑的时候或或者挤眼睛的时候，眼轮匝肌肥厚会更加明显（图 5-18）。

睑黄瘤是一种在眼睑的累积黄色斑块。在此情况下，患者存在血中胆固醇增加或高脂血症，部分还存在糖尿病。这些病损可以手术切除或进行激光磨削，但容易复发。

三、诊断与患者选择

Joe Niamtu III，Julie Woodward

某些面部美容外科手术进行简单的术前检查就可以做，并发症也有限，而眼睑手术有可能发生严重的并发症，包括失明。术前花时间与患者仔细沟通非常重要。看门诊的时候，患者在挑选医生。医生对患者的评估不仅包括手术层面，还包括心理层面。首先要评估患者的期望值和是否现实。医生要给患者详细介绍诊断、治疗方法、恢复过程和预期结果。手术前介绍得越清楚，术后出现问题时越容易处理。外科医生既要介绍通常的效果，也要介绍最坏和最好的结果。正如人们常说的，术后出现不满意，常常是因为医生们术前没有讲清楚问题和并发症。

需要有足够的时间（至少 30～40min）进行术前评估。推荐一个从上到下的全面方法来引导外科医生和管理患者的预期。在一张 Likert 表上将检查项目进行分级（分为 1～4 级，1 级表示较少，4 级表示较多）比较有帮助。在评估过程中，操作过程、费用、并发症、术前后注意事项、病史、麻醉评估等均需要讨论。大量的信息需要患者的认可，咨询的目的是使患者和护理人员了解重要的特征（框 5-3）。

手术前后照相是告诉患者，眼睑整形手术后可能的预期结果。系列展示以前患者，可以作为与患者讨论外科医生经验的参考，这是一种非常有用的辅助手段。其他的，如小册子、网络资料、幻灯片等也是对患者非常有用的信息。咨询包括视力、签名同意书、制订手术费用付款方式、获取病史和物理检查、实验室检查（如果需要）的表格，术后处方、术前照片、最终的手术方案，以及其他问题。对某些患者而言，这些过程需要几次预约面诊。

重要的测试和讨论包括以下内容。

1. 视力。

2. 筛查可能影响凝血的任何药物。

（1）阿司匹林或含阿司匹林的混合物；

（2）布洛芬或其他影响凝血的药物；

（3）草本药物如鱼油、银杏、人参等，可能影响凝血。

3. 筛查健康问题，包括不可控制的高血压或糖尿病。

4. 筛查麻醉问题。

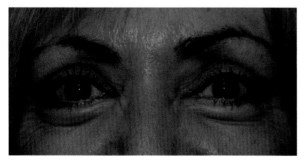

图 5-18　眼轮匝肌肥大导致下睑肌肉隆起。没有经验的外科医生可能误诊为脂肪组织

框 5-3　眼睑美容手术咨询后患者必须了解的重要信息汇总

- 诊断和预期结果
- 手术方式和替代方案
- 术前要求（病史、体格检查、实验室检查、麻醉选择）
- 术后护理
- 可能的并发症
- 可能的修正方案
- 时间安排和付款选择

5. 眼球问题，包括近期的角膜矫正手术。

6. 干眼问题。

7. 眉毛位置。

8. 眉毛、眼睑、眼眶的对称性。

在术前预约时开具术前处方药，包括头孢菌素抗生素和合适的止痛药。

还有一些试验针对特定患者，辅助外科医生评估眼睑美容术的风险。

1. 泪液产生。

2. 眼睑松弛测试：夹捏试验、复位试验。

3. Bells 现象评估。

4. 眼外肌的功能。

以下表现和症状可能导致眼睑整形手术结果成功或不成功，必须被外科医生了解。有些差别很小，仔细观察才能发现，有些可能会对美学和眼部健康有重要影响。如果存在可疑因素可能影响手术效果，需要向眼科医生进一步咨询。眼睑整形手术的初学者应该在刚开始处理患者时，学习获得常规的眼科学面诊知识。这些有助于排除一些病理性眼睛，教会年轻医生什么是正常的，什么不是正常的，在医学法学上保护这些医生。

干眼症也是一个很重要的问题，如果患者术后不能闭眼，会导致不可逆转的角膜损伤。眼睑手术前，需要 Schirmer 泪液试验，对于需要常规滴眼的患者，也要推荐眼科医生会诊。在 Schirmer 试验时，结膜采用丙美卡因滴眼液麻醉，Schirmer 试纸条放置于眼部的外上角，试纸条潮湿度在 5min 小于 10mm，提示干眼症。干燥程度可以在实验室检查，通过荧光素燃料染色角膜，局部麻醉，采用钴蓝手电筒观察。荧光素燃料在泪膜中分散，当钴蓝光使其发光，染料显示出绿色，角膜上的泪膜和泪液新月体呈现出淡绿色。角膜上的任何干燥区域都会吸取染料，发亮的绿色通常位于角膜上 1/3。角膜侵蚀区域会在角膜上发出亮绿色光。虽然有些眼睑整形会导致病理情况恶化，但确实能改善睑缘炎和酒渣鼻。

没有人是绝对完美的对称的，大多数进入诊所的患者并没意识到他们的不对称。讨论和描述患者的不对称，是外科医生的工作，因为如果术

前医生没有看见患者的不对称，术后肯定会发现，这时候沟通起来就比较困难。

（一）眶

有些患者眶部比较大，瞳孔离眉毛和上眶缘较远，有些患者眶部比较小而紧，眼球离眶缘和眉毛的位置显得拥挤。随着年龄增长，眶下壁逐渐偏离眼球，向下移位，面中部则向后旋转。

眶骨很少有绝对对称。将面部作为一个整体观察时，通常一侧瞳孔稍高于另一侧瞳孔（图 5-19）。此种现象可称为眼眶异位或者眼球异位，通常以毫米来估算。必须提及的是，眼球偏低的眶部通常有更空的上睑间隙，这些必须要告知患者并记录。

当眼球和中面部相比，有前突时，我们称为副矢量眶。正常情况下，面中部比眼球突出。此类患者如果考虑眼睑整形手术时，非常具有挑战性，因为他们面中部扁平。中面部发育不全可以是发育因素，也可以是遗传因素。同样，眼球突出导致的副矢量也可以是因为甲亢或类似的疾病。

（二）眉毛位置

几乎所有患者均有一定程度的眉部不对称（图 5-19）。这些归因于第Ⅶ对脑神经在一侧面部的力量大于另一侧。面部动作也会导致上面部的改变。喜欢大笑和表情丰富的患者，会有更多皱纹和眉毛偏低。反复的面部表情，一侧比另一侧力量大，经过十多年后，这一侧的眼部在微笑拍

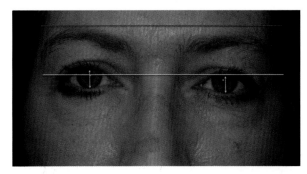

图 5-19　有无对称性在手术前讨论与记录中极其重要，否则一些患者会责怪手术造成这些不对称变化，这个患者瞳孔高度（白线）不同，眉毛高度（蓝线）也不同，而且左侧睑裂小（黄色箭头）

照时，会比另一侧眼部小。静息位眉下垂患者，在表情交流时，会有代偿性眉抬高，这样会掩盖眉下垂。

眉毛可以表现为内侧下垂和外侧下垂。眉毛的不对称需要重点讨论，因为低眉会下压上睑，尤其有时单侧的情况下。如果眼睑处理了，但眉下垂没有处理，那么眼睑多余皮肤去除后，手术后的眼睑仍然会偏低。年轻女性的眉毛位置高于眶上缘，年轻男性眉毛位置正好位于眶上缘处或稍高于眶上缘。如前所述，对于任何眼睑整形患者，必须要沟通眉毛位置和眉部处理。如果患者适合做眉上提，医生没有做，患者应该被告知，以便为做眉上提手术的医生做出参考和提示。

代偿性眉抬高是指患者一侧上提眉毛比另外一侧多。如果一侧存在轻度上睑下垂，患者会在另一侧更多的代偿性眉毛抬高，是为了快速改善患侧眼的视力。评估所有患者静息状态和活动状态非常重要，有助于医生正确评估和记录这些状态。

（三）提肌功能

正常提肌功能（LF）有 12 ～ 18mm，距离从向下看到向上看眼睑移动的距离，同时额肌在眉毛处压住防止移动。在咨询时，正常或不正常的提肌功能要记录下来。

（四）皮肤松弛

多余的皮肤、脂肪、轮匝肌的量可以分为四级（图 5-16）。多数患者鼻侧脂肪垫下垂均比较明显，鼻侧脂肪垫邻近滑车动脉，如果不正确处理，会导致明显的眶内血肿。提肌腱膜前脂肪垫有些患者表现为萎缩，有些患者表现为肥大。偶尔有患者眉脂肪垫比较大，当去除时，会增加美感。

（五）睫毛下垂

睫毛可以有各种位置，根据情况分为四级。这些患者睫毛位置偏下，缺乏平行对称性，所以显得古怪。如果患者有 3 ～ 4 级的睫毛下垂，就好像静眼时通过睫毛看东西，这些患者会被询问是否有严重睡不醒和睡眠呼吸暂停。这些情况存在于松软

眼睑综合征，而且此类患者术后更容易水肿。

（六）睑缘反射距离

睑缘反射距离（marginal reflex distance，MRD）是眼睑整形手术检查时一项非常重要的测定指标。距离以毫米计算，从上睑缘到光反射点（瞳孔中点）的距离。正常眼睑位于角膜上缘下方 2mm，对应的正常 MRD1 值为 3 ～ 4mm。如果 MRD 值小于 4mm，或存在不对称，需要告诉患者需要考虑下垂修复。患者必须意识到，如果美容外科医生没有进行功能修复，患者应该被转诊到上睑下垂评估。有些患者并不在意存在多年的轻度下垂，只是选择简单的美容处理，但是这类患者最后会选择上睑下垂矫正术式。

MRD2 是指从瞳孔中点到下睑缘的距离，大约 6mm。下睑退缩患者会存在 MRD2 大于 6mm。

睑裂高度指的是 MRD1 和 MRD2 的总和（图 5-20）。

（七）A- 眶畸形（上睑凹陷）

有些患者可能存在上睑凹陷，尤其含有眶上血管和神经的眶上切迹。上睑凹陷的完整性（或者缺损）需要提及并记录。同样需要与患者进行沟通，避免因术后上睑凹陷而责怪医生。

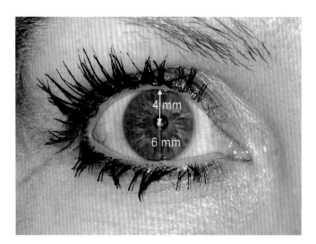

图 5-20　MRD1 和 MRD2 的总和等于眼睑裂
MRD1（黄箭）是瞳孔光反射到上眼睑边缘的距离，正常情况下为 4mm。MRD2（红箭）是瞳孔光反射到下眼睑边缘的距离，正常情况下为 6mm。MRD1 ＜ 4mm 是上睑下垂的诊断值，MRD2 ＞ 6mm 是下眼睑回缩的诊断值

（八）兔眼症

用力闭眼时上睑到下睑之间的间隙测量，以毫米为单位。显然，不能完全闭合眼睑的人不适合做眼睑整形手术，因为有可能导致暴露性角膜病和干眼症。

（九）下睑松弛

下睑松弛有可能引发外形和功能方面的问题，术前须告知患者，并调整术式，以免术后出现下睑位置异常或者退缩。有几个项简单的检查可以用来评估相关解剖结构的功能。

1. 复位试验

复位试验（又称下拉回缩试验）就是将下睑向下牵拉离开眼球，然后松开。医生必须提醒患者操作时不要眨眼，因为眨眼会导致下睑向眼球

回缩。正常复位时间一般 1～2s（图 5-21），记数持续 15s，直到眨眼时。如果有延迟，需要做眼睑收紧手术，如睑板条手术（图 5-22）。

其他评估下睑松弛的试验包括向外侧牵拉下睑，评估泪点的移动距离。在正常眼睑，当下睑向外侧牵拉移位时，泪点不会移动超过眼球内测角膜与巩膜交界处（角膜边缘）（图 5-23A）。在松弛的下睑，同样操作会导致泪点向外侧移动超过眼球内测角膜边缘（图 5-23B）。

2. 牵拉试验

牵拉试验（又称提拉试验）用于评估下睑松弛，具体操作是将下睑向前牵拉离开眼球，然后测量距离（图 5-24）。如果牵拉距离超过 8mm，存在下睑松弛，此种情况下，做下睑整形术时，须谨慎和保守，需要做类似外眦固定术这样的辅助性手术。

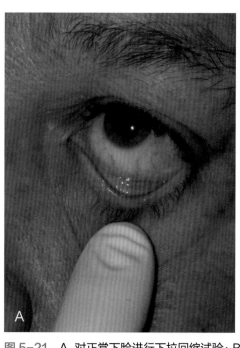
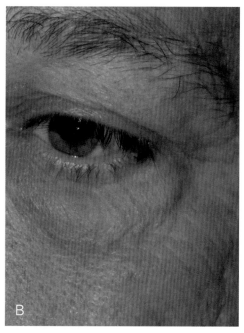

图 5-21　A. 对正常下睑进行下拉回缩试验；B. 返回正常的眼睑位置

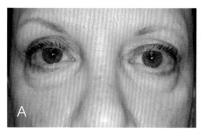
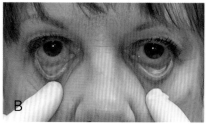
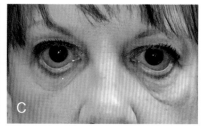

图 5-22　下拉回缩试验结果异常
A. 测试前；B. 测试开始；C. 眼睑未恢复到正常位置

对于存在下睑松弛、退缩、巩膜外露、眦角圆钝或者有过眼睑手术史的患者，做眼睑整形手术时，医生要警惕潜在并发症发生的可能（图5-25）。

贝尔现象是人在睡眠和无意识时保护角膜的一种机制，表现为眼球向上旋转，上眼睑覆盖角膜，防止干燥，见于某些人睡觉时，虽然睡着了，但眼睛半睁半闭，可以看到白色巩膜。干眼症患者或没有保护性贝尔现象的患者，做眼睑整形手术后，如果出现兔眼畸形，因为角膜干燥和暴露，有可能导致角膜损伤。为了检查贝尔现象是否存在，患者需要闭眼，检查者轻柔地撬开眼睑。贝尔现象正常者，眼球向后旋转保护角膜，检查者只能看见白色的巩膜（图5-26A）。贝尔现象异常者，闭眼时牵拉开眼睑时，可见到角膜暴露（图5-26B）。术前发现有任何眼科问题都必须找眼科医生会诊。

（十）睑外翻

1. 巩膜外露

巩膜角膜交界处（角膜下缘）到下睑缘的距离以毫米计，正常一般为0mm，超过此数值，通常伴有溢泪（泪液过多）或甲状腺眼部疾病，或者副矢量眶，矫正起来有一定难度。如果眼眶存在副矢量，眼睑会移到眼球之下，看上去更糟糕。此类患者需要进行眶隔移植，这样的手术超出了本章的范畴。

2. 泪点外翻

根据下睑泪点离泪湖和眼球的距离，泪点外翻可以分为1～4度，泪点位置对于正常泪液流动很重要。即使是1度的泪点外翻，患者也会有溢泪问题，不适合做眼睑整形手术。

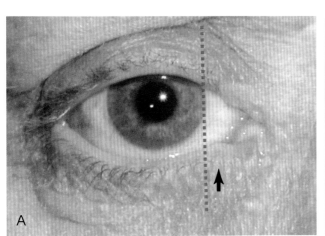 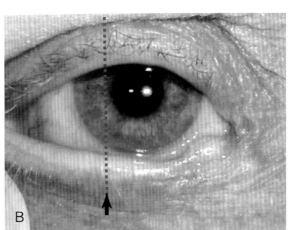

图 5-23　A. 向外侧牵拉移位下睑，正常患者泪点移动不会超过眼球内侧角膜巩膜交界处（角膜缘）；B. 在松弛的下睑，同样操作会导致泪点向外侧移动超过角膜内侧缘

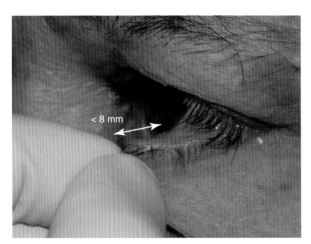

图 5-24　提拉试验在水平方向上观察下睑松弛度，正常情况下应 <1 cm

（十一）睑板前轮匝肌肥厚

有些患者，误将睑板前眼轮匝肌肥厚当作眼袋（图5-18），术前需要向患者讲清楚。有些眼整形医生不切除肌肉，因为这样可能会减弱下睑力量和改变下睑形态。

（十二）下睑脂肪脱垂（眼睑脂肪）

根据脂肪突出眶隔的程度分为1～4级。有些患者，眼睑皮肤很薄，可以清晰地看到三个脱出的脂肪团。

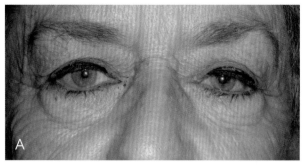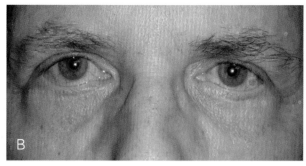

图 5-25 这两位患者都有明显的下睑松弛性改变，如果医生缺乏经验，有可能出现严重并发症

A. 下睑老化明显的患者，下睑松弛；B. 下睑皮肤过度切除的患者

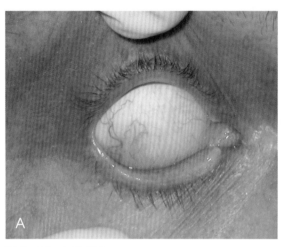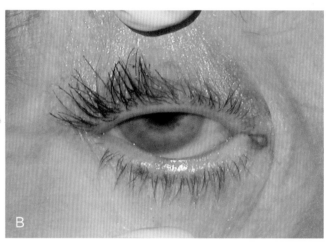

图 5-26 贝尔现象

A. 正常的贝尔现象；B. 异常的贝尔现象，因为眼球没有上旋，因此不能保护角膜

（十三）下眶缘凹陷

面部软组织常常沿着韧带方向出现萎缩。眶颧韧带将皮肤与下眶缘连接。沿着眶缘的萎缩分为 1~4 级。可以在手术时采用脂肪转移进行填充，也可以在术后 1 个月，再做面部注射填充来矫正。

（十四）颧部凹陷

颧骨的皮肤韧带，始于颧大肌、颧小肌和骨膜，止于皮肤。下睑眼轮匝肌区下脂肪之下区域也会出现萎缩。术前须告知患者，单纯的眼睑整形术无法矫正这些区域的问题，需要进行面部注射填充，或者采用假体植入。

（十五）皮肤评估

1. Fitzpatrick 皮肤分型

皮肤类型从 1（基本白色）到 4（基本黑色）分为 4 型，需要检查并记录。下睑采用 CO_2 激光

或者铒激光磨削通常比较安全。

2. 质地

皮肤薄并且有皱纹的患者对激光反应好。皮肤厚的患者，皱纹多是由眼轮匝肌嵌入皮下所致，此类患者采用激光磨削不会取得显著效果，他们需要注射肉毒毒素松弛皮下的肌肉。

3. 半透明度

如果皮肤特别薄，容易表现出黑眼圈，因为皮肤太薄，可以看见黑色的眼轮匝肌。激光刺激产生的胶原不透明，有助于隐藏黑眼圈。色素、含铁血黄素渗出、血管等也是黑眼圈形成的原因，一般的眼睑整形术对黑眼圈无效，必须告知患者。

四、眼睑综合美容手术

Joe Niamtu III

术前照相非常重要。患者术前通常不会仔细看他们的眼睛，但手术后他们会每隔 10min

就看一下自己的眼睛，会变得很挑剔，然后抱怨说，术前这里没有问题，为什么术后出现问题了，他们会关注极其细微的皮肤过多或者不对称，并因此向医生抱怨。我通常会向患者展示术前照片，告诉他们已经存在一侧眼睑低于另一侧，或者类似的他们没有意识到的差异。因此，任何会影响手术结果的不对称和差异必须记录下来，并让患者签字。事实上，做完手术，医生和患者都很快忘记了患者术前的样子，因此，之前照相非常重要。

除了用于医学记录和作为法律文件之外，手术前后的照片是非常有用的市场营销工具。美容外科实际上就是手术前后的对比，在征得患者同意后，照片可以放在门诊，也可以放在互联网上和社交媒体上，以及其他市场营销工具上。医生及其助手必须要从患者那里获得书面同意。不合理地使用患者肖像权，会违反 HIPPA（1996 年的健康安全入门与责任）条款，如果违法，很可能要接受数百万的处罚。各地法律条款各不相同，对于非营利性使用肖像权，如用于教学和职称晋升等目的，必须咨询律师，搞清楚法律规定。

影像学资料必须标准化，否则没有用处。要求具有同样的背景、位置、灯光、曝光、姿势等。

术前照片至少包括以下姿势。

1. 正位。

2. 右斜位、左斜位。

3. 眼睛向上看（加重下睑脂肪的疝出）。

4. 闭眼位（为了证明患者可以闭眼）。

5. 大笑表情。

我总是拍一张患者大笑的照片，并和他们一起看。这样做是告诉患者，做完眼睑整形术，当他们笑的时候，也会有皱纹。显而易见，眼睑整形手术不会阻止眶周动力性皱纹产生。我用照片术前与患者进行沟通。图 5-27 显示作者术前典型的照片。

（一）治疗计划

眼睑整形术是很复杂的外科手术，其成功取决于诸多因素。手术成功与否，更多地取决于患者选择、切口标记，以及精确判断哪些组织该保留、哪些组织该切除，而不完全取决于手术操作。对于眼睑整形术来说，与其说是要去除什么，不如说是要保留什么。

有时候，患者希望单独只做上睑或下睑整形手术，但通常患者上下睑都有老化。我会鼓励患者上下睑同时做。原因是我有一些患者只做上睑或者下睑，术后照镜子，患者喜欢手术过的眼睑，但没做手术的眼睑老化更明显，后悔没有上下睑手术同时做。另一方面，经验丰富的医生要提醒没经验的医生，永远不要动员患者做手术。

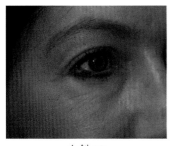
右斜 3/4

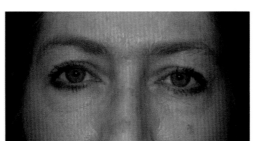
正位

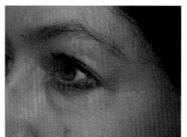
左斜 3/4

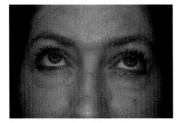
向上凝视

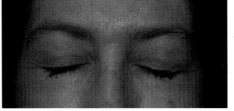
闭眼

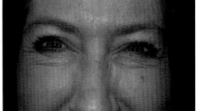
大笑表情

图 5-27　眼睑美容术，最起码要拍摄上述姿势的照片

虽然有些患者只想做眼睑手术，但有些患者要求做双侧上下眼睑整形术、提眉术，以及其他面部美容手术。依我的经验，很少有做面部提升不同时做眼睑手术的。如果下面部老化程度重到需要做面部提升术，上面部肯定也老化到需要做眼睑整形手术。

上眼睑整形手术在技术上相对标准化了，但下睑整形手术有内入路和外入路之分。采用睫毛下切口，皮肤/肌肉入路的方法做下睑整形手术已经很多年了，手术包括外入路切开和去除皮肤与肌肉，此外，还需要打开眶隔（眼睑的中间层），但这有可能导致下睑位置异常。此术式目前仍在使用，但现在更多的眼整形医生认为，打开眶隔是导致下睑异位的主要原因，有可能导致眼睑退缩、巩膜外露、下睑外翻和干眼症（图5-28）。

经结膜切口入路下睑整形术变得越来越流行，因为保留了眶隔，没有外切口，不会出现下睑位置异常。经结膜入路时，在眶隔后面操作，没有伤及眶隔。采用经结膜入路方法，用其他方法处理多余的皮肤。年轻患者，可以不需要皮肤去除。对于老年患者，CO$_2$激光磨削术是我处理眼睑皮肤的首选方法，30%三氯醋酸化学剥脱术是我的第二选择，"皮肤夹捏技术"是我的第三选择，用该方法能够处理多余的皮肤，不涉及下睑眶隔。这些技术会在下面详细讨论。

在做眼综合整形手术术前设计时，必须要考虑眉毛的位置。如果内镜辅助下或切开提眉术与上睑整形手术同时进行，两个操作的提升量叠加，有可能牵拉眼睑使其不能闭合，所以以手术操作必须进行调整，保证有足够的上睑皮肤来行使正常功能。我从上睑去除的皮肤量一般为9～12mm，但有些患者可能只需要去除7mm，有些患者可能需要去除15mm。但同时进行上睑整形和提眉术时，皮肤切除量可能会减少到3～4mm。如果除了眼睑整形和提眉术之外，还计划做眼睑皮肤磨削时，切除皮肤时就要更加小心了。多余的皮肤以后也可以再切，但如果去除多了，就没办法弥补了，这是美容外科的金科玉律。对于考虑既做提眉术，又做眼睑整形手术的年轻医生，最好先做眉提升，后期再做上睑整形术，目的是防止去皮过多。对于有经验的医生，我的原则是，如果需要做提眉术，通常也需要做眼睑整形术。我早期做过一些提眉术，看上去效果很不错，但因为没有处理松弛的上睑皮肤，结果效果大打折扣。当眼睑和眉毛一起处理后，结果看上去更好。

我遇到过很多医生，只做眼睑整形术，不做提眉术。不幸的是，很多适合做提眉术的患者，没有转诊给能做提眉术的医生，这是有违医德的。这些患者去除了过多的上睑皮肤，不能再做提眉术了，因为过多切除皮肤会导致闭眼困难。我也听说过类似的失误导致的法律纠纷。按照医学伦理要求，医生必须要给患者提供完整的方案供其选择。如果手术医生不具备全部技术，建议转诊给有能力的医生。

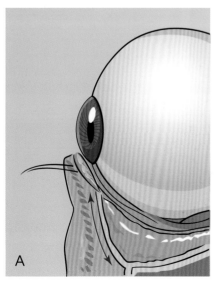
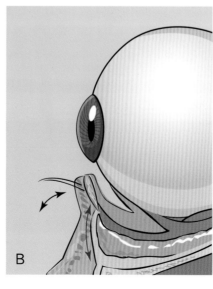

图5-28　打开眶隔是导致下睑异位的主要原因
A. 正常眶隔，下睑紧挨着眼球；
B.眶隔膜收缩导致睑球分离（红箭），注意眶隔膜收缩将眼睑拉离眼球（黑箭）

虽然有人提到过，但医生在术前有义务给患者讲清楚提眉术和眼睑整形术之间的差别，以及每个手术能做什么和不能做什么。

（二）手术操作技术

1. 术前标记

（1）上睑标记

眼睑整形是一项精细技术。去除皮肤过少导致不好的手术效果，需要修复手术，对医生和患者均不方便。去除皮肤过多，导致一系列的功能和美观问题，还会导致法律纠纷。修复手术只是让患者不太方便，不会让医生失面子。如前所述，我对于所有眼睑整形医生的建议是要保守一点，珍视这一点，你将不会错。术前我告诉所有眼睑整形手术患者，少部分患者术后有可能需要做修整术。如果患者确实需要修复，心理上会有所准备。

各种美容外科手术的关键是手术区域的精确画线和标记，对于眼睑整形手术，也是一样的。我已经培养了来自于各种专业的数百位眼睑整形医生。无一例外的是，对于年轻医生，最大的挑战就是学会在眼睑上进行标记。一旦理解并掌握了标记操作，外科手术操作就变得很容易。对于正确标记方法的理解，就是对眼睑美容手术的理解。没有上睑标记的固定方法，因为每个眼睑（甚至同一个患者）都是不一样的。

画线前必须拍术前照片。如果术前照片有化妆，术后照片也要化妆，反之亦然。画线标记后我也会进行拍照。

要在注射局麻要之前做标记，必须让患者的眉毛放松至自然位置后再画线。当患者斜躺或仰卧位时，眉毛和眼睑不在自然位置，这时候画线是不准确的。

切记至少要保留 20mm 的上睑皮肤，用于眼睑的闭合。无论采用何种画线标记方法，保留 20mm 的法则必须要遵守。

为了增加墨水的黏附性，画线前用酒精擦洗眼睑皮肤，减少皮肤油脂。这些标记，在消毒、注射局麻药和手术操作时不能掉了。有些标记笔短而粗，我发现超细笔尖的 Sharpie 标记笔，具有最好的墨水保留时间。如果不用活性好的墨水，标记可能在手术准备时被擦掉，外科医生精确性变差。

在标记眼睑时，用手指抬高眉毛，牵拉眼睑皮肤，有助于画线。第一步是定位上睑皮肤皱褶，多数男性（非亚洲人）皱褶在睫毛上方约 8mm，多数女性（非亚洲人）皱褶在睫毛上方 10～12mm。总之，标记上睑皱褶最好使用患者已有的皱褶。女性希望高的上睑皱褶是为了有一个明显的眼睑隔层，用于画眼影。男性眼睑皱褶过高会显得女性化。上睑皱褶的具体位置术前要详细沟通，我倾向于女性 10～12mm，男性 8mm。凡事均有例外，如果患者需要过高或过低的眼睑皱襞，我们可以因此增高或降低。皱襞高度不对称的情况也会存在。

首先我会上提眉毛，移去多余的皮肤，标记患者已经存在上睑皱襞。多数患者均有清晰可见的皱襞，已经存在的皱襞显得自然。使用细的记号笔设计点和线，从外眦到泪点。有些患者在画线时会躲避和闭眼，所以我在皱褶处先标记点，之后再连接起来。有些患者皱褶是拱形的，最高点在中间，两边逐渐变小 4～5mm。有些患者有相对直线的皱襞，标记时按照皱襞画线即可。对于后一类患者，夸张的拱形可能会有明显的人工痕迹。有些患者提肌断裂，皱襞不明显。此类患者，我们采用之前介绍过的平均数值进行设计，因性别和人种而不同。有时候难以找到真正的皱襞，因为有多层皱褶。我发现最简单的方式是通过提眉上提上睑皮肤，然后慢慢放松上睑皮肤，观察皮肤的多余部位，就会发现真正的皱襞位置（图 5-29），然后使用画线笔从泪点到外眦在皱襞上画线（图 5-30）。

下一步标记眼睑手术切口的上线，这可以有很多种方式。有经验的医生简单地用镊子提捏上睑皮肤直到睫毛微翘，然后做标记。一般在眼睑的内、中、外标记三个点（图 5-31），然后连接成拱形（图 5-32），最后，将两条线相连成切口的外侧角（图 5-33），切口的外侧两条线夹角为

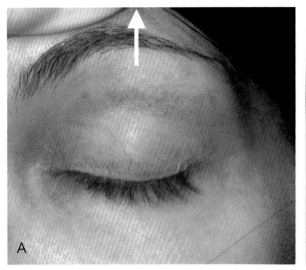
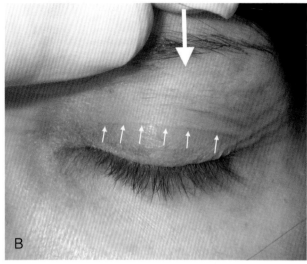

图 5-29　上提眉毛并缓慢放松，观察多余的皮肤，找到真正的皱襞位置

A. 上提的上睑没有皱襞；B. 松弛时，皱襞很明显（白箭）

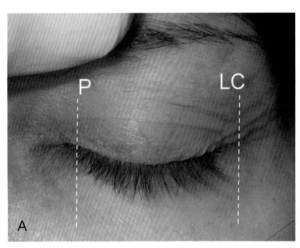
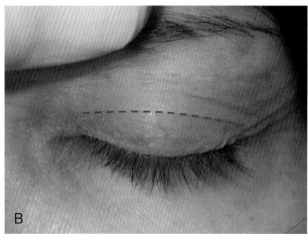

图 5-30　眼睑成形术切口设计应遵循的原则

A. 皱襞内侧到泪点垂直线（P），外侧到外眦垂直线（LC）；B. 设计的切口

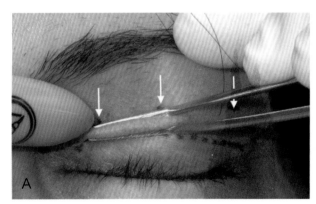
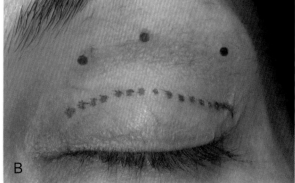

图 5-31　A. 医生捏住上睑皮肤直到上睫毛微微上翘；B. 在上睑的内侧、中央和外侧部分标记三个点

上翘 15°～20°，而不是像内侧夹角一样自然交汇。此处切口延伸产生了大量需要切除的皮肤，以改善外侧睑帘。尽管有些教科书介绍将成角切口延伸至鱼尾纹区域，但我从不这样做，因为这样做瘢痕比较明显，我总是将切口终止在眶缘或稍微超过眶缘一点。

切口的内侧和外侧部分要高于睑缘3～5mm，两侧要对称，这一点很重要。皱襞的对称很重要，尽管一侧眼睑上切口边缘大于另一侧眼睑的情况很常见，切口上缘偏高的那一侧眼睑去除皮肤更多。皱襞一定要一样宽，1～2mm的差别也会引起患者的注意。

最后一个步骤（其他标记标记画线方法也一样）是测试设计去除皮肤量后，能否保证眼睑闭合。这一点非常重要，也很容易检查。通常我会采用口腔科无齿镊子，而不是有齿镊进行操作。让眉毛处于放松位置，用镊子夹捏上睑上下两条标记线，眼睛要能够闭合，睫毛轻度上翘（图5-34）。如果夹捏皮肤时眼睛睁开了，表明上切口线要降低，减少去除的皮肤量。相反，如果标记线重合后睫毛没有上翘，上切口线要向上移，增加皮肤的去除量。如果有疑问，医生应该保守一点。如果后期需要修整，在局麻下操作很容易，也很容易恢复。记住：要测量好了再做。虽然上

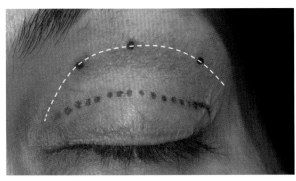

图5-32 三个标记点。白色虚线表示切口的上缘，将会用标记笔进行标记

述标记画线方法很有效，但初学者容易混淆。

标记并画出上睑皱襞线的方法大同小异，但标记上切口的方法很多，我在此介绍的方法更适合初学者。我常使用这种标记画线方法，可以称为"手指凝视法"。患者站在我前面距离1in（约25.4mm）的地方，我将食指放在自己的鼻尖位置，让患者盯着我的手指看，要求患者在画线的过程中不要抬眉毛，否则结果不精确。同样，画线时患者不要眨眼睛和转动眼球，所以患者需要在眉毛放松状态下，一直盯着我的食指。上睑皮肤过多的患者在多余皮肤底部（反折处）会有一个皮肤皱襞。在此皱襞处，从泪点到外眦，标记一系列的点（图5-35和图5-36）。

眼睛闭合时，皱襞的标记点对应于上切口线，然后连接内侧和外侧标记点（图5-37）。

最好的上睑标记画线方法，我称为数学法。因为这种方法是建立在正常眼睛闭时最少需要20mm的皮肤的理论基础之上的。标记画线时，首先如前所述标记出皱襞线。测量并记录从睫毛到皱襞线的距离。然后识别厚的额部皮肤和薄的上睑皮肤的交界区，进行标记（图5-38）。20mm减去皱襞测量值，结果就是上述眉部交界线向下的距离。尽管此法听起来很复杂，事实上很简单。举个例子，测量到皱襞线距离睫毛缘10mm，20mm减去10mm，结果为10mm，从额部/眼睑皮肤交界线下方10mm画一条线。下方标记线保留10mm皮肤，上方标记线保留10mm皮肤，意

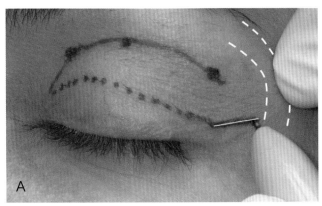

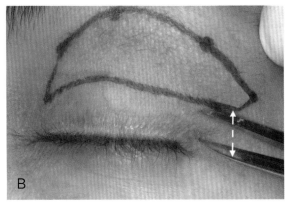

图5-33 将两条线相连成切口的外侧角

A. 向上外侧延伸的切口（实心黄线），与水平线形成15°～20°夹角，这样可以在外侧切除更多的皮肤以改善猫耳，我会将切口线终止于或略超过眶外侧缘；B. 测量切口下缘到睑缘距离的卡尺，测量时两侧操作部位必须要一样

味着有 20mm 皮肤保证正常的眼睑闭合。同样意味着，两条标记线之间的皮肤可以安全地去除。再举一个例子，皱褶线在睫毛上 12mm，20mm 减

去 12mm 等于 8mm，意味着上标记线在额部 / 眼睑皮肤交界线下方 8mm，两条线之间的皮肤可以切除，留有 20mm 皮肤用于正常的眼睑闭合。这只是一个大概的方法，只适用于有超过 20mm 上睑皮肤的患者。

不论采用上述三种上睑皮肤标记方法中的哪一种，需要记住，正常上睑闭合需要至少 20mm 皮肤。

在给患者画线时，在内眦区域，角度要精确，保证缝合时平整。同样，不要将切口内侧部分向鼻侧的凹陷区延伸。该区域的切开瘢痕明显，还能导致内眦条索状瘢痕，处理起来比较难（图 5-39）。

医生必须记住，上睑皮肤切除量两侧眼睑经常不一样，但皱褶高度必须一样（图 5-40）。

（2）下睑标记

如果计划做外入路切口，标记线距离睫毛缘

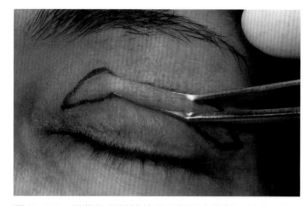

图 5-34　最终和最关键的是用镊子夹住切口的上下缘，让两条线接触，之后如果上睑轻度外翻，并有足够的皮肤来闭合眼睑，如果眼睑闭合不全或睫毛不外翻，则必须适当调整切口上线，不管采用何种标记画线技术，这个测试都至关重要

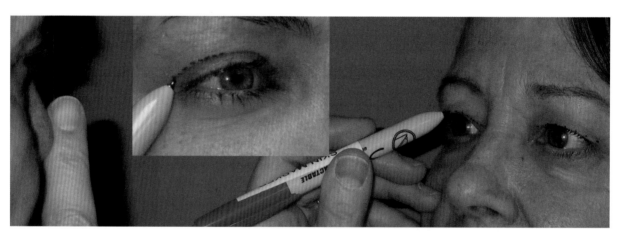

图 5-35　患者平视外科医生鼻尖前的手指，标记多余皮肤的底部；插图为标记线的特写

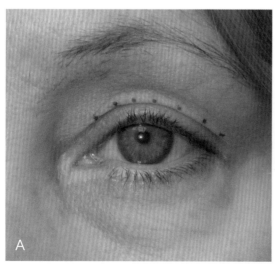
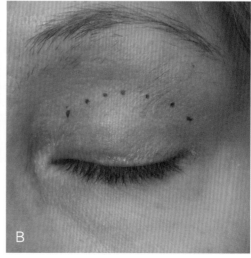

图 5-36　A. 患者平视外科医生的手指，在多余皮肤反折处标记；B. 闭眼时，用手抬高眉毛，虚线对应于切口的上缘

2mm。然后在水平方向沿着眶缘延伸。外侧切口向外下方走行，可以与鱼尾纹重叠。如果切口外端超过眶缘过多，瘢痕需要数月才能恢复。上下睑的切口之间保留 5 ～ 7mm 皮肤的完整性很重

要（图 5-41）。

如果采用经结膜切口，不需要皮肤面的标记，但标记脂肪突出的位置对于手术会有帮助。

如果计划进行激光换肤或化学剥脱，标记要剥脱的眶周延伸区域有助于确保双侧对称。

2. 术前准备和麻醉

尽管眼睑手术经常在医院手术室或手术中心做，但在洁净的消毒环境中也能安全进行。因为眶周血运丰富，眼睑整形手术术后感染的情况很少见。面部、发际缘和眼睑可用不会对角膜造成损伤的消毒剂如碘伏进行消毒。患者戴手术帽遮盖头发，也可以用透气辅料包裹。

我个人喜欢用诱导麻醉或全身麻醉进行眼睑整形手术，但很多眼整形手术医生倾向于局麻。局麻的好处是患者可以在术中睁眼闭眼，尤其是做上睑下垂手术时。但是，对于常规的眼睑美容手术，我相信静脉诱导麻醉下手术患者更容易接受。

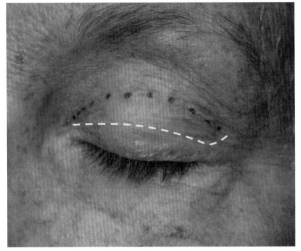

图 5-37　用"手指凝视"法标记切口上线后，下一步是标记患者原有的褶皱线及其侧向延伸线，用黄线表示

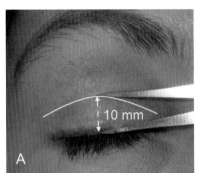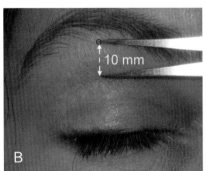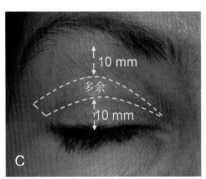

图 5-38　识别厚的额部皮肤和薄的上睑皮肤的交界区，进行标记
A. 典型的重睑线宽度为 10mm，这是从原有的 20mm 去掉 10mm 的皮肤后剩余的 10mm；B. 眉毛 / 睑皮肤交界线下保留 10mm 宽的皮肤；C. 总共需要保留 20mm 的上睑皮肤，其余部分是可以切除的上睑皮肤

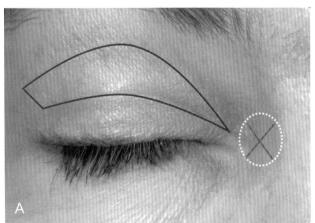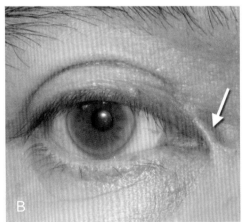

图 5-39　A. 鼻侧凹陷区（红色 X）；B. 重睑切口不应延伸到此区域，否则会形成明显的肉眼可见的条索状瘢痕（白箭）

287

眼睑整形手术的器械相对简单（图 5-42）。

1. 塑料或金属角膜罩（激光时需要金属板）。
2. 角膜保护板。
3. 眼睑拉钩。
4. 圆规。
5. 精细牙镊。
6. 小的止血钳。

7. 小的皮钩。
8. 细头吸引器头。
9. 肌腱手术剪，Westcott 剪或 Iris 剪。
10. 小的双极电凝镊子。
11. 6-0 快吸收肠线。

对于经结膜切口，角膜保护板和眼睑拉钩是必需的。

尽管有各种各样的缝合材料可供医生们使用，但我倾向于用带 PC-1 角针的 6-0 快吸收肠线。也已证明，该线可以达到类似于 6-0 尼龙线的美容缝合效果，优点是可以吸收，不需要拆线。患者不喜欢拆线，尼龙线和普理灵线可能导致伤口组织快速增生。缝线和线结的处理可能影响眼睑手术切口。如果医生使用尼龙线，建议术后 5d 拆线。

即使医生年轻且视力好，外科放大镜和头灯有助于眼睑整形术做得更为精准。止血是保证眼睑整形手术安全的关键因素，当脂肪被切除时，回缩的血管很容易进入眶部，如果发生了，会导致球后血肿。有时候，这些血管很细，用放大镜有其优势。此外，放大镜和头灯对于保护微细的组织结构不被损伤有帮助。

保护好角膜对于眼睑整形手术很重要（图 5-43）。用激光刀手术时，使用不锈钢角膜保护罩，用电刀或高频手术刀操作时，使用塑料角膜保护罩，因为金属罩会产生电弧，导致角膜损伤。在放置角膜保护罩之前，需要采用适当的眼球局部麻醉，通常我会在每只眼滴几滴 2% 利多卡因加 1∶100 000 肾上腺素。不需要使用油膏，眼睑整形手术完成后迅速去除角膜保护罩（我反对在之后做面部提升和其他手术时继续保留角膜保护罩）。

有一个眼睑整形手术绝对必要的工具，就是小的双极电凝，可以是高频电刀或普通电刀（图 5-44）。尽管用激光或电刀切开组织可以止血，但断裂的血管出血会影响术野的清晰，用电刀针头或激光烧灼止血效果不好。如果手术中有活动性出血，小的双极电凝可以作为控制出血的"救命"武器，外科医生进行眼睑整形和除皱手术时都离不开它。控制不好出血会导致失明。此外，双极电凝在脂肪切除塑形和上睑皮肤切除时也有很大用处。

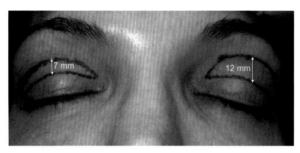

图 5-40 双眼去除的皮肤量可以不同，但是褶皱必须是对称的

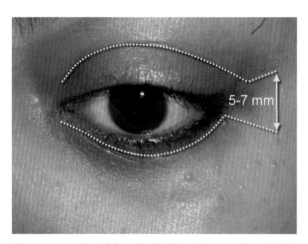

图 5-41 下睑手术切口在睫毛缘下方 2mm 处，如果向眶缘或稍微超过眶缘的方向延伸的话，需在上睑和下睑切口之间至少保留 5 ～ 7mm 宽的组织

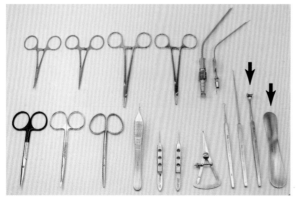

图 5-42 图示为典型的眼睑成形术器械。红箭分别标识 Desmarres 眼睑拉钩和 Jaeger 眼球保护板

一般是消毒、铺巾、保护角膜后打局麻。我的标准方法是先诱导麻醉，消毒之前打局麻，然后进行消毒铺巾，局麻药逐渐开始起作用。我采用2%利多卡因加1∶100 000肾上腺素，用32G针头注射（图5-45）。上睑注射时要表浅，主要是真皮内和皮下注射。重要的是不要刺入眼轮匝肌，否则，很容易瘀青，恢复时间会延长。针头刺入皮肤，形成一小串皮丘，一侧上睑注射大约1ml麻药。也可在眶隔脂肪内注入少量麻药，因为其神经丰富，手术过程中会产生疼痛。

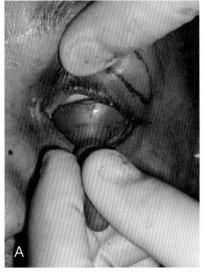

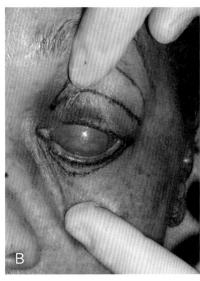

图5-43 在眼睑成形术中保护角膜是绝对必要的，不锈钢保护罩主要在使用激光刀时使用，塑料罩在用电刀和高频刀时使用

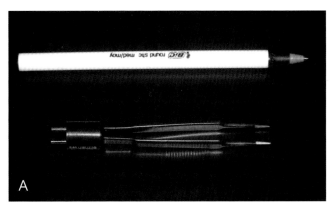

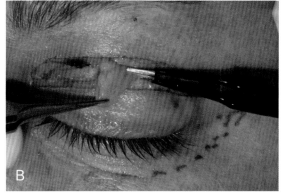

图5-44 小的双极电凝头是止血的好工具，也可用于皮肤的切开和脂肪去除

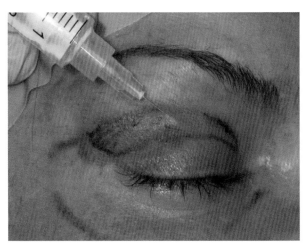

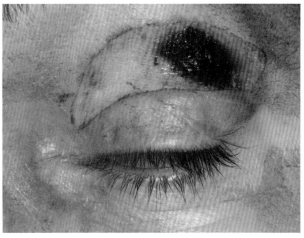

图5-45 用32G针头在皮肤切除区域皮下注射局麻药，单侧眼总量为1ml，如果不小心注射到肌肉中会产生瘀青

对于经结膜入路方法，同样的局部麻醉和针头，注射部位在切口的结膜下和三个脂肪团内（图5-46）。

如果下睑采用皮肤肌肉瓣法，局麻药物注入切口区域和肌肉与眶隔间的潜在间隙，该平面很容易识别，注射时也容易膨胀。

3. 切开方式

可用的皮肤切开器械包括手术刀、剪刀、CO_2 激光、射频以及高频电刀。很多医生喜欢用手术刀切开，但会有明显的出血（图5-47）。我通常使用 CO_2 激光和电波微针，因为基本没有出血。我的四个眼睑术野几乎没有出血，只需要一个棉签即可。多数手术基本零出血。出血多会模糊手术野，导致瘀青、肿胀、不适，增加术后恢复时间。减轻术中损伤，恢复快是医生进行市场营销很好的宣传材料。所有医生均认为，少的出血，意味着手术更精细。使用大量的血管收缩剂时，要想出血少，医生要等待足够长的时间才能下刀，但这样做效率不高，激光可以不需要血管收缩剂就能达到止血的目的。

4. 上睑切口

尽管上睑手术操作在本章中首先进行介绍，但手术中，我会先做下睑，这样不会干扰上睑的缝线。

一旦上睑已经标记画线、消毒铺巾和麻醉后，我用 CO_2 激光，光斑 0.2mm，直手柄，椭圆形切开全层皮肤。我先沿画线切开所有的皮肤，直达皮下。周围的皮肤被切开后，用镊子夹住皮片的内侧角，皮肤从肌肉表面切割下来，有点像剥葡萄皮（图5-48）。如果采用电凝器，用微型电凝头切伤口更加整齐。我通常用微型电凝头来凝血，止血效果非常好。如果患者肤色深，我会先用纯切开模式切开皮肤，这样组织损伤小，然后变为纯电凝模式用于软组织切除。

切开操作从外侧到内侧，止于泪点处，避免切到鼻侧区域。第一层最好只切除皮肤。

一旦椭圆形的皮肤被切除，就可以看见眼轮匝肌（图5-49A）。该肌肉血运丰富，经常可以看见其表面的大血管网。在肌肉切除时，这些血管要烧灼，防止出血。下一步就是切除或修剪眼轮匝肌。有些医生不会去除任何肌肉，而有些医生建议去除与皮肤同样大小的眼轮匝肌。我认为肌肉切除应该保守点，这样会有良好的精致的上睑沟，眼睑功能恢复快，瘀青较轻。我个人认为切除手术野中间 4～5mm 宽的眼轮匝肌比较合适（图5-49）。

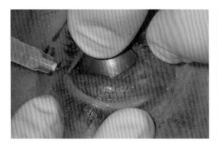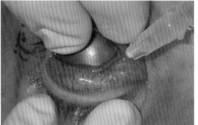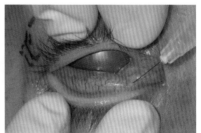

图 5-46 用 32G 针头通过切口线将局部麻醉剂注入三个下方眶隔脂肪中，总量为 1ml

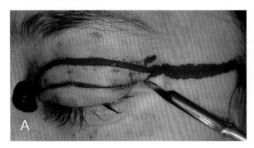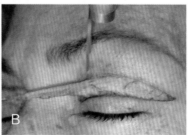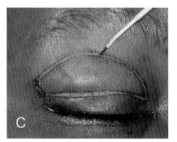

图 5-47 可用的皮肤切开器械包括手术刀、剪刀、CO_2 激光、射频以及高频电刀
A. 使用手术刀切开的术中照片；B.0.2mm 大小光斑的 CO_2 激光器；C.20W 纯凝固用的高频电针，切开的同时止血，可以有效减少出血，另外，留出足够的时间，让局麻药中的血管收缩药物起效，可以减少切开时的出血

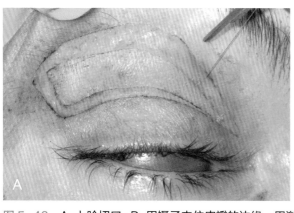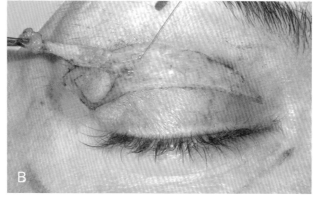

图 5-48　A. 上睑切口；B. 用镊子夹住皮瓣的边缘，用激光将皮肤从眼轮匝肌上去除，可见皮肤收缩

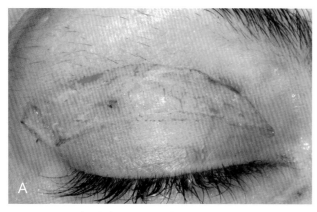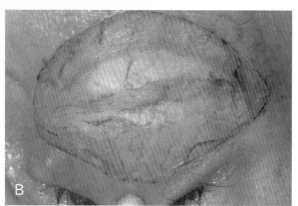

图 5-49　A. 切除皮肤后的眼轮匝肌；B. 用 CO_2 激光切除一条宽约 4 ～ 5mm 的眼轮匝肌，上睑被牵拉开，这使得肌肉切口看起来更大

如果眼轮匝肌在正确平面切除，立刻可以看见眶隔（图 5-50A）。眶隔是半透明的，轻压眼球可以见到其下的脂肪团移动。眶隔可以在中间或内侧脂肪团处切开，也可以从内侧到外侧全部切开（图 5-50B）。对于初学者而言，眶隔可能辨识不清，有切开提上睑肌腱膜的风险（深层结构），尤其是切口靠下时。如果对脂肪团位置存在疑虑，切口向上移靠近眶缘就可以。这些脂肪团在眶缘和眼球之间形成垫片，解剖学上靠近眶缘。轻压眼球（眼球后退）可见脂肪团突出。脂肪团在薄的眶隔下可以看见其活动。眶隔在眶缘下方正中切开，中间脂肪团会脱垂出来，可以向外牵拉切除，中间脂肪团经常会走向切口的外侧部分。在上睑碰到第三个脂肪团的可能性较少。有经验的医生会期待这种解剖上的异常。内侧脂肪团要小心，不要过度处理，否则会有上睑凹陷发生。有些医生不会去除内侧脂肪团，我一般会去除 1/3 的内侧脂肪团或多余的部分。脂肪（容量）

对于年轻而言，是朋友，不是敌人。只去除过多的脂肪，我称为减脂，而不是去脂，我们要搞清楚去除脂肪的目的。

记住泪腺位于眶的外上区域，不注意的话，容易当作脂肪团处理。通常上睑有两个脂肪团，一个中间，一个内侧。

泪腺为粉红色（类似于腮腺或颌下腺组织），不同于黄色的内侧脂肪团（图 5-51）。如果泪腺有轻度脱垂，可以折叠缝合到眶部。通常用不可吸收线缝合于眶骨膜（图 5-11）。

对于初学者，甚至有些经验的医生，很难定位内侧（鼻侧）脂肪团。尖端分叉的皮钩有助于找到和显露内侧脂肪团。轻压眼球，有助于脂肪团外突。钝性分离有助于安全定位内侧脂肪团，采用钝的止血钳或两个棉签杆（图 5-52B）。一旦找到内侧脂肪团并显露，打开脂肪包膜，脂肪会呈球状突出。内侧脂肪团比其他脂肪团白，因为纤维组织多。此外，内侧脂肪团较其他脂肪团

富含神经，即使全麻，进行操作时，患者也会有反应。操作前在内侧脂肪团底部注射局麻药，是个好的方法。

减少眶隔脂肪的手术技巧很多。无论采用何种方式，医生必须注意，不要拉、伸、推脂肪团。许多血管横跨脂肪团，血管从眶底部发出。如果脂肪团从眶部伸出来，深部血管会有撕裂损伤的可能，当脂肪团减少后，血管会回缩入眶部，并发生出血。如果有不可控制的出血发生在眶部深面，会形成血肿，后者压迫眼动脉，有可能导致永久性失明（图5-53和图5-54），所以，处理脂肪团时一定要谨慎。初学者常问的问题是，我应该去除多少脂肪。尽管每个患者不同，但应该只切除轻压眼球时突出的部分。此外，医生和助手不应该用力拉拽脂肪团。

有时外科医生将脂肪团当作"敌人"来看待，尽可能多的去除。眼睑整形手术实际上是一项要保留多少组织的技术，而非去除多少组织的技术。过多的脂肪去除会导致眶部空虚，会显得老态和憔悴。一定要保守，脂肪去除容易，但眶部凹陷较难解决。总的原则就是只去除眶部不要的脂肪，不要过激地寻找和去除深部脂肪。经典的脂肪团去除手术就是显露出突出的脂肪，在基底部钳夹住，然后切除。尽管钳夹脂肪基底部有助于止血，但也会对脂肪团有杠杆作用，会不经意中拉伸脂肪基底部，撕裂血管。在助手握着血管钳，主刀医生切脂肪时，这种情况有可能发生。止血方式可以是 CO_2 激光、电凝、高频电刀，或者采用双极电凝而不用钳夹血管。当使用 CO_2 激光时，通过移动手柄来使激光束散焦，可以增加光斑大小，

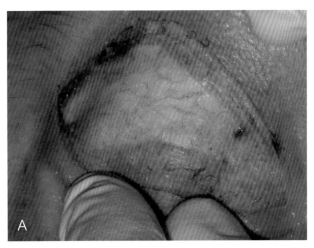
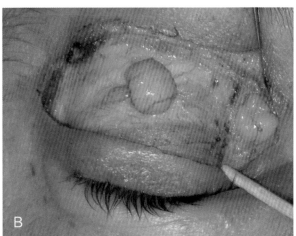

图 5-50　A. 完整未打开的眶隔；B. 在一般眼睑成形术中遇到的典型的中央和内侧眶隔脂肪

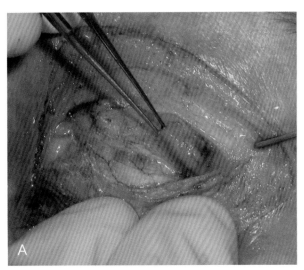
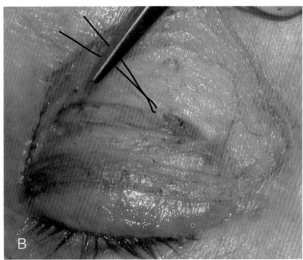

图 5-51　A. 左上眶的泪腺脱垂（镊子所夹部分）；B. 用缝线将泪腺悬吊在眶骨膜上

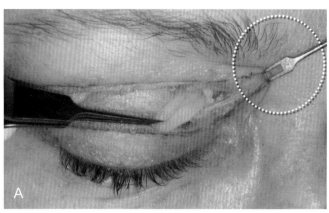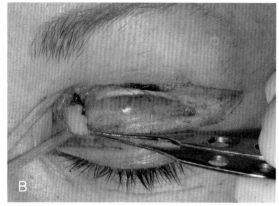

图 5-52　A. 双齿皮肤拉钩（白圈所示），方便了内侧脂肪垫的探查，扩大了视野；B. 用两个棉签的钝性末端进行钝性剥离

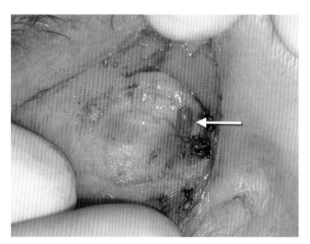

图 5-53　止血一直是睑成形术中最主要的一步
许多比较粗的血管穿过脂肪垫，可以引起大出血，导致严重的并发症，包括失明

获得很好的止血效果（图 5-55A）。我也使用激光减少或塑形突出的脂肪团。当使用电凝设备时，肌肉或脂肪可以采用纯电凝方式去除。也可以使用双极电凝削减提肌腱膜前的脂肪团。此设备精细的尖头使疝出的脂肪容易挑出，也能提供较好的止血效果（图 5-55B）。此设备应该常规在手术台上，因为碰到活动性出血时更有价值。如果使用 CO_2 激光，操作者要注意激光束，因为容易损伤邻近组织、手术单或者人员。潮湿的压舌板放在目标组织后面，防止能量过高造成损伤（图 5-56）。助手要像守门员一样，跟着激光束移动，如果超出目标组织的范围，要去拦截激光束。

当皮肤、肌肉、脂肪均去除后，放置于纱布或手术巾上，记录数量、去除位置，作为手术记录的一部分（图 5-57）。

一旦内侧和中间脂肪团被重新塑形，手术区域要重新检查是否有出血。止血满意后，切口可以关闭。如果激光、高频电刀或电凝器用于切开组织，焦痂要从伤口去除，防止切口区域色素沉着。

缝合上睑切口的方式有很多种。为保证美容效果，只有对皮肤损伤小的缝合技术可以采用。一个原则就是只用针尖抓住皮缘，保证伤口对合好即可，不要对伤口过度牵拉（图 5-58A）。在闭合皮肤切口时不要缝合深部组织，因为这样会束缚深部结构，影响功能及外观。用小镊子抓住睑缘进行单层缝合即可。

我喜欢用 6-0 快吸收肠线 P3 角针缝合切口内中外区域（图 5-58B），这样减少后续缝合的伤口张力，有助于后续用连续缝合的方法关闭伤口。虽然采用间断缝合或连续缝合都可以，但我认为 6-0 尼龙线连续缝合产生的瘢痕最小、最美观。间断缝合和连续缝合可以达到同样的美观效果，但前者需要更多时间。使用 6-0 快吸收肠线缝合后，我喜欢用 6-0 快吸收肠线 PC-1 角针连续缝合，或用传统 P3 角针尼龙线连续缝合（图 5-59）。有些医生建议使用皮内缝合，留下几毫米的切口不缝合，这样会减少内眦区域的皮肤不平整。

使用肠线的主要优点就是患者不用再预约回来拆线。为了方便尼龙线的拆线，针尖从切口两端进出（图 5-60A），缝线末端留在切口两端皮肤外面，用胶布固定。采用此技术，缝线拆线大大简化，去除胶布，缝线从中间剪断，从两边抽出来即可（图 5-60B）。尼龙线可以术后 5d 拆除。

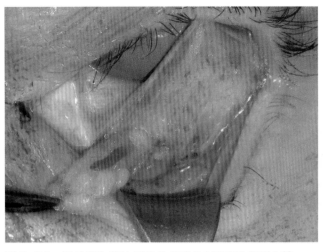

图 5-54 经结膜入路的下睑袋成形术中遇到的典型血管

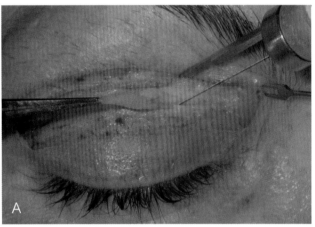
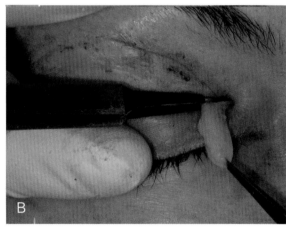

图 5-55 A. 用 CO_2 激光器去除上睑中央脂肪团；B. 具有相同功能的双极电凝器

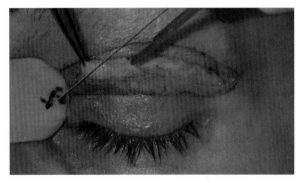
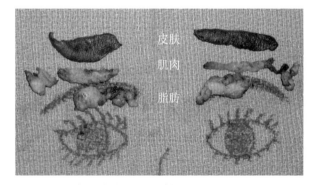

图 5-56 湿的压舌板用来阻挡激光束，以防止对相邻组织的损伤，注意压舌板上的烧伤，如果没有保护，鼻梁上就会有灼伤

图 5-57 为了追踪并记录所切除的组织，组织以切除方式有序排列，并拍照记录

上睑手术区域缝合后，用抗生素油膏覆盖，冰盐水纱布覆盖。

5. 下睑整形手术

经结膜切口技术

现有多种处理下睑的手术方法。我喜欢用经

结膜切口处理下睑脂肪，因为不会破坏眶隔和眼轮匝肌，不会导致下睑退缩，不会遗留瘢痕。常规的结膜入路眼睑整形是在眶隔后，意味着脂肪间室在眶隔后进入（图 5-61）。有些医生采用经结膜入路的眶隔前分离技术，这需要切开眶隔，

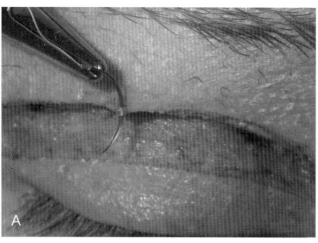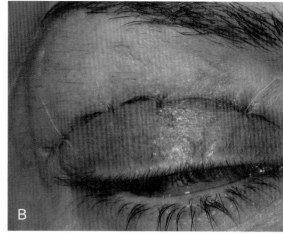

图 5-58　A. 闭合上睑成形术切口时的皮肤张力极小；B. 间断缝合以闭合伤口

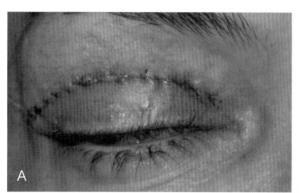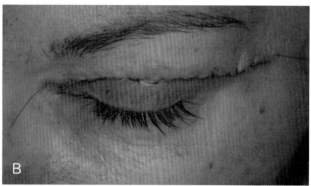

图 5-59　A. 用 6-0 号可吸收肠线闭合切口；B. 用 6-0 号尼龙缝合线闭合切口

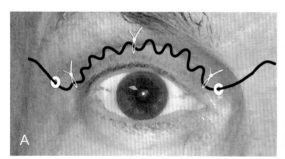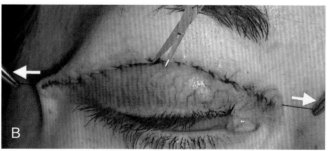

图 5-60　A. 缝合技巧：从皮肤切口两端皮肤进出针；B. 拆线技巧：缝线从中间剪断，从两边拉出来

也就无法避免对眶隔的干扰。

　　下睑麻药注射如图 5-46 所示。每个脂肪团需要注射 0.3ml 2% 利多卡因和 1：100000 肾上腺素，切开结膜（图 5-46），助手使用两个手指向下牵拉外翻下睑。这个步骤很重要，因为睑板向下翻转以后，切口的位置就会很好地显露。如果没有很好地暴露要切开的结膜，助手应该调整手指位置，向下牵拉眼睑。医生用眼睑板轻压眼球，疝出的脂肪会向结膜脱垂和膨出（图

5-62A）。切口应距离下睑板下缘 4mm，或距离下睑睫毛缘 8mm（因为下睑睑板宽约 4mm，切口位于其下 4mm，正好等于 8mm）。事实上，切口位于通过轻压眼球形成的结膜膨出部位的中点，此处一般对应于下睑缘下 4mm 的位置。如果位置不确定，可以根据眶缘而不是眼球进行调整。经结膜入路切口不要深到穹窿，这样有可能损伤眼外肌，导致不必要的出血和延长恢复期。

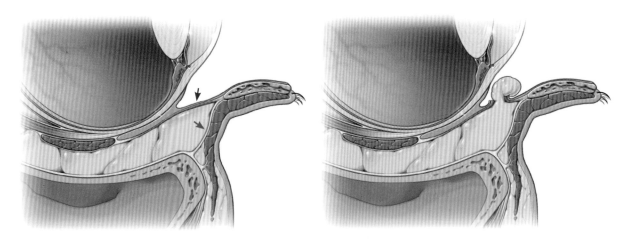

图 5-61 经结膜入路操作位于眶隔后，切口用红色箭头表示，眶隔膜用蓝箭表示

切口从内侧的泪阜到外眼角（图 5-62B）。如果没有将切口向外侧切得足够长，医生在一个孔隙里操作会比较困难，尤其在处理外侧脂肪团时。为了将切口切到足够外侧，助手需要将外眦向外侧牵拉，这样有助于到达外眼角的结膜。

经结膜入路眼整形术可以用手术刀、CO_2 激光、普通电刀、高频电刀及笔式电凝器。我更喜欢用 CO_2 激光或针式高频电刀切开结膜和睑囊筋膜（下睑缩肌）（图 5-63）。

切开后，用 5-0 或 6-0 细针线缝合穿过切口后缘，远端用血管钳钳夹后悬挂在头顶部，利用重力牵拉（图 5-64），这样有助于切口后缩，便于暴露和观察。

下一步用针式高频电刀、普通电凝器、8W 的 CO_2 激光，或者医生喜欢的任何方式切开。依次切开结膜和睑囊筋膜（下睑缩肌）。在多数患者，这一层的厚度超出很多初学者的想象。如果医生在切开和分离时无法找到正确的层次，建议向眶缘方向，而不是眼球方向分离。如果医生在手术平面上迷失方向，可以用器械感觉眶下缘，就会找到正确的平面。在某些患者，切开结膜和睑囊筋膜后，中间脂肪团会疝出到伤口。如果切开后，没有看见脂肪团，做钝性分离时轻压眼球，有助于找到脂肪团（图 5-65）。切开后，用精细止血钳从右至左轻柔进行分离，而不是从前至后分离，这样会损伤眼球。另一种找脂肪团的方式是用两个软的棉签头进行分离，直到找到黄色脂肪。轻柔分离并轻压眼球，医生就会看到脂肪团。看见脂肪团后，切开其包膜，让疝出的脂肪鼓出切口。

先遇到中间脂肪团，容易去除。内侧脂肪团（和上睑一样），需要通过钝性分离来寻找，一旦切开会有较多的脂肪突出。通过轻压眼球和钝性分离来定位内侧脂肪团。如前所述，该脂肪纤维含量多，颜色比较白。下斜肌将中间脂肪团和内侧脂肪团分隔开，此肌肉在下睑结膜入路眼睑整形时经常碰到（图 5-66）。要小心处理下斜肌，避免损伤。

下睑脂肪团可以通过切开整个下睑的睑囊筋膜处理，也可以在每个脂肪团部位做小切口进行处理（图 5-67）。

如上所述，脂肪要轻轻用力牵出（不要拉和扯）。图 5-68 显示每个脂肪团轻轻牵出眶部。下睑脂肪团同样可以用 CO_2 激光或射频电极切除（图 5-69）。也可以用刀片或剪刀，操作过程要绝对没有出血，使用电凝会更容易，不用血管钳夹住脂肪团。我喜欢用小的射频双极镊子处理内侧脂肪团（图 5-70）。通常内侧脂肪团血管多，容易向眶部回缩。双极电凝头小，适合于处理脂肪团基底部，止血效果其他器械很难达到。

下睑外侧脂肪团较难显露，需要花一些时间寻找和定位，尤其是在选择经结膜入路的方法。外侧脂肪团通常在外侧切口端的更外侧。在有些患者，切开后，外侧脂肪团立刻膨出到切口，但在某些患者，切开后仍然没有显露，需要医生定位。做下睑整形手术修复手术时，经常遇见患者有残留的外侧

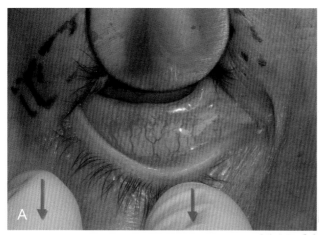
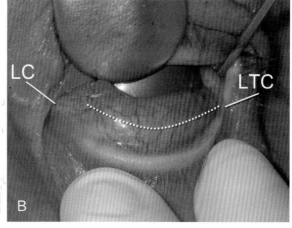

图 5-62　A. 助手的手指扒开下睑,睑板保护器轻轻压在眼球上,球结膜上产生隆起;B. 从泪阜侧(LC)到外眦侧(LTC)的切口标志,助手向外侧牵拉外眦帮助显露

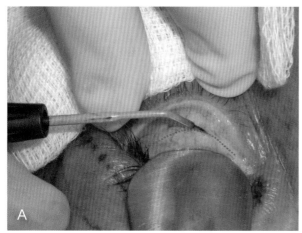
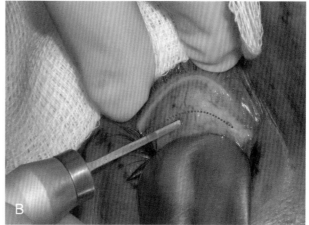

图 5-63　经结膜切口(蓝色虚线)从泪阜到外眦,约在距离下睑睫毛缘 8mm 处,当助手牵拉下睑,用角膜保护器轻压眼球时结膜隆起处即为切口位置

A. 用电刀切开; B. 用 CO_2 激光切开

脂肪团,说明有些医生在寻找和去除此脂肪时不太熟练。为了找到外侧脂肪团,切口必须延伸到外眦,但很多医生做的切口太短。此外,助手向外侧牵拉外眦和并将下睑外侧向下牵拉有助于找到外侧脂肪团。医生通常用小镊子进入伤口来抓住脂肪团,但在操作中有可能抓住眶外侧的脂肪,拉不出来。有时候,需要尝试多次,在不同区域寻找脂肪团,只有找到可移动脂肪团,才有可能拉出伤口。当找到正确的位置,并将脂肪牵拉出伤口,医生会发现表面皮肤的凹陷,表明找到了正确的脂肪团。当外侧脂肪团被修剪后,会从表面皮肤观察到变化,要防止脂肪去除过多(图 5-71)。

去除脂肪时要保守一点,这一点很重要。医生应该只是做脂肪团轮廓的重塑,对于疝出伤口

的或轻微牵拉后疝出的脂肪去除即可。下睑三个脂肪团被减容后,最后对手术部位检查止血。如果使用激光或电切模式,用湿棉签清除切口边缘烧焦的组织(图 5-72)。

经结膜切口不需要缝合。手术结束后,牵拉睫毛,将下睑向上向眼球方向牵拉,让伤口闭合(图 5-73)。

(三)经结膜入路下睑整形术中皮肤的处理

经结膜入路眼睑整形手术的缺点是不能处理老化的下睑皮肤。因为眼睑皮肤很薄,在 40 多岁已经出现明显的老化性改变,存在脂肪脱垂的患者多数情况下也需要收紧皮肤。CO_2 激光皮肤

磨削、化学剥脱或多余皮肤切除都是常规的处理皮肤老化的方法。

1. CO_2 激光换肤术

我个人喜欢用 Lumenis 公司生产的 CPG 模式 CO_2 超脉冲激光处理眶周区域皮肤。对于眶周换肤，我采用 80mJ、600Hz、模式一、光斑 6-7、能量密度 6（30% 叠加）。该参数只适用于上述激光器，用其他公司的设备可能要进行调整，不

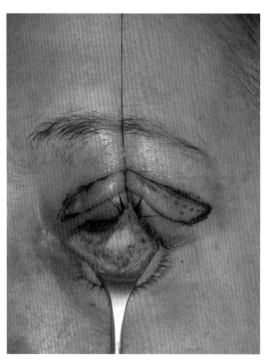

图 5-64　用缝线悬挂有助于显露，也可以保护角膜

同的机器应该有不同的设置。第一遍激光扫描做下睑，如果需要，鱼尾纹区域也可以扫一遍（图 5-74A）。根据皮肤老化的程度，可以在下睑进行第二遍的激光扫描。激光处理过度会导致下睑退缩，如果眼睑松弛，还有可能导致下睑外翻，所以处理起来要保守一些，尤其对于经验缺乏者更是如此。激光换肤后，我会有手指拉伸下睑皮肤，减少激光造成的皮肤挛缩（图 5-74B）。

上睑只用低能量激光做一遍，通常采用 60mJ、能量密度 5。建议激光处理区域限制在眶缘以内，眶外侧区域激光处理导致的皮肤红斑很难消除。如果患者希望大范围的换肤（超过眶缘），将操作步骤转为全脸换肤会更好一些，这样能够更好地处理好治疗区与未治疗区之间的过渡，不会有治疗区相对于未治疗区的色素脱失。缝合伤口前激光处理上下睑区域（图 5-75）有助于淡化切口瘢痕。

治疗结束后，去掉眼罩，眼睛用生理盐水冲洗。

激光皮肤换肤需要更长时间的恢复，但在积累了数几千例临床经验之后，我相信它是下睑皮肤年轻化的最佳选择。手术切除收紧皮肤的方法没办法处理皮肤的光损伤和色素性改变。采用传统的下睑睫毛下切口，能够切除过多的皮肤，收紧保留的皮肤，并会改善皮肤的皱纹，但不会改

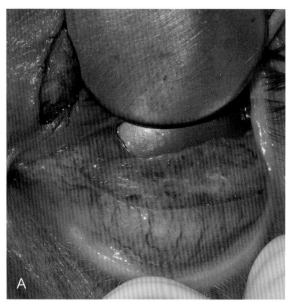
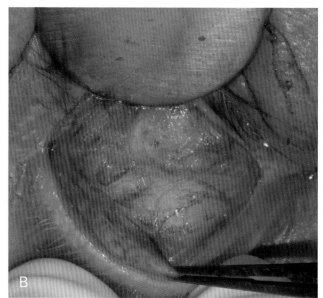

图 5-65　切开黏膜后，钝性分离，显露下方的脂肪垫
A. 切开伤口；B. 显露下方的脂肪垫

298

面部美容外科学（原书第 2 版） Cosmetic Facial Surgery（2nd Edition）

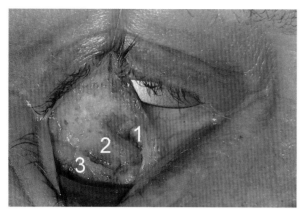

图 5-66 经结膜入路手术，显示了内侧脂肪垫（1）和下斜肌（2），下斜肌将中央脂肪垫（3）与内侧脂肪垫分离，这块肌肉是一个重要的分界，如果探查内侧脂肪垫有困难，找到肌肉后可以引导医生向内侧解剖

变皮肤质地。选择激光换肤并不会让每一个患者的恢复时间延长，根据我的经验，这是最好的治疗选项，我已经在我自己的眼睑上试过。

2. 化学剥脱

下睑（上睑）化学剥脱也是一种价格不贵、效果可预测、安全方便、适用于经结膜入路眼睑整形术后的皮肤处理方法。尽管临床上没有激光效果好，但其操作更加简单。激光换肤治疗后，需要至少 2 周时间来恢复。但化学剥脱患者 1 周后就可以化妆。我喜欢用 30% 三氯醋酸做化学剥脱。用丙酮去油脂，并加强酸的渗透性。去除下睑眼罩。用棉签头均匀涂抹一薄层三氯醋酸在

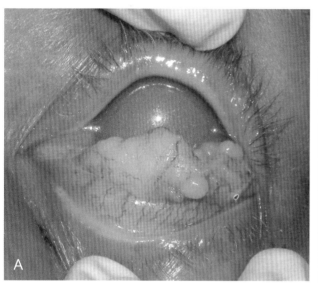
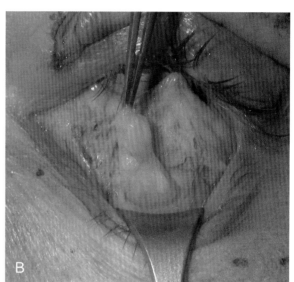

图 5-67 下眼睑有三个脂肪垫，中央、内侧和外侧
A. 有些医生选择沿着整个下睑切开切取脂肪；B. 也有些医生喜欢在每个脂肪垫上做个小切口单独切取脂肪

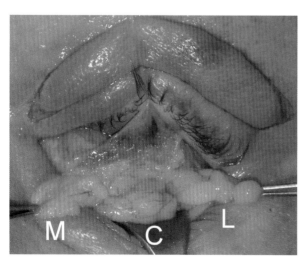

图 5-68 轻轻牵拉出外侧（L）、中央（C）和内侧（M）脂肪垫

治疗区域。皮肤立刻开始起霜，涂抹第二层至少要等待 2min。涂抹的层数与对皮肤的损伤成正比。多数患者需要或能够耐受二层 30% 三氯醋酸。结束时间依据治疗区域白霜的密度。厚皮肤患者或需要更多的皮肤损伤，可以涂抹第三层，但缺乏经验的医生不建议尝试。过度的化学剥脱处理会导致严重烧伤和瘢痕。上睑我通常涂抹一层三氯醋酸，皮肤发白到预期点后，剥脱区域用凡士林油膏、修复霜、凡尼普利等覆盖，几天后皮肤会变黑，第 3 ～ 4 天时开始剥脱，第 7 天开始上皮化。剥脱后唯一的伤口护理就是持续应用凡士林，直到皮肤上皮化。

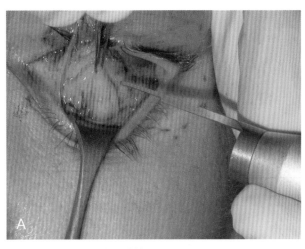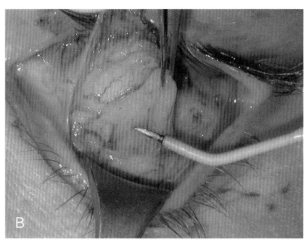

图 5-69 显示下睑脂肪垫

A. 用 CO_2 激光切割；B. 用针形射频电刀切割

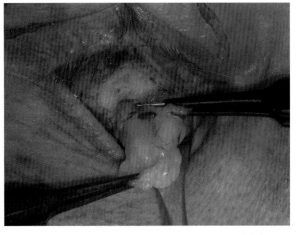

图 5-70 用双极电灼器切割、去除脂肪，同时止血

眼睑采用激光或化学剥脱进行再次治疗时，建议间隔 90d。图 5-76 显示眼睑手术患者进行激光换肤和化学剥脱。

3. 皮肤夹捏去除技术

不是每一个做结膜入路眼睑整形手术的患者都适合做皮肤磨削。有些男性患者，不想要激光

或化学剥脱后持续的皮肤发红，而且也对皮肤过度松弛者效果差。此外，有些患者有眼轮匝肌肥厚，需要去除部分轮匝肌来减少眼睛用力做动作时出现的凸起。尽管皮肤/肌肉睫毛下切口的眼睑整形能够处理脂肪、肌肉、皮肤，但如前所述，采用此法后眼睑出现位置异常的机会明显增加。

皮肤夹捏去除技术是一种简便、侵入性小的方法，不用打开处理眼睑中层结构（眶隔），就可以处理下睑过多的皮肤。对于不能耐受激光治疗后红斑和或恢复期长的患者，这种方法是对结膜入路方法的很好补充。这项技术我多数用于男性或者肤色深的患者，后者做激光后颜色会加深。女性可以化妆来掩盖激光后的皮肤发红，因为会持续几个月。但对于部分男性、非洲裔美国人、亚洲人、拉美人或其他肤色深的患者不建议用激光，因为用激光后会出现色素沉着。皮肤夹捏去除技术对于此类人群比较适合。

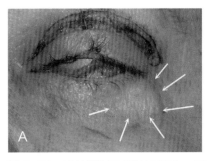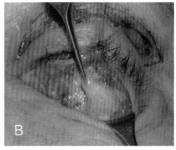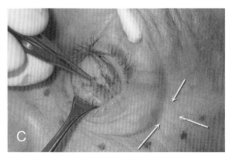

图 5-71 当外侧脂肪团被修剪后，表面皮肤变化

A. 典型的下睑外侧脂肪垫导致的皮肤隆起（箭）；B. 将隆起脱垂的脂肪垫解剖复位；C. 牵拉外侧脂肪垫时皮肤上出现凹陷（箭），去脂肪时，需要注意观察皮肤凹陷的程度，以免切除脂肪过多

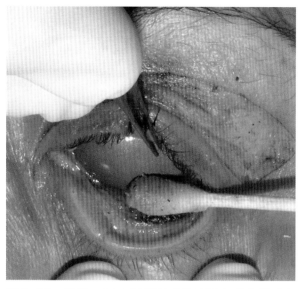

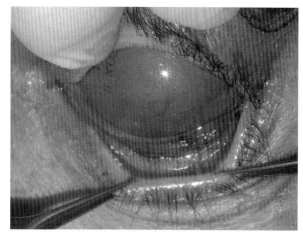

图 5-73　结膜切口不需要缝合，切口边缘用镊子牵拉对合，睑板张力会使切缘闭合

图 5-72　激光、电刀或射频电刀切割后可能在结膜上残留一些炭化组织颗粒，需要清除，以避免损伤角膜

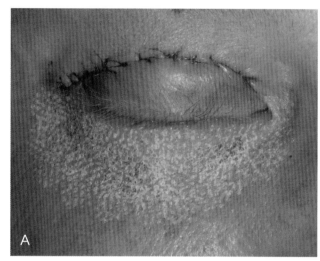

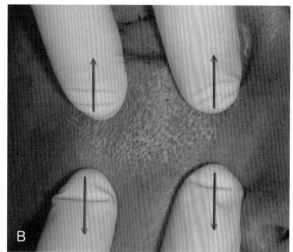

图 5-74　A. 经结膜入路下睑成形术后，用 CO_2 激光进行两次皮肤处理后的下眼睑变化；B. 牵拉伸展激光治疗后的下睑和面颊皮肤，有助于松解激光紧肤造成的挛缩

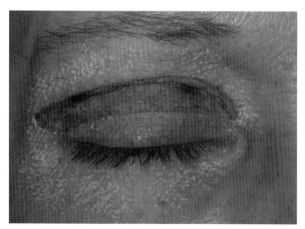

图 5-75　在缝合之前进行 CO_2 激光换肤术，有助于减轻瘢痕

该方法相对简单，需要用血管钳夹住多余的皮肤，然后切除和缝合。对于诱导麻醉患者，不需要局部麻醉，可以更精确地手术，对于非诱导麻醉患者，需要注射局麻药。注射局麻药的剂量越少越好，以避免皮肤变形。皮肤夹捏去除是经结膜入路下睑整形手术的最后一个步骤。

下睑采用酒精擦拭去油脂，先做术前标记，在睫毛下几毫米用镊子或棉花钳（口腔科常用器械）夹住下睑过多的皮肤，多数患者需要去除 3 ~ 6mm 的皮肤。采用棉花钳试验性捏掐，医生可以判断出需要去除的多余皮肤的量。

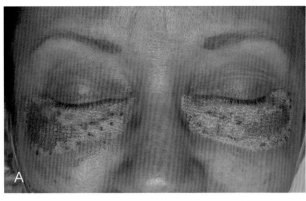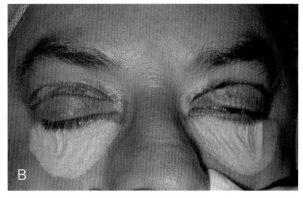

图 5-76　A. 结膜入路下睑成形术后立即进行两次 CO_2 激光换肤术；B. 结膜入路下睑成形术后涂抹两层 30%TCA 进行化学剥脱，并收紧下睑皮肤

标记方法和上睑一样，在注射局部麻药之前，患者取正立位画线。在睫毛下夹捏皮肤，去除多余皮肤但不能牵拉下睑变形。保守一点好，不要夹捏太多的皮肤，否则会使眼睑外翻。目的是去除下睑多余皮肤，而不改变下睑的位置。当确定合适的去除皮肤量后，用记号笔标记画线。采用手指夹捏皮肤并向外侧提拉，也可以判断需要切除的皮肤量（图 5-77）。如前所述，多余皮肤切除时一定要谨慎。对于经验不足者，很容易高估皮肤切除量，导致下睑移位。要牢记，捏掐的是一个皱襞，有两个面，捏掐 4mm 的皮肤，实际上两个面加起来有 8mm。初学者学习此方法时一定要保守一点，因为很容易切除皮肤过多。

手术技巧就是先用一把弯的血管钳，我喜欢

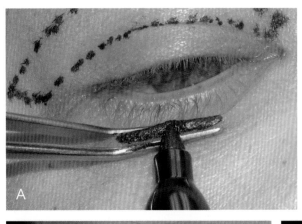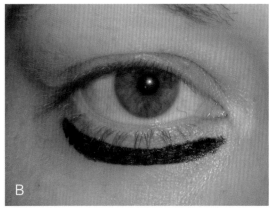

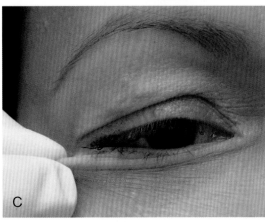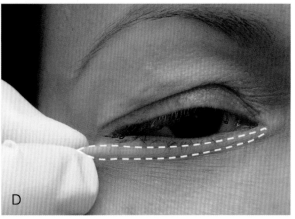

图 5-77　几种预估去除组织量并进行标记的方法

A 和 B. 用镊子夹住并用记号笔标记多余的皮肤；C 和 D. 用手指捏住向外侧牵拉确定拟去除的皮肤量，经验不足的医生切记，去皮最好要保守一点

用弯曲方向与手柄一致的血管钳，而不是传统的弯曲方向与手柄垂直的血管钳（图 5-78）

如标记所示，用血管钳夹住预先设计的皮肤。从外侧、中间、内侧夹捏住，形成与下睑弧度相一致的曲线（图 5-79），多余的皮肤形成增高的嵴，突出于基底部。

用 Westcott 剪或其他小剪刀顺着隆起的皮嵴从基底将皮肤切除（图 5-80）。注意不要损伤下睑睫毛，因为睫毛非常靠近夹捏起的皮肤。因为皮肤被挤压，当隆起的皮肤被切开后，很少有出血。当切除皮肤的基底部伤口分离开后，伤口会有出血，通常需要几分钟血就止住了。切口分开后，会显露下睑眼轮匝肌（图 5-81）。如果肌肉肥厚，医生可以修剪去除多余的肌肉或者采用 CO_2 激光、针状射频电极、电刀电针头刺激肌肉收缩（备选方案）。因为皮肤被挤压，并分几处

切开，伤口可能成锯齿状。用射频电刀精细的修整参差不齐的切口到平滑的半圆状。最后用 6-0 快吸收线间断缝合关闭切口。缝线会在 5 ～ 7d 溶解，切口会快速愈合（图 5-82）。

4. 皮肤肌肉入路下睑成形术

因为会增加下睑移位的风险，瘢痕比较明显，能不用我就不用这种方法。这种方式我只用于下睑眼轮匝肌肥厚突出的患者。但也有一些医生将这种作为常规方法使用。

眶外缘骨膜与眶隔是延续的。局部麻醉先注射眶外侧缘，然后针头转向水平角度，横穿眶隔和眼轮匝肌之间的平面，将局部麻醉药物注射成鼓泡状（图 5-83）。

如果可能，在鱼尾纹处将切口向外侧延伸。下睑外侧脚的切口要在上睑外侧脚切口下方至少 5 ～ 7mm（图 5-41）。

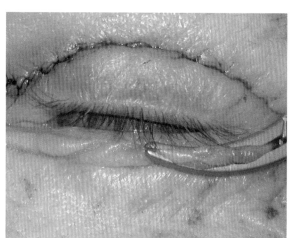
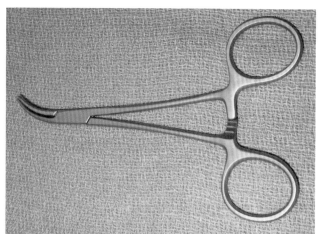

图 5-78　弯曲度与手柄一致的血管钳是非常符合人体工程学的皮肤夹持器械

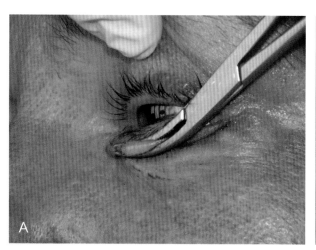
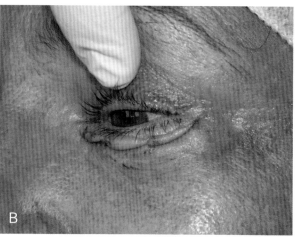

图 5-79　用精细止血钳从内侧到外侧分为三段分别夹持多余皮肤的基部

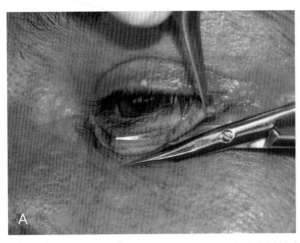
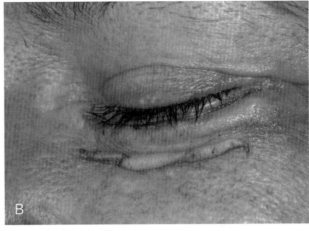

图 5-80　A. 用精细倾斜的剪刀顺着隆起的皮嵴在其基底部切除皮肤；B. 切除的皮肤

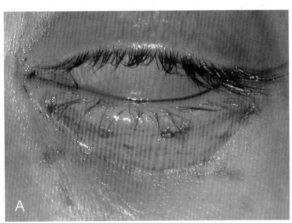
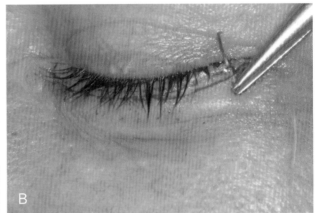

图 5-81　A. 切口中显露的眼轮匝肌；B. 最后缝合切口

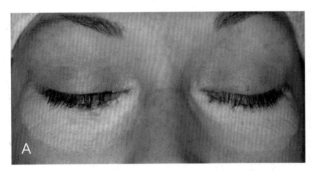
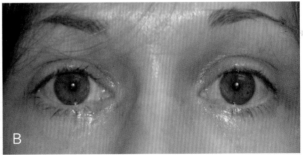

图 5-82　A. 一位进行结膜入路下睑成形术、皮肤夹捏去除术及化学剥皮术患者术后即刻效果；B. 术后 7d 效果图

　　用肌腱剪或其他精细剪刀钝性分离直到眶缘的骨膜平面（在眼轮匝肌的下方）（图 5-84）。一旦确认到达该平面，剪刀转向水平，朝着下睑内侧方向进行分离。因为已经将局麻药注射入剥离平面，使眶隔和肌肉间隙肿胀，用剪刀很容易分离。

　　然后用剪刀与下睑缘平行，剪开皮肤和肌肉。保留几毫米的睑板前眼轮匝肌完整性很重要。这样有助于保护眼睑功能，减少下睑移位的风险。可以向下单独分离皮肤 4～5mm（不带肌肉），之后的分离再带上肌肉。这样就可以保留睑板前 4～5mm 的眼轮匝肌（图 5-85）。

　　睫毛下分离完成后，可以充分显露眶隔（图 5-86）。根据医生的习惯打开眶隔，识别三个脂肪团，用医生喜欢的工具削减和重塑脂肪团（图 5-87）。

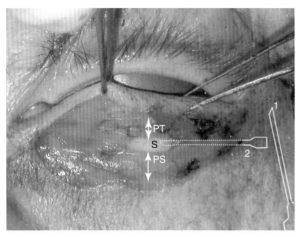

图 5-83　在眼睑轮匝肌与眶隔平面之间注射局部麻醉药

睑板前眼轮匝肌（PT）与眶隔（S）和眶隔前眼轮匝肌（PS），1. 局麻药针头穿过皮肤至眶外侧缘骨膜平面，然后将针顺骨膜平面旋转 90°；2. 将局部麻醉药注射在眶隔和眼轮匝肌之间

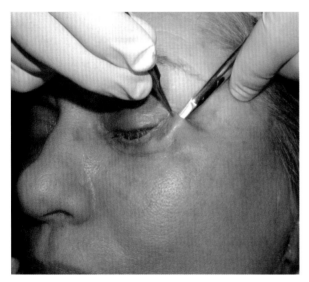

图 5-84　切开皮肤

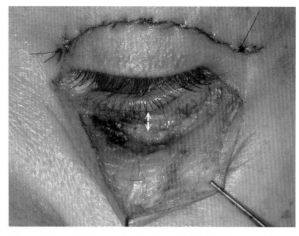

图 5-85　进行经皮肤 / 肌肉睫毛下入路下睑成形术时，保持 4 ~ 5mm 睑板前眼轮匝肌的完整，对于保持正常的眼睑功能和减少下睑位置异常很重要

最后，也是最需要技巧的步骤就是修剪切口缘多余的皮肤和肌肉。原则是不要过多地切除皮肤，因为过多切除皮肤会马上导致下睑异位。时刻记住，患者是仰卧位，因为重力的作用面颊上向上移的。当患者转为直立位时，面颊组织会下垂。医生一定要明白这一点，躺下时看似完美的皮肤切除，在直立时会使下睑向下移位。因此，有些医生在患者清醒状态下，让其处于直立位，同时让患者向上看或者张嘴时切除皮肤，这些动作会导致下睑皮肤向下移动。

和其他手术一样，经验很重要，采用睫毛下皮肤肌肉入路做下睑整形时，切除皮肤时保守一点很重要，因为皮肤切除过多有可能导致下睑退缩、外眦变圆、巩膜外露。很多医生用镊子抓住皮肤，用力向上外侧拉，这也会导致皮肤切除量的不准确。

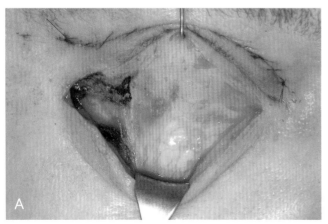

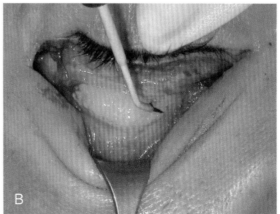

图 5-86　A. 暴露的眶隔；B. 打开眶隔膜露出的中央脂肪垫

更精确的皮肤切除方法是采用湿棉签向上"赶"多余的皮肤，而不是提拉（图 5-88）。湿棉签将多余皮肤顺着皮下组织的弧度推向切口区，如果皮肤用力牵拉离开了深部组织的自然弧度，组织切除量的估算就会出现错误。需要一定量的皮肤去覆盖向下凹的轮廓，牵拉绷紧组织后切除皮肤会导致皮肤切除过多。当保留足够的皮肤能满足深面组织结构覆盖后，将多余的皮肤轻轻提起，按照深部的切口走行方向进行修剪。去除下睑皮肤的关键是轻轻向上牵拉。不要尝试用去除下睑皮肤来上提面颊，因为面颊会把下睑拉下去使其外翻。

皮肤切口用 6-0 尼龙线或 6-0 快吸收肠线缝合关闭（图 5-89）。

术后护理的关键点是减少运动和降低血压。我推荐用一个装满冰水的色拉碗，外面垫裹 4～5 块洗碗布，压迫眼部术区，如果变热了，就更换

（图 5-90），越冰越好。咳嗽、肠道痉挛、过度弯腰、性生活及其他用力的方式，均会导致术后早期球后出血。有些患者需要通便来缓解疼痛导致的便秘。要求患者至少一周不要抬起任何超过 10 磅重的东西。要强制性的减少运动，虽然很难控制。眼睑整形术后出血、肿胀、结膜水肿和其他问题，最大的原因就是过度用力。患者恢复期不上班，就会做一些家务事，这种情况很常见，因为球后出血是灾难性的，所以，我会明确告知患者，如果他们活动过多，可能会影响他们的视力。手术后医生必须时常恐吓患者遵从医嘱。术前要确保患者停止使用有可能延长出血时间的药物。

术后医嘱包括使用抗生素、止痛药、类固醇激素以及眼药水（通常是妥布霉素、偶尔用滴眼液）。但我不会常规使用滴眼液。眼睑整形手术疼痛一般比较轻，除非有角膜损伤。患者应该能

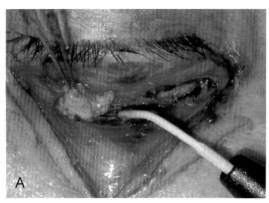
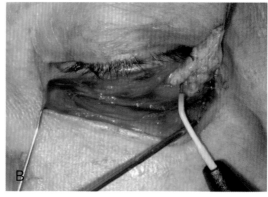

图 5-87　从外侧皮肤 / 肌肉入路很容易进入眶隔，找到疝出的脂肪垫
A. 中央脂肪垫；B. 内侧（鼻）脂肪垫

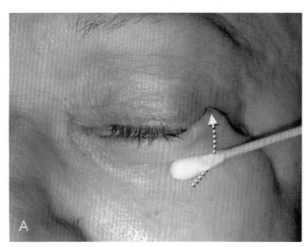
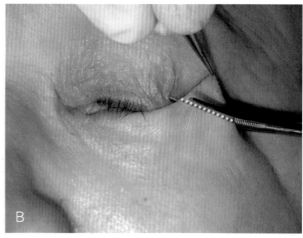

图 5-88　A. 使用湿棉签头轻轻向上"赶"皮肤，确定要去除的多余皮肤量，这样操作可以知道深部组织的轮廓与位置，并可以防止皮肤切除过多；B. 轻轻提起并修剪皮肤，与深部切口相一致

够看见光和数指头。严重的疼痛、刺心的球后痛或者明显的眼睑下垂感通常提示球后血肿，需要立即急诊手术探查。

进行伤口护理时，我建议采用双氧水和抗生素油膏处理切口，术后第一周带太阳镜也有帮助。如果手术没有特殊之处，我通常术后1周、1个月、3个月进行门诊复查。

我告诉所有做眼睑整形手术的患者，术后早期几周伤口看上去很难看，让人难以接受，图5-91为两位做眼睑整形术的患者。图5-92显示术后90d内伤口愈合的情况。

（四）案例展示

图5-93至图5-99显示手术前后的眼睑整形患者。

（五）眼睑整形并发症

并发症是外科手术的一部分。只要做手术，就有可能有并发症发生，除非不做手术。一个医生一年只做10例眼睑手术，可能遇不到几个并发症，但如果一年做500例眼睑手术，必然会有一定数量的并发症发生。时刻记住，美容外科患者与众不同，他们是为了美来就诊的，一个选择性的美容手术，如果影响功能或视力丧失会产生严重的后果。

我们必须要区分真正的并发症和后遗症。本章节的目的是介绍一些我碰到的常见的和不常见的眼睑整形术后并发症。但不是包括了所有并发症，但是一个经验丰富的医生遇到的具有代表性的并发症。

美容手术后患者对早期结果看得非常细致。他们通常对术后早期非常吹毛求疵，但他们必须了解恢复需要几周或几个月。术前照片非常有价值，可以用来提醒患者他们术前的状况。患者抱怨医生操作所导致的问题实际上术前已经存在，这种情况很常见。没有照片，医生就没法防护自己。

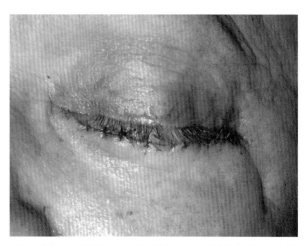

图5-89　下眼睑切口可以用6-0可吸收肠线或6-0缝合线缝合

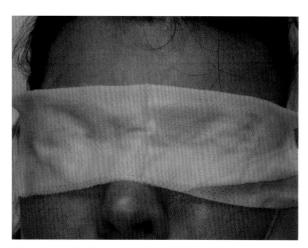

图5-90　术后48h尽量使用冷敷、湿敷

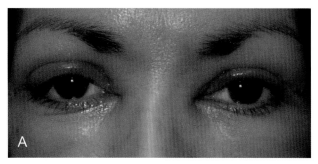

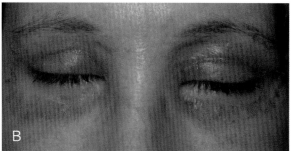

图5-91　A.上睑成形术和下睑结膜入路成形术后24h的患者；B.上睑成形术和结膜入路下睑成形术联合下睑 CO_2 激光换肤后1周的患者

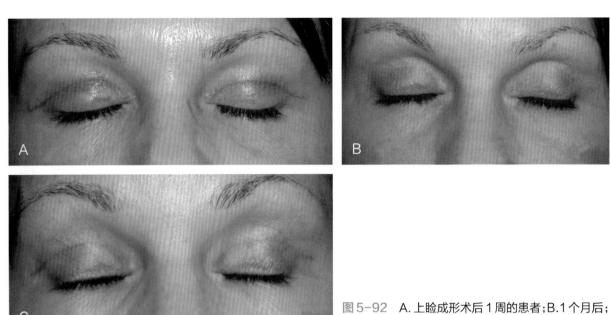

图 5-92　A. 上睑成形术后 1 周的患者；B.1 个月后；C.3 个月后

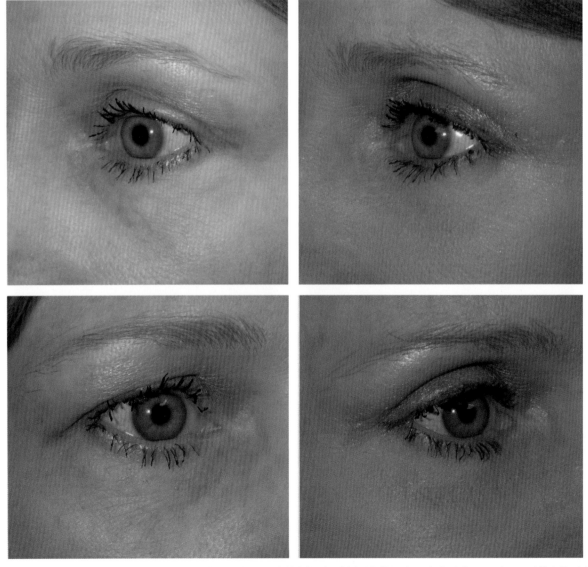

图 5-93　该患者接受了激光辅助下的上睑成形术，下睑激光辅助下的经结膜入路下睑成形术 + 下睑 CO_2 激光换肤术

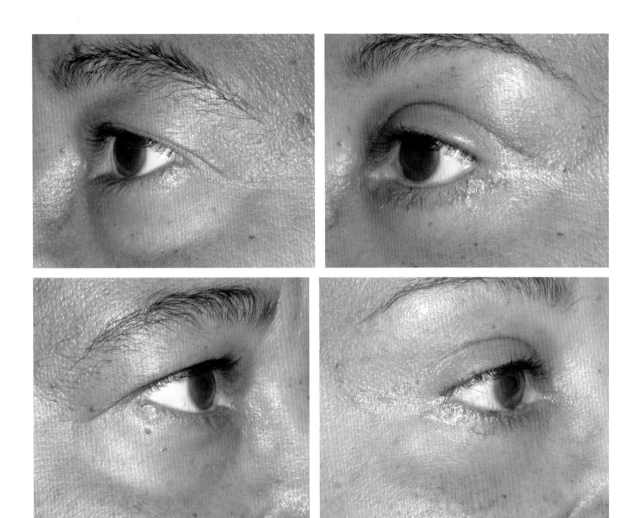

图 5-94 该患者接受了激光辅助下上睑成形术，下睑激光辅助下经结膜入路下睑成形术，以及下睑皮肤收紧术

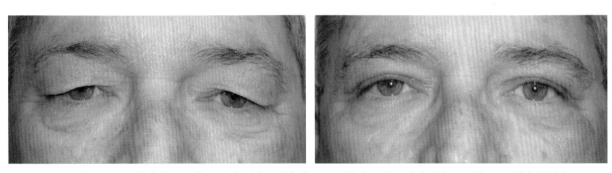

图 5-95 该患者接受了激光辅助下的上睑成形术、激光辅助下经结膜入路下睑成形术和下睑 CO_2 激光换肤术

1. 出血

眼睑整形手术后最可怕、最严重的并发症或许就是术后血肿。有些手术操作出血少，问题也少（如下巴、面部假体植入），但眼睑整形术后的活动性出血是灾难性的，有可能导致失明。任何可能影响血小板功能的药物必须在术前 2 周停用。有些患者服用鱼油或其衍生物，也应该停止服用。

术后出血可能源于脂肪或眼轮匝肌的血管。眶上和滑车上静脉是眼睑美容手术时常会碰到的重要血管。使用电凝模式切开组织有利于控制术中出血。图 5-53 和图 5-54 显示一些常见的血管，在常规眼睑整形手术时经常碰到。外科医生需要谨慎操作，要对有可能遇到的问题心中有数。手术放大镜下操作更清晰。

即使眼睑部位小的出血也可能引发某些问

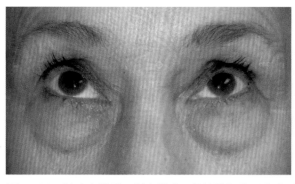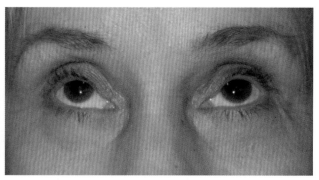

图 5-96 该患者接受了激光辅助下经结膜入路下睑成形术和下睑 CO_2 激光换肤术

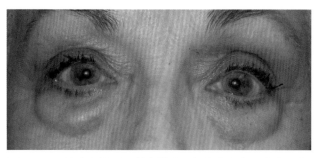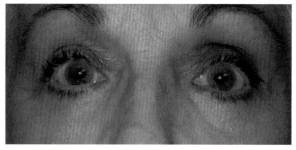

图 5-97 该患者接受了激光辅助下经结膜入路下睑成形术和下睑 CO_2 激光换肤术

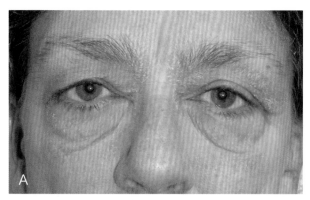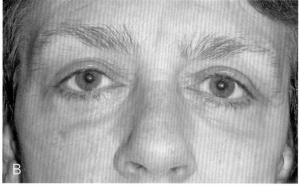

图 5-98 该患者行上睑成形术、经结膜入路下睑成形术和全面部 CO_2 激光换肤术，注意她的皱纹的变化

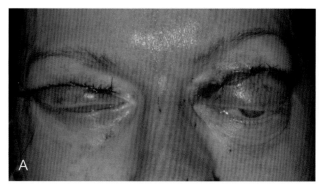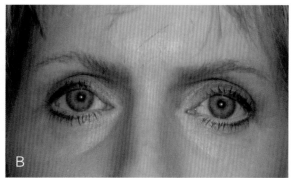

图 5-99 该患者在做右眼手术时，左眼突然肿胀起来并向外突出，术中探查未发现活动性出血，患者眼压正常，无视力改变，无球后血肿体征，术后 24h 肿胀消退了 50%，逐渐地痊愈

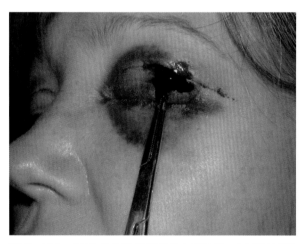

题，尤其当缝合伤口后，出血在压力作用下会进入眶后。手术刚结束时或术后早期，如果有出血，可以打开伤口进行探查止血（图 5-99 和图 5-100）。

迟发和难以控制的出血是个麻烦。据文献报道，眼睑整形手术球后血肿的发生率大约为 0.04%。一项关于 25 000 例眼睑整形的研究显示术后球后血肿发生率为 0.05%，永久视力丧失发生率为 0.004 5%，相应的就是 1∶2000 的出血率和 1∶10 000 的视力丧失。96% 的出血发生在术后第一个 24h，50% 发生在术后 6h。迟发的球后血肿很少见，但可能发生在术后 9d。球后血肿是真正的眼科急诊，因为出血会压迫球后内容物，影响视神经血液供应，进一步导致失明。对于可疑的球后血肿，必须急诊行外眦切开术。用剪刀水平切开外眦，然后转为垂直方向剪开外眦韧带下脚（图 5-101）。这样可以使紧张的眦悬吊带松弛，可以让眶内容物下垂和减压。一旦做了外眦切开术，医生需要探查组织中的活动性出血，清除形成的血凝块。

单独的外眦切开术可以降低眶内压 5mmHg，但外眦切开加上眦切除术，可以降低眶内压 20mmHg。必须急诊请眼科医生或眼整形医生会诊。发生真性球后血肿后，眼睛会突出并有张力。失去光感和不能数指头是一种不详的征象。其他球后血肿的表现包括眼球活动减少（眼外肌运动），向心性瞳孔视野缺失。在正常患者，协同反射是好的，当光线照射一只眼睛，另一只眼睛瞳孔也会收缩。对于球后血肿患者，光照射患

侧眼睛时，另外一只眼睛瞳孔不会收缩。幸运的是，球后血肿是比较罕见的并发症。正常眼内压为 12 ～ 22mmHg，如果眼内压超过 40mmHg 或者出现视力下降症状时，手术探查是必要的。决定是否做外眦切开术，绝对不能仅仅依靠眼内压测量值，还要有疼痛、视力模糊、肿胀加重等临床表现。尽管球后血肿的处理主要靠手术，但还可以采用静脉注射甘露醇（500mg/kg），碳酸酐酶抑制药多佐胺滴眼或静脉注射，β 受体阻断药滴眼液滴眼等方法降低眼内压。

图 5-102 至图 5-105 是我在 3000 多只眼睑（计算的是眼睑数，不是病例数）碰到的唯一一例球后血肿。

当找到出血的血管后，可以用非聚焦激光束烧灼，也可以直接用电凝器或者射频电凝烧灼，

图 5-100 该患者术后几天出现上睑肿胀。探查显示局部小血肿伴少量出血，打开切口，清除血凝块及渗血，烧灼肌肉止血

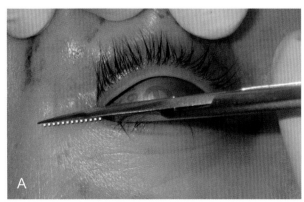
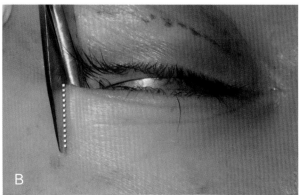

图 5-101 外眦切开术

A. 用剪刀水平切开外眦；B. 下眦开大术，剪刀垂直方向剪开外眦韧带下脚

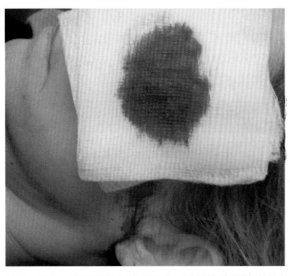
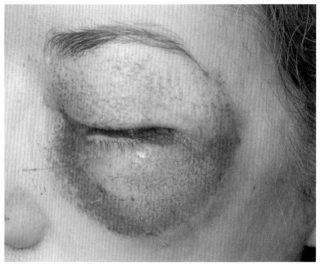

图 5-102　该患者在上睑成形术、结膜入路下睑成形术、眶周 CO_2 激光换肤术后 3h 来就诊，表现为持续出血，眼部肿胀，视力正常

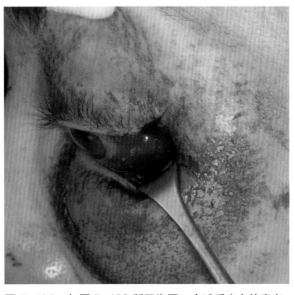
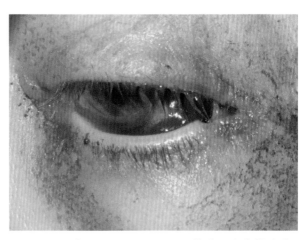

图 5-104　与图 5-102 所示同一位球后出血的患者，行外眦切开术后 24h，请注意外眦和外眦韧带下脚

图 5-103　与图 5-102 所示为同一个球后出血的患者，左眼持续肿胀、出血，急诊行外眦切开和外眦开大术，眼睑拉钩暴露眼球下外侧。在结膜入路的切口内侧发现一出血血管并烧灼

或者用镊子夹住血管后用电凝进行凝固。对于眼睑整形手术的初学者，一个小的双极电凝特别有用。小出血可以自行停止，也容易处理，但大血管的快速出血就比较紧急。激光凝固对于小血管或肌肉渗血比较有效，但对于一片出血则无效，因为用激光时吸收热量的是水。如果伤口里全是血，电凝器和射频止血效果也不好，但双极电凝依然有效，尽管有时需要大双极镊子来控制大的血管出血。在快速出血难以控制时，手术组必须要进入急诊模式，包括手术台上使用大的吸管和使用双极电凝。我认为双极电凝非常有必要，没有它们我认为不应该进行眼睑整形手术。

2. 瘀斑

术后瘀青不是严重并发症，但会影响术后恢复时间，使患者感到不适。有些患者无论怎样小心的操作都会出现瘀青，有些则一点瘀青都不会有。如前所述，术前停用影响血小板功能的口服药物对于减少术后出血和瘀斑很有必要。使用激光或电凝器止血也会减少术后出血和之后的瘀青。术后第一周，冰敷眶周区域，保持头高位，限制剧烈运动也可以减轻瘀青。

尽管遵守以上医嘱，有些患者还是会有明显瘀青。瘀青可以在皮下或结膜下（图5-106）。术后48h内冰敷，之后热敷有助于改善此情况。必须告知患者，虽然不美观，但最终会消失。

3. 术后水肿

大多数面部手术包括眼睑整形手术必然会发生术后水肿。肿胀情况因人而异，有些患者肿胀很轻，而有些患者术后水肿很明显。签署的手术同意书应该包括所有并发症，包括肿胀。通常，术后立即开始出现眶周水肿，术后48h持续加重，术后72h达到高峰（图5-107）。冰敷、头高位、避免剧烈运动是防止术后肿胀的第一道防线。眶

周区域淋巴非常丰富，有时会有淋巴水肿的发生，罕见病例可以持续数月。

术后早期阶段，因为手术创伤的炎症反应或过度活动导致的球结膜水肿也不少见（图5-108）。有时患者还会有显著的结膜水肿，经常出现在打喷嚏、咳嗽或者在手术早期阶段剧烈活动后。这会导致患者及家人焦虑，需要进行安抚。可以采用地塞米松和2.5%新辛弗林滴眼治疗，我一般建议口服类固醇类药物。我不觉得递减减量的给药方法有什么好处，而是采用60mg泼尼松（3×20mg），一天一次，连续服用5d的方法。实践证明，这种给药方法安全有效，通常在24～48h就可减轻炎症和结膜水肿。对于其他因美容导致的水肿的健康患者，我也会推荐此给药方法。也可用热敷减轻眼部水肿。

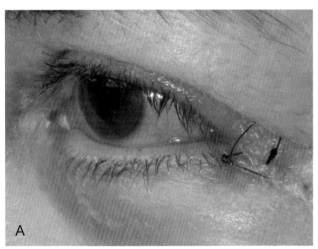
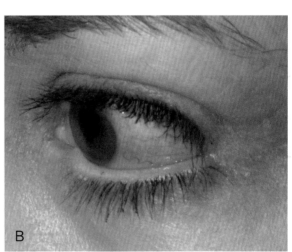

A

B

图 5-105　与图5-102所示的同一患者
A. 术后10d显示缝合的外眦切开术；B. 外眦切开术后90d

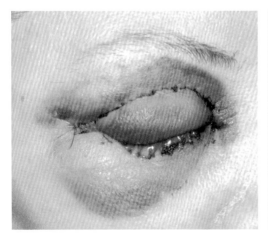
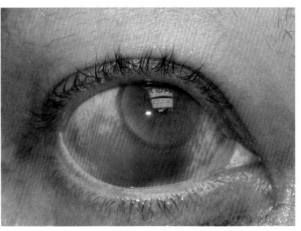

图 5-106　部分患者会发生皮下瘀斑和结膜下瘀斑，这时候需要安慰患者，并告诉患者，这种情况会消退，不影响预后

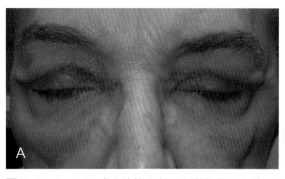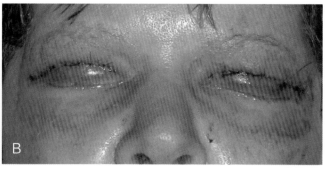

图 5-107 A. 下睑水肿的患者；B. 患者术后水肿明显，闭眼时双眼肿胀。这种程度的肿胀不常见，但在提眉术和上睑成形术同时实施时常见

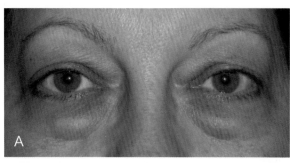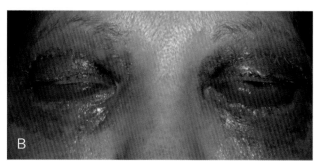

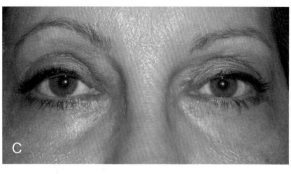

图 5-108 A. 术前；B. 术后 4d；C. 激素治疗后 3 周，她的结膜水肿很严重，是术后早期过度活动所致

4. 伤口裂开

眼睑皮肤很薄，缝线偶尔会裂开（图 5-109）。眼睑有一点与众不同，即使是伤口延迟愈合，瘢痕也不明显。比较小的伤口裂开（＜3mm）通常不需治疗，能自行愈合，不遗留瘢痕。如果伤口裂开发生在术后 1 周到 10d 以内，可以消毒后重新缝合。后期发生的裂开可以自行愈合，瘢痕可以成熟后再处理，尽管很少需要进行干预。

5. 干眼和眼部炎症

眼睑整形手术创伤可能导致眼泪生成异常、眼睑闭合异常、眼睑眨眼动力不足、不能闭眼等暂时性变化。此外，有些患者会出现短暂的兔眼（不能闭眼）。眼睛炎症可以由凡士林或者局部使用的油膏进入眼睛所致。当眼睑不能完整闭合，泪液产生就会减少，眼睛变干燥、疼痛、发

炎。干眼和眼部炎症也会导致溢泪（泪液过多）。有些患者会有轻度的术后兔眼，可以白天使用眼药水滴眼，晚上用眼药膏涂抹。白天使用非处方药 Refresh 滴眼液（Allergan，Inc，Irvine，CA），晚上使用 Refresh Plus，效果不错。这些药可以充分地湿化眼睛，一直用到症状消失为止。

对于顺应性差的患者，用凡士林盖在眶周区域，可以切取手掌大小的玻璃纸进行覆盖，防止夜间干眼。采用保守的处理方式，干眼会自行改善。对于下睑退缩或者皮肤切除过多不能闭合眼睑的患者，有可能发生角膜剥脱和角膜损伤，患者请眼科医生会诊和治疗。

6. 下睑异位

过多的皮肤肌肉切除或处理以及中间层的组织挛缩会导致下睑向后退缩。既影响外观，也影

响功能，包括下睑外翻，眦角变圆，巩膜暴露过多，眼睑功能异常，干眼，角膜损伤等。轻的下睑退缩通常可以自行改善。中度的患者，如果上下睑皮肤切除过多，患者可以通过按摩和拉伸皮肤来使眼睑正常闭合（图 5-110 至图 5-112）。皮肤拉伸练习可以在缝合伤口稳定后即开始进行，因为在此时段拉伸效果最有效。根据我的经验，术后 6 周开始是最有效的。其原理很简单，就是向挛缩的反方向提拉皮肤从而延伸它。薄皮肤的眼睑尤其能够在早期阶段拉伸。患者首先要清除皮肤上的油膏或湿化剂，因为光滑皮肤表面不容易拉伸，手指更容易抓住干燥皮肤。对于上睑，两根手指放在切口上方，两个手指放在切口下方。患者拉伸眼睑 3 组，每组 10 次，一天 5 ～ 6 次。有时候会有不舒服的感觉，指导患者采用恰当的手法。如果是下睑，患者向上看，两个手指放在睫毛下方，两个手指放在面颊部，然后拉伸皮肤，

同样的方式和频率。如果患者只有下睑异位，只进行下睑拉伸，但有兔眼畸形或眶周激光磨削导致的皮肤过紧，需要上下睑一起拉伸。

对于极端病例，需要外科手术干预。改善下睑退缩的方法很多，包括眦固定术、下睑结膜黏膜移植、皮肤移植、睑板条技术加固眼睑。最好的策略是皮肤切除时保守一点，避免该并发症发生。

7. 眼睑整形术后瘢痕

患者找美容外科医生是为了更好看，难看的瘢痕是不可接受的，尽管不是操作者的错误。不幸的是，没有哪个医生能保证没有瘢痕，幸运的是，眼睑皮肤薄，愈合好，通常不需手术修复就可以改善。

用什么样的方法切开皮肤瘢痕不明显常存在争议。我使用过手术刀片、CO_2 激光、射频，我认为在经验丰富的医生手中，愈合结果差不多。后两者可以同时切开和凝血，我认为更好。患者

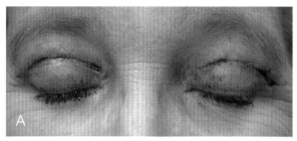
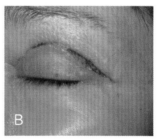
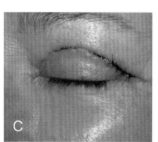

图 5-109 A. 该患者双侧上睑切口明显裂开，未进行进一步缝合，伤口愈合良好；B. 切口外侧部分裂开的患者；C. 在术后第 10 天重新缝合

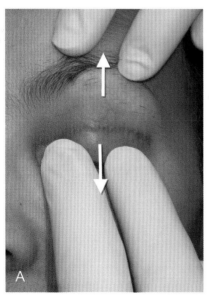
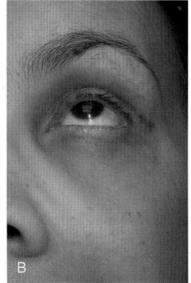
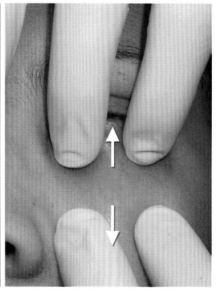

图 5-110 A. 上睑拉伸；B. 下睑拉伸

必须知道，眼睑切口（尤其上睑），在变好之前会显得不太好看。伤口边缘经常会发红、不规则、高低不平，尤其术后早期几周，但经过 8～12 周后，多数瘢痕很难察觉（图 5-92）。必须提前告知患者切口瘢痕愈合的过程，告诉患者在整个伤口愈合的过程中瘢痕都会存在。

切口线上的小囊肿是粟丘疹（充满角质层的肿物），看起来像小的白色的突起，通常会自然消失，但需要几个月。如果没有消失，可以采用射频或类似的方法去除。

偶尔，眼睑瘢痕会变为增生性的（通常在眶外侧），注射曲安奈德 10mg/ml，一月一次，可

以改善其纤维化。

切口延伸太靠近内侧凹陷区域的鼻子外侧时，容易出现线状瘢痕。这种情况可以采用各种组织易位（Y-V 缝合或 Z 成型）方式或者注射激素和或 5- 氟尿嘧啶来解决。这些方法其实也难以让伤口完全恢复正常，最好的方式是避免其发生（图 5-113）。

8. 兔眼畸形

眼睑闭合不全对于美容眼睑整形手术而言可以是暂时性的，也可以是永久性的。眼睑整形术后有几毫米的兔眼畸形很常见。可能因为局部麻醉导致眼轮匝肌瘫痪，也可能肌肉切除、皮肤磨

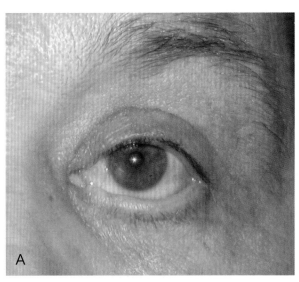
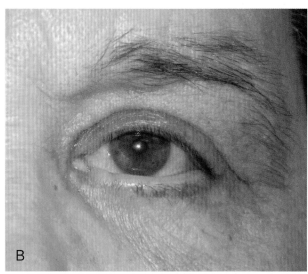

图 5-111　该患者接受了双侧上下睑手术。下睑采用结膜入路下睑成形术和皮肤紧缩术
A. 患者左侧下睑出现下睑退缩；B. 经过 6 周的按摩和拉伸后情况得以改善

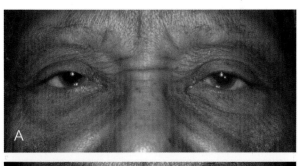
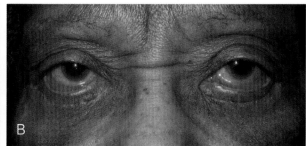
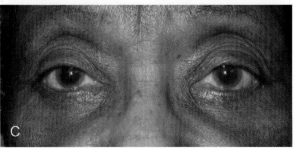

图 5-112　A. 下睑松弛患者的术前照片；B. 同一患者在手术后 2 周出现明显的下睑退缩；C. 同一患者手术后 30d，由于伤口愈合良好和皮肤拉伸运动而得到明显改善

削收缩和水肿导致。患者必须确保眼睛湿润，直到问题解决，一般需要 1~2 周。持续的兔眼畸形可以通过眼睑拉伸和按摩解决，见图 5-111。通过认真的拉伸治疗可以得到很好的矫正。轻度的兔眼畸形，如果泪膜形成正常，Bells 现象正常，患者可以耐受，但是如果患者有功能受损，会导致严重的并发症发生。如果兔眼畸形严重，患者有症状（干眼、烧灼感、流泪、可能的角膜病变和角膜溃疡），请眼科医生会诊并进行干预很有必要。最好的避免兔眼畸形的方法就是做手术时保守一点。即使需要二次手术修整，也比出现严重并发症要好。保留 20mm 完整的上睑皮肤是保持眼睑闭合功能正常的关键。即使据此进行操作，也可能因为过度的上下睑皮肤磨削，包括化学的、激光的或者皮肤夹捏去皮手术导致眼睑不能闭合。图 5-114 显示患者经历上睑整形手术和下睑结膜入路眼睑整形以及眶周激光磨削后的情况。

外科医生必须记住，当去除上睑脂肪和肌肉后，局部会出现凹陷，需要覆盖的皮肤要充足，

如果没有意识到这一点，会导致皮肤去除过多。对于年轻眼睑整形医生而言，比预期的少去掉点皮肤很重要。

9. 术后上睑下垂

术后上睑下垂一般是暂时现象。可能因为术中直接烧灼提肌或腱膜导致，牵拉这些组织也会出现。术后的水肿、瘢痕、结扎组织也会导致上睑下垂。此外，局部麻醉药物对提肌的麻醉作用和水肿会在术后立即显现出来，但这种情况通常在术后第一周就会改善，少数病例需要数周或数月才能恢复。图 5-115 显示眼睑整形术后经常见到的典型的上睑下垂。医生发现并记录手术前就存在的上睑下垂并告知患者很重要。有些患者会希望矫正上睑下垂，但有些患者对此不感兴趣，只想做眼睑美容术。术前没有告知患者已经存在的上睑下垂，可能导致患者认为这是医生操作导致的手术并发症。患者将近 60 年也没有发现自己有这种情况，确实令人惊奇，但接受手术的时候，他们变得非常敏锐和细致，有时会责怪医生。

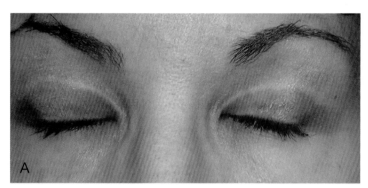
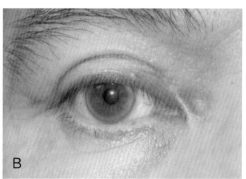

图 5-113　上睑成形术内侧切口不应该延伸到泪点之外，也不应该延伸到鼻侧凹陷区
A. 切口过度延伸；B. 形成蹼状瘢痕

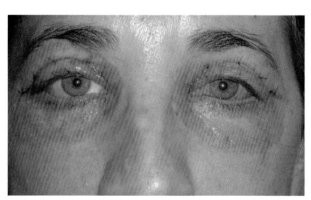
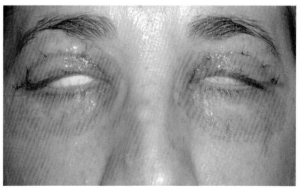

图 5-114　行上睑成形术和经结膜入路的下睑成形术以及眶周激光换肤术的患者，该患者在术后第 4 天试图闭上眼睛时出现明显的兔眼症

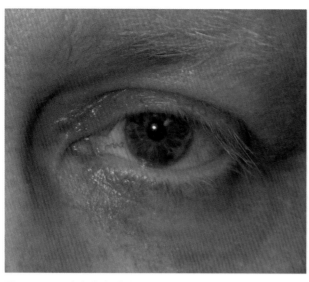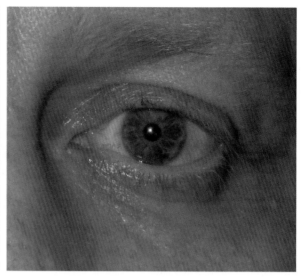

图 5-115 该患者上睑成形术后 14d 发生左侧上睑下垂，上睑术后 2 个月时自行恢复到正常的术前位置

10. 术中损伤

在整个手术过程中，保护患者是医生及其团队的责任。角膜在眼睑整形中处于危险的位置，必须要保护好。使用激光切割时用不锈钢角膜保护罩，采用电刀切割时用塑料保护罩（图 5-116）。保护不好角膜有违基本护理常识，操作失误是无法辩解的。有些医生用软的接触镜保护角膜，如果术中不使用激光或电凝器，可以放在角膜上保护。如果使用激光或电凝器，其保护效果不好。

即使优秀的医生手术中注意力高度集中，术中也可能发生意外，角膜的损伤是分分秒秒的事（图 5-117）。角膜保护罩移位或器械在保护罩下的滑动，都有可能损伤角膜。角膜保护要时刻操心。

11. 肾上腺素对瞳孔的作用

健康人出现瞳孔散大极不正常，在全麻中出现瞳孔放大预示着灾难性的重大事故。在局部麻醉下的常规眼睑整形手术中，可以观察到肾上腺素刺激瞳孔开大肌的交感通路，出现瞳孔散大。但无关紧要，对患者也无害，但会让没有经验的医生非常紧张。瞳孔在几小时内会恢复到正常大小。

12. 角膜损伤

角膜损伤属于常见的，令患者不舒服的并发症。原因包括没有保护好角膜，角膜保护罩边缘粗糙，角膜保护罩放置时间太长（数小时），以及不经意的袖子、袖口、吸管头等的挫伤。团队

必须时刻观察和保护角膜。

角膜损伤的主诉就是严重的眼部疼痛，感觉就像眼睛里面有沙子。诊断起来很简单，使用荧光染料和钴透镜检查灯（图 5-118）。

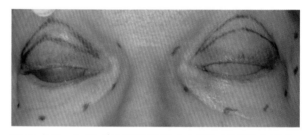

图 5-116 不锈钢角膜防护罩（右眼）用于激光手术，塑料防护罩（左眼）用于用电刀或者射频刀手术时

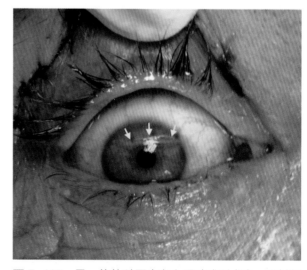

图 5-117 另一位外科医生在上眼睑成形术中，用射频电针造成角膜损伤（箭头），幸运的是，这可以治愈，但一个简单的角膜保护可以防止这种意外的发生

眼部利多卡因局部麻醉，数分钟后，将染料条放在上穹隆或贴着眼球，直到染料弥散。然后用钴透镜检查角膜，损伤区域呈现亮绿色（图5-119）。

尽管很疼，但通常不用特殊处理，能够在24h内愈合。要防止眨眼，因为眨眼会进一步加重损伤。治疗方法为局部涂抗生素眼膏，表面覆盖双层眼罩（图5-120）。单层眼罩无法限制患者睁眼或眨眼，敷料会再损伤角膜。为了避免这种情况，折叠眼罩覆盖于眼睛上，然后再覆盖第二层眼罩进行加压，这样可以确保眼睑处于闭合状态，防止角膜进一步损伤。

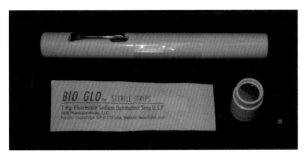

图 5-118　诊断角膜损伤的试剂盒，包括荧光染料以及一次性卡扣式钴透镜检查灯

13. 过敏

我已见到过很多对于乳膏、溶液、药剂的过敏反应。尽管术前已经郑重告知患者，但术后他们还是会将某些刺激性产品涂抹在皮肤或伤口上。图 5-121 显示 2 例眼睑整形术后的接触性皮炎。

14. 眼睑整形修复手术

医生给自己的患者做眼睑整形修复手术比较常见，有时候也会帮助其他医生做修复手术。术前应告知患者，好医生都偏保守，有少部分患者术后可能需要做修复手术。我告诉患者，多去除一点皮肤或脂肪很容易，但是补回来很难。小的修复主要是去除没去够的皮肤或脂肪。很重要的一点是，要等到伤口完全愈合后再考虑做修复手术，因为很多问题会随着时间的推移自行恢复。最好术后等待 90d，让能自己好的自己好。没能自行恢复的问题，或者怀疑有问题的，要在合适情况下实施修复手术。图 5-122 显示右上睑术后皮肤保留过多，进行修复的情况。这些小的修复可以在局麻下操作，恢复期很短，因为手术比较表浅，不涉及深部组织。

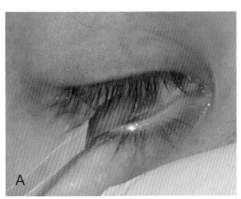 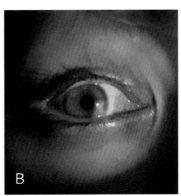 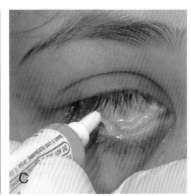

图 5-119　A. 随着眼球活动让荧光剂弥散；B. 钴光灯下角膜损伤处发绿色光；C. 眼睛中涂抹抗生素软膏

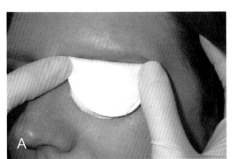 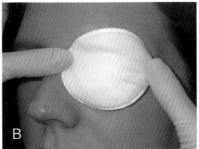 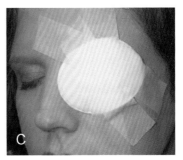

图 5-120　角膜损伤的正确包扎方法

A. 将眼罩对折后放在眼睑上；B. 在折叠的眼罩上放置一个完整的眼罩片；C. 将眼罩粘贴牢靠

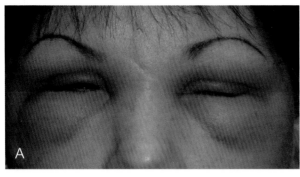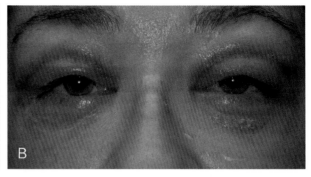

图 5-121 A. 该患者对眼袋整形术后常用的非处方水化滴眼液过敏；B. 该眼睑成形术患者对抗生素软膏过敏，这两个案例均在停止接触过敏物质后症状立即得到缓解

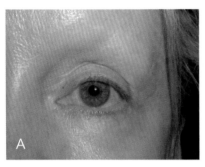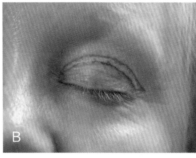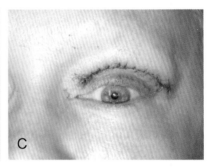

图 5-122 A. 上睑成形术后患者左侧上睑皮肤过多；B. 标记过多的皮肤；C. 切除后缝合伤口

修复手术并非常见，有时是患者对手术结果不满意，有时是医生不满意。我对患者一向比较真诚，如果结果没有达到我的标准，我就建议患者修复，免费或者收非常少的材料费。这关乎患者的脸和我的声誉，我希望双方都满意。

15. 眼部皱褶问题

眼睑皱褶的对称性是上睑美容手术的关键。多数男性皱褶高度 8mm，女性 10～12mm。男性过高的皱褶会显得女性化，看上去不美观。多数患者希望手术是让本人变得更美、更精致，但不希望是变成另外一个人。无论男女，过高的眼睑皱褶都显得不自然（图 5-123）。术前细致的皱褶高度测量和仔细的对称性标记画线是防止术后出现重睑线不对称的关键。

眼睑整形术后皱褶不对称也可能是两侧手术操作不一种的结果，也可能是手术设计时没有将其他影响不对称的因素考虑在内，包括眉毛位置不对称，眼球突度不一致，眼眶异位，眼睑下垂（可能导致皱褶过高）或者术前皱褶不对称。

如果之前的手术对皱褶进行了缝合固定，调整皱褶宽度时，要根据眼睑皮肤松弛程度和皱褶清晰程度来确定。如果皱褶深部有从皮肤到睑板或提肌筋膜的缝合固定，需要全层切除松解瘢痕来修正皱褶高度。之前的皱褶应该切除，皱褶上下的皮肤切除量根据重新定位的皱褶高度来确定。任何分离都应该位于眼轮匝肌前平面，止血很重要（图 5-124）。新的固定缝合点需要精确定位，其操作与双眼皮手术相同，需要注意的是，关闭切口时的张力会导致术后皱褶位置移动。在年轻患者，皱褶变窄通常比较困难，因为缺乏多余的皮肤，切口闭合时存在向上牵拉的张力。

16. 脂肪团切除不足

脂肪团去除不够常见于上睑内侧脂肪团和下睑外侧脂肪团（图 5-125）。在眼睑整形后明显的脂肪脱垂，对于患者和医生而言，都值得去修复。修复过程是原手术的重复，需要重点关注脂肪去除不足的部位。图 5-71 显示了经结膜入路下外侧脂肪团的定位方法。

17. 感染

因为面部及眶周血运丰富，术后感染很少见。图 5-126 显示的是我工作中遇到的细菌和病毒感染病例。细菌感染可以用抗生素溶液冲洗，并给患者全身使用抗生素。继发性感染多伴有病毒性结膜炎。病毒性感染（红眼病）最常见的是腺病毒，但也可以是单纯疱疹病毒、水痘、带状疱疹病毒和其他病毒引起。此类患者对三氟胸苷反应良好。

对医患双方都非常有价值。在40—65岁年龄组，是做得最多的美容手术。正确的诊断、术前、术中和术后严格按照常规进行操作是防止并发症发生的关键，如果处理不当，有可能会诱发严重的并发症。

（六）结论

眼睑美容手术是面部年轻化的标志性手术，

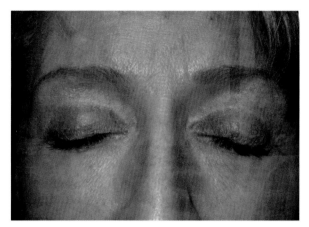

图 5-123　该患者是由其他外科医生手术的患者。上睑重睑皱褶位置太高，也不对称

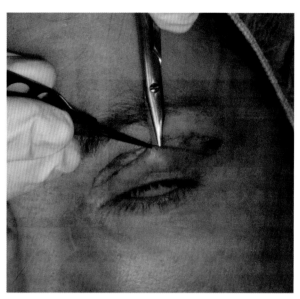

图 5-124　切口下唇剥离以释放低位重睑皱褶，在之前手术的眼轮匝前平面剥离松解瘢痕，使上睑皱褶向上移

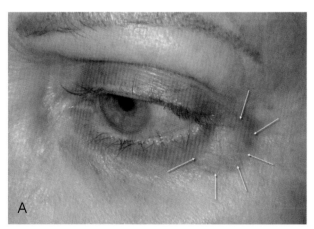

A

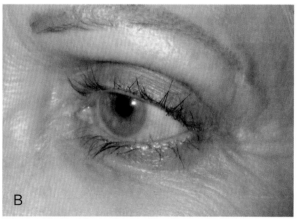

B

图 5-125　A. 患者行下眼睑成形术后，下睑外侧出现一个残留的突出的脂肪团（白箭）；B. 同一患者二次手术去除了多余的外侧脂肪团

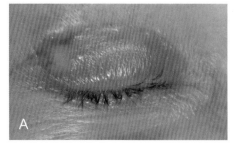

A

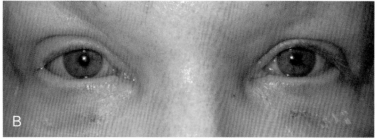

B

图 5-126　A. 右上眼睑的局部感染；B. 一病毒感染患者局部应用抗病毒药物反应良好

五、评论

（一）旁睫毛入路眼睑整形手术步骤

1. 外眦手术

Morris E. Hartstein

对外眦的评估是下睑整形手术的关键点之一。下睑整形手术，特别是经皮肤入路时，不论是否同时做中面部提升术，一个主要的并发症就是下睑退缩或下睑外翻。下睑退缩发生在过多的皮肤切除，眼轮匝肌弱化或麻痹，眶隔纤维化，没有注意到术前就存在下睑松弛，可以是单个因素所致，也可以是多个因素共同作用的结果。在外眦区域行下睑提紧术可以明显减少下睑异位并发症的发生。因此，做下睑和面中部手术时，眦外科手术很重要，有关内容，以往已经有很多报道。

外眦手术对于美容外科医生具有挑战性，特别是对该区域解剖不熟悉时。对于眼睑内翻或外翻等功能性问题，睑板条技术是常用的解决方法，但该技术很少应用于美容患者。外眦手术有可能改变外眦高度，也会影响下睑轮廓和弧度，导致"马眼"或"猫眼"外观，眼裂变小，出现疼痛，组织变弱，蹼状瘢痕等。这些改变，眼睑内翻患者可以接受，但对于美容为目的的患者，是难以接受的。对于美容患者，简单的眦固定操作可能力量已经足够，复杂的外眦手术操作，力量虽大，但带来的并发症风险也大。

深刻理解外眦的解剖对于手术成功很关键。成人水平睑裂大约为30mm，终止于上下睑外侧融合部。该联合体形成的角称为外眦，融合点称为外侧结合部。外眦维持其位置和稳定性依靠皮下组织与深部骨骼的连接。这个连接称为外眦腱，一个纤维性结构，将致密结缔组织（睑板）与骨骼相连接。

此部位的眼睑结缔组织由前后两层组成，都参与形成外眦腱。眼轮匝肌分为眶部和睑部。睑部轮匝肌进一步分为眶隔前和睑板前部分，睑板前部分位于睑板前方。在睑板的外侧端，轮匝肌形成浅层和深层结缔组织带，形成外眦腱。深头

附着于眶外侧结节（whitnall结节），一个眶外缘后方4mm的骨性突起。该处是外眦腱的关键附着点，维持眼睑与眼球的位置。同时，外眦腱的附着点比内眦部高3mm。

做经皮入路下睑整形手术时，对于眼睑松弛者，或者回缩性减慢的患者，都应该考虑做眼睑收紧手术。这种情况下，如果没有处理眼睑松弛，术后很有可能会出现眼睑异位。眼睑收紧的目的是稳定下睑，维持外眦正常外观。

下睑整形的患者，对眼睑松弛度必须采用提拉试验和回缩试验进行评估。提拉实验时，牵拉下睑离开眼球，如果下睑提拉长度大于8mm，说明眼睑松弛明显（图5-24）。回缩试验时，下睑下拉然后松开，如果不眨眼睛，眼睑回不到正常位置，表明眼睑张力减退（图5-21和图5-23）。有些眼睑没有睑球分离，但回缩力弱，术后也容易出现眼睑退缩。

经结膜入路下睑整形手术时，眼睑退缩或外翻的风险小，只有眼睑松弛很明显时，才实施眼睑收紧术，或者做内入路手术的同时，进行了皮肤切除/拉紧操作，也可以做眼睑收紧手术。当眼睑整形和中面部提升联合开展时，应该考虑同时做下睑收紧手术。

当考虑做眼睑收紧手术时，评估眼球突度很重要。如果眼球前突超过中面部，出现副矢量眶。眼球突出或者中面部发育不良（骨/软组织或者两者都有），这种情况就有可能发生。

在此情况下收紧下睑，会将眼睑拉向眼球，增加巩膜外露面积，使眼球更突出，容易出现眼球表面炎症。这有一点像肥胖男性系腰带，如果收紧腰带，会滑到突出的腹部的下方。在这种情况下，眼睑收紧的操作应该适当进行调整，或者放弃眼睑整形手术与中面部提升术同时做的打算。

2. 手术方法

区分眦重建外科手术与美容性眦外科手术很重要。传统的眦成形术适合于功能重建患者，他们有明显的眼睑松弛或眼睑异位如内翻或外翻。睑板条技术是将外眦从眶外缘附着点完全离断（眦切除和眦切开），然后缩短眼睑末端，重新固定于

眶外侧缘。这是标准的外翻/内翻修复手术的方式，但有可能导致外眦角轻度的移位和变形，美容患者很难接受。而且，美容患者通常不需要紧缩眼睑，除非有明显的松弛或某些中面部提升患者。

对于美容患者，外眦固定术或轮匝肌收紧术可能已经足够。睑板条技术或者联合术式在这类患者中虽然不常使用，但偶尔也会用到，所以知道如何操作对外观影响最小很重要。

（1）外眦成形术 - 外侧睑板条技术的手术操作

首先对外眦局部组织进行浸润麻醉（50% 利多卡因和 0.75% 布比卡因混合，加肾上腺素），然后将针头转向眶外侧缘后方进行注射。外眦切开和下外眦切断可以使用 15 号刀片或 WestCOtt 剪刀（图 5-127）。夹住眼睑外侧缘，向上拉，用剪刀在眼睑和眶缘之间剪开，松解眼睑直到其可以自由移动，在实施此操作时，常会碰到一个小的脂肪团（Eisler 脂肪），突出于骨骼的部分可以烧灼掉。提拉睑板的外侧切缘，WestCOtt 剪刀钝性分离睑板与覆盖在表面的皮肤和轮匝肌（图 5-128A）。睑板的后表面用 15 号刀片搔刮去表皮。

修剪睑板条到垂直高度约 3mm，取 4-0 或 5-0、1/2 弧度双针缝线（薇乔，普理灵或慕丝线），褥式缝合睑板条边缘，用小双齿钩和棉签牵拉并保护眶外侧缘组织，穿过眶外侧结节的骨膜（或者更靠前一点，防止出现副矢量眼），先不打结（图 5-129）。

用 6-0 普通肠线、快薇乔，或者丝线从灰线到灰线进行缝合，缝合时先从外到里，然后从里到外（线结在外眦角的外侧），重新形成外眦角（图 5-130）。在系紧睑板条缝合线之前，反复提拉缝线观察睑板与眼球的位置，如果眼睑看上去到了眼球下方，骨膜缝合位置需要松开重新定位。灰线缝线打结后再打结睑板条缝线，切除多余的睑板，间断缝合闭合伤口。

（2）简单的眦固定术

该技术也用于睑板收紧，但和睑板条技术相比，对解剖结构的影响要小。局部麻醉注射同上。外眦切开和分离到眶外缘方式同上，但外眦不切断，不缩短眼睑。将眼睑末端、睑板或肌腱用 4-0 或 5-0 薇乔线进行缝合固定（图 5-131）。

缝合固定到眶缘骨膜的内侧，固定位置很重要，要确保外眦角外形不受影响，外眦角可以采用灰线对灰线缝合的方式进行调整（6-0 肠线或 6-0 丝线）（图 5-130）。在系紧缝线时，注意确保上下眼睑准确汇合于外眦角，彼此之间没有重叠。外眦切开处间断缝合闭合伤口。

（3）轮匝肌悬吊

正如 J. William Little 介绍的那样（图 5-6 至图 5-8），在皮肤切除比较多和眼睑松弛的患者，向上外侧提拉轮匝肌至眶外缘，会有多重效果。

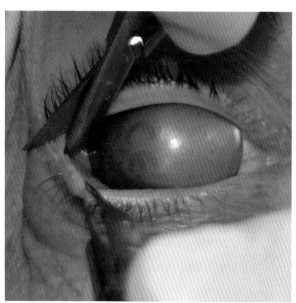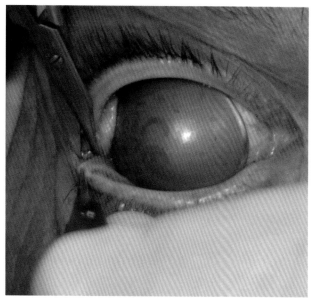

图 5-127　睑板条手术的第一步是进行外眦切开术（左）和下眦切开术（右）

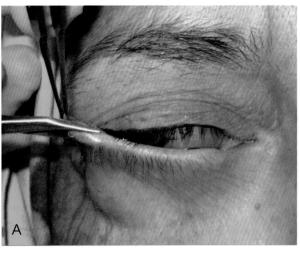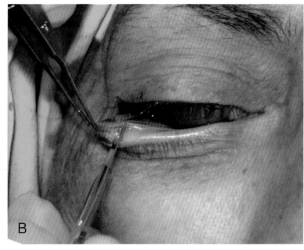

图 5-128　A. 在睑板上用剪刀钝性分离皮肤和肌肉；B. 睑板的黏膜面去表皮

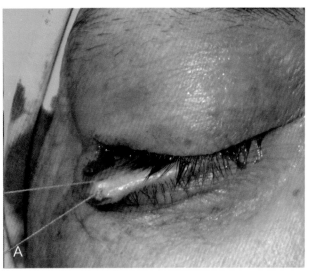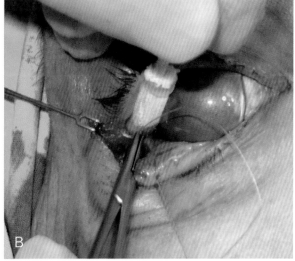

图 5-129　A. 褥式缝合，缝线一端穿过睑板；B. 缝线的另一端穿过骨膜，用拉钩和棉签牵拉保护眶外缘的组织

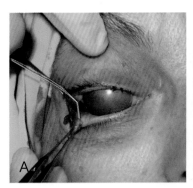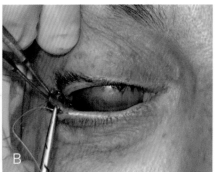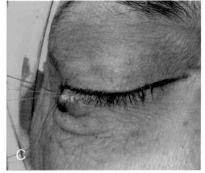

图 5-130　A. 睑板条缝线穿过眶外侧骨膜；B. 外眦角缝线从外到内穿过下睑的灰线；C. 原位缝合灰线，重建外眦角

　　首先，可以在去除较多皮肤的情况下支撑眼睑，其次，折叠缝合轮匝肌有助于增加容量并减轻泪沟畸形。再次，既不影响外眦，也不担心肌肉的失神经。最后，此操作可以单独实施，也可以与睑板条或外眦固定术同时实施。

　　在外眦外侧做切口，用剪刀在轮匝肌上分离形成一个孔，然后分离到眶缘（图 5-132）。

　　如果皮肤也需要切除，可以睫毛下做皮肤切

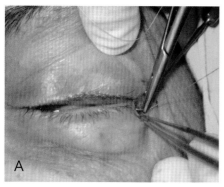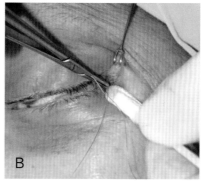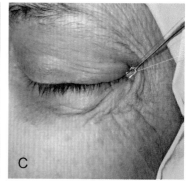

图 5-131　A.外眦切开后，用 5-0 号薇乔线缝合下睑睑板的末端；B.针穿过骨膜，并将组织向骨膜拉紧；C.缝线打结，使下睑绷紧

口并与外眦切口相连。然后，5-0 薇乔线缝合眶外侧缘骨膜（图 5-133），褥式缝合穿过皮肤下方的轮匝肌（图 5-134）。在打结前，可以进行皮肤夹捏操作，如果需要可以去除多余的皮肤。缝线打结，修剪去除外侧多余的皮肤，皮肤切口从内到外间断缝合，或者皮下 6-0 普理灵线或 6-0 肠线连续缝合。该操作可以实现：皮下脂肪上提，脂肪垫收紧，水平方向睑裂缩短。也可以与下睑眶脂重置和脂肪移植联合进行。当联合下睑脂肪重置时，轮匝肌必须游离松解，轮匝肌上提可以提供进一步的中面部提升。

3. 外眦手术的并发症

因为手术会缩短下睑，患者会抱怨眼角感觉紧和不适。这种感觉会在术后 1 个月左右减轻，但会持续较长时间。告诉患者，这是愈合过程中的正常情况。在少数病例，会出现较长时间的疼痛和不适，可以注射低剂量的激素（0.2ml 曲安奈德 5mg/ml），按摩和拉伸，注射肉毒毒素也会有效。

缝线脓肿和肉芽肿可以发生在外眦术后，出现在术后几周。热敷和抗生素治疗（口服或局部）在有些患者有作用。如果处理后没有消退，有必要在局麻下手术探查取出缝线。在某些肉芽肿病例，激素注射如前所述也有作用。

结膜水肿在外眦手术后也可发生。局部用药（0.2% 氯替泼诺，氯替泼诺滴眼液）和类固醇制剂（medrol dose pack）通常有效果，但有可能复发，一般可以缓慢消退。对于反应性结膜水肿患者，可以考虑做睑缘缝合术和结膜切除术。

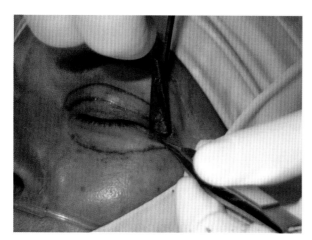

图 5-132　外侧切口，剪刀进入眶缘

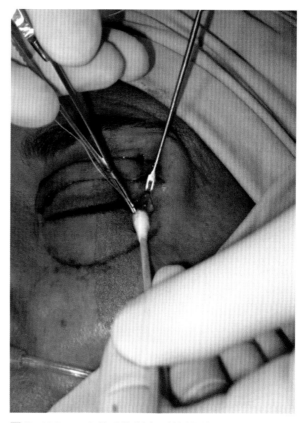

图 5-133　5-0 薇乔线穿过眶外侧缘的骨膜

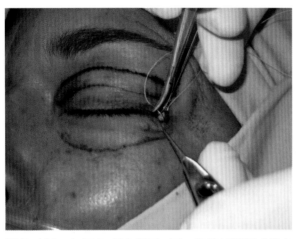

图 5-134 如图 5-133 所示，同一根缝线以褥式缝合的方式穿过皮肤下面的眼轮匝肌

当同时进行上睑整形手术时，可能出现外眦赘皮，因为上睑和下睑外眦切口之间没有保持足够的距离。这一赘皮可以发生于经皮下睑整形术，闭合切口时没有注意外眦部位的平整度。如果赘皮出现，最好的方式是等待至少 6 个月才考虑修复。可以采用组织易位（Y-V 和 Z 改型）的方法来处理。注射类固醇或 5-FU 也有作用。

外眦角两侧不一致或者出现形状和位置异常，对患者来说是一个问题。术前沟通非常重要。但在此区域操作时，精准操作很重要。同样，尽可能减少对外眦的骚扰，如外眦固定术或轮匝肌上提操作，可以极大地减少眦异位的发生。

4. 结论

在进行下睑整形手术和（或）面中部提升手术时可以考虑做下睑收紧术。多数情况下，微创技术会产生很好的结果和很少的并发症。当采用全睑板条眦成形术时，对解剖的熟悉与精准操作可以减少并发症的发生，提高手术效果。

（二）下睑脂肪移位眼睑整形术

John B, Holds

通过单纯下睑整形术，或者经结膜入路去除脂肪或者经睫毛下皮肤入路去除脂肪，都可以获得良好的手术效果。但这些方法增加了眶部骨性轮廓感，丢弃了有用的眶隔脂肪，后者有可能用于填充泪沟。泪沟是眼睑与面颊的交界区，是面部老化的重要特征。尽管有脂肪移植（面雕）和

面颊部假体植入等方法，可以使泪沟不明显，但很多医生采用下睑手术时脂肪重置或移位也获得了很好的效果。

1. 适应证

脂肪重置下睑整形术对于明显的假性脂肪疝出和泪沟明显的患者非常有效。日趋明显的泪沟是眶周老化的突出表现。年轻人的下睑在睫毛下靠近睑缘处有一条浅沟。随着年龄增长，这一浅沟变得不明显了，脂肪假性疝出和眶脂容量的丢失导致泪沟加深。脂肪重置眼睑整形术首先提升了泪沟部位的轮匝肌，视觉上在垂直方向缩短了眼睑轮廓，恢复了年轻时的解剖形态。对于所谓的副矢量下睑患者，非常适合此种手术，该技术对于甲状腺眼疾病患者也非常有效。该术式对于下睑凹、下睑脂肪缺乏或者单纯的皮肤或眼睑组织过多患者，效果欠佳。对于眼窝很深的患者，尤其有其他明显老化性改变，如大量多余的皮肤和肌肉的患者，效果也不明显。

2. 操作

除非有全麻或静脉诱导的特别要求，通常可以在门诊施行下睑脂肪重置整形术。经结膜入路最常采用，对于合适的患者也可以采用睫毛下经皮入路。术前标记突出的脂肪团和泪沟的边缘，重置缝合针线穿出部位，以及皮肤磨削区域（图5-135）。

3. 麻醉

局部或全麻均可以。首先，将浸润有眼部麻醉药物的纱布放入下穹隆。含 0.25% 利多卡因、肾上腺素、碳酸氢钠的局麻药注射到下穹隆。经结膜眶下神经阻滞可以达到充分的麻醉效果，放入金属眼罩保护角膜。其次用含肾上腺素的 2% 利多卡因注射强化麻醉。

4. 手术操作

经结膜切口切开采用 CO_2 激光，在睑板下4mm（图 5-136）。

下睑结膜用 4-0 丝线向上牵拉。可以在眶隔前或眶隔后朝向眶缘进行分离，暴露弓状缘骨膜。在轮匝肌下脂肪垫平面进行钝性分离，深至 SOOF，弓状缘前方。持续分离到弓状缘下方

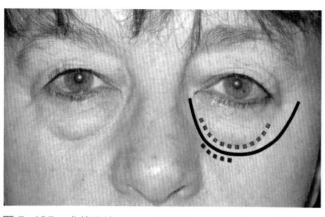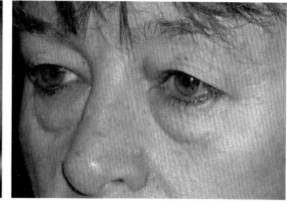

图 5-135　术前照片，显示脂肪假性疝出及明显的泪槽畸形，标记泪槽（红点线）、缝合的边缘部位（蓝点线）和激光皮肤收紧眼睑区域（实线）

8～12mm。也可以进行骨膜下平面分离。研究显示，眶隔前/眶隔后切开，骨膜上/骨膜下分离，效果相同。有一条小动脉通过眶缘中间区，形成眶内动脉与眶下动脉间的吻合支。如果对这一条血管电凝止血不彻底，有可能导致严重的出血。

打开每一个脂肪团，令其向眼睑方向脱垂。中间和内侧脂肪团是共用一个蒂，在其周围充分松解后向下方推进。轻轻地去除过多的脂肪。颞侧脂肪团（图 5-137）要尽可能向后方剥离，预防术后脱垂，使其在术中与眶缘处于同一平面，术后则有轻度凹陷。

用钝性剪刀松解弓状缘轮匝肌（图 5-138）。作者常用的提升平面在眼轮匝肌下方，骨膜浅面。眶下血管神经束的外侧，该平面可以延伸到 SOOF，眶下血管神经束的内侧没有 SOOF 脂肪，肌肉直接起于眶骨膜。大的出血必须烧灼，但小的渗血可以用眶脂肪移位填塞压迫止血。用 5-0 普理灵线，从颊部到分离形成的 SOOF 囊袋内做一到两针褥式缝合固定（图 5-139）。

通常一个间距比较宽的褥式缝合可以覆盖泪沟最深的部分，将内侧和中间脂肪团的蒂部包含在内。用针线穿行并包含足够多的脂肪蒂部组织，将脂肪团重置到轮匝肌下方（图 5-140）。

普理灵针线穿过泡沫衬垫，于皮肤面打结。手术后多数患者会做轻度或中度的 CO_2 点阵激光磨削。外眦固定术或经睫毛下皮肤入路直接去除多余皮肤的方法如前所述，对于皮肤明显多余的

患者不建议做激光皮肤磨削。

采用抗生素油膏和敷料覆盖伤口（如果做了激光磨削）。可以使用中等强度的止痛药。通常不会开口服抗生素或抗病毒药物的医嘱，除非有特定的适应证。缝线和衬垫 6～7d 后拆除（图 5-141）。

5. 方法的差异性

脂肪重置在骨膜表面与骨膜深面效果一样。最大的区别是骨膜下提升时对眶下孔周围的剥离比较难，但骨膜下平面解剖更加清晰。经睫毛下皮肤肌肉入路的患者也可以进行脂肪重置，效果也不错。对于眶比较紧的患者，如亚洲人群（图 5-135 和图 5-142），我更喜欢这种术式。通过采用自体脂肪移植或人工真皮充填剂处理老化相关的面中部容量缺失，效果会更好。

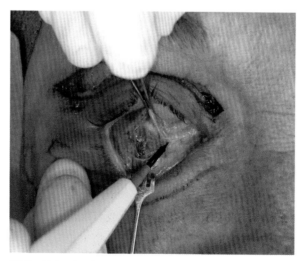

图 5-136　经结膜切口，在睑板下 4mm 处采用针式电凝器切开

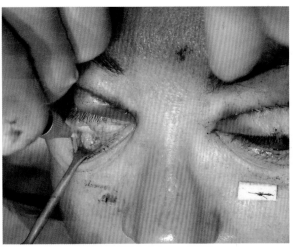

图 5-137　用 CO_2 激光去除颞侧脂肪垫，用以消除外侧隆起

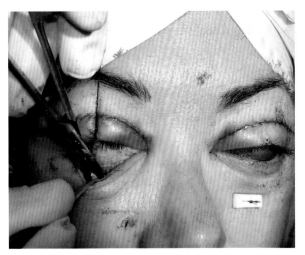

图 5-138　用剪刀对眼轮匝肌在眶下缘周围的骨膜上钝性剥离

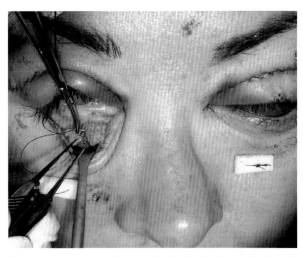

图 5-139　用 5-0 普理灵缝线复位并缝合脂肪蒂。采用褥式缝合方式，依次穿过泡沫垫，面颊组织，进入 SOOF 囊袋内，然后穿过内侧和中间脂肪垫，最后再从面颊和泡沫垫穿出

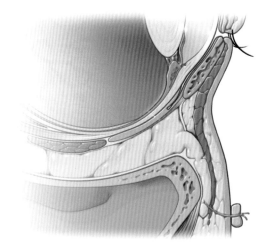

图 5-140　用 5-0 普理灵线将脂肪重新定位到 SOOF 平面内的矢状图，并将泡沫垫绑在面颊上，箭头指向先前在弓状缘处的眼轮匝肌的切缘（引自 COuch SM, Buchanan AG, Holds JB. Orbicularis muscle position during fat repositioning lower blepharoplasty. Arch Facial Plast Surg. 2011; 13: 387–391. Figure 3, page 390. Used with permission）

（三）亚洲人眼睑整形

John B, Holds

亚洲人的眼睑整形术术前咨询和准备与西方人相似，但医生必须认识到患者的种族特点，其眼睑整形手术希望达到和可能达到的效果完全不同于西方人。根据睑板平台轮廓，眼睑皱褶的深度与弧度，上眼睑的饱满性等，与患者进行充分沟通，管理好患者的预期。

亚洲人通常不想要西方人中间高的半月形眼睑皱褶，但想要一个眼睑皱褶或者加深已经存在的眼睑皱褶。睫毛下垂，真性眼睑下垂，假性下垂等因素都可能是促进亚洲人做上睑整形手术的原因。亚洲人在任何年龄段都想做眼睑整形手术

（图 5-143）。最简单的要求是在上睑形成一条皱褶（又称双眼皮），大部分亚洲人没有眼睑皱褶（单眼皮）。从解剖看，亚洲人眼睑皱褶不同于西方人，因为缺乏到睑板前皮肤的提肌腱膜纤维，腱膜前脂肪向下扩张，垂直方向的睑板变短导致较低或没有眼睑皱褶。要注意审美的差异性，医生必须记住，亚洲患者的上睑"西方化"是不可逆的。

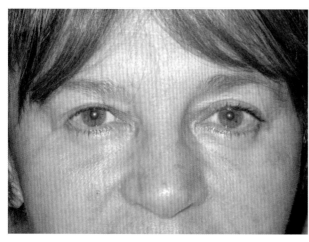
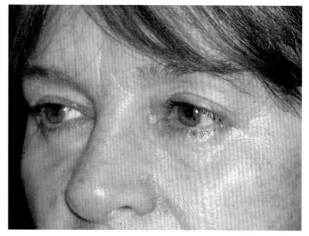

图 5-141　与图 5-135 所示为同一患者，下睑袋整形术及内侧和中间脂肪垫重置后的术后照片，下眼睑外观大大改善，同时消除了脂肪突出和泪槽畸形

眼睑老化的亚洲人也寻求和西方人一样的眼睑整形：不对称，缺乏明显皱襞，睑板平台显露过少，皮肤松弛明显，脂肪脱垂（尤其中间脂肪团），伴有眉弓容量减少的轮廓改变和眉毛下垂（图 5-144）。

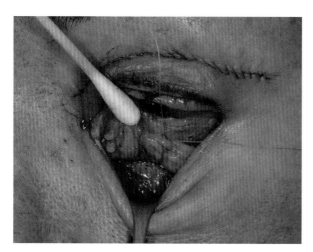

图 5-142　通过睫毛下皮肤肌肉入路行脂肪复位下睑成形术，用 5-0 薇乔或可吸收缝线将内侧和中央脂肪缝合到眼轮匝肌下面的骨膜上

1. 上睑整形

术前要与患者讨论预期的效果，包括皱襞的高度和眼睑平台显露的量，是否整个眼睑宽度都有眼睑平台显露，内侧变窄，或者外侧轻度升高。亚洲人眼睑整形手术在眼睑皱褶，皮肤，肌肉，脂肪处理上与常规的上睑整形手术操作流程相似，但也有一些差异，如皱褶形态和轮廓要求更精细，高度更低，皮肤经常不用切除，肌肉切除是为了眼睑皱褶的形成，而不是减少上睑容积，脂肪可以不去除或者谨慎去除来控制外形。

和传统的眼睑整形术一样，患者进入手术室前，用细的标记笔直立位画线。第一条线为期望的眼睑皱襞高度，多余的需要切除的皮肤标记在设定的眼睑皱襞上方（图 5-145）。

年轻患者上睑皱襞形成时，需要切除 0～2mm 皮肤。年龄偏大的患者皮肤松弛明显时，需要切除更多的皮肤。上睑皮肤的量不对称时，或者多余皮肤的去除量不一致时，需要进行适度

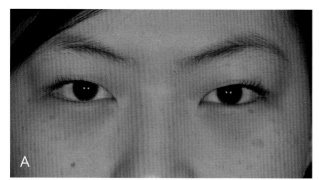
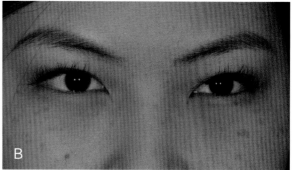

图 5-143　A. 年轻患者，主诉上睫毛和睑缘不清楚；B. 该患者的术后照片，其睫毛和睑缘的清晰度得到改善

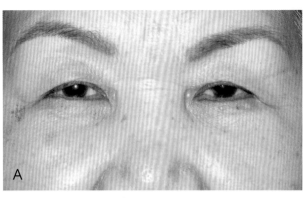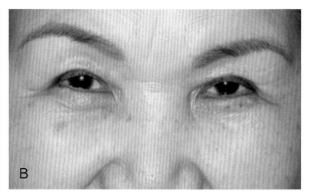

图 5-144　A. 亚裔成年患者，主诉皮肤松垂和重睑皱襞不清晰；B. 术后患者睑板平台暴露改善，上睑轮廓改善

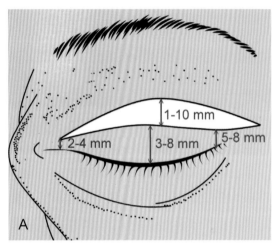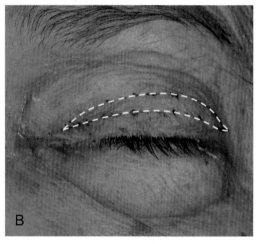

图 5-145　A. 典型的亚洲眼睑整形术，眼睑皱襞和皮肤梭形切除测量和标记；B. 亚洲患者眼睑整形术画线时，注意切口设计要比典型的西方人切口短

的调整。与提眉术相关的注意点与西方患者一致。对于亚洲患者，先做提眉，然后决定提眉后需要切除的眼睑皮肤量，这一点很重要。

如果患者有天生的皱襞，对于上睑切口的定位很有指导意义。术前需要与患者讨论，因为有些患者没有眼睑皱襞，或者有双重皱襞或者皱襞不对称。亚洲患者通常和西方人眼睑一样，随着年龄增大，出现比较高的眼睑皱襞，这些患者需要仔细检查，确保他们没有需要矫正的退行性上睑下垂。

眼睑皱襞的最高点比西方人更靠外侧，通常与瞳孔甚至外侧巩膜角膜交界处位于一条垂线上，高度一般 3～8mm。标记了重睑皱襞中间点后，向内侧做轻度向下的弧线，距离上泪点 2～4mm，颞侧的点位于外眦角上 5～8mm。内侧切口可以从泪小点向内侧延伸几毫米，但不要超过内眦角。对于内眦赘皮，可以考虑 Campo

del Fuente 技术，进行皱襞深部固定，或者采用其他技术处理。要注意，内眦瘢痕后期几乎无法隐藏。外侧切口结束在外眦角外侧 0～11mm，不要超过眶缘，因为此处皮肤增厚。通常可以在重睑线上方切除 1～3mm 皮肤，老年患者有明显多余皮肤，可以切除 5～10mm 宽的皮肤。

术前需要与患者讨论，慎重考虑重睑线在内眦部是要逐渐变窄，还是与睑板平行。对于西方人眼睑更大量的皮肤切除，不太适合亚洲人眼睑，会导致眼睑皮肤切除过量，后期带给患者严重问题。轻度的兔眼畸形和睫毛外翻可以在术中观察到，西方人采用的夹捏技术也适用于有选择性的亚洲老年患者。术中出现严重的兔眼畸形表明皮肤切除过多。

2. 手术技术

患者诱导麻醉后，每侧上睑注射 1ml 含 2% 利多卡因、1∶100 000 肾上腺素并用 1∶5 生理盐水稀释（肾上腺素最终浓度 1:600 000）的局麻药，除开始刺破皮肤有点疼之外，通常注射时不疼。消毒铺巾之前注射，使皮肤和眼轮匝肌完全麻醉，血管充分收缩。铺单时要注意手术巾不要压迫牵拉眉毛异位，否则会影响手术效果。患者重新注射含 1∶100 000 肾上腺素的 2% 利多卡因。角膜表面麻醉、放置金属角膜罩，完全覆盖眼球前表面来保护眼睛，也防止明亮的光线吓到患者。亚洲患者需要比西方患者更小的角膜罩。

用 15 号刀片或者 15C 刀片精确切开皮肤。用 Westcott 或者 Kaye 剪刀从颞侧开始修剪皮肤（图 5-146）。

去除一条眼睑中部眼轮匝肌，暴露眶隔（图 5-147），切除一定量的眼轮匝肌，特别是切口上缘下方的肌肉，切除肌肉有助于形成持久稳定的眼睑皱褶。

电凝止血后，眶隔下（如果要打开眶隔的话）注射麻药，直接注射到中间脂肪团。轻压眼球可以使脂肪膨出，从中间和内侧打开眶隔（图 5-147）。脂肪可以进行单纯烧灼后令其回缩，然后进行皱褶缝合，或者从眶隔和提肌腱膜后方游离脂肪使其向前方或上方脱出后进行烧灼。去除脂肪时，要平行于切口进行烧灼，注意开始只切除一小条脂肪。最好用双极电凝或者激光进行烧

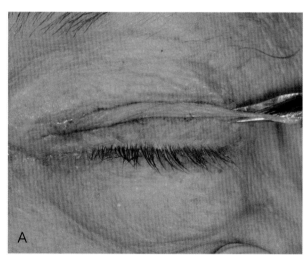
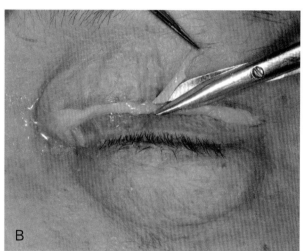

图 5-146　用 15 号刀片切开皮肤后

A. 先只去除一条皮肤；B. 切除伤口内的一条眼轮匝肌显露睑板前筋膜

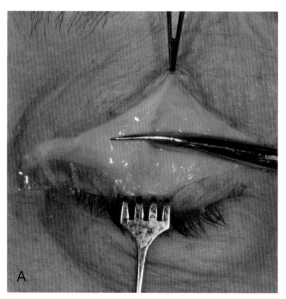
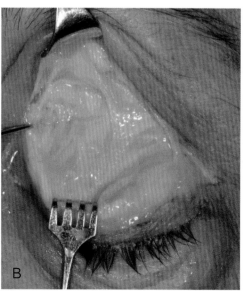

图 5-147　A. 在大多数情况下，打开眶隔，释放、移位或切除眶隔脂肪；B. 老年患者通常需要切除一部分内侧脂肪团，图中镊子夹持部分

灼，如果使用单极电凝，需要麻醉诱导比较深才行。要根据患者的具体情况确定是否要保留眶隔的完整性和脂肪切除的多少。应该避免切除过多的中间团脂肪，因为容易去除多了。脂肪去除过多是亚洲眼睑整形术比较常见的并发症，产生的形态异常难以修复。在外侧区域，注意保护泪腺，烧灼血管可能会影响其显露。

在内侧区域，内侧脂肪团需要小心显露，因为它位于最内侧端的内下方（图5-148）。用细的皮钩拉出内侧脂肪团，压眼球，切开脂肪包膜，避开包绕脂肪团基底部的血管。释放内侧脂肪团后，压眼球，脱垂的脂肪根据需要进行烧灼和切除。内侧脂肪团通常随年龄增长逐渐前突，各种人种都适合进行切除。在外侧眉下区域，可以进行脂肪烧灼，降低眉外侧区域，使重睑皱襞显得更明显（如果需要的话）。通常，眉部脂肪垫容量丧失，导致老化性外观，相比较于单充脂肪去除，重塑轮廓更加重要。

仔细止血后，关闭切口。用7-0普理灵线，在内侧、中央和外间断缝合3～5针形成眼睑皱襞，从皮肤入针，穿过肌肉、腱膜，再回到肌肉、皮肤（图5-148）。之后用7-0普理灵连续缝合眼睑切口。手术后伤口和眼睛涂抹抗生素眼膏。保持头高位，冰敷眼睑24～48h可以有效减轻术后不适和瘀斑。多数患者疼痛很轻或不痛，或有中度疼痛，术后几小时或几天可以使用对乙酰氨基酚或氢可酮止疼。

3. 术后护理

术前就开始对患者的术后预期进行管理。患者必须理解，轻度水肿即可扭曲睑板的外观，多数患者术后6～12周不会看到预期的效果。对于亚洲眼睑整形，也有埋线或小切口技术，但多数情况下效果不稳定，重睑线容易消失。

除非医生在第一次手术后发现有明显的需要修复的问题，可以在术后10～14d修复，没有明显不对称或者手术并发症，建议术后3个月、最好6～12个月再做评估。睑板前轻度水肿或增生性瘢痕可以随着时间消失，这些常见的问题，也会让患者烦恼，但不需要手术治疗。

如果想要降低重睑皱襞高度，可以将切口靠近睑缘，但需要切除现存皱襞和新的皱襞之间的皮肤。如果皮肤切除过多，睑板平台暴露增加，看上去会不自然。过多切除脂肪会使上睑沟凹陷，可以通过注射玻尿酸等填充剂改善。瑞兰是常用的玻尿酸填充剂，通过注射玻尿酸增加上睑皱襞上方的容量，有助于减少睑板平台暴露，消除形态不佳的眼睑皱襞。玻尿酸真皮填充剂在此类患者中的作用通常可以维持几年，而不是几个月，比真皮脂肪移植更容易操作，预期效果更好。

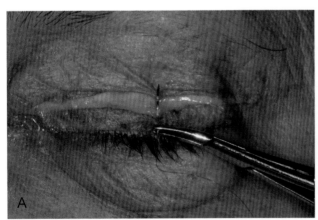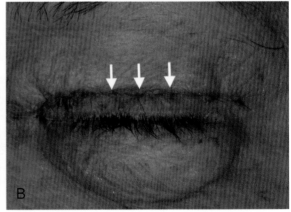

图5-148　A.缝合皮肤时先穿过下唇皮肤，深至提肌腱膜，然后从上唇皮肤边缘穿出；B.闭合切口前，先如此间断缝合3～5针

第 6 章　鼻整形术

Rhinoplasty

Angelo Cuzalina　著

师俊莉　龙江　译

鼻整形术是目前美容外科领域最复杂且最具挑战性的手术。虽然如此，鼻整形手术仍然非常受欢迎，近年来其流行程度稳步上升，受欢迎程度堪比吸脂术或乳房美容手术。

选择从事鼻整形的医生必须不断学习和提高，这需要相当大的奉献精神。这是一项以微米与英寸为单位计量的手术。鼻子在面中部占据很重要的位置，术后出现任何瑕疵都会显得很明显。毫无疑问，更大的挑战是没有一种方法或技术可以适用于所有的鼻子，但是，建立一个系统的方法来评估鼻子及其治疗计划非常必要。鼻子畸形是由各种类型皮肤、软骨和骨骼形态异常所导致的，即使是最有经验的外科医生，这也是一个挑战，不可能给出一个完全一样的方案。另一个挑战是许多寻求鼻整形或鼻整形修复的患者可能有一定程度的躯体变形障碍（body dysmorphic disorder，BDD），这些人的诊断也并非易事。最值得注意的是那些被称为"SIMON"的人——单身的、不成熟的、有强迫症的自恋者。不幸的是，许多患者如 SIMON 和 BDD 患者在面诊阶段表现基本正常，很难识别。但是，在行任何手术之前，我们应该尽一切努力去发现患者的心理问题和不切实际的期望。

用一个章节只能对鼻整形术做一个大概的介绍，想通过本章节的学习变成一个鼻整形专家是不可能的。在鼻整形领域，很多伟大的医生， 如 Dean Toriumi, Gilbert Aiach, Jack Sheen, Jack Gunter, Eugene Tardy, Rod Rohrich 和 John Tebbetts，他们都终其一生，致力于探索和理解这个令人着迷的手术，他们出版了多部鼻整形专著，值得去阅读。本章以循序渐进的方式介绍典型技术及其相应的解剖基础知识，使读者对经典的鼻整形术有一个基本的了解。对于更先进的手术方法，本章也有涉猎，尤其是那些在增加美观的同时致力于改善或保护鼻部功能的方法。

500 年前，列奥纳多·达·芬奇描述了面部比例对于美学的重要性，相信大部分鼻整形医生都同意这一观点。就比例而言，没有什么地方比面中部更重要了，在这个部位的鼻子上做手术时，其所占比例对于手术的成功非常关键。做鼻整形术之前，要充分理解鼻子的正常比例，包括鼻子各亚单位之间的比例和鼻子与面部之间的比例（图6-1）。构成鼻下部 1/2~2/3 的软骨复合体非常复杂，其对于获得理想的美容效果起到极其关键的作用。鼻整形手术的大部分操作是针对鼻软骨所实施的，要想同时获得外观与功能都满意的结果，通常需要对软骨和（或）骨骼进行处理。搞清楚鼻部解剖细节对于透彻理解鼻整形手术至关重要。

一、解剖

由于描述身体方向的标准术语（上、下、前和后）与描述鼻子用的头侧、尾侧、背侧、基底等术语不一样，外科解剖术语会让新入门的鼻整形外科医生感到很困惑（图 6-2）。头侧、背侧及

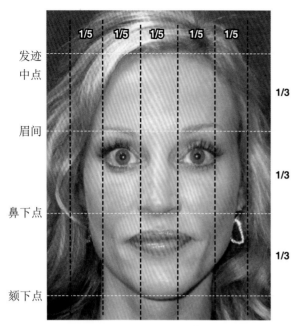

图 6-1　从整容手术中获得和谐外观往往意味着纠正不和谐。鼻子占脸纵向 1/3 和横向的 1/5，它的位置决定了鼻子正确的比例很重要

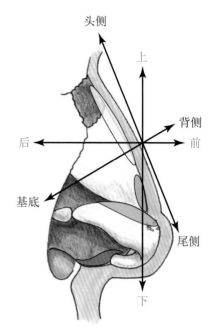

图 6-2　鼻子解剖方向与标准人体术语不同，一开始可能会让人困惑

一般来说，上位和下位分别称作头侧和尾侧，这些彩色区域常用的术语有：绿色，下外侧软骨的"头侧"；蓝色，鼻中隔"前角"；红色，鼻中隔"尾侧"；黄色，驼峰"背侧"

尾侧等术语是描述鼻整形手术过程中的位置，是基于患者体位的一种专门的描述方式。外科医生可以交替使用各种术语，每个医生在描述鼻子时所用的术语可能并不一样，例如，尽管大部分医生认为鼻尖就是鼻子最突出的点，位于两个穹隆及鼻尖上转折点和鼻尖下转折点之间，但也有医生用"鼻小叶"这个词来描述这一部位。鼻尖的位置与形状、特别是其细节对于鼻子的外观十分重要（图 6-3）。不好看的鼻尖通常表现为形态不规则、鼻尖表现点缺失，可能是由于先天软骨发育不良、手术损伤或鼻部皮肤肥厚而遮盖了软骨结构（图 6-4）。

皮肤厚度是术前必须要搞清楚的一个鼻部解剖的基本要素。通常鼻背的皮肤厚度和鼻子其他部位及鼻尖的皮肤厚度不一样。鼻根部的皮肤相对较厚，且有一定的活动度。鼻部皮肤最薄的地方一般是鼻缝点（骨性鼻背与软骨性鼻背交界处），它在鼻背中部，皮肤的活动度也很大。皮肤在鼻尖区又增厚，此处皮肤与皮下组织附着最为牢固，皮脂腺也很丰富。富有皮脂腺的鼻尖部皮肤外伤后愈合不良容易遗留瘢痕。与鼻背部的薄皮肤相比，鼻尖部痣的切除或外伤通常会留下

难看的瘢痕。幸运的是，鼻小柱皮肤与鼻尖部皮肤相比，皮脂腺更少，因此在鼻整形术中的经鼻小柱开放切口愈合良好。

（一）鼻部肌肉

鼻部菲薄的皮下组织中包括了鼻部肌肉，鼻肌可看成是 SMAS（面部浅表筋膜系统）的延伸结构，SMAS 是一层不仅包含鼻肌而且向外侧延伸到其他面部肌肉的纤维肌肉层，在面部提升术中经常用到。有人争论是否存在真正的 SMAS 或只是组织学描述，因为这些纤维组织很薄，与肌肉交织在一起，而这些构成鼻子的表情肌起着帮助呼吸和表达感情（如微笑）的功能。鼻肌可分为提肌、降肌、收肌及开大肌。一般情况下鼻肌都成对、菲薄，比身体其他部位的肌肉更加表浅（图 6-5）。

由于大部分鼻部血管分布于鼻部肌肉层，外科手术应在覆盖鼻骨及软骨结构的肌肉层下剥离。良好的肌肉下剥离可避免损伤血管、神经及淋巴系统，也可以减少不必要的出血，这些出血可导致过度瘀斑、水肿及瘢痕形成。

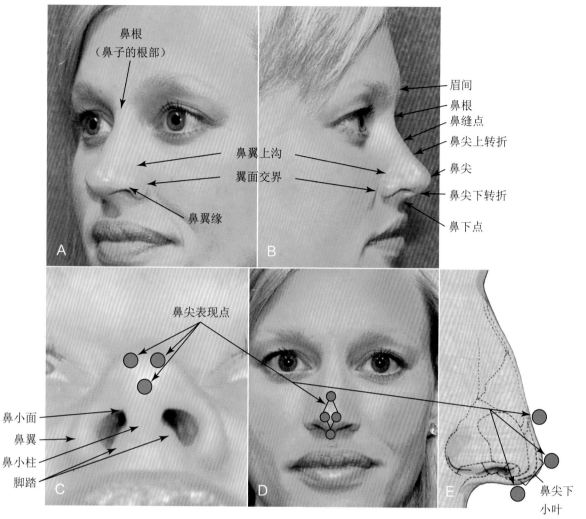

图 6-3　A 和 B. 经典的鼻解剖标志；C 和 D. 四个鼻尖表现点构成了一个漂亮的鼻尖，这四个点是由鼻尖上区、下区及上外侧软骨和下外侧软骨的穹窿形成。有些术语非常相似（如 nasion, radix），但略有不同：鼻根点是与鼻额缝有关，而鼻根是前额与鼻背连接点

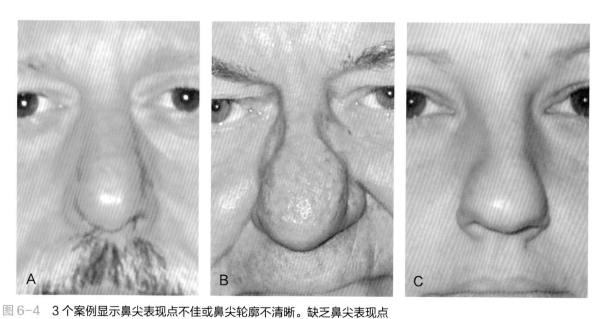

图 6-4　3 个案例显示鼻尖表现点不佳或鼻尖轮廓不清晰。缺乏鼻尖表现点

A. 鼻尖软骨不规则，皮肤较厚；B. 患者因酒渣鼻导致鼻尖不规则，肥大性酒渣鼻是皮下组织中的皮脂腺过度增生，常继发于酒渣鼻；C. 该女性下外侧软骨肥大，呈球状，鼻尖表现点模糊

在某些特定的情况下，有的肌肉需要外科手术处理。降鼻中隔肌过度收缩可导致在微笑或大笑时鼻尖明显下垂，离断降鼻中隔肌可明显改善这种畸形。同样，如果鼻翼在大笑时过宽，可通过对鼻翼开大肌及鼻翼、鼻肌的处理进行矫正。总之，术中避免干扰鼻肌，可防止出血与纤维化。

（二）鼻部血供

鼻及鼻中隔血供非常丰富，有多个来源。例如，最常见的鼻出血来源于鼻中隔的 Kiesselbach 血管网。该区域是三个动脉的汇合区：上唇动脉分支、蝶腭动脉分支及筛前动脉（图6-6）。

与面部其他部位美容手术一样，鼻部由于有丰富的血供，手术伤口通常愈合良好、感染风险比较低。在术中使用鼻部局部浸润麻醉可以使血管收缩，可减少术区出血，这对于需要精细操作的手术至关重要。

侧鼻及外鼻丰富的血供来源于颈内动脉及颈

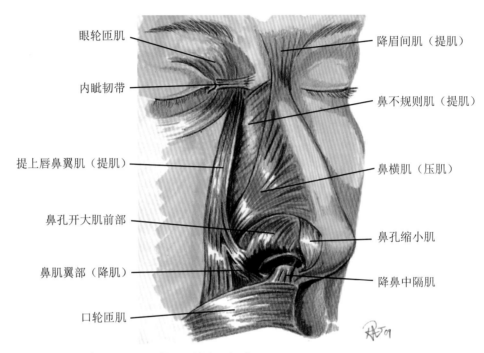

图6-5　鼻部肌肉组织由升肌、降肌、收缩肌和扩张肌组成
两个降肌的作用是扩大鼻孔和延长鼻子，两个收缩肌是缩小鼻孔和旋转鼻尖尾部，三个升肌扩大鼻孔并向头侧旋转鼻尖，鼻肌一般由面神经的颧支支配

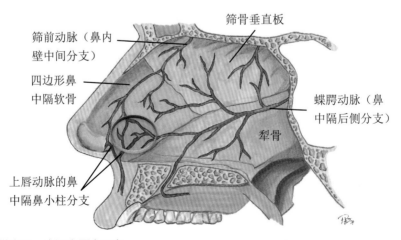

图6-6　鼻中隔血供充足，来源主要有三条
Kiesselbach 丛（突出显示）是三个动脉汇聚的区域：一条来自上唇动脉分支，一条来自蝶腭动脉分支，另一条来自筛前动脉

外动脉，筛动脉及上唇动脉的分支同时也延伸到鼻尖，侧鼻动脉更是供应鼻尖部的主要分支，保留侧鼻动脉，即使横断鼻小柱动脉鼻尖也不会出现血运障碍（图6-7）。

鼻部多个血供来源构成大规模的血管网，其静脉及淋巴网络同样很丰富（图6-8）。尽管有人认为闭合切口的鼻整形术术后鼻部水肿可能更加轻微，但多数人还是认为，无论是开放还是闭合鼻整形术，都有足够的淋巴管及静脉引流，因此，只要避免暴力操作，鼻整形术后水肿程度相差不大，两种手术方式术后都适合放置引流装置。

（三）鼻骨及软骨解剖

鼻根（鼻额缝）的鼻骨拱形结构是鼻子最厚实坚固的部分，由成对的鼻骨和上颌骨额突构成。鼻额角是额骨和鼻骨交界的解剖部位，是一个重要的临床解剖标志（图6-9）。

鼻骨向尾部连接上外侧软骨，其延伸的长度有一定差异。

鼻根部鼻骨附着最牢固，骨质最厚，向尾侧

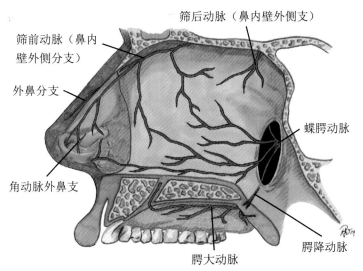

图6-7　鼻中隔侧壁血供丰富，有助于防止软骨移植或鼻黏膜组织游离时出现血运问题，颈内动脉和颈外动脉都有多个分支

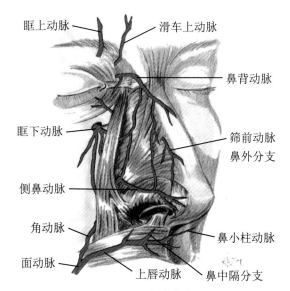

图6-8　鼻外部供血来自颈内外动脉
静脉与动脉伴行，引流到翼状丛、眼静脉和面部静脉，丰富的血液供应使鼻再造术有多种皮瓣可供选择，甚至在开放性鼻整形术中也能维持鼻尖足够的血流灌注

延伸到上外侧软骨时显著变薄。对于头侧鼻背轻度的驼峰，常常可在此区域用骨锉锉平，严重的驼峰鼻需要用 Rubin 骨刀或其他方法降低骨性鼻背（图6-10）。

理想状态下，单纯用骨锉即可降低大部分中度到轻度患者的鼻背驼峰，最有可能忽视掉鼻中隔区域软骨性驼峰，如果没有充分地降低鼻中隔区域，尤其是合并鼻尖过度切除或缺少支撑，有可能导致难看的"鸟嘴"畸形（图6-11）。

构成鼻部拱形结构的骨、软骨的厚度及长度个体之间有差异，鼻骨较短的患者发生内鼻阀塌陷的风险较大（图6-12），因为鼻中部穹窿是由较长的上外侧软骨构成，骨性支撑较少，主要依靠硬度较低的软骨。

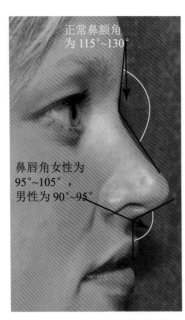
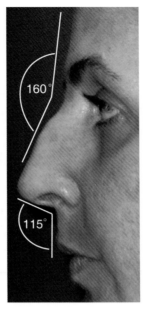
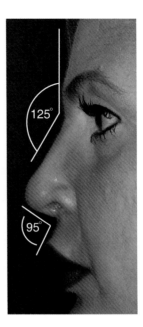

图 6-9　两种常见的鼻面角测量是鼻额角和鼻唇角

在标准范围内使患者鼻子达到正常的角度将有助于获得一个美观的鼻型，角度和面部比例的异常比轻微的不对称或形状不规则要严重得多，如术前照片所示，女性的鼻额角通常略钝，术后，她的鼻子更柔软，感觉更舒服，部分原因就是这些审美角度和比例度更和谐

鼻骨在尾端和成对的上外侧软骨相连，在这个区域，鼻骨和上外侧软骨之间的连接非常坚固，尤其是邻近鼻中隔的内侧缘。有时候可发现上外侧软骨延伸到鼻骨下方约 5mm，使其连接更为坚固。在用骨锉时，如果操作粗暴有可能改变软骨与鼻骨间的关系，使上外侧软骨移位，造成明显的畸形。鼻中部锥形结构主要由鼻中隔软骨和上外侧软骨起主要支撑作用。上外侧软骨通过覆盖于浅面和深面的软骨膜与鼻中隔相连续。

上外侧软骨在中部穹窿区域连接鼻中隔，这部分软骨构成的解剖结构叫作"内鼻阀"（图 6-13），鼻阀区域非常重要，它与鼻整形术前及术后的通气障碍有关。鼻孔开大肌位于上外侧软骨和下外侧软骨的外侧部，它在维持鼻阀角至少 10°～15° 中起到一定作用，可以保证鼻子足够的通气量。无论是因为鼻孔开大肌损伤还是鼻阀损伤造成瘢痕挛缩，都会影响通气。粗暴分离外侧软骨上的组织可导致鼻阀瘢痕形成，是导致通气障碍最常见的原因。穹窿部又高又窄的患者在鼻整形术后出现鼻穹窿问题的风险更大，在面诊阶段应予以注意。对于此类患者做鼻背降低时，需在已剥离的鼻中隔与上外侧软骨之间放置撑开

移植物，以防止术后内鼻阀受影响。无论剥离上外侧软骨的哪一个部分，都须谨慎小心，避免出现中鼻拱塌陷导致的通气和外形问题。

上外侧软骨和下外侧软骨连接的部位，也就是上外侧软骨的最下端解剖变异较大。该区域被称为卷轴区。有多位学者报道了上外侧软骨和下外侧软骨间的连接方式，其中最被广泛接受的观点是软骨间连接方式 52% 为"联锁型"，20% 为"重叠型"，17% 为"端对端"，11% 为"远离型"（图 6-14）。卷轴区为鼻部尤其是鼻尖提供了强大的支撑。

下外侧软骨构成鼻尖的主要部分，而鼻尖是大部分患者对鼻部外形不满的主要原因。鼻骨和上外侧软骨形成鼻背拱形隆起，而下外侧软骨是形成"球形"鼻或"盒型"鼻畸形的常见原因。下外侧软骨包括内侧脚、中间脚及外侧脚。它们不仅形成鼻尖，而且对鼻部功能有辅助作用。下外侧软骨的厚度及弹性在外鼻阀及鼻尖部支撑中都扮演了重要角色。下外侧软骨的中间脚主要构成鼻尖穹窿（图 6-15）。

下外侧软骨角度的大小因人而异。外侧脚的轴线可能非常倾斜或位置更靠内侧。实际上，除

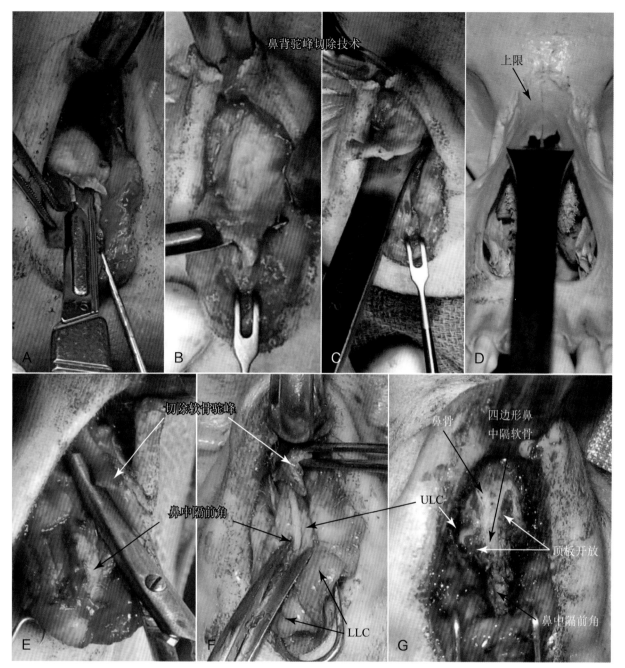

鼻背驼峰切除技术

上限

切除软骨驼峰

鼻中隔前角

LLC

鼻骨　　　四边形鼻
中隔软骨

ULC

顶板开放

鼻中隔前角

图 6-10　A 和 B. 驼峰较大的软骨部分用手术刀水平切除；C.Rubin 骨刀可以用来连续凿除整个骨性鼻背驼峰，从上外侧软骨下方开始；D.用 Rubin 骨刀在鼻额缝结束，如图颅骨模型所示；E. 使用剪刀而不是手术刀来降低软骨驼峰；F. 下推下外侧软骨（LLC），显露鼻中隔前角，在其上段切除驼峰；G. 降低鼻背驼峰后，鼻中隔外露，与上外侧软骨（ULC）、鼻骨外侧缘分离，为常见的"顶板开放"畸形

了轴线位置不同，下外侧软骨的形状有时会是凹陷的，但更常见的是凸起的。一般情况下，外侧脚也有点不同程度的扭曲，可能是先天发育异常。外侧脚的尾侧缘与鼻中隔前角相毗邻，它们之间的关系构成了非常重要的鼻尖上转折区（图6-16）。不同形态的内侧脚、中间脚及外侧脚会让鼻尖呈现各种各样的形状，这也解释了为什么

大量的鼻部植入物都用在了这个区域。

　　鼻中隔和上述所有的结构（鼻骨、上外侧软骨及下外侧软骨）都相毗邻，它不只参与了鼻子长度、为鼻部提供了强大的支撑、形成鼻部隆起，在鼻尖突起和支撑方面也占有重要地位。下外侧软骨的内侧脚构成了鼻小柱的一部分，相比之下，鼻中隔尾端更坚硬，在如鼻小柱悬垂和几乎其他所有鼻

339

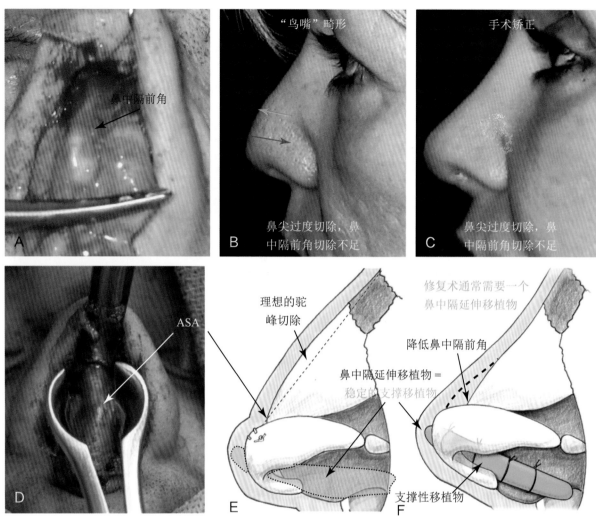

鼻中隔前角

"鸟嘴"畸形

手术矫正

B　鼻尖过度切除，鼻中隔前角切除不足

C　鼻尖过度切除，鼻中隔前角切除不足

ASA

理想的驼峰切除

修复术通常需要一个鼻中隔延伸移植物

降低鼻中隔前角

鼻中隔延伸移植物＝稳定的支撑移植物

支撑性移植物

图 6-11　"鸟嘴"畸形是因未能减少突出的鼻中隔前角（ASA）和（或）失去突出 / 鼻尖支撑而发生的，患者若表现出这两方面的问题，需要用鼻中隔延长移植物（SEG）矫正，也称为"支撑性移植物"，以及降低鼻中隔前角突出度

尖突起问题的患者中，都需要处理鼻中隔前角或尾侧端。鼻中隔是由骨和软骨构成：筛骨垂直板，犁骨及四边形的鼻中隔软骨（图 6-17）。

　　正如前述，鼻中隔血供丰富，有不同的血供类型。在与上颌骨鼻前嵴相连接时，会呈现出不同的偏曲类型。对于歪鼻畸形，一般都需要处理鼻中隔的偏曲，因为它在鼻部偏曲和不对称中扮演重要角色。另外，在重建鼻尖或鼻背的支撑时，鼻中隔是软骨或骨移植物最好的来源之一。在鼻中隔软骨的切取中，经典的观点是保留尾侧和背侧 1cm 的软骨以提供足够的支撑，防止鼻尖塌陷或鞍鼻畸形。当然，1cm 是一个原则性指标，其他众多因素对保留鼻中隔的量上也有影响，如残留的软骨、上外侧软骨、下外侧软骨，以及移植物都会影响鼻尖凸起的强度。关键是要认识到鼻

中隔在鼻整形美学的重要影响，尤其是鼻部支撑中具有重要功能，作为移植物的来源也是弥足珍贵的。除了鼻中隔偏曲，下鼻甲也是鼻通气障碍的原因之一，务必在术前及术中进行评估。下鼻甲肥大可通过多种方法处理，包括前侧部分切除或从外部压缩骨折。众所周知，过多切除下鼻甲可导致慢性并发症如干鼻症发生。

　　最后，鼻部神经分布来源于视神经的交感神经感觉支和三叉神经上颌分支（第Ⅴ对脑神经）（图 6-18），滑车上神经及滑车下神经分布于鼻上半部分，鼻下半部分主要由眶下神经及筛骨下神经鼻外侧支支配。

二、接诊与咨询

　　和其他临床接诊一样，这个环节主要是了解

患者的主诉。首先，需要了解最困扰患者的问题是什么，也就是主诉是什么。让患者对着镜子，说出自己的主诉是非常有用的。如果他们没有特殊的要求，务必询问患者最近或过去有无通气问题，有没有外伤史。尽管在接诊时，患者可能没有提及既往手术史，但询问他们之前有没有做过鼻部手术极其重要。另外，要注意季节性过敏或周期性鼻衄。患者的主诉和病史要以图片和视频的方式详细记录，然后进行系统地查体，包括评估皮肤质地、总体形态、鼻部支撑以及有无外鼻和内鼻的畸形或损伤。

在整个接诊过程中，务必要评估患者的精神状态，以确保患者没有患 BDD 或其他可能在手术后期产生问题的疾病。对于年轻男性鼻整形患者，要想获得非常满意的长期效果通常很困难。也有的患者携带有某种特定鼻形的电影明星照片的杂志来就诊，虽然部分患者心理没问题，但这有可能是有心理问题的征兆，务必要更加深入评估此类患者。最好给每个患者只做一次手术，因为修复手术通常更具挑战性，更有难度。除了常规记录用药及手术史，排除长期运用鼻喷剂（羟甲唑啉）、可能的吸毒史是很重要的，尤其是那些在查体中发现无法解释的鼻中隔穿孔的患者。

拍照对资料保存很重要，对制定治疗方案来说也很重要。拍摄 6 个标准位照片，包括正面照（全面部）、两侧 90°位、两侧 45°位（斜位）及仰头位（图 6-19）。其他体位的照片在某些特殊的情况下也是需要的，如为了评估降肌功能过强患者的鼻尖移动情况，需要拍摄放松状态的正面照、大笑时的正面照和侧面照。标准体位的照片对于随访及评估远期手术效果很关键。因为在

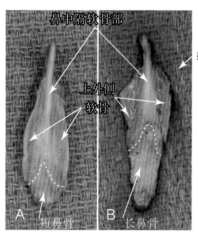
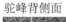
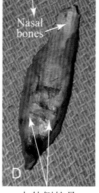
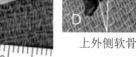

图 6-12 切除的鼻背驼峰，显示鼻中隔、上外侧软骨和鼻骨是如何连接的，采用 Rubin 骨刀连续切除鼻背驼峰

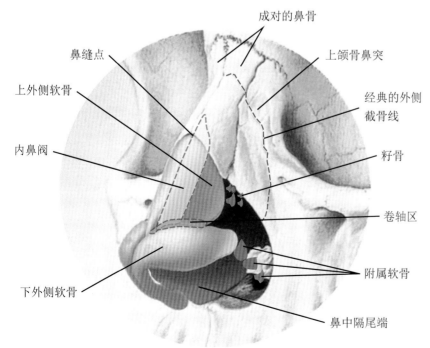

图 6-13 对于较大的鼻背驼峰，通常需要连续的驼峰切除，但如果骨刀位置不合适，很容易造成不对称或切除过度，内鼻阀在鼻中隔附近的上外侧软骨内侧用亮黄色显示

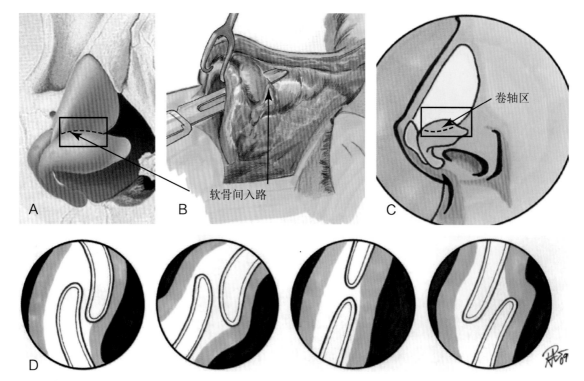

图 6-14 卷轴区

下外侧软骨外侧脚头侧缘与上外侧软骨尾侧缘连接处。卷轴区可以有许多形状,这些案例显示了四种最常见的连接形状,可通过软骨间切口直接穿过卷轴区进入鼻背部,通常是内入路(闭合性)鼻整形术

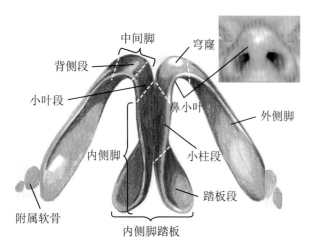

图 6-15 鼻下外侧软骨(LLCC)的底面观

鼻尖软骨对鼻尖形状和结构完整性的影响最为显著

要看到鼻整形术的最终效果,可能得花一年甚至更久的时间,照片资料就显得非常宝贵。

在评估皮肤厚度时,应先注意鼻子油脂分泌状况。皮肤弹性可以通过触诊时简单的夹捏试验及伸展皮肤试验完成,尤其是在鼻尖部,同时可以评估鼻尖本身的支撑力。皮肤薄的患者可做出鼻部细节逼真的鼻子,但同时也存在显露出每一个缺点的风险。对于鼻尖肥大而皮肤厚的患者可

能得不到他们想要的结果,因为肥厚的皮肤限制了皮肤的顺应性,即使鼻整形支架做得很细致,效果也会打折扣。肥大性酒渣鼻,继发于红斑痤疮的皮脂腺过度分泌的疾病,可以通过只处理外部皮肤来治疗(图 6-20)。非洲裔美国人及其他种族的人易于出现鼻部皮肤肥厚,需要通过特殊处理来获得患者需要的效果。但其局限性务必要告知患者。

评估鼻子的比例尤其是其占面部的比例非常关键。常用列奥纳多·达·芬奇介绍的经典方法或其他方法评价鼻子的比例,包括鼻子各个亚单位之间的比例和鼻子在面部的比例。例如,鼻翼基底的宽度和内眦间距的比例是一个简单易行的比例评估方法,通过简单测量并记录鼻基底的距离,可以对鼻子的比例做出快速判断。鼻子的长度是指从鼻根到鼻尖的距离,需基于面部评估它的比例是否合适。另外,侧面的角度也很重要,尤其是鼻额角和鼻唇角。理想的鼻额角为 115° ～ 130°,在女性中该角度稍钝(图 6-9)。

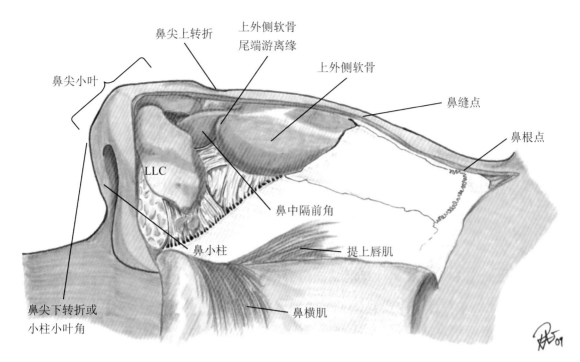

图 6-16　侧视图显示鼻部结构的参考要点和术语

LLC 代表下外侧软骨（仅显示 LLC 的外侧脚），在鼻尖成形术中通常需要操作，鼻中隔前角（四边形鼻中隔软骨的一部分）是鼻尖支撑和外观的重要标志，未能降低突出的鼻中隔前角或鼻尖突出不足可导致鼻尖圆钝或"鸟嘴"畸形

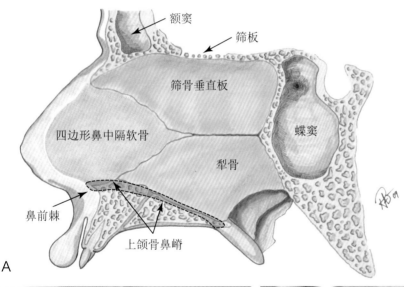

图 6-17　鼻中隔的解剖及其毗邻结构。在鼻中隔成形术中，如果存在鼻中隔偏曲或需要切取移植物，与鼻中隔毗邻的两块骨头及四边形软骨可能都需要处理

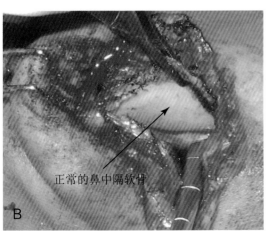

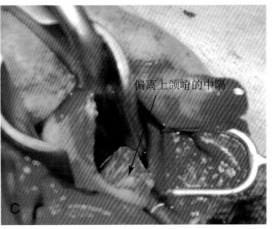

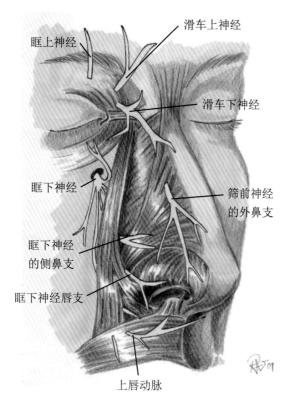

眶上神经

滑车上神经

滑车下神经

眶下神经

筛前神经
的外鼻支

眶下神经
的侧鼻支

眶下神经唇支

上唇动脉

图 6-18　鼻子外部的感觉神经供应来自第Ⅴ颅神经的眼支和上颌骨分支，在鼻整形术中掀起皮瓣需切断筛前神经的鼻外分支，但患者术后很少抱怨神经麻木是因为有丰富的伴行神经支配

鼻背隆起高低不一，眉弓及额部的突起多种多样，鼻根部深浅也大有不同。鼻根的深度可通过测量侧位像瞳孔连线和鼻根点的距离评估，平均值应该为 4～9mm。记录鼻部驼峰或鞍鼻畸形的程度，以及患者认为他们是明显驼峰、轻度驼峰或没有驼峰是很重要的。应该询问患者他们更喜欢直鼻还是翘鼻，来评价患者最终喜欢的是什么。对于那些要求不切实际的特殊患者，电脑模拟可帮助患者理解能做到什么程度。由于最终效果可能达不到预期的效果，外科医生对电脑模拟的意见不一。如果运用电脑模拟，告知患者这只是一个模拟图，可能和最终结果不一样。它仅仅是一个简易手术设计辅助工具，用于帮助评估患者对手术效果的期望是否切合实际。

鼻尖的评估

对于鼻整形术来说，鼻尖的评估是很关键的。除了皮肤的质地和厚度，鼻尖的大体形态需认真

评估：球状、夹捏、扭曲、不对称、四方形、凸出过度或凸出不足。评估鼻尖一般包括是否具有漂亮的鼻尖上区、鼻尖下区、有没有鼻尖表现点、下外侧软骨显形与否。除了大体形态，记录鼻唇角及鼻尖上区的组织量，是否存在由于鼻中隔前角凸起导致的"鸟嘴"畸形（鼻尖上转折区）也是非常关键的。

鼻尖突度和支撑力是基于触诊及视诊评估的，鼻尖突度的评估很困难，有时候突度看起来比实际情况更加突起，如驼峰鼻合并鼻尖下垂的病例。通常情况下，一旦鼻子其他部位的比例改变了，鼻尖的突度就会发生变化。Goode 的方法是众多评估鼻尖突度的方法之一，RT 为鼻根到鼻突点的距离（图 6-21），理想的鼻尖突度是 RT 的 0.55～0.60，也可通过鼻根点到鼻尖的距离来测量（N-NT 的 0.55～0.60）。另外一个方法是 Crumley 的方法，根据与 Frankfort 水平线垂直和平行的直线 [3 AP - NT（鼻翼点到鼻尖），4 N 线到 AP, 5 N - NT] 测量出的鼻三角按比例等于 3-4-5。

鼻小柱的测量也是必要的，实际上，侧面观鼻小柱应显露约 2～4mm。侧面不仅应显露 2～4mm 的鼻翼，也应该有鼻小柱的显露。鼻翼需根据鼻前嵴的位置和鼻小柱基底的皮肤量来评估（可通过鼻唇角直接观察）。鼻小柱回缩非常不美观，可能是由于鼻前嵴上方组织支撑不足，也可能是单纯的鼻翼肥大，形成鼻小柱回缩的错觉。鼻小柱和鼻翼缘（图 6-22）的关系正如 Toriumi 和 Becker 描述的那样。鼻唇角的测量和记录至关重要，在男性通常 > 90°，女性为 95°～110°。鼻唇角不仅受到鼻尖旋转度和鼻中隔尾端的影响，也受到鼻前嵴突度、上颌骨及上切牙的影响。过度剥离软骨有可能导致鼻尖过短、过度旋转及鼻唇角过钝的后果。

在评估鼻子的整体突度及观察评估鼻脊梁时，要将面部作为一个整体来评价，因为这有可能涉及正颌外科手术，如上颌骨凹陷及下颌骨的问题，可间接地影响鼻子的形状和外观。典型的

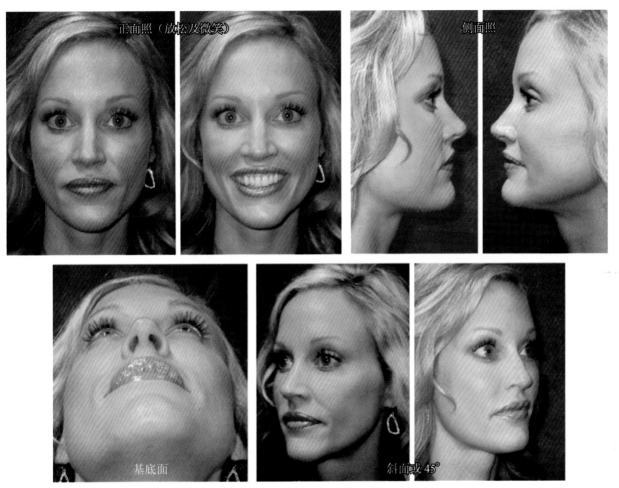

正面照（放松及微笑）

侧面照

基底面

斜面或 45°

图 6-19　所有鼻整形术患者在术前术后均需 6 张标准照片，也可多拍一张微笑的照片，特别是患者在大笑时有明显的鼻翼扩大或鼻尖下垂。除仰头位图外，患者头部应始终保持 Frankfort 水平面与地面平行

情况是驼峰鼻合并颏部短小的患者，为了解释清楚是什么因素影响了患者的容貌，可以告知患者面部比例失调的相关知识。通常情况下，驼峰鼻伴有颏部短小的患者植入颏假体会使他看起来更加吸引人，因为这会让整个面部的比例更加协调。需行正颌手术的上颌骨合并颧骨发育不良的患者鼻子不美观可能是其他的原因导致，所以，要实现患者的全部愿望，只做鼻整形手术是不能解决问题的，有时需要同时行正颌手术，但是外科医生需了解的是，当整个上颌骨及其鼻前嵴移动时，大部分鼻尖将会发生变化。在周围组织大范围的剥离后，需放置支撑移植物来支持鼻尖及其表现点。有时也要同时降低鼻前嵴。方便获取鼻中隔软骨，是同时行 LeFort 截骨和鼻整形术的一大优势（图 6-23）。

此外，必须通过口内鼻翼基底部贯穿缝合控制鼻基底宽度，因为在梨状孔周围剥离骨膜及软组织会使鼻基底部变宽。与面部其他美容手术一样，比例是实现和谐自然外观的关键。但同时要切记，良好的功能也非常重要。腭裂患者类似于正颌患者，通常由于牙槽突裂出现上颌严重的骨缺损需要同时矫正以增加鼻整形的手术效果。举个例子，可通过放置梨状边缘移植物纠正鼻翼不对称（图 6-24）。

可以通过以下的方法评估鼻子的功能，如让患者深呼吸，分别堵住两边的鼻孔。其他测试包括在鼻腔内放置棉棒或用手指推拉鼻外侧面部的皮肤以测试内鼻阀。事先发现内鼻阀或外鼻阀的问题，可规避术后患者不满意。如果需要，在初次手术时植入撑开移植物，防止内鼻阀变窄，这样操作比在做过手术、有明显瘢痕组织的鼻子里行重建手术要容易得多（图 6-74）。

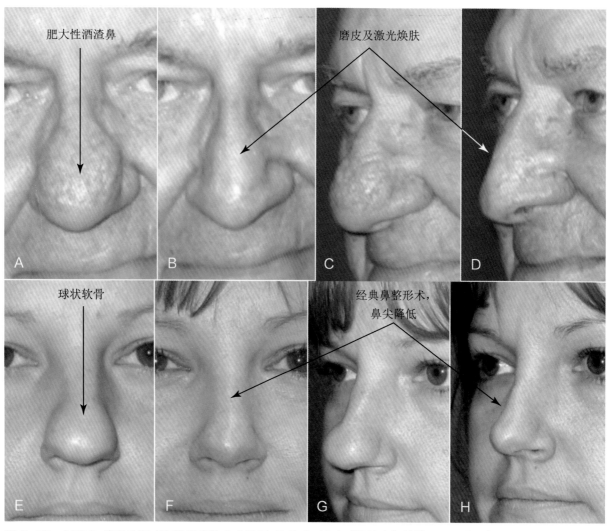

图 6-20　A 和 C. 皮肤磨削术和激光换肤 6 个月后；B 和 D. 治疗"酒渣鼻"的情况，以前人们认为酒渣鼻是由于酗酒引起的，但事实证明它主要是由于皮脂腺过度增生所致；E 和 G. 患者只接受了皮肤治疗；F 和 H. 在经典内入路鼻尖整形术前和术后 1 年，大部分改变来自于下外侧软骨的操作

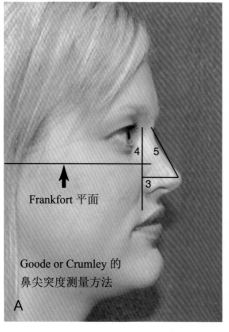

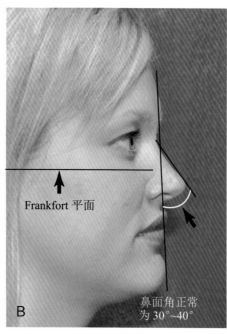

图 6-21　A. 采用 Goode 方法进行鼻尖突度评价，取鼻翼点到鼻尖（AP-NT）的长度除以鼻根到鼻尖（N-NT）的长度，理想情况下 RT 为：0.55 ～ 0.60（RT 表示鼻根到鼻尖的距离），Crumley 的方法是基于与 Frankfort 平面（3 AP - NT, 4 N line to AP, 5 N - NT）垂直和平行的直线（3 AP - nt, 4 N line to AP, 5 N - nt）测量上述比例等于 3-4-5；B. 鼻额角为眉间到鼻根，与 N-NT 线相交

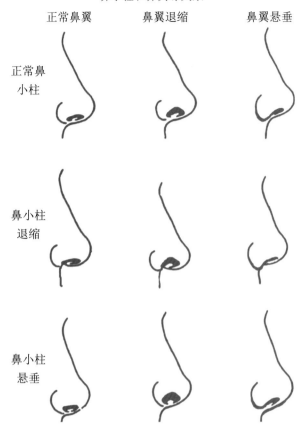

图 6-22　显示鼻翼与鼻小柱之间的关系

鼻翼回缩可能源于遗传，但也可能继发于下外侧软骨的过度切除或以前的鼻翼缘内切口，正常鼻小柱突出平均 2～4mm，鼻小柱过度表现可能的原因有鼻中隔尾部过长、内侧脚软骨、鼻前棘增大或上述因素都有

有些修复手术的患者，因过度切除下外侧软骨发生外鼻阀塌陷。外鼻阀塌陷也可见于鼻子细长或狭窄、鼻尖老化及部分面瘫患者。内鼻阀塌陷可出现在鼻整形手术后瘢痕形成，通常需要撑开移植物来纠正。Cottle 测试是诊断鼻阀塌陷的方法，其操作是用手指向外侧推拉面颊和鼻子侧壁，从而打开鼻阀，观察其通气情况，如果患者呼吸不畅明显改善，即为 Cottle 试验阳性。运动员经常使用的呼吸矫正器，通过对鼻子外侧皮肤的黏附，可作为临时撑开装置，有改善通气的效果。不管是否存在鼻阀塌陷，通过鼻侧皮肤固定打开内鼻阀，至少可以暂时增加鼻腔气流。用鼻内镜检查鼻腔内部可以观察到疾病原因或可卡因引起的鼻中隔穿孔。鼻中隔检查需注意有无偏曲、变形。检查下鼻甲是否存在肥大或不对称。在鼻

内检查时应注意鼻黏膜的状态，如过敏引起的炎症。

治疗方案

在行鼻整形术前，要制定良好治疗方案。要为可能遇到的问题制定预案，如从耳后、肋软骨、髋部或其他位置获取移植物。要拍摄术前照片（图 6-19）以及进行相关的检查，如拍摄头部 X 线片，可能有助于确定手术顺序及手术细节。可以用透明纸投影绘出拟手术的部位和预期效果，这对初学者很有帮助。应该设计并遵循合理的治疗顺序。大多数外科医生会制定自己顺手的手术流程。

三、外入路 / 内入路技术

至少在未来几十年内，开放式和闭合式鼻整形术的争论可能一直存在。当然，没有一种技术可以保持绝对的优势。开放式外入路鼻整形术的优点是显而易见，因为手术视野好，对于大多数外科医生来说，可以更精确地放置移植物或修剪软骨。闭合技术的优势在于可以减少血供及淋巴回流的破坏，从而减少术后水肿的可能。另一个明显的优势是没有外部瘢痕。还有，有些医生觉得他们行闭合式手术的速度更快，对韧带及软组织的破坏更小。我会根据具体情况使用这两种技术，外入路开放鼻整形术更容易操作，也便于教学。开放性鼻整形术的主要好处是可以直视一切，可以精确放置组织移植物和切除组织。幸运的是，如果位置选择恰当且缝合仔细，外入路的鼻小柱瘢痕大多数情况下不明显，很少有患者抱怨，时间长了几乎看不见（图 6-25）。了解鼻底的比例，理想地设计外部切口的位置至关重要。切口位于内侧脚踏板的上方，可以获得最佳愈合效果。

关于闭合与开放鼻整形术的争论和讨论可能会无休止的继续下去。与任何有多种技术的外科手术一样，最好的技术实际上就是最适合你的那个。一般来说，无论切口如何选择，只要手术顺利进行并且手术效果能够达到患者的预期，结果就会满意。

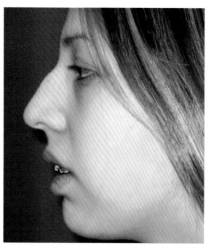
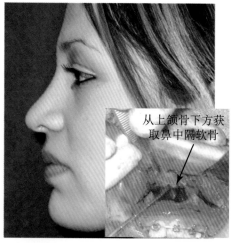

从上颌骨下方获取鼻中隔软骨

同时行鼻整形手术和正颌手术

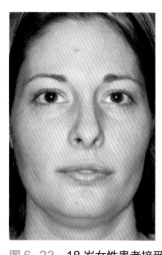
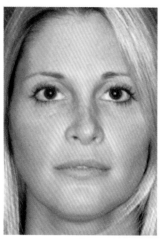
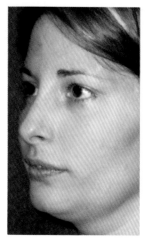
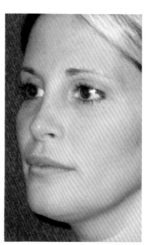

图 6-23　18 岁女性患者接受正颌手术和开放式鼻中隔成形术术前和术后 5 个月

鼻背驼峰明显降低，采用鼻小柱支撑移植物，在切除大量鼻中隔软骨后，为了防止上颌撞击造成的偏斜，我们放置了一个支撑移植物，用于鼻尖成形和支撑。降低前鼻棘，方便获取鼻中隔软骨的同时行 LeFort 截骨和鼻成形术是这个手术的优点（下图，35 岁，上颌骨正颌手术联合鼻整形术前及术后 5 年。鼻翼基底缝合是为了防止基底显著扩大。纠正下面部 1/3 的比例也有助于改善鼻部比例和整体效果）

（一）全麻 / 静脉复合麻醉

关于鼻整形手术的另一个争论是手术过程中使用全身麻醉还是静脉复合麻醉。局部麻醉药中需要加入血管收缩药，但静脉诱导麻醉的药物种类因供应商而异。在临床实践中，为了完全控制气道，我所有的鼻整形手术均在全身麻醉下进行。鼻整形手术是一种很容易导致鼻咽部和口咽部出血的手术。若采用气道不受保护的静脉复合麻醉，将大幅度增加气道管理的难度。此外，静脉复合麻醉如果控制不好，有可能因为咳嗽或活动等问题影响手术。目前，许多外科医生仍然选择在静脉复合麻醉下行鼻整形手术，并可以很好地完成手术，但必须要非常谨慎的避免气道问题发生。

（二）手术入路选择

鼻整形术有多种切口选择，然而，外入路鼻整形术最标准的切口是鼻小柱切口联合下外侧软骨缘切口。下外侧软骨缘切口是可以用于开放式和封闭式手术的切口。切口在鼻腔内紧贴下外侧软骨尾侧缘延伸至整个下外侧软骨的尾端（图 6-26）。为了防止鼻翼回缩，当切口接近内侧脚时，通常比软骨的实际边缘向头侧多 1～2mm。此外，如果需要处理内侧脚或放置支架时，沿内侧脚的边缘切口可以比实际边缘更靠头侧。相较于真正的边缘切口，这样可以获得更好的内侧脚软骨显露。

对于外入路鼻整形术的鼻小柱部分，用 11

348

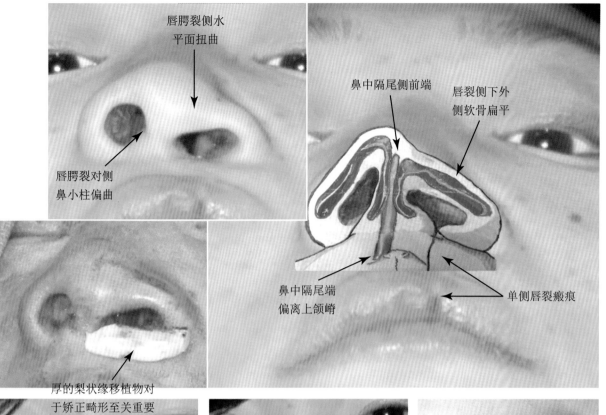

唇腭裂侧水
平面扭曲

唇腭裂对侧
鼻小柱偏曲

鼻中隔尾侧前端

唇裂侧下外
侧软骨扁平

鼻中隔尾端
偏离上颌嵴

单侧唇裂瘢痕

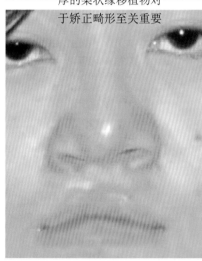

厚的梨状缘移植物对
于矫正畸形至关重要

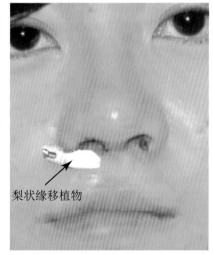

梨状缘移植物

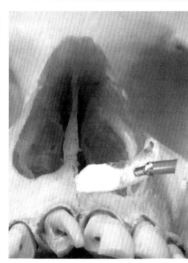

图 6-24　单侧唇腭裂患者鼻部形态问题
成对的下外侧软骨（蓝色）在患侧发生了严重的不对称变化，导致鼻翼的严重扁平和患侧鼻槛加宽，这种情况因患侧梨状缘骨质缺失而加重，如果外科医生只处理软骨问题，没有使用整块定制的肋软骨来增加裂侧梨状缘，那么对唇裂患者的鼻畸形改善不足是很常见的，如图所示

号手术刀切开，可以获得精确的切缘和清晰的转角，这样有利于对位缝合。切口最好设计在隐蔽的位置，通常约在距离鼻小柱基底向鼻尖延伸距离的 1/3 处，正对应于内侧脚软骨踏板的顶部。切口的实际形状是可变的。应该避免直线切口以防止留下明显的凹陷性瘢痕。鼻小柱切口有各种设计与方法，最常见的是阶梯状、

"W"形或倒"V"形切口（图 6-27）。要想术后切口瘢痕几乎看不见，关键在于手术细节，要避免过度牵拉造成切口组织挫伤。鼻小柱区域的组织非常薄，粗暴地牵拉、夹捏会导致术后伤口愈合不良。最后，鼻小柱切口要精确对合间断缝合，最终实现在开放式鼻整形术瘢痕隐蔽的目的。

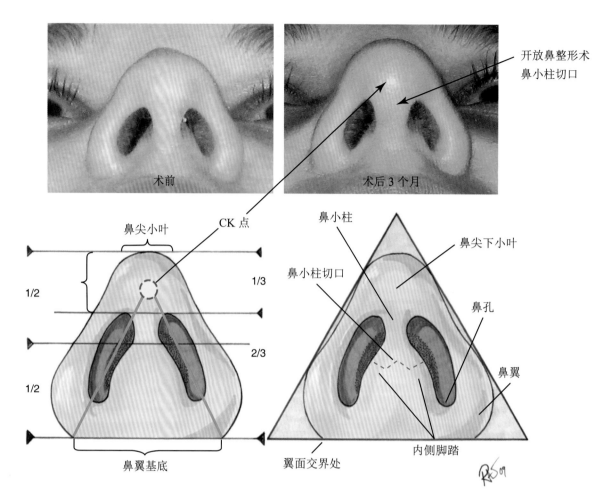

术前　　　　　　术后 3 个月

开放鼻整形术
鼻小柱切口

鼻尖小叶　　　CK 点

鼻小柱

鼻尖下小叶

鼻小柱切口

鼻孔

鼻翼

内侧脚踏

翼面交界处

鼻翼基底

图 6-25　鼻底图显示了理想的比例和类似"金字塔"形状

从下往上，鼻尖小叶约为鼻基底宽度的一半，鼻尖高度的 1/3，外入路鼻整形术经鼻小柱切口的位置在内侧脚踏的顶部，术后照片中的高光点就是我们所说的"CK 点"（理想的鼻尖下区位置）是指鼻孔轴的交点，理想情况下是鼻尖小叶长度的一半

　　根据患者情况及外科医生偏好，闭合鼻整形术的切口可以更加多样化。下外侧软骨缘切口仍然是闭合鼻整形术最常用的切口，通常止于内侧脚踏板基底，而不是在鼻小柱上向下延伸。如果需要额外行鼻中隔成形术或切取软骨，下外侧软骨缘切口可以向下延伸。鼻内入路的另一个可选切口是经软骨切口，在接近外侧脚中部或下外侧软骨上进行，根据需要，还可以在内侧和下方延长以行鼻中隔成形术。软骨内切口的优点是有限的剥离，在进行头侧修剪时，避免损伤与上外侧软骨连接的卷轴区，从而避免发生减弱支撑力的问题。软骨内切口，外科医生不仅可以通过去除外侧脚的头侧软骨达到缩小鼻子的目的，还可以进入到鼻背部以降低鼻背。经软骨（软骨内）切口，对缺乏经验的外科医生来说具有挑战性，而且通

过该切口可以完成的手术确实具有局限性，尤其是对于需要进行复杂移植的手术（图 6-28）。

　　内入路鼻整形术的另一个切口是软骨间切口，是通过上外侧软骨和下外侧软骨之间进入（图 6-29）。该切口通过卷轴区域，这可能会导致术后鼻尖支撑下降，但通过该切口可以更轻松进入鼻背。当在内入路鼻整形术中结合下外侧软骨尾侧缘切口时，用剪刀可以使下外侧软骨暴露（图 6-29）。暂时显露软骨有助于直视下操作，方便移植物放置，以及在没有外切口的情况下精确地行组织切除术。

　　鼻翼切口，用于切除过宽的鼻翼缘和缩小鼻翼基底。有一种鼻翼缘基底切除术，称为"鼻槛式"切除术，涉及一部分鼻槛，有时会延伸到鼻翼沟（图 6-30）。许多腭裂患者鼻畸形为改善

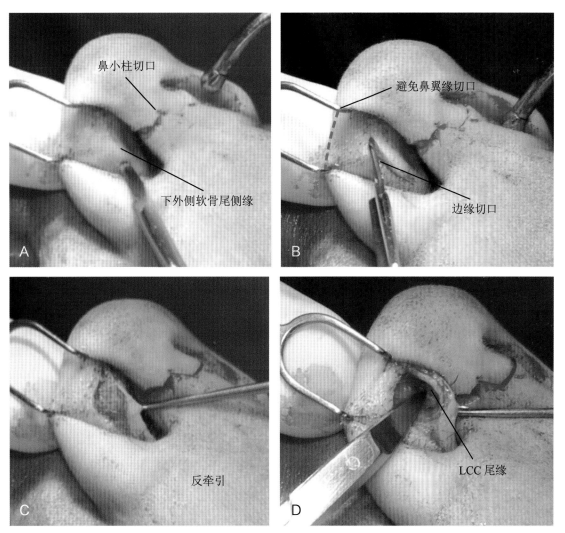

图 6-26　经下外侧软骨的尾侧缘切口显露鼻支撑结构外侧脚软骨（LCC）的经典方法，用于闭合式鼻整形术和开放性鼻整形术

A 和 B. 显示如何识别和做紧贴下外侧软骨尾侧"边缘"的切口，应避免鼻翼缘切口；C. 反向牵引有助于分离外侧脚；D. 用剪刀在外侧软骨骨膜的表面剥离

对称性和缩小鼻基底可做上述操作。

　　Killian 切口也可用于单独的鼻中隔成形术，可以更直接进入鼻中隔区域。此外，完全贯穿、部分贯穿或半贯穿切口是通过鼻中隔黏膜部的经典切口（图 6-31）。半贯穿切口是在一侧鼻中隔黏膜进入该侧鼻子的切口。部分或完全贯穿切口位于鼻中隔尾端和中间脚软骨之间，根据切口通过鼻中隔黏膜的距离，可能会导致鼻尖部分或严重下垂。

（三）局部麻醉

　　无论是开放还是闭合入路鼻整形术，局部麻醉对于减少出血和保持术野清晰，进行精准操作来说至关重要。也是控制术后疼痛及减少出

血所必需的。局麻药必须注射在鼻骨和软骨表面，而不是注射到鼻子周围的皮下组织或肌肉组织。12ml 2% 利多卡因与 1:100 000 肾上腺素足够用于一般的鼻整形手术。对于大鼻子或者需要在鼻中隔或鼻甲操作的患者，可能需要额外增加 5~10ml 的局麻药。

　　在注射局麻药之前，应把鼻毛修剪干净，用少量 0.05% 羟甲唑啉浸泡的棉球或纱布填塞于鼻中隔、下中鼻甲及上穹隆之间（图 6-32）。放置棉球或纱布前，要挤出多余的浸润液，由于无对抗 α 受体激动药效应，过量使用该药物会产生一过性肺水肿，可能危及患者生命。该药物的使用应该控制在最低剂量，而不是简单地通过注射器大

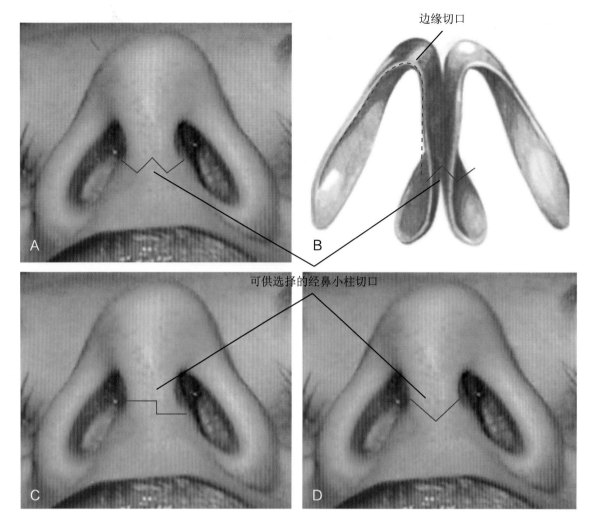

图 6-27　仰视位显示经鼻小柱切口形状和位置的不同方法，开放式鼻整形术经鼻小柱切口的位置与鼻小柱侧面内侧缘切口在内侧脚踏板的上方相连

量滴注。儿童过量使用更容易出现由于局部 α 受体激动药继发的一过性肺水肿。其他常用在鼻腔内的 α 受体激动药，包括 4% 可卡因和 0.25% 去甲肾上腺素。

局部使用这些药物会显著地收缩血管、开放鼻腔，从而提供更好的手术视野，尤其是行鼻中隔或鼻甲手术时。在不需要处理鼻中隔或鼻甲的鼻整形手术，并不一定需要使用这些药物，只需要局部浸润麻醉运用得当，就可满足手术要求。

在消毒和铺单之前的注射，需要有放置和取出鼻腔浸润麻醉沙条的独立器械。在鼻内注射时，需有良好的光源和鼻内镜以做到鼻腔内精准注射（图 6-32）。然后沿上外侧软骨和下外侧软骨上及鼻骨平面注射。若需操作鼻中隔或需切取软骨，

要在切口线位置注射局麻药，然后在鼻中隔软骨膜周围注射。在行鼻翼基底缩小术时，需沿鼻前嵴和鼻基底注射局麻药。由于是在无菌消毒准备和铺单前注射局麻药，可以在切开皮肤前有充足的时间使血管收缩。理想情况下，应在局部麻醉注射后 15min 开始手术。

四、闭合鼻整形术

术语"闭合式"或"鼻内"鼻整形术意味着鼻子上没有外部切口。显然，患者在进行鼻部美容手术时，都不希望遗留明显的瘢痕，尽管经典的经鼻小柱切口瘢痕很不明显。闭合鼻整形术的其他优点包括由于减少淋巴管损伤，可以减轻术后肿胀，减少在开放式手术中切断韧带系统或其附着点后对支撑力的破坏。对于这两个优点是否

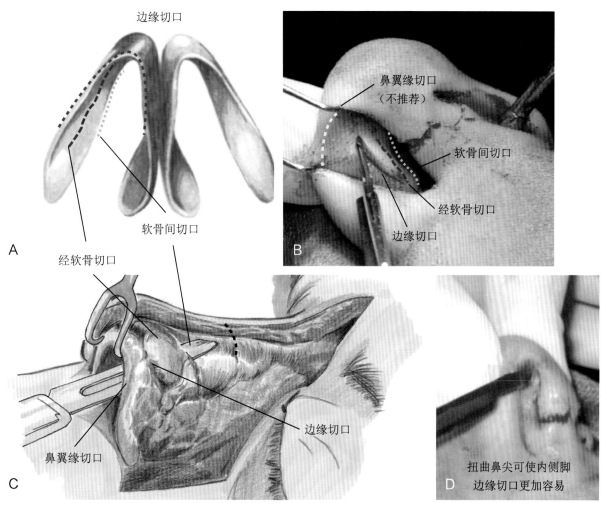

边缘切口

鼻翼缘切口
（不推荐）

软骨间切口

经软骨切口

边缘切口

A

软骨间切口

经软骨切口

B

边缘切口

鼻翼缘切口

C

扭曲鼻尖可使内侧脚
边缘切口更加容易

D

图 6-28　显露外侧脚软骨（LCC）的经典方法

应避免紧贴鼻翼缘做切口，因为会增加鼻翼退缩的概率，软骨间切口（也被称为"经软骨切口"）分离下外侧软骨，在技术上更具挑战性。软骨间切口通过卷轴区，位于下外侧软骨和上外侧软骨之间

有实际意义，或者说临床上是否大多数情况下真正有益，外科医生之间并没有达成共识。但对于一些患者，鼻子外部不留痕迹，可能是他们是否选择内入路的决定性因素。

　　闭合鼻整形术切口有很多选择。最简单的方法是通过下外侧软骨缘切口进入上外侧软骨、下外侧软骨及鼻骨。解剖剥离、适当牵拉，放置移植物、缩小鼻尖、降低鼻背、外侧截骨等操作都可通过两侧下外侧软骨缘切口完成。

　　其他选择包括鼻小柱完全贯穿及部分贯穿切口，如前所述，通过它可降低鼻子突度也可以显露鼻中隔。在希望轻微降低鼻子突度时，可采用贯穿切口，但不能对鼻尖软骨进行大幅度调整。

　　闭合鼻整形术的另一种鼻内切口是指在每一侧下外侧软骨内做切口。该切口在鼻孔内靠近外

侧软骨的中间进行。切口可以完全通过软骨适度做上外侧软骨的头侧切除以缩小鼻尖，改变鼻子的旋转度。最后，经此切口向鼻背剥离。软骨内入路技术不增加额外边缘切口，在做鼻尖塑形时的操作会受到限制。

　　软骨间切口也可用于闭合鼻整形术。正如其字面意思，该切口位于上外侧软骨和下外侧软骨之间。切口可以轻松进入鼻背。通过结合软骨内切口和边缘切口形成双蒂瓣，旋转下外侧软骨以便可以精确地沿着外侧脚的边界去除下外侧软骨头侧过多的部分（图 6-29）。

　　在行单独的鼻中隔整形术时，尤其是在不同期行鼻整形术时，可使用鼻内入路的 Killian 切口。该切口位于鼻中隔的任意一侧，在鼻中隔尾端向后约 5mm 处做切口。在行闭合鼻整形术时，可

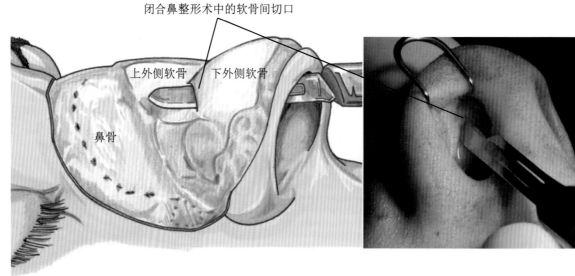

闭合鼻整形术中的软骨间切口

上外侧软骨　下外侧软骨

鼻骨

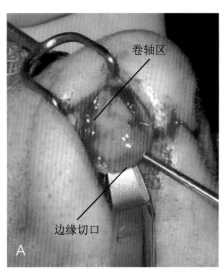

卷轴区

边缘切口

A

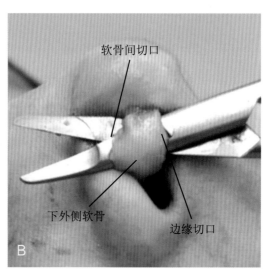

软骨间切口

下外侧软骨　边缘切口

B

图 6-29　在闭合性鼻整形术中，可以使用软骨间切口进入鼻背，并反牵引显露下外侧软骨（LLC）以便操作，切口穿过下外侧软骨 LLC 和上外侧软骨（ULC）连接的卷轴区。这个区域的瘢痕可能会引起鼻阀塌陷造成呼吸困难
A. 在下外侧软骨的尾侧缘仅做一个可将软骨牵引而出，不破坏卷轴区；B. 通过在卷轴区增加了软骨间切口，通过反牵引使下外侧软骨显露得更多

通过软骨间切口向下延伸，通过下外侧软骨缘切口或软骨内切口都可以进入鼻中隔，若有需要时可切取鼻中隔作为移植物。鼻翼缘切口，顾名思义，位于沿鼻翼缘的内侧边缘。从这个切口可以进入所有的鼻软骨和鼻背部；但是，由于太靠近鼻翼缘，术后可能会出现明显的鼻翼缘退缩，要慎用。下外侧软骨缘切口通常是一种更安全的手术入路，手术路径与鼻翼缘切口相同，但鼻翼缘回缩的风险较小（图 6-28）。

　　骨刀都可以通过上述切口到达梨状孔边缘，进行外侧或中间截骨。然而，若有需要可在鼻腔内的梨状边缘上方增加额外小切口让截骨操作的

定位更精确。最后，在鼻整形术中有时需要在下鼻甲做切口处理下鼻甲肥大。可在鼻腔的任何位置做小切口，以植入额外的移植物。例如，在鼻前嵴上方放置小型移植物来处理鼻小柱退缩。在鼻翼缘基底内侧的切口也可以行鼻翼肥大缩小术，但由于外侧可见，不再被视为鼻内切口。

闭合鼻整形术流程

　　正如开放式鼻整形术，闭合鼻整形术的流程取决于外科医生希望实现的目标及外科医生的偏好。每个流程都有它的优点和缺点。以下流程是根据逻辑设定，也便于操作。假设鼻子各个方面

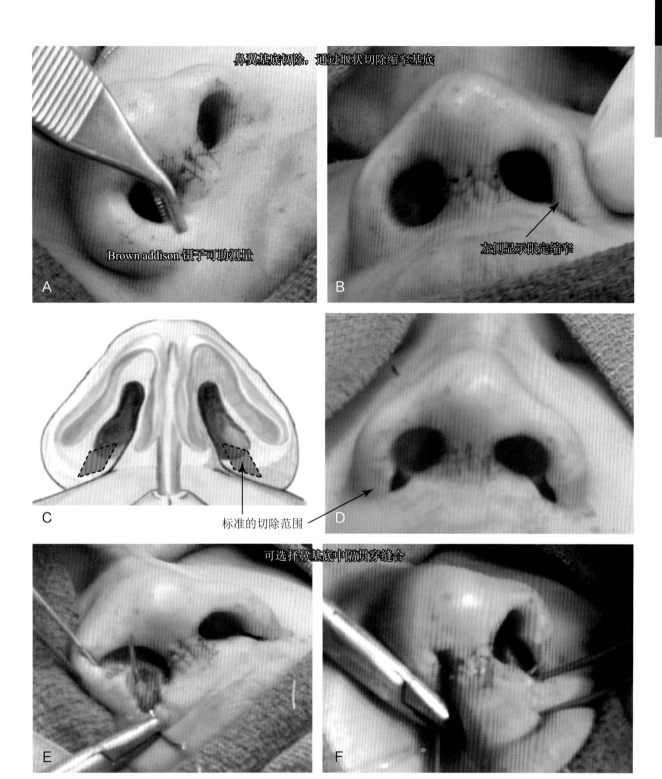

鼻翼基底切除，通过堰状切除缩窄基底

Brown addison 镊子可助测量

左侧显示限定缩窄

标准的切除范围

可选择鼻基底中隔贯穿缝合

图 6-30　鼻翼基底部切除术用于缩小鼻翼基底部和鼻孔
注意避免出现鼻孔不对称、伤口裂开及鼻翼退缩，这种方法经常被过度使用，用鼻小柱支撑移植物也可以缩窄鼻基底，但如果患者确实需要额外的缩窄，如在正颌手术中，也可以做鼻翼基底部切除术。基底贯穿缝合仅在极端情况下使用（E和F）。大多数鼻孔缩窄只需要局部皮肤切除缝合伤口即可

都可能需要处理。如果只需行鼻尖整形术，那么在该部分之前可以跳过许多步骤。

　　闭合鼻整形术的典型顺序如下。

　　1. 双侧下外侧软骨缘切口（大多数内入路鼻

整形术都使用的主要切口，如果闭合手术时出现问题，可以转换成开放式鼻整形术）。

　　2. 暴露鼻骨及软骨。

　　3. 降低鼻背（我倾向于在鼻尖整形之前进行，

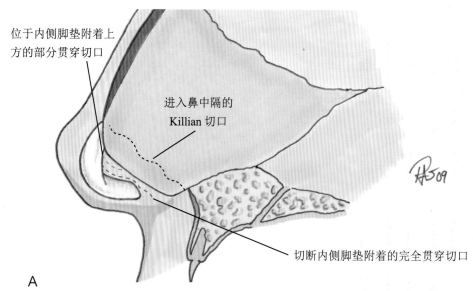

位于内侧脚垫附着上方的部分贯穿切口

进入鼻中隔的Killian切口

切断内侧脚垫附着的完全贯穿切口

A

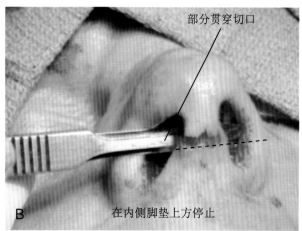

部分贯穿切口

B 在内侧脚垫上方停止

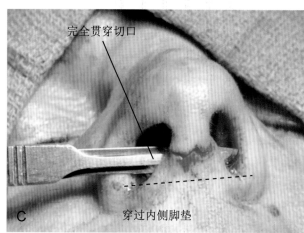

完全贯穿切口

C 穿过内侧脚垫

图 6-31 完全和部分贯穿切口均通过膜性鼻中隔进入，但完全贯穿切口通过内侧脚垫连接到鼻中隔软骨尾侧段，可降低鼻尖突度，Killian切口，如图所示，通常用于单独的鼻中隔成形术，部分贯穿切口通过膜性鼻中隔进入鼻中隔软骨，对鼻尖支撑力的影响有限，较低的完全贯穿切口可明显削弱鼻尖支撑，如需要可降低鼻尖突度

因为在精细的鼻尖操作后执行此操作可能会破坏鼻尖的缝线和移植物的位置）。

4. 鼻中隔成形术（在下外侧软骨缘切口做延伸切口或 Killian 切口，或软骨间切口。此时这样操作是因为如果需要获取移植物，通常会在接下来在进行鼻尖整形时使用）。

5. 鼻尖整形

（1）头侧软骨条带状切除（在更精致的鼻尖整形或缝合之前，去除多余的软骨，获取足够的额外移植物材料）。

（2）放置鼻小柱支撑移植物，鼻尖移植物，缝合鼻尖。

6. 外侧截骨术（在手术接近尾声时进行微创截骨，因为若在鼻尖整形前进行，可能会产生不

必要的出血，增加鼻尖精细操作的难度）

7. 如有需要，行鼻翼基底修整（可以在完成鼻尖整形、截骨术，以及关闭鼻内切口，使鼻子获得了更好的比例后进行这个操作；在关闭其他鼻内切口之前关闭鼻翼基底部切口，可能会导致鼻翼切口裂开而需要重新缝合）。

8. 胶带和夹板固定

注意：一些外科医生选择在截骨术后进行鼻尖手术，以便进行精确和详细的缝合，移植物也不会在以后移位。

五、开放鼻整形术

进行开放式鼻整形术或外入路鼻整形术，可以更好地显露鼻骨和软骨组织。顾名思义，就是

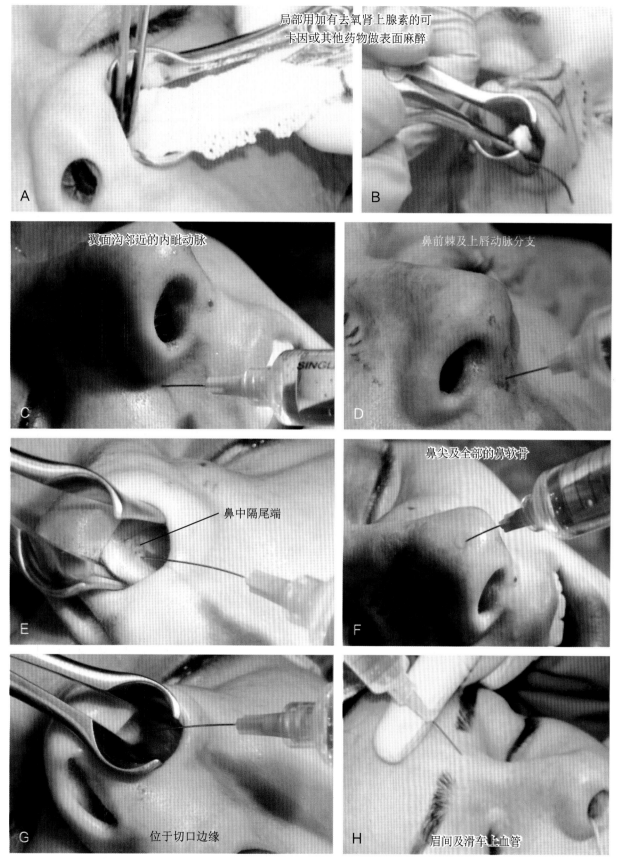

局部用加有去氧肾上腺素的可
卡因或其他药物做表面麻醉

A

B

翼面沟邻近的内眦动脉

鼻前棘及上唇动脉分支

C

D

鼻中隔尾端

鼻尖及全部的鼻软骨

E

F

G
位于切口边缘

H
眉间及滑车上血管

图 6-32　局部麻醉注射前，在鼻腔内放置一条浸有局部血管收缩药物的纱布条，如 0.05% 的羟甲唑啉，该药物可显
著收缩鼻内黏膜，但必须控制其用量，以防止出现心动过速甚至急性肺水肿等问题

在外部做切口，经鼻小柱切口是多种不同入路的代表（图6-27）。阶梯形、倒"V"形或"W"形切口通常用于打断直线切口，具有更好的美学效果，而直线切口应该避免。切口应在下外侧软骨内侧脚垫上方的转折处，当患者直视前方时可隐藏切口。切口若高于或低于这个水平，都会更容易看见。恰当切口的位置和精细的闭合可使得术后瘢痕隐蔽，很少会引起患者的不满。

开放鼻整形术最大的优势是能充分显露需处理的软骨和骨骼结构。这使得移植物放置更方便，也能更好地观察到需要处理的地方。另外，一些鼻整形修复的病例通常需要开放鼻整形术才能知道以前做过什么，因为多次手术后，鼻子可能发生严重的瘢痕增生。出于教学目的，开放鼻整形术有助于清楚地显示正在进行什么操作、移植物放置的准确位置。对于复杂病例或严重的短鼻，开放鼻整形入路更容易操作。记住，鼻小柱皮肤和邻近的前庭皮肤往往非常薄，避免过度牵拉、夹持等暴力操作，以免发生术后伤口愈合不良。

对于开放式鼻整形术，就像闭合式鼻整形术一样，顺序是由外科医生的偏好决定，但必须遵循以下准则。根据治疗需要，外入路鼻整形术的常见顺序如下。

1. 双侧下外侧软骨缘切口联合鼻小柱切口。

2. 暴露鼻骨及软骨。

3. 降低鼻背（我倾向于在鼻尖整形之前进行，因为在精细的鼻尖操后执行此操作可能会导致用于鼻尖的缝线和移植物遭到破坏）。

4. 鼻中隔成形术（经鼻小柱入路显露良好，在获取鼻中隔软骨或进行复杂的鼻中隔成形术时，开放式鼻整形术具有绝对的优势。有时需要获取鼻中隔移植物，在鼻尖整形时使用）。

5. 鼻尖整形

（1）头侧软骨条状切除（在更精致的鼻尖整形或缝合之前，去除多余的软骨，可作为额外移植物材料）。

（2）缝合鼻尖，放置鼻小柱支撑移植物及其他鼻尖移植物，如盾牌移植物或条状移植物。

6. 外侧截骨术（在手术接近尾声时进行微创截骨，因为若在鼻尖整形前进行，可能会导致不必要的出血，使精细的鼻尖操作变得更难）。

7. 如有需要，行鼻翼基底修整（这是最后进行的操作，因为可以在完成鼻尖整形、截骨术，以及关闭鼻内切口后获得更好的比例；在关闭其他鼻内切口之前关闭鼻翼基底部切口，可能会导致鼻翼基底部切口裂开而需要重新缝合）。

8. 胶带和夹板固定。

开放式鼻整形技术

1. 切口

注射局麻药后，可选用四个经典切口之一，用11号刀片精确地切开鼻小柱，使切口在闭合后达到最美观的效果（图6-33）。必须确保切口位于下外侧软骨内侧脚垫弧度的上方，以得到最佳的美学效果并方便进入下外侧软骨。接下来，用15号刀片做下外侧软骨缘切口，与经鼻小柱切口相连。与许多外科手术一样，对于新手外科医生来说，看起来容易做起来难，沿下外侧软骨尾侧缘进行操作，比想象的更具挑战性。在做这种标准的操作时，避免问题的关键是用非优势手中指和7mm双齿钩适当地牵拉，避免15号刀片不小心切割鼻翼缘皮肤。在做下外侧软骨缘切口时，鼻穹隆下方是最难以达到的区域。可以用非优势手的拇指扭动鼻尖，以便在鼻子的穹隆区轻松使用15号刀片切开。运用非优势手的中指及皮钩翻出下外侧脚尾侧缘，显露软骨边缘，再加上该区域毛发类型明显的不同，可以帮助新手外科医生找到合适的切口线。这个切口也必须小心，以避免切开软骨，因为这个区域的黏膜非常薄，尤其是在经鼻小柱切口附近的内侧脚软骨上变得更薄。

2. 翻起皮瓣（显露框架结构）

切口暴露后，接下来，用Converse剪刀从下外侧软骨内侧脚开始，将黏膜翻起，显露软骨及鼻骨。用单齿钩将边缘切口前庭部皮肤拉向头侧，同时用双齿钩将鼻部前庭皮肤向外拉。助手恰当使用反牵引对此非常有帮助。助手应用单齿

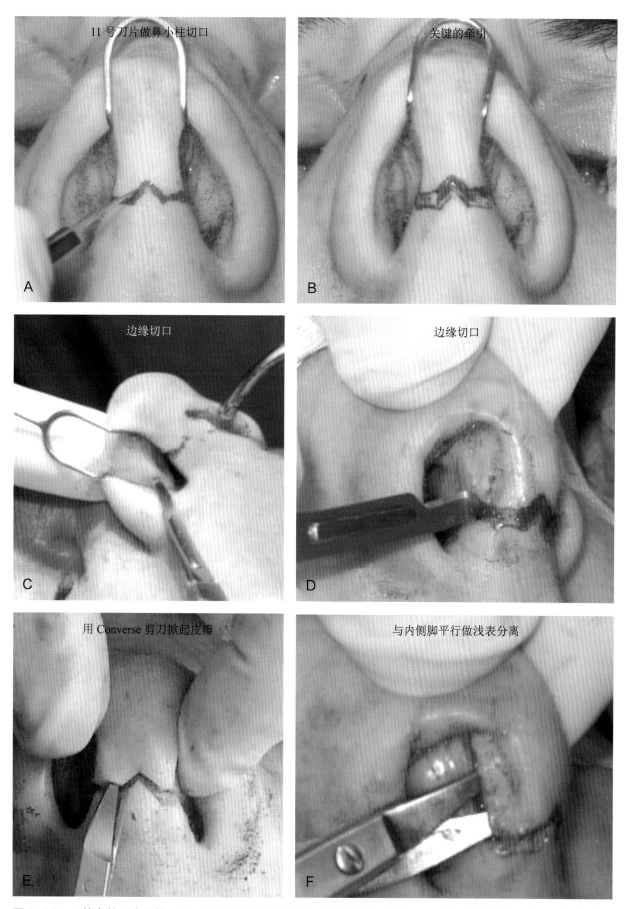

图 6-33　开放鼻整形术的第一步。内侧脚软骨比较脆弱，皮瓣剥离时必须小心，以免损伤软骨，软骨离皮肤很近，不到 1mm，适度的反牵引有助于皮瓣的剥离

钩向下牵拉，主刀医生的非优势手可以使用双皮钩向外牵拉鼻翼缘皮肤，用 Converse 剪刀通过下外侧软骨缘切口在下外侧软骨上方直接进行分离，保留软骨膜，这样可以避免意外损伤软骨，因为层次正确，所以在进行剥离的时候几乎不出血（图 6-34）。在下外侧软骨表面及鼻背上剥离后，可根据需要在下外侧软骨缘切口进一步掀起皮瓣，然后经鼻小柱切口用（2～3mm）双齿钩和 Converse 剪刀，掀起鼻尖皮瓣随后向鼻背方向剥离。

在鼻尖、上外侧软骨及鼻骨上方完整掀起鼻部皮瓣，注意尽可能保持手术少出血。避免暴力操作，特别是在牵拉鼻小柱皮肤时。仅在显露鼻骨和软骨的时候向外侧延伸剥离（图 6-35）。在行鼻背降低或增高时，需要足够的暴露，但需注意保留外侧重要组织的附着，这将在外侧截骨术后有助于保持支架结构的稳定性。

此时，可以根据需要降低或增高鼻背。大多数病例需要降低鼻背部，但是，有时候也会碰到很有挑战的鞍鼻畸形。通常，鼻尖低垂可使鼻背驼峰看起来比实际的更突出。假设有鼻背降低的指征，可以通过多种方式处理鼻骨和软骨驼峰。最常见的情况是，若驼峰不是过高或鼻骨不是特别厚，可从锉低鼻背开始。如果仅使用骨锉可以获得鼻背足够的降低，它通常比使用 Rubin 骨凿

或其他降低鼻骨的方式获得更平滑自然的效果。在对鼻背骨性驼峰锉除后，有时候仍然存在软骨性驼峰。解决软骨性驼峰，对于鼻部外观来说往往更为关键，而且在降低该部分驼峰时若采取错误的角度，很容易处理失误（图 6-36）。软骨性驼峰可以通过上外侧软骨或鼻中隔用剪刀切除降低，或者用 15 号手术刀削平。

如果需用骨凿去除大的驼峰，开始需用 15号刀片或剪刀切开鼻中隔尾端，然后置入骨凿，一次性去除整个包括软骨和骨质的鼻背驼峰。Rubin 骨凿，可以一次性去除较大的驼峰，但必须小心谨慎地保持正确的角度，以避免凿入深部鼻骨。避免倾斜到一侧或对侧，这会导致去除骨骼或软骨的量不对称。降低鼻背驼峰后，必须关闭鼻中隔和上外侧软骨分离产生的间隙（顶板开放畸形）。通过外侧截骨术关闭鼻背降低后开放的"顶板"（图 6-10）。内侧截骨术可偶尔用于矫正骨骼形态的不规则，或用于鼻骨非常厚的病例。通常截骨位于靠近梨状孔边缘的最低部分，并向上延伸到鼻根。实施此操作是为了在上颌骨额突部内推鼻骨，从而缩小鼻子的上半部分，并顺便关闭降低鼻背后产生的"顶板开放"畸形。

光导纤维拉钩可帮助更好地暴露，并可看到去除的骨和软骨驼峰的量，术后不会出现严重不

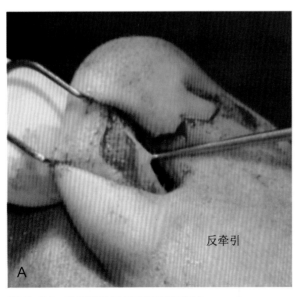 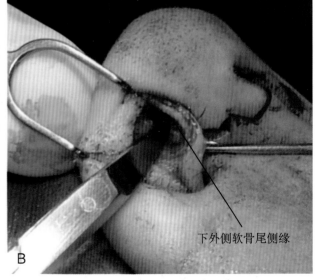

A 反牵引

B 下外侧软骨尾侧缘

图 6-34 外侧脚软骨暴露的经典方法

A. 鼻翼缘用 10mm 双齿皮钩，对侧用单齿皮钩向相反方向牵拉组织；B. 使用 Converse 剪刀剥离，不附带任何软组织逐步剥离暴露 LLC

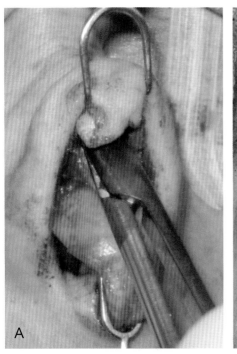

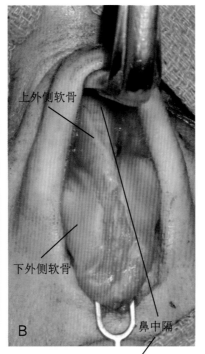

上外侧软骨

下外侧软骨

鼻中隔

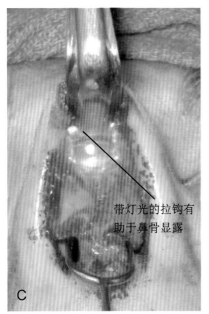

带灯光的拉钩有
助于鼻骨显露

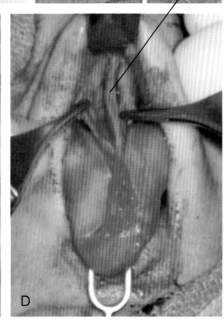

**图 6-35　暴露鼻骨（支撑结构）
的经典方法**

A 和 B. 上外侧软骨（ULC）和下
外侧软骨（LLC）；C. 剪刀剥离后，
带光源的 Aufricht 拉钩反牵引可见
皮瓣深部组织；D. 将 ULC 从鼻中
隔背侧分离，以便放置必要的撑开
移植物

平整问题。有一点很重要，要确保从鼻背驼峰去
除足够的鼻中隔尾端，可以避免术后不必要的鼻
尖上区圆钝。鼻尖上区圆钝也可由鼻尖突度不足
或仅因术后鼻尖缺少支撑而产生。

六、鼻尖手术

　　鼻尖是确定鼻子外形最关键的部位，该部位
从童年到成年及老年都在持续发生变化（图 6-37）。
鼻尖具有最复杂的解剖结构，并且在鼻整形时通
常需要进行最细致的操作。一般在降低鼻背后进

行鼻尖手术，确保缝合和放置移植物更精确，而
不用担心在鼻背手术时发生移植物移位。然而，
许多外科医生更喜欢先做鼻尖手术，因为鼻尖是
确定鼻子外观的关键点，也是获得适当的突度和
支撑结构的关键。无论何时行鼻尖手术，在关闭
切口之前外科医生必须确保鼻尖有足够的支撑力。
可以验证鼻尖支撑力的一个简单的方法是压迫鼻
尖，用手指轻压鼻尖来观察它是否坚挺和不容易
回缩。通常，亚洲人和非裔美国人常常鼻尖支撑
力不足，鼻翼基底较宽，鼻背高度不足（图 6-38）。

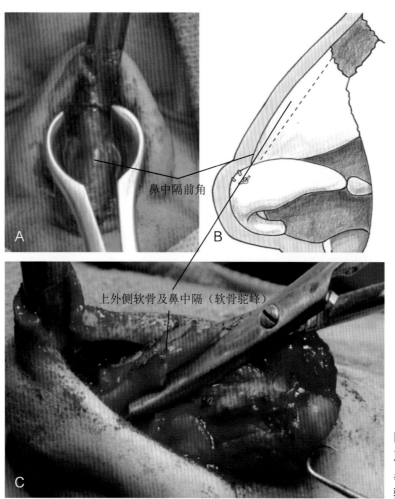

鼻中隔前角

上外侧软骨及鼻中隔（软骨驼峰）

图 6-36　A. 显露上外侧软骨（ULC）及鼻中隔前角（ASA）; B. 然后用剪刀从鼻中隔前角（ASA）下方开始切除软骨形驼峰

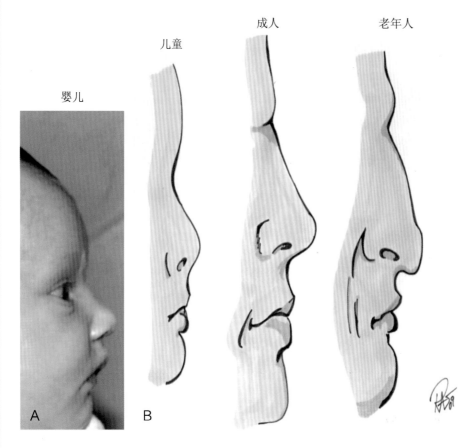

婴儿

儿童

成人

老年人

图 6-37　鼻子在面部随年龄的变化，鼻尖位置变化最明显，鼻尖下垂和增大是随年龄增长而发生的两个最明显的鼻部变化

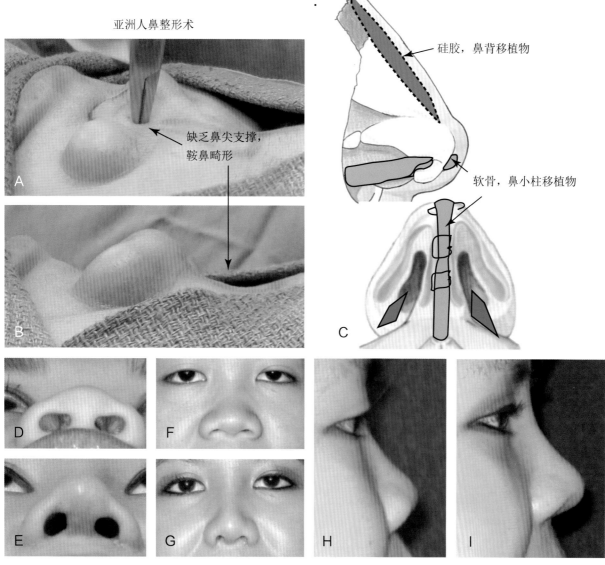

亚洲人鼻整形术

缺乏鼻尖支撑，鞍鼻畸形

硅胶，鼻背移植物

软骨，鼻小柱移植物

图 6-38　亚洲人的鼻子常呈现鞍鼻畸形，鼻尖极度缺乏支撑力，在许多鼻整形手术患者中，确保鼻尖支撑力稳定和必要的强度对于获得长期良好的效果至关重要

放置鼻小柱支撑移植物以增加鼻尖的高度和支撑力，配合各种其他移植物，如"帽状"或板条移植物，以防止外鼻阀塌陷。除鼻尖支持外，了解下外侧软骨的"三脚架"理论对于制订合理治疗计划是很有必要的。"三脚架"理论是两个下外侧脚软骨中的每一支脚都像是三脚架的一条腿，起到支撑鼻尖的作用。第三条腿是由两个内侧脚软骨组成，通常两者之间靠得很近（图 6-39）。

球状鼻尖通常通过切除外侧脚头侧缘的软骨来改善（图 6-40）。理想情况下，应保留 5mm 宽的外侧脚软骨，以防止外鼻阀塌陷或显著的鼻翼退缩。但是，与质地偏硬的软骨相比，质地偏软的软骨需要保留足够的宽度。在外科手术过程中，根据需要可以使用额外支撑移植物。头侧条带状软骨切除以缩小"球形"鼻尖同时也会引起鼻尖部分旋转。去除该区域的软骨会导致缺乏支撑，从而可能会产生内鼻阀和外鼻阀的问题，尤其是在上外侧软骨和下外侧软骨间的卷轴区黏膜被大量破坏后。去除头侧软骨带之后，需在其他鼻尖操作之前评估鼻尖的对称性和强度。

关闭切口前，需将鼻尖软骨与移植物一起缝合固定。最好是在最终关闭切口前，进行手术最精细的部分，以保持移植物的完整和位置稳定。盾牌移植物是一个精细移植物的例子，它通常用

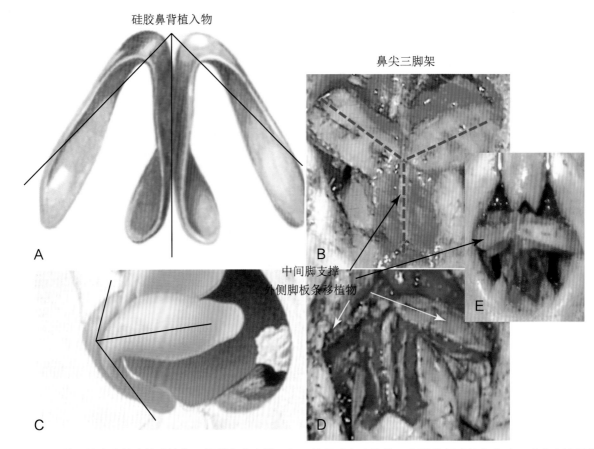

硅胶鼻背植入物

鼻尖三脚架

中间脚支撑
外侧脚板条移植物

A

B

C

D

E

图 6-39　单一的鼻小柱支撑移植物可提供鼻尖支撑，但可能导致鼻尖旋转，鼻翼盖板移植物有助于防止鼻翼退缩、过度旋转和外鼻阀塌陷。盖板移植物又称板条移植物，可置于下外侧软骨外侧脚上方或下方以增加支撑力

于增加鼻尖突度和增加某些不规则鼻子的鼻尖表现点，但必须仔细雕刻，尤其是皮肤薄的患者（图6-41）。其他鼻尖移植物包括板条移植物，常用于外鼻阀塌陷、鼻翼退缩或鼻尖不对称的患者，如唇腭裂鼻畸形的患者（图6-42）。

　　偶尔，鼻小柱支撑移植物结合改良的Goldman 技术或外侧脚支撑可最大限度地增加鼻尖突度。外侧脚支撑技术是 Goldman 技术的改良，以达到显著增加鼻尖突度的目的，如皮肤很厚种族的鼻子，或唇腭裂患者（图6-43）。由于可能导致鼻子过度狭窄，不应作为常规操作，但对于需要增加鼻尖突度，在鼻小柱用鼻中隔延伸移植物是个很好的选择。更经典的 Goldman 鼻尖整形技术是横断下外侧软骨并向内侧旋转外侧脚，但没有支撑。这可以显著缩小鼻尖、增加鼻尖突度并向头侧旋转，但其代价是随着时间的推移，可能出现"夹捏样"鼻尖外观。其他形式的"Goldman鼻尖"整形技术包括从两侧下外侧软骨穹窿部横

断软骨，然后穿穹窿缝合以将尖端"捏缝"在一起。这可以缩小鼻子，但患者在今后可能会发生外鼻阀塌陷，同时出现过窄的外观。目前，通过使用支撑移植物和保留鼻尖表现点的改良 Goldman 技术，可在保持鼻尖支撑的同时防止外鼻阀塌陷。

（一）鼻中隔软骨切取及支撑

　　在行鼻整形手术时，鼻中隔软骨是软骨移植极好的来源。它可以采用 Killian 切口入路，或在开放性鼻整形术时，通过开放的黏膜切口入路。在开放式入路中，在鼻中隔软骨两侧剥离黏软骨膜瓣，可以根据需要延伸到犁骨和筛骨的垂直板。如果相对笔直，可以从鼻中隔的四边形软骨上获取一部分，作为鼻小柱支柱，沿着背部和尾部留下约 1cm 的"L"形鼻中隔软骨用于支撑（图6-44）。若鼻中隔尾侧缘出现歪斜或脱离鼻前嵴，我会建议切除鼻中隔，但是，必须运用适当的支撑移植物替代鼻尖支撑。如在鼻小柱悬垂的情况下，可

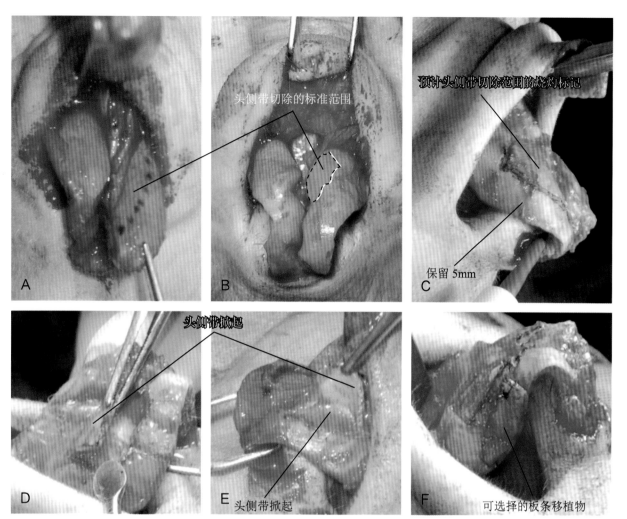

图 6-40　经典的下外侧软骨头侧缘带状切除术

A 至 C. 切除标记；D 至 F. 保持黏软骨膜和鼻黏膜完整的同时牵起软骨条。如果需要加强，可以将切下来的软骨重新缝合固定到下外侧软骨的尾端（右下），同时仍可缩小和旋转鼻尖

以通过修剪过多的鼻中隔尾端以改善鼻唇角及缩短延长的鼻小柱。修剪鼻中隔尾端时，应顺着鼻中隔尾侧端的弧度修剪而不是直线切除，以创造舒适的鼻尖下区（图 6-45）。

一般认为，鼻中隔是鼻尖的一部分。它对鼻尖的位置和支撑产生很大的影响。鼻子极短的患者需要通过移植物来延长鼻中隔（图 6-45）。

（二）主要鼻尖支撑物

1. 下外侧软骨的大小，厚度，形状和强度。

2. 内侧脚踏板与鼻中隔尾端的附着。

3. 下外侧软骨头侧缘和上外侧软骨尾侧缘连接的卷轴区。

4. 鼻中隔尾侧和下外侧软骨尖端的附着。

（三）次要鼻尖支撑物

1. 鼻中隔软骨背侧。

2. 穹窿间韧带。

3. 皮肤附着于下外侧软骨。

4. 鼻前嵴。

5. 膜部中隔及其附着。

6. 下外侧籽软骨。

七、鼻背降低及截骨

在鼻整形术中，降低鼻背驼峰是最常见的操作之一。这可以通过内入路或者外入路鼻整形术完成。患者通常的就诊原因只是单一的移除鼻背驼峰。通常情况下，单一地移除驼峰，如果没有行额外的手术以保持鼻尖、鼻侧面与新的线条与

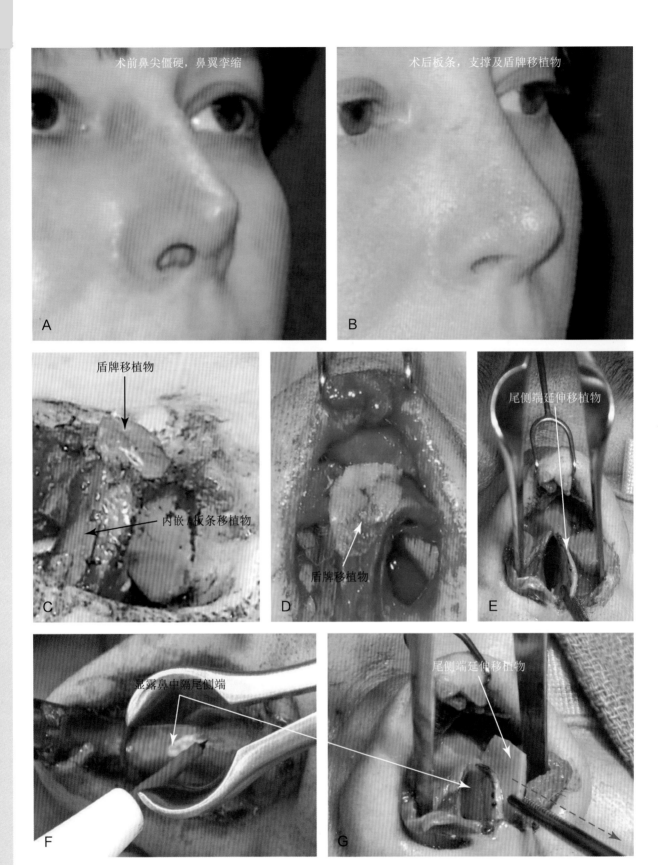

图 6-41　盾牌移植物有助于增加鼻尖突度及鼻尖表现点，必须注意精确地修整盾牌移植物，尤其对于皮肤较薄的患者，该患者曾接受过多位医生的 13 次外科手术。其鼻尖部是坚硬的纤维瘢痕组织，需要全新的软骨，包括板条移植，鼻中隔尾侧延伸支撑移植（CEG）和盾牌移植

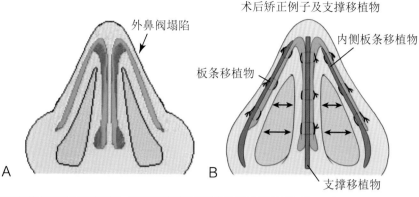

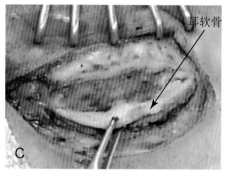
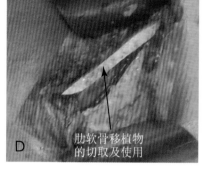
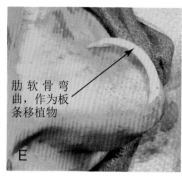

图 6-42　鼻底位图显示外鼻阀塌陷，将板条移植物放置在鼻翼软骨的上方或者下方进行矫正，耳甲腔软骨由于其弯曲的特性，是板条移植的重要来源，但对于复杂的病例，如唇裂鼻畸形可能需要用肋软骨，根据需要可以修剪成凸曲线

轮廓的和谐，则会出现比例失调问题。

　　鼻背驼峰由鼻骨和上外侧软骨组成。每个人组成鼻背驼峰的软骨与骨骼的比例不一样。由短鼻骨和长的上外侧软骨组成的驼峰更容易导致内鼻阀塌陷。鼻背驼峰的顶点位于鼻缝点（骨性鼻背与软骨性鼻背的交界处）。鼻缝点的皮肤通常很薄但移动性良好（图 6-16）。

　　治疗鼻背驼峰时最常见的错误是软骨性驼峰降低不足。另一个最常见的问题是因关闭"顶板开放"畸形行外侧截骨而导致的不对称。必须小心避免重大并发症，尤其发生通气功能障碍和明显的外观畸形等并发症。记住，降低驼峰的同时行外侧截骨术，可能会影响通气。

　　对于轻度的驼峰，可以通过锉平骨性驼峰和用手术刀或剪刀小心切除软骨性驼峰来处理。可通过下外侧软骨缘切口或软骨间切口进入鼻背。是否锉低骨性鼻背或使用骨凿取决于驼峰的大小和鼻骨的厚度。鼻根处鼻骨很厚，偶尔需要使用磨头以降低鼻骨厚度（图 6-46）。这只在鼻额角很钝的情况下使用，以减小该角度，但要谨慎操作。

　　通常情况下，标准的鼻背驼峰或轻度驼峰可先进行磨锉处理。在直视下行驼峰的软骨部分切除术。通常，这会留下不同程度的"顶板开放"畸形，此处鼻中隔软骨两侧的鼻骨及上外侧软骨分离，需通过截骨术闭合。外侧截骨术（最常见）从低位的梨状孔边缘向上延伸到内眦水平。这是为了使上颌骨鼻突到鼻骨上部的鼻骨骨折。骨凿可通过下外侧缘切口或鼻腔内沿着梨状缘的新切口放置，用 2 ~ 4mm 的骨凿从上颌骨鼻突到内眦水平行连续截骨（图 6-47）。

　　然后用手指将鼻骨内侧推压，关闭由降低鼻背驼峰产生的"顶板开放"畸形，完成截骨术。

　　在重度宽鼻、解剖困难或不规则骨折的情况下，有时需要做内侧截骨，以改善美观（图 6-48）。

　　外侧截骨术类型值得商榷，然而，对于初学者来说，使用 Neivert 骨凿的滑动截骨术很容易学习，但会出现鼻骨塌陷和黏膜撕裂等问题，尽管截骨刀一侧有组织保护装置，但由于骨凿通过组织和骨骼移动，黏膜很容易随着较大骨性移位而撕裂。理想情况下，可用小型 2 ~ 3mm 微型

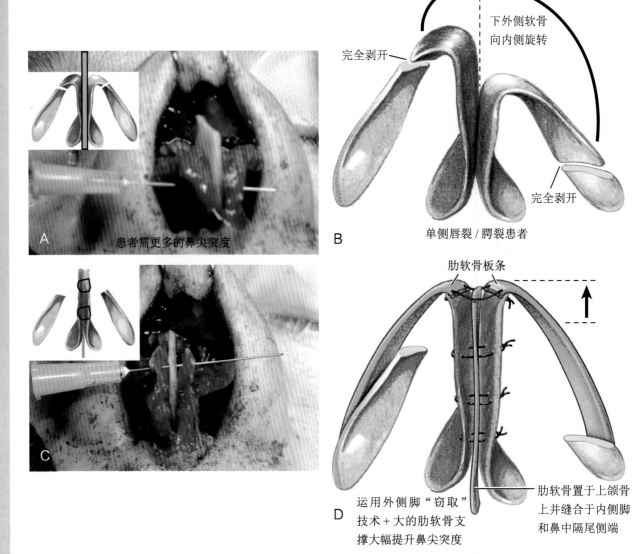

图 6-43　外侧脚离断和鼻中隔支撑移植物。离断外侧脚软骨（LCC）并向中间旋转以增加鼻尖突度

在外侧脚软骨之间固定支撑移植物以增加支撑力，这是一种具有破坏性的技术，用于厚皮肤、需要大量增加鼻尖突度和缩小鼻尖的患者。上图展示了经典的鼻部形态异常的单侧唇腭裂患者，成对的上外侧软骨（图中蓝色部分）不对称地延长了患侧尾部软骨，同时用移植物固定支撑

骨凿，沿着设计的截骨线经皮截骨，通过手指推压完成侧方截骨，通常会有组织损伤和少量的出血（图 6-48）。

对于常规的驼峰鼻矫正，在锉低骨性鼻背后再移除软骨性驼峰。若是较大的鼻背驼峰，则在使用 Rubin 骨凿去除骨性驼峰之前去除软骨性驼峰。先从驼峰软骨部分的尾端切开，然后从鼻中隔前角下方开口放置 Rubin 骨凿。骨凿必须保持合适的角度，以避免不对称去除软骨或骨性鼻背。当骨凿向头部推进时，必须缓慢进行以避免将骨凿深入鼻根部，此处过度切除会造成明显的畸形，

需行移植物处理。

降低鼻背驼峰后，从基底观为扁平的金字塔结构，外侧截骨术可关闭这个"顶板开放"畸形，缩窄鼻背改善扁平的鼻背外观。有的患者需较多的缩小过宽的上外侧软骨和鼻骨，截骨的同时需行上侧软骨修剪（图 6-49）。

鼻子不对称，特别是鼻骨引起的不对称，可以通过截骨术改善。既往骨折的患者通常需要行外侧截骨术矫正歪鼻畸形。鼻根处鼻额角位置在降低时也要慎重。改变鼻根的高度，如果高于或低于内眦水平，外观就会有问题。

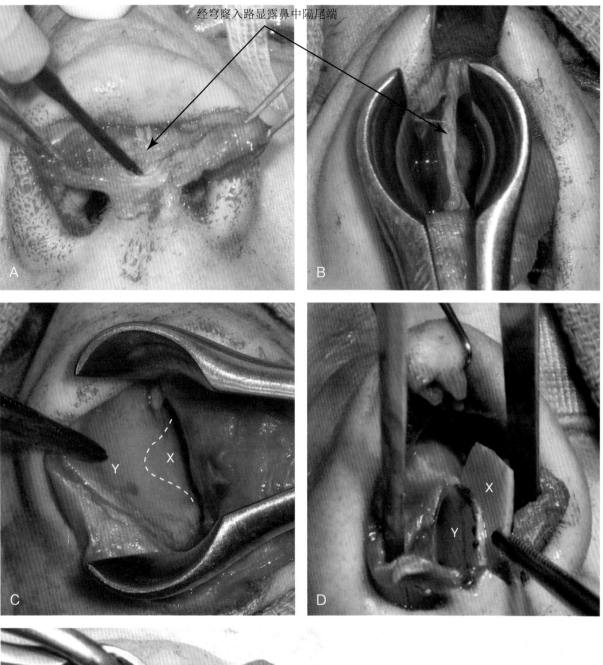

经穹隆入路显露鼻中隔尾端

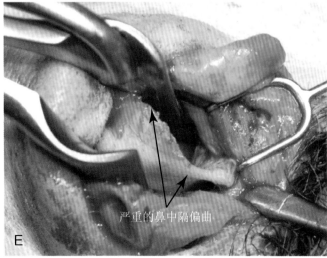

严重的鼻中隔偏曲

图6-44　A和B. 经穹隆入路显露四边形软骨；C. 保留鼻中隔的背侧和尾侧各1cm作为支撑，剩余软骨可以用于移植；D. 获取的四边形软骨（X）显示作为支撑放置到鼻中隔尾侧（Y）；E. 在上颌嵴的一侧，经常会发现鼻中隔尾端完全偏曲

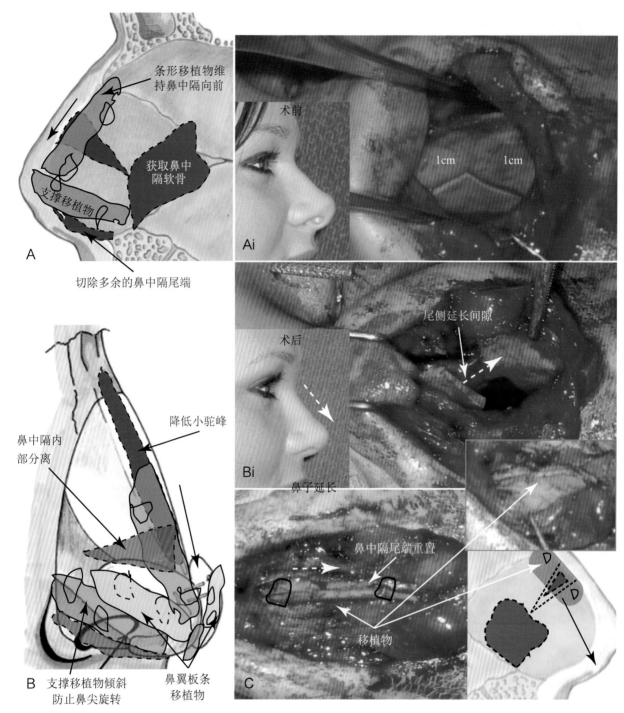

图 6-45　A. 显露四边形鼻中隔软骨以备切取，鼻中隔的背侧和尾侧端至少保留 1cm 的软骨支架结构作为支撑；B 和 C. 对严重短鼻，可切开鼻中隔的背侧并向尾部推进，延长鼻中隔背侧，并在鼻中隔两侧（C）放置鼻背软骨移植物叠加缝合固定，从而增加其长度并维持和固定在新的位置。该病例是一名 20 岁女性患者，图中显示鼻中隔成形术前和术后 1 个月，分离鼻中隔前部的黏膜并向尾部延长，"条型"移植物在鼻中隔背侧可跨越缺损，维持鼻中隔尾侧移位和防止旋转。多余的鼻中隔尾侧可以修剪，放置板条移植物

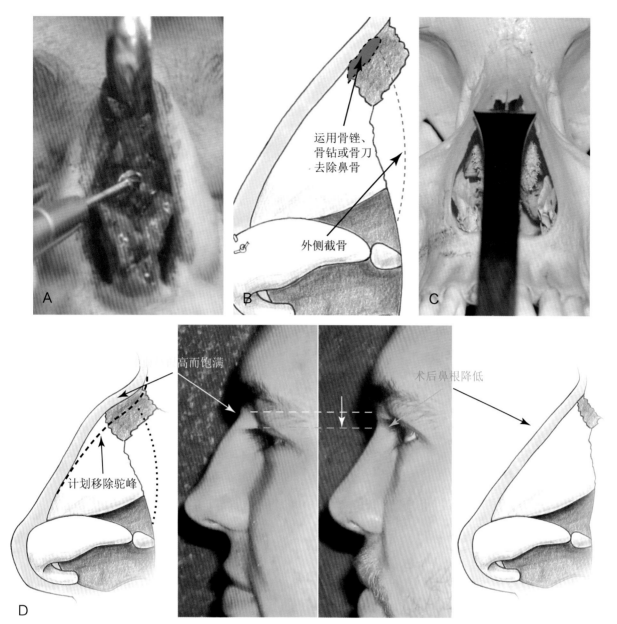

图 6-46 A 和 B. 鼻背骨性驼峰的骨质比较致密，偶尔需要使用旋钻打磨，如在鼻额角非常钝的患者中；C. 也可以用 Rubin 骨刀来凿除一个大而厚的鼻背骨性驼峰；D. 由于该区域骨质致密，鼻根部降低的操作很有难度

骨性驼峰移除是鼻整形术中是最常见的操作之一，必须注意避免出现过度切除和出现不平整。轻度驼峰可以在不需要截骨术的情况下进行磨削和修剪。较大的鼻背驼峰和和鼻腔高窄的患者更容易因缩小上外侧软骨和鼻中隔软骨之间的角度而出现内鼻阀塌陷。在这类患者中，鼻背驼峰切除和截骨术需同时行软骨撑开移植，避免发生通气障碍(图6-50)。

在上外侧软骨经穹窿褥式缝合有助于保持内鼻阀的完整性。去除鼻背驼峰只是手术目标之一，更要让鼻子保持合适的比例，以便获得满意的外形（图 6-51）。对轻度驼峰且结构良好的患者，

可以从更小的手术中获益，并且也有持久的效果（图 6-52）。光导纤维拉钩是非常有用的，可以发现在降低鼻背驼峰期间可能出现的不平整。鼻背驼峰在降低后必须考虑调整鼻尖，即使只是简单的鼻尖缝合（图 6-53）。

穹窿部鼻尖缝合技术可以增加鼻尖突度和控制矢量旋转（图 6-54）。

去除鼻背驼峰会导致不必要的鼻尖过度旋转，术前出现驼峰和鼻尖下垂的患者需要鼻小柱支撑移植物。鼻尖极端下垂如双侧唇裂腭裂的患者会给人一种鼻背大驼峰错觉，实际上患者只需

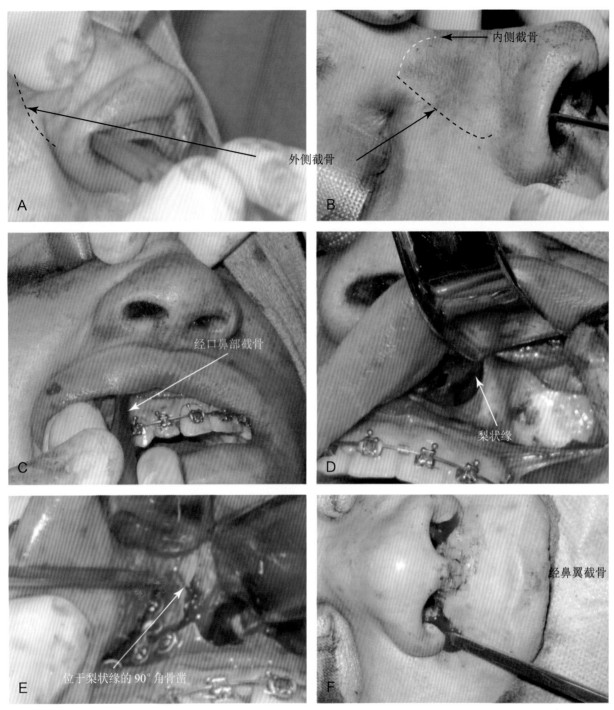

图 6-47　A. 通过下外侧软骨尾侧缘切口放置骨刀；B. 骨刀通过梨状孔缘黏膜直接放置；C 至 E. 在正颌手术中进行的经口内切口行外侧截骨；F. 通过鼻翼基底部（槛）切除的切口进行截骨

要使用肋软骨行鼻尖支撑（图 6-55）。

八、鼻翼基底缩小

　　鼻翼基底缩小，应在完成截骨术和闭合鼻腔内切口之后进行。如果在需大量牵拉的鼻内操作之前关闭鼻翼切口，鼻翼切口的缝线将很容易被拉开。鼻翼基底过宽合并大鼻孔时，常用的缩小方法是在下方和侧面的鼻翼内部去除一小部分皮肤和黏膜，但不要向外延伸到鼻翼沟之中，因为此处瘢痕可见（图 6-56）。

　　通常，皮脂腺丰富的皮肤伤口愈合往往没有皮肤薄的部位好，因此必须分层缝合，至少持续 2 周拆线，以避免切口裂开。为了避免切除不对称，可以使用 Adson 型镊子控制切除位置，用 15 号

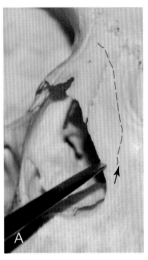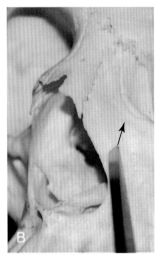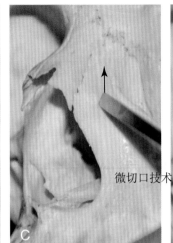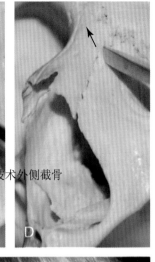

微切口技术外侧截骨

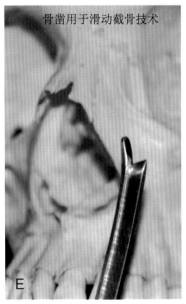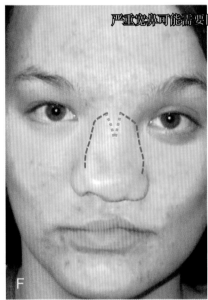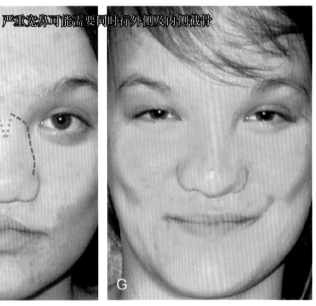

骨凿用于滑动截骨技术

严重宽鼻可能需要同时行外侧及内侧截骨

图 6-48　2 ～ 3mm 骨凿外侧截骨技术

截骨从梨状缘底部下方开始，一直延伸到鼻额角下方，骨刀的角度（使用前缘）很关键，以保持其位置良好，在鼻骨断端能够保持干净、光滑的切面，经典的"滑动式"或"连续式"外侧截骨是使用带有钝化的软组织保护头骨刀（Neivert）进行截骨。极宽的鼻骨可能需要外侧加内侧截骨，如图所示的腭裂患者

刀片在镊子的每一侧以相等的距离进行切除。单凭肉眼判断切除往往会导致鼻孔大小不对称，需要返修。鼻翼缝合线贯穿整个鼻翼基底可进一步缩小鼻子、防止伤口裂开及术后微笑时鼻翼外扩。单独进行鼻底变收窄可增加鼻尖突度，但与鼻尖移植物或鼻尖缝合技术结合使用时效果更加显著（图 6-57）。

但是，必须避免过度切除鼻翼基底，如果切除过多，则难以纠正并且畸形严重。过度缩小鼻翼基底的结果会类似于唇腭裂患者的鼻子外观，表现为鼻尖突出和鼻孔塌陷（图 6-58）。腭裂患

者的鼻中隔软骨发育较差，通常需使用来自耳郭朵或肋软骨等来源的优质软骨做支撑移植。

九、伤口闭合及包扎

鼻腔内切口的关闭可以使用 5-0 可吸收线间断或连续缝合。鼻小柱切口使用 5-0 普理灵线或尼龙线间断缝合，术后 1 周拆线，一般伤口都愈合良好。必须注意，在缝合鼻内切口时，针穿过黏膜避免意外刺穿下外侧软骨或移植物，这样可能会出现鼻部不对称或鼻翼边缘异常。如果剥离了鼻中隔黏膜，可用 4-0 普通肠线直

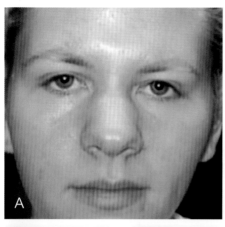
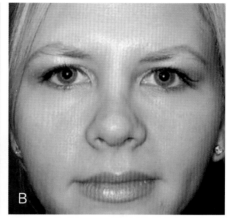
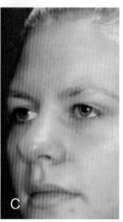
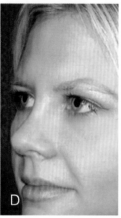
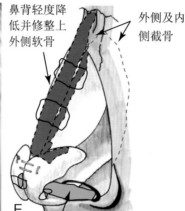

鼻背轻度降低并修整上外侧软骨

外侧及内侧截骨

支撑移植及鼻尖缝合

图 6-49　24 岁女性患者行开放鼻整形手术前和术后 3 年，通过切除下外侧软骨的头侧缘软骨、放置鼻小柱支撑移植物和穹隆部缝合来完成鼻尖缩窄。通过修剪上外侧软骨、同时行外侧和内侧截骨，鼻中 1/3 明显变窄。贯穿鼻背的上外侧软骨水平缝合用于防止内鼻阀塌陷

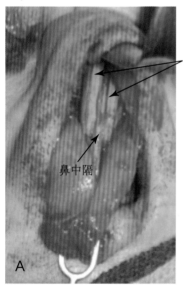
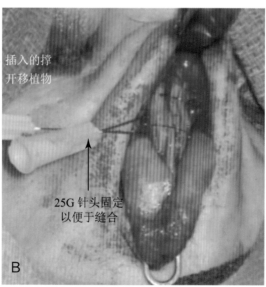

插入的撑开移植物

鼻中隔

25G 针头固定以便于缝合

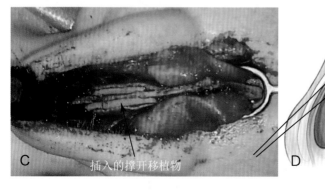

插入的撑开移植物

图 6-50　用鼻中隔软骨制作撑开移植物，用 25G 针头辅助固定，将移植物置于鼻中隔和上外侧软骨之间缝合固定，以矫正或防止内鼻阀塌陷

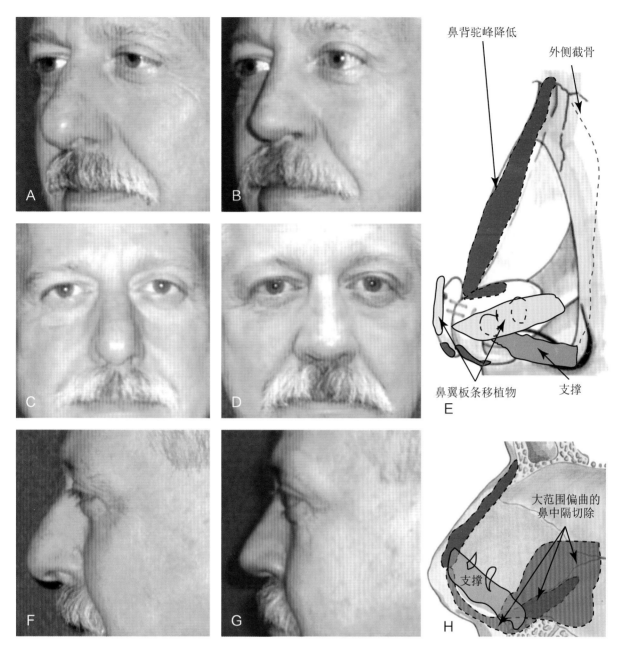

图 6-51　53 岁男性患者，开放式鼻中隔成形术前和术后 2 年，鼻背驼峰降低，在切除大量周围软骨后，鼻小柱支撑移植物进行支撑和重塑鼻尖表现点，鼻翼板条移植物是为了防止外鼻阀塌陷和获得"金字塔"状的鼻尖形状，而不会发生在头侧软骨修剪后出现"夹捏样"的外观。在去除导致鼻尖不正和鼻小柱基底偏曲的鼻中隔软骨后，也需要放置鼻中隔前部支撑移植物

针经鼻中隔贯穿缝合，有助于关闭无效腔并防止鼻中隔血肿。鼻翼基底切口应最后关闭以防止在鼻内缝合时牵拉导致伤口裂开。为避免伤口裂开，鼻翼基底部应采用坚固的缝合线（如4-0 单乔线）分层缝合。在切口闭合后，将鼻腔及口咽部残留的液体吸干净。用安息香碘酊或 Mastisol 擦干鼻子，使用棕色微孔纸带进行粘贴。接下来，放置可塑形的鼻夹板，如铝型夹板或

热塑夹板，可在截骨术后保持良好的骨骼位置，并减轻术后水肿（图 6-59）。

通常，患者佩戴鼻夹板 1 周，然后去除。

术后护理

鼻整形术的绝大多数病例是门诊手术，应给予患者详细的书面和口头术后指导以避免出现问题。理想情况下，患者应在术后第 1 天和术后 1

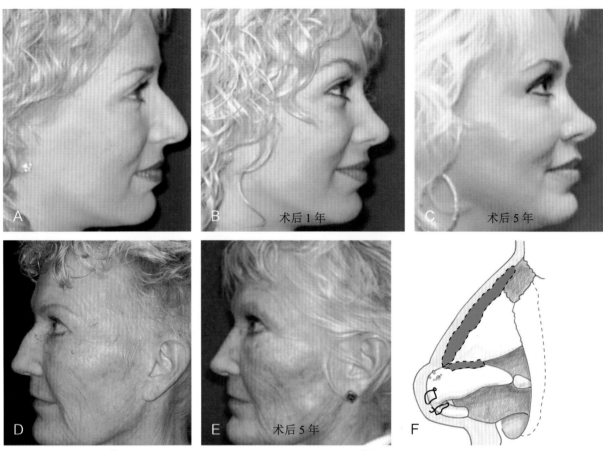

图 6-52　A 至 C. 38 岁白人女性，开放鼻整形术后 1 年及 5 年，通过降低背驼峰和下外侧软骨头侧缘的切除达到鼻尖缩窄的效果，她仅使用鼻尖缝合技术，没有额外的支撑移植物放置，多年来保持了良好的鼻尖突度；D 和 E. 行同样手术的 57 岁患者，术后 5 年效果稳定

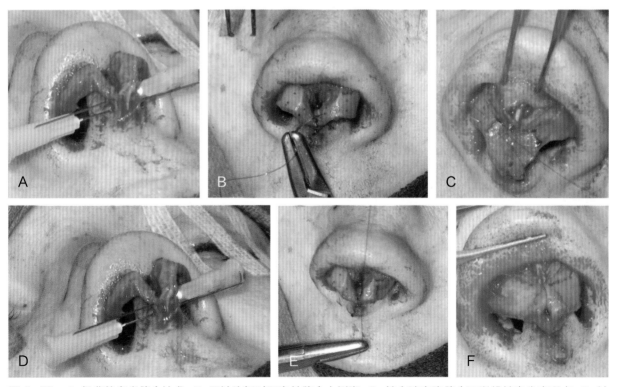

图 6-53　A. 经典的鼻尖缝合技术；B. 用针头暂时固定并缝合内侧脚；C. 单个跨穹隆缝合可以维持鼻尖表现点；D. 针头用来固定需缝合的软骨；E. 鼻尖表现点的分离；F. 分离可通过横过两穹隆的水平褥式缝合来矫正

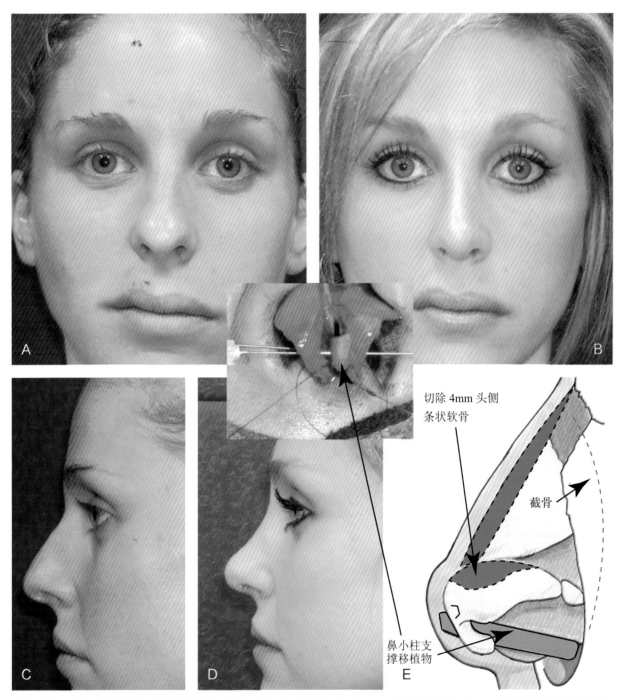

切除 4mm 头侧
条状软骨

截骨

鼻小柱支
撑移植物

图 6-54 A 和 C.27 岁女性开放鼻整形术前；B 和 D. 术后 1 年；E. 从外侧脚软骨切除 4mm 宽的头侧条状软骨来缩小球状鼻尖，采用鼻小柱支撑移植，有鼻背驼峰和鼻尖下垂的患者可以通过额外的鼻尖支撑移植物来维持足够的鼻尖突度；如附图所示，25G 针头可以在缝合时临时固定支架

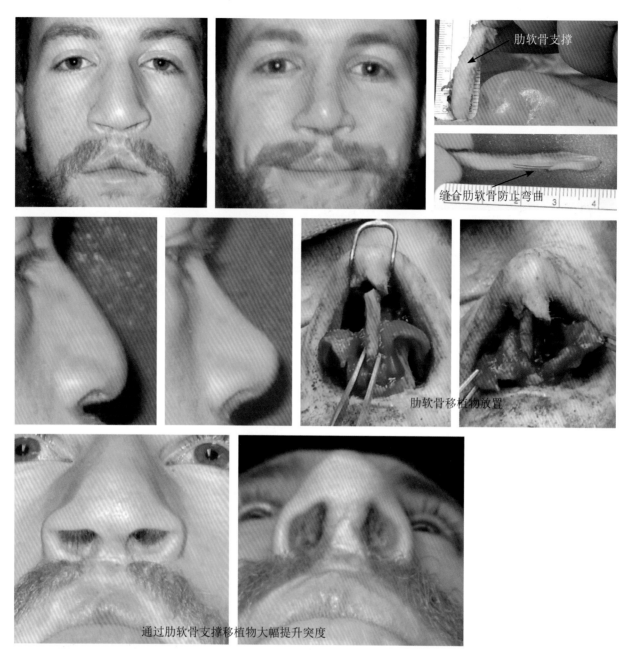

肋软骨支撑

缝合肋软骨防止弯曲

肋软骨移植物放置

通过肋软骨支撑移植物大幅提升突度

图 6-55 一名 21 岁男性，双侧唇腭裂，鼻整形术前及术后 2 年，使用肋软骨作为鼻中隔延长移植物，采用有弧度肋软骨加厚后放置到可达梨状孔边缘板条移植物，并用螺钉固定，同时进行头侧软骨切除术、鼻尖缝合术和外侧截骨术

周复查。术后第 1 天复查可回顾已经做了什么，接下来的 1 周要做什么，并确保患者没有急性并发症，如活动性出血或鼻中隔血肿。许多外科医生选择等待 1 周后第一次复查。

术后第 1 周，建议患者取头部抬高 30°～ 45° 体位，而不是平躺。抬高头部减轻水肿，降低面部静脉压力从而减少淤血的概率。理想情况下，患者应在术后 48～72h 使用冰或袋装的冷冻绿豆在其眼部和鼻梁上冷敷。伤口使用抗生素

软膏，用棉签鼻内涂抹，第 1 周每天 2 次（软膏既是保湿药也是抗菌药）。患者也应经常使用生理盐水喷鼻剂来帮助去除鼻腔碎屑，并保持鼻腔湿润。在恢复过程中，不建议使用 Afrin 等鼻腔血管收缩喷雾剂，以防出现血管反弹扩张效应。在第 1 周内可用棉签和稀释的过氧化氢（50％水，50％过氧化物）清洁鼻腔。术后 3 周禁止擤鼻涕。术后 1 周拆除缝线和鼻夹板。大多数患者在术后 6 周再次回访并且拍摄照片。

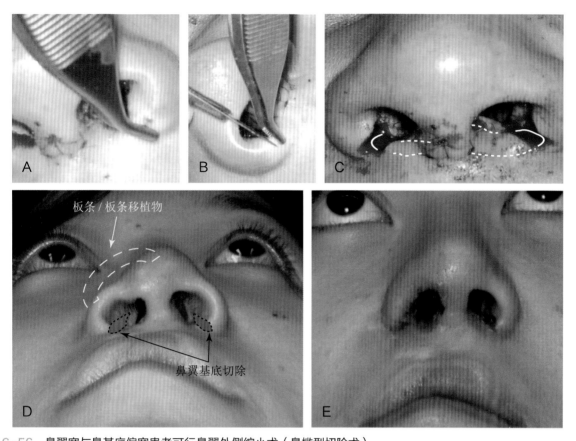

图 6-56 鼻翼宽与鼻基底偏宽患者可行鼻翼外侧缩小术（鼻槛型切除术）

如图所示，Brown Adson 镊子有助于切除两侧对称的组织量，在切除后，如需要可在伤口闭合前行经鼻翼基底缝合，鼻翼基底变窄可以使鼻尖突出度增加并改善鼻尖与鼻基底比例，该患者患单侧唇裂，不仅需要鼻槛型鼻翼基底切除术，而且还需要鼻翼板条移植和鼻小柱支撑移植

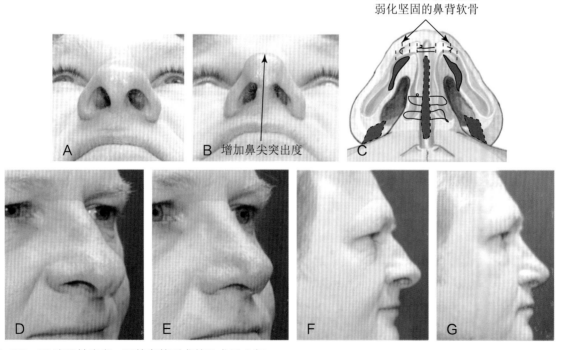

图 6-57 50 岁男性患者，开放鼻整形术前及术后 1 年

鼻背驼峰降低，同时切除多余的鼻中隔尾侧端。下外侧脚软骨行头侧条状软骨切除，在穹窿处进行横切（软骨较厚）后，采用穿穹窿缝合，缩小鼻尖，增加鼻尖突度，切除鼻中隔尾端，将内侧脚缝合于鼻中隔残端，使鼻尖向头侧旋转。鼻翼基底部切除术用于缩小宽大的鼻基底和鼻孔

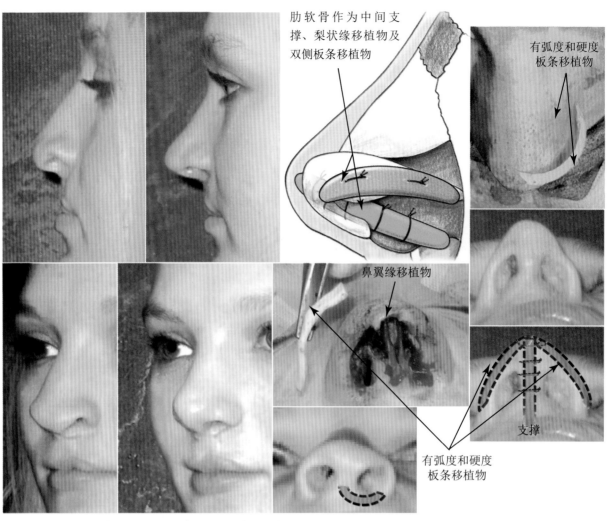

肋软骨作为中间支撑、梨状缘移植物及双侧板条移植物

有弧度和硬度板条移植物

鼻翼缘移植物

有弧度和硬度板条移植物

支撑

图 6-58　17 岁女性，双侧唇腭裂病史，开放鼻整形术前及术后 4 个月，肋软骨用于鼻中隔尾侧延伸移植、梨状缘移植和板条移植，由于她的鼻翼严重退缩，加上鼻翼缘扁平，条状板条移植物对这个患者很有帮助

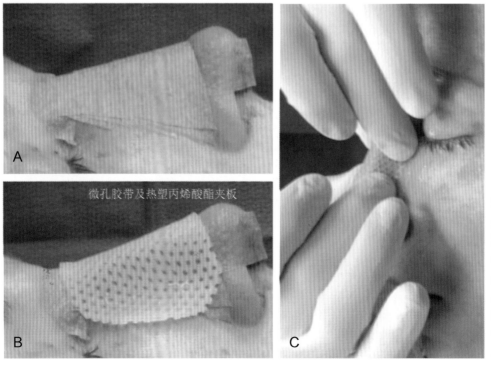

微孔胶带及热塑丙烯酸酯夹板

图 6-59　A. 鼻整形术后先用胶带粘贴，先在皮肤上涂上苯甲酸或乳香酊，这样既使皮肤湿润，也可使胶带在皮肤上保留 1 周；B. 趁热将热塑鼻夹板塑形；C. 边缘延伸到鼻面沟、鼻根和鼻尖上区

十、并发症及处理

（一）血肿

幸运的是，鼻整形术后血肿发生的可能性＜1%。到目前为止，鼻中隔区域是鼻整形术后最常形成血肿的部位。明显的鼻中隔血肿需要立即穿刺抽出。让血肿自行吸收会引起鼻子支撑软骨的坏死，导致鼻中隔穿孔或鞍鼻畸形发生等问题（图6-60）。

可以使用经鼻中隔可吸收线褥式缝合（4-0普通肠线），闭合鼻中隔因剥离形成的无效腔而降低鼻部血肿的发生率。

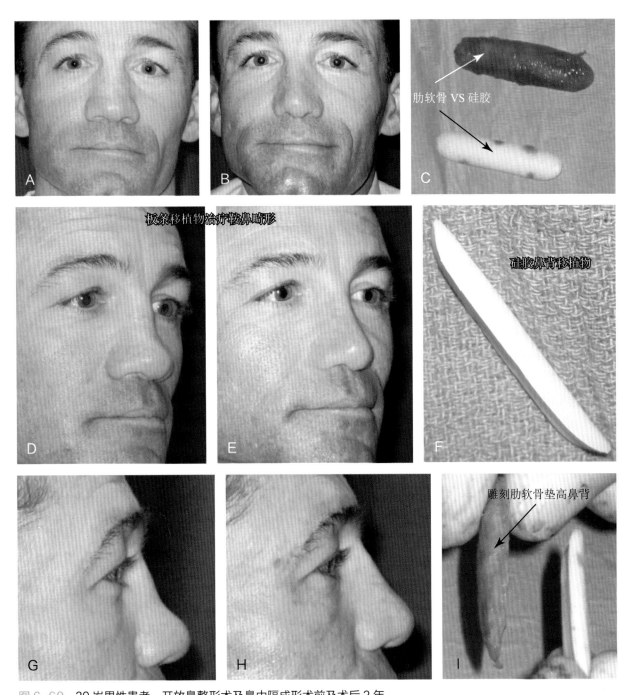

图6-60　39岁男性患者，开放鼻整形术及鼻中隔成形术前及术后2年

患者有严重鼻外伤史，鼻中隔严重偏曲，鞍鼻畸形。仅有少量可用的鼻中隔软骨用于背侧增强；因此，我们采用标准的硅胶移植物来矫正该患者的鞍鼻畸形，肋骨也可以使用，但必须精心雕刻，并随时间流逝有可能会变形。患者也做了鼻翼基底缩小

（二）出血

如果没有出血性疾病，用含有血管收缩药的局部浸润麻醉，一般严重的术中出血很少见。正如上述，鼻子和鼻中隔的血液供应非常丰富，如果某些病例术中出血过多，应该可以理解，大多数情况下，局部的单个血管出血可以通过仔细的电凝和（或）临时加压止血，用纱布浸泡少量1%去氧肾上腺素填塞也可以控制。保持解剖层次正确，即软骨和骨膜下剥离，可保持近乎"无血"的剥离。最可能出现麻烦的出血是在侧方截骨期间。避免暴力操作可以降低出血的风险。该操作大多数是在鼻整形手术结束时进行。患者应在手术前10～14d避免使用阿司匹林、其他非甾体抗炎药、维生素E、多种草药、大蒜、鱼油、银杏叶和其他增加出血风险的药物。避免使用这些药物、精准的操作、术后抬高头部、冷敷等方式都有助于减少不必要的出血，也降低了术后瘀青的程度。

当患者的心率和血压升高时，可能会引起术后出血增加（2%～4%），应该告诉患者在术后第1周避免剧烈运动。此外，应避免导致头颈部静脉压增加的Valsalva动作（如咳嗽或紧张）或弯腰，否则会增加术后瘀血的机会。即使没有活动性出血，瘀斑也会更明显（图6-61）。

当患者在家时发生明显的瘀青，可尝试冰敷、抬高头部和放松（降低心率和血压）。持续的出血应该立即做出判断并适当处理。Kiesselbach血管网位于鼻中隔前下方（图6-6），是常见的鼻出血区域，持续性出血可能需要电凝止血。术后鼻出血可通过包扎（纱布或气囊）止血。在极少数情况下，若局部措施不能控制严重的术后鼻出血，可能需要用介入放射技术栓塞血管。鼻整形手术后超过1个月，还有可能发生极其严重的间歇性瘀血，可能是动静脉畸形的征兆，需要进行检查和鉴别诊断。

（三）感染

幸运的是，由于鼻子的血运非常好，鼻整形术后发生感染非常罕见（即使是轻微感染，也低于1%）。需要输液治疗或住院治疗的严重感染很罕见。但是，精神状态的变化、高热、眶周红斑必须积极治疗，要立即行计算机断层扫描检查，因为大脑和眼眶接近。BDD患者中出现的不寻常感染要保持警惕，不排除患者自己造成感染的可能，甚至是故意污染伤口，也可能是强迫性抠挖鼻腔内部所致。

轻度感染可在术后1周或数年后出现，通常与永久性缝合线或移植物有关。残留的黏液可能是引起患者有异味感的原因。如果有脓性分泌物，应进行引流和培养。大多数异物感染表现为轻微红斑、疼痛或异味。暴露的缝合线或移植物应立即取出（一般在局部麻醉下完成）。导致感染最常见的微生物为葡萄球菌、链球菌或嗜血杆菌。偶尔可以遇到假单胞菌或放线菌感染。除了口服抗生素（作为一线治疗的头孢菌素）外，每天可以在鼻腔内局部涂抹莫匹星罗软膏2次。多达15%的人会感染耐甲氧西林金黄色葡萄球菌。一般来说，大多数感染是轻微的，但必须治疗，因为它们来自于鼻内使用的材料，如缝合或植入材料。对所有移植物和永久性缝合材料良好的组织覆盖将会降低术后偶发性的轻度感染。

（四）移植物暴露或伤口裂开

软骨、骨骼、软组织或人工材料都有可能出现外露。它们也可能是慢性或急性感染的来源。因此，要对移植物进行修整塑形并固定牢靠。与

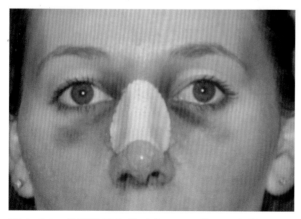

图6-61　外侧截骨鼻整形术后1周外观，冷敷和头部抬高可以帮助减少瘀斑，但尽管尽了最大努力，这种程度的瘀斑也是正常的

任何移植一样，在愈合早期，移植物不能出现移动。可靠的软组织覆盖和充足的血液供应对于防止伤口裂开、移植物外露至关重要。这是鼻部多次修复手术后容易出现问题的主要原因。纤维化，软组织覆盖变薄，以及以前手术造成的血供减少，都极大地增加了伤口愈合不良和移植物暴露的风险。例如，鼻背硅胶随时间的推移外露率会增加。固体硅胶植入物会形成假体包膜，但不像自体移植物那样与软组织相结合。然而，即使是像

软骨这样的自体移植物，也会出现类似于人工材料的某些表现，永远不会真正"融入"到鼻子里，而只是作为一种耐受性良好的异物发挥作用。在治疗伤口裂开和移植物外露时，需要及时取出外露的移植物，重新放置，确保具有良好的稳定性和组织覆盖。鼻背和鼻尖移植物需精心雕刻，以防止不规则边缘对鼻内鼻外软组织造成损伤（图6-62）。

　　与亚洲人不同，人工材料植入在美国并没有

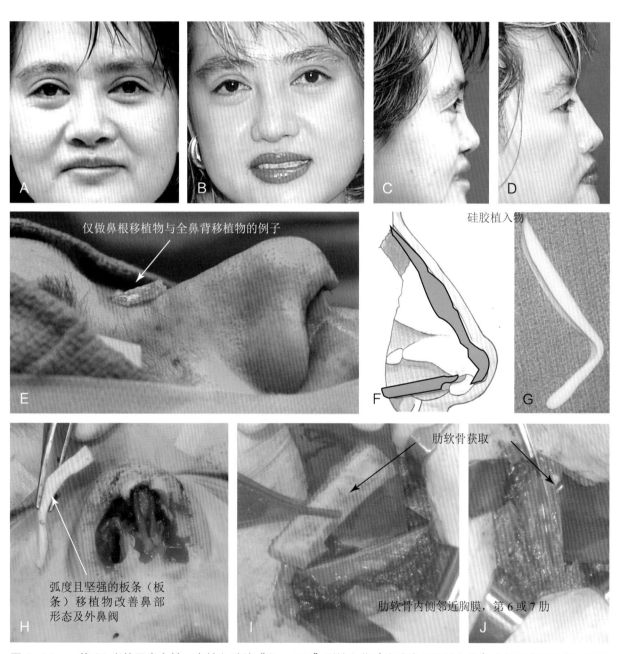

图6-62　一位34岁的亚裔女性，在植入硅胶"Capriotti"型植入物（也称为7型植入物）术前和术后2年，这种硅胶植入物增加了她的鼻背高度、鼻尖和鼻小柱突出度，将硅胶放在鼻尖和鼻小柱会大大增加外露的风险。可在患者乳房下皱褶切取肋软骨

太大的名气，但它提供了一种非常光滑的设计，如果能够保持稳定并保证足够的软组织覆盖，可以维持长久的稳定。

鼻整形术是一种真正的整容手术，每 1mm 都很重要，尤其是对皮肤很薄的患者。即使是在最后闭合隐蔽在鼻腔的切口也要小心谨慎，以防止不规则瘢痕形成、移植物暴露或伤口裂开。

（五）术后水肿时间延长

水肿是可以预料的，应该告诉患者通常的肿胀程度。患者最好能了解鼻子术后的变化，如果在显微镜下观察，一些细微的变化可能长达 1 年。然而，在一些病例中，术后水肿可能会延长，如果不治疗，甚至可能导致永久性肿胀。长期水肿的典型部位是鼻尖上转折区域。持续的异常水肿，会导致永久性纤维化和肥大。关键是要确定这个区域实际上是水肿，而不是简单的结构缺陷。如果鼻尖突出不充分或鼻中隔前角过高，这些结构上的问题需要后期的修复手术解决。但是，如果鼻尖上区仅仅是水肿的问题，可以注射类固醇（Kenalog）和（或）氟尿嘧啶（5-FU）。注射只需几滴，术后 3 个月再注射为宜，1 个月时应谨

慎使用。我们使用的剂量是 0.1ml 10% 的注射类固醇和 0.1ml 的氟尿嘧啶的混合物，仅仅在皮肤最厚的地方有明显水肿的部位少量注射。患者术后 1 个月可进行鼻部轻柔按摩帮助消肿。水肿是正常的，患者必须有足够的耐心来度过这一时期。

（六）不平整、不对称和凹陷

患者在术后几个月甚至几年之后返回，抱怨不满意的外观问题，如不规则、不对称、凹陷或其他问题，这是一个诊断和治疗难题。鼻整形手术的返修率有不同的百分比，但与其他整容手术相比通常是相对较高的。因为鼻子是位于面中部的一个孤立器官，即使是小问题也容易被人注意到并引起患者的不满意。通常情况下，如果鼻子功能良好，而且存在的问题相当轻微，就应该考虑非手术治疗。鼻整形手术后的返修手术是非常具有挑战性的，一本书都讲不完。

如今，软组织填充剂如透明质酸（乔雅登或瑞兰）不需要做过敏试验，效果可以持续 1 年。这些填充剂易于使用，提供了一种替代修正鼻整形手术的方法。例如，在靠近背侧的凹陷处，注射少量的填充剂就可以轻易地使其平复（图 6-63）。

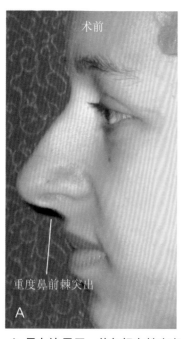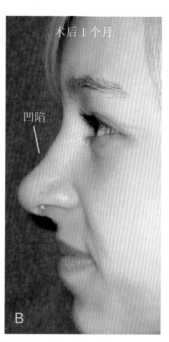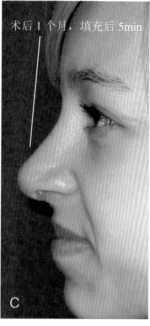

图 6-63　A. 最左边显示一位年轻女性患者的鼻整形前，她有鼻背驼峰，鼻尖过突，前鼻棘突出（ANS）；B. 同一患者术后 1 个月，鼻尖和前鼻棘过度突出获得良好改善，但鼻背中部轻度凹陷；C. 使用普通注射填充剂 0.1 ml 后仅 5min 拍摄的照片，改善鼻背部轻度凹陷

即使是鼻尖突出不足也可以通过谨慎使用填充剂得到改善。某些不对称可以使用注射填充剂改进。如果一边的萎缩或不够饱满造成不对称的外观，通过注射填充剂也会改善对称性。市场上也有一些"非标准"的永久性填充剂，如爱尔康（Alcon）的Silikon 1000，可做临时填充剂使用。必须使用分次注射的微滴技术，以防止注射过多或注射位置过浅。推荐使用较小的剂量，并且只在需要时重复使用，最少间隔1个月。肉芽肿是由受污染的硅胶制品导致的。临时透明质酸填充剂在使用永久性的填充剂之前，提供了一个良好的试验期，如果患者不喜欢注射的效果，可用透明质酸酶溶解掉。

持续的软骨或骨骼过硬感觉，通常需要手术切除。骨切除术是造成不平整的常见原因。一些人担心，在行外侧截骨时，有可能损伤泪囊。然而，只要骨刀不滑落到眼睛附近，泪囊就能得到很好的保护（图6-64）。

伴随着外观问题出现的功能性问题，如通气障碍，几乎总是需要移植物来修复。外鼻阀或内鼻阀塌陷是最常见的情况。外鼻阀塌陷通常需要在鼻翼放置内嵌式或板条型软骨移植物来加固鼻尖侧壁（图6-65）。

耳郭软骨移植物取自耳甲腔，是纠正外鼻阀塌陷的理想材料，因为轻微的弧度有助于防止鼻翼向内塌陷。内鼻阀塌陷通常需要在鼻中隔和上外侧软骨之间放置撑开软骨移植物。较直的鼻中隔软骨是理想的移植物来源，因为它形状扁平且容易雕刻。有一些报告使用各种可注射填充剂的非手术方法纠正内鼻阀塌陷。鼻尖支撑的大量丢失是使用鼻小柱支撑移植物手术修复的指征。当患者在多次手术后发生严重的纤维化和鼻尖塌陷时，可能需要肋软骨移植物以获得足够的强度和大小的软骨来纠正一个非常具有挑战性的状况。

十一、结论

鼻整形手术需要在整个外科医生职业生涯中不断学习和改进。这是一种以mm为单位的手术，遗憾的是，由于手术失误可能要多年后才会显现出来。当然，也没有适用于所有鼻子的通用方案，然

而，必须有一个系统的方法来评估鼻子并制定治疗方案。一个单独的章节对鼻整形只能做一个概述，要想在职业生涯中不断提升手术效果，我们就要不断地拓展学习。本章希望能帮助你对经典鼻整形术有一个大致的了解，并给出合理的治疗方案。

改变患者多年来一直困扰着他们的面中部畸形，可以改变其生活，也可以让外科医生感到很兴奋。深入了解鼻子的解剖结构对于了解鼻整形手术的细节至关重要。此外，获得一个鼻子各亚单位间及鼻子和面部其他部位之间的和谐比例对于鼻整形手术取得良好效果至关重要。

鼻整形术可能是最复杂、最具挑战性的美容手术，但它也可能是最有价值的美容手术之一。毫无疑问，掌握鼻整形术这样具有挑战性的手术需要数十年的不断学习。有一个意大利外科医生的故事，据说他一生做了3万例次鼻整形手术。然而，当一个同行问他，如果有机会，有多少台手术是他想再重新做，他的回答是，"除了两台之外，其他的都要重新做！"这段话总结了鼻整形的职业生涯。创造一个完美的鼻子一直是鼻整形外科医生难以企及的目标。

毫无疑问，其他鼻整形外科医生可能会选择各种各样的技术。鼻整形术的美妙之处在于，只要能使鼻子功能良好、外形优美、比例协调，而且患者非常满意，技术可以是多种多样的。

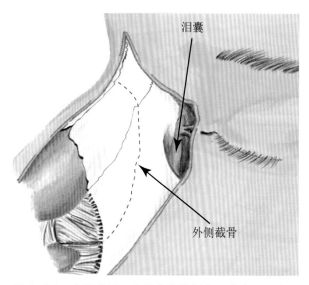

图6-64　幸运的是，在经典的外侧截骨术中，泪囊受到了较好的保护，但骨刀在内侧眼角附近仍须小心使用，在这个水平必须保持在眼角内侧

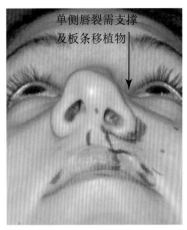

单侧唇裂需支撑
及板条移植物

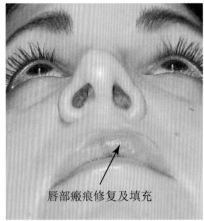

唇部瘢痕修复及填充

弯曲的肋软骨作为板条移植物

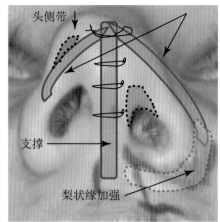

头侧带

支撑

梨状缘加强

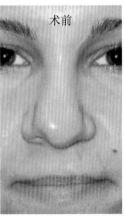

术前

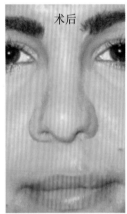

术后

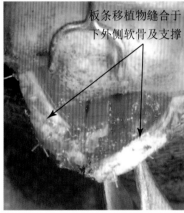

板条移植物缝合于
下外侧软骨及支撑

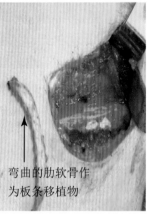

弯曲的肋软骨作
为板条移植物

图 6-65　**27 岁女性，单侧唇腭裂病史，鼻整形加永久性丰唇术后 2 年**
取肋软骨作为中轴线鼻小柱支撑移植物，两个鼻翼板条移植物（L＞R），以及左侧梨状半环形移植物。患者还需要一个内向皮瓣转移以使左侧鼻翼匹配鼻孔高度，放置在下外侧软骨（LLC）上方或下方的坚强的板条移植物通常用于鼻阀塌陷的矫正

病例介绍

以下 10 个病例在诊断和治疗计划方面各不相同（图 6-66 至图 6-75）。

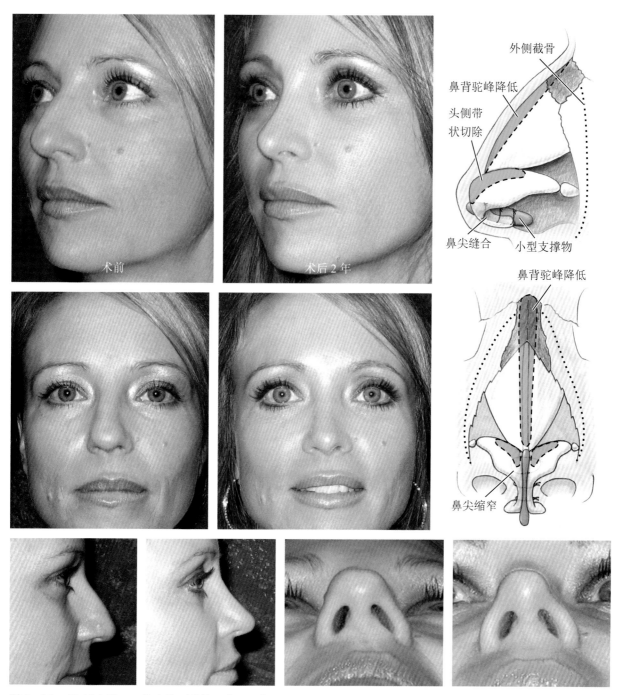

外侧截骨

鼻背驼峰降低

头侧带
状切除

鼻尖缝合　　小型支撑物

鼻背驼峰降低

鼻尖缩窄

图 6-66　39 岁女性，开放鼻整形术前及术后 2 年

患者降低鼻背驼峰，鼻梁和鼻尖变窄。她进行了鼻小柱基底的贯穿缝合以加强鼻尖并进一步改善鼻孔的对称性，该手术是一种相对简单的鼻整形手术，但由于患者的鼻部皮肤非常薄，需要注意确保手术的准确性，以防术后发生移植物显形或者凹凸不平的情况

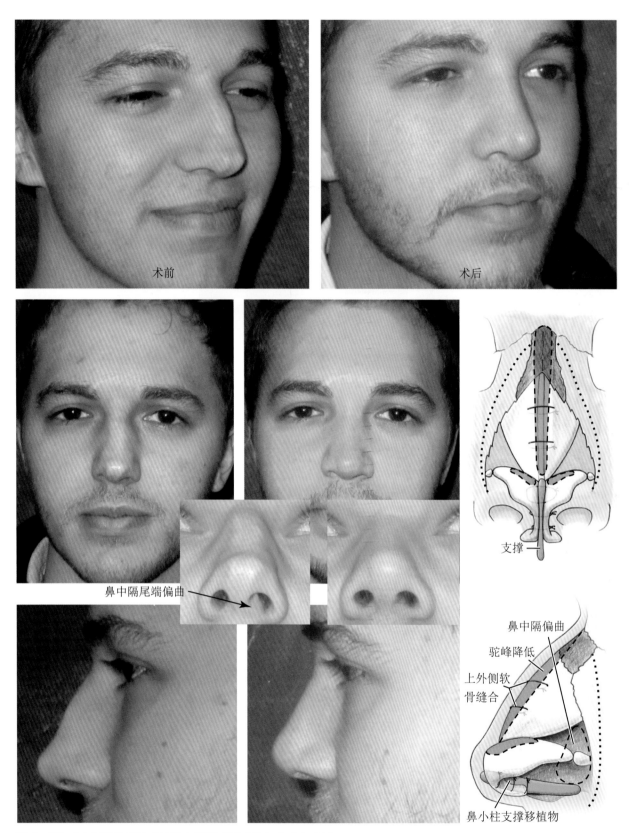

术前

术后

鼻中隔尾端偏曲

支撑

鼻中隔偏曲

驼峰降低

上外侧软
骨缝合

鼻小柱支撑移植物

图 6-67 21 岁男性开放式的鼻中隔鼻成形术前和术后 8 个月

鼻子和鼻中隔的偏曲使这个手术复杂化，降低鼻背轻度驼峰，同时对两侧下外侧软骨头侧缘进行 <2mm 的头侧条带状切除，切取偏曲的鼻中隔软骨并用来做鼻小柱支撑移植物，鼻尖缝合固定，使用 5-0 号聚二噁英酮（PDS）缝合以纠正鼻尖不对称，为了防止内鼻阀塌陷，上外侧软骨（ULC）也进行了水平缝合。采用外侧截骨术内推后关闭因降低鼻背驼峰形成的"顶板开放"

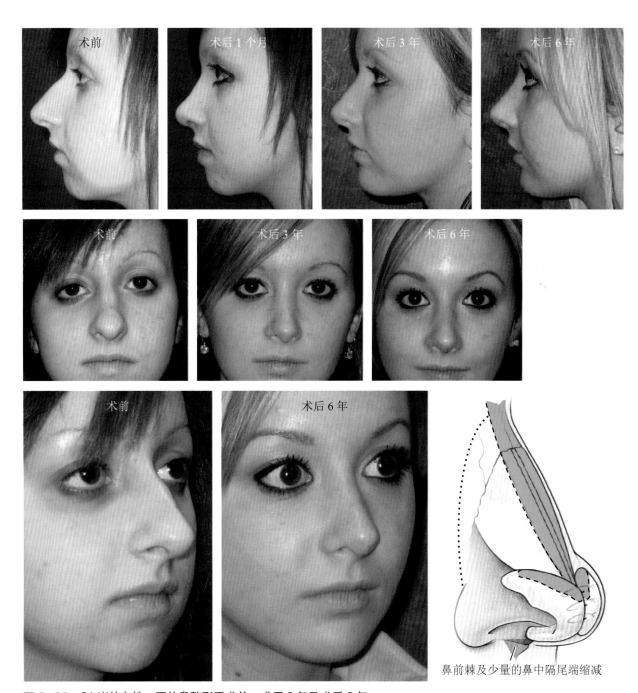

鼻前棘及少量的鼻中隔尾端缩减

图 6-68　21 岁的女性，开放鼻整形手术前、术后 3 年及术后 6 年

其软骨非常结实，即使是在切除了鼻背驼峰和下外侧软骨的头侧软骨带，缩小和重塑鼻子，并缝合固定鼻尖穹窿之后，在通过手动压迫评估鼻尖强度后，认为没有必要进行额外的移植物，值得注意的是，在鼻尖手术前，先降低患者突出的鼻前棘（ANS），并去掉少量的薄片状鼻中隔尾端

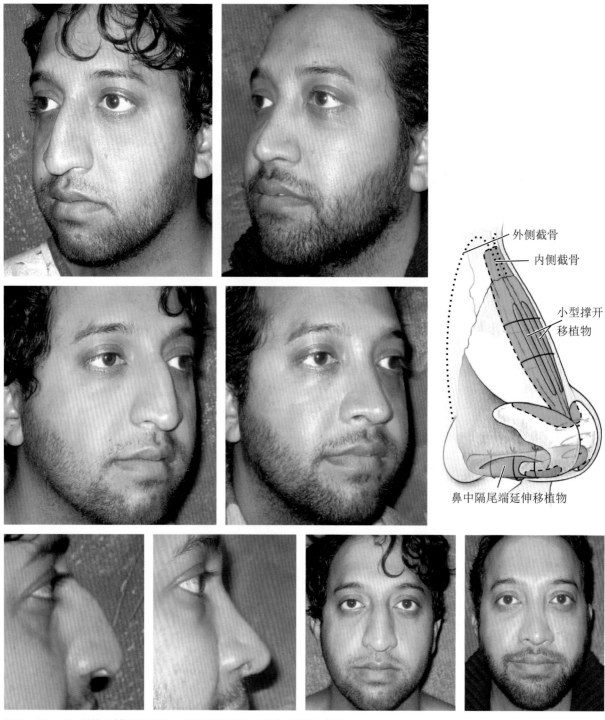

外侧截骨

内侧截骨

小型撑开
移植物

鼻中隔尾端延伸移植物

图 6-69　30 岁的巴基斯坦男子，开放鼻整形手术前和术后 4 个月

降低患者背部驼峰，鼻梁和鼻尖变窄。他还接受了坚强的鼻中隔延伸移植物固定在鼻中隔的尾端，改善鼻尖下垂的问题

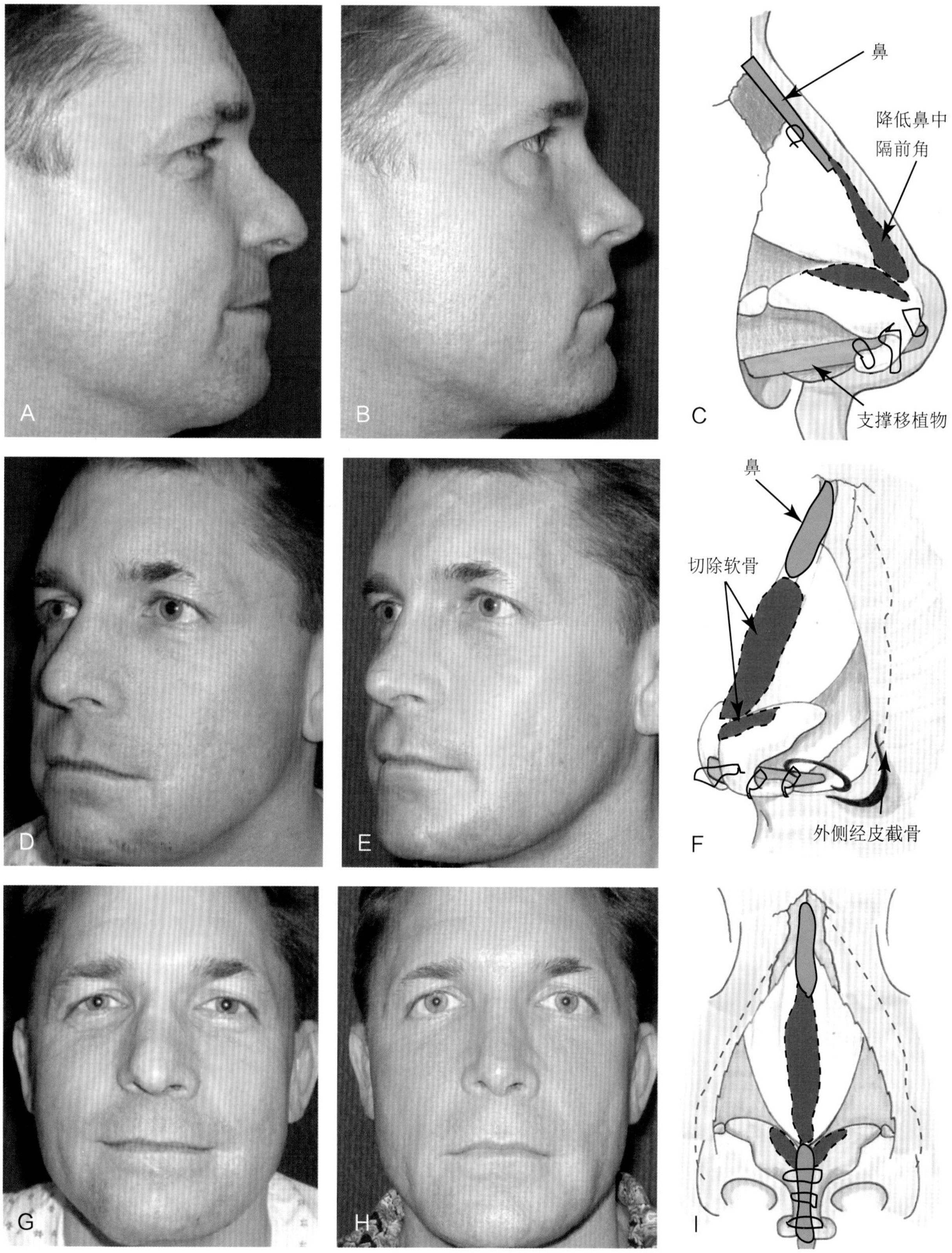
A
B
C
鼻
降低鼻中
隔前角
支撑移植物
D
E
F
鼻
切除软骨
外侧经皮截骨
G
H
I

图6-70 44岁男性患者，开放鼻整形术前及术后1年

鼻中隔前角软骨驼峰形成“鸟嘴”畸形，患者有鼻部外伤史，鞍鼻畸形，鼻尖支撑移植物用于增加鼻尖突度，小型的鼻背盖板移植物嵌入放置一起治疗轻微的鞍鼻畸形，鼻中隔前角明显缩小

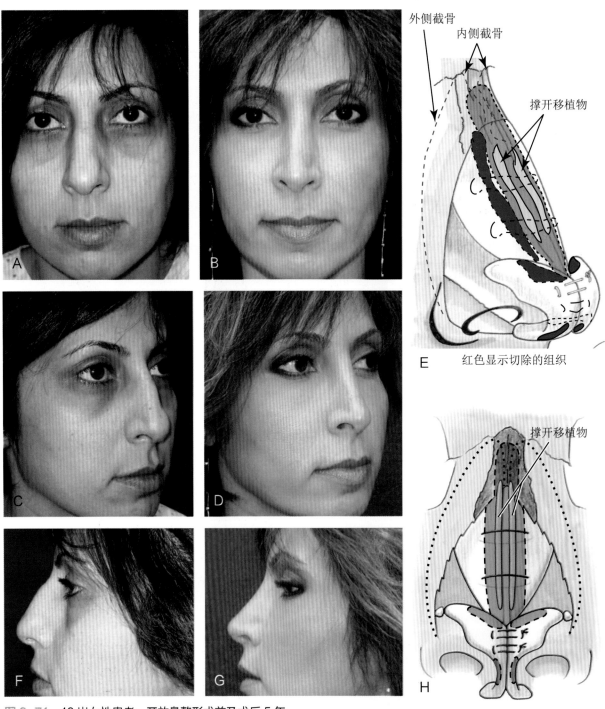

红色显示切除的组织

外侧截骨

内侧截骨

撑开移植物

撑开移植物

图 6-71　48 岁女性患者，开放鼻整形术前及术后 5 年

由于该患者术前鼻拱狭窄，行驼峰降低，外侧和内侧截骨术，术中内鼻阀是有损伤风险的，而用撑开移植物可以降低鼻阀问题的发生率。采用外侧和内侧截骨术降低鼻背驼峰，此外，少量的下外侧软骨头侧带状切除并进行鼻尖的缝合加固

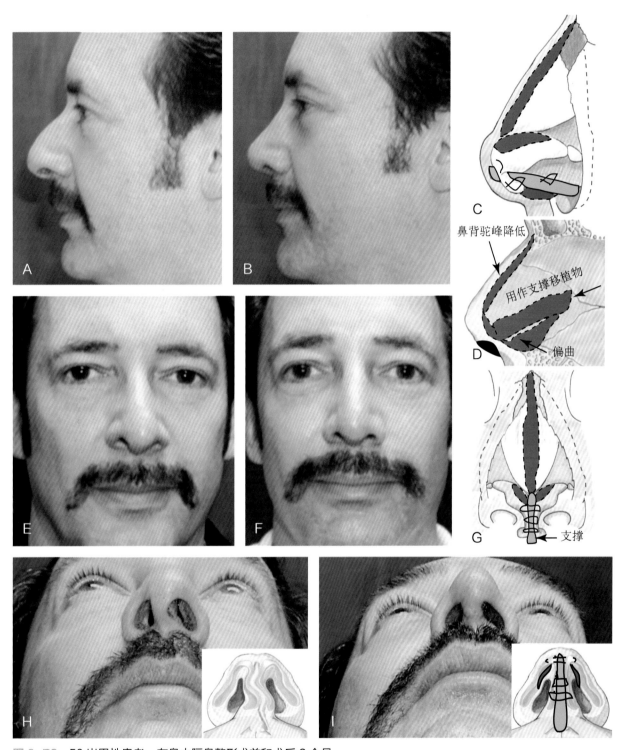

图 6-72　50 岁男性患者，在鼻中隔鼻整形术前和术后 2 个月

歪鼻矫正，同时降低鼻背驼峰。切除偏曲的大部分鼻中隔尾端后，用坚强的支撑移植物替换。通过修剪鼻中隔尾部而减轻鼻小柱悬垂

393

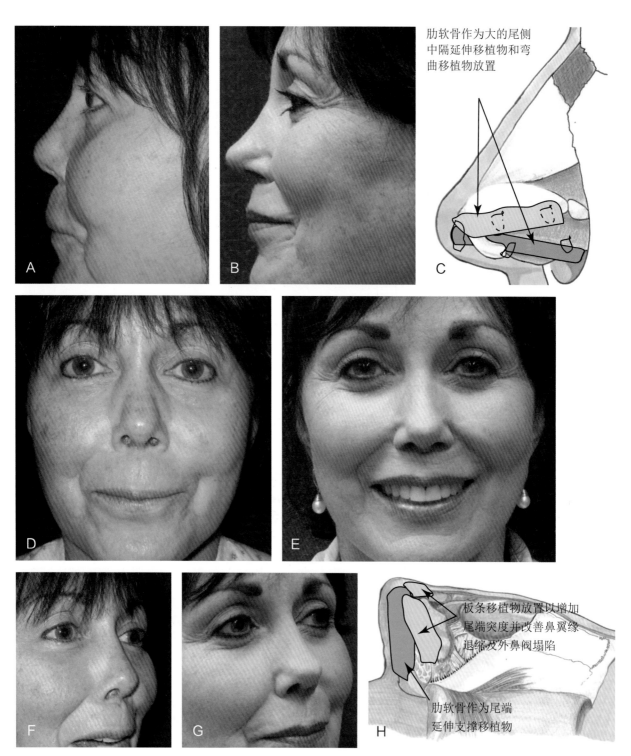

肋软骨作为大的尾侧中隔延伸移植物和弯曲移植物放置

板条移植物放置以增加尾端突度并改善鼻翼缘退缩及外鼻阀塌陷

肋软骨作为尾端延伸支撑移植物

图 6-73 63 岁女性患者，开放鼻整形术前、术后 8 个月，采用肋软骨鼻小柱、鼻尖移植术及板条移植物纠正外鼻阀塌陷

该患者主诉，多年前曾做过两次鼻部及鼻中隔手术。选择肋软骨是因为其强度、大小的要求及其缺乏其他适合纤维化病例的软骨移植物。较厚的软骨有助于增加该复杂病例的稳定性，但使鼻尖摸起来更坚挺

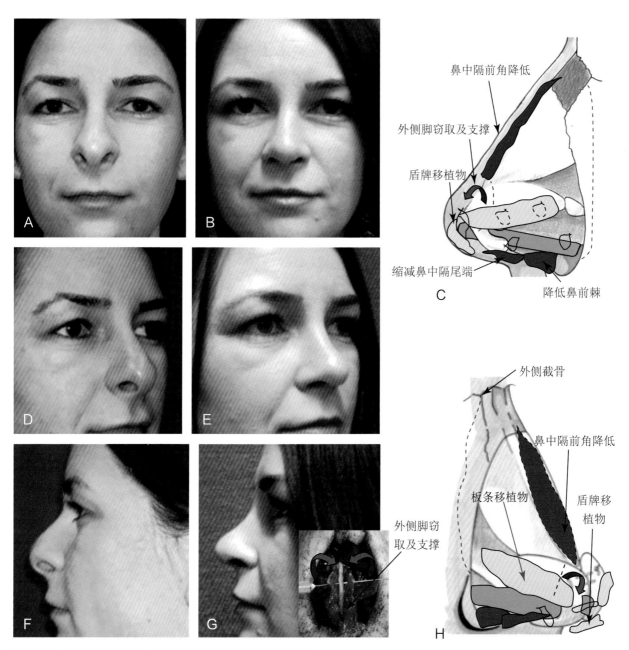

图中标注：
鼻中隔前角降低
外侧脚窃取及支撑
盾牌移植物
缩减鼻中隔尾端
降低鼻前棘
C

外侧截骨
鼻中隔前角降低
板条移植物
盾牌移植物
H

外侧脚窃取及支撑

A B D E F G

图6-74 32岁女性患者，开放鼻整形术前及术后1个月

患者主诉以前做过鼻整形手术，至少做过一次"修复手术"。这是鼻尖软骨切除过多导致鼻翼退缩及鼻尖突出缺失的经典案例，鼻中隔前角降低不足、鼻小柱悬垂及前鼻棘过大导致治疗效果不佳。通过降低鼻中隔前角度以及放置大而坚固的支撑和板条移植物来实现的，同时将外侧脚皮瓣向上旋转至支撑部位，进一步增加了鼻尖的突度，这就是所谓的"外侧脚窃取"技术或"改良 Goldman"技术

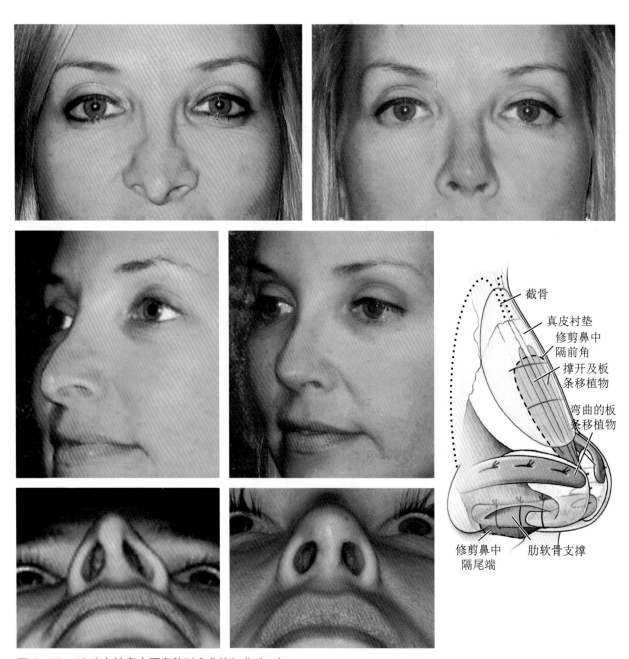

截骨

真皮衬垫

修剪鼻中隔前角

撑开及板条移植物

弯曲的板条移植物

修剪鼻中隔尾端

肋软骨支撑

图 6-75 **40 岁女性鼻中隔鼻整形术术前和术后 1 年**

患者主诉，大约 10 年前鼻外伤史，随后进行了两次鼻部手术。由于缺乏优质的鼻中隔软骨，采用肋软骨作为坚固的软骨移植物，切除过度偏斜的鼻中隔尾部后，在鼻中隔尾部缝合固定鼻小柱支撑移植物。额外的肋软骨被雕刻成长而有弧度的板条移植物用于加强下外侧软骨使其向尾侧延伸，修剪多余的鼻中隔软骨前角，她还接受了上外侧软骨移植，以改善截骨术后的不对称，由于患者皮肤较薄，在背部覆盖了一层薄的真皮基质片，以进一步改善鼻部平滑度

第 7 章　面部假体置入术
Facial Implants

Joe Niamtu Ⅲ　著

胡晓焕　译

第一节　中面部假体置入术

接近 30 岁时，人的中面部和下面部开始下垂，然而，许多缺乏经验的医生，甚至一些经验丰富的医生往往看不出来因组织容量减少带来的细微变化，常常给患者推荐做"拉皮"手术，虽然皮肤被拉紧了，但容貌并未显得年轻。只有对中下面部老化的病理生理变化有深刻理解，美容外科医生才能做出恰当的诊断、选择合适的治疗方法。

中面部年轻化的手术方法包括面部提升术、注射物填充技术、自体脂肪移植术、正颌手术，以及面部假体置入术。每种治疗方案都各有优缺点，但是对于大多数患者来说，中面部假体置入是最佳选择。注射填充剂是暂时性的，脂肪或永久性填充剂则会随着老化的软组织下垂而移位，面部提升手术最终会复发，面部假体的独特之处在于它们提供三维（3D）的增容，效果是永久性的也是可逆的。这听起来自相矛盾，但实际上，当放置在骨膜下平面并用螺钉固定在面部骨骼上时，它们无法移动。它们不会下降或与衰老面部的其他软组织一起移位，因此效果是永久的。硅胶假体也是可逆的，容易取出或更换，因为周围有分界清楚的包膜包裹，取出假体仅需几分钟。极少有美容技术敢说效果是永久的或可以被完全清除的。

面部假体有多种形状、大小和材料，以满足几乎所有患者的需求。也可以通过计算机辅助设计和制造技术（机械 CAD/CAM 技术）为患者定制个性化的假体，后面将会对此进行介绍。

美国食品药品管理局（US Food and Drug Administration，FDA）已经批准了很多不同材料的假体，最常用的有硅胶、膨体聚四氟乙烯（聚四氟乙烯、Gore-Tex）和多孔聚乙烯，这些假体都具有生物相容性，但每种材料都有优点和缺点（表 7-1）。

表 7-1　硅胶假体的优点和多孔聚乙烯假体的相对缺点

硅胶（Silicone）	多孔聚乙烯（Porous polyethylene）
致密的纤维包膜、易取出	组织黏附紧密，较难取出
柔软	弹性差，很容易折断
不易断裂	易断裂
容易折叠进入小切口	不能折叠进入小切口
易贴合人体解剖结构	僵硬，不易贴合人体解剖结构
螺钉固定容易	很难固定螺钉，可能会断裂
容易修剪	难以修剪

许多外科医生使用多孔聚乙烯假体，但是这种假体较为僵硬，它们不像柔韧的假体那样可与深部骨面良好贴合。由于它们僵硬、多孔，所以很难雕刻或钻孔，并且容易断裂或破碎。当放置

柔韧的假体时，可以采用小切口、扭曲或弯曲假体后即可置入，而坚硬的假体需要更大的切口或者采用分别移植两片移植物，之后在二者中间进行连接。这些缺点并非不可接受，但最大的缺点是它很难取出。材料的多孔性诱导组织长入，在置入物稳定的情况下，不需要取出或调整，这可能是积极的一面。但要取出则极其困难。假体取出会造成很大的创伤，并且经常会破坏附着在假体表面的肌肉和其他软组织。也可能会损伤到被包裹在组织中的神经。由于与组织粘连十分紧密，在取出时有可能会碎裂，留下难以完全清除的残余碎片。我认识一些外科医生，他们对这些材料非常满意，并说他们从来没有往外取过假体。不经常做假体置入的医生放置假体的例数有限，所以成功率可能很高，很少有假体需要取出的情况。但是对于经常使用假体的外科医生而言，有时不得不为自己置入的假体提供后期服务，同时也为其他外科医生置入假体后的并发症提供医疗服务。在取出了大量多孔聚乙烯假体后，我可以证明取出时的困难和对组织产生的破坏性。硅胶假体仍然是最容易取出的假体，因为置入后会形成致密的、厚的纤维包膜。

早期的面部假体外形粗糙、不符合解剖结构，必须进行手工雕刻。20世纪末对假体的形状和放置方式做出了调整。现在的中面部假体的形状符合局部解剖学特征，假体底面是按照置入部位骨骼解剖学形状制作的。如今硅胶假体有不同的尺寸和形状，并根据不同审美的需求而具有不同的适应证。这些解剖形假体也被更为保守的外科手术所取代，同样，这些手术的设计目的是为面部的不同区域提供具有针对性的、精确的、自然的术后效果。我的面部整形患者中大约有20%的选择用假体填充面颊或颏部，而实际上，80%的患者本来可以通过假体置入获益，但却并未选择假体置入术。有时候，如果患者负担不起，我会免去颊部或颏部假体费用，因为术后效果会非常好，其营销效果可以抵消我的成本。现代外科医生明白容量填充在面部年轻化中的重要性，对于任何面部年轻化手术来说，假体置入都是一个极

好的补充。

一、假体的选择

对于初学者来说，最大的挑战是如何选择合适假体和将其放置在正确的位置。虽然这与个人喜好和经验有关，我在中面部采用三种假体，几乎适用于所有患者。

中面部的容积主要是颊脂肪垫。它们在面颊的位置是基部位于鼻唇沟，顶端达颧突区域（图7-1A）。随着年龄的增长，颊脂肪垫会萎缩、下垂。假体的选择的基础在于认识到哪些部位出现了老化，以及哪种假体最能恢复该区域年轻时的容积。随着年龄的增长，中面部的容积会缺失，体现在眶下区、颧突/颧突下区和颧弓区（图7-1B）。

颧突下区域包括眶下区、上颌骨前外侧和犬齿窝区域。如果外科医生仔细观察的话，他们会发现面部容积的缺失代表着早期衰老的变化（30岁末，40岁初），这几乎发生在所有人身上，无性别区别。我告诉我的患者，35岁以上的人都可以做中面部假体置入。由于中面受到早期容积损失的影响，因此通过假体置入使面部年轻化的本质就是增加容量。

大多数患者和许多美容从业者没有意识到30岁以后中面部容积缺失的变化，如果外科医生让患者对着镜子微笑，下垂的组织就会升高，从而产生更年轻的外观。许多患者对这种模拟产生的年轻化的效果有认同。此时，如果你用拇指和示指捏住微笑后抬高的组织并让他们放松微笑，一旦放松手指，提起的组织会迅速下降到原来衰老的位置上。从本质上说，面颊脂肪会随着年龄的增长而下移变成下颌赘肉。患者带他们年轻时的照片去面诊是很常见的，变化最大的部位几乎都是中面部的松垂。

二、中面部诊断与假体选择

年轻患者中最常见的中面部老化是颧突下区容积的缺失，这些患者的颧弓区和颧突区的外观都很好，但是他们的颧突下的缺失较为常见。也

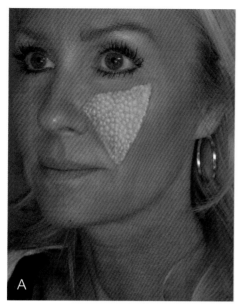
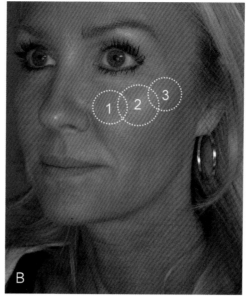

图 7-1　A. 颊脂肪垫；B. 面中部容量缺失的主要区域

1. 眶下区；2. 颧突 / 颧突下区；3. 颧弓区；各种衰老性变化以及发育异常都可能影响这些区域中的一个或全部

就是说，尽管失去了颧突下的软组织容积，但他们还是有足够突出的颧骨。我认为此区域最好选择颧突下假体（ImplanTech Inc.，Ventura, CA）。我 95% 的患者都用这种假体，因为它对年轻的或年老的患者都非常适用。我最常用的是颧突下硅胶假体（图 7-2A）。这是一种通用于中面部的假体，适用于任何年龄。身材矮小的患者选择中号假体，身材中等的患者选择大号假体，对于体型高大或者容积缺失较大的患者选择超大号假体。小号假体由于体积很小，所以很少使用。ImplanTech 系列假体采用了一种被称为"顺应性"的结构技术，即硅胶上有网格状的凹线，以增加其表面积。就个人而言，我更喜欢黏附性 2 型假体的设计。

第二种在外观上存在面部缺陷的类型常见于颧突下及上颌骨区域有足够的容积、但颧突区容积不足，其颧弓 - 颧突区发育不全，或者仅仅是想要一个更有棱角或者轮廓更分明的外表，通俗的说法就是"高颧骨"。我这些患者用 Terino 颧突假体，但现在已很少使用（图 7-2B）。几十年前，突出的高颧骨外观很流行，但现在的患者通常会寻求一种更和谐的外观。

中面部衰老变化的第三种常见类型见于颧突下区和颧突区容量缺失的患者，这需要联合增容。这些患者均需要填充上颌骨（颧突下）和颧突（高

颧骨）。这些人可能在这两个区域都缺少组织容积，或者骨骼发育不良。这种类型的患者非常适合使用颧突下"贝壳形"假体（图 7-2C）。这种假体的设计是为了增强颧突下区，占我所有置入假体病例的 4% ～ 5%。它实际上是一个由颧弓区和颧突区假体的联合体。这种假体往往很大，一般来说小到中号的假体对大多数人是足够的。假体越大，手术的创伤就越大，恢复时间就越长。几十年来，我用这三种假体矫正了几乎所有中面部的缺陷。再次强调一下，我的 95% 面部置入假体都是颧突下假体。图 7-3 显示了中面部常见的缺陷类型，图 7-4 显示了假体放置的大致位置。

三、术前设计

手术之前，医生和患者必须明确要增容的区域和假体的大小及形状。这对于刚接触该项手术的外科医生来说是很难的，先从简单的病例开始，这样可以帮助外科医生完成过渡。对年轻的患者行颧突下假体置入术是一个很好的起点。此外，患者还可在术前，通过模拟中面部假体填充来检验是否喜欢这种手术选项所带来的变化。

值得注意的是，术前与患者明确、讨论、并记录下不对称的情况极为重要。对于患者来说，一侧面颊或中面部比另一侧大是很常见的。在极

399

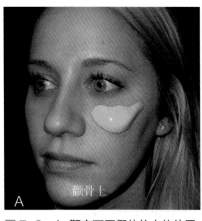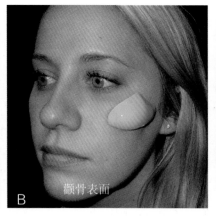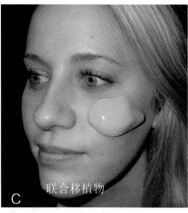

图 7-2　A. 颧突下区假体的大体位置；B.Terino 颧骨假体；C. 联合的颧骨假体

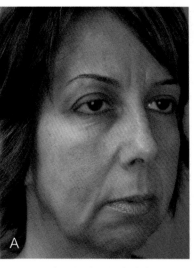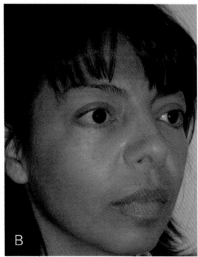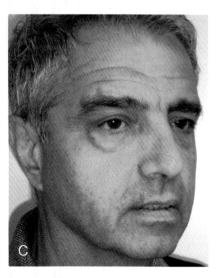

图 7-3　中面部容积缺失的常见征象

A. 颧突下容积缺失是最常见的，可在 30 岁时表现出来；B. 单独的颧突区容量缺失较少见，通常是发育不良的结果；C. 中面部容积的广泛缺失涉及颧突下和颧突区域，而且很常见

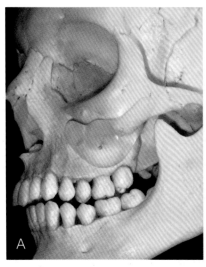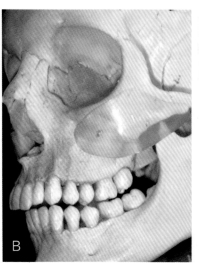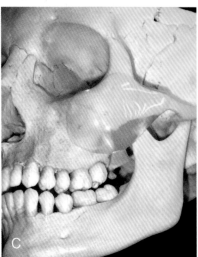

图 7-4　假体在骨骼上的位置

A. 颧突下假体；B. 颧突假体；C 联合颧突下假体

个别情况下，一侧置入一个中号假体，而另一侧需要置入一个大号假体。最常见的情况是，在两侧放置一样的假体后不会改变面部不对称的程度。为了说明对称性的差异性，我在每个诊室里都放了一张我的照片，上面显示了我的正常肖像和左右半边脸的镜像（图 7-5）。差异是显著的，我会向患者解释，一般都有类似的不对称情况。我经常做一个患者的类似图像来给他们展示不对称情况。

术前评估患者的口腔健康状况也很重要。在有牙齿或牙周疾病的情况下放置假体是非常危险的，并易导致感染（图 7-6）。患有口腔疾病的患者必须先去治疗，治愈后方可置入假体。所有接受假体置入手术的患者都需要行全口 X 线拍片或计算机断层扫描（CT），以排除骨骼、牙齿或鼻窦的病变。

术前沟通中应讨论假体置入后的恢复过程和常见的并发症。中面部血供丰富，术后可能会肿胀明显，需要数周才能消退。在某些情况下，肿胀会持续更长的时间，患者必须明白可能需要 6 周才能开始看到真正的手术效果。所有的患者都会经历暂时性感觉异常，但永久性麻木很罕见。手术部位和所置入的假体离眶下神经很近时，外科医生必须时刻小心，注意保护神经。唇部升降肌和口轮匝肌的离断会暂时影响口周表情。须告知患者微笑、噘嘴、甚至说话也可能会暂时受到影响，这种异常变化会在 2 周内消失。感染较少见，但根据我的经验，吸烟者中感染更常见，因此，他们不是中面部假体置入手术的最适宜的人群。还必须讨论过度矫正、矫正不足和出现不对称的可能性。幸运的是，取出或替换中面部置入假体较为容易，对于患者来说是能够接受的。术前要给患者准备头孢类抗生素和镇痛药处方，当置入较大假体时，术中需要剥离的范围更广，为了减轻术后水肿，可能还会使用泼尼松。告知患者术后平均恢复时间为 10～12d。告知患者假体是异物，术后早期会有异物感，但身体会很快适应。

患者必须明白面颊部假体能改善什么和不能改善什么。例如，一些面颊部假体可以改善鼻唇沟或鼻基底，但并不是所有患者都需要置入。另外，一些患者认为置入假体将会"提升"他们的下颌或颈部。我会向这些患者解释假体置入会使组织凸起，并非提升。拿乳房假体举例，乳房置入假体时乳房会突出，但不能提升腹部。

假体尺寸的选择与其说是一门科学，还不如说是一门艺术，具体尺寸的选择取决于医生的经验。一般来说，大多数身高超过 5.5ft（约 167.6cm）的女性颧突下适合置入大的假体。稍矮的患者选择中等大小的颧突下假体。填充面积较大的或容积缺失严重者需要一个超大的颧突下假体。小号的颧突下联合假体适用于大多数女性，或者选择中号的假体，并在必要时可以修剪使用。大号的颧突下假体很大，我很少使用。

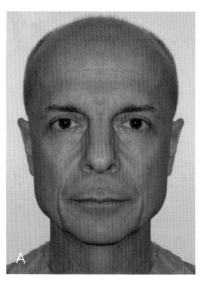 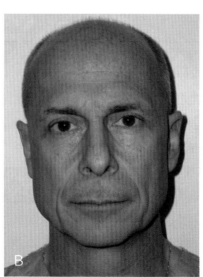 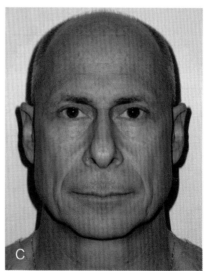

图 7-5　A. 作者右半部分的镜像；B. 正常摄像；C. 左半部分的镜像，左侧的尺寸是明显增加的

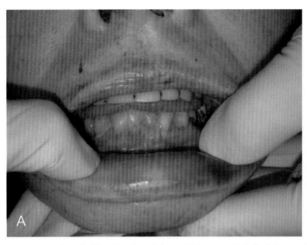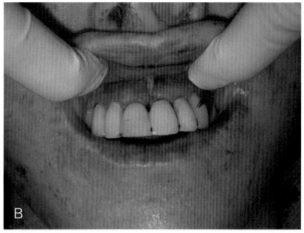

图 7-6　由于假体是经过口内切口置入，所以必须保证口腔健康

四、手术操作

手术器械相对简单，用于中面部假体置入的手术，不需要很专业的器械（图 7-7）。9 号骨膜剥离器，细长的扁桃体止血器，Aufricht 鼻拉钩（最好是带光纤的）和 Minnesota 面颊拉钩是常用的工具。

对于有颌面外科经验的医生来说中面部假体置入是一个简单手术，而且容易掌握。有经验者，实际置入时间每侧不超过 10min。置入假体总是要放在骨膜下平面，这是放置假体的原则。除眶下神经血管束外，在骨膜下平面解剖时，中面部几乎没有易损的解剖结构。尽管我在有正

规资质的手术中心采用静脉镇静或全身麻醉下行中面部假体置入术，在局部麻醉下也是可以完成此项手术的。可以单独进行置入手术，也可以与其他美容手术同时进行，在我的医院里，通常是这样做的。

手术开始后先在术区的骨膜下注射含 1 : 100 000 肾上腺素的 2% 利多卡因约 5ml。许多外科医生会在术前于面颊部位标记出置入假体的范围，局部注射要超过标记线边缘 1cm。通常包括上颌区、颧骨区和颧弓前区。另外，大约 3ml 相同的麻药要注入尖牙上方的软组织间隙内，主要是为了减少切口出血（图 7-8）。

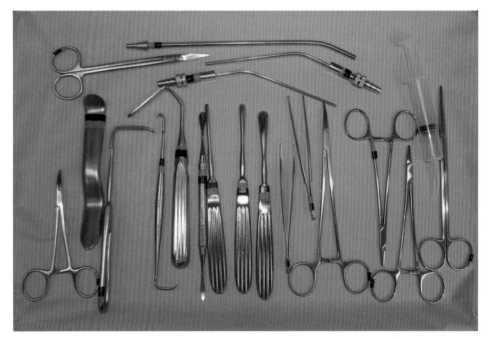

图 7-7　面部假体置入的器械很简单，上图是典型的器械。Aufricht 光导拉钩也非常有用

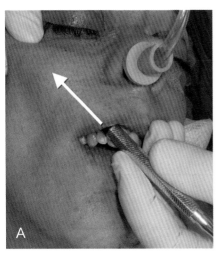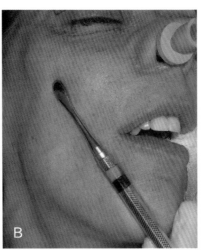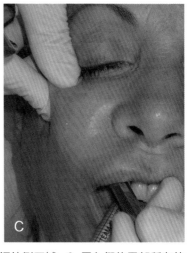

图 7-13 A 和 B. 在起始部位垂直剥离后，剥离方向改向外上方，以剥离颧 - 上颌外侧区域；C. 置入假体尾部所在的部位，示指和拇指置于颧颌区，骨膜剥离器位于示指和拇指之间，这样还可以防止剥离器滑脱导致意外损伤

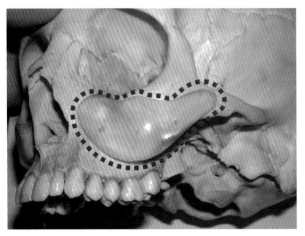

图 7-14 假体的剥离范围（虚线）应该只比预期的假体稍大，腔隙过大会形成无效腔，并增加假体移位可能

在剥离侧方软组织时多次碰到大血管（图7-16）。保持在骨膜下平面的剥离可以使外科医生远离神经血管等结构。

在向上外侧剥离完成后，用骨膜剥离器做横扫动作（图 7-17），确保腔隙剥离的完全，不能有粘连，否则会阻碍假体的放置。外科医生还可以插入示指并用指尖拉伸面颊下组织以增加其自由度。注意不要过度拉伸以免损伤面神经分支。我个人判断是否剥离充分的方法之一是将Minnesota 拉钩完全置于腔隙内（图 7-18）。

剥离后，检查创面并止血，然后用抗生素盐水冲洗。其配方为 150mg 的克林霉素 2 支混溶到 60ml 无菌生理盐水中（图 7-19）。使用测试假体测量腔隙大小，便于外科医生了解假体的理想

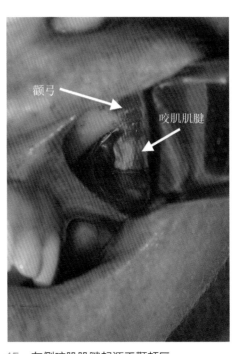

图 7-15 左侧咬肌肌腱起源于颧颊区
该组织不需要剥离、解剖或以其他方式处理，硅胶假体的尾部可以置于软组织上，不会有问题

尺寸（图 7-20）。但这只是一个近似值，因为一方面剥离使组织扩张，另一方面受到局麻药的影响，破坏了测量的准确性。放置测定器后，向下牵拉嘴唇以便更好地显示置入假体后的轮廓。放置时借助 Aufricht 或 Minnesota 拉钩暴露腔隙，长钳夹持柔软的假体置入腔隙内。

测试假体置入后，要从不同角度观察，以确定假体大小是否合适，经验很重要，但最终结果取决于外科医生的专业知识。当假体型号确定后，

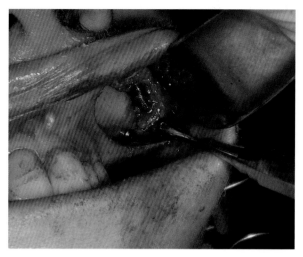

图 7-16　保持在骨膜下平面可以避免外科医生遇到横跨面颊部的大血管

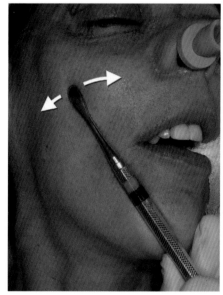

图 7-17　用骨膜剥离器从内侧到外侧进行横扫剥离（箭头），释放所有深层的粘连以形成完整腔隙

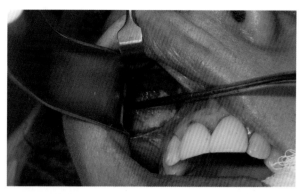

图 7-18　充分剥离的指征是 Minnesota 拉钩的末端完全置于侧向剥离腔隙内

将其从包装袋中取出，用抗生素溶液浸泡。再次用抗生素溶液冲洗创腔。注意防止碎屑、纸、纱布标签或手套滑石粉污染假体。ImplanTech 假体标有尺寸和形状。"ML"为中号左侧，"LR"为右侧大号，依此类推。用扁桃体弯钳夹持假体并放入腔隙内。如果腔隙合适，将假体置入即可（图 7-21）。解剖形假体是依据人体骨骼形态制作的，对大多数人来说，置入后假体自动到位，即假体底面的凹部位于上颌骨的凸面上。当假体的大小被确定时，再次用抗生素溶液冲洗创面。当假体薄尾部插入腔隙边缘时，保证尾部不折叠（图 7-22）。如果置入后折叠，可以看到和摸到永久性的包块。

　　即使假体表面曲度符合骨面的解剖学特征，它们在各个方向上都可移动几毫米，在固定前需要确定其位置。成功放入假体后，检查腔隙和假体是否相容（图 7-23）。如果假体受挤压或严重

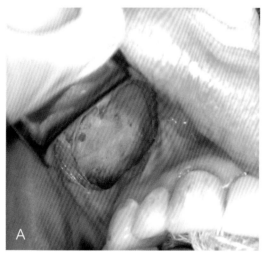

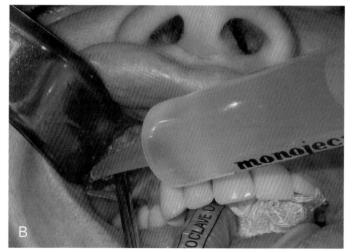

图 7-19　A. 剥离的置入腔隙；B. 手术中抗生素溶液冲洗，在整个手术过程中这样反复冲洗是为了清除碎片和防止感染

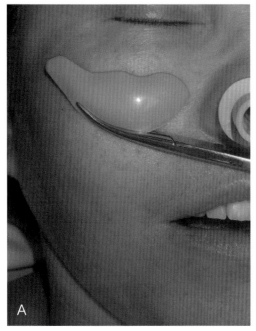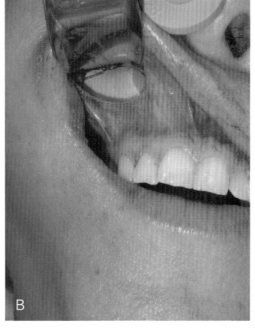

图7-20　A.用长薄扁桃体钳夹持大型测试假体；B.用Minnesota拉钩暴露，在剥离的腔隙中放置测试假体

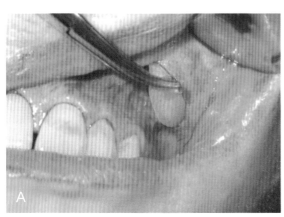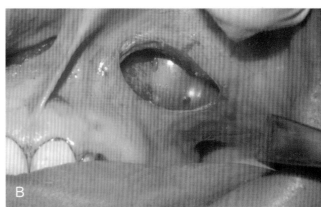

图7-21　A.以扁桃体钳夹持置入假体；B.解剖型假体容易置入

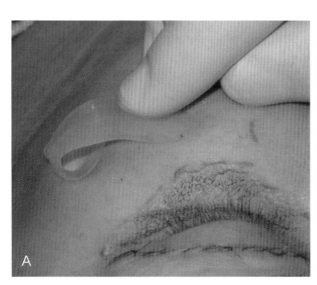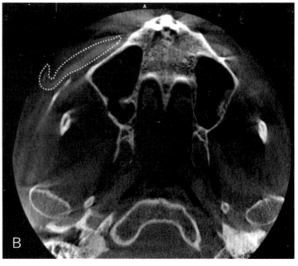

图7-22　A.假体尾部非常薄，放置过程中可能会在无意中发生向上或向下的折叠。外科医生应该在放置过程中观察假体尾部，并触摸外侧皮肤，确保没有折叠的包块出现；B.轴位CT扫描，虚线勾勒出假体折叠的尾部

错位，则必须修剪假体或扩大腔隙（图 7-24）。硅胶假体的最大优点之一是它们可以随意修剪。

成功放置假体后，就要考虑如何固定。经验表明合适的假体放置在腔隙内可以不固定，并能保持稳定，一些外科医生因此选择不固定。如果腔隙比假体大得多，或者假体没有固定在所需位置，或者发生移动，则需固定。在我职业生涯的早期阶段，我成功地放置了许多没有螺钉固定的假体，但经验表明，使用螺钉固定可减少不可预测的位移的可能性。我看到许多其他外科医生的置入后并发症，而且我也经矫正了许多假体移位的病例。我常使用单个螺钉固定假体，并且没有一例发生移位的。所有颊部和下颌角假体我也用螺钉固定。固定中面部假体的最简单方法是使用直径为 1.5mm 或 2mm 的自攻螺钉（图 7-25）。

自攻螺钉在不用钻头的情况下容易固定。固定螺钉的两个最佳区域是梨状孔外侧骨质增厚区或上颌骨颧突（图 7-26）。在眼眶外伤、上颌骨截骨和鼻窦手术中窦内螺钉固定是常用的方法。尽管鼻窦内的螺钉是可行的，但可能增加鼻窦感染的可能性。所以我尽量避免进入鼻窦，但偶尔也会把螺钉穿过上颌骨放置在上颌窦内。最后，上颌窦前的薄骨密度较低，难以用于固定螺钉。图 7-27 显示了典型的螺钉固定假体。

一般来说，只需要一个螺钉就可以固定假体，当假体可发生旋转时，使用第二个螺钉便可以完全固定。螺钉不要固定过紧，否则它会陷入假体内，假体可能因此"脱落"而出现移位。在放螺

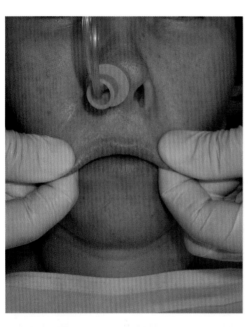
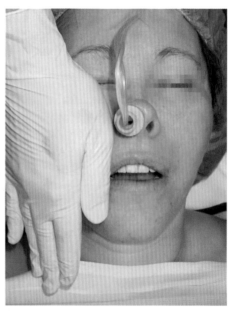

图 7-23 拉动嘴唇和按压面颊时不应该挤压假体

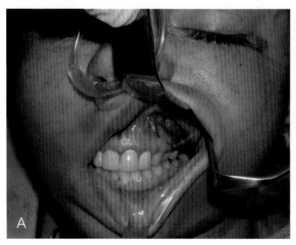
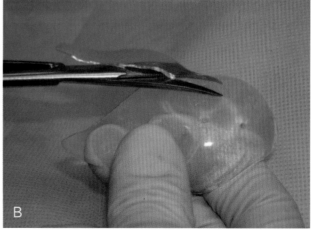

图 7-24 如果活动嘴唇和面颊导致假体移位，则应该修剪假体或者扩大腔隙

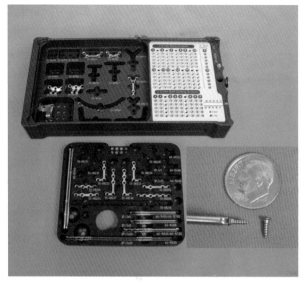

图 7-25　经典的工具箱和小型螺钉（插图）

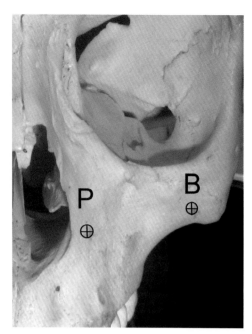

图 7-26　内侧梨状孔（P）和上颌骨颧突（B）骨质致密，螺钉固定牢靠，同时远离上颌窦

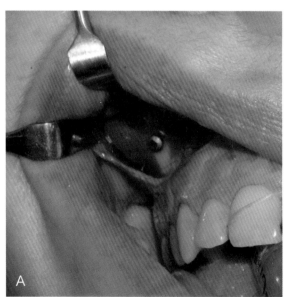

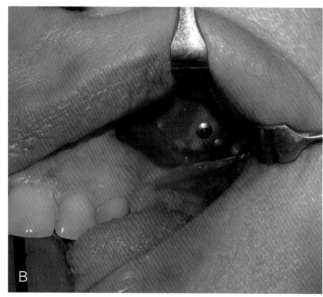

图 7-27　一对颧下假体用直径 2.0mm（长度 6mm）的钛螺钉固定

钉时避开牙根也很重要。最好告知患者，让他们的牙医知道他们有固定螺钉，以免误判。当进行牙周 X 线检查时，球管照射角度可能因倾斜而使螺钉看起来位于牙根中央，虽然实际上并非如此。我碰到几次这种情况，一个患有牙齿或牙龈感染的患者，牙医认为是螺钉穿透牙根所致。定位 X 线片将显示螺钉放置的真实水平位置。助手应协助维持假体处于最佳位置后，外科医生用螺钉固定。置入后，检查假体的所有边界，确保它们是平整无折叠的。要特别注意假体的上缘不得影响眶下神经，尾部与神经接触是不常见的，一旦接触，要去除假体上一块新月形部分，让神经和假体之间留有空隙以防止触碰神经（图 7-28）。无牙齿者上颌骨有吸收，而且相对于萎缩的牙槽嵴，可能出现眶下神经位置较低，这时可能需要大的假体来矫正的。另外，假体有时放在上方，薄的尾部可能延伸到眶缘，外观上可能不明显，但对于患者来说是明显的，尤其是在做表情的时

候。外科医生应该触摸假体的尾部，确保它的任何部分都不能延伸到眶下缘或外侧缘的位置（图7-29）。

一些外科医生主张采用经皮缝合外固定。我没有这样做过，而且觉得也没必要，事实上我认为他们会将假体与骨骼分离而不是与骨质固定。另外，对患者来说这是一种不愉快的体验；没有人愿意看到缝合线在他们脸上固定一周。我已置入了数百个假体，可以证明这种固定是不必要的。

最后一步是确认两侧假体放在对称的、正确的位置上。可以通过观察假体相对于牙齿、梨状孔或眶下孔的位置来评估。测量假体到固定的对称的结构更为精准。从技术上讲，面颊假体的放置更像是一门艺术而非科学。外科医生尽其所能地将假体放在两边的同一位置上，这是盲视下的操作，因为不可能通过小的切口看到整个假体和手术部位，这些操作都是基于经验。有了经验，大多数外科医生可以获得这一技能，并可确保准确性和对称性。我发现使假体置入流程标准化的最好方法是测量上/下、内/外侧界标，并将两个假体与这些结构标志点对齐。为了确定假体的上/下位置，我使用眶下孔作为标记点。我首先置入第一个假体，当我对最终的位置感到满意时，测量它到眶下孔的距离。然后置入对侧假体，使其与对侧距眶下孔相同的距离（图7-30A）。一

般情况下，颧突下假体的上缘靠近眶下孔。为了确定内/外侧位置，我首先测量假体的内侧点到牙齿上方的距离（图7-30B）。假设患者的位置正常，当一侧假体放在适当的位置上以后，另一侧的假体放置在同一水平位置上。颧突下或颧突下的联合假体下端位于尖牙与第一或第二前磨牙的连线上。假想的连线位置在什么地方并不重要，只要第一个假体放在适当的位置，对侧假体便可置于对称位置。

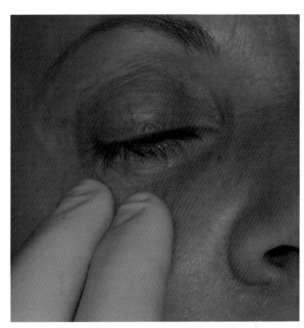

图 7-29　假体置入后，外科医生必须确保假体的任何部分都不会延伸到眶下缘或眶外侧缘上方，因为有可能看见、触摸到，患者感觉不舒服

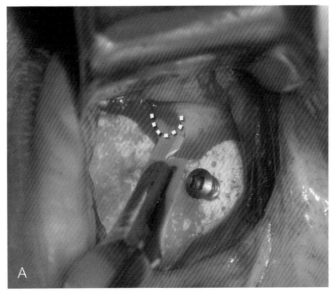
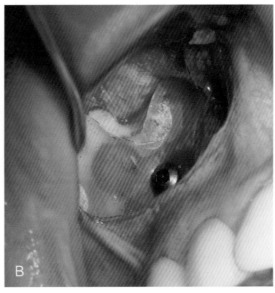

图 7-28　A. 用手术刀去除眶下神经处的一块新月形硅胶材料；B. 一个有凹口的假体，不影响眶下神经

另一个常量是测量假体内 / 外侧缘至梨状孔的距离，但这常常是模糊的，因为剥离范围没有延伸到那么远。当手指从口腔内放在上颌沟时，假体不应在颧骨下过分伸展。如果假体可以明显地在齿龈沟处被触及，它们需要向上重新定位，因为这个低位会困扰患者，也可能侵及黏膜。能在齿龈沟上方几毫米处明显触及假体是没有问题的。

站在患者后面和患者的眼睛同一水平线来观察两个面颊的对称性以及触诊的对称性来确定最终位置（图 7-31）。

4-0 肠线间断缝合切口。不用连续缝合法，因为缝合后阻碍积液排出，可能导致血肿或血清肿。术后将纱布包放在口腔两侧面颊下，纱布尾端放在口外以防止吞咽或误吸。将几层 4cm×4cm 纱布放在面颊上，用手按压 5min 以上（图 7-32）。

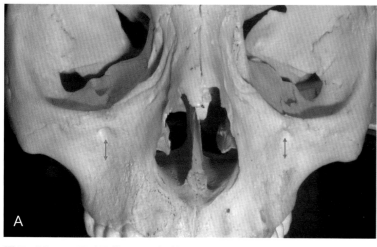
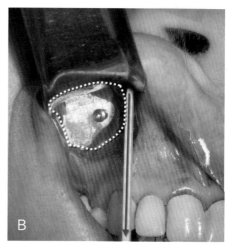

图 7-30　A. 骨骼图像，显示假体上端位置如何进行测量以明确两侧假体的上 / 下位置相同，牙齿之间的眶下孔用作参考点；B. 照片显示根据假体内侧缘和与牙齿相交的垂直线计算出假体内侧 / 外侧位置

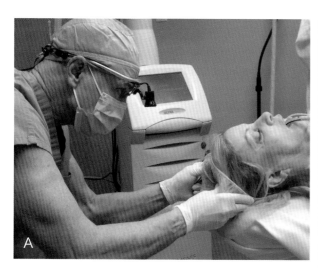
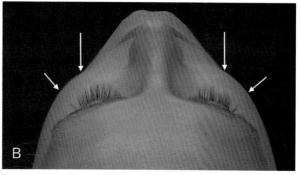
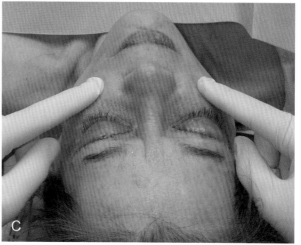

图 7-31　A. 固定假体后，外科医生站在患者身后观察并触诊确定对称性；B. 对称的区域（白箭）；C. 外科医生触摸对称性和平整度

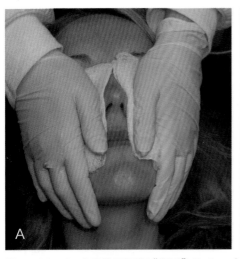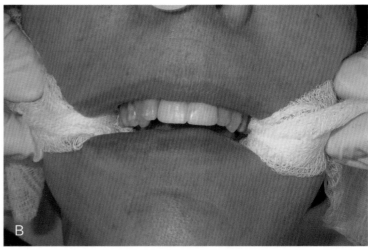

图 7-32　A. 术后按压面颊"塑形"5min，有助于引流并有助于压迫组织与假体贴附；B. 口内放置纱布包，尾端从口内引出，以防止吸入或吞入

五、术后护理

不用敷料包扎或头部加压包扎处理。术后护理包括止痛药，抗生素和 5d 的泼尼松（60 mg/d）。患者术后第 1 个 48h 内禁止过多地说话或做表情，并进流食或易消化食物，术后几天内采用冷敷。术后肿胀程度差别很大，有些患者在第 3 天看起来就非常好，有些患者可能会肿胀数周。术后不需要立刻随访复查，因为缝线是可吸收的（图 7-33）。术后复查通常安排在术后 2 周、1 个月和 3 个月。如果患者诉说有异常的肿胀就需要注意，因为这可能是血肿或血清肿。

虽然射线不能显影硅胶假体，但增强 CT 扫描可以看到，并且钛钉始终是可见的（图 7-34）。

（一）案例介绍

图 7-35 至图 7-40 显示假体置入前后面部图像。

（二）预后和并发症

术后常见的并发症包括以下内容。

- 出血、血肿、血清肿。
- 感染。
- 过度、不足、错位、不对称。
- 长期或永久的感觉异常。
- 假体移动 / 骨吸收 / 固定物的问题。

与面部提升术和重睑成形术不同，中面部置入假体很少发生明显的并发症。术后早期可能会出现明显的水肿，尤其是置入大型假体或同时又进行了面部其他美容手术时。常规使用冷敷和用量递减的类固醇。少量的积液可以自身吸收掉，如果积液量过多，则需要抽吸。严重肿胀可能是血肿或血清肿，如果外科医生感觉有明显的积液，一旦发现就必须引流（图 7-41 至图 7-43）。这通常可以在不会影响手术结果的前提下，局部麻醉

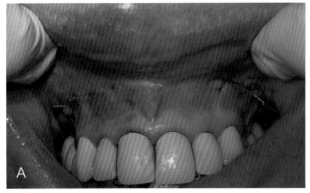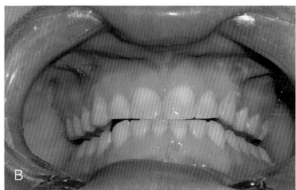

图 7-33　A. 手术结束时 4-0 肠线间断缝合切口；B. 术后 10d 的口内伤口

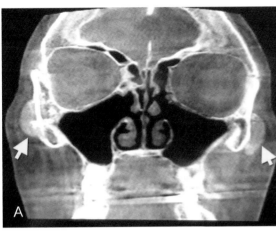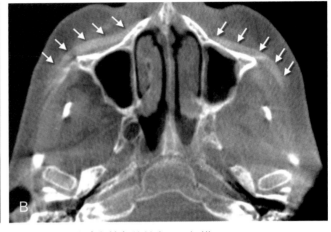

图 7-34 　A. 显示硅胶假体的冠状 CT 扫描（黄箭）; B. 显示硅胶假体（白箭）的轴向 CT 扫描

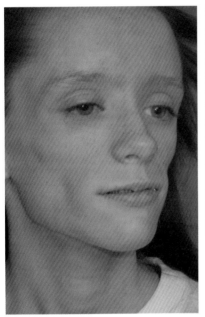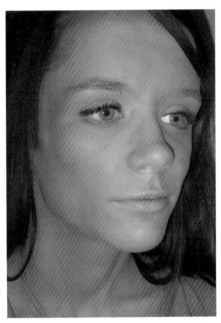

图 7-35 　该患者表现出明显的面部消瘦但身体脂肪沉积正常

她接受了大型联合颏下假体置入，这些假体经过特定的修剪，由于容积缺失严重，她接受了几次硅油注射以进一步改善中面部外观

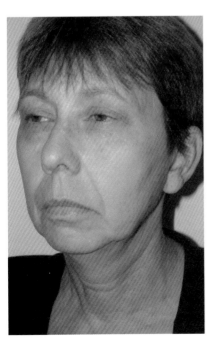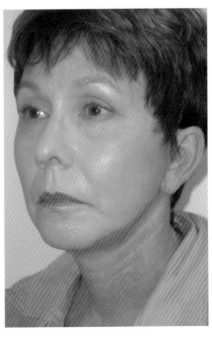

图 7-36 　该患者接受了中号联合的颊部假体置入、面部提升术、双侧上下眼睑成形术和全脸 CO$_2$ 激光换肤术

413

下通过打开切口并从假体周围或底部抽吸血液或血凝块。螺钉固定的假体不会受到引流操作的干扰，但是未固定的假体会移位。这说明假体固定是有用的。巨大血肿或持续出血可能需要假体取出和探查。

结膜下或眶周瘀斑偶尔可见，但不常见。

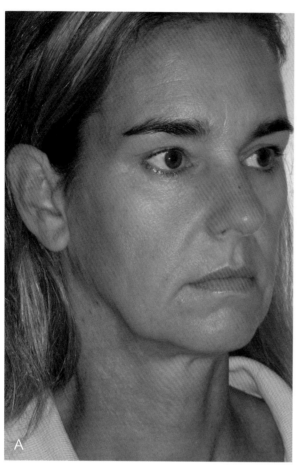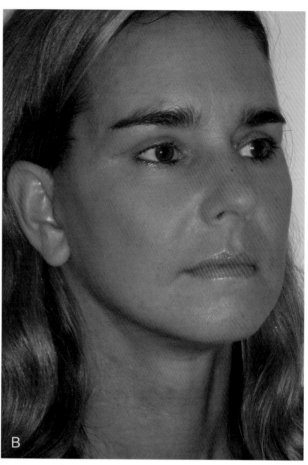

图 7-37　该患者采用中号颧下假体，接受了双侧上下眼睑成形术和面部提升术

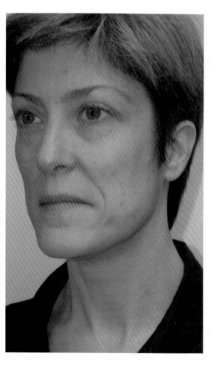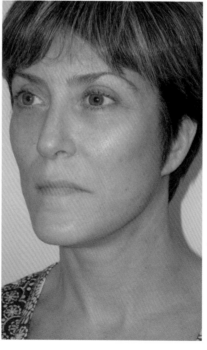

图 7-38　该患者采用中号联合颧下颊部假体，行双侧上下眼睑成形术、面部提升术和下睑 CO_2 激光换肤术

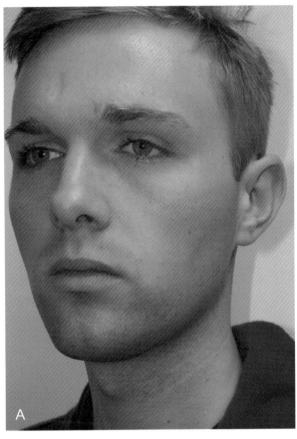

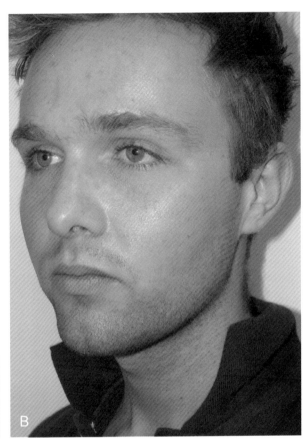

图 7-39　该患者采用了较大的联合颏下假体置入

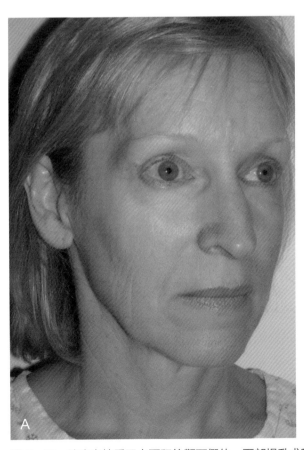

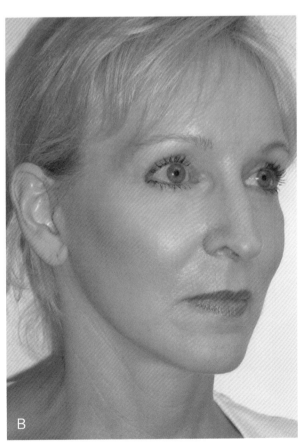

图 7-40　该患者接受了大面积的颏下假体，面部提升术和全面部 CO_2 激光换肤术

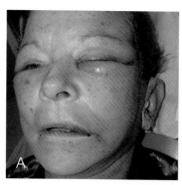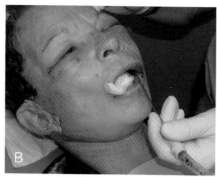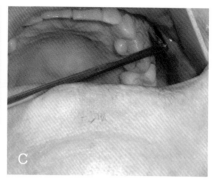

图 7-41　A. 假体置入数小时后左侧颊部血肿；B. 局部麻醉下通过口内切口清除血肿；C. 口内所见

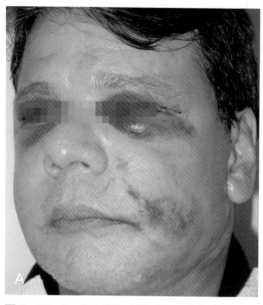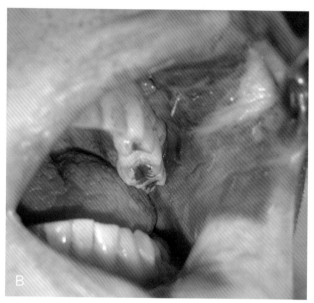

图 7-42　A. 术后 72h 血肿；B. 口腔内肿胀和瘀斑
该患者在手术后第 2 天开始提重物，随后切开行口内引流

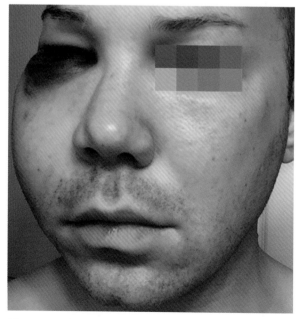

图 7-43　该患者在假体置入后 24h 出现右侧血肿，经皮穿刺抽吸后，予以抗生素，加压和冷敷，顺利愈合

感染很罕见，通常在术后的第 1 周或第 2 周出现。感染通常表现为一侧伤口不愈合，疼痛，肿胀明显，眶周水肿，以及口内有异味的脓性分泌物（图 7-44 至图 7-46）。切口部位经常会发炎，有时会裂开。对于轻症感染一般通过切开、引流冲洗和全身使用抗生素来处理。如果假体被感染并用螺钉固定，我可以通过切开引流，抗生素冲洗和全身应用抗生素进行抢救。减少活动有助于愈合。以我的经验，试图挽救一个移动的、未固定的假体是徒劳的，不应该尝试。抗感染需要取出假体，待伤口愈合后再次置入。因为置入部位会有瘢痕组织和假体包膜形成，假体取出后有时外观变化不明显。有时，我取出一个假体而不是更换它，不会出现任何明显的外观缺陷。在其他情况下，缺陷是明显的，必须重新置入。

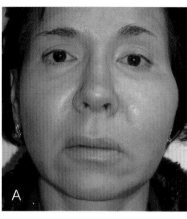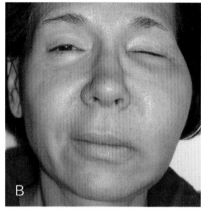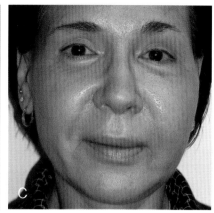

图 7-44　A. 该患者在置入术后第 6 天复查；B. 她在第 7 天出现明显肿胀并导致眼闭合；C. 切开和引流术后 48h

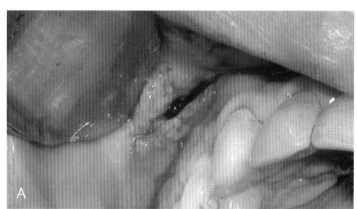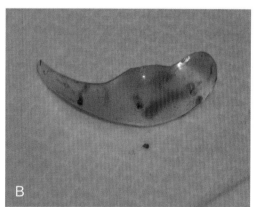

图 7-45　A. 右侧假体感染致伤口裂开；B. 该假体未用螺钉固定，因此被视为异物并取出

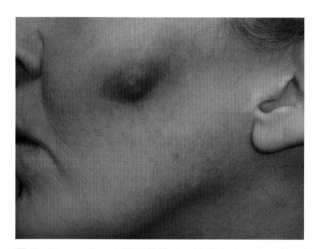

图 7-46　一个不太常见的情况，该患者在置入后数月发生皮肤感染，我见过的所有其他假体感染的病例都表现为口腔瘘

在签手术同意书的过程中必须告知患者，在面部假体置入手术后的第 1～2 周，当微笑和嘟嘴时，他们会感到表情受阻。最初的假体腔隙剥离导致口轮匝肌和唇部提肌运动异常，随着慢慢地恢复，表情也逐渐正常。有时，恢复到正常的表情可能需要更长的时间。

最常见的问题是假体的位置和对称性，这通常取决于操作者的技术。没有明确的科学指南指导放置面颊假体和操作步骤。即使在最精心操作的病例中，也可能存在患者解剖结构上的不对称导致两侧不对称。所有这些可能的情况都必须在知情同意书中体现。一侧看起来与另一侧明显不同的情况并不少见，并且患者必须理解，许多或大部分初始不对称的情况随着水肿消退而改变。我有很多患者认为术后隆起是非常明显的，并且想要在术后的前几周内取出假体。我和我的同事尽量安抚他们，当处于肿胀期时不应该取出假体。肿胀消退并显现出置入假体的真实效果时，大多数患者是非常高兴的。我总是鼓励患者至少 6 周才能看见真正的手术效果。我见过几个患者出现心理问题，他们在精神上不能容忍身体里的"异物"，尽管效果很好，也要取出。硅胶假体的最大特点之一是它们易于取出或更换，这是因为在其周围形成了致密的纤维结缔组织包膜（图7-47）。

我的患者中有要求更小、更大，或者完全不同规格的假体。当放置较小的假体时，手术很简单，因为不需要额外的剥离，并且恢复更快。当更换为较大的假体时，需要额外的剥离，并且恢复期将稍微延长，但仍然少于初次置入假体时的情况。

尽管在固定螺钉后可能发生假体旋转（很少发生），或者在极少数情况下假体可能从螺钉上脱落，但假体移位还是最常发生在非固定的情况下。在术后第1周应该尽量减少说话、避免过度地咀嚼、夸张的表情、侧睡和吸烟。所有假体置入的病例都可能出现一些不对称现象，小的差异通常会被忽视，非常明显的不对称需要进行修整。当发生这种情况时，患者必须决定他们喜欢哪一侧，然后重新定位对侧假体以匹配。图7-48显示右侧面颊假体比左侧更低的病例。右侧重新定位，患者很高兴。如果术前两侧明显的不对称，那么可以通过在一侧放置更大或更小的假体来矫正不对称。我有好几个病例，一侧面颊放入大号的假体，另一侧则放入中号的假体。

人们已经注意到了具有多孔和蜂窝状金属网的钛网假体。尽管这些假体很轻，但是要取出或者更换很难。几十年前，有些外科医生使用涤纶网状假体，类似于一个从窗口折起来的屏幕。去除这些假体非常具有破坏性，任何多孔材料都存在同样的问题。

图7-49显示了在颧弓区域可触到一个有弹性的突起，因为在放置过程中假体的尾部发生折叠，这在本章中做了讨论（图7-22）。取出假体并成功地重新定位。图7-50显示一个患者面部假体上移，尾部在眶缘处可触及。这在做表情时困扰患者，取出假体，修剪并成功地重新定位。

在某些情况下，假体可以有轻微的不对称性，但并不需要更换。另外，可通过注射填充剂进行微调，用以改善一些可以接受的置入手术后的不对称。我这样做是为了填补空隙和凹陷，理顺凸

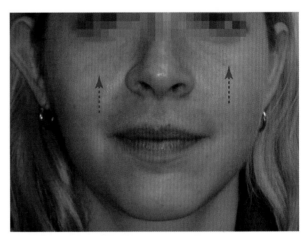

图7-48 右侧假体放置比左侧位置低的患者
患者更喜欢她的左侧，所以调整右侧假体位置使其得到改善，与其他类型的置入材料相比，这是硅胶假体的一个巨大优势

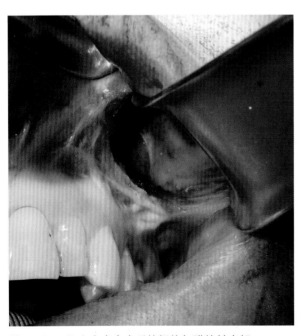

图7-47 取出完全愈合后的假体包膜的基底部
注意上颌骨附着致密的白色包膜，该包膜包裹整个假体，不仅提供稳定性，如果需要的话可以再次进行假体置入

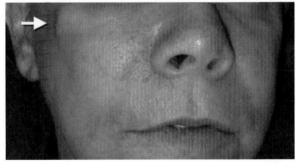

图7-49 该患者放置了颧下假体，当消肿后，可见在置入过程中假体尾部折叠在假体下方（箭头），打开切口，切开包膜，取出固定假体的螺钉，并重新定位和置入假体

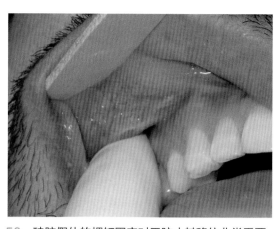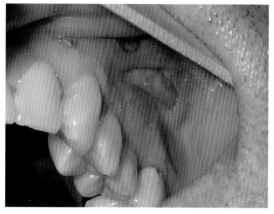

图 7-50 硅胶假体的螺钉固定对于防止其移位非常重要

左图显示了另一位外科医生放置的非固定假体,该假体可移动并伸入上颌前庭;右图显示的是另一位外科医生放置的非固定面颊置入物,该假体已穿透口腔黏膜。这些例子显示了固定的优点

起,或者仅仅是为了加强置入后的效果(图 7-51 和图 7-52)。我通常先使用可吸收填充物,以确保患者满意,在我确信永久性效果可以接受的情况下,填充永久性材料如硅油。

虽然不是并发症,但值得一提的是,在面颊假体的放置过程中,操作者可能会遇到之前手术或外伤等无法预料的情况。我已经在外伤或鼻窦手术的窦穿孔上放置过许多假体,并且在先前矫正或创伤手术的骨板上也放置过假体(图 7-53)。在我放置窦口或坚硬结构表面的假体,从来没有出现过愈合问题和外观问题,个人认为它们不是手术禁忌证。

一些患者在鼻窦上有极薄的"片状"骨,在常规解剖过程中很容易穿孔或骨折(图 7-54)。这种情况最常见于缺乏经验的外科医生,但任何外科医生都可能出现这种情况。 如果在剥离时发生穿孔,手术可以继续,假体可以覆盖穿孔。外科医生必须注意不要让碎屑从穿孔处落入鼻窦。由于患者已经在术中使用抗生素,除非患者出现与鼻窦相关问题的症状,否则不需要其他的保险措施。鼻窦穿孔可导致鼻出血,因为进入鼻窦的血液可能流出,但这不是活动性出血,是自限性的。

颊部置入假体的患者会不时抱怨疼痛。 这一般在 90d 内消失。口腔活动或推动假体时有放射痛可能表明神经受到冲击。假体可能毗邻眶下神经血管束并刺激神经。如果出现这种情况,应探查假体以确认没有撞击。如果假体确实挨着神经,应切出一个凹口以缓解冲击力,如图 7-22 所示。鼓腮、鼻子吹气或打喷嚏可以因鼻窦穿孔引起软组织气肿。我曾看到一个患者用鼻子吹出来的气体强制通过前鼻窦中的第二个螺钉孔。在假体放置过程中,一个螺钉放置后又取下以便横向重新

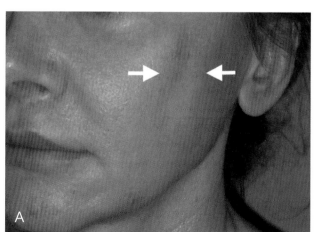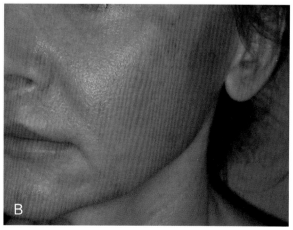

图 7-51 A. 患者在假体置入几个月后出现左侧面颊凹陷(箭头);B. 同一区域经过几次硅油注射后纠正了这一问题

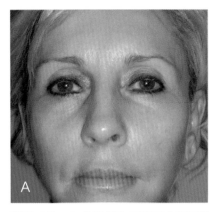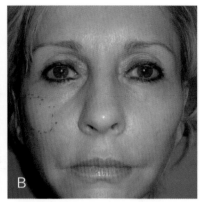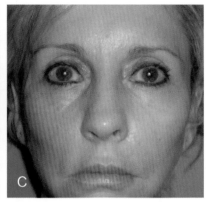

图 7-52　A. 假体置入后患者右侧面颊小于左侧；B. 标记缺陷的范围；C. 注射后立即对称，未来的选择包括在右侧放置一个更大的假体或使用永久性填充物

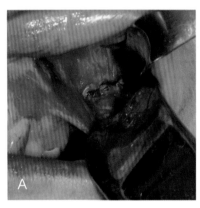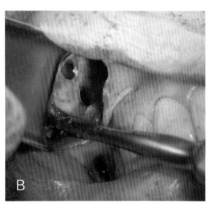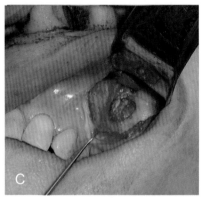

图 7-53　A. 先前鼻窦手术留下的钢板；B 和 C. 鼻窦穿孔，所有这些这些区域都采用了面颊假体置入，并顺利愈合

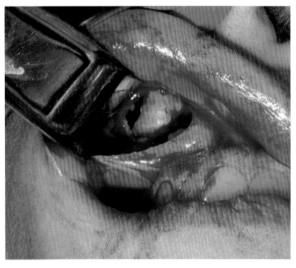

图 7-54　极薄的上颌骨穿孔，在剥离过程中发生上颌窦骨折，如果发生这种情况，可以放置假体，并且通常可以顺利地愈合

定位。小螺孔足以让空气从鼻窦进入软组织。

　　定制面颊部假体时根据患者的意愿来选择。这些假体可以由计算机生成的模型或 CT 直接扫描制造。我施行了几个定制的面颊部假体置入手术，并没有真正看到明显的优势，因为现有的假体的大小和形状是多种多样的，几乎可以满足任何配置的需要。定制的面颊部假体在有异常解剖结构或术后以及外伤后需要重建的情况下是有其优势的。

第二节　颏部假体

　　颏部假体手术操作非常简单，但对面部轮廓影响很大。颏部与鼻子一样，是非常重要的审美单元，经常在讽刺漫画中出现：坚实的颏部表示男子汉、勇敢、男性气概，后缩的颏部表示压抑、懦弱和内向的人。增加几毫米就可以确实改变一个人的外观（自信），的确很神奇。和颊部假体相比，颏部假体很容易放置，也是永久的，如果需要也可以取出。

　　在所有外科手术中，精确的诊断是正确处理的前提。虽然有些人有后缩的颏部，但除了增大额部外，还需有其他的考虑。咬合关系必须检查，如果患者因牙颌后突畸形导致颏部缺损，需要找正畸医生或口腔颌面医生会诊，考虑正颌外科治疗。通过移动上下颌骨，整个下颌骨通常会前移，可以让轮廓正常化，同时矫正咬合不齐。如果不处理，后期可能面临口腔功能及颞颌关节疾病，牙齿修复等问题。尽管正颌外科在20世纪80年代和90年代非常普遍，但保险覆盖减少导致手术也减少了。因此，咬合异常的患者更倾向于选择单独的隆颏手术。咬合关系异常的成人可能看不到下颌前移的优势，他们只是对外观感兴趣，而对咬合关系正常化兴趣不大。

额部假体的主要诊断误区之一，就是没能诊断面部下1/3的缺陷。结果导致需要下颌截骨手术的患者只做了下颌假体。这种情况很普遍。

面部传统上从上到下分为三等分。上1/3从发际线到眉间点，中1/3从眉间点到鼻底，下1/3从鼻底到颏下点（图7-55）。外科医生的目的是用面部其他区域来平衡下面部1/3。还需要考虑三维立体情况。

当考虑到颏部与面部其他区域的比例关系时，很多因素需要考虑。我认为轮廓改善的标准不能一视同仁。各种标准化的头部测量和软组织测量均可用于确定合适的下颌突度。但一些聪慧的医生会意识到其他的影响因素，包括颈部、面颊部、鼻部等的形状。公式化的比例对有些患者会显得不自然。好的医生会理解面部的不同比例与变化，并能够根据经验来决定如何做使患者外观看上去更自然。Riedel平面常用于面部美学分析。这涉及通过上唇和下唇最突出点画一条直线，与颏前点交叉横切。理想的位置是，这条线通过上下唇，同时也通过颏部尖端。如果颏部在此线后方，患者存在颏部后缩。如果颏部在此线前方，患者存在颏部前突（图7-56）。Gonzalez–Ulloa分析（又称为零子午线），就是一条水平线代表法兰克福平面，它是一条与水平线呈90°交叉的通过软组织鼻根点的垂线。理想的轮廓是，该线应该与颏部软组织突起最前端交叉（软组织颏前点）。根据Reidel平面，缺陷颏部应该在Gonzalez–Ulloa后方，水平前突的颏部应该在此线前方。无论采用哪种分析，根据标准化（1:1比例）的照片，可以评估出手术增加的距离。如果患者存在颏部后缩而使垂直线位于其前方8mm，那么欲使颏部前突，医生可推算需要置入8mm的假体或行颏部截骨前移此距离。记住，这些只是估算值，不是绝对的测量与分析。

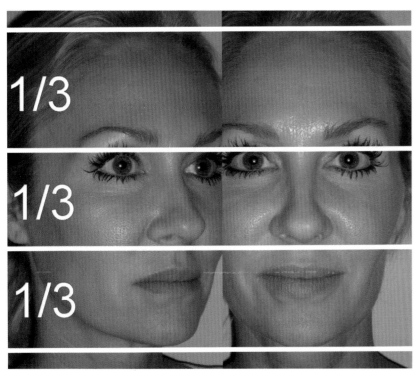

图7-55　面部三等分的概念对于理解面部美容手术的诊断和治疗至关重要

许多患者下面部较短，又称短面综合征。缩短的下面部的症状主要包括下颌后缩和夸张的颏唇沟。正常的 S 形存在于下唇和颏上，此类患者 S 形消失，导致唇部向外侧翻出（图 7-57）。颏部假体不适合此类患者，因为会加重颏唇沟，导致问题更严重。不幸的是，很多医生没有意识到这点，患者最后呈现更深的颏唇沟，颏部前突像一块礁石（图 7-57）。

对于面部下 1/3 纵向不足的患者，正确的处理方式是延长（通常还需前徙）下面部。多数患者也有前突的颏部，所以真正需要的是纵向和横向的延长。有些病例，可以采用颏部假体增加短小的下面部高度，为了达到这个效果，假体需要放在下颌缘下方，这样才能有效延长颏部。不过这样会产生新的问题，即颏部下方会有一个可被触觉的嵴，实际为假体的底部，这会令患者比较不舒服。颏部假体的构形要求其骑跨在下颌缘的前下方，可以提供几毫米的垂直延长。还有些很大的假体，在下颌缘下方有很长的延伸，可以更大地增加垂直长度。我从没有放置过这类假体，但我见过几个手术后外观很不自然的例子。多数情况下，颏部假体不适合处理下面部短小综合征

的患者。

除了较深的颏唇沟和明显的颏后缩，还有其他因素提示我们选择颏部截骨而不是颏部假体置入。决定患者更适合于颏部截骨而不是置入假体的因素，是上下唇的相对位置。从上唇最前点画一条垂线，从下唇最前点画一条垂线（图 7-58）。下唇垂直线偏后于上唇垂线的患者不适合采用颏部假体，因为只会加深颏唇沟，这些患者需要同时垂直和水平方向的调整，如前移和延长颏部。有垂直（水平）方向缺失的患者最好采用颏前徙成形术（有时称为水平颏成形）。需要注意咬合关系和下颌骨位置，因为患者能从下颌骨前徙手术中获益，可以同时解决咬合和颏部美观问题。

一、颏部假体手术方法

颏部假体可以经口内入路置入，也可以从颏下区的口外入路置入。不同操作者对于哪个入路更好有争议，所以医生们有各自的偏好。如果不从颌下区进行其他外科操作（如颈阔肌成形、颏下成形），我会选择口内切口，因为可以防止颏部瘢痕形成。如果我做颈阔肌成形，已经有了颏下切口，我会通过此切口放置假体。过去 25 年，

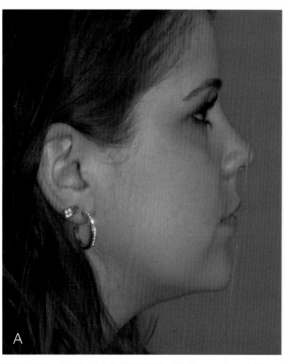
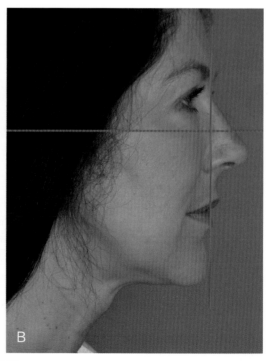

图 7-56 A.Riedel 的平面分析；B.Gonzales-Ulloa 分析
这两种分析都决定了理想的颏部位置与后缩或前突的关系

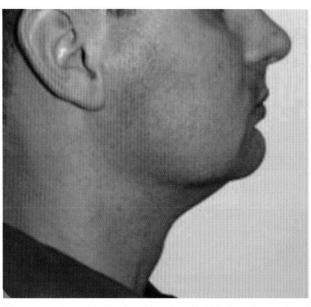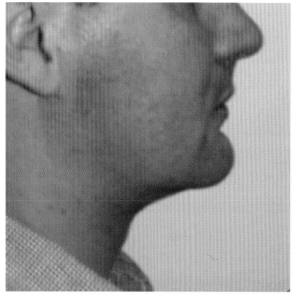

图 7-57　患有短面综合征的患者，使用颏部假体而不是延长手术予以不恰当的治疗，不美观是显而易见的，加深的颏唇沟和球状凸起的颏部抵消了隆颏带来的任何积极的效果

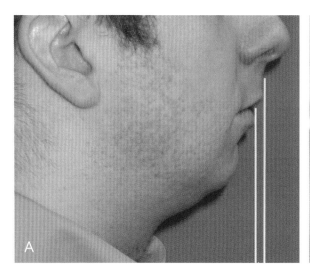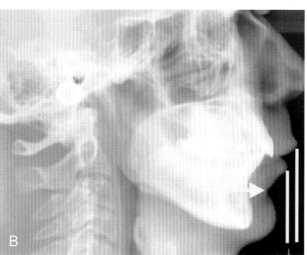

图 7-58　A. 如果下唇明显位于上唇的后方，那么患者可能不适合做颏部假体置入，需要颏成形术来增加颏部的垂直和水平长度；B. 这种方法可同时延长和前徙颏部

我放置了几百例假体，没有出现明显的口内切口感染。有观点认为口内切口会破坏颏肌，恢复期稍长，但我的经验是两种方法的恢复期是一样的。

　　口内切口颏部假体置入和颏成形术是一样的，但可以通过更小的切口行颏部假体置入，颏成形则需要大的操作空间。颏部假体可以通过颏下切口置入，但颏成形常规只能通过口内切口操作。口内切口设计成"地板门"外形，可以从前庭沟向前至少 15mm。不要将切口向前延伸过多，这样会产生凹陷或瘢痕，容易藏匿食物，令患者不舒服（图 7-59）。

　　毫无例外，我是用射频微针进行切开和分离，因为可以提供精确的无张力切口，同时可以止血。通过口腔黏膜和口轮匝肌进行组织分离。颏神经的唇部分支在切口的外侧部分很容易碰到，应予以保留（图 7-60）。

　　黏膜和口轮匝肌切开后，要向下颌骨后方剥离，防止穿透唇部（图 7-61）。对于缺乏经验的医生，一定要记住这一点。再重复一遍，先切开黏膜和口轮匝肌，然后直接向后下，通过深部组织，直接到骨头。

　　向下后方剥离，直到看见深层组织。成对的

颏肌和中央脂肪垫位于其中（图7-62）。成对的颏肌常常混入软组织中，并常被作为单一的深部组织层次，用棉签很容易将其与其他软组织分离（图7-63）。颏肌横断后，继续向在下颌骨前方骨膜剥离（图7-64）。下颌骨中线附近没有大的血管神经结构。

根据拟置入假体的形状，剥离下颌骨下缘。如果是颏成形不需要剥离骨膜，但如果医生希望使用"包裹形"假体或当放置硅胶假体需要超过颏下缘时，可以在下颌骨前下方进行小范围剥离（图7-65）。

对于少见的小颏畸形和颏颈角偏钝的患者，医生可以用剪刀在颏下或颈阔肌平面剥离，使皮肤游离（图7-66）。这样有利于改善患者唇外形。这些患者，因为骨骼和软组织的关系，静息位时不能或难以闭合嘴唇。当需要这么操作时，颏肌会有凹陷。唇闭合不全时，放置较大的假体，会影响唇闭合。为了防止这种情况，可以使用小的假体，皮肤可以移动，或者采用肉毒素处理颏肌放松唇的位置。

骨膜剥离子沿着下颌骨表面骨膜下分离直到第二磨牙。颏孔（有血管神经束穿出）位于下颌缘上方12～15mm处（图7-67），意味着在下颌骨缘到神经之间有12～15mm的空间可用。

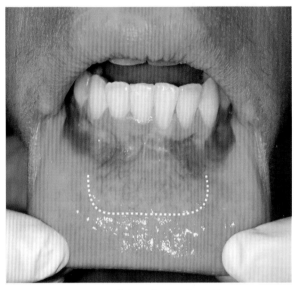

图7-59 口内切口（虚线）在下颌沟前15～20mm处切开唇黏膜

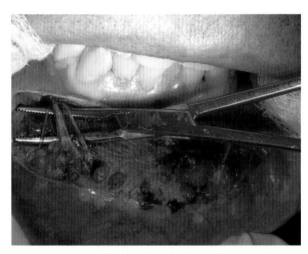

图7-60 通常在切口的外侧部分遇到的颏神经的唇部分支

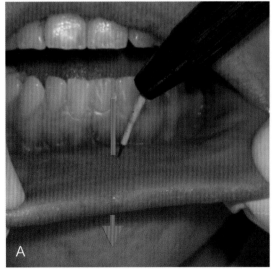

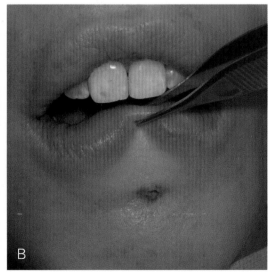

图7-61 A. 在进行黏膜切口时，必须注意不要使唇部穿孔；B. 没注意造成全层穿透，为了防止这种情况，只要切开黏膜和口轮匝肌，器械就要向后方下颌骨方向偏斜

Molt 9 号骨膜剥离子的宽度是 9mm，如果在下颌下缘进行剥离，通常可以在颏血管神经束下进行剥离（图 7-68）。使用 Aufricht 拉钩，可以更精确地避开颏血管神经，但是有经验的医生可以不在直视下剥离。中线上方剥离到前庭沟，下方到下颌缘。

完成下颌骨前面剥离后，不要剥离下颌缘下方的骨膜，因为这样会在下颌缘下方产生较大的空间，假体置入后会出现左右移动并向下延伸到下颌缘下方，如此会产生明显的和可见的突起。对于所有假体，无论放在哪里，剥离腔隙都要尽可能小，使之既可以容纳假体，又不能使假体移位和旋转。对于那些要求更高，使用定制假体的患者，可能需要剥离到下颌缘，但是对于常规假体，保持下颌缘完整对于固定假体并防止无效腔形成极为重要。

如前所述，完成上述操作后，可以使用抗生素溶液冲洗伤口，同时进行止血。有些医生喜欢使

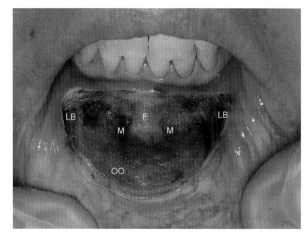

图 7-62　颏下软组织剥离
LB. 颏神经的唇部分支；M. 颏肌；F. 脂肪；OO. 口轮匝肌

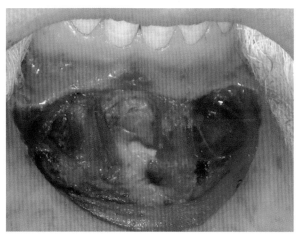

图 7-63　在颏部假体剥离过程中遇到的成对的颏肌，这些肌肉来自颏部骨膜并进入到颏部的真皮层

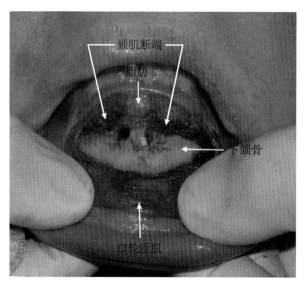

图 7-64　下颌骨前部剥离，切开颏肌、中央脂肪垫和口轮匝肌

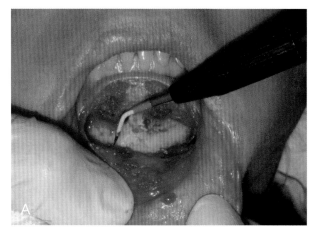

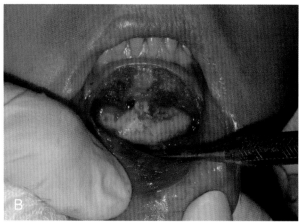

图 7-65　A. 射频微针切开下颌骨下缘软组织；B. 有限的骨膜下剥离后暴露下颌缘周围区域

用与真实假体尺寸大小一样的测试假体（图 7-69）。手术比较多的医生手上有各种型号的测试假体。总之，术前医生要知道什么类型的假体形状最适合患者。尺寸测量可以决定哪种规格的假体看起来更合适。有时，试验不同类型的假体可以决定哪个更匹配。尽管尺寸测量很有用，但医生必须明白，静脉麻醉后患者下颌骨位置不一定准确，局麻下操作或软组织剥离后也会改变真实的情况。另外，尺寸测量只能作为参考。测试假体经口内切口放置后，医生要牵拉下唇向上方和后方，尽可能接近未剥离时颏部的形状和位置。颏下经皮切口使用测试假体会更精确，因为相比于口内切口，组织剥离更少，所看见的和最后的效果更为接近。

当确定假体尺寸和形状后，从无菌包装盒中取出即将置入的硅胶假体，并放入抗生素溶液中。应防止假体被手套粉末和手术野内各种碎屑污染。假体要放在固体雕刻板上，不要放在纸上或易黏附的材料上。使用硅胶的主要优势之一是其柔软性，可以采用小切口，因为假体插入腔隙

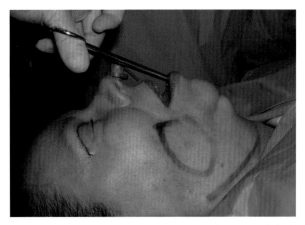

图 7-66 采用面部提升术专用剪刀进行剥离和游离皮肤，使皮肤在颏部上方能够松动，除非需要置入大的假体，而且没有足够的能够移动的皮肤来适应新的隆起的颏部，否则通常不会施行这种操作

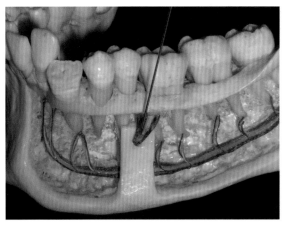
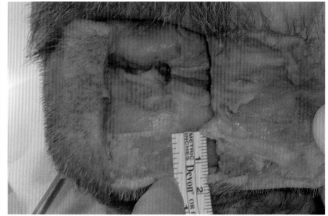

图 7-67 从下颌缘到颏孔，通常有 12～15mm 的可用空间

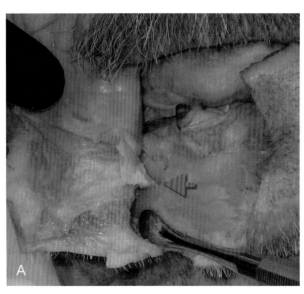
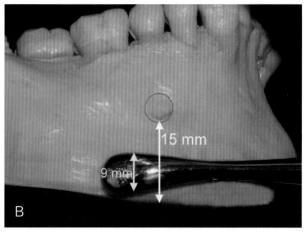

15 mm
9 mm

图 7-68 颅骨模型（A）和尸体解剖（B）上的颏神经血管束的位置，位于下颌缘上方 12～15mm

时可以将末端折叠在一起（图 7-70）。因为质地偏硬的假体如多孔聚乙烯，需要采用较大切口或将假体分成两片置入。置入假体时应注意不要将假体尾部折叠至假体的下方（图 7-22）。

硅胶假体的另一个好处是容易修剪出理想的

外形。尽管通用型假体效果常常很好，但有经验的医生会做适当的修剪以更好地适应患者的需求（图 7-71）。在女性患者，我通常会修缩短假体长度。很多女性颏部娇小或逐渐变小，标准的假体尾部会显得很臃肿。有时我也会修剪假体的中间部分，缩短上半部分。这样会减少其垂直高度，使颏下部表现突出。这对于因假体中央部分过高而使颏唇沟过深的患者很有用。

假体的固定很重要，因为可能发生各种各样的移位。经口内切口置入的假体固定比较容易，假体和腔隙暴露的程度要比经皮颏下切口更好。当使用颏下入路时，要尽量使切口缩小，以便术后瘢痕不明显，但问题是，小切口会使手术视野受限。因为口内切口比较隐蔽，必要时可以扩大切口，以获得更好的视野使腔隙内操作更容易。最适合的假体应与下颌骨表面紧密贴附。硅胶柔韧性好，容易实现，质地坚硬的材料很难做到。假体必须在三个维度保持固定，否则会导致明显的不对称现象出现。重要的是，所有颏部假体放置应该紧贴下颌骨中间下部较厚的骨面（颏部）。此处骨皮质较厚，不易发生骨吸收。常见的错误是，医生将假体放在高于下颌骨结合部的位置，不是与皮质较厚的骨重叠，而是将假体放置于牙槽骨周围或者牙根周围（图 7-72）。

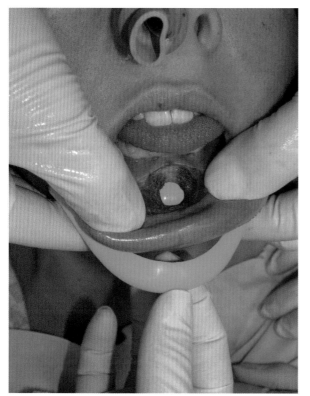

图 7-69　口腔内入路，腔隙内有颏部测试假体（蓝色），口外的另一个测试假体放在口外以便观察整个轮廓

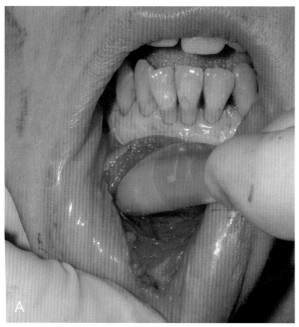
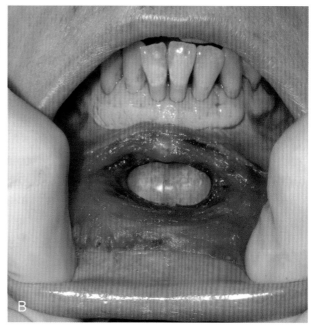

图 7-70　A. 由于硅胶的柔软性和可弯曲性，可采用小切口，假体一次就能插入一侧腔隙中；B. 假体置入腔隙后

假体尾部必须位于颏孔和血管神经束下方（图7-73），同样重要的是，假体尾部不要太靠近神经，防止口部活动时尾部挤压神经，造成患者疼痛或者触电的感觉。如果下颌骨结构或假体的原因导致其尾部接触到神经，那么其尾部必须修剪或者用螺钉固定在偏下的位置。观察颏孔和假体尾部关系最好的方式是用Aufricht拉钩暴露。

假体的位置要居中，否则假体会显得很明显。在正常的面部对称的患者，骨性组织的中线，上下切牙中线及软组织中线是对齐的，不对称的情

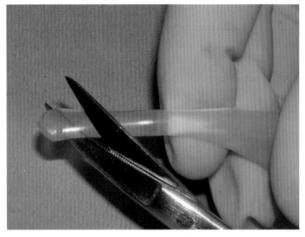
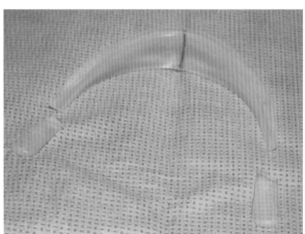

图7-71　相对于其他质地偏硬的材料，容易修剪是硅胶假体的优势

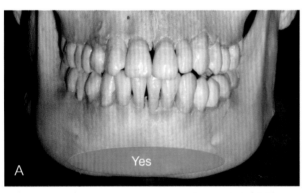
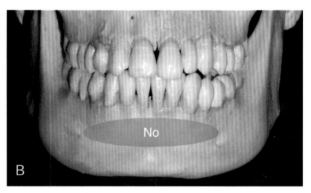

图7-72　A.必须将下颌假体置于下颌骨下部的致密皮质骨上；B.覆盖在前牙根上的骨质非常薄，不应该将假体放置在这个区域，因为它们可能侵蚀牙齿

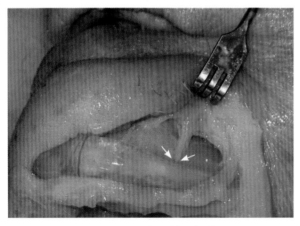

图7-73　尸体解剖显示下颌假体正好位于颏孔的下方，应该留有足够的腔隙以便假体尾部不接触到血管神经束，这一点很重要

况并不常见。麻醉前患者处于直立位时应将中线用记号笔标出，有助于术中确定中线。如果患者各中线不一致，补偿的位置应该标记好。最后的方法是能够让假体处于视觉的中央位置。假体本身有一个中线标记，对于面部对称的患者，假体中线与上下切牙中线重叠即可（图7-74）。

假体水平定位应该与下颌骨下缘平行（直立时），标记与下颌骨咬合平面平行（图7-75）。

最后要求医生考虑如何将假体的体部和尾部置于下颌骨上，包括垂直位置，俯仰角和偏斜（图7-76和图7-77）。

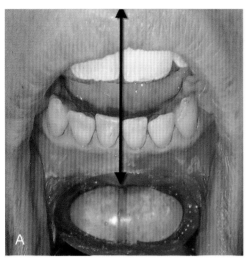
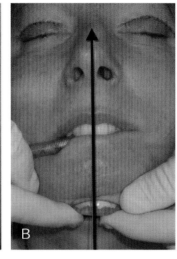

图 7-74 A. 口内入路中线标记；
B. 颏下经皮入路的中线标记方法相同

当所有前面提及的标定完成后，并确定神经未受到挤压后固定假体。每一个假体我都会进行固定，无论是颏部假体、还是面颊部或者下颌角

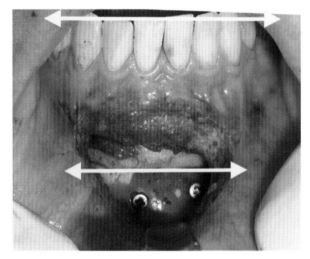

图 7-75 假体的水平位置（下黄箭）平行于下颌骨咬合平面（上黄箭），否则要进行调整以实现外观对称

假体。如上所讨论的，很多医生不用螺钉固定假体。一个在较小腔隙内放置的假体可以固定得很好，不会移动，但口腔的活动和骨头变化会影响假体的位置。虽然假体不固定可能不会移动，但固定的假体肯定不会移动。螺钉固定不仅能防止假体移位，也会杜绝假体小范围移动，因为这种小范围的运动会导致骨吸收。与下颌骨匹配好的假体通常采用一枚 8～12mm 长的钛钉固定在中线处。自攻螺钉可用于偏软的上颌骨，但不适合厚的下颌骨皮质。图 7-25 显示的假体套装盒包含一个钻，用于穿透假体和骨皮质。骨碎屑进行冲洗，10mm（平均）螺钉穿过假体放置（图 7-78）。螺钉可与假体平齐或稍高于假体。不要将螺钉放在假体下方，或者假体不能偏离跳过螺钉。同样，坚强螺钉会对骨头造成压力。如果螺钉没有紧密附着于机体表面，患者可能会触摸到而引起烦恼。

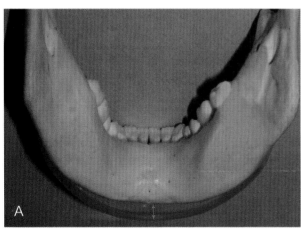
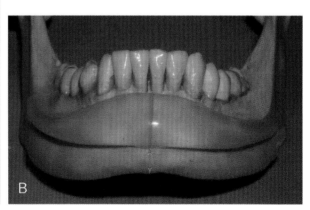

图 7-76 假体的垂直定位不当
A. 假体位置过低；B. 假体位置过高

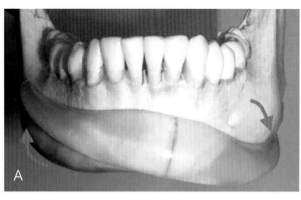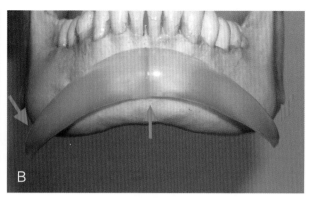

图 7-77 不恰当的置入位置
A. 假体旋转；B. 尾部倾斜，尾部卷曲，撞击到神经

螺钉固定后的假体应该更加稳定。尽管常常使用一枚螺钉，有时假体和下颌骨表面契合不好，可导致假体发生旋转。这种情况下，第二颗抗旋转螺钉可固定在中线侧方。少数情况下，还会放置第三颗螺钉，其目的通常是为了稳固贴附不佳的

假体，或者假体尾部位置偏上，容易接近神经时（图 7-79）。

当医生对假体整体定位满意后，术区止血和抗生素溶液冲洗。使用口内切口入路时，首先要做的就是对横断的颏肌缝合。如果没有正确操作，

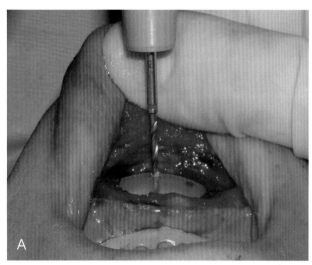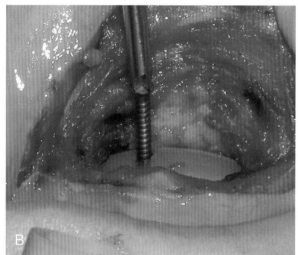

图 7-78 A. 穿透假体和骨头的钻头；B. 穿过假体插入骨头的螺钉

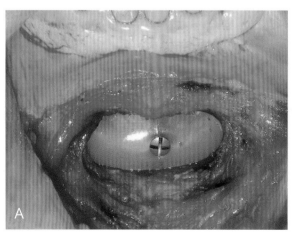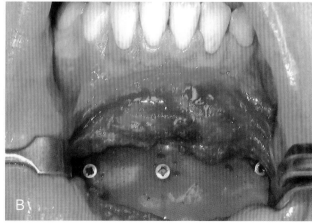

图 7-79 A. 大多数假体可以用一个螺钉固定；B. 有时需要额外的螺钉使假体更加稳固

嘴唇闭合不全有可能发生。颏肌对嘴唇正常功能很重要，如果出现畸形，后期难以矫正。颏肌血管丰富，很容易辨认和对合缝合（图7-80和图7-81）。

口轮匝肌不用缝合，切口最后采用4-0肠线间断缝合（图7-82）。采用间断缝合是因为连续缝合导致引流不畅，术后容易出现血肿或血清肿。

使用AVelcro包头法，压迫手术区域，24h后去除。

（一）微创口内入路假体置入术

尽管前面描述的口内切口硅胶假体置入是最常用的技术，我也做了一些损伤性小的垂直切口。此方法不会影响颏肌，因此愈合较快，但缺点是口内操作时可视性较差。

经过黏膜和口轮匝肌，在嘴唇中线做垂直切口，辨认颏肌后，在中线切开，直达骨面（图7-83）。

将颏肌向一侧牵拉，骨膜剥离子剥离骨膜下隧道直到第二磨牙，然后向另一侧重复操作。假体通过颏肌之间的间隙插入（图7-84）。成功放置和固定后，颏肌肌腹中线缝合，闭合黏膜切口（图7-85）。

（二）颏下经皮入路

当做面部提升或颏下成形手术时，我会采用经皮颏下入路，因为已经有切口可用。采用颏下方法时，操作过程采用下列方式。患者直立位，局麻药物注射前，标记颏下切口。因为有可见瘢痕，拟选择的切口位置很重要，因为弯曲或不正确的切口在此区域非常明显。

对于颏部松垂（女巫颏）的老年患者，在颏下皱襞可见较深的沟槽（图7-86）。这种情况下，

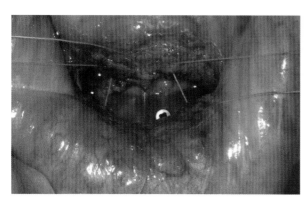

图 7-80 横断的颏肌残端的复位缝合对正常的口腔功能至关重要，横断的颏肌和中线的软组织以4-0号薇乔线缝合

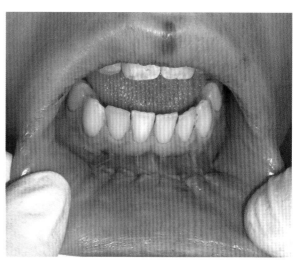

图 7-82 黏膜以4-0号肠线间断缝合，不使用不便于引流的连续缝合，因为渗液排出困难

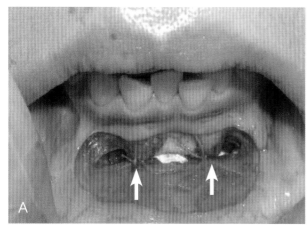

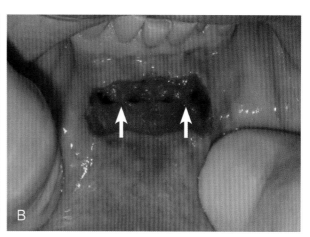

图 7-81 两个不同病例的颏肌重建

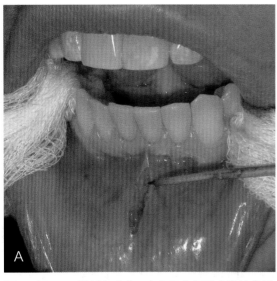
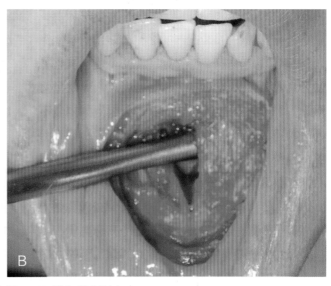

图 7-83　A. 微创入路中，在颏肌之间的中线处做垂直切口；B. 进行横向剥离

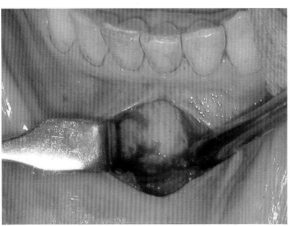
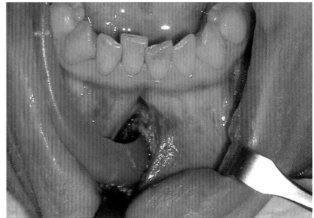

图 7-84　两侧剥离至第二磨牙区域后，颏肌牵开并插入假体

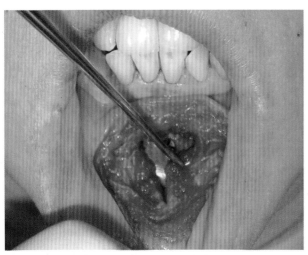
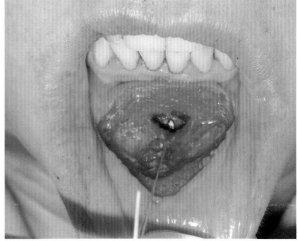

图 7-85　假体成功定位和固定后，用 4-0 薇乔线在中线缝合颏肌肌腹部，4-0 肠线缝合关闭黏膜切口

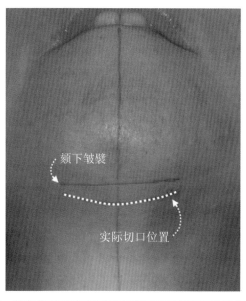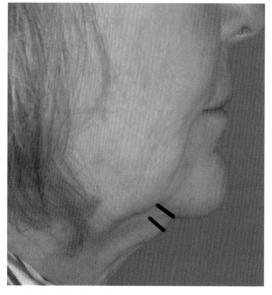

图 7-86　颏部松弛的患者通常在颏下皱襞处有深的沟槽，在该区域做切口可加深沟槽，在这些患者中（特别是在面部和颈部提升时），切口位于颏下折痕下方几毫米处，如果计划放置较大的颏假体，可以下移切口

切口应该位于颏下皱襞偏下，因为切口在深的皱襞里，会导致皱襞更深（图 7-86）（在面部提升手术时很重要，在第 3 章已详细描述）。 如果颏部假体较大，切口也要位于颏下皱襞下方。大的假体会明显前突，皮肤会重置，正常的颏下皱襞切口会终止于颏部，而不是其下方。

消毒后，用 5ml 含 1 ∶ 100 000 肾上腺素的 2% 利多卡因注射到多个软组织平面和骨膜层，皮肤切口注射麻药多一些，手术刀切开 2 ～ 3cm 的切口。形成直线切口的最好方式是用手指呈 V 形绷紧皮肤（图 7-87）。将伤口拉伸，形成直线切口。有经验的医生会通过很小的切口放置假体。尽管采用小切口有利于缩小瘢痕，但严重影响视野，增加 5mm 切口长度，可以直视术区，有助于暴露颏神经的位置和假体的固定。

伤口切开后，钝性剥离附着于中线的颈阔肌（图 7-88A）。剩余的组织分离采用电刀操作（图 7-88B）。颏下中线区域非常安全，没有重要

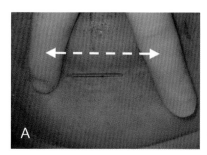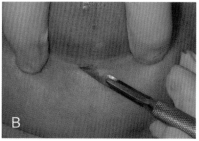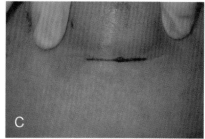

图 7-87　A 和 B. 用手指 V 形绷紧皮肤，使切口横向拉伸；C. 有助于外科医生做一个水平直线切口

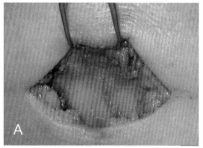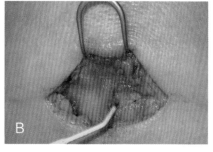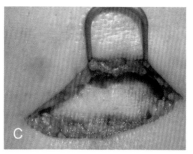

图 7-88　A. 剥离后的软组织；B. 射频电刀切开颈阔肌和骨膜；C. 暴露的下颌骨

的神经血管。沿着骨膜在下颌骨下缘继续剥离（图7-90），必须在骨膜下平面进行操作。为防止颏部下垂或使用较大的假体，医生采用面部提升术专用剪刀剥离松解上方的皮下组织（图7-89）。深部在骨膜下剥离向上进行，使组织充分松解，直达前庭沟平面。骨膜剥离子在骨膜下继续向两侧剥离（图7-88A）。侧方剥离要小心，避免损伤颏神经。我喜欢剥离到颏孔，确实看到颏血管神经束，位于下颌缘上方约12～15mm处。如前所述，Molt 9号骨膜剥离子是很好的工具，勺状尖端的宽度刚好可以在颏孔下方剥离，不会影响到颏神经。如果操作者在下颌缘剥离，颏神经通常会得到很好的保护（图7-67和图7-68）。

剥离要尽可能向后方远行，以便容纳特定类型的假体的尾部。通常位于第一或第二磨牙区域（图7-90）。剥离腔隙要稍大于假体，防止移动。腔隙剥离完成后，可以用测试假体进行测试（图7-69）。

通过厂家可以获得最常用的假体型号的测试假体。选择好假体，可以根据其尺寸和患者需求修剪假体尾部（图7-71）。剥离下颌腔隙，抗生素溶液冲洗后，将假体一端插入切口。因为硅胶假体柔韧性较好，可以通过小切口将折叠的假体的另一端放置到对侧伤口（图7-91）。

确认假体放置位置是否正确，确认其尾部没有折叠（图7-92）。

许多假体有中线标记，要与下颌骨中线一致。因为牙齿中线和软组织中线有时会不一致，因此，

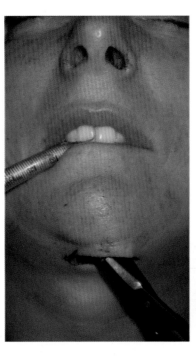
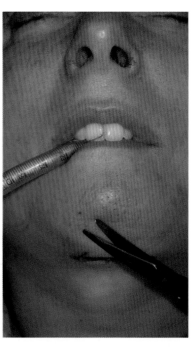

图7-89 在颏部松弛的病例中，皮下（不是骨膜下）剥离松解，消除颌下皱褶，改善皮肤松弛的情况，剥离后经常会出血，要用双极电凝仔细止血

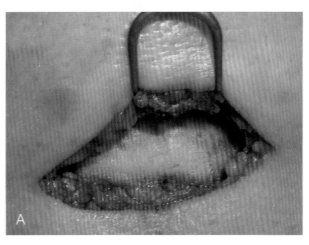
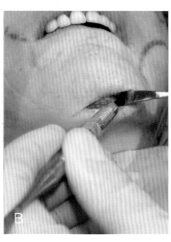

图7-90 A.下颌前部骨膜上剥离；B.在颏神经和下颌缘之间的骨膜上剥离

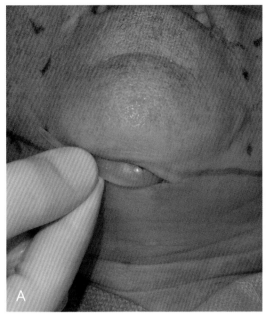

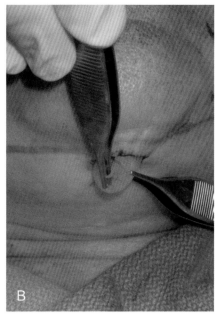

图 7-91 A. 通过切口插入颏部硅胶假体的一端；B. 假体在中央部位折叠，另一端插入对侧切口，用镊子固定假体以便操作

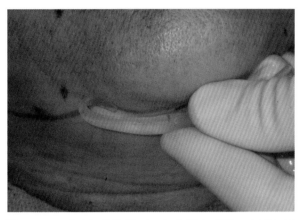

图 7-92 硅胶假体的锥形尾部非常有弹性，在置入过程中要避免向下或向上折叠，应在放置假体后触摸两侧尾端，以确保尾部平滑自然的过渡，折叠的尾部可以看到或摸到隆起

应保持假体标记线的一致。同样的过程见图 7-74，图 7-93 显示颏下经皮方法的中线一致性。

多数医生认为假体应该以某种方法固定，我取出假体的病例中绝大多数缘于假体移动。很多医生用缝线固定假体，将假体下缘与下颌骨下缘骨膜缝合固定。尽管缝线可以稳定假体，但不能防止假体小范围的移动，这也是假体深部骨质吸收的主要因素之一。此外，我也见到过很多病例，采用缝合固定的假体需要修复，因为假体和缝线均发生了移动（图 7-94）。

我所有置入的假体均采用螺钉固定。自攻螺钉通常不会用于厚的骨皮质。要求用钻打孔，然

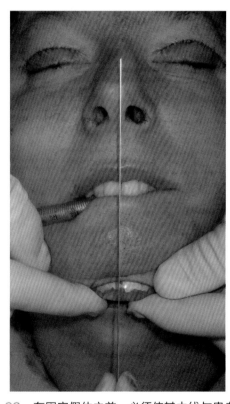

图 7-93 在固定假体之前，必须使其中线与患者的真实中线对齐

后拧入螺钉。单个螺钉（图 7-78）用于稳定假体在中线的位置。如果假体有旋转的倾向，可用第二颗螺钉加固。有时需要放置第三颗螺钉。通常会有因假体不能密切地贴合于下颌骨，而导致其尾部向下，固定的目的是不会出现影响颏神经的情况（图 7-95）。

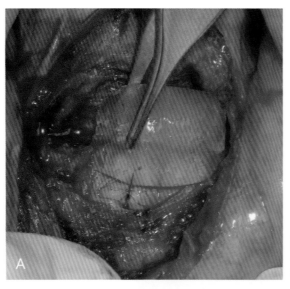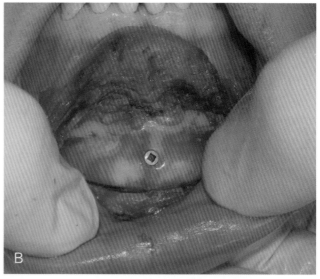

图 7-94　A. 假体过度修剪后用缝线"固定"，注意固定缝合线的活动度；B. 经典的中线单个螺钉固定

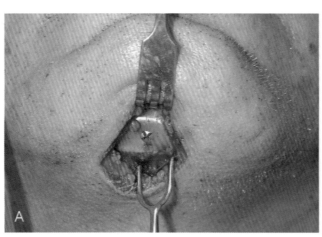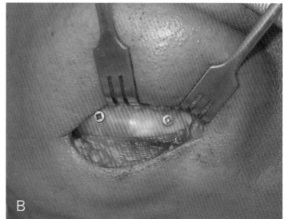

图 7-95　A. 单个钛钉固定假体；B. 用第二螺钉稳定假体，以防止其旋转

　　假体放置和固定后，最后检查出血，对称性，观察假体尾部与颏神经的关系。如果假体尾部接触到颏神经，尾部必须修剪或向下固定以预防后期出现问题（图 7-96）。最后分层关闭切口。如果骨膜层可见有足够厚度，也可以缝合。剩下的软组织缝合采用 4-0 肠线，皮肤采用 6-0 尼龙线或 5-0 肠线外翻缝合（图 7-97）。

（三）案例展示

　　图 7-98 至图 7-103 显示，假体置入术前和术后。有些患者也会同时做其他面部美容手术，颏部改善很明显。

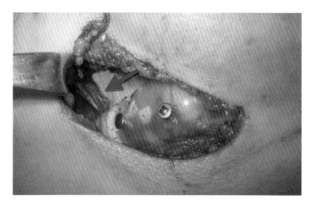

图 7-96　箭头指向颏神经假体，尾部置于神经下方，不会对神经产生影响，如果需要的话，用第二个螺钉固定加固假体尾部

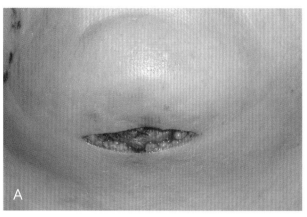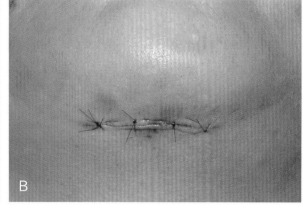

图 7-97　A. 深部软组织闭合；B. 缝合皮肤，伤口外翻，愈合后会变平整

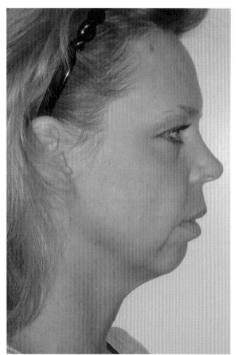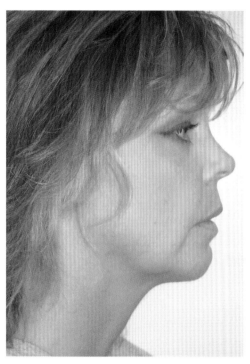

图 7-98　该患者接受了假体隆颏术和颏下吸脂术

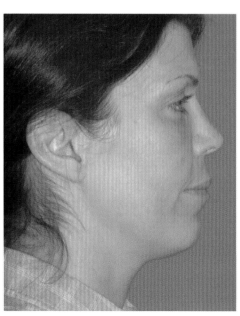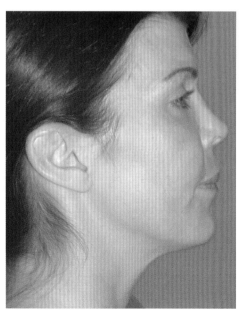

图 7-99　该 患 者 接受了面颊和颏部假体置入术

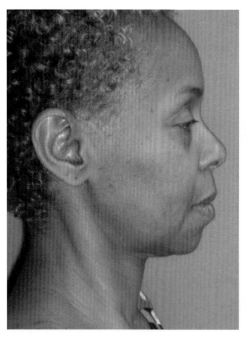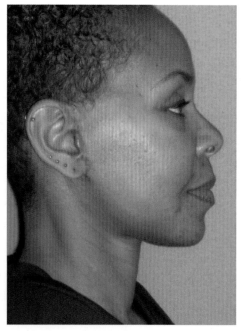

图 7-100　该患者接受了面部提升术、眼袋整形术、面颊和颏部假体置入术

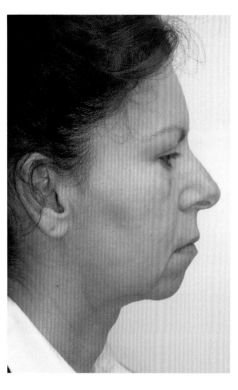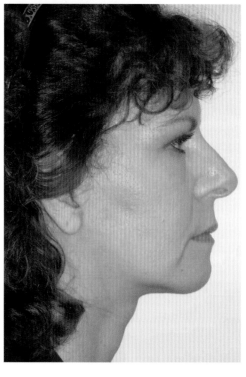

图 7-101　这名患者接受了面部提升术、眼袋整形术、全脸 CO_2 激光换肤术，同时行假体隆颏术

（四）假体隆颏的并发症

颏部假体置入是一个有标准流程的手术操作，许多并发症与手术操作有关，换句话说，发生并发症时，问题常出在医生的错误操作。最常见并发症是矫正过度、矫正不足、不对称。

最重要的是选择正确的假体和假体材料。在本章之前，我只讨论过硅胶材料的使用。假体的结构和形态也是影响美观效果和生物相容性的重

要因素。我最常处理的并发症是不用固定的"纽扣形"假体（图 7-104）。尽管这些小型的假体几十年前非常流行，但我依然遇到过并发症。我相信现在很多医生仍然喜欢使用它们，因为体积较小，容易放置。我也见过有些类型的假体凸入口腔黏膜（图 7-105）。如果采用螺钉固定，这些假体可能也不会出问题。但体积小加上颏周肌肉的作用，容易出问题。颏部肌肉运动会使假体发生

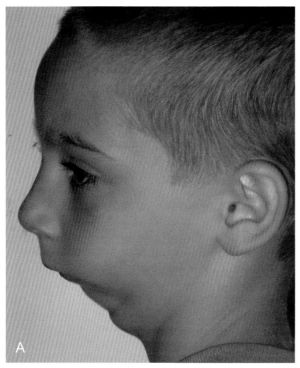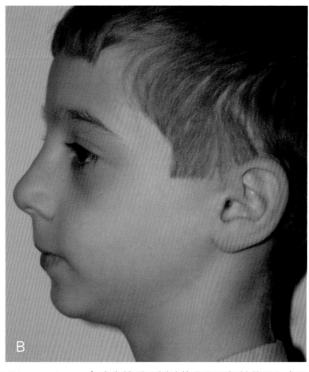

图 7-102　这名 8 岁的皮埃尔－罗宾综合征（Pierre‑Robin syndrome）患者接受双侧肋软骨颞下颌关节置入术同时行假体隆颏治疗，以改善其外观

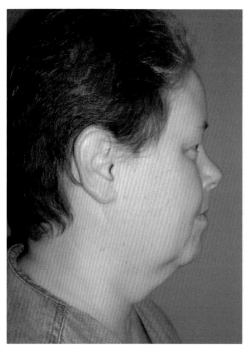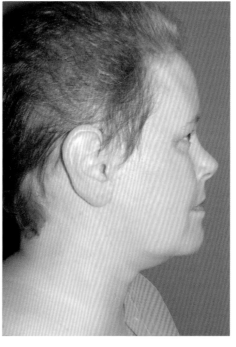

图 7-103　该患者接受面部提升术和假体隆颏术

移动，假体为外来物，可以损伤局部软硬组织（图 7-106）。实际上，颏部缺陷的患者从解剖型假体中获益更多，因为他们不仅获得了良好的延长效果也使颏部的轮廓更加的自然（图 7-107）。

　　正常情况下，颏部假体应该与下颌骨下缘平齐。有些病例，假体会有意识地放到下颌骨下缘

下方来延长下面部长度，但必告知患者假体边缘有可能显形。有时，假体会有意放在下颌骨下缘，过低或过高时常导致外观欠佳。假体轻度上移可表现为明显的可触及的假体边缘或外观异常，但如果假体放置过高会出现严重问题，如图 7-72 所示。下颌骨前部（颏部）骨皮质天然致密，

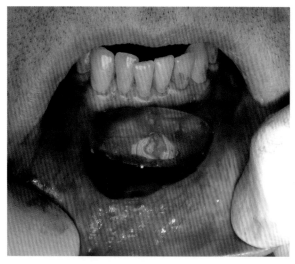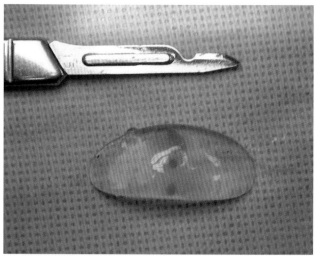

图 7-104 "纽扣形"颏假体

我已经遇到到许多这类小的非固定假体的并发症，包括外露和骨吸收

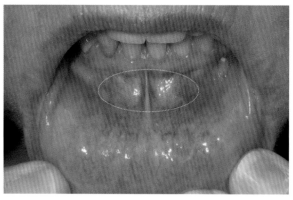

图 7-105 该患者接受了非固定型纽扣形硅胶假体置入，假体是可移动的，并且移动后挤压颏前庭黏膜

包绕牙齿的骨质很薄。当移动的假体运动到薄的骨组织表面，很容易导致明显的骨吸收，可能损伤牙齿。图 7-108 至图 7-129 显示，不正确放置或硅胶假体移位会导致外观异常和病理性改变。

因为我一直从事面部假体置入手术，看到了世界各地的很多并发症。尽管我见过硅胶假体导致的中度到重度下颌骨吸收的并发症，但我从未见到因螺钉固定导致的并发症。虽然不能确保固定假体能够防止骨吸收，但假体不正确放置和移动发生后一定会出现问题。图 7-109 显示颏部假

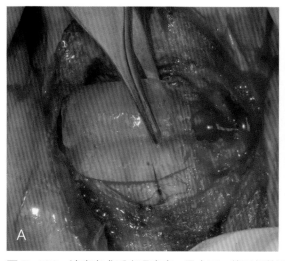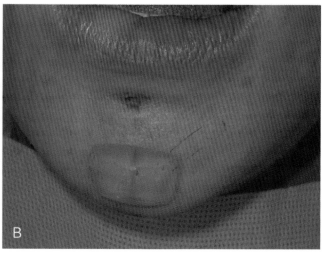

图 7-106 该患者术后出现疼痛，是由于一位面部整形外科医生放置的一个可移动的颏部假体

A. 用松散缝合线固定的小假体，它的稳定性不足以防止这种小假体的移动，口周肌肉很容易使这种小假体移位；B. 雕刻后的小型假体

体不适患者的放射影像照片。图像看起来自然（除了假体太偏上），进一步研究显示有明显的骨吸收。M型中等大小假体在骨面上形成印迹，表明存在缓慢潜在的骨吸收过程（图7-110）。

将假体放在较薄的牙槽骨上（牙根部位）可以导致骨吸收、感染和牙齿损害（图7-111）。如

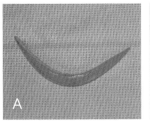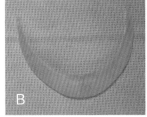

图7-107　解剖形假体改进了自然延伸的轮廓，以改善外观效果

A.老式的颏假体；B.现代的颏部解剖形硅胶假体

图7-112显示，假体没有放在下颌骨下缘，而是位置太靠上。有经验的医生会稍偏上放置假体，但根本原则是将其放在下颌缘。有些套形假体是有意地放在下颌缘下方。

假体需要稳固在所固定的位置，经常可看到放置多年的状况良好的假体下有1～2mm的骨侵蚀现象。但是大量的骨吸收是病理性的，此时，必须移除假体，处理缺损（图7-116和图7-117）。

如前所述，俯仰角度、偏曲、假体旋转都会影响假体位置，多个维度都可发生异常。我处理的其他医生最常见的问题是位置异常，一边偏低，一边偏高（图7-118）。

也有可能双侧尾部低于下颌缘。这个通常发生于假体前部向上斜，尾部向下斜。唯一的改善

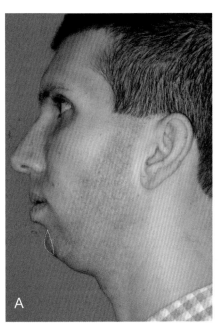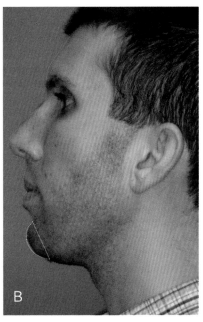

图7-108　患者接受了另一个城市的整形外科医生手术

A.硅胶假体位置过高的患者，虚线表示假体的体表投影；B.同一患者在取出前一个假体后用放置在正确位置的解剖形假体替换

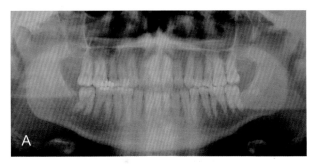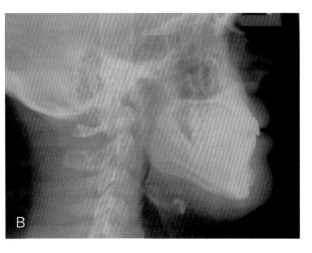

图7-109　与图7-108所示患者相似的病例

头部X线片显示假体位于下颌骨前上方，这种假体没有位于致密的皮质骨上，而是在牙根和薄的牙槽骨上，术后颏部外观不佳，并引起骨吸收和对前牙的损伤

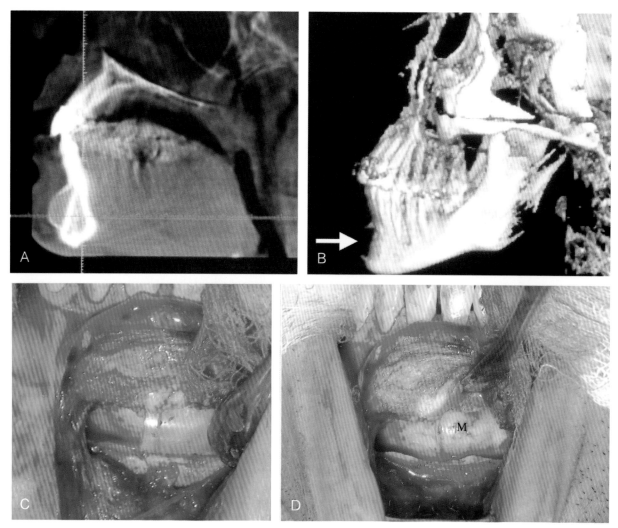

图 7-110　A. 患者的 X 线片如图 7-109 所示；B.CT 扫描和增强的 3D 扫描结果，显示假体后方骨吸收；C. 去除一半假体并显示出明显的骨质流失；D. 手术导致约 6mm 的骨缺损，假体下端的中线标记线和骨上中间标记点 "M" 表示缓慢稳定的下沉和重塑过程

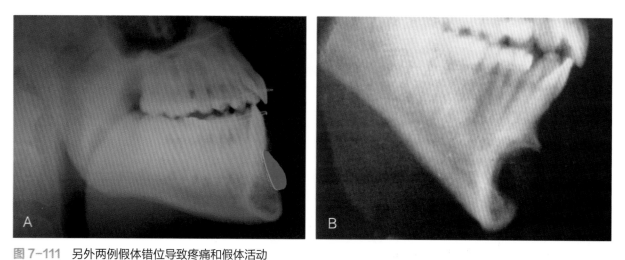

图 7-111　另外两例假体错位导致疼痛和假体活动
A. 对假体进行追踪，显示位于牙根上方；B.25 年前放置的移动的颏部假体严重吸收，这种假体实际上侵蚀到舌下间隙，表现为下颌双皮质骨溶解

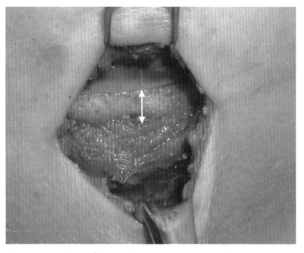

图 7-112　假体置于牙根上而不是下颌骨皮质的致密骨组织上

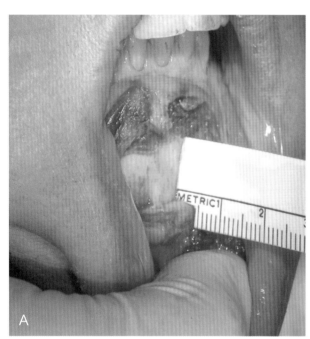

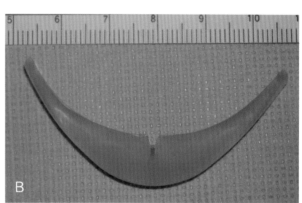

图 7-113　放置后数年，颏部疼痛的患者出现明显的骨质吸收
A. 4+ mm 骨吸收；B. 对周围组织侵蚀的移动假体

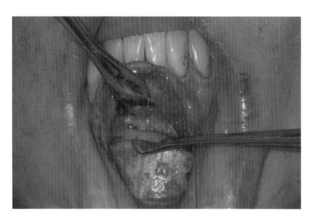

图 7-114　来自另一个城市的患者，用的是没有固定的"纽扣形"假体，显示放置 7 年后下颌骨中段明显吸收，在骨骼上可以看到位于假体下面的"M"形骨缺损

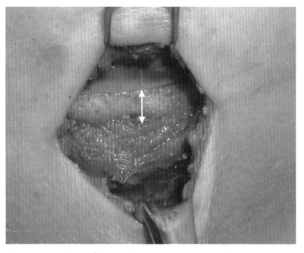

方式是重新放置假体，或者修剪有问题的尾部而不影响整体（图 7-119）。所有医生都必须在手术结束时检查假体尾部位置。有些情况下，尾部会位于下颌缘下方。如果是这样，假体尾部要么修剪，要么用螺钉固定防止移动。

假体尾部错误放置不仅可以带来外观不佳的问题，也可因放置位置偏上导致颏神经受损和疼痛。医生必须在直视下确认假体尾部的位置位于颏血管神经束下方。有些假体因为患者的骨骼形态影响，有向上偏的倾向。此时，其尾部必须去除或用螺钉加以固定（图 7-120）。稳定和固定硅胶植入物的能力是一大优势。

尽管假体放置过程会引发感觉神经的异常，但都是暂时的，除非直接损伤了颏神经。运动神经损伤非常罕见，可能发生于假体置入时同时进行了吸脂，或者粗暴的剥离、伸展和牵拉（图 7-121）。我从未见过单纯颏部假体置入导致永久面部运动神经损伤。

1. 假体感染

在我职业生涯早期，最初采用聚四氟乙烯假体，出现过很多假体感染。在这 15 年里，我转而使用硅胶假体，感染很少发生了。假体感染在愈合过程早期明显，可以缓慢发展，但持续几

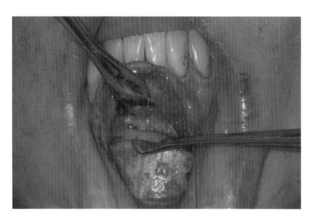

个月或几年的情况不常见。出现不适症状包括疼痛，有分泌物，肿胀等。蜂窝织炎表现为持续的疼痛和发红。波动性脓肿表现为口内或口外明显的炎症反应，进展期会波及骨组织（图7-122至图7-124）。假体感染范围比较局限，不会发展到严重的局部和全身问题。移除假体后通常会解决

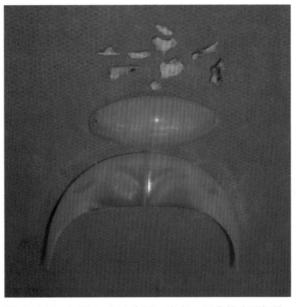

图 7-115　与图 7-114 为同一患者，原来的小型假体、吸收性骨刺和新的解剖型假体

上述问题。如果采用螺钉固定的硅胶假体，可以采用抗生素局部冲洗和全身应用抗生素控制多数感染。如果没有固定，假体就成了在脓肿的海洋中漂浮的异物，需要取出。

关于感染，需要指明，任何诱导假体感染的术前环境均是可能的诱因。面部假体不应该放在有牙齿和牙周疾病的患者身上。我个人认为，所有颏部假体患者需要一个全景影像片，以排除可能影响假体置入效果的病理性疾病（图7-125）。

2. 切口问题

不正确的技术会导致软组织相关的切口问题。口内切口时，重新缝合颏肌的重要性前面已经讨论（图7-81）。不对合切开的颏肌会导致嘴唇闭合不全，下牙齿暴露（图7-126）。这是一个很难修复的问题，所以其重要性不言而喻。不要将切口靠近前庭沟的重要性也已讨论过（图7-59），因为伤口收缩，此处会变为食物藏匿之处（图7-127）。这种情况可以通过瘢痕切除解决（图7-128和图7-129），大的瘢痕需要黏膜移植。将切口位置前移至距离前庭沟15～20mm处，可以避免此问题。

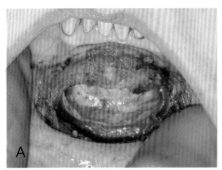
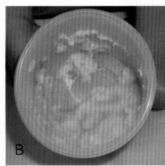
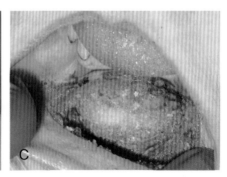

图 7-116　A. 长期炎症和假体活动导致下颌骨出现了严重的溶骨性病变，这种缺损实际上与舌下间隙相通；B. 人工骨移植材料；C. 缺损修复

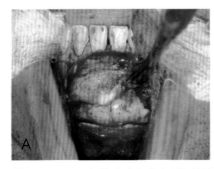
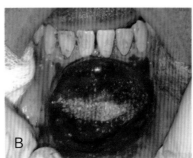
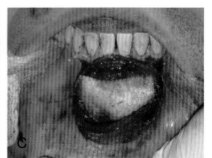

图 7-117　A. 假体移动和炎症引起的溶骨性缺损；B. 用羟基磷灰石修复缺损；C. 放置可以容纳包裹移植物的膜

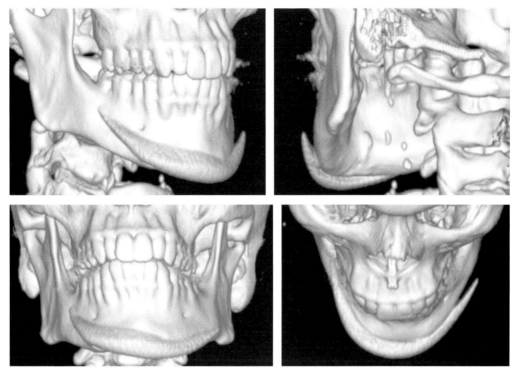

图 7-118　该图显示了另一位外科医生放置颏部假体的错误位置

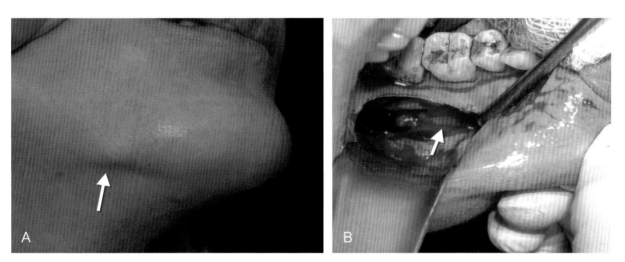

图 7-119　A. 右侧下颌骨边缘（白箭）下方的可见隆起，这是假体尾部朝下造成的；B. 口内切口，用于观察和修剪有问题的假体尾部（白箭）

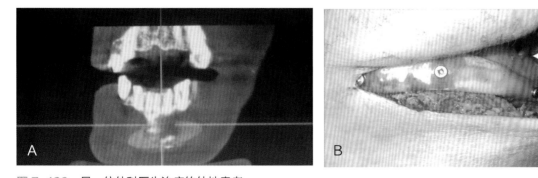

图 7-120　另一位外科医生治疗的外地患者

A.CT 扫描显示假体移位，假体左侧接触到了左侧颏神经；B. 同一患者在移除移位的假体并放置新的假体之后。螺钉固定假体尾部，现在假体尾部远低于神经血管束

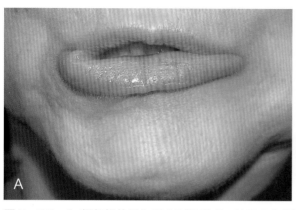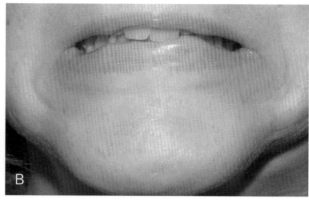

图 7-121　A. 颏部假体置入后 2 周的患者，她患有左侧下颌神经麻痹，表现为降唇肌不能下拉左下唇；B. 术后 8 周恢复正常功能

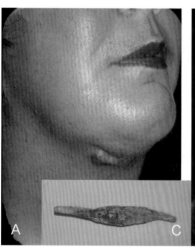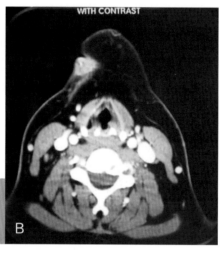

图 7-122　患者颏部置入聚四氟乙烯，数月后出现感染，患者直到病情恶化才寻求治疗，在患者的右下颌下区域可见瘘管，插图显示感染的假体取出后

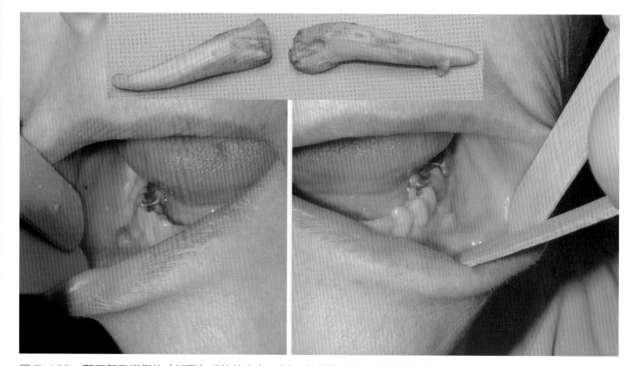

图 7-123　聚四氟乙烯假体（插图）感染的患者双侧口内瘘管，假体取出后愈合

446

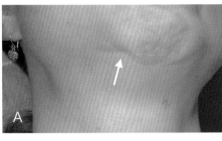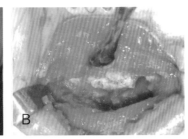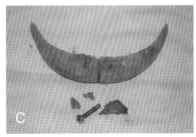

图 7-124　该患者在欧洲放置了一个多孔聚乙烯颏部假体，返回美国后开始出现疼痛和软组织畸形，探查显示慢性感染性骨髓炎

A. 软组织畸形（箭）；B. 骨髓炎导致的骨吸收；C. 取出的假体

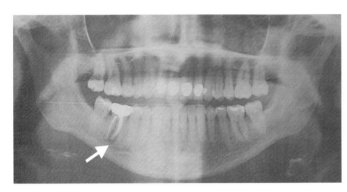

图 7-125　另一名外地外科医生提供的患者全景 X 线片

感染的假体位于右下第一磨牙，有脓肿形成（箭），如果原来的外科医生在术前进行了 X 线检查的话，那么他会发现在没有治愈牙齿疾病的情况下，此患者就不适合做假体隆颏术

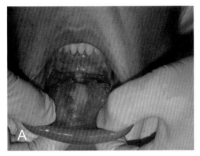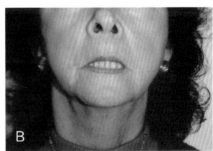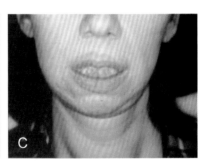

图 7-126　A. 颏肌纤维的一端止于颏部真皮，这种连接导致了颏部的凹陷；B 和 C. 在其他诊所接受治疗的两名患者，之前的颏部手术导致唇功能不全

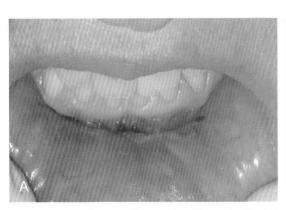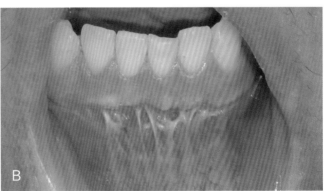

图 7-127　瘢痕和伤口收缩导致不美观，有时不舒服，但更重要的是，它们藏匿食物，咀嚼的食物残渣会残留其中，难以清理，引起不适和口臭

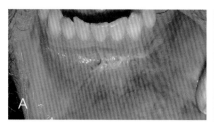
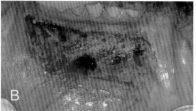
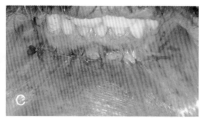

图 7-128　A. 下齿龈沟瘢痕；B. 切除后的创面；C. 闭合后

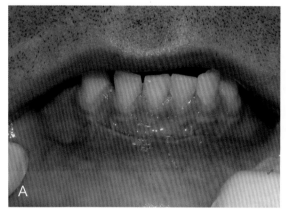
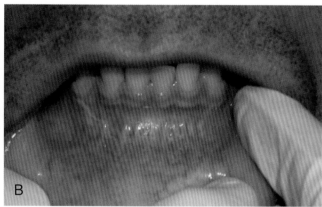

图 7-129　A. 颏成形术后形成瘢痕；B. 瘢痕切除术后

二、下颌角假体

面部轮廓中，其下颌后侧区会占据一定的容量和结构，形成精致清晰的下颌缘外观才好看。男女均希望下颌轮廓具有立体感。对于女性模特，清晰的下颌轮廓比较有优势。对于男性，清晰的下颌缘和下颌角轮廓会给人一种男性气质或者男性模特的感觉。

这些理想的特征多数是遗传和发育的结果。组成下颌后部美观的解剖结构是骨性下颌缘与下颌角的大小与形状。面部软组织，尤其咬肌的容量也在下颌美学中具有重要的作用。对于面部假体，我的经验是下颌角假体比颊部或颏部假体复杂很多。颊部和颏部假体手术满意度高，诊断和处理相对容易。下颌角假体置入很复杂，患者的要求也很多样化。

过去几十年，随着互联网和社交媒体的发展，我发现大量年轻患者（尤其男性）要求下颌角假体置入。这些患者对容貌很在意，他们可能认为下颌角假体可以给予他们类似于模特、演员或动作片中英雄一样的轮廓清晰的下颌结构。一个清晰的下颌角和下颌缘线由多个因素构成，包括骨头、肌肉、

脂肪和下颌骨解剖结构。我经常向这些患者解释，很容易给予颏部缺陷患者一个改善的轮廓，但很难给一个圆脸、短颈患者打造出一个纤细的、精致的下颌缘轮廓。类似于面部提升患者，一种是角度清晰下颌解剖（向上和向后的喉部和舌骨），一种是角度模糊的下颌解剖（向下和向前的喉部和舌骨）通常有角度的患者效果明显。正如那句老话，你所拥有的决定你所得到的。换句话说，有些患者因为他们的自身的解剖结构，比较适合做此类手术，有些则不适合。我此处的观点是提醒一些患者不要有不切实际的期望。也就是说，强壮下颌结构是一个正面的美学评价。一些具有强壮的颏部和下颌角的人比弱小的患者更具有力量和攻击性。

市面上有多种下颌角假体，包括多孔聚乙烯和硅胶。我喜欢采用 Taylor Mandibular Angle Implant（ImplanTech Inc.）。这些假体具有不同的大小和形状，带有或不带有下部和后部边缘。我喜欢带有下部和后部边缘的假体，放置时便于定位，也能防止其旋转（图 7-130 和图 7-131）。当假体放置在下颌升支时，突出的嵴可以与下颌骨下缘和下颌升支后缘重叠。

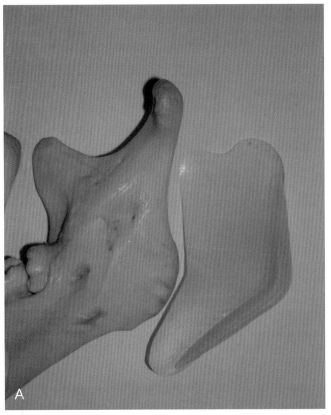
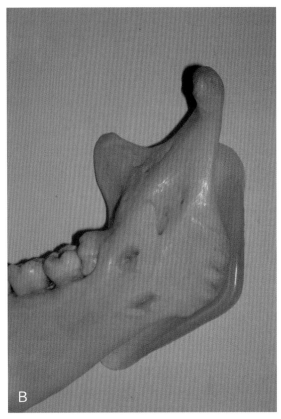

图 7-130　Taylor 下颌角假体在下表面和后表面有一个唇形标记，用来定位和指导置入

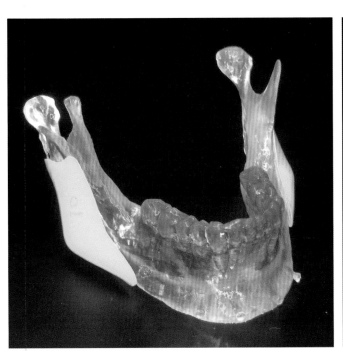
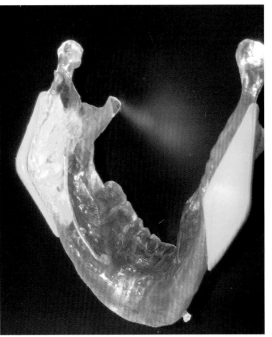

图 7-131　下颌骨与下颌角假体的空间关系

　　当放置 Implantech 公司的硅胶假体时，有两个基本的配置。下颌角后角假体用于那些需要精细美化下颌角区域但又不希望下颌体肥大的患者改善轮廓，适合于发育上没有明显下颌角肥大或者经历过下颌角手术或类似手术，缺乏下颌角后部清晰结构的患者。该假体改善下颌角轮廓，但不增加宽度。多数情况下，患者要求增加下颌角外侧或加宽下颌体。该假体提供同样的如前所

述的下颌角大小，但增加下颌体侧方和咬肌区域约 8～12mm 的宽度。该假体有 8mm、10mm、12mm 厚度，根据我的经验，多数需要 10mm 和 12mm 假体厚度。写这本书的时候，Implantech 公司又发布了其他形式的假体，类似 Taylor 假体，但有更多的轮廓配置。

很多需要下颌角增大的患者需要宽大的下颌角线条，这些患者比较容易满意。有些患者需要清晰的下颌升支和下颌缘，通常比较难实现，因为可用的假体不会明显凸出于下颌骨边缘和下颌升支。有些患者，需要明显的下部和后部增大，此时，定制的下颌角假体可能是较好的选择。采用定制假体，医生可以将假体延伸到下颌骨的下面及后面，这些都是常规的假体不能达到的。在所有面部假体中，下颌角假体最需要提供不同规格以供客户选择。考虑到下颌骨的位置，需要仔细检查患者缺陷区域，选择的假体必须满足增大这些区域的要求，同时周围的组织不产生扭曲变形。总之，多数下颌假体移植患者需要增加下颌骨外侧的容量，并同时增加下颌缘和下颌角的轮廓清晰度。

（一）假体置入

诱导麻醉后，大约 5～10ml、含 1：100 000

肾上腺素的 2% 利多卡因，沿着口内切口、下颌升支和下颌下缘表面进行肿胀麻醉注射（图7-132）。

切口长约 1.5cm，在下颌骨外侧面，从黏膜到骨膜下，距离后侧前庭沟外侧约 1cm（图7-133）。此处组织移动度大，所以不需要太长的切口。必须在沟外侧 1～2cm 处切开，防止牙周问题或者沟内瘢痕形成。接着，骨膜剥离子沿着外侧缘骨膜下剥离（图 7-134 和图 7-135）。分离腔隙的上方部分接近下颌切迹。要求剥离整个下颌骨的外侧和下方（图 7-136），所有分离操作在骨膜下进行，直到下颌升支前缘为止。

下颌升支外侧面剥离后，"J" 形剥离工具用于离断下颌骨悬韧带。该悬韧带是致密结缔组织，附着于下颌骨前缘，连接咬肌和内侧的翼内肌。为确保下颌角假体确实放置于下颌骨边缘的下方及后方，该悬韧带必须与骨面分离。剥离器插入到下颌角区域，应用较大的力量沿绕着下颌角到下颌升支后缘（图 7-137 和图 7-138）。这个分离步骤只适合于假体需要延伸到下颌骨下方及后方的情况。完整的悬韧带有助于固定假体，我常会将其与下颌骨上缘分离，而不是将悬韧带切断，否则咬肌可能退缩，产生凸起，导致外观异常。悬韧带非常致密，使用 "J" 形剥离器时，需要

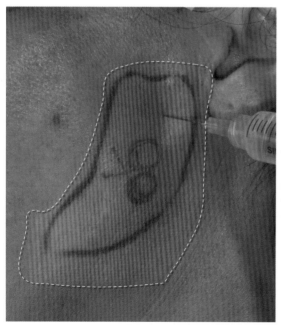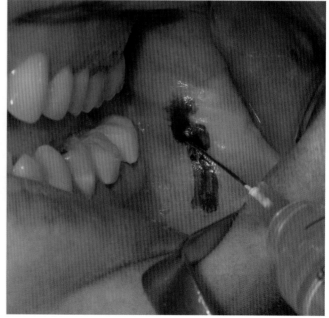

图 7-132　在切口部位和所有要剥离的部位注射局部麻醉药，虚线粉红色区域表示经皮穿刺的大概区域

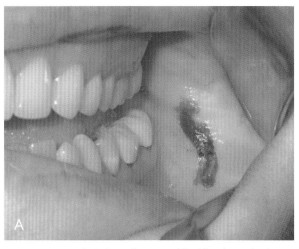
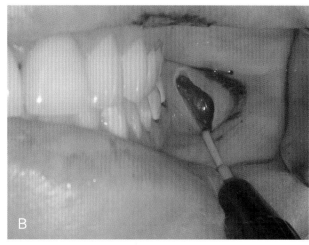

图 7-133　A. 标记切口位置；B. 针形电刀切开直到骨面

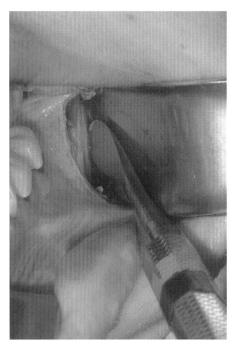

图 7-134　软组织切开至骨面后，识别外侧升支并进行剥离

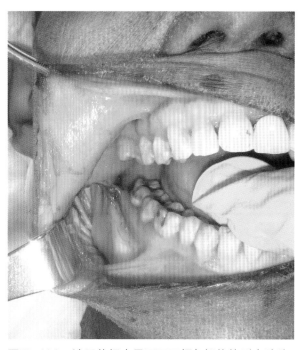

图 7-136　该尸体标本显示了下颌角假体的剥离腔隙，这个切口是为了教学的目的而延长的，手术中的剥离将更为保守

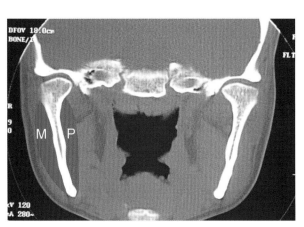

图 7-135　CT 扫描显示由咬肌（M）和翼内肌（P）组成的下颌韧带，只有咬肌从骨骼面剥离，翼内肌不受干扰

用力才可以将其与下颌角边缘分离。

　　骨膜下剥离完成后，腔隙采用抗生素溶液冲洗。然后，假体放入腔隙，其顶部朝向切口，然后向上旋转 90°，与下颌升支重叠（图 7-139）。这样置入假体可以采用较小的切口。假体放在咬肌骨膜面和下颌骨升支的骨头之间，如图 7-135 所示。

　　如果是测试假体，也用同样的方式插入，测量其大小（图 7-140）。

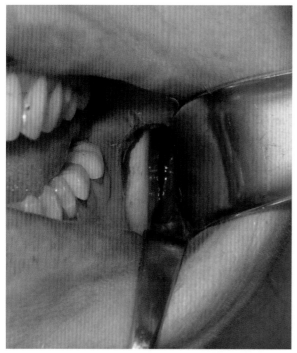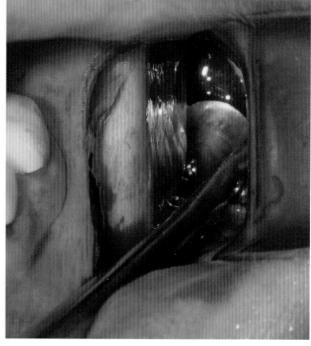

图 7-137 "J"形剥离器插入切口，探查升支的边界

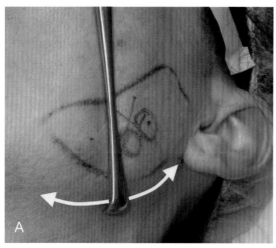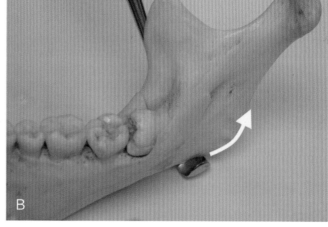

图 7-138 剥离器的功能和作用就是离断下颌韧带

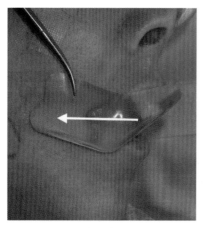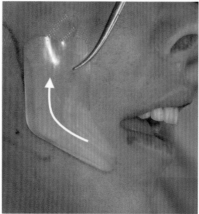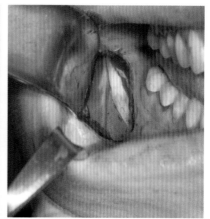

图 7-139 假体以扁桃体钳夹紧并置入，顶部呈水平方向，然后旋转 90° 与侧支对齐，这种方法可以通过较小的切口，该切口可以尝试将整个假体放置于正常位置

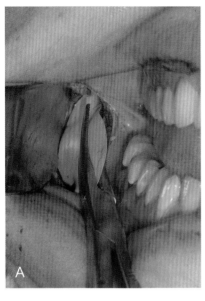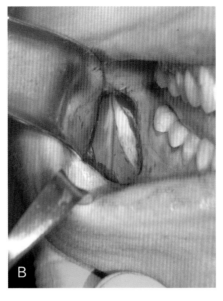

图 7-140　A. 如前所述插入蓝色测试假体；B. 硅胶假体的最终位置

当假体放置后，医生必须决定其外侧面突出区域的面积是否合适。因为假体有 8 ~ 12mm 突度，这个必须与颊部正确预期的软组织突度相关。在有些病例中，假体可能与下颌升支外侧面匹配，但希望的突出点可能不在软组织最大突度的正确位置。期望的突出点（与咬肌突度相关）区域应在术前标记（图 7-141）。

一根经皮穿刺针在面颊最突出的地方穿刺、定位，这个位置用于放置假体，使针直接穿过皮肤标记进入假体的最突出部分（图 7-142）。

有时候，较难判断假体是否放置在下颌骨上缘下方的合适位置。此时，可以绷紧皮肤来确定正确的下颌骨边缘和轮廓（图 7-143）。如果医生

考虑到假体高于或低于边缘，用经皮肤针头的位置来辨别骨和假体的关系。如果有内镜，识别假体与骨头的关系非常有用。

假体可受到所放置部位各种力量的应力作用，固定前必须明确假体的位置是否准确并能固定维持（图 7-144）。一旦确切位置确定后，数个 1.5in 25G 针头经皮下插入，固定假体位置。

我相信，对于所有面部假体而言，螺钉固定非常有优势。因为强大的咬肌可能迅速改变假体位置，所以，以螺钉固定下颌角假体也非常有必要的。假体中的"L"形设计意味着在垂直方向和水平方向不会放错，但仍有可能发生假体旋转。假体位置必须要精准并保持稳固。一旦达到理想

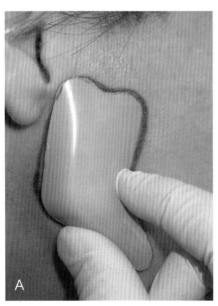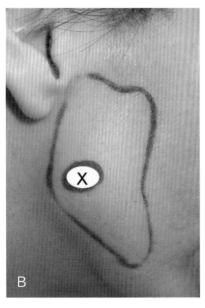

图 7-141　A. 术前，将预期大小的假体紧贴在皮肤上并留着作为术中模板；B. 然后在面颊上标记预计最突起的区域（黄色 X）

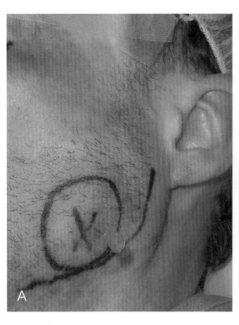

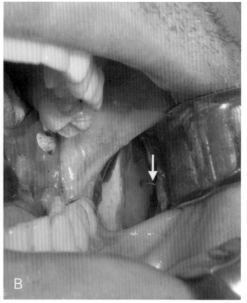

图 7-142 A. 标记患者面颊部假体最突出的位置；B.1.5in 针头穿过皮肤标记并进入假体的最大突出位置，这有助于确定假体的最突出部位对应于面颊上的软组织区域

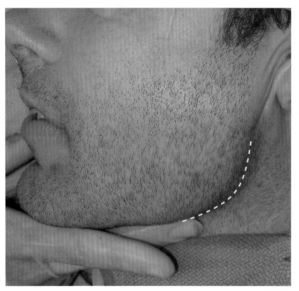

图 7-143 将皮肤绷紧（同时稳定假体）可以确认假体是否在皮肤上投射出适当的凸起（虚线）

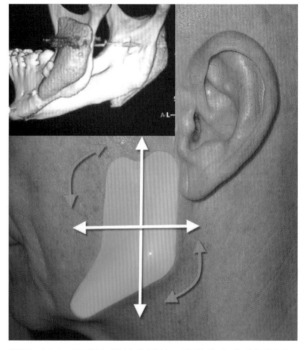

图 7-144 下颌角假体的错位可能发生在多个平面上。在固定假体之前，必须确定其位置是否正确；CT 定位扫描显示假体位置错误且不符合正常的下颌解剖结构（插图）

的位置，假体要用至少一颗螺钉固定。螺钉可以经皮肤固定，这样比较容易，且螺钉与下颌升支垂直。该方法需要颊部切口和套管针 / 套管系统，对组织损伤性大，而且耗时。如果采用此路径，医生必须将螺钉放置在下颌升支上，要避开下齿槽神经。经口内放置螺钉比较困难，因为是从一个困难的角度入路（图 7-145A）。我喜欢采用的固定方法是应用特定的直角钻手柄，可以极大简化下颌角假体固定操作（图 7-145B）。

这种直角钻包括微型钻头和螺钉动力系统（图 7-146）。该直角钻带有微型钻头，穿过假体

钻孔时小心避开下齿槽神经。钻孔成功后，打开手柄，螺钉通过假体进入骨洞中。如果所剥离的腔隙紧密包裹假体，一颗螺钉就足够了。但第二颗螺钉有助于稳定和防止假体移位。多数病例中，自攻螺钉也可以使用，避免了钻孔过程，简化了操作。不用预先钻孔，自攻螺钉放在电机上，直接旋转进入骨头。采用此法，可以使用单皮质螺

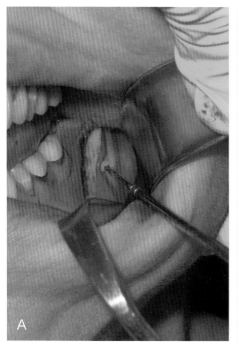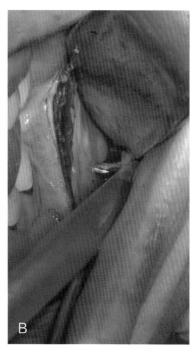

图 7-145 一个长轴钻头可以用来钻一个简单的经口螺钉孔，但是由于入路角度偏斜，使得这个动作操作起来很有挑战性

A. 钻孔时必须防止皮肤摩擦烧伤；

B. 专用微头直角钻，大大简化了下颌角假体的固定

钉（图 7-147）。仅穿透外层骨皮质，即使采用的是长螺钉，也可以减少下齿槽神经损伤的机会。愈合过程中包膜形成后，即使使用的是 4 ～ 5mm 螺钉，也足以稳定假体。我目前试着采用两颗单皮质 4 ～ 5mm 螺钉固定于外侧骨皮质，从垂直和水平方向固定假体（图 7-148）。

假体固定好后，抗生素溶液再次冲洗伤口，切口间断缝合关闭（图 7-149）。不建议连续缝合，因为会影响引流。尽管美容外科中我很少使用不可吸收缝线，但此处，4-0 尼龙线或薇乔线比较好。因为假体周围力量较大，重力导致食物和残渣聚集在此区域，缝线脱落会产生缝隙藏匿食物残渣，容易导致伤口延迟愈合和感染。

（二）案例展示

图 7-150 至图 7-153 显示下颌角假体置入术前和术后。

（三）下颌角假体置入并发症

和其他假体相比，下颌角假体容易出现问题和手术失败。矫枉过正、矫正不足、位置异常和感染为最常见的问题。小心放置和螺钉固定可以预防移动和位置异常。

剥离假体腔隙不要骚扰太多组织，因为有

可能导致水肿。需要提醒患者发生明显肿胀的情况（图 7-154）。我常规给予连续 5d，每天 60mg 不减量的泼尼松。患者用加压敷料会感觉更舒适。

与颊部假体和颏部假体置入比较，伤口不愈合在下颌角假体手术中可能性更大。对于吸烟者或者愈合早期过度咀嚼或食用坚硬食物的患者，伤口不愈合更常见。同其他假体类似，如果假体固定良好，多数不愈合和轻度感染可使用常规冲洗的方法，直到伤口二期愈合。下颌角假体手术的切口部位容易出现问题，因为手术区域由于口

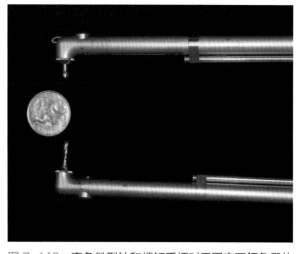

图 7-146 直角微型钻和螺钉手柄对于固定下颌角假体非常有用

455

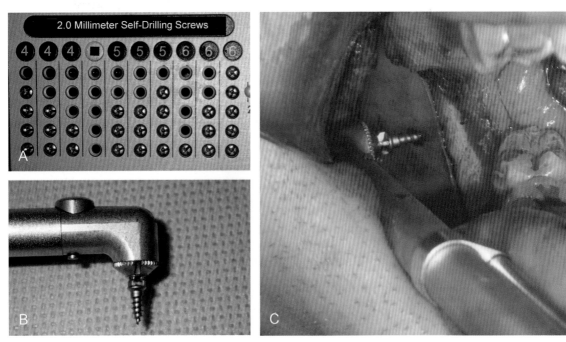

图 7-147　A. 自攻螺钉；B. 微型钻头；C. 微型螺钉钻入骨头时的情况

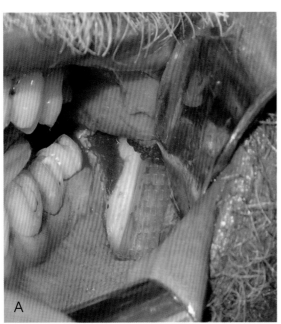
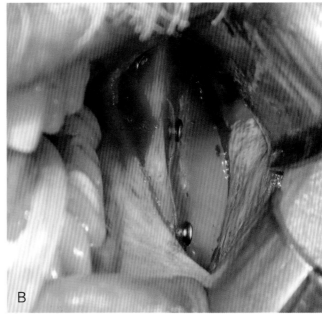

图 7-148　A. 假体定位，准备固定；B. 用两个螺钉固定

部功能需要活动。切口也位于重力和组织充足区域，易导致口水、食物残渣聚集，可能引起炎症、感染和伤口不愈合。术后 48h 开始口腔漱口液轻微漱口，采用 0.12% 葡萄糖酸氯己定漱口很有好处，一直到伤口愈合为止（图 7-155）。

　　如图 7-144 所见，下颌角假体位置异常是较常见的并发症。位置异常较少见于螺钉固定的假体。常规制式假体无法提供大小和形状的多样

化选择，因此假体置入后与骨面的精确贴合差于颊部和颏部假体与骨面的贴合情况。个体化的定制假体很容易达到预想的位置和空间，因为他们具有与下颌骨面更精确的贴合。此外，寻求下颌角假体置入的患者也希望增大的是下颌缘下方区域，规模化生产的制式假体很难到达此区域。定制假体可以定制成延伸到下颌缘下方，给患者喜欢的棱角分明的外观。

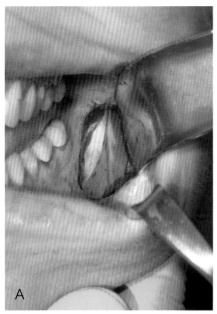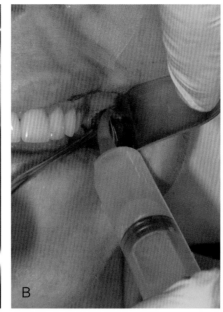

图 7-149　A. 假体放置、定位和固定后；B. 用抗生素溶液冲洗腔隙

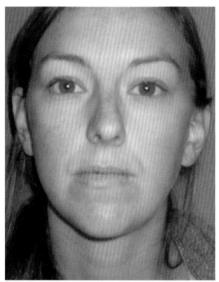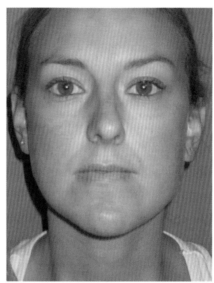

图 7-150　该女性患者放置了 12mm 的下颌角假体

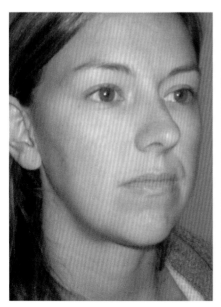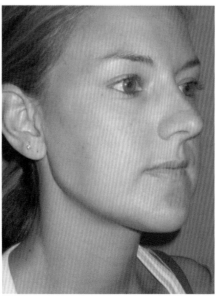

图 7-151　与图 7-150 所示同一患者，右侧 45° 照片

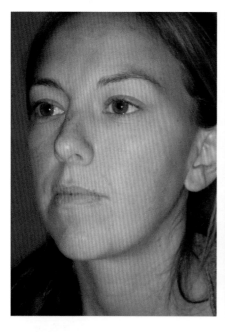
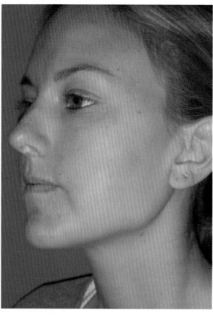

图 7-152　与图 7-150 所示同一患者，左侧 45° 照片

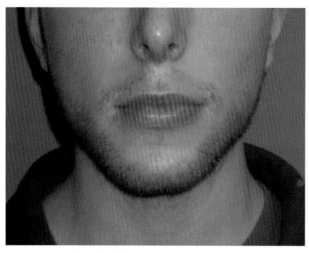
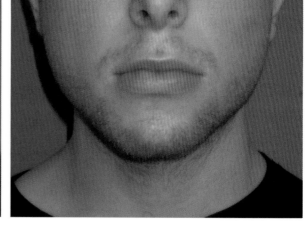

图 7-153　这个患者放置了 12mm 的下颌角假体

　　下颌骨区域后方骨膜具有很好的愈合潜能，对于下颌升支因肿瘤行骨切除的年轻患者，骨质可出现再生。众所周知，该区域可围绕硅胶假体形成异位骨（图 7-156 至图 7-158）。异位骨形成后可以没有症状，也没有害处，也不需要治疗或去除。常规影像学检查或临床取出更换和调整假体时，常会见到异位骨。

（四）结论

　　面部假体置入是面部美容外科中重要的和容易被忽视的部分。对于面中、下部容量恢复，面部假体置入提供了三维的、永久的（固定后）解决方案，不用很大创伤即可达到效果。在老化过程中，面部容量缺失容易被重视，容量恢复对于追求自然外观的美容面部手术而言是必需的。虽然恢复容量和增强面部结构与轮廓的方法有多种，但没有哪种方法能够像固体硅胶面部假体那样容易放置、长久维持、效果确切且可恢复原状。

三、评论

（一）颏前徙成形术

Joe Niamtu Ⅲ , Neil Agnihotri

　　颏成形术可以用于前移、后缩、延长颏部或者同时完成上述动作。对于颏部短小，颏成形是

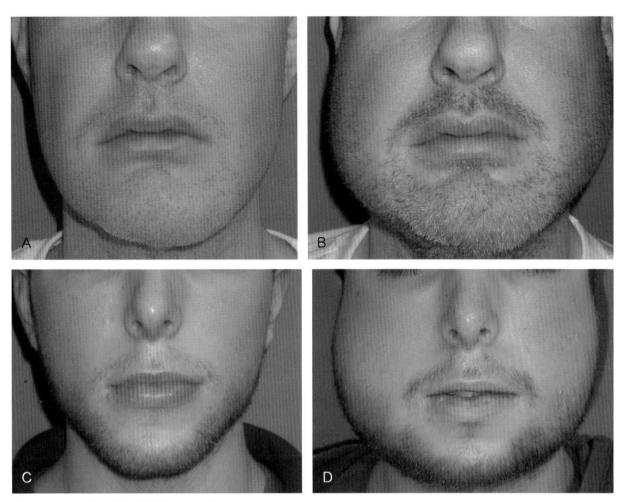

图 7-154　两位下颌角假体置入的患者
A 和 C. 下颌角假体置入术前；B 和 D. 术后 3d，这种极端肿胀不常见，但可能发生

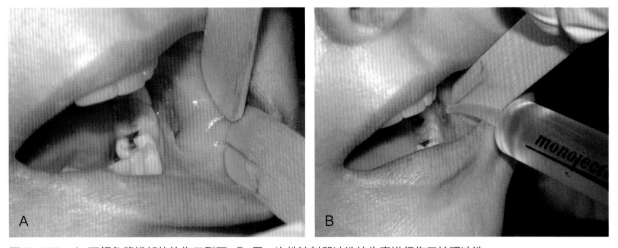

图 7-155　A. 下颌角缝线部位的伤口裂开；B. 用一次性注射器冲洗抗生素进行伤口护理冲洗

最好的、最容易控制的操作。对于简单的颏部前移，我通常使用假体置入。颏成形的主要目的是延长和前移（经常同时进行）颏部。图 7-159 显示当垂直方向存在不足时，患者所看到的和要求的情况。

颏成形方法和图 7-59 至图 7-82 所描述的口内放置颏部假体的方法基本一致。采用颏成形可以避免过多地去除软组织，因为软组织是营养截

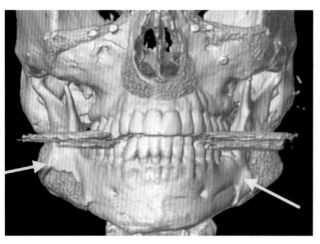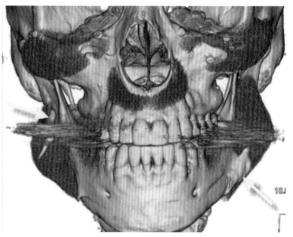

图 7-156　CT 扫描显示下颌角假体上的异位骨

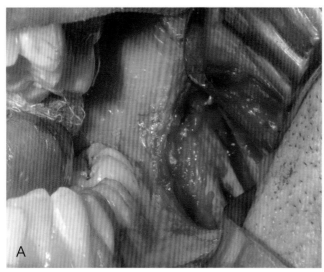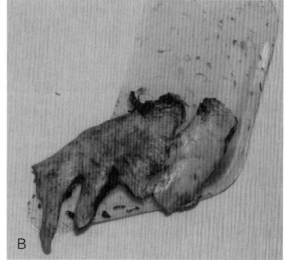

图 7-157　A. 由于异位骨形成而使左下颌角成角假体外观轮廓变得不够分明；B. 取出的异位骨

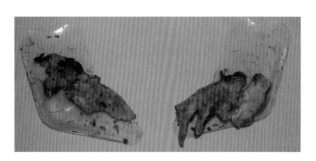

图 7-158　从下颌角假体切除双侧异位骨

骨部分的。当所有骨膜下剥离结束后，即可以开始截骨。有些医生采用成角截骨，有些采用几何形截骨，但我经常采用水平切开，越到外侧下颌缘越薄，操作在颏神经下方（图 7-160 黑点状线条）。骨切开可以采用微型电锯、往复锯、摆锯或矢状锯（图 7-161）。垂直中线首选标记（图 7-160

红线）作为后期参考，真正的水平线用锯子在牙齿下方标记。切口顺着下颌骨咬合平面（图 7-160，黄线，设想它是正常的和水平的）。否则，需要顺着患者的水平平面。标记所有切口线作为参考后，选择喜欢的锯子完成骨切开（图 7-161）。

骨头和锯片用生理盐水冲洗，防止烫伤，手术组成员也要进行防护，因为震动的锯头会将冲洗液和骨碎末溅射到空气中。截骨边缘逐渐变薄很重要。颏神经要时刻注意保护。完成截骨后，骨凿插入切口，下方骨质会轻松分离。如果阻力很大，需要再次电锯切开。用骨凿用力将没有完全切开的骨连接分离会导致创伤和不平顺的骨折线，可能导致手术失败（图 7-162）。

一旦骨块分开，仔细检查舌下区域出血并

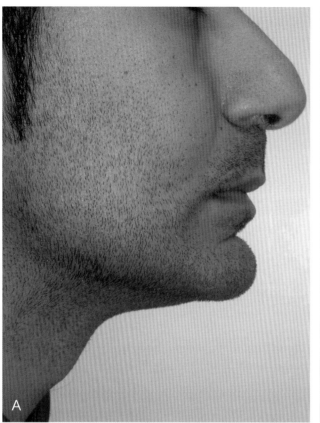
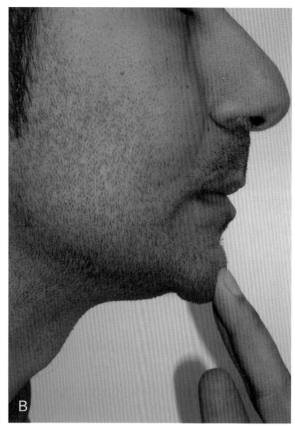

图 7-159 这个下面部 1/3 缺陷的患者的要求比较常见，即增加颏部垂直长度

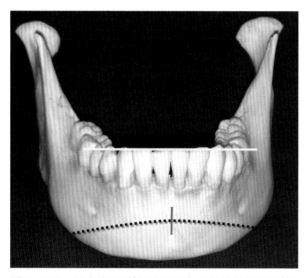

图 7-160 骨中线评测（垂直红线）,设计的截骨切口（黑色虚线）和水平咬合面（黄色线）

以双极电凝烧灼止血。该区域血管多，如果舌下血管被撕裂，容易发生大的血肿。如果需要，可以采用止血纱布填塞控制出血。一定要小心，不要切断与截骨片相连的舌下软组织和肌肉附着（颏舌肌和颏舌骨肌），因为这是重要的血液供应来源。

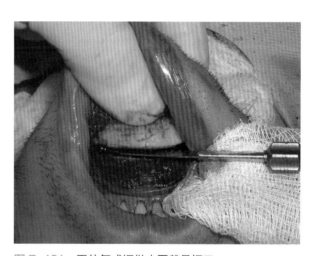

图 7-161 用往复式锯做水平截骨切口

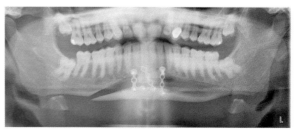

图 7-162 左侧截骨不理想，在截骨手术完成之前，外科医生试图用凿子撬开碎片

截骨完成后将截下的颏部骨块调整至合适的位置进行固定。临时在下颌骨中线上一枚固定螺钉，便于用大的钳子抓住和操作游离的骨段。如果颏成形只需要前移，可用简单的钢板固定骨块。很多厂家都有多个方向的精确定位的预制钢板，很容易获得。钢板通常先放在下方骨块部分，然后根据之前的标记线放置在上方骨段。当事先设计好的垂直方向和水平方向数据满足要求后，安装上方螺钉（图7-163）。如果颏成形用于后缩颏部，使用普通的钢板固定即可（图7-164）。

通常我会将颏成形用于需要增加垂直和水平方向的病例。对于需要轻度或不需要水平方向改变的病例，骨切开后，需要一块直的钢板就可以固定（图7-165）。通常情况下，需要垂直方向和水平方向加长的病例，需要事先准备预制钢板。这些钢板只需要水平方向预制，然后医生进行弯曲来增加垂直长度（图7-166）。尽管很少见，但颏成形术也可用于缩短下颌骨垂直高度，通过去除中间骨块，缩短距离。

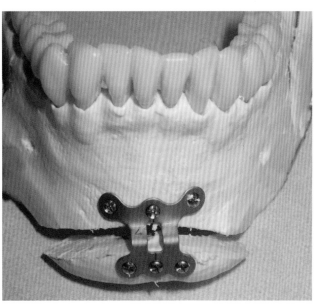

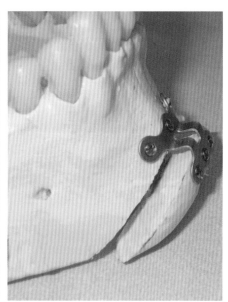

图 7-163 预制钢板颏（前徙）成形术，也可以弯曲钢板来增加其垂直高度

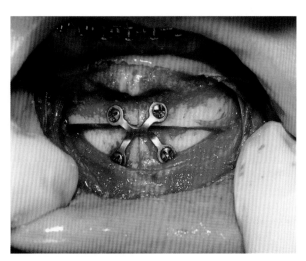

图 7-164 颏（后退）成形术，用一个简单的 X 形固定板向后方固定移位的颏部

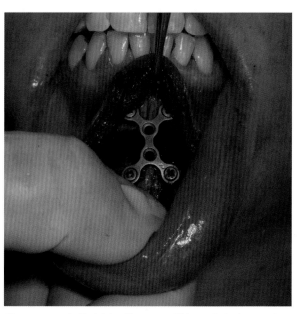

图 7-165 有些病例可能只需要增加垂直高度，而水平方向增加很少或不用增加，这些病例可以用直固定板固定

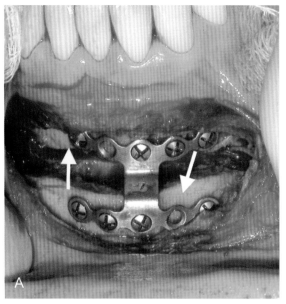
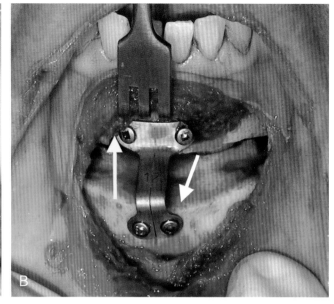

图 7-166　两个病例同时增加了垂直高度，黄箭表示垂直移动，白箭表示向前移动

A. 推进了 7mm 的前徙颏成形术；B. 推进了 12mm 的颏成形术

对于移动范围较大、骨块较厚或者身材高大的病例，需要增加固定来防止下方骨块移位。图 7-167 显示，12mm 的前移和中度牵引，需要用一块中间成角的钢板和两侧的固定钢板来防止侧方移位和旋转。图 7-168 显示两个实施垂直和水平方向加长的颏成形术患者的 X 线片。

截骨后骨块间隙 <1cm 时，通常不需要植骨。有些医生常规采用自体、异体或合成材料来填充骨间隙。根据我的经验，间隙 <1cm 时，如果骨片固定牢固，经过一段时间可以形成骨组织。截骨间隙更大时可以考虑植骨（图 7-169）。

如果截骨片段存在尖锐的、突出的或不对称的突起，采用骨挫磨平（图 7-170）。金属固定板固定后，采用大量抗生素溶液冲洗，然后关闭伤口。

如同在口内切口颏部假体置入部分讨论过的，颏部截骨后的骨块需要精确对位（图 7-80 至图 7-82），否则会导致难以矫正的嘴唇闭合功

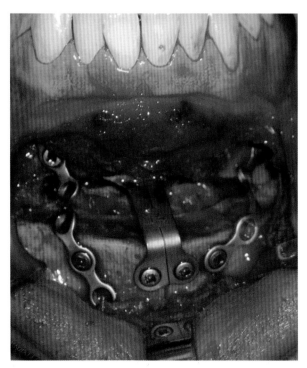

图 7-167　一个身材高大，下颌骨质较厚的男性患者进行了骨块大幅度移位，中央前曲固定板联合两个侧方固定板加强，以加强横向固定

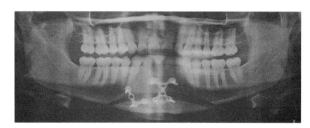
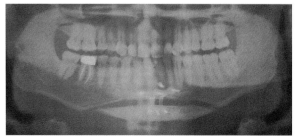

图 7-168　X 线影像显示延长和前移颏成形术的手术效果。垂直增加量很明显

能障碍而导致并发症发生。我倾向于采用 4-0 薇乔缝合颏肌，4-0 肠线用于缝合周围深部组织，消灭无效腔。口轮匝肌不需要缝合，黏膜采用 4-0 肠线缝合。缝合不要太紧密，否则不利于引流并容易导致血肿和血清肿形成。

有时，下部骨块前移时，由于后侧骨质较厚及软组织或舌下肌群的限制，颏成形术无法提供足够的前移。少数情况下，颏成形时需要使用硅胶假体重叠来提供足够的突度（图 7-171A）。另一种情况是，颏唇沟太深，需要同时使用硅胶假体置于缺损区，提供支持和增加颏唇沟皱襞处突度（图 7-171B）。

颏成形术可以仅用于前移颏部，而不延长颏部的垂直高度。有些医生采用颏成形术解决各种需要颏前移的问题。使用颏部硅胶假体另一个很大的好处是，患者可以在任何时候很容易地更换假体。颏成形术后结果很难逆转。它的另一个用途就是用于因颏部突出而需要水平向后移位的患者，这是单纯置入假体做不到的。就颏缩小手术而言，有些医生采用磨头或骨钻来削除颏部。尽管有效，但创伤大，很难对称，产生很多骨屑，而且不可逆。我从不采用此方法，除非针对一些小的骨性突起。

三维 CT 扫描的使用，以及影像学和模型外科的发展，使得颏成形技术不断改进。虚拟手术设计可以在 CT 扫描产生的模型上或直接通过扫

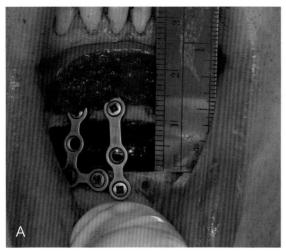
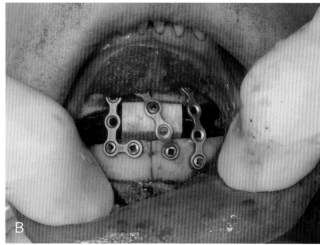

图 7-169　A. 颏成形术，垂直位和水平位增加后截骨断端间隙增大；B. 用骨块移植来稳定截骨后缝隙并促进骨再生，置入的骨块以中央固定板固定以防止移位

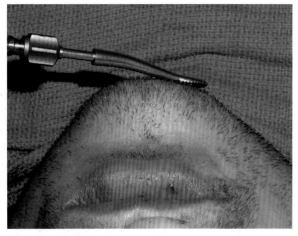

图 7-170　使用锉刀锉平任何尖锐或凸出的骨边缘使其变得平滑，这个锉刀显然是用在骨面的，图中将锉刀放置在皮肤以上来演示这个操作

描进行操作。根据下牙咬合平面，可以指导进行颏成形术设计，其目的有两个，第一个目的是以精确的方式在预先设定的位置进行截骨。第二个目的是医生预先设计的精确形式对下方骨片进行定位和固定（图 7-172）。

图 7-173 至图 7-177 显示颏成形术术前和术后影像，显示垂直方向和水平方向的增加量。

（二）计算机设计的面部定制假体

Barry L. Eppley

1. 概述

因可注射填充物诱发的人们对面部假体置入

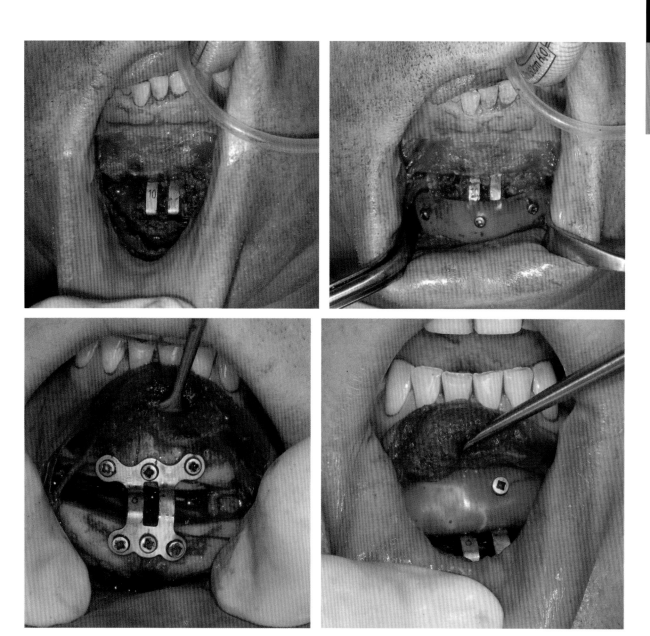

图 7-171　上图显示颏成形术，在下部骨块加上一个颏部硅胶假体以获得额外的突出度；下图显示了另一位患者，他接受了颏前徙成形术，在截骨间隙中置入了一个颏部硅胶假体以便在颏唇沟处起到支撑软组织的作用

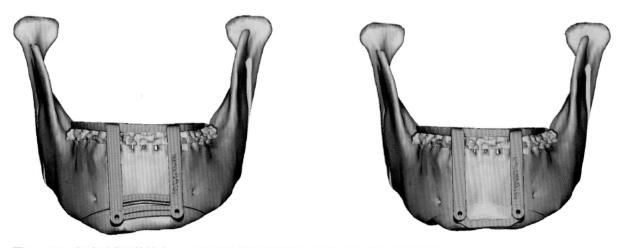

图 7-172　颏成形术导航技术，可用于预先进行虚拟的手术设计及精准的手术操作与固定

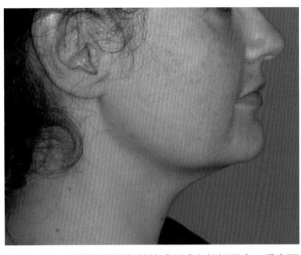

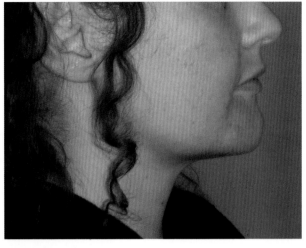

图 7-173　该患者采用颏前徙成形术和钢板固定，垂直面高度增加和少量水平前推

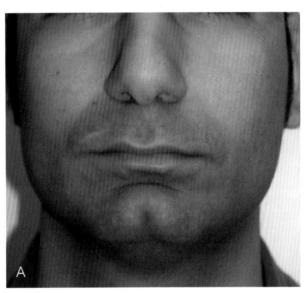

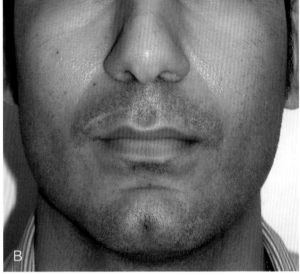

图 7-174　这名男性患者进行了颏前徙成形术，主要是为了增加颏部垂直高度，无明显水平前推

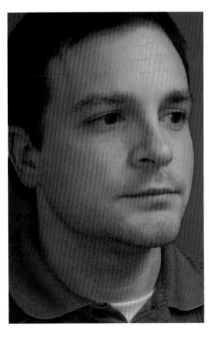

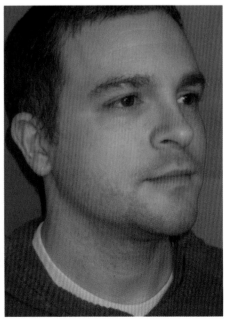

图 7-175　这个患者用颏成形术来增加颏部的垂直高度和水平突度

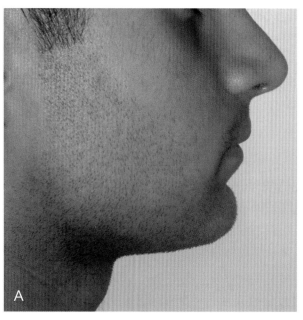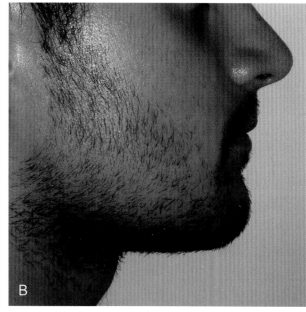

图 7-176　这位男性患者在颏成形术前和术后对比显示了垂直和水平方向颏部隆起

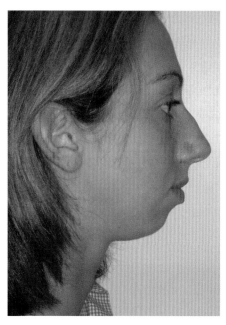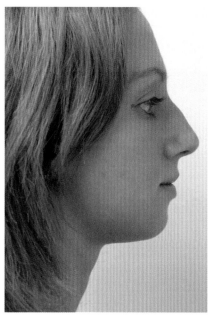

图 7-177　这位女性患者采用颏前徙成形术进行垂直和水平方向隆颏

的需求，导致技术的不断创新和美容需求的不断增加。规模化生产的通用型假体的形状和大小并不适合所有人。面部不对称、假体置入的失败、美容效果欠佳、患者需要特别形状的假体等因素，使定制面部假体更具有吸引力，对某些患者更有必要。

以往，定制面部假体不经常使用，但现在变得很流行。影像识别和计算机设计等技术进步使定制假体容易制作和买得起。价格相对低的高质量的三维 CT 扫描是必需的，任何 CT 扫描设备现在都很容易获得。通过三维 CT 扫描，面部假体可以经计算机设计并定制成任何大小和形状。通过计算机设计，最终的面部假体通过模具用有硬度和弯曲度的硅胶制作。

定制的面部假体用硅胶材料容易制备，和其他可获得的材料相比，硅胶假体更容易通过有限的口内或面部切口置入。这点很适合于定制的面部假体，因假体通常尺寸大小、形状复杂。光滑的无孔的外表面使细菌黏附困难，这样会降低术后感染的发生。

真正改变患者和医生良好使用体验的是整个假体的定制过程可在线完成。所有影像传输和设计环节可以通过电子技术和虚拟咨询实现。目前，从三维 CT 影像采集到获得外科用的定制假体，整个过程通常需要 3 周就可以完成。

2. 3D 定制面部假体设计过程

当患者和医生需要面部定制假体时，首先进行对患者进行三维高分辨率 CT 扫描。任何 CT 扫描设备都可以完成这个工作，软件也容易获得。高分辨率意味着 CT 切片可以达到 0.1mm，不像常规 CT 扫描的厚度为 1～3mm。

医学数字影像通信（DICOM）将 CT 扫描数据发送到 3D 公司（Golden，CO），在那里设计工程师和医生一起在线工作来设计假体。在设计的假体上作画，如同使用黏土来制备假体的形状。因为计算机对于患者希望的定制假体的外观和尺寸没有任何概念，所以，医生必须提供其高

度、宽度、厚度等所有尺寸。接下来，计算机软件做大量的工作，确保假体与光滑的骨面相匹配，假体外表面轮廓是光滑的，其边缘与骨头平滑过渡。但软件依然不能设计尺寸，不能确保假体一旦置入后，患者的实际外观会怎样（图 7-178 和图 7-179）。

假体设计方案一旦确定，设计文件被发送到 Implantech（Venture，CA），进行假体实际模型的编辑。此过程将采用计算机设计的模板，使用丙烯腈/丁二烯/苯乙烯共聚物制备模型。通过这个固体模型，采用高级别、合适硬度的硅材料来定制假体（图 7-180）。制备完成的假体通过 γ 射线灭菌，然后运输到医生手中。整个制备过程，从设计到运输通常需要 3 周。

3. 定制的面部假体类型

各个部位的面部假体均可制备，从颏部到头颅，它们的使用和设计依赖外科医生的想象力和患者的审美需要。

4. 颏部

当需要垂直方向明显延长的颏部假体或者需要下颌缘比传统假体延长更长时，定制的颏部假体就非常有用了（图 7-181）。如果采用颏下切口，外科手术时，假体关键定位点要考虑切口的位置。切口要在下颌皱襞的后方，因为组织会被假体向前推移，颏下组织伸展开，会使标准切口显露出来。

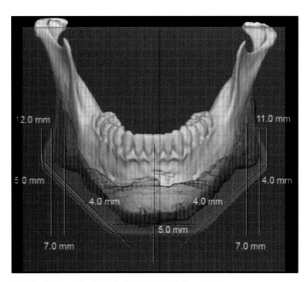

图 7-178 完全数字化设计过程的一部分

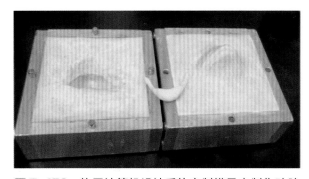

图 7-179 使用计算机设计后的定制模具来制作硅胶假体

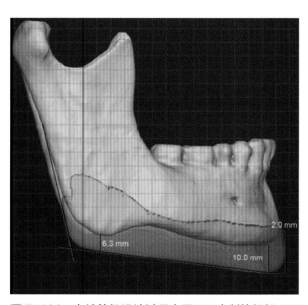

图 7-180 在计算机设计过程中显示了定制的颏部、下颌角和下颌的延长假体

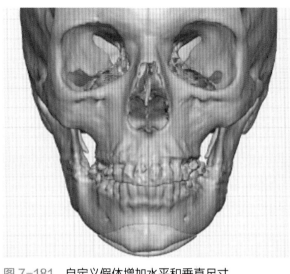
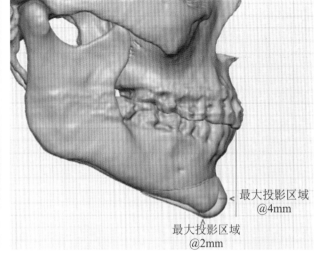

图 7-181　自定义假体增加水平和垂直尺寸

5. 下颌角假体

骨性下颌角 / 下颌角不对称及希望垂直方向延长是定制下颌角假体最常见的适应证。假体放置不对称及先天性下颌角形态差异均会导致下颌角位置不对称。细小的下颌角形状和角度的差异在放置假体后会被放大，变得更明显。下颌角的增大通常要下颌角的垂直方向延长（向下），这是目前下颌角假体所不能提供的。下颌角经常被认为要做的宽大，但是更大的突度也能减低下颌角的突出度，而不是只增加宽度。

6. 下颌轮廓假体

目前，下颌轮廓增大时定制假体使用的更广泛（图 7-182）。尽管有颏部和下颌角假体的标准样式和大小，但没有下颌轮廓假体的标准。标准的下颌轮廓假体作为完整的环绕假体无法制定，因为下颌轮廓尺寸存在个体差异性。

利用经过颏部连接两侧下颌角的假体是增加下颌轮廓最好的方法。男性患者对于拥有整体强壮和（或）清晰的下颌轮廓特别有兴趣。利用假体覆盖大面积骨表面，重点在于尺寸上不要太大于骨面。

定制的环绕型下颌轮廓假体通过三个切口放入。两侧口内后方下颌角前庭用于定位假体的下颌角部分。一个前方切口，口内或颏下，用于插入整个假体，以折叠的方式向下颌角反推。

7. 颊部假体

颊部不对称和原假体容量不足是需要颊部定制假体制备的主要原因。假体设计包括了更多的周围区域，如上颌骨、颧骨和延伸到下眶缘等，这些是定制颊部假体的缘由（图 7-183）。希望有更大的颊部假体，通常意味着面积更大，不一定更厚。

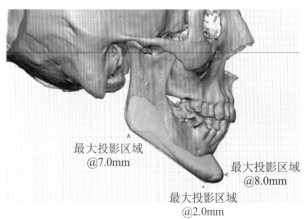

图 7-182　颏部假体的所有线条是定制设计常用的指标

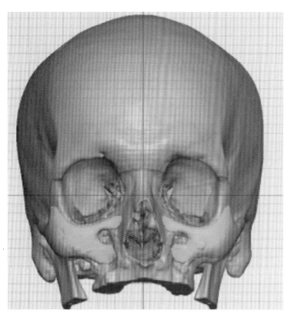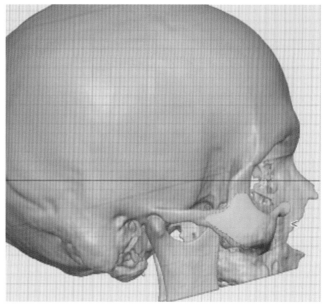

图 7-183 定制的面颊假体可以精确地扩大中面部，这使得它比普通的面颊假体具有更大的优势，如眶缘和颧突下区可以通过扩大延伸该区域来改善中面部轮廓并使眶下神经血管束不受干扰

8. 眶下－颧骨假体

对于眶下缘退缩的患者，没有定型的假体，甚至连可供修剪的大的假体也没有。眶缘有限的骨面假体需要特别制备，能够准确地位于其边缘，尾端部分进入内侧或外侧眶缘区域，而不会被触及或者看出来。但是几乎所有下眶缘退缩或副矢量眶的病例均有颧部缺损。这样，眶缘假体总是需要向颧部延伸。当设计用于颊部增大的延伸部不要太靠后方，这点很重要，因为这样会导致不自然的侧方突出，使面部增宽。

9. 鼻旁－上颌骨假体

上颌骨低平或者 Lefort 1 型缺损使整个脸显得很平，没有足够的突度。中面部低平以前采用鼻旁假体或梨状孔旁假体。这种鼻旁假体，对有些患者有效，在梨状孔周围的鼻基底具有一定的增大效果。其圆形的边界，使其更像鼻旁突出的包块，外观不佳。定制的鼻旁假体可以提供上颌骨区域更平滑的过渡，产生更完整的鼻旁－上颌骨增大效果（图 7-184）。

10. 鼻部假体

鼻部假体是所有面部定制假体中最少见的。成型的鼻假体很多，包括鼻背和鼻小柱假体，几乎任何鼻部增大的需求都可以满足（图 7-185）。

图 7-185 在计算机模型中定制的鼻部假体，

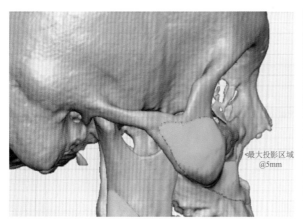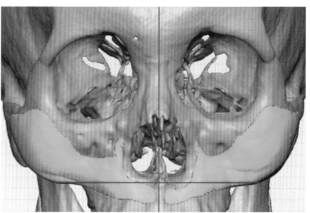

图 7-184 颧弓－颧突复合体有多种治疗方法可供选择，从简单的定制的面颊假体置入到更复杂的组合型假体，以增加整个中面部体积。没有现成的假体可以用于这种类型的增大，计算机设计的定制假体给外科医生和患者提供了许多新的选择

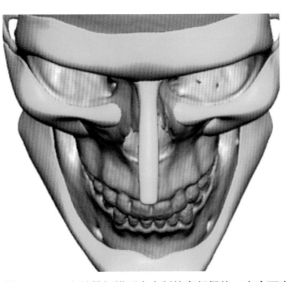 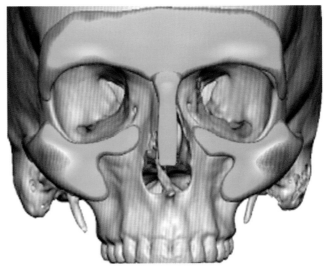

图 7-185　在计算机模型中定制的鼻部假体，完全可定制用于鼻根、鼻背和鼻尖增大，右边的地形色阶与假体的相对厚度一致

完全可定制用于鼻根、鼻背和鼻尖增大，右边的地形色阶与假体的相对厚度一致。

11. 眉骨假体

有些男性希望更加男性化和突出的眉骨。因为没有定型的眉骨假体可以使用，定制眉骨假体是唯一选择。设计眉骨假体的关键点有三个：第一，增加眉骨突度，需要尽可能的自然外观。突度太高会产生不自然的前额低平外观。第二，必须要考虑沿着眉弓的眶上切迹部位的眶上神经的位置，这个部位组织松弛也必须考虑在假体设计中。第三，眉骨假体必须与前额平滑过渡，不能存在有不自然的眉骨间隙。

12. 前额假体

寻求前额增大的男性一般具有前额坡度后倾，而女性希望更突出的但是偏圆偏凸的额部形状（如前额太平整）。定制的前额假体提供了最简单最可靠的增大上面部区域的方法（图 7-186）。多数情况下，设计包括眉骨区域的前额假体可以产生整体的效果。当增加水平方向突度时，颞前线之间的前额宽度是很重要的考虑因素。少数水平方向前额增大的病例，假体完全在骨头上，终止点在前额骨到颞肌筋膜 / 肌肉移行区。但是，当前额增加过大时，将假体设计从边缘区域转到颞上区，避免形成前额肿块样突出外观。

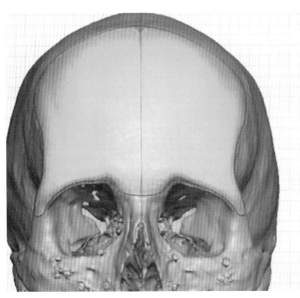 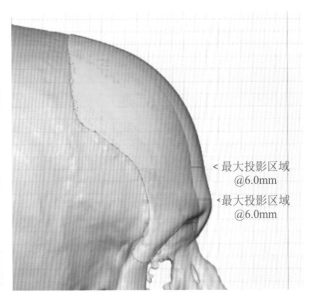

<最大投影区域 @6.0mm

<最大投影区域 @6.0mm

图 7-186　定制的前额假体设计是现代计算机设计假体的另一个例子

471

13. 颅骨假体

定制假体传统上用于面部，但位于面部骨骼之上的颅骨也有潜在的需要。外观有缺陷，比如脑后部扁平，因为矢状嵴导致的矢状窦区域缺损，还有希望更圆和更有形的头部的患者，常规需要颅骨增大（图 7-187）。

14. 颞部区域假体

颞部是假体增大的特定区域，因为不在骨性位置。其真正增大的是颞肌，无论是无毛发的传统颞部凹陷区域（颞前区）还是有毛发的耳朵周围和上方的颞后区。虽然目前有标准的颞部假体形状和大小，但其只能提供颧弓上方和眼外侧其区域的颞部凹陷区域的增大。进一步延伸到颞前区到前额（颞线），或者头部侧面区域（头部变宽）增大，均需要定制假体（图 7-188）。定制的颞部假体放置于颞肌表面的颞肌筋膜下方，可以产生肌肉体积增大的外观，增加丰满度。

标准的颞部假体

虽然面部假体放置区域都是增加骨头的凸面和凹面，有时也需要面部软组织的增加。颞部就是这样的区域。颞部的边界包括颞前发际线，颧弓上部，眶外侧壁，额部外侧的小部分。颞区可以看作三角形，但实际是不规则的四边形。颞部外轮廓要么扁平，要么轻度凹陷。此轮廓由颞肌厚度和脂肪垫所决定，而不是由颞骨决定。

当颞部过于凹陷（下沉），处理方式是寻求增大或者减少凹陷。多数颞部增大采用注射填充物或者脂肪。虽然可注射的隆颞方法有效，但经常需要重复操作来维持增大效果。脂肪注射因为存活问题，比较难以预测，可能也需要多次来达到明显的或者持久的效果。

为了达到持久效果，一种新型的定型假体可用于隆颞和改善颞部外观（图 7-189 至图 7-193）。

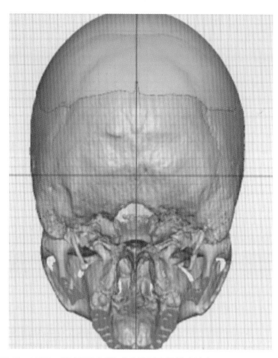

图 7-187　计算机设计定制颅骨假体的过程

粉红色区域为颞肌位置

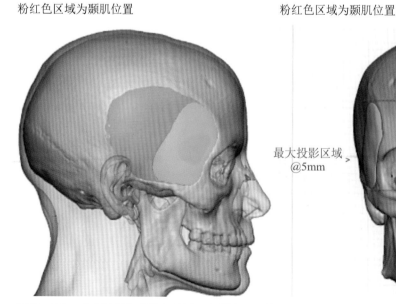

粉红色区域为颞肌位置

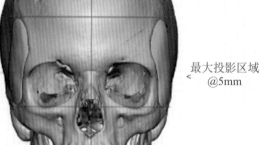

最大投影区域
@5mm

最大投影区域
@5mm

图 7-188　定制颞部假体的设计过程和模拟颞肌位置

由一种非常软的低硬度的硅胶材料制成，感觉非常像肌肉或者脂肪，而不像骨头。形状上与颞区骨性边界匹配。底部区域偏厚，因该区域需要容量较大，上缘成羽毛状进入颞上区，使假体边缘不显形。

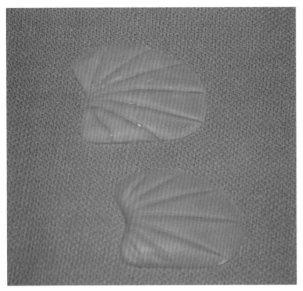

图 7-189 　一种用于增加颞部体积的新假体
这种假体的"胶状物"的手感非常类似于正常的颞部软组织，是面部年轻化的一个非常受欢迎的填充材料

作为软组织颞部假体，其可以放置于颞肌表面的颞筋膜下。在颞部发际线偏后做一个垂直小切口，将假体放置在筋膜下，假体边缘很容易隐藏起来。虽然可以放在颞筋膜上方的皮下平面，但增加了假体显形的可能和对面神经额支的损伤风险。

假体隆颞手术非常简单，可以在局麻或静脉诱导麻醉下实施。筋膜下腔隙分离很快，没有损伤任何血管和神经的风险。术后肿胀很轻，通常没有瘀青。患者很少叫疼。术后也不需要运动限制或者特别护理。

Eppley 颞部贝壳假体目前有几种型号可供选择。假体表面有放射状条纹，不仅为了增加柔软度，也方便假体塑形。可用剪刀快速修剪塑形，可以定制任何尺寸的假体。

颞部贝壳假体可以为颞部缺损提供持久的软组织增容。不仅可用于注射失败患者，也可用于希望保证一次持久效果的容积增大。假体是特别制备的，用于产生软组织效果，而不是坚硬的骨性隆起。

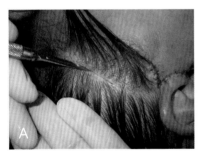
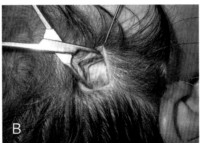
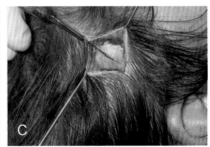

图 7-190 　A. 颞部切口行内镜下眉部提升术；B. 识别颞筋膜；C. 切开颞筋膜，假体放置在该层下

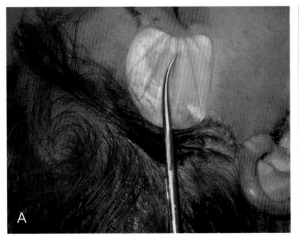
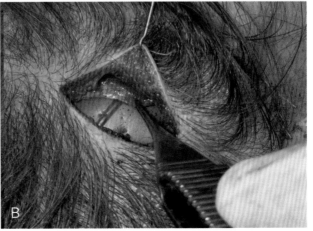

图 7-191 　A. 假体覆盖其预期位置；B. 假体置于用镊子夹持的颞筋膜下

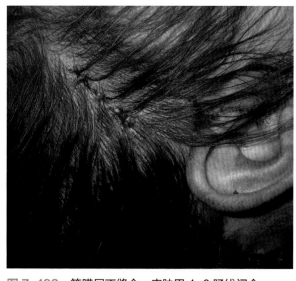

图 7-192 筋膜层不缝合，皮肤用 4-0 肠线闭合

15. 结论

计算机辅助定制假体设计与生产可以制作出医生希望的任何面部假体。假体应用的关键在于理解假体置入覆盖软组织后的增大效果。在处理面部骨性不对称时，虽然相对容易，并且是纯外观的增大，但需要与患者深入沟通并了解他们的外观要求。定制假体通常比标准面部假体尺寸更大，一定要考虑置入假体的切口位置。

尽管一些医生认为，定制面部假体只能用于修复重建手术，但目前它们更多的是为了满足面部轮廓美容日益增长的需求。

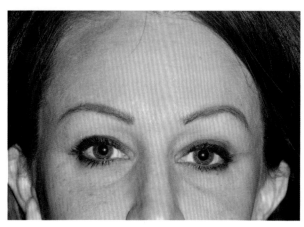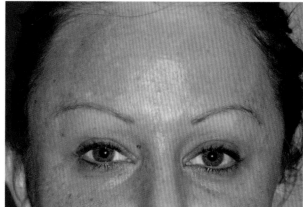

图 7-193 颞部假体放置前后（照片由 Barry Eppley 医生提供）

第 8 章　美容性耳成形术与相关手术
Cosmetic Otoplasty and Related Ear Surgery

Joe Niamtu Ⅲ　著

王　贞　译

耳部美容手术是不断变化的一类手术，手术术式在持续不断的优化之中。耳整形手术很像鼻整形术，是艺术和科学相结合的产物，是极其精细的手术。搜索 PubMed 或 Google 就会发现手术方法有成百上千种。与许多具有多种选择的技术一样，新方法并不一定就意味着好。我认为美容性耳成形术与除皱术非常相似，半个多世纪以来的实践证明，许多短切口除皱术的效果并不一定比有半个世纪历史的传统方法更好。基本的东西永远不会变。

一、胚胎学

只有哺乳动物才有外耳。内耳，中耳和外耳的胚胎发育是一个神奇、复杂而有序的过程。His

对于耳郭胚胎发育的经典描述如下：外耳由第一和第二鳃弓发育而来，可在第 5 周时出现（图 8-1）。胚胎第 6 周时，形成 6 块突出的组织称之为耳丘（图 8-2）。第一鳃弓形成 3 个小耳丘，第二鳃弓形成另外 3 个小耳丘。每个小耳丘发育成特定的外耳结构。例如，第一个耳丘形成耳屏，第六个耳丘形成对耳屏及耳轮的一部分（图 8-3）。耳垂并不是耳丘发育而成的。胚胎早期，外耳的发育比下颌慢，下颌的生长使外耳的位置逐渐升高，也更加直立。

经典的胚胎学观点正在受到挑战，新的观点认为第一鳃弓的贡献仅限于耳屏。

二、正常解剖

发育正常的外耳收集声音，并通过中耳传到

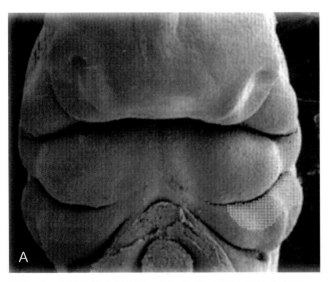
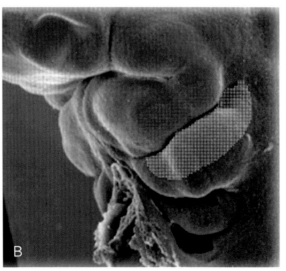

图 8-1　5 周大的人类胚胎。第一和第二鳃弓发育成外耳

内耳。人的耳郭功能逐渐退化了。任何人，只要亲眼目睹过鹿等哺乳等物，是如何依靠耳郭的听力来发现天敌而生存的，都会对哺乳动物外耳的复杂功能有深刻的理解。图 8-4 显示了发育完善耳郭的正常解剖结构。

耳郭常见的测量数据包括耳郭长轴，它从垂直方向以约 20° 向后倾斜，耳郭与头皮成 21°～30° 角，耳郭位于眶外侧缘后方大约一个耳郭长度（5.5～7cm）处，耳郭上缘与眉弓齐平。

男性耳郭的平均长度为 63.3mm，女性为 59mm。男性耳郭的平均宽度为 35.5mm，女性的平均宽度为 32.5mm。从正面看，耳郭外侧的耳轮比耳郭上 1/3 的耳轮向外突出 2～3mm（图 8-5）。

耳郭与颅骨的距离是需要记住的一个非常重要的数值。这将成为诊断、设计和实施耳成形手术最重要的标准。虽然患者之间存在个体差异，但从颞部到耳轮顶部外侧皮肤的距离为 10～12mm，从乳突最高点到耳轮中部的距离为

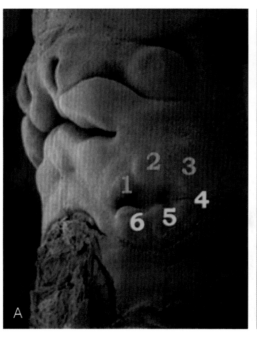 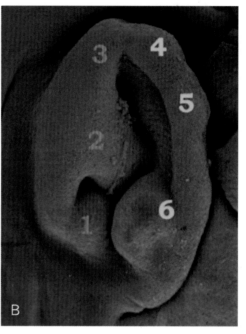

图 8-2 胚胎发育 6 周（A）和 9 周（B）的耳丘。这些结构将发育成复杂的外耳形态

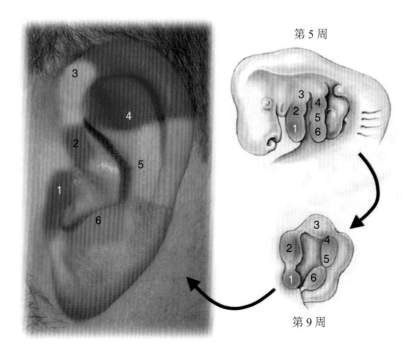

第 5 周

第 9 周

图 8-3 外耳由胚胎发育阶段的第一和第二鳃弓发育而来，从第 5 周开始显现。每个鳃弓各发育成 3 个耳丘

耳屏由下颌弓发育而来，如图其他 5 个耳丘：1. 发育成耳屏；2. 发育成耳轮脚；3. 发育成耳轮升部；4. 发育成耳轮上部、耳舟和对耳轮；5. 发育成耳轮降部、耳舟中部和对耳轮；6. 发育成耳轮下部和对耳屏

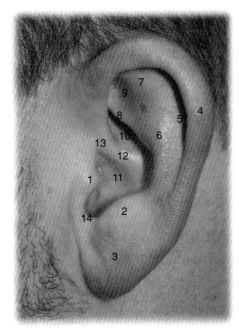

图 8-4　发育完善耳郭的正常解剖结构

1. 耳屏；2. 对耳屏；3. 耳垂；4. 耳轮；5. 耳舟；6. 对耳轮；7. 对耳轮上脚；8. 对耳轮前脚；9. 三角窝；10. 耳甲艇；11. 耳甲腔；12. 耳轮棘；13. 耳轮脚；14. 耳屏间切迹

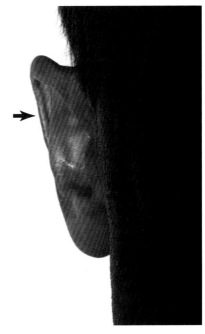

图 8-5　正常外形耳郭，从矢状位看耳轮较对耳轮和对耳轮上脚向外延伸几毫米

16 ～ 18mm，从乳突最低点到耳轮下部的距离为 18 ～ 22mm（图 8-6）。当在耳郭上部进行耳成形术而进行测量时，我更喜欢测量颅骨距耳轮缘中点的距离，平均为 11mm。

在经典的耳成形术的介绍中，耳郭的各个部分与其他相关结构有很多角度，包括耳甲腔与乳突间夹角、耳甲腔与颅骨间夹角和耳颅角（又称为"颅耳角"）（图 8-7）。这些角度在不同的书上中常常有不同的描述，虽然它们对于判断正常和异常的耳朵位置很重要，但是很少用于手术设计。这与做面部提升时的情况相似，我们知道，正常的颈颌角是 90° ～ 110°，但是在做手术时，并没有严格按照这个测量值去做。在耳成形术设计中，我更多地依赖于实际测量的数值，而不是特定的角度。

三、神经解剖

耳颞神经是三叉神经下颌支的分支，为耳屏和耳轮的感觉神经。耳大神经的前支（来自颈丛）支配着耳朵的大部分，包括耳轮、耳舟、对耳轮、耳甲、对耳屏、外耳道和耳垂。耳大神经的后支

也支配部分耳后皮肤。枕小神经乳突支（来自颈丛）也支配耳郭的后部（图 8-8，图 8-9）。外耳道还接受迷走神经和舌咽神经分支的支配。可以通过耳根部前后穿刺，在耳郭基底部注射局麻药物来麻醉整个耳朵。迷走神经耳支支配的外耳道后壁可能需要补充注射麻药。作为辅助性的局麻措施，可以在耳周注射进行"环状阻滞"（图 8-10）。

四、血管解剖

外耳的动脉供应为颈外动脉来源的耳后动脉、颞浅动脉的耳前支和枕动脉的分支。耳前血供主要来自颈外动脉发出的颞浅动脉。颞浅血管从腮腺包膜穿出，穿过耳前肌肉，分成上、中、下三支，供应耳郭前面。耳后动脉自颈外动脉发出，与颅耳沟平行，深至耳后肌肉，与耳大神经伴行。耳后动脉（颈外动脉的分支）供应耳郭的后面，并有上、中、下支。耳后也有枕动脉乳突支（颈外动脉的分支）供血（图 8-11 和图 8-12）。

静脉与动脉伴行。静脉血引流入颞浅静脉和耳后静脉，耳前的淋巴引流入腮腺淋巴结，耳后淋巴引流入颈浅淋巴结和耳后淋巴结。

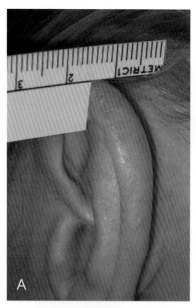
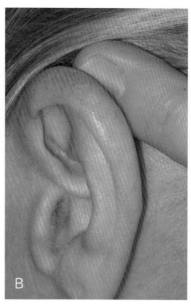
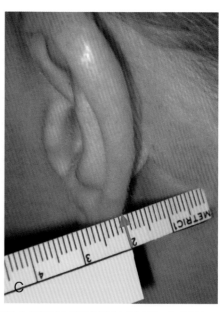

图 8-6　A. 上部耳轮中心位置距离颞部皮肤 11mm；B. 小指厚度与正常耳轮上部距离颞侧皮肤距离相似；C. 耳轮下部距离乳突侧皮肤 20mm，掌握这些数据可应用于耳成形术

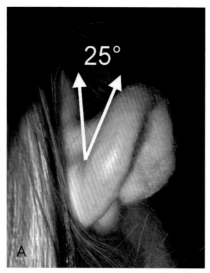
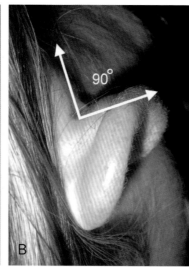
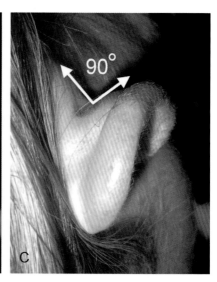

图 8-7　左耳从上到下的正常解剖角度

A. 正常耳郭角度范围是 25°～30°；B. 正常耳乳角为 90°；C. 正常耳颅角为 90°。招风耳的耳乳角仍可保持 90°，但耳颅角常为钝角，为 140°～150°

五、肌肉解剖

　　耳郭肌肉由两部分组成，耳外肌，止于颅骨和头皮，可以使耳郭整体移动；耳内肌，位于耳郭各亚结构之间。

　　耳外肌分为耳前、耳上和耳后三部分（图 8-13）。前耳肌是三者中最小的，为薄的扇形结构，其肌纤维薄而扁平，从帽状腱膜的外侧边缘起始，其纤维汇聚并止于耳轮前面。耳上肌是三个肌肉中最大的，呈薄的扇形，其纤维起始于帽状腱膜，通过薄而扁平的肌腱止于耳郭上部的背面。耳后肌由两个或三个肌肉束组成，它们起始于颞骨乳突，形成短的腱膜，止于耳甲的下部。

　　面神经颞支（颅神经Ⅶ）支配耳前肌和耳上肌。颅神经Ⅶ的耳后支支配耳后肌和耳内肌。在人类，这些肌肉几乎没有多少作用，前耳肌将耳郭向前和向上拉，使耳上部稍微抬起，后耳肌将耳郭向后拉。有些人的耳部肌肉发育得比较好，可以使耳郭动。

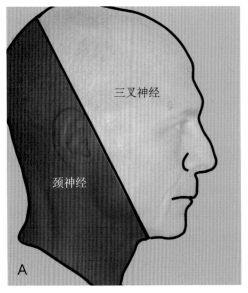

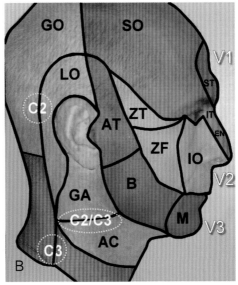

图 8-8　A. 头颈部感觉神经分区；B. 头颈部不同神经支配的皮区，外耳主要由耳大神经、耳颞神经和枕小神经支配

GO. 耳大神经；LO. 枕小神经；SO. 眶上神经；ST. 滑车上神经；IT. 滑车下神经；EN. 鼻外侧神经；IO. 眶下神经；M. 颏神经；B. 颊神经；AT. 耳颞神经；ZT. 颧颞神经；ZF. 颧颊神经；GA. 耳大神经；AC. 皮前神经

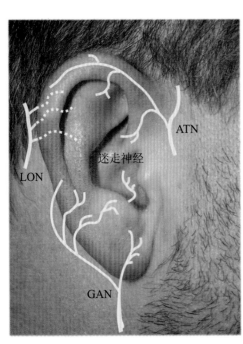

图 8-9　耳大神经（GAN）支配外耳前部区域，耳颞神经（ATN）支配耳屏和耳轮脚，枕小神经（LON）乳突支支配大部分耳后区域

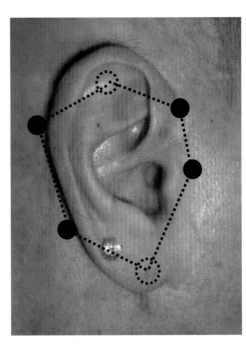

图 8-10　在画圈处注射局麻药可以达到很好的局麻效果

六、软骨解剖

结构精细而又复杂的耳软骨是人体最独特的解剖结构之一。除了耳垂和耳屏切迹，整个外耳全部由软骨支撑（图 8-14）。

七、解剖异常

招风耳的特点是耳郭向外突出。据报道，耳郭发育异常的发生率为 1/12 500，占总人口的 5%。耳郭生长的速度比身体其他部位快，到 3 岁时完成 85% 的发育。耳郭在 7 到 8 岁时已经完全发育。只有一小部分招风耳出生时即有，多数招风耳出现在 1 岁左右，表明招风耳可能是后天获得性畸形。新生儿的耳郭和成年人的耳郭的唯一区别是新生儿的耳软骨更具有延展性和柔软性，但解剖结构都是相同的。7 岁男孩和 6 岁女孩的耳郭宽度发育到成人大小。12 岁女孩和 13 岁男孩的耳郭长度和成人差不多。随着年龄的增长，耳软骨逐渐变硬并钙化。遗传在招风耳的发生和发育中起着显著的作用，是常染色体显性遗传（图 8-15）。

也可以是单侧的。

八、对耳轮缺失

对耳轮包括其上脚和前脚，是耳舟和耳甲之间形成的弯曲的隆起。对耳轮上脚和前脚之间的区域叫作三角窝。耳郭发育不全时，对耳轮常常不明显或缺失（图 8-16）。这种畸形可以是双侧的，

九、耳甲腔过大

耳甲腔过大是一种非常常见的耳畸形，常发生于招风耳，表现为耳甲腔后壁的过度生长，也可为整个耳甲腔软骨的过度生长（图 8-17 和图 8-18）。正常情况下，在耳郭后下部，耳轮与

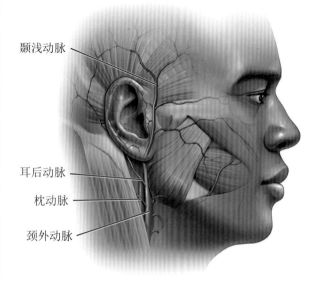

图 8-11 外耳的动脉供血主要来自颞浅动脉、耳后动脉和枕动脉，均为颈外动脉的分支

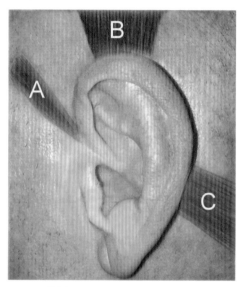

图 8-13 耳外侧肌肉
A. 耳前肌；B. 耳上肌；C. 耳后肌

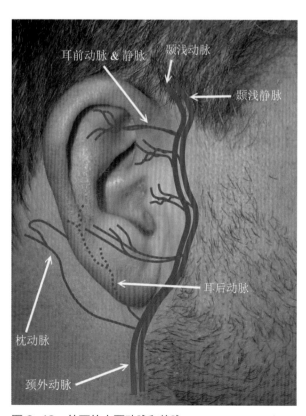

图 8-12 外耳的主要动脉和静脉

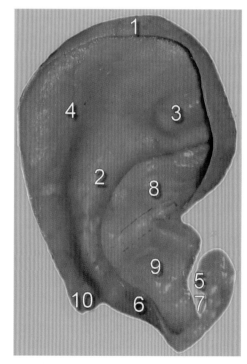

图 8-14 复杂的外耳软骨支架
1. 耳轮；2. 对耳轮；3. 三角窝；4. 耳舟；5. 耳屏；6. 对耳屏；7. 耳屏切迹；8. 耳甲艇；9. 耳甲腔；10. 耳轮尾

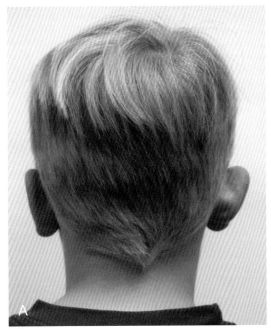

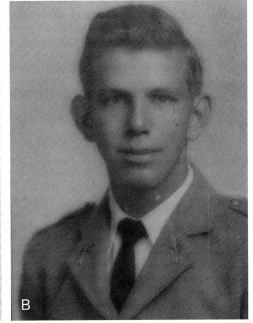

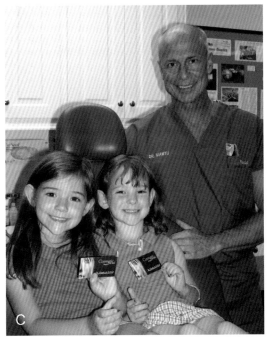

图 8-15　招风耳为常染色体显性遗传

A. 一个 7 岁的白人男童耳甲腔缺乏，对耳轮折叠，耳甲腔外向生长；B. 他父亲存在相同的缺陷；C. 同卵双胞胎都存在耳甲腔肥大，缺乏对耳轮折叠，显示了招风耳的遗传易感性

乳突之间的距离为 10 ～ 20mm。耳甲腔过大时，耳甲腔与颅骨间的距离也会增大。

十、伴发畸形

同时表现为对耳轮缺失和耳甲腔过大的患者更为常见（图 8-19）。这种合并畸形非常常见，而且存在于我治疗的大多数患者中，而单纯畸形则表现为发育不全的对耳轮或耳甲腔后壁增大。

耳郭发育过程中可出现各种复杂的畸形，如小耳畸形、隐耳和鳃弓综合征等疾病，但其治疗

超出了本书的范畴。

十一、美容性耳成形术的手术时机

耳成形手术的挑战之一是确定实施手术的适当年龄。招风耳尽管是良性疾病，但可能会对幼儿造成心理伤害，导致行为异常、自卑及体像障碍。上学后同龄人的嘲笑仍是早期进行外科手术的首要原因。有鉴于此，学龄前是实施大多数耳畸形矫正手术的最佳时间。由于 85% 的耳郭在 3 岁以前发育完成，7 ～ 8 岁时耳朵完成发育，所以影

481

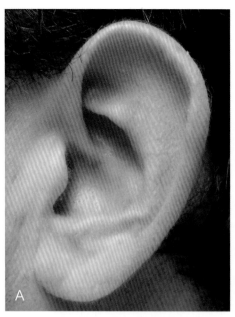
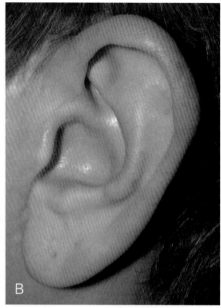

图 8-16　对耳轮折叠不同程度的缺如

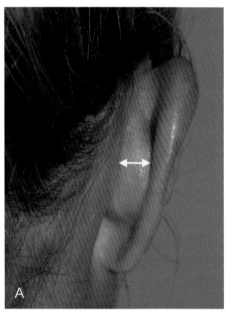
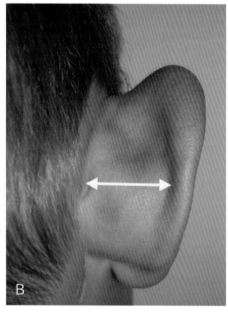

图 8-17　A. 正常耳甲腔高度；B. 一位耳甲腔肥大的患者

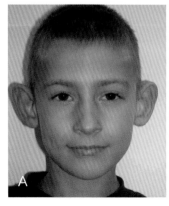
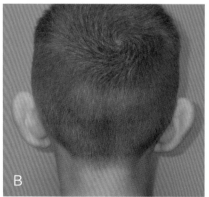
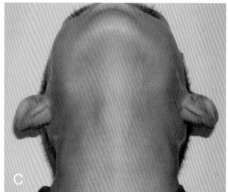

图 8-18　不同角度观察因后侧耳甲腔软骨增生致耳乳角增大形成的招风耳

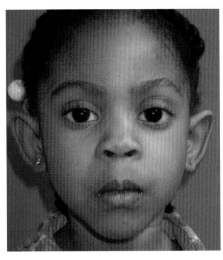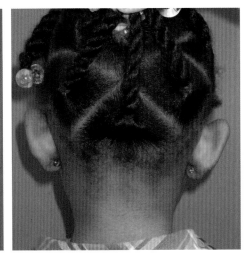

图 8-19　这位 6 岁女童同时存在后侧耳甲腔软骨增生和对耳轮折叠缺如

响矫正的因素并不多。有文献报告，9 个月大的时候就可以进行耳部手术，但大多数外科医生认为，4 岁进行耳整形手术是比较安全且有效的。

患儿父母经常会因为如何与孩子讨论这个话题而感到痛苦。我通常解释说，这是选择性手术，关键要看孩子是否受到同龄人的嘲笑。我也指出，实际上没有孩子会主动选择牙齿正畸，都是父母要求的，因为他们认为其对孩子的未来会产生很大影响。大多数儿童对外科手术并不太抵抗，许多儿童还会对手术很兴奋或者一点都不明白是怎么回事。恐惧的孩子可能出现自我情绪控制不佳，也许应该推迟手术直到更成熟一点再做。那些年龄大得足以意识到耳朵被嘲笑的孩子们常常渴望接受这种选择性手术。

十二、非手术干预

耳畸形的非手术矫正，包括招风耳，效果好坏既往存在争议，近来对新生儿治疗的结果显示效果不错。最近的研究显示，新生儿耳畸形非常普遍，30%的足月儿童受累（Jason Hall，整形外科医生，诺克斯维尔，TN，pers.comm）。既往儿科医生和整形外科医生建议顺其自然发展，因为对耳朵畸形的矫正需要复杂的支架牵引。耳矫形器必须手工设计和制造，并无统一的治疗标准。外科医生和治疗师曾使用各种材料，如牙科用硅橡胶、红色橡胶导尿管、胶带和皮肤黏合剂，单独或组合使用以矫正这些畸形。治疗中间如果出现问题，意味着要花更多的时间与精力重新制作

牵引装置，令医生和患儿父母感到很沮丧，且治疗结果通常不是很理想。

不幸的是，只有大约 1/3 的外耳畸形能够自我矫正。这意味着许多新生儿需要进行外耳畸形矫正。新生儿耳郭形态可以重塑，是因为母体雌激素使耳软骨变得柔软易塑形。当雌激素消失时，如果不进行手术干预，耳郭的形态将很难改变。在新生儿血液循环中存在母体雌激素期间，持续向外耳施加适度的压力，可以让耳软骨变成正常的解剖形态。雌激素水平在出生后的头 3d 最高，6 周时降至正常水平。

EarWell 婴儿耳郭矫正器（Becon Medical，Naperville，IL）是一种能够对常见的外耳畸形进行形态矫正的装置，这些畸形包括 Stahl 耳、垂耳、耳轮缘畸形、耳甲畸形、招风耳、环状耳和隐耳。为了获得最佳疗效，该装置应在出生后 2 周内使用。在年龄 >2 周的儿童中使用这种装置，放置时间会延长，外耳恢复正常解剖形态的比例会降低。儿科医生和家长都不愿意让孩子在新生儿早期就诊外科医生。许多家长和家庭医生持一种过时的观点，认为新生儿外耳畸形通常可以自我矫正。然而，如果婴儿在出生后 2 周内接受治疗，除了严重的外耳畸形，绝大多数可获得几乎百分之百的矫正。

对于有经验的外科医生，该装置的使用并不复杂（图 8-20）。通过体检明确诊断之后，用电推子剪掉一小绺头发（1 ～ 2cm 长）。先用酒精擦拭耳郭周围的皮肤，再涂抹自粘胶水，粘贴一

个特制的支架框，然后将耳轮矫正装置和耳甲矫正装置固定在上面，再将有洞的与前端相连的盖子与支架后部相连，这样可以向前施加力量，同时可以通过盖子上的洞眼对孩子的耳朵进行观察。该装置从准备到安装不到 5min。黏合剂黏附力通常持续大约 2 周，此时取出装置后检查耳朵，并更换新装置。通常平均疗程大约 6 周。但如果在出生后第 1 周内开始治疗，治疗时间可以缩短到 2 周，有效率为 95%。

该装置并发症少且相对较小。可能发生支架施压部位耳郭皮肤破损，通常是在畸形的耳甲腔或在耳轮缘处，通常停止治疗并进行局部伤口护理即可愈合。伤口通常在治疗数周后出现，通过局部伤口护理最终都能愈合。有时会出现皮肤发炎或者红斑，使用抗真菌乳膏（通常是由矫正器周围皮肤潮湿引发的浅表真菌感染）一小段时间通常能够治好，治好后可以继续使用矫正器。

对于那些不太可能自行矫正的婴儿外耳畸形，可以使用 EarWell 婴儿耳矫正器进行有效矫正。该装置使用便捷、无痛，不做手术就可以矫正外耳畸形。图 8-20 显示了使用 Earwell 装置对婴儿耳畸形进行矫治前后的效果对比。

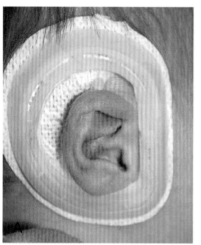
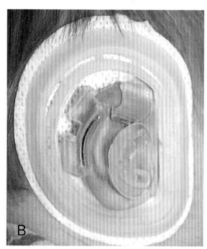
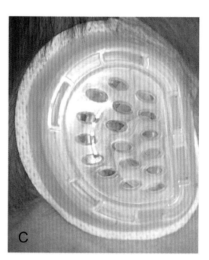

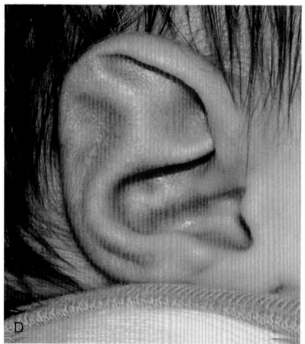
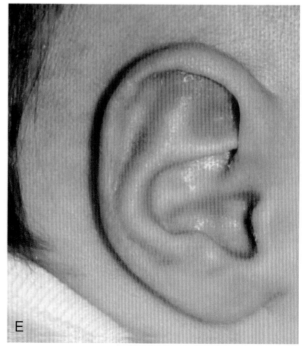

图 8-20 婴儿耳郭矫正过程

A 至 C. 此设备部件为 6 周耳郭矫正疗程；D 和 E. 使用耳郭矫正器前后新生儿耳郭重塑（图片由 Becon Medical, Ltd, Naperville, Illinois 提供）

十三、手术治疗

不论任何手术，术前对患者和（或）家属的告知都非常重要。首先，双耳形态不对称很常见。我告诉每一位患者，很少有人有完全相同的两只耳朵（图 8-21）。许多患者一只耳朵比另一只大或小，或者一只耳朵比另一只高或低。我进一步解释说，如果在手术前存在较大的差异，那么手术后可能存在较小的差异。我告诉患者轻度不对称通常看不出来，看起来不会不自然。我的解释包括"耳整形手术是毫厘之差的手术"，我不能保证每个耳朵做完都是完全相同的，几毫米的不对称应该是可以接受的。最后我解释说，手术后第二天，当打开敷料时，看上去耳朵被"粘贴"到了头上，会给人一种矫枉过正的感觉。在接下来的几个月里，耳郭会逐渐向前反弹，直到稳定下来，通常不需要二次手术修复。进行术前告知并签署手术同意书是非常重要的。术后再试图解释这些可能性听起来更像是给自己找借口。

和任何外科手术一样，外科医生心中要有一个非常明确的目标，才能获得良好的手术结果。经典的耳郭整形目标包括以下内容。

● 根据对畸形的评估（对耳轮缺失、软骨过度生长；或者两者都有）对突出的耳郭进行矫正。

● 从正面看，双耳的耳轮应在对耳轮之外。

● 耳轮应具有适当的厚度，从上到下应该有适当的弧度和曲线。

● 颅耳沟变浅或者变形不明显。

● 耳轮到乳突的距离应在正常范围内，上 1/3 为 10 ～ 12mm，中间 1/3 为 16 ～ 18mm，下 1/3 为 20 ～ 22mm 。

● 轻微不对称是正常和自然的，双侧耳朵任何部分的不对称都应在 3mm 范围内。

术前 48h 和术后 5 ～ 7d 给患者口服环丙沙星 500mg，每日两次。

十四、手术操作

美容性耳成形术有很多术式，在此无法全部予以介绍，作者主要介绍两种使用了几十年的术式，适用于常见耳畸形，其结果安全、稳定、可预测。虽然我也做过其他的耳整形术，包括耳甲后退术和软骨劈开技术，但其可预测性低于接下来要介绍的术式。

耳成形术要想成功并获得预期效果，首先要做出正确的诊断，其次要根据特定诊断进行手术矫正。如果患者的问题是耳甲软骨过多，采用单纯缝合手术就是不正确的选择，因为它没有真正解决软骨过多的问题。同样地，对耳轮缺失时，切除软骨无助于重建对耳轮。最后，大多数患者存在两种畸形，要求软骨切除和缝合重建对耳轮同时实施。

十五、Mustardé 重建对耳轮耳成形术

最常见的耳整形术是 Mustardé 耳成形术，是 Jack Mustardé 医生于 1963 年提出的。Mustardé 是一名眼科医生，他有着 60 年的传奇人生，包括在第

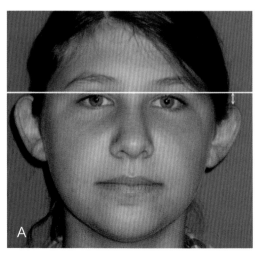
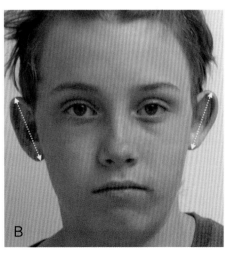

图 8-21　A. 未行耳成形术患者双侧耳朵不在同一水平线上；B. 未行耳成形术患者右侧耳朵显著长于左侧耳朵。这些不对称常见于耳成形患者和正常人群

二次世界大战中当战俘，资助并建立了西非第一家整形医院。他在许多方面都像是文艺复兴时期的人，想出了如此简单的方法来治疗招风耳。我常常好奇为什么如此简单的缝合方法一个世纪前没被提出来。

本章首先从最简单的诊断和最简单的操作讲起，之后再介绍复杂一些的操作。招风耳最主要的畸形是对耳轮的缺失或发育不全。在这种情况下，耳甲的比例是正常的，如果用手向后折叠耳郭，就会出现正常的对耳轮（图 8-22）。

对于新手来说，选择合适的手术方案将耳郭后倾可能比较困难。对于一个单纯缺乏对耳轮而耳甲正常的患者，将耳郭向后推可改善畸形，如图 8-23 所示。如果患者有耳甲过大，后推耳郭上部会使其变形且不能整体上让耳郭后倾。后推耳郭中部可产生更加自然的效果。这是因为后推耳郭的中部会压住过大的耳甲（和减少软骨效果相同），并使整个耳朵后倾。这样的结果表明这个患者不适合做 Mustardé 耳成形术，而需要切除耳甲软骨。多数情况下，患者可能需要同时进行两种操作。对耳轮正常但耳郭突出的患者，可能只需要切除耳甲软骨，而不需要做 Mustardé 术。

同样，Mustardé 术对于耳甲软骨大小正常但没有正常对耳轮的患者是最有效的，且效果最稳定。如图所示，向后折叠耳郭重建对耳轮，削弱软骨和褥式缝合可帮助建立新的软骨折叠。在耳甲软骨过大的患者中应用此方法并不一定能改善畸形且效果不稳定。

许多患者实际上需要 Mustardé 术联合软骨切除术，我常首先进行 Mustardé 术。一些外科医生担心在切除软骨时影响已经缝合的对耳轮。两到三个 Mustardé 缝合即可保持形成的对耳轮的稳定，且允许适度的切除耳甲软骨而不破坏缝线。在以前发表的文章中，我介绍了先进行耳甲软骨切除术（Davis 术），然后再用 Mustardé 术的联合手术。后来的实践表明，先进行 Mustardé 术，然后根据耳朵后移的位置确定需要切除的耳甲软骨量，可使手术更加精准。在手术中，我没遇到过损坏 Mustardé 缝线的情况。从技术上讲，没有绝对地正确或错误，只是外科医生的偏好有所不同。如果外科医生首先做 Mustardé 缝合，并且操作轻柔，我相信随后的耳甲切除术可以更加保守和准确。

（一）Mustardé 术的术前标记

术晨拍摄照片，拍摄时将头发拨开。然后用酒精棉球擦洗耳朵以便标记。成人和年龄较大的儿童，在术前准备时直立位做手术标记。年幼或烦躁的孩子镇静后做标记。尽管大多数患者有 Mustardé 手术和软骨切除的适应证，但我在本章首先详细介绍 Mustardé 术，稍后再讨论软骨切

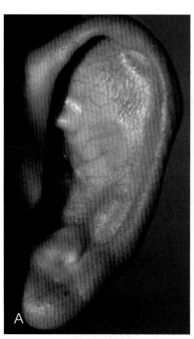
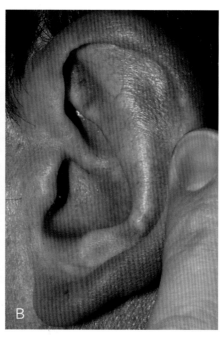

图 8-22 A. 一位对耳轮折叠发育不良的患者；B. 正常的对耳轮向后折叠。Mustardé 法通过褥式缝合向后折叠对耳轮

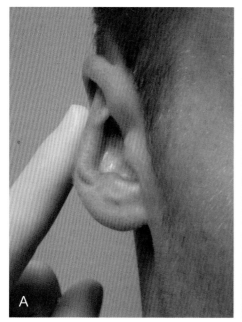
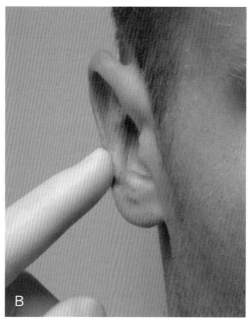

图 8-23 如果患者只采用 Mustardé 法，后推耳郭上部会重塑一个折叠，使耳郭向后恢复正常（如图 8-22 所示）。但不适用于这位患者

A. 如果耳郭存在过度增生，后推耳郭上部会使耳朵变形，看起来不自然，说明 Mustardé 术不合适该患者；B. 后推耳郭中部会产生正常的外观，表明患者可能需要进行耳郭复位

除术。术前，用手指向后推耳轮缘以形成对耳轮。然后标记新的对耳轮，并设计缝合点。从上到下标记新的对耳轮，包括对耳轮上脚和前脚。对侧耳朵精确地复制对耳轮折叠曲线。直的对耳轮看起来非常不自然。Mustardé 缝合点标记在拟形成的对耳轮的两侧（图 8-24）。这是一个关键的标记，对新手有些难度。Mustardé 手术的精髓是确定缝合线的数量及位置，以期获得自然的形态和弯曲的对耳轮。新对耳轮的形状和位置与用 4-0 线水平褥式缝合的位置和针距直接相关。缝合点太近会造成折叠部狭窄，太远会造成折叠部太宽，不适当的间距会造成对耳轮过直。

想要理解如何确定标记点，外科医生必须了解水平褥式缝合的原理。图 8-25 用尸体标本显示了水平褥式缝合如何将扁平耳软骨折叠成卷曲状，形成新的对耳轮。

虽然经验丰富的外科医生可以在很少或没有标记的情况下进行 Mustardé 缝合，但精心设计对于新手来说会有极大的帮助。耳郭上部的褥式缝合线用以将新形成的对耳轮延伸至耳轮边缘。耳郭中部的缝合有助于形成对耳轮的主要曲线，耳郭下部缝合有助于形成对耳轮下部。耳郭上部的缝合线的水平针脚宽度通常为 10 ～ 12mm，中部约为 10mm，下部约为 7mm，因为天生的对耳轮从耳郭上部到下部逐渐变细，所以缝合线的

宽度也要变窄。所有褥式缝合两针缝线之间的距离是相同的，大约为 7 ～ 10mm。各褥式缝合线之间的距离大约为 5 mm（图 8-26）。这些数值不是绝对的，因患者的畸形而异，但这些数值可供参考。如果计划要切除耳甲软骨，可以在此时做标记，本章后面将对此进行介绍。

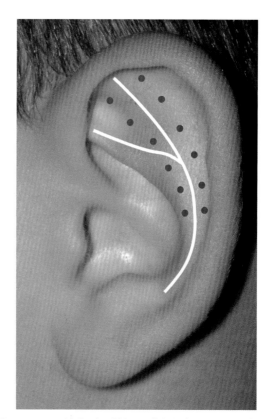

图 8-24 设计的对耳轮折叠（白线）和标记的褥式缝合点（蓝点）

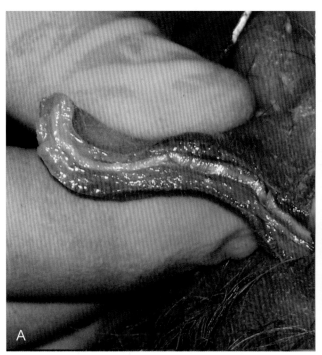
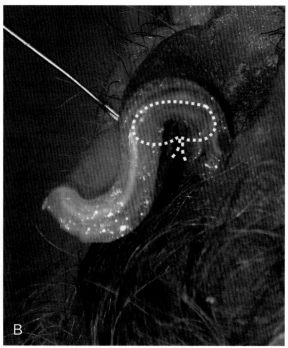

图 8-25　A. 轴向切开尸体的对耳轮折叠；B. 展示向后折叠耳朵后形成新的对耳轮折叠，缝线显示了如何保持新的折叠

耳后部设计手术切口。尽管有多种手术切口可供选择，但我更喜欢垂直梭形切口（图 8-27）。切口离颅耳沟约 5mm。我不喜欢颅耳沟切口，因为用此切口时，剥离耳郭后面的皮肤比较困难。当愈合后，伤口挛缩可使切口很好地隐藏在颅耳沟附近。切口的上下端基本上位于耳甲的顶部和底部。切口的横行宽度与预计的耳朵后缩程度相当。这一点很重要，因为一些外科医生会祛除更多的皮肤来增加耳朵后缩的量。重塑耳郭的位置和软骨的形态不是通过祛除皮肤来实现的。众所周知，切口张力是瘢痕增生的主要原因。开始的时候，切除皮肤应保守，椭圆中心的平均宽度为 7 ～ 12 mm。如果需要祛除更多的皮肤，可以在切口闭合之前进行。如果要进行 Mustardé 缝合，外科医生需要在耳郭上部靠近耳轮边缘的位置操作，为了更好地暴露，我喜欢在垂直于原始切口长轴上 1/3 处做一个 5 ～ 8mm 的横行小切口（图 8-27）。

（二）皮肤切开和剥离

多数外科医生在完成术前准备、铺无菌巾和麻醉成功后做亚甲蓝穿刺标记。标记也可以在切

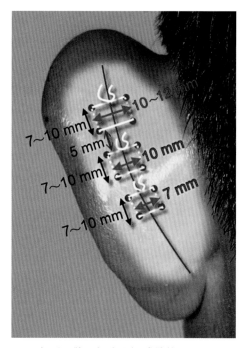

图 8-26　在后耳缝三根水平褥式缝线
划刻新折叠的中线软骨以削弱软骨的回弹力，缝线穿过划刻区域。上侧缝合两侧针脚距中线约 5 ～ 6mm（水平总长度 10 ～ 12mm），中间缝合约 10mm，下侧缝合约 7mm（红色箭头）。每个缝线的垂直走向相同，为 7 ～ 10mm（黑色箭头）。每个褥式缝合间距为 5mm（蓝色箭头）。这些数值只是基本指导，大耳郭数值增大，小耳郭数值缩小。此外，水平缝合的大小取决于对耳轮折叠的位置。最上面的缝合线要离得远，因为耳郭更宽，最下面的缝合线水平距离会更短，因为对耳轮折叠在这里很窄

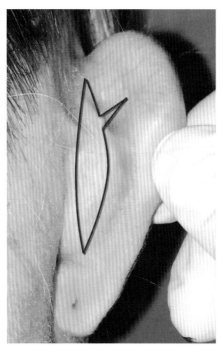 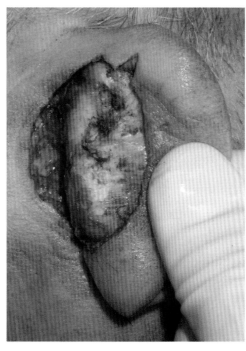

图 8-27 简单的梭形切口可以有效矫正隐耳。在上 1/3 处（蓝线）开一个小切口，以便为上段 Mustardé 缝合提供操作空间

开皮肤之后进行，这样做，标记线不会被组织渗液弄模糊。使用手术刀，电刀或 CO_2 激光将皮肤切开至软骨膜层（图 8-28）。直接进入软骨平面更容易剥离，太浅的层面剥离，组织结构不清晰。一旦找到了正确的层面，我更喜欢用双极电凝镊子的银合金尖端进行剥离操作，后者更容易解剖，不会损伤软骨且可以止血。双极电凝镊子的银合金尖端可防止碎屑黏聚（图 8-29）。

如果要行耳甲软骨切除术（Davis 手术），需要进行广泛的耳后软组织剥离，但在单纯行 Mustardé 手术，就没有必要。将皮肤梭形切开至软骨膜水平之后，剥离软组织以暴露耳郭背面的软骨。在软骨膜下平面更容易操作。我更喜欢用钝性小剪刀如肌腱剪，剥离至耳轮边缘，可以提供足够的操作空间。剪刀很容易剥开这个平面（图 8-30A）。剥离的关键是去除切口边缘皮下多余的软组织（图 8-30B）。如果不进行修剪，这些软组织可能会与 Mustardé 缝合线缠绕在一起。在此阶段去除多余的软组织以便之后的操作。继续进行剥离，直到整个耳后软骨暴露（图 8-31）。

虽然有经验的外科医生可能不需要做 Mustardé 缝线标记，但我觉得，标记缝合线位置是一个值得做的步骤。25G 1.5in 长注射针头穿刺

软骨，助手手持吸有亚甲蓝的 1ml 注射器，将亚甲蓝滴在穿刺针头上。当退针通过软骨时，就会形成一个标记点（图 8-32）。作为助手，很重要的一点是要让注射器与软组织保持 1cm 的距离，以防止与软组织接触，因为亚甲蓝滴到软组织上形成的墨迹会使手术野模糊不清。

（三）软骨削弱

在进行水平褥式缝合之前，通常需要对对耳轮折叠处的软骨表面切割、打磨、针刺或挤压，使软骨变软。

需要精准地沿着对耳轮折叠处削弱软骨，否则对耳轮的曲线结构将看起来不自然。可以在拟处理软骨的边缘穿刺两排注射针头，这样在软骨背面操作时更加精准（图 8-33）。

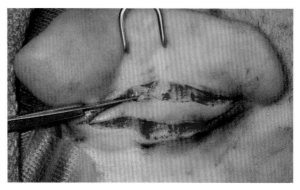

图 8-28 于亚甲蓝标记处切开，切开深度为软骨膜上

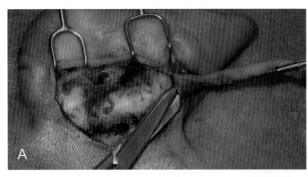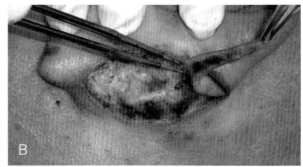

图 8-29 A. 剪刀直接剥开软骨膜上层面；B. 双极电凝切除软组织

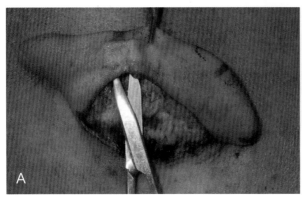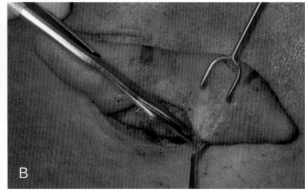

图 8-30 剪刀剥开软骨膜上层（A）和修剪切缘（B），祛除多余软组织。这样可以防止打结时组织与缝线缠绕

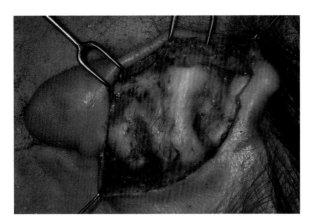

图 8-31 耳后的软骨膜上剥离

和其他耳郭整形术中的操作一样，现有削弱软骨的方法有很多种，关于应该削弱软骨的哪一侧存在不同的观点。有些外科医生只削弱软骨的背面，有些外科医生只削弱软骨的前面，还有些外科医生会削弱软骨的前后两面，而一些外科医生则完全不削弱软骨。关于削弱哪个面才是正确的，各方都有自己的理由，从物理学原理到木工操作的证据都有。我尝试过各种方法、各种器械和正反两面，发现效果都不错。我并未发现手术效果及其维持时间与削弱哪一面有多大关系。削弱正反两面需要仔细切开剥离操作，会增加肿胀或血肿形成的机会。我通过仅削弱软骨背面获得了很好的效果。另一个争论在于采用哪种类型的器械进行软骨削弱。这些年来，我使用过锉刀、锯齿刀、激光、射频针、有齿镊、25G 针头和手术刀来削弱软骨。我常规应用手术刀或经皮穿刺针在软骨背面形成平行凹槽或"馅饼皮"刺样切口，偶尔会使用金刚石锉刀。图 8-34 显示了我最常使用的手术刀在软骨上简单刻划形成的纵向凹槽。图 8-35 显示了削弱软骨的其他方式。图 8-36 显示了同时削弱软骨前后两面的技术。划刻削弱软骨时，在对耳轮的上部应该较宽，并在对耳轮的下部逐渐变窄。

最重要的是将刻痕隐藏在新折叠的耳轮中心部分，不要过度划刻软骨。过度增加划刻区域可能会造成脊状或不平整的折叠轮廓，并从皮肤上显现出来。过度刻划还会过度削弱软骨，使水平褥式缝合线难以固定。如果是新手，操作应该保守一点。

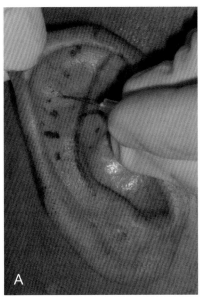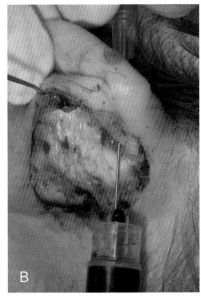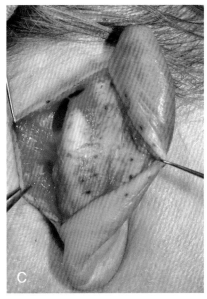

图 8-32　A.25G 针头穿刺表皮；B. 针头蘸亚甲蓝。当针通过软骨时，会产生一个标记；C. 标记部位

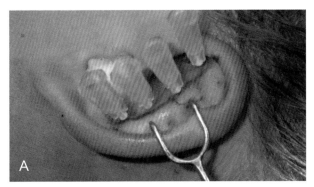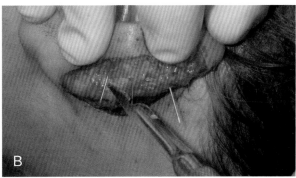

图 8-33　A. 将经皮针从上到下排成一列；B. 为划刻软骨形成新的对耳轮折叠提供指导

（四）水平褥式缝合位置

沿着先前在软骨上所做的标记，进行 Mustardé 水平褥式缝合（图 8-24 和图 8-32）。文献报道了多种缝合方式，按照这些文献描述的方法操作，有时候会使事情变复杂。外科医生应谨记，缝线的目的是折叠固定扁平的软骨，以重新塑造对耳轮的正常外观。这个操作类似于卷起脚踏垫，卷不好中间会形成褶皱。平整的脚踏垫相当于没有"折叠"的耳朵，当垫子被卷起时，卷起区域就是"对耳轮折叠"。大多数手术缝合三针，一个在上部，一个在中部，一个在下部。某些情况需要增加或减少缝线。同样，目标是将削弱的软骨弯曲成自然形状，并用缝线予以固定。我使用不吸收的白色缝线，并且更喜欢 4-0 线慕丝编制线和 P-3 13mm 三角针。

有时候，我会使用一种我以往未曾报道过的操作方法（尽管可能已存在）。我取 4-0 的尼龙线从耳前穿过皮肤和软骨进行缝合，通过钳夹形成想要的对耳轮形状，打结临时固定（图 8-37）。当软骨后侧永久性水平褥式缝合线打结固定后，再移除临时缝合线。同样，在确定耳郭与头部的

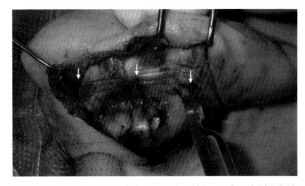

图 8-34　刀沿引导针确定的对耳轮折叠底面划刻浅的纵向凹槽

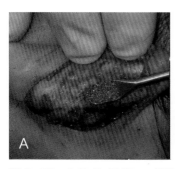
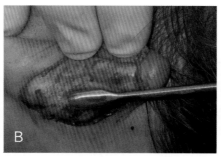
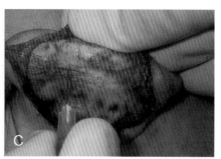

图 8-35 A 和 B. 用 Storz 锉子来削弱软骨；C.25G 针头穿透软骨使其变弱

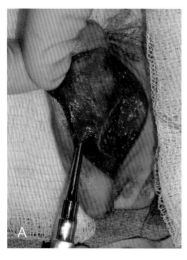
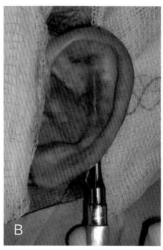
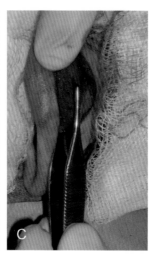

图 8-36 削弱两侧软骨的步骤

A. 在软骨切开一个小切口，插入 Molt 刮匙；B. 走行于耳前皮下；C. 棕色 Adson 多齿钳通过钳夹两侧软骨表面削弱软骨

距离时，可以在永久缝合前使用临时缝合方法，从而确定并保持该距离。

当缝合永久性水平褥式缝合线时，针应该穿透软骨但不穿透耳前的皮肤。未能对软骨"全层缝合"，将有可能无法保持效果的长久和稳固，因为缝线有可能切割软骨而影响固定的稳定性。13mm P-3 缝针的弧度能够在操作时垂直进针和出针，通常进针和出针的距离约为 8～10mm（图 8-26）。

对于初学者来说，Mustardé 缝合似乎很复杂，但实际上是在形成的对耳轮两侧进行简单的水平褥式缝合操作。针尖与对耳轮保持平行进出软骨。然后针尖横穿耳前皮下，再从另一侧穿出。当收紧缝合线时，软骨的两侧聚拢并形成折叠（图 8-38、图 8-39 和图 8-25），收紧缝线，打结并使线结埋在软骨沟内，从后面打结操作视野清晰，也更容易操作（图 8-39）。

有教科书介绍，水平褥式缝合时，靠外侧（耳轮侧）的缝线间距宽一些，内侧线针间距走的窄，但我更喜欢方形结。因为我认为在两侧缝软骨量一样会增加稳定性，缝线不易切割软骨。

关于缝合顺序，我更倾向于先缝合最上部，因为这是缝合线最宽的部位，并且是形成对耳轮的关键部位。如果缝线位置太高，则耳轮缘会变形，如果位置定的太低，则折叠的表面看起来会不自然。将第二根缝合线置于对耳轮的最大弯曲处，在转折处缝合，形成的对耳轮更加自然（图 8-40）。如果缝合后形成的对耳轮是直的，而非弯曲的，则必须重新缝合，并重新定位以形成自然弯曲的对耳轮。对耳轮的自然弯曲点位于耳屏的对面。另外一个要点在于，如果第一根缝合线导致难以形成自然弯曲，则移除所有缝合线并从弯曲处先开始缝合，该缝合线位于耳屏的对面。不同的病例需要不同的缝合位置，有时需要反复试验。如果前两条缝线已形成自然折叠，则不需要第三条缝线。如果形成的软骨折叠与自然的对耳轮轮廓线不重叠，则将第三条缝合线缝于对耳轮的下 1/3 处。

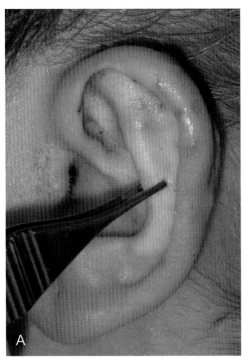
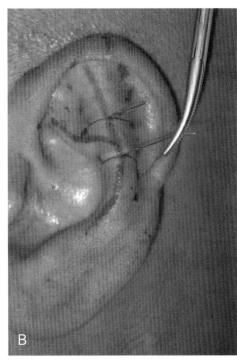

图 8-37　为了模拟对耳轮折叠

A. 用镊子夹住外耳部皮肤，4-0 缝线缝合固定；B. 形成了一个临时的对耳轮折叠，并便于 Mustardé 水平褥式缝合。在永久性褥式缝合后，移除临时缝线

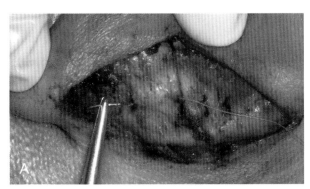
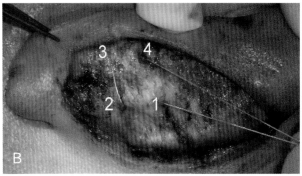

图 8-38　全层软骨水平褥式缝合的步骤

A. 水平褥式缝合线的平行针脚；B. 针平行于对耳轮折叠（1 和 2）进入和离开软骨，然后垂直穿过 AHF 折叠并进入对侧（3 和 4）

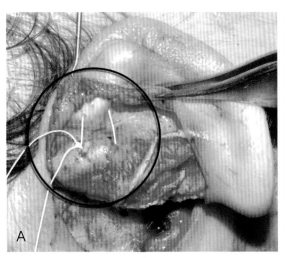
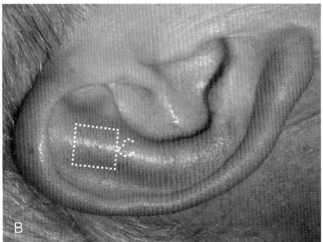

图 8-39　图示水平褥式缝合在耳后（A）和耳前（B）的外观

493

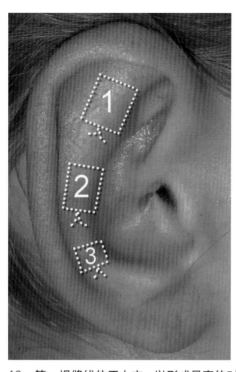

图 8-40　第一根缝线位于上方，以形成最宽的对耳轮折叠（1）。第二根缝线在对耳轮折叠的预设弯曲处，在该处制造自然弯曲（2）。必要时放置第三根缝线以形成对耳轮折叠（3）的最下侧弯曲。首先缝合中间缝线能更好地确定 AHF 的自然弯曲

最重要的是确保全层厚度软骨的缝合线不会穿破皮肤，因为这有可能导致局部皮肤坏死或感染，影响术后效果及稳定性。当缝合水平褥式缝线的平行针脚时，外科医生必须确保缝合线未穿透皮肤（图 8-41）。

我之前介绍过各种缝合打结时对组织进行固定塑形的方法（图 8-37）。常用的方法是用镊子轻轻夹住预备成形的部位，并将耳朵向后卷曲，在放松镊子的同时打结（图 8-42）。有些外科医生甚至不需要用镊子来协助折叠，只需根据缝线张力进行判断。图 8-43 显示了 Mustardé 技术的缝线位置。

上面不仅介绍了 Mustardé 技术是如何形成对耳轮的，而且还重新定位了耳郭与头颅的正常距离，这两个目标同等重要。如前所述，从颞部到耳郭外侧的距离为 10～12mm。从乳突中部到耳郭外侧的距离为 16～18mm，从乳突下部到耳轮下部边缘的距离为 20～22mm（图 8-44）。

虽然听起来很浅显，但如果对耳朵测量不正确，则必须移除缝线并重新定位。耳郭成形术是

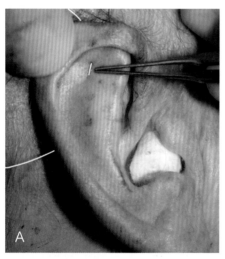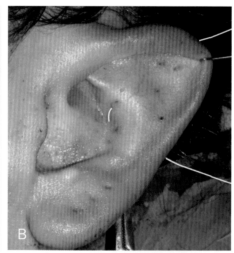

图 8-41　缝线穿透皮肤。缝线要尽可能多的穿透软骨而避免穿透皮肤。如果确实穿透皮肤，必须拆除缝线并重新缝合。通过更换缝线调整进针深度进行重新缝合

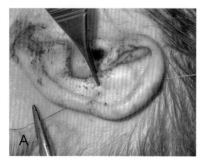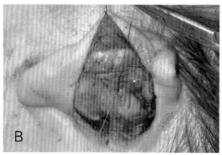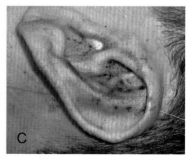

图 8-42　A. 在打结时，可以用镊子将对耳轮折叠固定在适当的位置；B. 直视下打结；C.Mersilene 缝合固定形成新的对耳轮折叠，并在最终打结前进行适当的调整

494

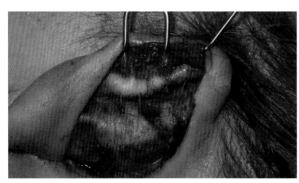

图 8-43 在正确位置上进行两个 Mustardé 缝合，形成对耳轮折叠

非常精细的手术，外科医生常常认为，尽管不完美，但效果差不多即可。有医德且有能力的外科医生将会在术中重新进行调整，因为有可能不会自行改善。如果耳郭过度外突，则更应如此，因为这种情况不会随着时间而改善。只有在少数过度矫正的情况，后期耳朵可能会向前反弹一部分。第一次就把手术做好，可以防止将来二次修复。耳郭成形术的错误之一就是过度矫正。

如果一位外科医生要在轻微的过度矫正或轻微的矫正不足之间做选择，那他应该选择后者。习惯于看到突出耳朵的患者会对轻微的矫正不足感到满意，但可能对过度矫正会非常不满意。如果诊断为对耳轮缺失而没有耳甲过度发育，则手术就算完成了。如果患者软骨过大，还需要进行软骨切除术（见后文）。

如果外科医生认为操作到位了，就可用抗生素溶液冲洗切口并关闭切口（图 8-45）。我喜欢 4-0 尼龙线连续缝合皮肤。切口不完全闭合，末端留下几毫米用于引流。耳郭成形术形成血肿或血清肿并不少见，因此不必完全闭合伤口。

在手术结束时，伤口涂抗生素软膏，并用碘伏纱布轻轻地包裹外耳。纱布覆盖所有缝隙并填塞外耳道。纱布包裹的目的是填充所有空隙从而保持耳朵的精确形态。这也有助于防止术后水肿或瘀血，并可预防血肿或血清肿（图 8-46）。

Mustardé 技术也可用牙科硅胶印模材料代替敷料。两种成分在合适的配比下混合，用凡士林涂抹覆盖皮肤，将牙模材料注入外耳道和耳郭，凝固形成柔韧的橡胶，可以根据需要随时进行拆卸和更换（图 8-47）。

术后可以采用多种方式包扎，包扎方式在某种程度上取决于患者的年龄。经过数小时的手术和精确缝合后，没有外科医生或患者乐意看到伤口撕裂。一个顺应性好的成年人可能只需要做简单绷带包扎，保证不会触碰到耳朵即可，而一个好动的 4 岁儿童可能需要一个牢靠的敷料包扎（图 8-48）。还可以使用用于面部提升术后包扎固定的面颌套进行包扎。可以购买类似于摔跤护耳器的耳罩，虽然接受度不太高，但能够提供良好的保护，也许它是儿童无法自控并有可能搔抓手

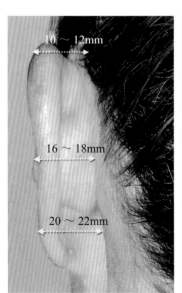
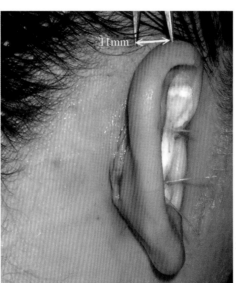
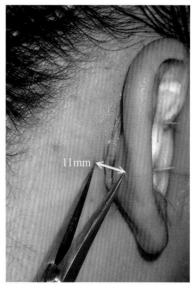

图 8-44 左图显示了三处经典的头骨距耳郭测量值。中间和右侧图像显示了我进行 Mustardé 缝合后最常见的测量结果。乳突侧皮肤距耳轮脊后边缘约 11mm

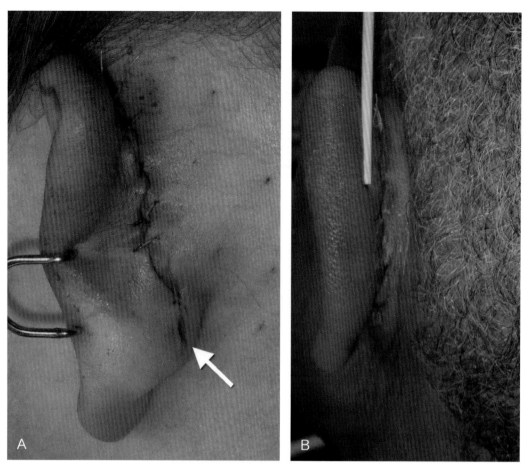

图 8-45　闭合伤口前用抗生素溶液冲洗

A.4-0 缝线连续缝合，最下几毫米的切口不缝合，作为引流口（白箭）；B. 耳郭成形术后 1 周的典型缝合线

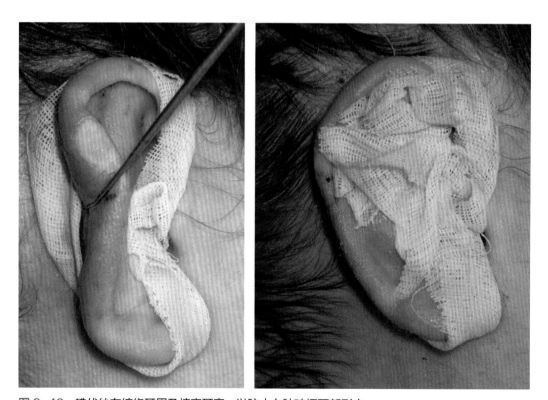

图 8-46　碘伏纱布缠绕耳周及填塞耳窝，以防止血肿破坏耳郭形态

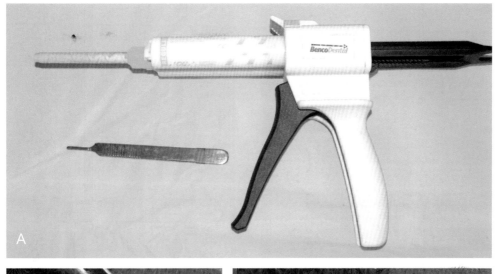

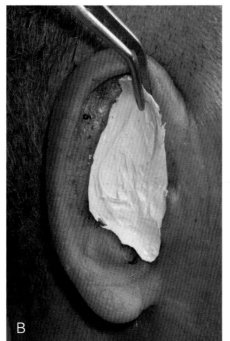

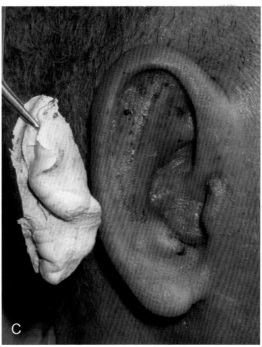

图 8-47　A. 耳模制造装备；B 和 C. 耳模正确到位，可取出和更换。可取下进行清洁，并在必要时更换

术部位的一个可供选择的保护方法。术后护理包括休息，抬高头部和必要的药物治疗。第二天早上，检查患者伤口是否有血清肿或血肿及敷料有无脱落（图 8-49）。

水肿或瘀斑的发生并不罕见，这可能会影响精细的耳郭术后形态。如果肿胀明显，可能意味着需要清除血肿或血清肿（参见下文的并发症）。

Mustardé 手术患者的术后护理包括淋浴和清洁耳郭，以及每天两次双氧水清洁伤口。连续 1 周 24h 佩戴头带或轻便敷料，第 2 周仅在晚上佩戴。敷料有助于在愈合过程中保持耳郭形状，并

且还可以提醒患者不要扰动手术部位。如果外科医生感觉存在过度矫正的状况，则可以去除敷料以促进回弹。持续数周限制重体力劳动，以及避免任何可能撕裂伤口的行为，如戴头盔或接触性运动。通常在术后 1 周、1 个月和 3 个月进行随访，拍摄照片。

十六、耳甲软骨过大矫正

如上所述，大多数耳郭成形术病例有对耳轮缺如，有些患者伴有耳甲软骨过大。为了便于描述，我将在后文使用"CBE"来做耳甲软骨过大的简称。

497

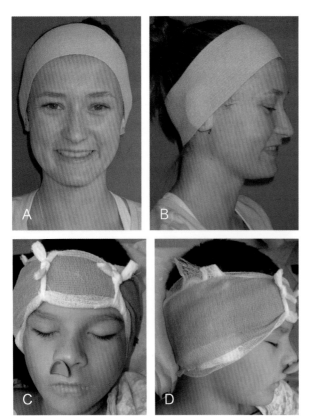

图 8-48　A 和 B. 一种简单的压迫敷料，成人手术后可以用弹性绷带包扎固定；C 和 D. 传统的乳突绷带可用于不合作的儿童

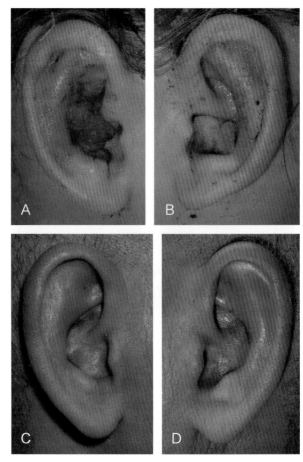

图 8-49　A 和 B. 一名 6 岁的患者，Mustardé 和 Davis 术后 24h；C 和 D.Mustardé 耳成形术后 7d 的成年男性

如前所述，软骨过大的患者可能需要用 Mustardé 术进行矫正。出于同样的原因，一些患者存在正常的对耳轮，但耳甲腔后壁和底部软骨过多，只能用软骨切除术治疗。为了使耳郭成形术做到精准完善，外科医生必须掌握这两种技术。不幸的是，一些患有明显耳甲软骨过大的患者，仅采用缝合手术治疗，结果既不自然也不持久（图 8-50）。

软骨削减的技术有很多。1978 年阿根廷整形外科医生 Jack Edward Davis 提出了我更愿采纳的软骨过大矫正技术。该手术包括去除多余的耳甲软骨，以缩小增生的耳甲腔后壁和底部。首先我将描述经典的 Davis 术，随后讨论我改良的更为保守的软骨削减方法。

如果没有多次实际观摩手术的经历，很难对 Davis 技术进行描述。在 Davis 技术中，耳甲腔后壁和底部的多余软骨被切除。正是这种软骨过大造成耳郭突出，通过切除多余部分，使耳甲腔后壁和底部缩短，从而使得耳朵更加服帖地处于正常位置。

弯盘的样子与耳甲腔的解剖结构相近，在这种情况下，底部和侧面代表了耳甲腔底部和后壁。盆状的"耳郭"由于从底部到边缘的高度过高而突出于"头部"。如果盆的后壁和底部的一部分被修剪，则底将会降低（图 8-51）。

从对耳轮顶部与内侧面交界处起始，向下测量并标记 8～10mm 耳甲腔后壁，作为将来保留的耳甲腔后壁。在塑料或金属尺 10mm 处切割形成凹口可以制作成一种简易的测量装置（图 8-52）。保留大约 8～10mm 的耳甲腔后壁，耳朵将恢复到正常的位置。图 8-53 展示了一个 14mm 深度的增大的耳甲腔后壁，这意味着必须去除约 4～6mm。Davis 手术方法建议保留后壁高度的一半，但这不是一个非常精确的量化指标。我建议新手外科医生留下至少 10mm 的完好无损的耳甲后壁软骨。过多的去除后壁软骨可能使得耳朵回缩过多，并减少了耳轮后缘和乳突之间的

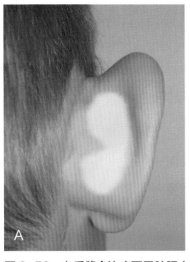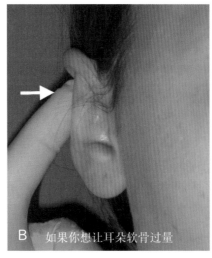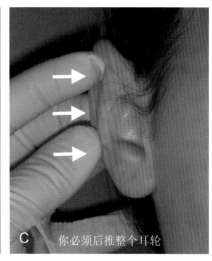

图 8-50　向后缝合治疗耳甲腔肥大

A. 软骨过量区域；B. 使用 Mustardé 缝合后耳郭形态；C. 为使形态自然，需后推整个耳轮

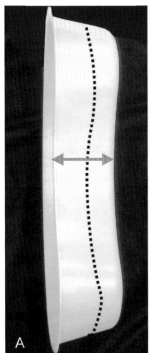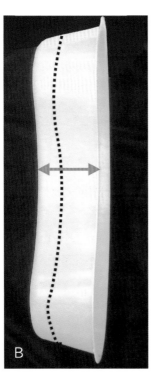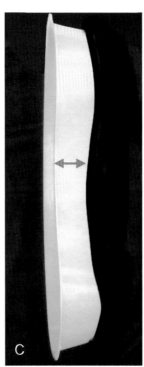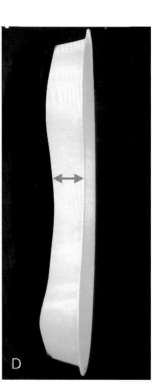

图 8-51　可将招风耳类比于呕吐盆。如果切除"外墙和地板"的一部分，盆的"耳朵"将位于较不突出的位置

A 和 B. 红色箭头等于增生的耳甲腔；C 和 D. 显示耳甲腔减少，因此耳朵将更靠近头部

空间。避免过度矫正的最佳方法是不要过度减少后壁。虽然这可能听起来很复杂，但在实际操作中，去掉软骨后耳朵会改变得很明显。如果增大的耳甲后壁阻碍耳朵向后移动，通过测量并去除足量的外壁使耳郭向后贴，效果自然且稳定持久。如果去除了正确量的耳甲腔后壁和底部，则耳郭就不会向前反弹。

拟切除软骨的标记包括整个肥大的耳甲腔豌豆状底部，可行"芸豆"形的切除。基本上，整个多余部分的耳甲腔后壁和底部被切除，类似于先前介绍的弯盘的样子。

用酒精棉擦拭整个外耳以使表面清洁，便于手术标记。先沿着耳郭后壁标记，如图 8-52 所示。在耳轮脚周围画一个"V"形标记，予以保留，这对于维持耳轮脚自然形态很重要。切除位于外耳道后方的耳甲腔底部和耳甲艇底部的软骨（图 8-54）。

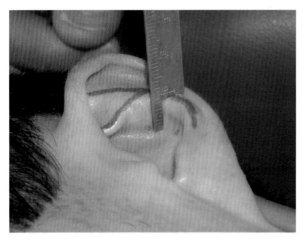

图 8-52　凹口标尺在耳舟表面下方 10mm 处作标记

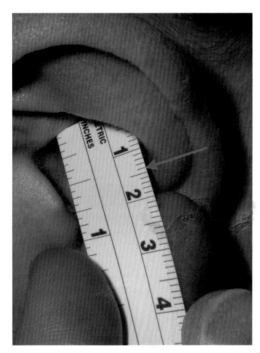

图 8-53　患者耳甲腔深度为 14mm。保持 8 ～ 10mm 的软骨等于缩小 4 ～ 6mm 后耳壁和耳甲

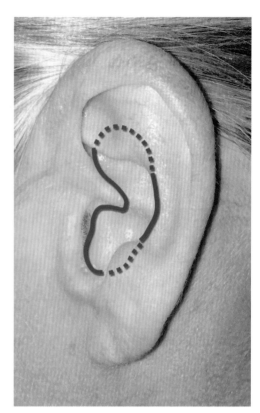

图 8-54　软骨上标记"芸豆"样轮廓。将切除该线下方的所有后部外耳侧壁和外耳甲软骨

耳郭后面和乳突区同样进行局麻药浸润。当进行 Davis 术时，需要剥离耳后组织到乳突筋膜平面，因此，要在耳后多个组织平面注入局麻药。对于轻度至中度软骨过量的病例，我将首先进行 Mustardé 手术，然后适当去除软骨。对于极重度软骨过大的情况，我可以先进行软骨切除术。这更多地取决于外科医生的习惯。

如之前 Mustardé 术中所述，进行耳郭后面皮肤标记、切开和剥离（图 8-27 至图 8-31）。与单纯做 Mustardé 术的主要区别在于，耳后组织必须剥离至乳突筋膜平面。外科医生将会见到残留的耳后肌和各种结缔组织，然后看到白色光滑的乳突筋膜（图 8-56 和图 8-57）。去除软组织的理由有两个，首先是去除软组织使得耳朵更贴近于头骨，更重要的是，乳突筋膜的光滑表面将成为耳甲的新底部。由于去除了耳甲的底部软骨，新的耳郭底部将是乳突筋膜，必须是平滑的，因为不规则的组织将通过薄的耳郭皮肤显现出来。此外，外科医生必须在耳甲腔底部周围做广泛剥离，使组织变平整。耳甲腔底部深面经常会遇到

如果计划同时进行 Mustardé 手术，也同时进行标记（图 8-55）。在注射局麻药之前必须完成所有标记，因为肿胀将影响手术标记。

我以往也用局部麻醉实施过耳过成形术，但更喜欢使用静脉复合麻醉，这是儿童首选的麻醉方式。最好剃除手术区域的头发，并覆盖洞巾，仅暴露耳朵和乳突区域。对耳郭、外耳道和乳突区皮肤进行清洁消毒，并在外耳道中塞入棉球以防止血液流入。

在手术区域皮下注射局麻药，用于麻醉、止血和皮下水剥离，使整个耳甲皮下膨起。整个

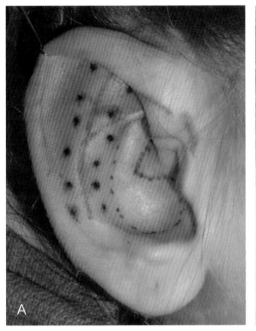 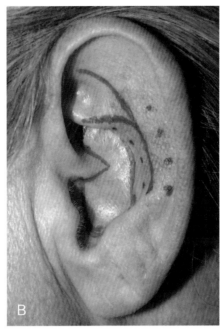

图 8-55 "芸豆"样标记两个不同患者的切除标记。同时存在 Mustardé 标记

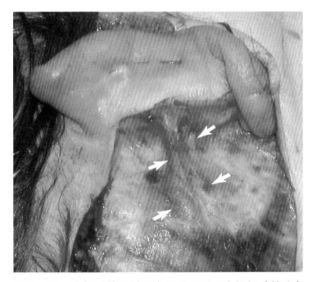

图 8-56 在切除软骨过程中可见耳后肌肉组织（箭头）

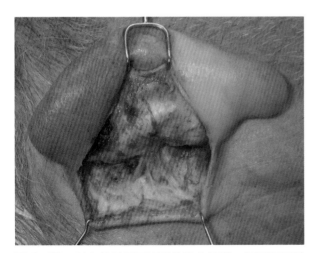

图 8-57 剥离范围须至耳后的乳突筋膜，耳后耳甲腔皮肤祛除后重新固定于乳突筋膜

比较大的血管。

完成耳甲腔底部切除术后，标记出耳甲后壁的切除范围。耳甲后壁术前标记用 25G 针和亚甲蓝。这是 8～10mm 的标记，高度同保留的耳甲腔后壁软骨（图 8-58）。

然后用手术刀、高频刀或电刀切开标记的皮肤和软骨。注意不要超越标记的范围，避免穿透对侧的皮肤（图 8-59）。

皮肤切开后，用钝性剪刀或剥离子进行软骨膜下剥离（图 8-60）。剥离软骨较剥离皮肤容易，但也需谨慎以免穿透皮肤。在切除软骨后，完全去除了耳甲腔的底部，留下了芸豆形的软骨缺损，暴露出对侧皮肤的内侧面（图 8-61）。

移除整个耳甲腔的底部，预留一定高度的耳甲腔后壁。图 8-62 显示了耳甲软骨切除以及预留高度为 6mm 的耳甲腔后壁软骨。

耳后软组织剪除到乳突筋膜表面，并避免组织的不平整，耳朵应服帖地位于正常的位置。通常情况下，需要进行进一步的微调，修剪有可能影响形状和组织移位的软骨。最常见的需要修剪的部位是耳甲底部的边缘（图 8-63）。耳甲艇的上部和耳甲腔的下部可以保留在切口之外，如果耳朵未能服帖地向后延展，这些区域可能需要修整。

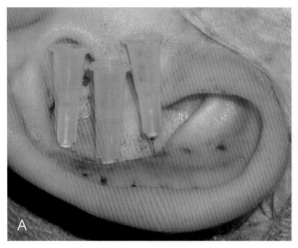
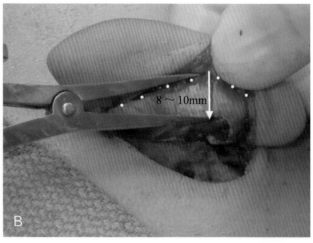

图 8-58　A. 术前标记放置的针位于 8～10mm 软骨的上部；B. 术中显示后侧壁，此为保留的软骨量。软骨保存得越多，耳郭就越突出，软骨切除得越多，耳郭就越靠后

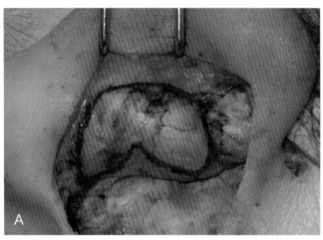
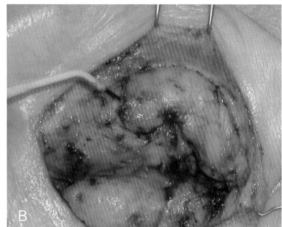

图 8-59　A.“芸豆”样标记的切除耳甲腔底部范围；B. 单极电凝切开软骨

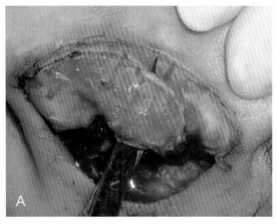
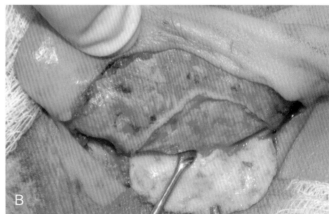

图 8-60　用剪刀（A）剥离软骨和用 Molt 刮匙（B）进行同样的剥离

　　如果是单充耳甲软骨过大，则直接修剪耳甲软骨的下部，直到耳朵服帖并且符合期望的位置和形态。如果首先进行 Mustardé 手术，则通常需要减少软骨削减量。

　　当外科医生对耳朵位置和形态满意后，用抗生素溶液冲洗切口。由于已移除整个耳甲腔底部的软骨，必须在耳甲腔内进行填塞以消除乳突筋膜与耳甲腔底部皮肤之间的腔隙。 Davis 在其文

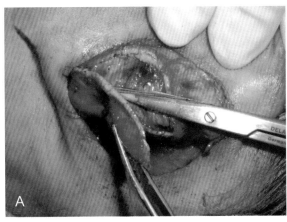
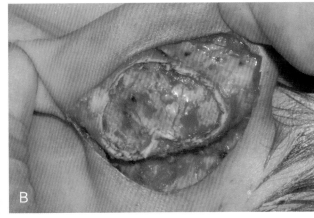

图 8-61　A. 最后分离增生的软骨；B. 手术部位和耳前皮肤的真皮表面

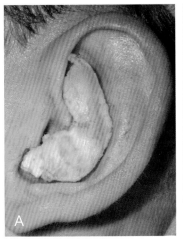
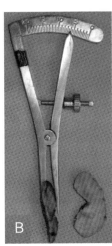
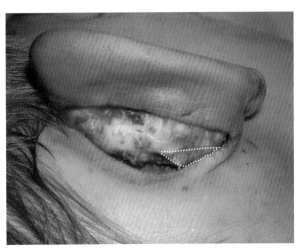

图 8-62　A. 将切除的肥厚性耳甲软骨置于其内部以显示其原始位置；B. 其中一个高为 6mm 的切除的软骨。降低该高度可显著改善招风耳的形态

图 8-63　软骨闭塞，阻止耳郭被动地回缩以致需要再次复位。虚线表示防止复位另需切除的软骨

献中，描述了一种可以使皮肤粘连到乳突筋膜、消除无效腔、并有助于伤口愈合的打包缝合固定技术。打包缝合敷料是这样固定的，使用 4-0 尼龙线或 4-0 丝线，从耳前皮肤进针，穿过耳后皮肤，并挂上耳后筋膜，再穿回到耳前部(图 8-64A)。缝合三根线，一根置于耳甲上部，一根置于中间，另一根置于下部（图 8-64B）。牙科用棉条涂抹抗生素软膏并弯曲成 "U" 形。一端放在外耳道内，棉卷的主要部分弯曲以填充耳甲腔底部（图8-64C）。最后，再用棉花覆盖，用中等的压力以压迫皮肤与乳突筋膜粘连，并消除无效腔（图8-64D）。在打包缝合之前更容易关闭耳后切口，因为贯穿缝合挤压耳轮边缘，使得耳后缝合困难。最终关闭伤口如图 8-45 所示。

我曾使用直接对耳甲腔后壁下端缝合固定来

加强打包缝合或代替打包缝合。在该方法中，使用 4-0 薇乔缝合线将耳甲下壁的边缘缝合固定到乳突筋膜上（图 8-65）。我曾使用过这种没有任何棉卷敷料的技术，而是将涂抹抗生素的棉球填充耳腔 1 周。这可以通过保持皮肤紧贴乳突筋膜来消除无效腔。在进行这些缝合或打包之前，重要的是确保乳突筋膜区域是平滑无皱褶，如有不平整，则有可能透过皮肤看见。同样，我经常使用带有或不用打包敷料的耳后缝合固定技术。

十七、"迷你 Davis" 术

我先后完成数百个经典的 Davis 软骨削减术，并取得了很好的效果。如果大量祛除软骨也会有缺陷，过度矫正会使正常耳轮边缘与乳突皮肤之间的间隙过少或消失。采取更保守的软骨削减术，

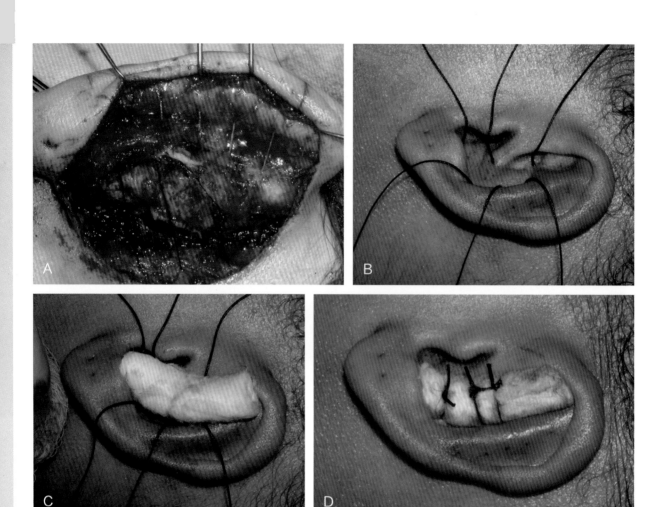

图 8-64　A. 与乳突筋膜固定的经皮缝合线；B. 缝线部位；C. 放置牙科棉卷；D. 将缝合线固定

可以减少这种情况的发生。

采用"迷你"软骨削减术时，Mustardé 手术按照本章前面的经典描述进行，但不是减少所有耳甲软骨移除，只需减少影响耳郭后倾的软骨。少量切除耳甲底部和后壁之间影响耳郭后倾的软骨，直到耳朵服帖为止（图 8-66 至图 8-68）。这是一种精细技术，可能不适用于耳甲软骨过度肥大的极端病例，但在多数情况下有效。该技术的优点包括减少过度矫正的可能性，并且可能不需要关注和处理乳突筋膜和耳甲腔底部的腔隙和不规整。同样，与经典 Davis 术的操作主要区别在于不会过多地去除整个耳甲腔底部。

术后敷料包扎和护理与 Mustardé 手术描述的相同，如图 8-46、图 8-48 和图 8-69 所示。衬垫缝合线通常保留 1 周，但如果需要可以留存 2 周。完整的打包缝合敷料（和整个棉卷）用于全套 Davis 术，而较小的打包敷料（棉球）用于较

小的耳夹软骨切除术。我曾最早在第 4 天就移除了衬垫，但更倾向于 1 周。对于外地患者，使用肠线缝合的效果很好，因为缝线在大约 1 周内消失，患者可以自行取出棉卷。当使用永久性缝合线时，进行移除前首先要用消毒液擦拭所有缝合线和棉卷。这是因为当缝合线被剪断时，它会从伤口内部被拉出。未能做好此处理的区域会诱发细菌感染。如果 Davis 术是在没有 Mustardé 手术的情况下进行的，那么并不需要头带，因为打包敷料就可保持其位置。如果将头带或打包固定技术一起使用，则要提醒患者压力要适度。

十八、突出耳垂的矫正

招风耳经常伴有侧向突出的耳垂。新手外科医生可能没有意识到这一点，当耳朵回到正常位置时耳垂仍然突出，最终的效果可能会受到影响。以往已经有许多矫正耳垂凸出的手术方法的介绍。

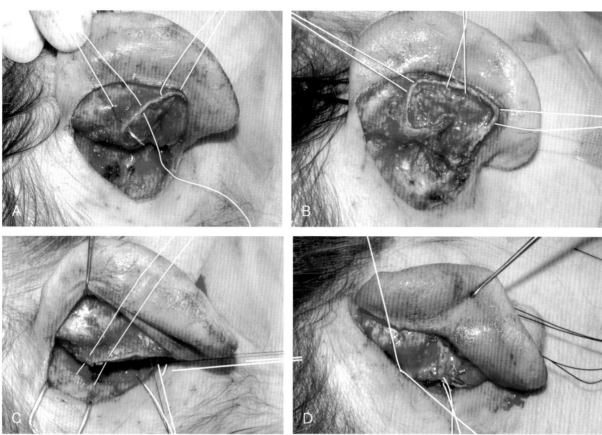

图 8-65 穿过下缘（A）的贯穿缝合线和放置（B）的三条缝合线。将缝合线穿过乳突筋膜 (C)，缝合后的软骨缝合到乳突筋膜 (D)

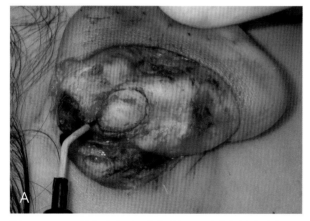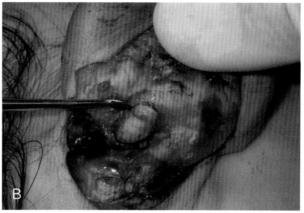

图 8-66 用单极电凝（A）切割耳甲腔底部的突出软骨和用 Molt 刮匙（B）将软骨与真皮剥离

耳垂突出的原因可能与耳轮尾部软骨的增生与突出有关。如果发现耳垂位置异常或外科医生意识到耳朵底部会随着削减而变松弛，这部分软骨就要削除（图 8-70）。

"鱼尾"状皮肤切除是一种简单的矫正技术，切除耳垂后部三角形皮肤，并在乳突区切除相应的皮肤，从而减短耳垂。通过缝线将耳垂定位在更接近乳突区域的位置，并将耳垂向后移位。在耳垂皮肤上做"V"形标记，当墨水未干时，将耳垂向后压在乳突皮肤上，形成另一个"V"形。"双 V"看起来像鱼尾，因此得名（图 8-71）。用这种方法，去除耳垂和乳突区皮肤使得耳垂能够黏附到乳突区，愈合后耳垂后移（图 8-72）。对轻微突起的耳垂进行缩减的另一种方法，是用缝合线固定耳甲下部于乳突筋膜的基底部，当缝合线打结后，耳垂回移（图 8-73）。

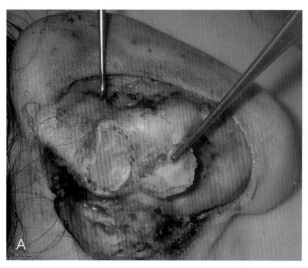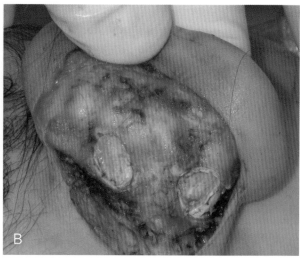

图 8-67　A. 去除多余的软骨；B. 去除耳甲腔和耳甲艇的底部软骨

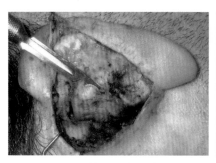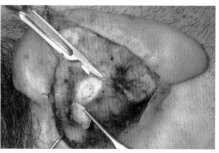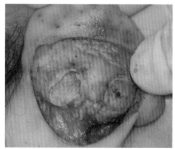

图 8-68　图示使用手术刀精确地减少耳软骨增生

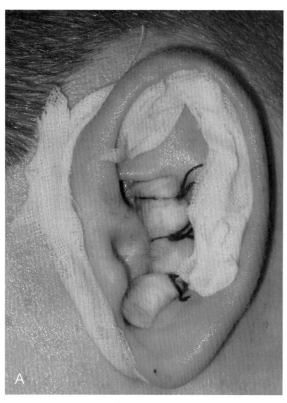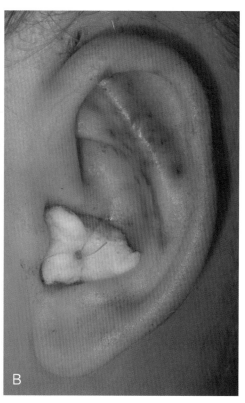

图 8-69　用碘仿纱布包裹对耳轮折叠及周围的解剖结构，轻度加压包扎。将长条形纱条放于耳甲腔底部，并用缝线打包增加牢固性。完全包扎（A）和只切除了耳甲腔底部，只部分包扎（B）

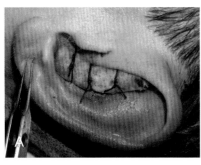
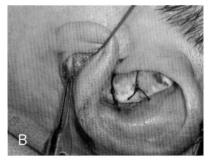
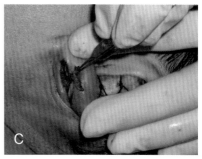

图 8-70 增生的耳轮尾，切除后可使耳垂位置后移
A. 突出的耳轮尾；B. 暴露的软骨；C. 切除后的软骨

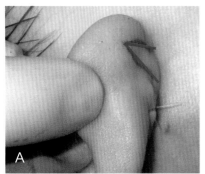
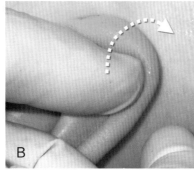
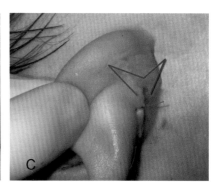

图 8-71 A. 在耳垂上标记"V"；B. 按压以在乳突皮肤上标记相同的图案；C. 做完印记的标记类似于鱼尾

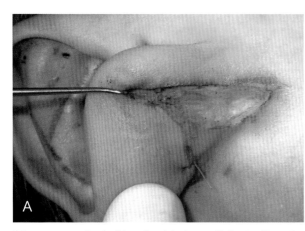
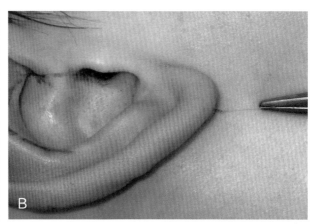

图 8-72 A. 切除"鱼尾"形皮肤；B. 缝合后可将耳垂固定在更靠后的位置

病例展示

耳郭成形术是一种很有成就感的手术，因为许多患者是儿童，他们对自己外表和体像的改变最为感激。同样遭受多年痛苦的成年人也会感激。图 8-74 至图 8-83 显示了耳成形术患者术前、术后的资料。

十九、耳成形术并发症

耳郭成形术最可怕的并发症是坏死和组织缺失。幸运的是，耳朵有丰富的血液供应，所以发生率很低。但是在放置可能影响血液循环的包扎敷料时，必须谨记这个可能性（图 8-84 和图 8-85）。

耳成形术后发生组织坏死的处理与其他部位组织坏死的处理方法相似。首先，应该减轻任何压迫。局部应用硝酸甘油可以使局部血管扩张。用双氧水浸泡处理伤口，并用抗生素软膏或其他伤口处理软膏覆盖伤口。严重的组织坏死需要高压氧治疗，但这种情况我从未遇见过。

仅次于组织缺失，血肿是另一个可能产生严重畸形的并发症。耳朵的软骨支架极其精细，对损伤非常敏感。未早期发现或未治疗的血肿可导致"菜花状耳"一样严重的畸形。因此，所有血肿，即使是较小的血肿，都必须尽早处理和治疗。所有耳成形术患者需术后 1 天、1 周和 1 个月到门诊复诊。耳郭水肿和瘀斑是耳郭成形术中常见的并发症，表现类似于血肿。如果存在波动感或发现有渗出，必须排除血肿。图 8-86 显示术后瘀血和水肿而不是血肿。图 8-87 显示了一个小血肿，需要引流且可导致组织坏死。图 8-88 显示了用比阿芬软膏治疗坏死性皮肤，其方法与面部皮肤坏死的治疗方法相同。良好的伤口护理和应用抗生素通常对耳郭伤口有很好的促愈合作用。较大的血肿需要挤出（图 8-89）和放置引流（图 8-90）。

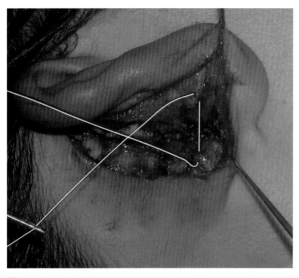

图 8-73　使用缝合线将耳甲下部和耳轮尾部固定到乳突筋膜上，可回牵耳下部和耳垂

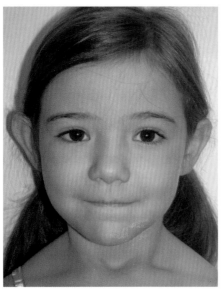
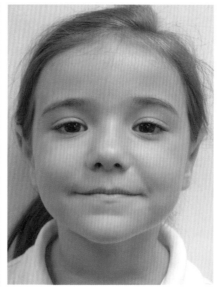

图 8-74　双侧 Mustardé 耳成形术前和术后的一位 5 岁患者

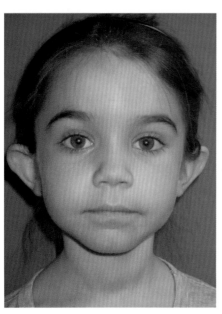
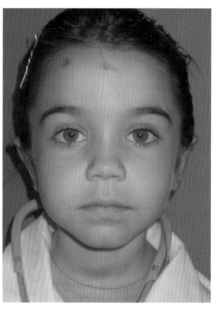

图 8-75　一位 4 岁患者行双侧 Mustardé 和 Davis 耳郭成形术前和术后 1 周对比

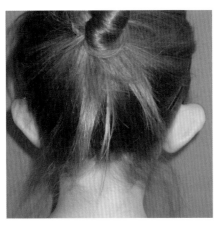
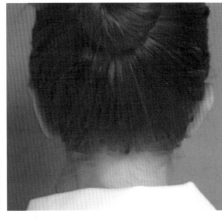

图 8-76　如图 8-75 患者的后侧观

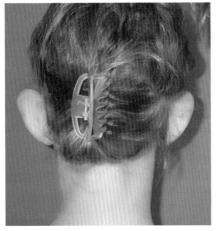
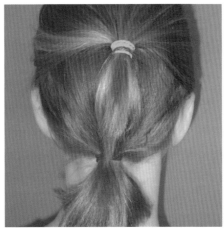

图 8-77　一位 11 岁女性患者行双侧 Mustardé 和 Davis 耳郭成形术

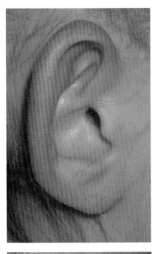
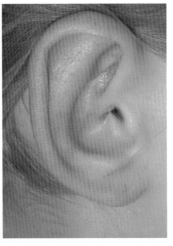

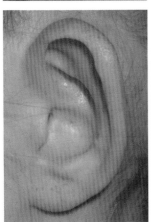
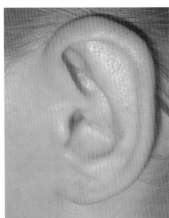

图 8-78　如图 8-77 所示同一患者的侧视图。请注意新的对耳轮折叠的自然曲线

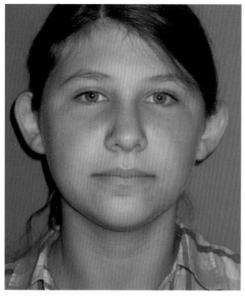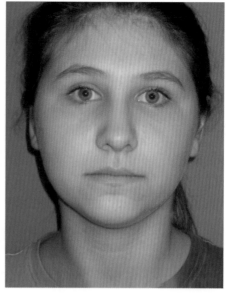

图 8-79　一位女性患者行双侧 Mustardé 和 Davis 耳郭成形术前和术后对比

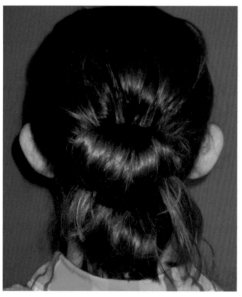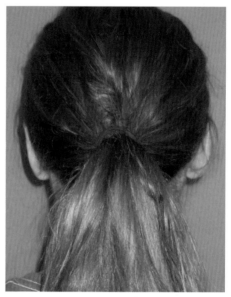

图 8-80　如图 8-79 所示同一患者的后视图

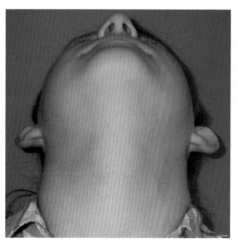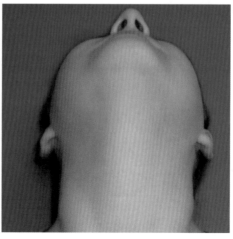

图 8-81　如图 8-79 所示同一患者的颏下视图。此图说明了肥大的软骨减少。没有软骨减少就无法实现这一结果

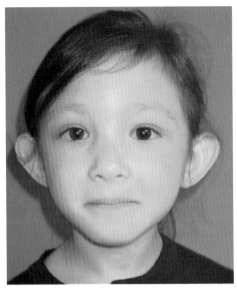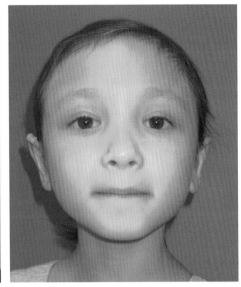

图 8-82　一位 5 岁女性患者行双侧 Mustardé 和 Davis 耳郭成形术

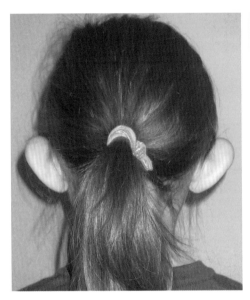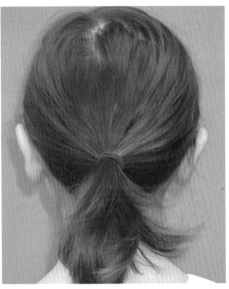

图 8-83　如图 8-82 所示同一患者的后视图

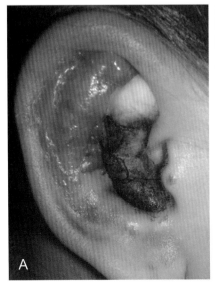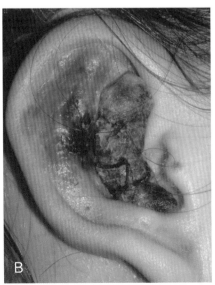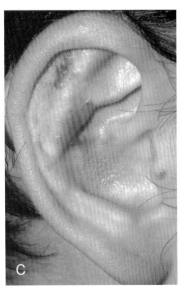

图 8-84　该患者在祛除组织后出现小面积水疱

A. 术后 24h ; B. 术后 14d ; C. 术后 4 个月

511

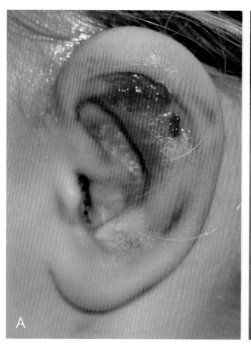

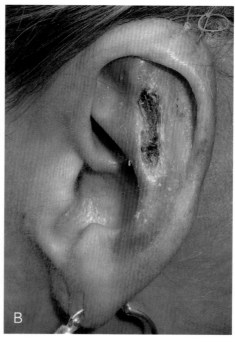

图 8-85　A. 耳上部缺血，此为坏死的早期征兆；B. 另一位患者术后 2 周后，在对耳轮折叠处有坏死区域

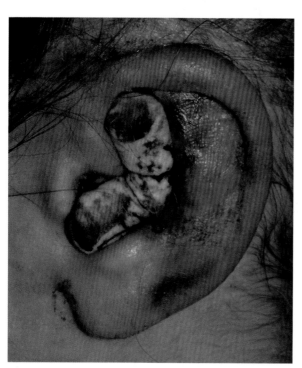

图 8-86　这个患者没有血肿，而是耳舟和三角窝瘀肿。需与血肿鉴别，无须引流

缝线裂开可发生在术后早期或晚期。图 8-91 显示了耳郭成形术后几个月的缝线外露。这个外科医生使用了材质坚硬的普理灵缝线，这是一个糟糕的选择，因为线结坚硬并可以触摸到，并可造成压力性坏死或穿透薄的皮肤。柔软的缝线，如慕丝线是首选，可吸收线不是永久的，可被吸收。图 8-92 是耳成形术后 2 年缝合线外露，发生耐甲氧西林金黄色葡萄球菌感染，图 8-93 是术后 7 年缝合线发生肉芽肿感染。

另一种术中可能发生的是意外穿孔（图 8-94）。这在 Davis 术中有可能发生，常发生于沿着外耳道周围的耳甲进行解剖时。可用一个简单的 6-0 肠线缝合闭合穿孔，通常能平稳愈合。

（一）耳郭成形术术后相关问题

耳郭成形术，与鼻整形术一样，是一个非常注意细节的手术。矫正不足和矫枉过正都会令患者不满意，但过度矫正更加令人难以接受。由于大多数患者已经习惯于突出的耳朵，稍微向后调整就可能让患者满意，即使向后调整不到位，患者仍然可以接受手术结果。但如果耳郭矫正过度并紧贴耳后头颅的话，患者就很难接受了。矫正不足可以通过切除更多的软骨或重新进行水平褥式缝合来改善。如果问题与 Mustardé 线过度牵拉有关，那么的矫正过度的耳朵可以进行调整，但若是软骨切除过多，重新调整就非常困难，因此外科医生必须记住"切一次，测量两次"。

术后双耳不对称是另一个问题，有些患者可能在术前就存在明显畸形，如一只耳朵过大或者过小，或者存在颅面部骨骼畸形等问题，这些都

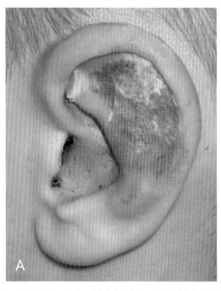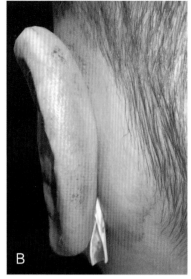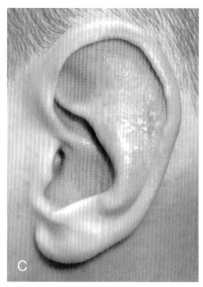

图 8-87　A. 患者术后 1d，耳上部皮肤出现血肿和缺血；B. 挤出瘀血后放置引流条；C. 患者术后 6 周

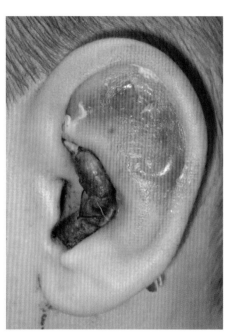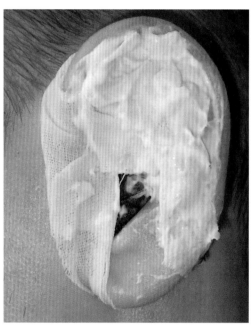

图 8-88　如 图 8-87 的患者，使用烧伤膏进行伤口护理，并进行敷料包扎，其方法与在面部提升术后出现皮肤坏死后的包扎方法相同

应该在术前与患者进行讨论，如果出现了不对称，可以对不满意的一侧二次手术进行矫正。另一种双耳不对称是由于术者技术原因，"电话畸形"发生在耳朵中央部分矫正过度，上下两极像老式电话接收机一样突出，这可能是由于耳郭上极过度矫正，或者 Mustardé 线松脱，或者耳下极和耳垂矫正不到位，或各 Mustardé 缝线之间的受力不平衡，特别是在耳郭上部矫正过度的情况下容易发生。过度矫正或耳郭不对称可通过术中注意缝合线张力、术中测量和调整耳垂突出来避免。相对而言，因为技术保守而导致的失误要好得多，

因为患者更愿意接受轻微的矫正不足，而不愿意接受严重的矫正过度。"反向电话"耳朵是相反的情况，其中上极和下极矫正过度，中央对耳轮突出（图 8-95）。

如果采用 Mustardé 手术发生矫正过度，可以拆除有问题的缝合线，使软骨复原，使耳朵向外伸展。图 8-96 显示了矫正过度 Mustardé 线的纠正过程，通过移除 Mustardé 线，并放置纱布卷防止耳郭向后移。

对于新手来说，最常见的错误之一是不注意对耳轮的自然曲线，导致对耳轮太直了（图 8-97）。

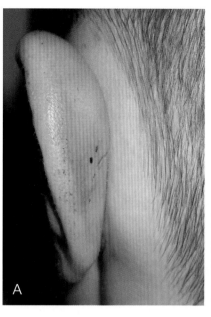

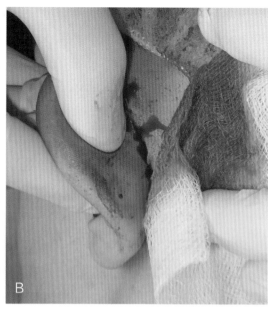

图 8-89 A. 耳郭成形术后数天出现血肿；B. 挤出瘀血，放了一个引流条

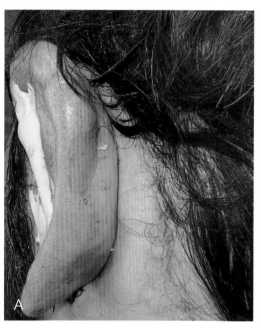

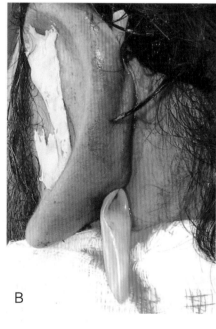

图 8-90 A. 耳成形术后 24h 出现耳后血肿；B. 挤出瘀血后放置引流条。无引流液后拔出引流条，通常放置数天

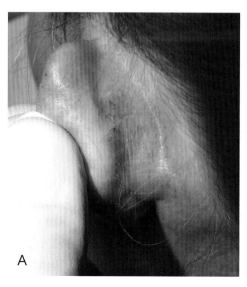

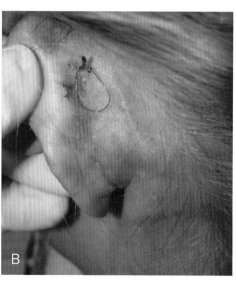

图 8-91 坚硬尖锐的普理灵线可以穿透较薄的耳后皮肤，不适用于耳成形术的缝合

通常是由于不正确的水平褥式缝合所致，必须密切注意这些缝线的准确位置，这样当收紧缝线时，对耳轮就会弯曲。经常会遇到收紧缝线时对耳轮的轮廓和曲线不理想，外科医生必须要有这样的心态，即需要反复多次缝合，如果不正确，把它线抽出来，重新缝，直至正确为止。

另一个问题是重建的对耳轮太窄（图8-98）。这可能是由于Mustardé线的两边咬得太小造成的。对于Mustardé线的水平针脚，重要的是穿的要足够宽，以形成如图8-26所示的宽褶皱。天生的对耳轮上部较宽，下部较窄，缝线宽度必须根据情况适当调整。

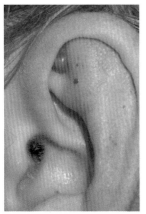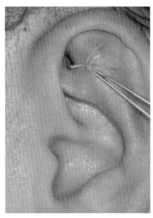

图8-92 此患者在Mustardé缝合术后2年出现感染，并伴有MRSA

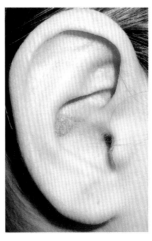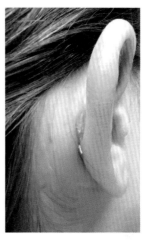

图8-93 该患者在术后7年出现突出的缝线肉芽肿

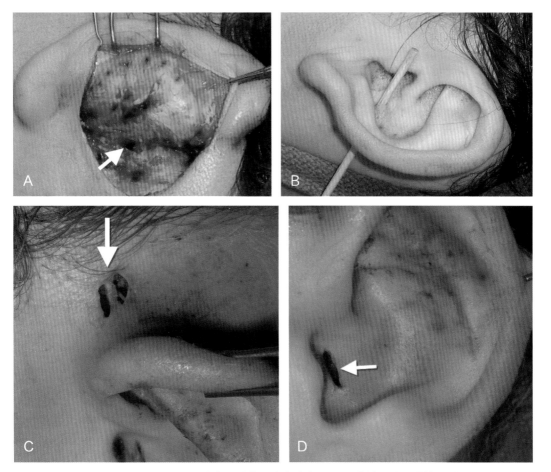

图8-94 A和B. 术中出现的意外穿孔。这种类型的穿孔常发生在Davis术祛除外耳道软骨时。可将敷抹器放于外耳道以施加压力，可以识别出外耳道以防止触碰到它；C和D. 操作意外导致皮肤穿孔

水平褥式缝线位置不当也会使对耳轮发生折弯（图 8-99），这些畸形通常是因为缝线处理不当所致。因此，外科医生若观察到线条不自然时，可以重新缝合。形成的对耳轮也可能发生变形，当缝合线固定时，软骨可能会塌陷，也有可能在术后发生变形，这与医生无关，当然这也很罕见。

过度切除耳甲腔后壁或底部也可能会影响手术效果。图 8-100 显示的是两位耳轮边缘和颞 / 乳突区域之间距离过窄的患者。虽然所有 Davis 术都可能在某种程度上发生这种情况，但切除过

多的软骨会减少耳后间隙，并过度压扁耳甲腔（图 8-101）。当同时进行 Mustardé 和 Davis 术时，两者均需减少校正程度，因为它们都起到了使耳郭后退的作用。

（二）感染

由于耳郭血运丰富，耳郭成形术后发生感染非常罕见，假单胞菌是耳朵的正常菌群，由此菌导致的广泛术后感染可引起软骨受累和变形，产生严重的并发症。因此，所有耳成形术患者均应在术前 48h 和术后 1 周使用环丙沙星 500mg 进行预防性治疗。我见过耳成形术后各种常见并发症，但我没有看到过明显的术后感染。我曾经历过几次与缝线相关的局限性感染。

（三）组织不平整

有时，Mustardé 缝合线可能会导致轻微的耳轮边缘不平整。精确的缝合位置是形成对耳轮两条平缓曲线所必需的。如果发生轻微的不平整，皮肤尖端处可以用电凝器球形电极，或者用射频烧灼治疗（图 8-102）。这种方法也可以用来治疗达尔文结节（图 8-102）。

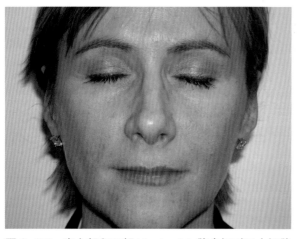

图 8-95　当上部和下部 Mustardé 缝合相对于中间缝合线过度收紧时，可以看到"反向电话耳"畸形

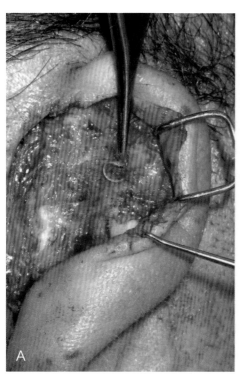

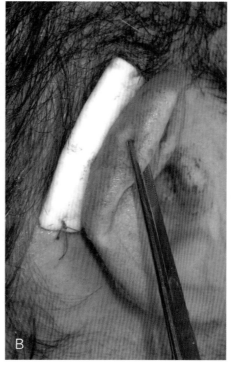

图 8-96　A.Mustardé 耳郭成形术矫正过度的患者；B. 取出最上部的缝合线，并在愈合期间放置棉卷"垫片"以保持耳郭横向位置

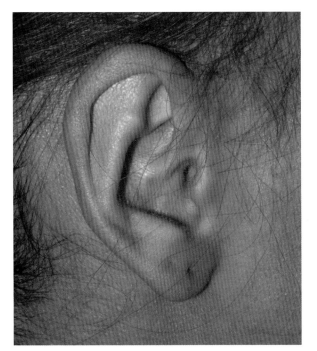

图 8-97 直的对耳轮折叠外观非常不自然。当 Mustardé 缝线位置和间隔不恰当时会发生这种情况

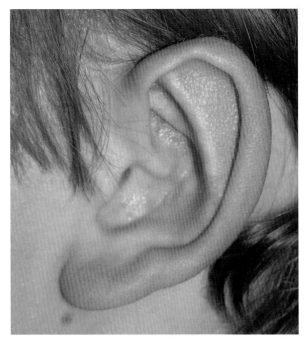

图 8-98 过窄的对耳轮折叠看起来很不自然。这是手术中可以看到并矫正的，因此不应该有任何理由出现这种不自然的形态

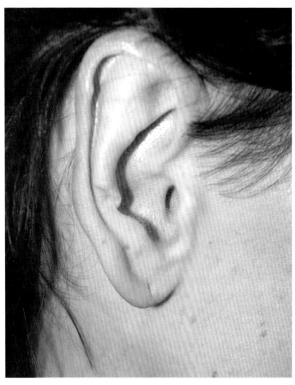

图 8-99 这个患者由于缝线位置不当，在下部弯曲处有畸形的对耳轮折叠

（一）耳垂缩小术

巨耳垂症是一种耳垂肥大性疾病，可以是先天性的，遗传的或与年龄相关的。

缩小肥大耳垂的常用方法包括简单的"V"形（楔形）切除及耳垂下缘切除。对于大多数患者，我更喜欢耳垂下缘切除术。使用哪种手术方式主要取决于是哪种类型的畸形。宽耳垂可以用简单的楔形切除治疗，下垂过度的耳垂可以采用耳垂下缘缩小术。许多患者会要求切除比实际需要更多的组织。因为切除的永久性的和不可逆性，需要与这些患者进行沟通并使其理解保守性切除的重要性。

为了规范手术流程，术前用卡尺进行测量。通过测量术区边缘外的缝合固定点，如耳轮尾部到新形成的耳垂的长度（图 8-103）。

用手术刀、激光或射频针切除一个倒三角形区（图 8-104）。需要切开全层组织，并用双极电凝控制出血。皮下用 5-0 肠线缝合以消除无效腔。手术的关键点是在耳垂最下端要对齐缝合。如果对合准确，手术近似完美。如果缝合线位置不正

二十、耳垂整形术

虽然耳垂的外科手术是耳成形术的一个组成部分，但在面部整形的临床实践中，经常会遇到需要单独做耳垂整形的情况。

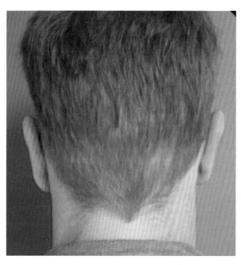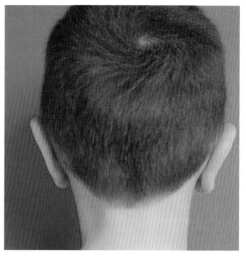

图 8-100 这两位患者都进行了激进的耳窝软骨切除术，虽然从额部视角观察正常，但耳后空间明显不足

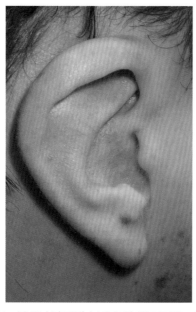

图 8-101 该患者表现为过度切除的耳甲腔，虽平坦但不具有自然曲线

确，缝合后就会错位或出现切迹。有时需要多次调整缝合线才能实现完美的对合。然后用 5-0 肠缝合线将切口两侧闭合（图 8-105）。略微外翻缝合也能阻止切口裂开。

耳垂下缘切除术是我最常用的垂直缩小术。先准确标记，然后用激光（图 8-106）、手术刀或针形电刀切除全层组织。为了使瘢痕更隐蔽，手术切口设计时要使外侧皮瓣比内侧皮瓣更长，这样，当切口闭合时，伤口就隐藏在耳垂的下内侧。或者，切口可以是斜的，最后闭合时可呈"倒 V"形（图 8-107）。这样的话就可形成一个瘢痕隐藏在下方的自然耳垂边缘。术前测量值可验证对称性，并在必要时进行调整（图 8-108）。

无论使用哪种手术方式，最终采用 5-0 肠线

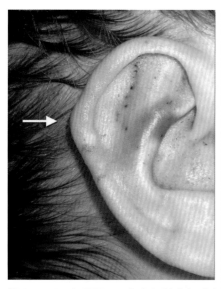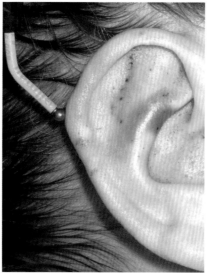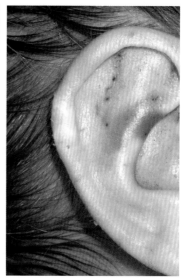

图 8-102 组图展示了如何通过电凝减少轻微的耳轮缘软组织突出

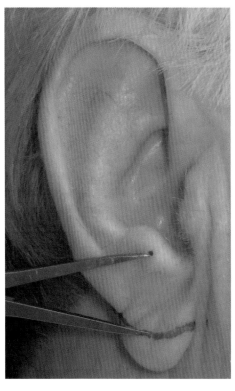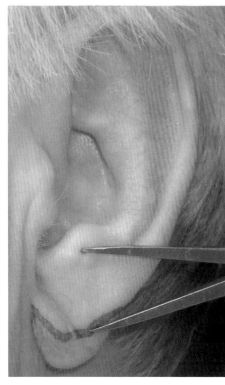

图 8-103 在局部注射之前，用卡尺从固定点（耳轮尾）到新的期望位置标记耳垂

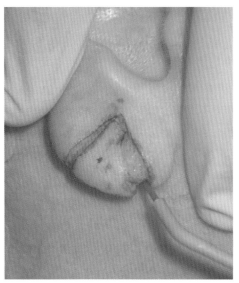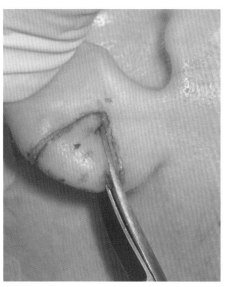

图 8-104 可以用简单的楔形切除来缩小耳垂

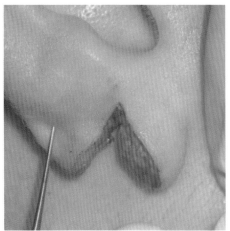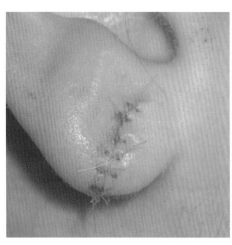

图 8-105 楔形切除后，两层缝合切口。正确对合耳垂最下部的点非常重要

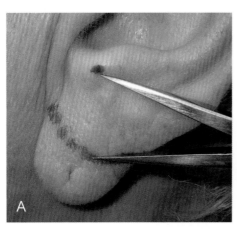

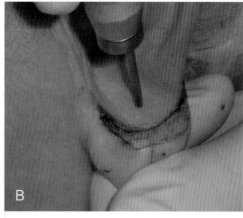

图 8-106 A. 正确标记耳垂；B. 用 CO_2 激光切除肥大组织

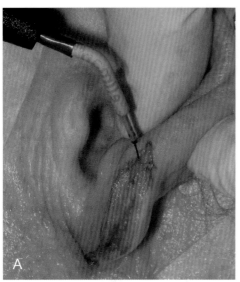

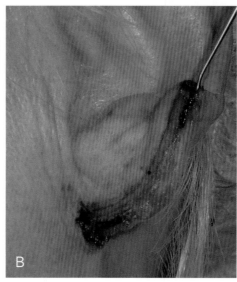

图 8-107 A. 斜行切开切口；B. 边缘在闭合时自然对合，而瘢痕隐藏在耳垂底部

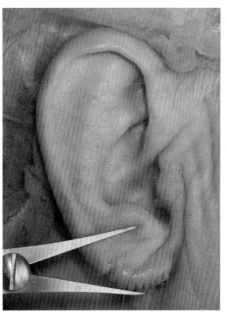

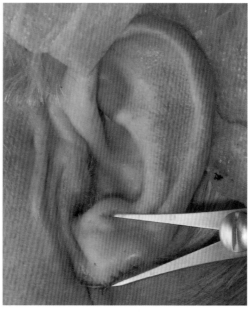

图 8-108 在闭合伤口之前确保对称是非常重要的

缝合，都会愈合良好。缝合技术会影响最终结果。确保没有切迹的最佳方法是在开始时在最底部先缝合一针定位。如果要定位恰当，该缝合线应对准切口的最下端，所有组织均可松弛地分布在其上方。如果尝试从顶部向底部缝合，则下缘出现切迹的可能性会更大（图 8-109）。

即使采用最好的缝合技术，伤口瘢痕收缩也有可能导致耳垂下缘出现切迹。术后出现的切迹可以用射频或电凝电灼皮肤来治疗。有时，缝合线瘢痕可能愈合的不理想，可以用 CO_2 激光处理（图 8-110）。

（二）病例展示

图 8-111 至图 8-114 显示的是使用上述耳垂切除技术治疗前后对比。

二十一、耳垂裂修复术

耳垂裂修复术是整形外科常见的一种手术。耳垂裂可能是由耳环过重拉伸耳垂或耳垂撕裂造成。意外的耳垂撕裂多发生于毛衣、毛刷、毛巾、电话线及家庭暴力或熊孩子拽住耳环所致。耳垂裂可以是部分的、完全的和多发的（图 8-115）。不管是什么原因造成的耳垂裂，治疗方法是一样的，包括瘢痕切除与缝合。有多种治疗方法，包括直接缝合、Z 形成形术和荷包缝合，但我最常用的是简单的瘢痕切除缝合。耳垂修复采用局部麻醉，修复一个裂口通常需要 15min。对于位于耳垂中部 2/3 的不完全性撕裂，在不影响耳垂下

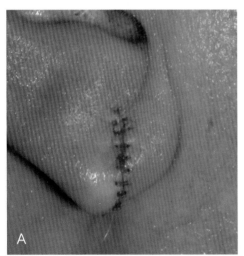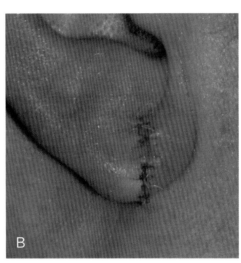

图 8-109　A. 从上到下闭合切口，由于未对准导致有缝合凹陷；B. 相同切口从底部到顶部重新闭合，无缝合凹陷。此种缝合把多余的组织分配到上部，顺利愈合

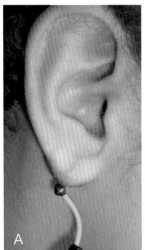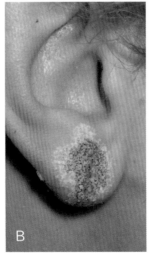

图 8-110　A. 用于重塑耳垂边缘的球形电极；B.CO_2 激光修复表面的瘢痕以改善美观

缘的情况下，进行简单的瘘管切除和直接缝合。延伸到耳垂下 1/3 的撕裂，可以切开耳垂下缘，变成完全性撕裂，然后缝合整个切口。瘢痕通过耳垂两面的椭圆形切口切除。耳垂极易移动，因此使用手术刀切割时，如何保持耳垂稳定很重要。使用 CO_2 激光或高频电刀时，没有压力，因此不需要固定耳垂。用皮钩或睑板腺囊肿腺囊肿钳夹固定耳垂是一种固定方法，可便于切除（图 8-116）。如果使用手术刀，在耳垂后面放置压舌片也有助于稳定耳垂。对于不完全性耳垂裂（没有累及耳垂下缘），可以就像在甜甜圈上闭合一个洞一样简单的切除瘘管（图 8-117）。重要的是，

在不完全耳垂裂切除时，耳垂不要被拉长。最常用于修复完全性耳垂裂的方法是简单的楔形切除裂口周围的皮肤，我更喜欢用高频（Vari-Tip, Ellman International;www.ellman.com）细电极进行这项操作。这个电极尖端非常细，不会拖曳周围组织，因此对切口几乎没有压力，这对于在高度活动的耳垂上操作很方便。这种切除的关键点是切口的下内侧呈90°（图8-118）。

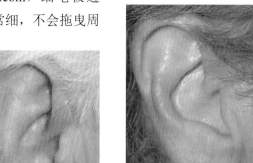

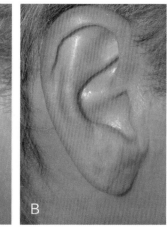

图 8-113　耳垂下部切除术后耳垂缩小

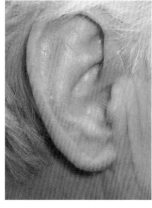

图 8-111　耳垂缩小前后。这个患者减少了耳垂的下部

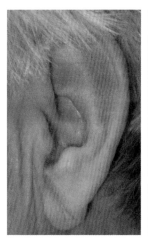

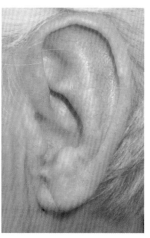

图 8-112　耳垂下部切除术后耳垂缩小

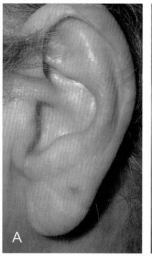

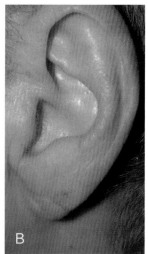

图 8-114　耳垂下部切除术后耳垂缩小

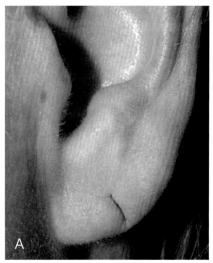

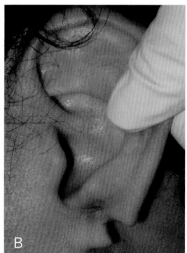

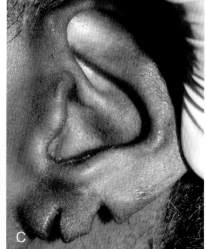

图 8-115　耳垂裂可为部分（A）、完全（B）或多样（C）

522

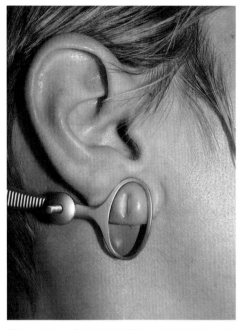

图 8-116 睑板腺囊肿钳夹可用于稳定耳垂

最重要的步骤之一是确保耳垂下缘的切口是完全垂直的、没有角度。如果切口不垂直或者不平坦，则有可能影响对合。确保两个平面的边缘对齐将有助于耳垂下缘的平滑和连续（图 8-119）。如前节所述，耳垂底部的关键点缝合对于精确闭合至关重要。在最下端缝合关键缝合线，必要时可以反复尝试，使耳垂下缘完全对齐（图 8-120）。如果没有精确对合，则会产生切迹。用双极电凝控制出血，最后用 5-0 或 6-0 肠线缝合（图 8-121）。可以使用皮下缝合，但不是必需的。不要缝合太密可预防伤口愈合时的瘢痕挛缩。由于耳垂有良好的血供，多发性耳垂裂通常可以在同一次手术中修复。即使使用最好的手术方式，耳垂下缘在愈合时也会发生瘢痕挛缩，留下明显的缺口，可以通过球形高频电极或 CO_2 激光来处理（图 8-122 和图 8-110）。几乎所有的患者都希望再打耳洞，可在术后 1 月，手术切口

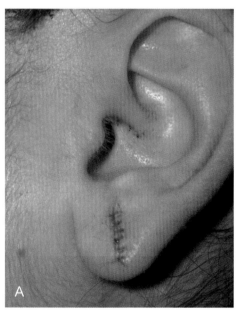

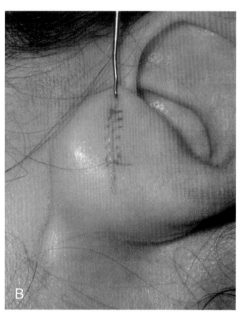

图 8-117 通过简单的切除和闭合来治疗这种不完全的耳垂裂

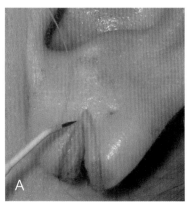

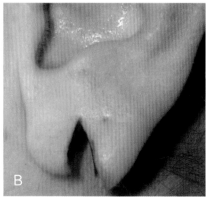

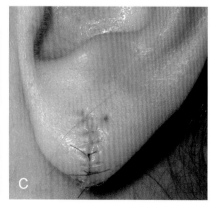

图 8-118 使用单极电凝修复典型的耳垂裂

A. 切开；B. 切除耳垂瘢痕；C. 缝合

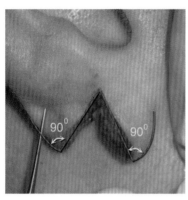

图 8-119　为了准确对合耳垂下部，切开的耳垂底部两侧为 90° 皮瓣

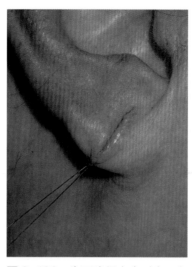

图 8-120　为了确保完全对合，在耳垂的底部固定一个牵引线。有时需要多次尝试才能正确对合

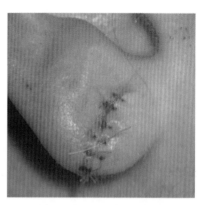

图 8-121　最后用 5-0 或 6-0 可吸收线缝合

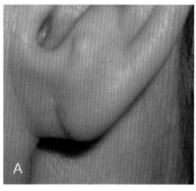

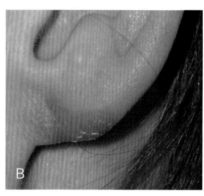

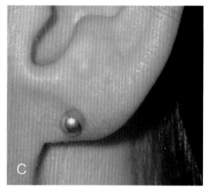

图 8-122　A. 修复的耳垂上有不均匀的凹口；B 和 C.CO_2 激光重塑 2 周后的耳垂（B）和 90d 后重新生长的耳垂（C）

愈合足够好并可支撑轻型耳环时再打耳洞。可以让患者通过镜子来决定新耳环孔的准确位置并用卡尺测量来保证对称性。在耳垂内注射局部麻醉，并用 18G 针穿过耳垂（图 8-123）。可多次使用一次性穿孔装置来帮助新耳环孔在水平位置（图 8-124）。然后将抗生素软膏涂在耳环上。首选耳钉，但也经常使用足够长且没有螺纹的耳环。建议患者每天转动几次耳钉，以帮助耳环孔形成。1 个月后，可移除耳钉，佩戴正常耳环。

病例展示

图 8-125 至图 8-127 显示耳垂修复病例。

二十二、耳垂修复并发症

耳垂修复术的并发症并不常见，包括手术效果不理想、血肿、伤口裂开和耳垂下缘缺口。精细缝合可以减少下缘缺口，但下缘缺口仍经常发生。如前所述，下缘缺口可以用高频电极或 CO_2 激光来治疗。图 8-128 所示的是用电极修复缺口。虽然罕见，伤口裂开也可能会发生。这通常是由于患者不当的活动造成，如侧身睡眠、套头衫、头盔等。伤口裂开时，可先清创再重新缝合。在某些情况下，使用可吸收缝线会导致伤口裂开，因此一些外科医生更喜欢尼龙缝线。

二十三、耳垂瘢痕疙瘩

耳垂的任何创伤都有可能导致瘢痕体质的患者产生耳垂瘢痕疙瘩。这种良性肿物无论从美学、社会学和功能角度，以及其高复发率上看，都令人十分困扰。随着医学发展，尝试过多种手术和

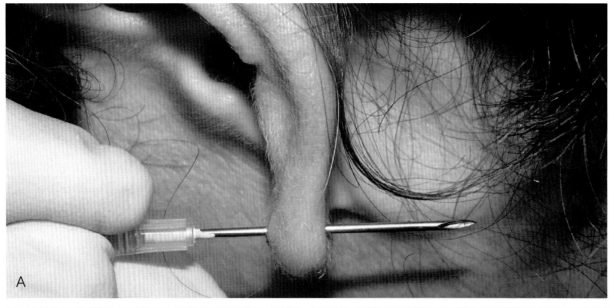

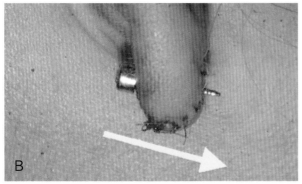

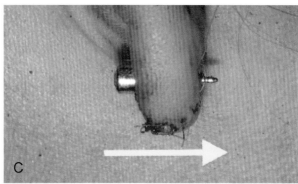

图 8-123　A.局部麻醉后，18G 针头于垂直刺穿耳垂；B 和 C.无论使用何种装置，针头必须垂直于皮肤进入和离开耳垂，否则耳环将处于倾斜位置

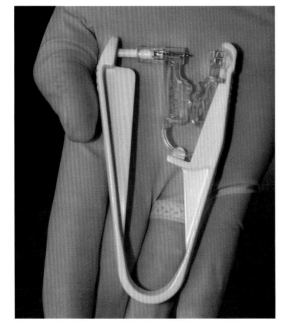

图 8-124　可以使用简单、便宜且便利的自动穿孔装置（Delasco Inc.，Council Bluffs，IA）。一次性耳洞穿孔装置简单且成本低

非手术治疗方法，包括直接切除、激光消融、冷冻治疗、注射类固醇和化疗药物、压迫治疗和放射治疗。对于外科医生来说，最大的难题是复发率高，而且任何治疗都有可能使情况变得更糟。

瘢痕疙瘩与增生性瘢痕不同。增生性瘢痕，病变不超过原始瘢痕的边界。而瘢痕疙瘩，增生超过原始瘢痕的边界。增生性瘢痕通常在损伤后 30d 左右形成，瘢痕疙瘩多于 90d 左右形成，但有时也可延缓数年。除影响美观外，瘢痕疙瘩也会发生疼痛、瘙痒，继发感染。增生性瘢痕和瘢痕疙瘩的男女发病率相同，10 ～ 20 岁发病率最高。瘢痕疙瘩可见于所有种族，但黑人、西班牙人和亚洲人更容易发生。白种人少有发生，但偶尔也会发生。前胸、肩膀、耳垂、上臂和脸颊更易形成瘢痕疙瘩，而眼睑、生殖器，甚至脐带较少发生。

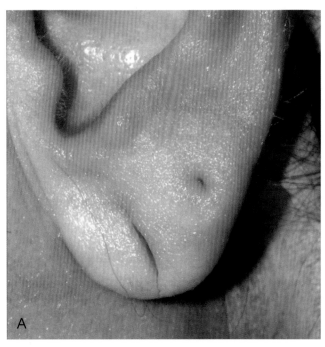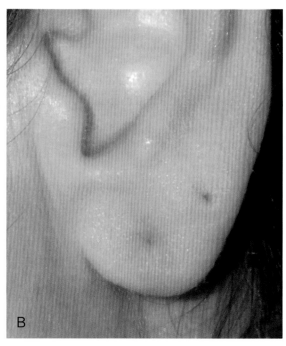

图 8-125　A. 在不破坏耳垂下缘的情况下修复部分耳垂裂；B. 用 CO_2 激光治疗瘢痕，表皮仍为粉红色

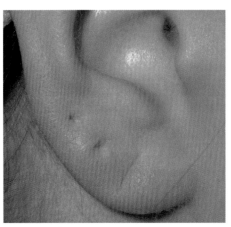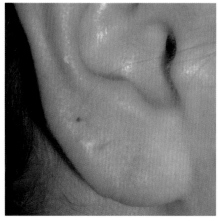

图 8-126　修复了这部分耳垂裂而没有破坏耳垂的下缘

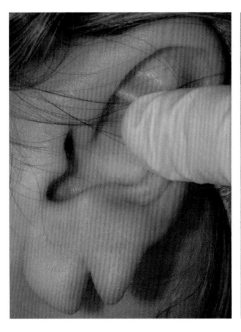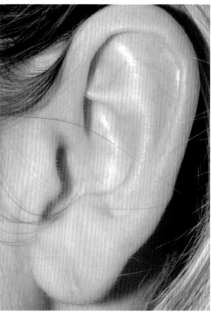

图 8-127　完全性耳垂裂修复前后

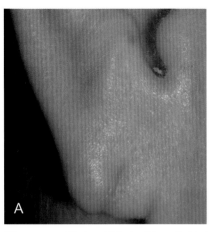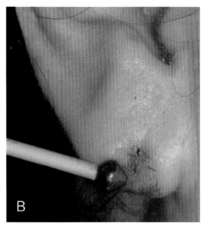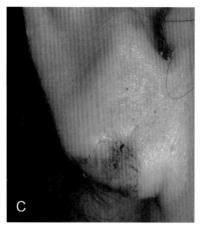

图 8-128　这个耳垂愈合后有一个明显的凹口，用球形电凝使突出部分变平滑

无论使用手术刀还是激光，单纯切除复发率可达到 60%，联合治疗如手术切除、放疗和病灶内注射药物复发率较低。

治疗方案

耳部瘢痕疙瘩在整形外科很常见，一些患者从未接受过治疗，而相当一部分患者有过多次手术治疗史。

我治疗瘢痕疙瘩的一线方案是局部注射曲安奈德 40mg/ml。因为药物可以导致疼痛，所以需要先对瘢痕疙瘩进行局部麻醉，然后将药物注射入整个病灶，直到病灶变白或不能再注射为止（图 8-12）。重要的是将类固醇药物注入病变的深部并浸润所用的瘢痕疙瘩组织。有些瘢痕疙瘩是纤维化的，可能需要用大针注射，每隔 1 个月注射一次。较小的瘢痕疙瘩单独使用曲安奈德就有效。对于耐药患者，可使用 5-氟尿嘧啶（5-FU）50mg/ml 或与凯诺洛 40mg/ml 混合使用。5-FU 干扰 DNA 和 RNA 的合成从而抑制瘢痕疙瘩细胞的分裂和增殖，用同样的方式每隔 1 月注射一次，直到出现改善，病变会像葡萄干一样逐渐萎缩、变黑。由于类固醇是颗粒状的，所以要使用 0.5in 25G 的针头，防止针头堵塞。在注射前充分摇晃溶液，使颗粒均匀，对于阻止针头堵塞十分重要。如果溶液沉降，成团的类固醇被注射进病灶，药物就会局限，而搅拌过的溶液可均匀地在病灶内分布。

在注射 3 ~ 6 个月后，如果瘢痕疙瘩的大小没有明显变化，需考虑手术治疗。值得注意的是，以我的经验（和许多同事的经验），定期每月注射瘢痕疙瘩的依从性很低。

我最成功的治疗方案是手术切除，然后立即单剂量照射。切除瘢痕疙瘩后患者立即前往放射科，用 10Gy 高能电子辐照单次治疗。虽然患者数量不多（大约 15 名患者），但只有一个患者出现了明显的复发。

虽然切除 / 放疗方案效果肯定，但是由于经济原因和对放疗的恐惧，许多患者无法接受。对于这些患者，我通常使用曲安奈德注射 3 ~ 4 个月，然后进行手术切除，缝合后立即注射类固醇，2 周后再注射一次，然后每月注射一次，持续几个月。

实际的手术方式受许多因素的影响，包括病变的大小、形状和位置。有蒂病变由于基部较小，易于切除，通常留下的瘢痕较小。在所有手术中，均应尽可能多的切除瘢痕疙瘩组织，然后用激光处理（DeepFX CO_2 激光器；www.lumenis.com），并在缝合后立即注射类固醇（图 8-18）。

广泛性病变对切除后缝合带来了很大的挑战，需要尽可能多地保留皮肤以便于关闭伤口。"挖出"瘤体组织，同时试图保存尽可能多的表面的皮肤，以便无张力缝合。

非洲裔美国男性容易在毛发区形成瘢痕疙瘩，形成剃须肿块。这些小面积的内生毛发可以诱导增生，从而吞没更多的毛发并导致更大的病灶。这些大病灶常感染形成瘘管并分泌非常恶臭的分泌物（图 8-21）。

二十四、"Gauged"耳垂修复术

近年来人们已经逐渐接受了形体艺术，包括文身、在身上打洞和整形，包括耳垂增大。"Gauged"的耳垂是通过刺穿耳垂，然后用环箍连续扩张孔口直到达到极限拉伸而形成的（图 8-129）。这个过程比较痛苦，并且慢性炎症还可引起感染等其他问题；然而，迄今为止，矫正扩张耳垂的最常见原因是就业或服兵役的需要。

在考虑修复扩张的耳垂时，如果停用环箍几个月，则扩张会显著收缩，因此，在修复前几个月停用环箍有利于修复（图 8-130）。这与重建手术中使用组织扩张器相反。

虽然有很多方法可以修复扩张耳垂，但需根据具体情况选择合适的手术方式。图 8-131 至图 8-134 显示扩张耳垂修复的典型病例。这些图像都来自同一患者。

软骨穿孔并不常见，我曾治疗过一位耳郭穿孔患者，穿孔重建是一个难题，我通过切开耳垂，用一半作为皮管转移来填充耳郭上的穿孔，从而重建了耳郭（图 8-135 至图 8-137）。先切除耳郭缺损周围的瘘管，然后缝合皮管以充填耳郭缺损。术后 3 个月，患者返回进行二期重建，包括皮管

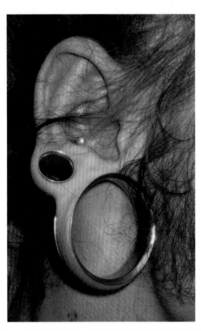

图 8-129 耳垂扩张是一种常见的人为畸形，许多患者在之后寻求修复

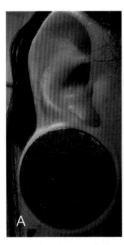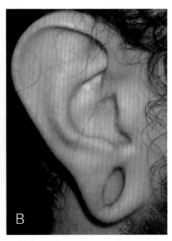

图 8-130 A. 一个耳垂最大扩张程度的患者；B. 取下扩张物后几个月。这种自然的收缩有助于后期的手术修复

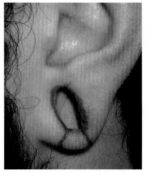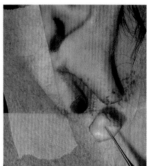

图 8-131 切除的组织

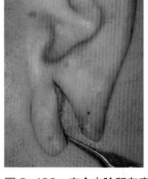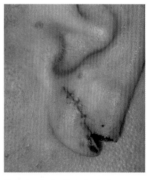

图 8-132 完全去除所有瘢痕组织和部分邻近组织

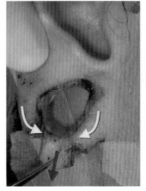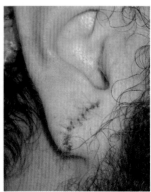

图 8-133 扩张后修复后闭合伤口

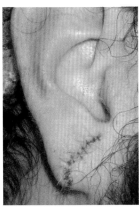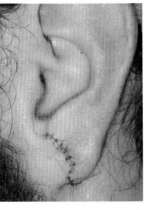

图 8-134　双侧修复。耳垂下部边缘将在随后的修复中形成轮廓

断蒂和形态重塑，并进行耳垂修复。可以用电刀切除耳垂上任何不自然的突起。

病例展示

图 8-138 至图 8-140 显示扩张耳垂重建前后对比。

二十五、结论

矫正异常耳朵的方法多种多样，我已经讨论了两种技术以及我的改进。实践证明，这些技术

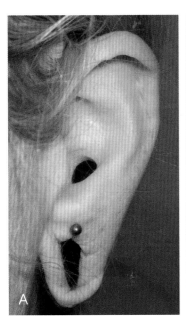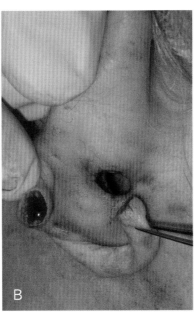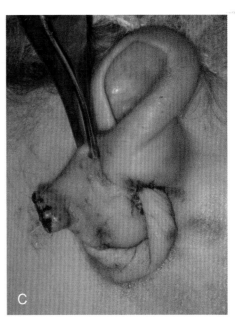

图 8-135　A. 该患者有双侧破损的耳垂和人为穿孔的耳甲腔；B 和 C. 耳垂切开的一部分形成皮管以填充耳甲腔缺损

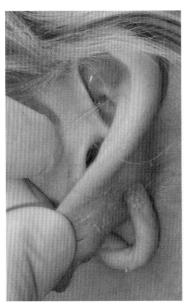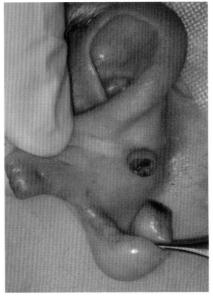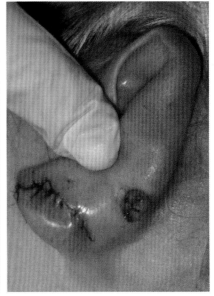

图 8-136　3 个月后，切断皮管，然后重新定位并缝合回原位

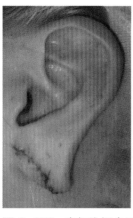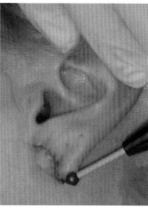

图 8-137 在初次闭合后，用球形电凝重塑这种不规则边缘，以使耳垂变圆润

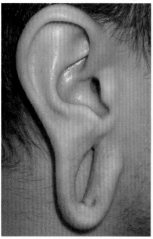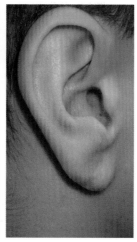

图 8-138 右耳耳垂重建前后的患者

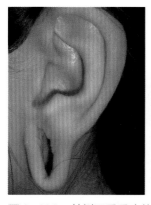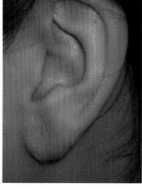

图 8-139 单侧耳垂重建前后的患者

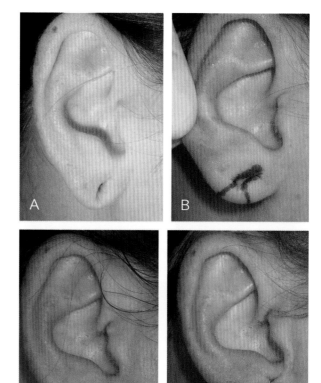

图 8-140 该患者（A）耳垂放置中等大小置入物并将它们放置 90d，其中孔口显著回缩（B）、简单切除（C）和闭合（D）

合理的手术方式。

关于耳垂修复和瘢痕疙瘩切除的章节进一步反映了整形外科医生必须能够处理临床实践中经常出现的以美容为目的的其他常见的耳部问题。

二十六、评论

耳成形术

David Shamouelian，Thomas Romo Ⅲ

本章讲述了外耳郭美容手术的概念和技术，特别是耳成形术，并为我们详细介绍了手术方法，展示了典型的图片。Niamtu 博士强烈赞同保留软骨技术的原则，该技术主要依赖于正确的诊断，然后根据特定的诊断进行操作。本章给耳成形外科医生提供了许多有价值的临床经验可供参考。根据我们的经验，有几个不同点值得与大家分享。耳后入路可用于解决对耳轮折叠不足、耳甲过大

是安全的、手术结果可以预期、稳定。但这些绝不是矫正这些问题的唯一方法，有许多医生尝试过各种各样的手术方式来达到良好的效果。耳郭成形术仍然是一个艺术和科学相结合的手术，对于外科医生和患者来说都是非常有益的。如同任何手术一样，外科医生应该采用最稳定持久、最

或两者都有的畸形。大多数文章，包括本章，描述的都是在耳郭的后面，耳后沟中心或附近进行皮肤梭形切除。预先确定的皮肤切除可能导致伤口闭合过紧，可能会导致增生性瘢痕或者瘢痕疙瘩、颅耳沟变浅。此外，梭形皮肤切除可能损害耳后区的神经血管结构。我们先前描述过耳后皮瓣可以避免耳后梭形皮肤切除术的这一不足（图8-141）。耳后皮瓣从距颅耳沟1cm处向前延续直至包括Mustardé缝合的位置。如果需要将在内侧设计耳后皮瓣，皮瓣的下部可以延伸到耳垂的后面。皮瓣在耳后沟向内后侧延伸。这种方法可以充分显露整个耳郭背面，可以解决对耳轮折叠不足和/或耳甲过大的问题。一旦注射了局部麻醉剂并达到了合适的止痛和血管收缩作用，就可以紧靠软骨膜表面的一个平面上切开皮瓣并快速掀起皮瓣，将皮瓣后内侧向耳后沟分离。该技术可提供除了乳突区域之外的极好的耳甲和耳轮缘暴露。耳成形术操作完成并重新覆盖皮瓣后，将

多余的皮肤精确标记并保守地切除。若止血效果良好，术后第一天就可取出引流条。需要注意的是，皮瓣的远侧边缘可能需要轻微削薄，以防止阶梯畸形。然后对伤口进行无张力缝合。这种耳后皮瓣技术可减轻耳后缝合张力、增生性瘢痕形成、瘢痕疙瘩形成和耳后沟变浅的风险。

另一种保留结构的技术是耳郭过量切除的改进。在这一章中，Niamtu博士描述了利用Davis术来保存8～10mm软骨的过程。他进一步描述了一种改良技术，即"迷你软骨缩小"，在耳郭突出较少的患者中仅定位和去除耳郭的特定区域。同样，我们也提倡某种类似的结构保留技术。虽然一些传统技术主张完全切除耳甲软骨，但我们主张保留中央软骨支持支柱（图8-142），它可支撑耳朵在适当的横向位置，保持耳郭和乳突皮肤之间的适当空间。

最后，在每次耳成形术结束时，我们使用一新的专用于耳再造手术的棉质的"Romo-Guard"（JEDMED，St Louis，MO）敷料（图8-143）。它可保持新耳郭上方间隙，以减少压力性坏死。更厚的泡沫垫也符合头部力学并可改善患者的舒适度。四个薇乔缝线可用来固定敷料。仅用于额枕部固定的弹力绷带比较常用。本章详述的耳成形术及我们的修改，可提供很好的参考，对整形外科医生有很大的帮助。

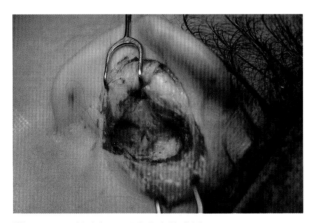

图8-141　扩大切口形成宽大的皮瓣

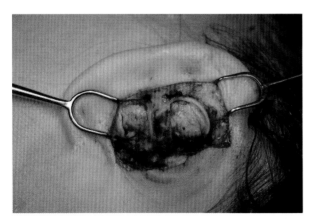

图8-142　在耳郭乳突皮肤之间留有软骨支柱可以起到支撑作用

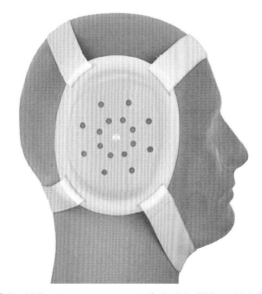

图8-143　Romo-Guard可为患者提供舒适的保护，可减少压力性坏死

第 9 章　神经调节剂（神经毒素）
Neuromodulators（Neurotoxins）

Joe Niamtu Ⅲ　著

李晓宁　通拉嘎　译

自从本章的第一版以来，将肉毒毒素称为神经调质相比于"神经毒素"这个命名更为符合现今的认知，因为肉毒毒素是没有细胞毒性的。神经调节剂是一类可以改变神经和肌肉之间传导方式的药物。现在部分专家只使用"神经调质"这个词来指代肉毒毒素，而另一部分则仍在使用"神经毒素"这个词。故此本章将交替使用这两个术语。

如果说在过去的一个世纪里，有一种治疗方法彻底改变了面部整容手术，那么它一定是 A 型肉毒毒素。一直以来，整形医生、患者和各种媒体都在不停地寻找一种能产生显著效果且无明显恢复期的治疗，但基本无果。大多数产品、手术或仪器设备都宣称没有恢复期，治疗结果显著，这是有问题的，往往导致患者期望超过了治疗结果。但 A 型肉毒毒素是可以做到的，目前它已成为世界上最常见的美容治疗方案，易于管理，没有停工期，效果持久，且经过几十年临床验证它是安全的。

A 型肉毒毒素有很多缩写词，在美国，FDA 批准的有 3 种神经调质：Onabotulinum toxin A 简称 Botox；Incobotulinum 简称 Xeomin；Abobotulinum toxin 简称 Dysport. 本文中 Botox 和 Xeomin 稀释的方式一样，剂量也等同，Dysport 的稀释方式与剂量不同于以上两种。在本章的整个内容中我所提到的 A 型肉毒毒素均是 BoNT-A，这是常用的术语。所提到的单位也都是 Botox 的计量单位，简称 BoNT-A。在临床中 3U 的 Dysport 等同于 1U 的 Botox 和 Xeomin，没有特殊之处，所有的药物计量单位参考指的都是 Botox 的计量单位。

一、A 型肉毒毒素：历史与生理学

肉毒毒素是地球上毒性最强的一种物质，理论上 1g 的纯毒素能杀害一百万人。该毒素首次于 18 世纪后期德国暴发的食用香肠后食物中毒所发现，botulus 是拉丁语香肠的意思，故而有了肉毒毒素之称。

很多年后 Van Ermengem（1897）调查了一起因在比利时埃勒泽尔参加业余音乐家聚会，34 人进食腌制的生火腿而暴发了食物中毒的事件，调查后他明确了肉毒毒素具有毒性，非感染性，由厌氧肉毒梭状菌芽胞产生的，同时发现肉毒毒素被加热后可灭活，且仅针对特定动物种属有毒。1904 年，一些其他毒株也相继被发现。

之后在德国达姆施塔特发生了一次因进食白豆罐头引起的中毒暴发，并发现该毒素有第二种类型，治疗中医生发现中毒的患者均有口干及眼干症状。其实很早以前就发现了自主神经系统以乙酰胆碱作为神经递质，随着时间发展也证实了通过控制副交感神经系统来治疗流涎，多汗症，鼻炎及括约肌痉挛等症状。

一直以来肉毒杆菌的研究及肉毒毒素的分离均由美国政府管控，是由细菌中分离及提纯出的 900kDa 神经毒素蛋白复合物。20 世纪 40 年代末，政府开始允许进行学术研究，由受雇于化学药品集团的 Edward Schantz 博士在大学院校里继续研究，并制成了肉毒毒素结晶，打下了坚实的临床基础。直到六七十年代 Allen Scott 博士在治疗研究中发现在猴子皮肤局部微量注射肉毒毒素，肉毒毒素并不会明显扩散至全身，只在局部产生肌肉松弛作用，于是 FDA 批准了 BoNT-A 治疗斜视的临床试验。1980 年发表了相关文章，并在 20 世纪 80 年代初，当时被称为 Oculinum 的药物已被用于治疗斜视和眼睑痉挛的研究。Jean Carruthers 医生是不列颠哥伦比亚省温哥华市的一名眼整形外科医生，她参与了使用 BoNT-A 治疗眼睑痉挛的研究。她注意到这种药物在治疗肌肉功能紊乱方面很成功，但是一个患者说她治疗的同时眉间皱纹消失了，这让她看起来变年轻了。Jean Carruthers 和她的丈夫 Alastair Carruthers 分享了这段经历，Alastair Carruthers 是一名优秀的皮肤科医生，他因此得到启发，给自己的员工用肉毒毒素治疗眉间纹，就这样历史上第一次肉毒毒素用于美容的治疗诞生了。这引领了更多的临床试验，A 型肉毒毒素用于美容治疗的第一篇学术文章于 1992 年正式发表。

经过大量的调查和试验，Botox（Allergan Inc., Irvine, CA）在 1989 年被 FDA 批准用于治疗斜视和眼睑痉挛，并应用于适应证外的美容治疗。在 2000 年，肉毒毒素被 FDA 批准治疗斜颈，同年，肉毒毒素 B（Solstice Neurosciences, Dublin, Ireland）商品名 Myobloc（rimabotulinumtoxinB）在美国被批准并在美国市场推广。2002 年艾尔健获得 Botox 治疗眉间纹的 FDA 许可，2004 年获得治疗腋下多汗症的 FDA 许可。2009 年 Dysport（Abobotulinumtoxin A）（Ipsen Pharmaceuticals，Paris，France）进入美容市场，在 2010 年 Xeomin（Incobotulinumtoxin A）由默茨生产（Merz Pharma, Frankfurt, Germany）也发展成为许可药物。目前在美国只有这些产品是 FDA 许可的神经调质。

肉毒毒素对小鼠的半数致死量是 1U，也就是说这个量可以导致一群体重 18 ～ 20g 的 Swiss-Webster 雌性小鼠注射体内后致死 50%。而人类的半数致死量则为 2500 ～ 3000U，70kg 的

人致死量为 40U/kg。由于肌肉功能亢进的常规治疗剂量是 25 ～ 50U，100 倍的用量之下肯定是安全的。

较流行且获得 FDA 认可的三种神经调质，在化学结构，扩散范围及作用机制方面也有轻微差异。基本上，Botox 和 Xeomin 单位计量上等同，虽然没有官方的转换率，我个人以 3 倍的 Botox 量等同于 Dysport 的量。治疗一个部位使用 20U 的 Botox，60U 的 Dysport 或 20U 的 Xeomin，为了标准化，在本章所使用的单位是 Botox 单位或 A 型肉毒毒素。

Botox 及 Dysport 保存于普通冰箱里，一旦配备也要同样的方式保存。但是 Xeomin 常温保存即可。A 型肉毒毒素通常在神经肌肉接头处通过抑制突触前膜释放乙酰胆碱来发挥麻痹作用，不能通过血脑屏障，所以对身体没有系统性影响。

肉毒毒素的作用机制可以写满几本教科书，因为它包含了大量极其复杂的作用步骤，包括反应、激活和失活。最基础的解释是，当神经毒素被注射时，毒素以胞吞作用进入突触前膜神经末端，而 BoNT-A 分子的轻链则会降解乙酰胆碱释放所需的 SNARE 蛋白（SNAP-25）。这就阻止了乙酰胆碱被释放到突触前的缝隙中，从而阻止了神经与肌肉接头的作用（图 9-1），这种对运动终板的抑制作用是永久性的，去神经作用在治疗后需要 24 ～ 48h 才能导致肌力减弱或松弛等症状出现。造成这种延迟的原因是突触前运动终板内储存的细胞囊泡中的乙酰胆碱被耗尽需要时间。尽管这种抑制神经肌肉结合是永久性的，但肌松效果也只能持续 2 ～ 6 个月。

2 ～ 6 个月后，由于松弛的肌肉产生的反馈机制，神经肌肉接头将会长出新的轴突重新释放乙酰胆碱建立神经肌肉接头活动。

A 型肉毒毒素耐药性很少发生，并且报道与大量重复使用有关。对长期使用该药物治疗斜视的患者，如果 30d 之内用量 >300U，可能会产生耐药性。肉毒毒素的禁忌证有：对药物所含的成分包括人白蛋白的过敏反应，系统性神经肌肉疾

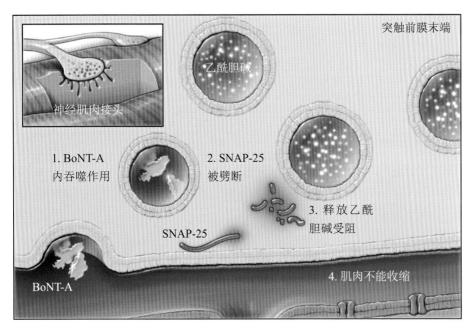

1. BoNT-A 内吞噬作用

2. SNAP-25 被劈断

突触前膜末端

乙酰胆碱

神经肌肉接头

SNAP-25

3. 释放乙酰胆碱受阻

BoNT-A

4. 肌肉不能收缩

图 9-1　肉毒毒素通过复杂的作用机制途径，最终阻断了突触前膜末端神经递质乙酰胆碱的释放，没有神经递质，神经不能刺激肌肉活动

病，以及正在使用氨基糖苷类抗生素，这类药物通过影响神经肌肉传递而加强肉毒毒素的效力，可能引起临床出现不良反应，孕期及哺乳期属于相对禁忌证。

二、A 型肉毒毒素的临床应用

为患者治疗之前，有必要让患者知道神经毒素能解决什么问题及不能解决什么问题。有些患者有不切实际的预期。他们认为治疗后所有的皱纹会全部消失，或者认为这项治疗将彻底改变他们的人生。因此术前签署一份全面的知情同意非常重要，当患者认为"治疗无效"或"我脸怎么还能活动"并要求退费时，拿出曾签署的知情同意书告知患者知情同意书中提及了药物可能产生的抗药性，为保证结果，补充注射需要花费额外的费用。

即使肉毒毒素注射已成为世界上最受欢迎的美容治疗项目，许多患者仍分不清神经调质与注射填充剂的区别。因此整个美容治疗过程中，签订知情同意书对于治疗的成功及保持良好的医患关系非常重要。知情同意书里必须注明神经调质疗效因人而异，可能部分患者治疗效果并不明显。初学注射的医生很快会发现一些患者会抱怨药物没有效果，因为他们仍能做抬额头的表情，或者说维持的时间不够长，又或者表情僵硬。此时患者就会想要免费重新治疗或调整补充注射治疗或想要退费，因为没达到他们的预期效果。由于以上这些原因，必须让患者签署知情同意书并告知药物常规疗效、副作用、治疗间隔时间、并发症、医生及患者的责任，还有相关的任何费用问题。虽然很多医生按部位收费，我更喜欢按剂量收费，这样治疗或复诊时患者容易接受，他们只需付所用药量或调整补充注射药量的费用。当有的患者因为较大的肌肉或更高的发际线需要更多的药量时，按部位收费也比较麻烦。

在过去的 7 年里，即使我已经是钻石级别（全美排名前 3% 的注射医生）的 Botox 注射医生，我的每位患者我都自己注射，我很珍惜医生与患者相处的机会，其实很多 Botox 顾客会转化成眼睑提升或面部提升手术的顾客。然而很多外科医生雇佣内科医生注射，便失去了与患者沟通的机会从而失去了市场。我还有一部分当地顾客之前在其他地方接受非医生注射，我才知道很多护士及助理也擅长注射。

当我在 20 世纪 90 年代中期刚开始注射时，按受欢迎程度，主要治疗部位依次是眉间、额部、双外眦。而在我的临床工作中现在最受欢迎的部位依次是眉间、双外眦及额部。治疗初期，患者经常想要完全的肌肉松弛，有一点肌肉还能运动就会埋怨。自从患者要求达到额肌完全松弛而导致睁眼困难或僵硬的面部表情，完全的肌肉松弛才慢慢地不受欢迎，现在越来越多的患者要求精细化注射，她们要求这个部位 5U 或那个部位 3U。喜欢注射后仍然自然，她们多年注射经历使她们精确地知道自己想要什么效果并引导医生治疗。这对我来说很好，这让她们意识到，用一半的传统剂量来治疗一个区域不会产生和传统剂量治疗一样的效果和维持时间。在眉间纹要求注射 8U 的患者不会再埋怨仍有皱纹及不能维持超过 3 个月。

多数患者都会同时进行多个区域且规律的治疗，平均 90d 进行下一次治疗。要对患者解释 3 个 3 要点：起效时间约为 3d，效果最明显为约 3 周，维持时间约 3 个月。

三、注射设备，药物稀释及注意事项

神经调质有许多注射方法，而在美国，肉毒毒素的平均成本为每单位 0～13 美元不等。虽然回报很高，但产品成本较高，在注射耗材及使用后的废弃物也有隐藏的成本。

大量的注射器用于注射神经调节剂，并且根据注射器材质、接口、附带针头和推注活塞类型的不同而有不同的成本。图 9-2 显示一些注射器也有推注活塞的延长，将残留的液体从针孔中挤出来，这样可以保证完整的推注和减少浪费（图 9-3）。对于注射剂量较大的注射医生，注射器和针头可能是一笔可观的费用，而且会因价格而变化。A 型注射器（图 9-3）12 美分；B 型注射器 21 美分，C 型注射器 42 美分（截至本书编撰时）。

注射针头的选择也很重要，我坚信小针头能减轻疼痛，使患者感受更佳，从而带来更多的回报。这些优势抵消了小针头增加的费用。截至本书编撰时，1 个 30G 的针可以在 7 美分之内购置；32G 的 26 美分，33G 的 36 美分。开源节流也是保持盈利的重要部分。我诊所使用的是 32G 的 1.2in 长的针头（TSK Steriject，Air-Tite Products，Inc.，Virginia Beach，VA）。

有些人喜欢使用专用的胰岛素注射器注射肉毒毒素（图 9-4），尤其适合于 1ml 稀释专用肉毒

毒素，每个胰岛素注射器单位等于 1U 肉毒素，但不适合用于更大的稀释。

如何稀释是注射肉毒毒素的重要组成部分，每个临床医生稀释方法不尽相同。根据我的经验，最常见的肉毒毒素稀释是使用 2.5ml 无菌生理盐水稀释 100U 肉毒毒素（图 9-5）。这样的稀释容易计算。可以抽分至 5 支注射器中，这样平均每支 20U，也是单个注射部位我们最常用的剂量。事实上第 5 支注射器抽出的量比实际 100U 量略少。肉毒毒素瓶子里真正的肉毒毒素是瓶底的薄膜样沉淀物质（图 9-6）。一些新手注射者误以为一个空瓶，但这微量的药物就能蕴含 100U 肉毒毒素的效力。

Xeomin 与 Botox 会以同样的方式稀释，厂家强调配制时可对小瓶进行温柔地摇匀及翻转以确保药瓶上半部分的药物充分溶解。

对于 Dysport，我会用 3ml 的无菌盐水稀释

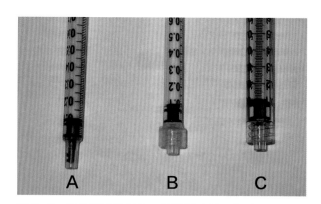

图 9-2　神经调质注射的三种常见注射器类型
A.Exelint 1ml 纤细接口注射器（Exelint International，洛杉矶，CA）；B.Exelint 鲁尔锁接口 1 ml 注射器；C.BD 鲁尔锁接口 1 ml 注射器（BectonDickinson，富兰克林湖，NJ）

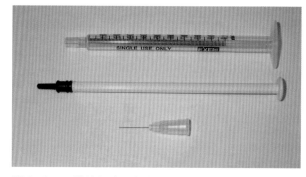

图 9-3　用推注活塞延长的注射器，推出注射管里最后一点药，减少浪费，下方 32G 针头的注射器是我的临床选择

一支药物，分抽出 6 支注射器，每个注射器含 60U Dysport 药物（即 20U 肉毒毒素）。60U 即是我们平均常用单部位的治疗注射剂量（图 9-7）。

艾尔建公司建议稀释后的肉毒毒素如不进一步注射，4h 之后应该弃用，然而一些临床研究表明稀释后静置，药效能维持 40d 以上。许多操作者将未使用完的肉毒毒素继续储存在冰箱里连续几天或几周，未发现药物效价减弱。

目前操作医生面临的一个问题是药物的稀释及注射前从瓶中抽取药物。虽然大家都已接受这种额外步骤中损失时间和金钱带来的不便，但是残留在瓶子里的肉毒毒素不能通过瓶塞全部抽出

而引起的损失不容忽视。由于稀释后的液体的毛细作用导致少量药物附着在瓶壁上，瓶塞，注射器和针头里，所以药物不能 100% 抽出，这意味着少量的浪费是必然的。在经济领域中，这被称为损耗。重要的是，这种"浪费"根据不同的抽取方式而有所不同。

抽取稀释好的药物最普遍使用的方式是通过

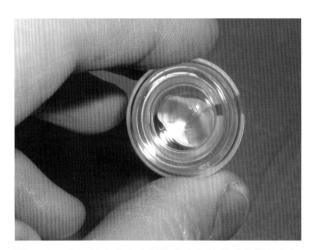

图 9-6 实际的肉毒毒素是瓶内底部的薄膜状结晶的沉淀物

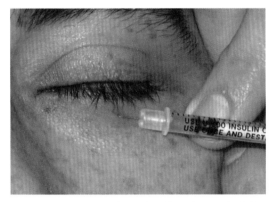

图 9-4 0.3ml 的胰岛素注射器被一些人用来注射 1ml 稀释的肉毒素，注射器上相对应的剂量就是肉毒毒素剂量

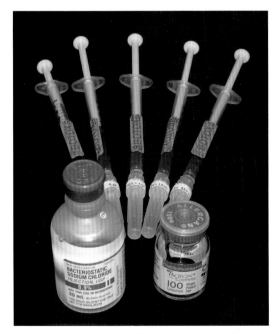

图 9-5 2.5ml 无菌盐水稀释 100U 注射肉毒毒素，可以分抽在 5 支 0.5ml 的注射器，一支注射器 20U，每 0.1ml 等于 4U

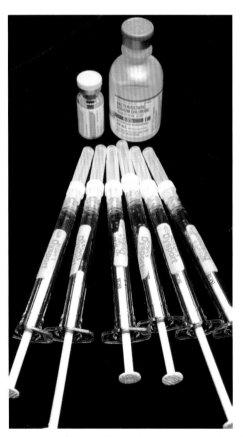

图 9-7 3ml 无菌盐水稀释一支 Dysport，可以分抽入 6 支 0.5ml 注射器，每支 60U

瓶塞抽出瓶子内的液体。艾尔建公司 Botox 美容部宣传手册上写着"每次抽吸产品时应该使用全新的，无菌的针头和注射器"，此外一些临床医生选择去掉瓶塞直接从瓶中抽吸药物。

日常工作中，大多数人将瓶塞面向地面进行抽取，这意味着瓶塞的容留部位及瓶颈由于毛细作用阻止一些液体被抽出。较大针头的针斜面较大，不可能抽取全部剩余药，而 32G 针头 1ml 注射器能吸出所有残余药物。如果将没有瓶塞的瓶子呈垂直向上，可能看不到残留药物，如果将瓶子倾斜 30° 就能发现仍有药物残留，因此当把瓶塞去掉后将瓶口朝上并倾斜 30°，减少残余的液体黏附的表面积，加上倾斜的瓶体，这样才能抽出最后一滴。

重要的是使用最小的针抽吸残留的液体，因为带斜角的大针不能达到残留液体的底部，针头比较大的直径不利于抽吸少量的残留液体。残余的液体被抽入注射器后推出残留气体，抽取出液体以注射器上"零刻度"为基线计算抽取出的剂量。图 9-8 显示从 10 支药瓶中抽取出的残余药液。

结果表明，如果每瓶稀释到 2.5ml 的话，我们这种用 18G 规格的针通过瓶塞抽取的方式会导致每瓶有平均 0.127ml，相当于 5.08U 的残余。这也意味着每瓶会浪费 5%。如果用更少溶液稀释的话，浓度更高，浪费则更多。

假设每瓶浪费 5.08U，在这一年的研究中，我注射了 615 瓶，相当于 3124U。以我每单位 10 美元的费用来计算，2012 年我浪费了 31242 美元。去除一半的成本，2012 年我实际上损失了 15621 美元的利润。

我开始注射肉毒杆菌素的时候，每瓶的价格是 325 美元，自 2008 年以来就维持在 525 美元一瓶。5000 瓶相当于损失了 25 400U，如果按现在的价格来计算的话，相当于损失了 254 000 美金，考虑到一半的成本，我的净利润损失即 127 000 美金。难以置信，配药的时候仅仅去掉瓶塞就可以省下 127 000 美金。考虑到这项研究还是几年前做的，今天这个数字可能会更多。很明显抽取 Botox 的时候把瓶塞去掉，会省下一大笔钱。

四、疼痛管理

尽管大多数面颈部的治疗都不太痛，但患者还希望不要有很多针眼。减轻疼痛的常用方法有局部外敷麻醉乳膏或是注射前用冰袋冷敷。振动装置在注射中已经使用了很多年了。它主要是用来转移注意力，同时也可以通过疼痛控制的门控理论来减轻生理上的疼痛。简单说来，在疼痛刺激（如针刺）的同时，加入一个分散注意力（振动装置）的刺激，疼痛神经元会受到刺激（振动装置）的抑制，减弱对下丘脑的疼痛刺激。无论是因为生理上还是转移注意力或是两者都有而导致的疼痛减轻，我都很认同这种振动装置。我 2010 年左右就开始用一款发光的振动装置（Blaine Labs，Santa Fe Springs，CA）（图 9-9）。起初患者对此持怀疑态度，但很快就接受了。我自己就在临床中使用了这款设备并明确了有效性。使用了几年后，患者在治疗的时候都会要求用到这款设备。研究表明，97% 的患者初次使用后都会要求使用这种振动设备。大多数患者在治疗前都会问："你的那个震动器在哪？"这种设备除了振动功能，还带有灯光来照亮治疗区域。其符合人体工程学的形状用起来很顺手，在注射的时候可以用来提拉组织，尤其适用于鱼尾纹部位。现在这款设备在我做注射治疗的时候已不可或缺，而且我还会用它来做填充剂注射前局部麻醉注射时缓解疼痛的方法。

还有一种出色的辅助注射设备：AccuVein—静脉观测系统（AccuVein Inc，Huntington, NY）（图 9-10）。AccuVein AV400 能实时显示皮肤表面的血管系统走行，这样临床医生可以明确静脉位置，从而避免注射时误入静脉瓣和分支。该设备重量

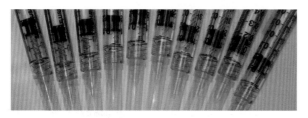

图 9-8　这 10 支注射器代表着从空瓶中吸出的残余神经毒素量

很轻，约 9.7 盎司（275g），手持非常方便。如果使用选配的滚轮或固定架子，还可以轻松切换为免手持模式。设备是由电池驱动，并可以在支架上充电。AccuVein 通过投射经处理器处理后发射出的一束可见和不可见光的激光波段，将皮肤表面的静脉显示出来。AV400 可以探测到 10mm深的静脉，并能精确到细如发丝的血管。对于肉毒毒素和填充剂，有一种说法"如果你让你的患者产生瘀青，你将会失去他们"。医生和患者都无法忍受一个小小的求美手术后留下长时间难看的瘀青。做填充注射时该设备可用来避免静脉，尤其是外眦部位。AccuVein 和 Blaine 振动设备可以提升患者的体验感因而受到患者青睐，因此很有市场前景。这个装置也很适用于定位静脉穿刺时困难的病例和外科医生治疗腿部静脉。

五、治疗区域

不管我治疗哪个部位，我都不会和患者说那些过时的理论，例如，"治疗后 4h 你不能躺下""治疗当天不能锻炼身体""注射当天不能坐飞机"等。我告诉我的患者做任何事情都不受影响，我曾给很多当天要去健身，参加网球比赛及常年飞行的工作人员进行过注射，

而且相较于平躺，眉间纹注射后站姿反而可能由于重力作用扩散到上睑提肌。因此我认为这些都是最早使用神经调质注射时过于谨慎的"坊间传闻"。

（一）上面部

神经调质的现有及扩展注射技术已经应用到头部和颈部（包括身体）的许多部位，所有注射操作者必须熟悉面颈部肌肉组织解剖。面部表情肌肉全部是成对，起源于骨并嵌入真皮层，从而带动面部皮肤。皱纹产生与肌肉运动方向垂直。

降眉的主要肌肉是一对降眉间肌、皱眉肌及内侧眼轮匝肌。唯一向上提升眉部的肌肉是成对的额肌（图 9-11）。这些肌肉组织协同工作完成非常复杂的面部表情。

类似的肌肉协同作用，在某些肌肉分布复杂的区域（眉间，口轴）通过不断收缩皮肤，产生垂直于肌肉运动的皱纹。随着多年的肌肉运动，眉间纹，额横纹及外眦眼角纹（鱼尾纹）会越来越明显。理论上如果没有这些肌肉运动，皱纹将不能形成，如中风或神经受损患者均有受累区域不产生皱纹的表现。

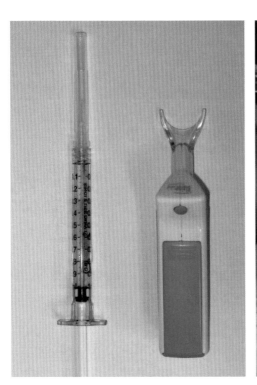
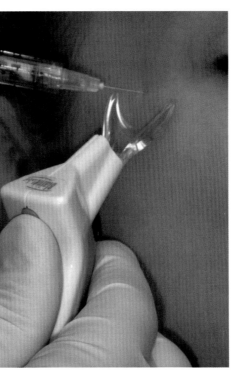

图 9-9 一种手持式电池驱动的照明振动装置，通过减少疼痛和转移注意力来改善注射体验

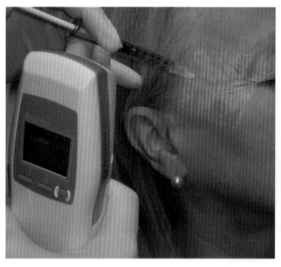

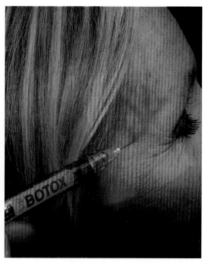

图 9-10 AccuVein 静脉观察系统是一种有用的辅助检查，用于观察静脉走行和避免注射引起的瘀青

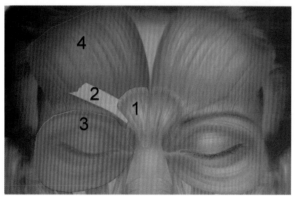

图 9-11 主要的降眉肌肉及唯一的提眉肌肉
1. 绿色，降眉肌；2. 黄色，皱眉肌；3. 粉色，眼轮匝肌；4. 紫色，额肌

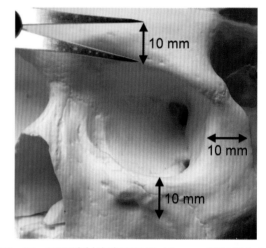

图 9-12 眶周注射应离眶骨缘 10mm，避免发生上睑下垂或其余肌肉的参与

考虑到这一点，越年轻的患者开始接受肉毒毒素治疗，他们形成皱纹的机会越少。对于那些有皱纹的患者，定期注射松弛肌肉具有预防作用。

1. 动态性皱纹的治疗

降眉肌，皱眉肌和内侧眼轮匝肌在眉心区域形成常见的"川字纹"。在这个区域看到的两道皱纹通常被描述为"//"或在三道皱纹的情况下描述为"///"。该区域常见的注射方式包括减少肌肉收缩的 5 个点注射法。最重要的是在眶上注射时要离眶骨边缘至少 1cm。一些注射操作者选择接近眶骨边缘注射，但在我职业生涯中我可以从成千上万的注射中证明离眶骨 10mm 以上能有效避免上睑下垂（图 9-12）。遗憾的是，我亲眼见过其他操作者注射肉毒毒素因离眼眶太近引起上睑下垂。对于刚接触注射的医生，注射前用外科标记笔和标尺或卡尺进行注射标记点是一个好方法。

在考虑注射入针点时，要切记引起皱纹的肌肉并不是直接在皱纹正下面。由于患者之间存在解剖的个体差异，最准确的注射方式是要求患者将该区域肌肉进行最大的运动，并观察主要部位肌肉收缩程度。肌肉聚集的主要区域是优选的注射点。对于经验丰富的注射医生，眉间纹，额纹及鱼尾纹注射几乎是标准化的。因为该部位肌肉最大限度收缩通常是一致的，所以按照常规模式注射即可，但是为达到最大的精确性，还是嘱患者做相应的动作观察肌肉运动更好。

初学注射者常问的一个问题是："在哪个层次注射神经毒素？"，神经调质应该被注射到肌肉层，因为这是药物主要作用的层次。早期应用者指导注射医生将注射器针头插入骨膜然后退针一半的距离进行注射。由于骨膜有神经附于其上，

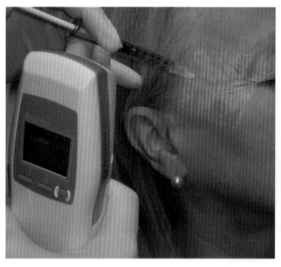

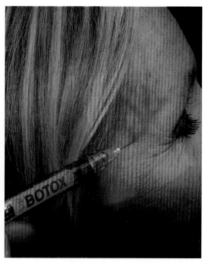

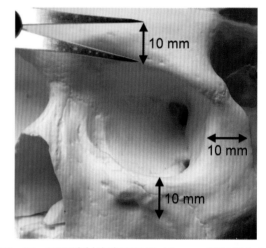

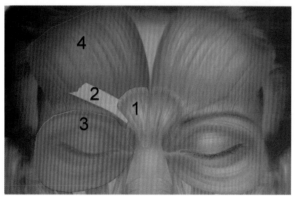

540

这种治疗方式刺激会引起明显疼痛感，且注射针头也会快速变钝。面部表情肌肉虽处于皮下层，但极为表浅，局部可汇入一些真皮组织。又由于面部各部位皮下脂肪厚度不同，肌肉层的位置可浅可深。对于大部分患者来说，一般注射方式是插入0.5in针头的1/3长度即可（图9-13）。事实上，即使注射到真皮层也能达到抑制神经突触前膜乙酰胆碱释放的效果。初学注射者（尤其是习惯注射到肌肉内者）常犯的一个错误是拿注射器像握笔一样夹在示指和拇指之间。先刺破皮肤，然后再换手握注射器推注活塞，这是一种很别扭的注射方式。我们建议最好是拇指放在推注活塞上，示指及中指夹住注射器注射。另一种稳定注射器精准度的方法是把另一只手的示指放在注射器下面做支撑，再行注射（图9-14）。

2. 额纹的治疗

为了有序讲解，我将由额部从上而下描述最常见的治疗部位。再一次强调这是一块成对肌肉而且一些人在中线处没有任何肌肉，虽然我一般都是平均地将药物注射在前额，但治疗额纹前仍需要思考及规划治疗部位，因为它对眉毛的形态和活动度有很大的影响。在神肉毒毒素早期应用中，全额肌肉放松是流行的注射方式，但现在对于几乎没有眼睑皮肤松弛和冗余的年轻患者来说，过度治疗额纹不会造成很大的问题只是影响到了患者的动态表情。对于有明显上睑下垂和（或）上眼睑皮肤冗余的中老年患者进行额纹的过度治疗则会带来很多问题，特别是女性患者

（图9-15）。这类中老年患者日常生活中会无意识地扬起眉毛，这改善了她们的视野并使外观更年轻化（图9-16）。就像下颌短缩的人下意识的伸展下颌骨，身矮的人站得更直显现身高一样。她们很清楚她们必须使劲提眉毛才能涂上眼影或眼线。如果给这些人的额纹进行过度治疗会给她们带来很大的困扰。过度治疗后产生了眉毛或眼睑下垂或肌肉松弛带来的额部下压会引起她们的愤怒。如果真发生这种情况，治疗后72h左右治疗医生常会接到投诉电话，当她们化妆照镜子时发现不能抬起眉毛，皮肤松弛加重使她们看起来更衰老，她们会变得无比愤怒。我知道我的描述有点夸张，但是我确实见过很多类似的顾客，尤其被告知除非肉毒毒素逐渐代谢否则没有其他可逆转的治疗方法时她们会更加生气。了解这些后，注射前最好检查患者眉下垂或皮肤松垂的程度并

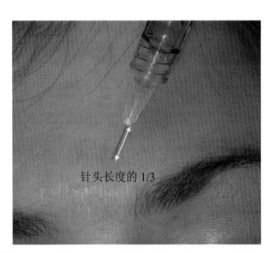

图9-13 注射上面部的进针平均深度是0.5in针的1/3长度

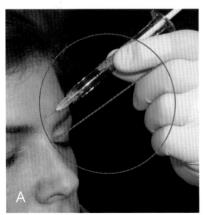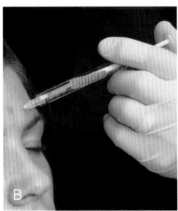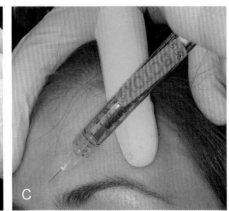

图9-14 A. 注射器不应该像拿标枪一样；B. 应该用拇指及示指、中指；C. 用另一只手示指做支撑稳定注射器的精准度，尤其对于手抖的注射操作者

对其治疗后可能发生的情况进行提前沟通。并签署知情同意书详细告知患者这些细节，尤其对于那些以前没有接受过治疗患者或初次进行治疗的治疗医生非常重要。由于上述问题及现代审美对表情僵硬的排斥，建议对额纹进行保守治疗。这些年我对治疗额纹的剂量已从过去注射额部 20 ～ 25U 改为注射 10 ～ 15U。

对额纹的治疗即使剂量少也能产生较强作用。因为除了剂量，注射的位置选择也很重要，因为不同注射部位肌肉的控制会影响眉毛的形态。大多数患者都想提升眉毛，所以额肌侧面减

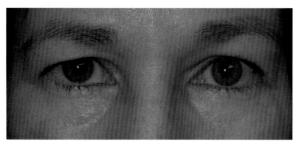

图 9-15　对于这种眉型（注射前眉下压明显）及上睑解剖类型（冗余松弛明显）的顾客注射额纹时必须小心

少药量并适当提高注射高度可以达到轻度提眉的作用。

许多患者抱怨想要治疗额纹的同时不想眉下垂，这是一个需要讨论及患者教育的矛盾性问题，或许这种患者可以选择上眼睑整形术或提眉术。

当注射肉毒毒素时，药物的作用弥散范围大约为 1cm。很多患者觉得 Dysport 比其他肉毒毒素有更大的扩散范围，这已经在多汗症治疗中得到证实。虽然一些医生只使用特定厂家的肉毒毒素治疗特定的部位，但是我个人临床中使用 FDA 批准的三种神经毒素治疗所有治疗部位。

无论患者的年龄或注射部位，病历中必须准确记录治疗流程及数据，当患者几个月后返回治疗时可以根据病历中上次治疗记录进行治疗或调整。对于新患者，可能需要几个疗程的剂量和部位的调整才能得出最理想的效果。因此我经常提醒患者肉毒毒素及填充剂注射是一个逐步塑形的过程，需要多次治疗不断地完善疗效。

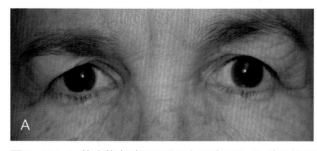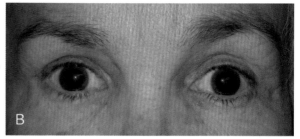

图 9-16　A. 静止状态时眉下垂及上眼睑下垂；B. 睁眼抬眉动作能改善下垂使年轻化，如果过度治疗额纹，就不能通过提眉动作改善下垂而变得不满意

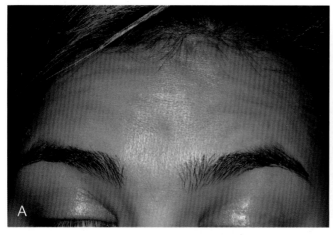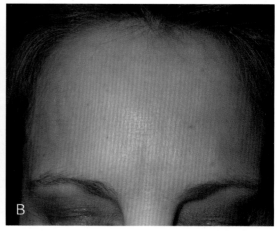

图 9-17　A 和 B. 额头及额肌面积较大的顾客需要产品量也多，而额肌面积小的顾客同时注射额纹及眉间纹需要少量产品即可，注射 A 图患者眉间纹时也需要注射额纹

额部大小、性别、患者期望值均可影响剂量和注射点位的设计。额部较大的患者与发际线较低的患者相比需要更多药物（图 9-17）。女性全额治疗我经常用的剂量是 20U，而男性达到同样的疗效需用 30U。就像所有的药物一样，有些患者对神经毒素更敏感或具有耐药性，可能需要更大或更小的剂量来达到预期的效果。还有一些患者完全耐药，注射肉毒毒素可能并不会产生任何效果。

我经常只使用 10 ~ 15U 治疗，尤其对于初次接受治疗的患者或眉毛低、眼睑皮肤冗余者，或者那些仅希望得到轻微改善的患者（图 9-18）。注射药物更多集中在前额正中部，越靠近发际线剂量逐渐减量，额侧面眉上方剂量也逐渐减少。额肌非常菲薄，尤其是女性的额肌，每个点注射 2 ~ 3U 就足够。图 9-19 展示典型额纹的治疗方

式及剂量，图 9-20 至图 9-22 展示额纹治疗前后对比。

3. 眉间治疗

如果同时治疗眉间纹和额纹，更需要注意剂量及注射点，才可以达到改善皱纹且表情自然。眉间纹注射主要部位是降眉间肌，皱眉肌及皱眉肌外侧也就是眼轮匝肌中部（图 9-23）。

我更倾向于用 20 ~ 25U 治疗这个区域，以 25U 治疗时为例，每个注射点为 5U。虽然很多患者在降眉间肌处皮肤表面表现出一块隆起皮肤，但皱眉时出现 2 处分开的隆起皮肤的患者也并不少见；当皱眉时只出现中央一处隆起皮肤，中间部位给予一点 5U，如果是表现为两侧隆起的皮肤，可每处分别给予 2.5U（图 9-24），其实临床工作中一个点的注射方法对这两种症状均能足够达到疗效。

虽然 20U 的 Botox 或者 Xeomin 或者 60U 的 Dysport 通常足以改善皱眉肌，但有些患者由于

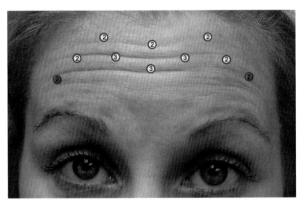

图 9-18 典型的全额治疗
额肌中部每个点注射 3U，逐渐在边缘减量到 2U，红色圆圈表示可选择的注射点，适合眉毛和眼睑皮肤无松垂的年轻患者。对于年纪偏大患者或无眼睑皮肤冗余但要求提眉效果明确的患者不建议选择

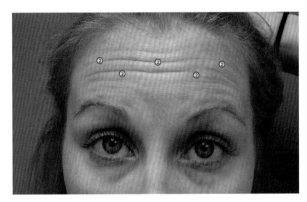

图 9-19 第一次接受治疗的患者或要求有自然表情的患者，给予小剂量治疗；10 ~ 15U 分别注射到 5 个点作用于额部皱纹，保证术后还能进行正常提眉动作

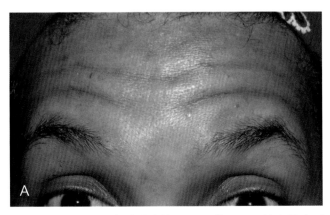

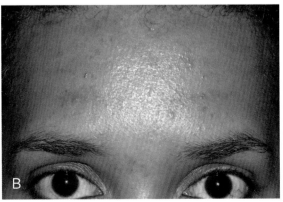

图 9-20 该患者的额纹治疗使用 20U 的 Botox 治疗前（A）和治疗后（B）

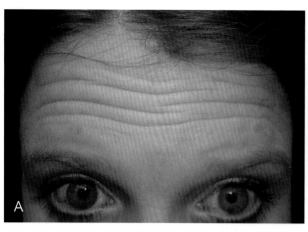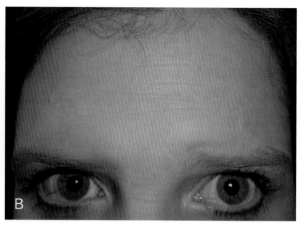

图 9-21 该患者的额纹治疗使用 60U 的 Dysport 治疗前（A）和治疗后（B）

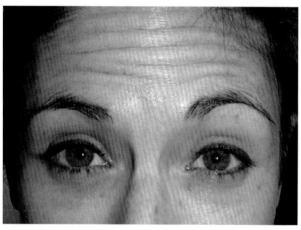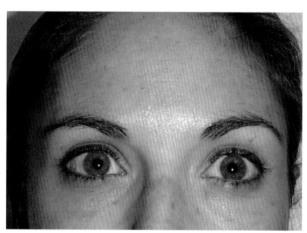

图 9-22 该患者 20U 的 Botox 治疗后眉弓弧度自然

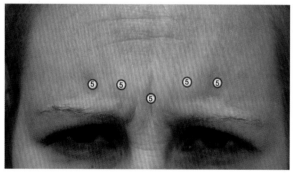

图 9-23 5 个注射点每个注射点 5UBotox（25U Xeomin 或 75U Dysport）一般足以治疗眉间纹，男性患者可能需要更多剂量

眉间肌肉比较活跃，可能需要双倍剂量才能达到疗效。必须向患者说明白，注射肉毒毒素并不能消除静态纹路，只是通过减少眉间肌肉的紧张程度从而缓解静态皱纹的程度，联合真皮填充治疗才能得到明显改善。患者在签署术前知情同意书时也应告知患者合适的剂量只会减少肌肉的活动

度，不合适的剂量才会导致面部表情完全僵硬，针对想要得到完全僵硬效果的患者，可能还需要额外的治疗药物量。

治疗眉间纹同样会遇到眉型改变或上眼睑下垂等问题，在年纪偏大或者那些对神经毒素敏感的患者中，治疗眉间纹时应注意靠近中央部位注射以避免影响部分与提眉肌肉协同工作的额肌而导致上睑下垂的情况（图 9-25）。

另一个相对常见的现象是当患者被要求皱眉时，他们同时簇集眉间及额肌中部（图 9-26）。这常见于"不知道如何皱眉"的患者中，对这类患者必须同时治疗额纹及眉间纹。产生深的眉间纹的患者皱纹的产生都与皮肤的反复收缩相关，理论上在这类皱纹产生后，可以将肉毒毒素的注射作为 20 ～ 30 岁容易产生眉间纹时的预防治疗（图 9-27）。图 9-28 至图 9-30 展示肉毒素治疗眉间纹前后对比照片。

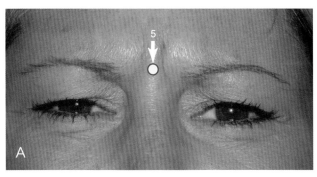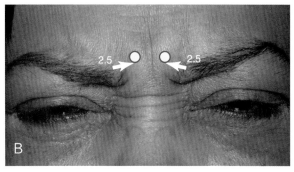

图 9-24　A. 眉间纹的治疗只有降眉间肌的凸出，给予一个点注射即可；B. 如果患者有分开的凸出，应分别注射

4. Botox 提眉

整形手术中有很多东西并不像他们所描述的那么美好。一些治疗和结果纯粹是炒作，虽然在一些经过筛选的操作者中，结果似乎显示得很好，虽然任何人都不应该（至少在没有调查的情况下）排斥对他们不擅长的技巧。但是我参与的很多神经调质治疗不一定有很好的效果，虽然我个人不太明白在这些治疗中，我的患者还是会每 3 个月来门诊接受治疗，而且多年来一直如此。这或许是患者看到了我没有看到的治疗结果，或者她们是安慰剂效应的产物。在我看来 Botox 提眉，通过治疗降口角肌提升口角，Nefertiti 提升治疗等

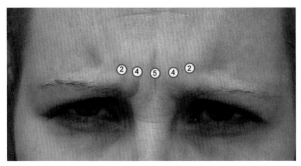

图 9-25　易引起眉下垂的年老患者或对神经调质治疗敏感的患者治疗眉间纹时应靠中间部位注射或避免注射外侧点

都是在炒作，其可识别的疗效微乎其微。哪怕可通过治疗前后的图片能看出些许的疗效疗效，但事实上，很难得到严格对照的前后对比图像。包括我注射"Botox 提眉"中我觉得是有可能获得的轻微的提升，但我也不认为这是一个可重复并能在每一个患者身上都能有疗效的治疗。当然，手术提眉是一种可重复的治疗方法，也可以在明确是适应证的任何患者中进行。

神经毒素提眉作用机制是对降眉及提眉之间的平衡进行微妙的改变。从理论上讲，这就相当于通过抑制降眉肌群，显现提眉肌群的作用。一些患者这样形容降眉肌，被抑制时额部好像有一股强大的弹簧神奇地向上提拉眉毛。我们知道这不是真的，或者不是每次眉间纹治疗会扬起眉毛。眉毛可通过选择抑制或误导产生"抬高"的错觉。我看过很多非标准化拍摄照片通过朦胧的方式试图显示提眉的效果，实际就是降低眉毛中部，让外侧眉毛显得自然抬起的效果。

这一切听起来像是消极并令人怀疑，但实际上我做的最好的效果还是通过标准的眉间纹注射治疗，如图 9-19 所示，并未治疗眉外侧（图 9-19）。这样可以让眉内侧肌肉放松（由于抑制降眉肌），

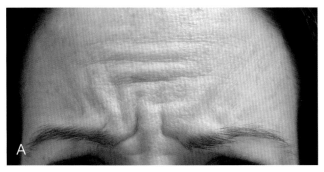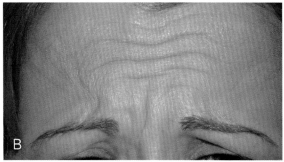

图 9-26　一些患者皱眉时簇集提眉肌及降眉肌，所以必须对参与的所有肌肉进行治疗

而没被抑制的额肌抬高眉外侧，同时眉尾部额外注射大约 2.5U Botox（图 9-31），这样通过抑制眼轮匝肌可以达到轻微提眉。当一些人微笑或眯眼睛时，外侧眼轮匝肌会向下拉眉尾（图 9-32）。解剖学上，额肌止于额颞嵴，所以这个点没有提肌经过，在特定的表情中，眼轮匝肌外侧作为降

眉作用向下拉这个没有对抗肌的部位。所以通过抑制眼轮匝肌外侧，靠未注射的侧面额肌力量提升眉外侧（图 9-33）。如果注射后提眉起效了，说明向下牵拉眉部的肌肉及向上牵拉眉肌肉作用达到了平衡。对术前术后拍摄标准可对比的相片这方面我是一个完美主义者，我可以坦诚地说我电脑里保存 10 万多张临床照片中没有发现明显的肉毒毒素提眉效果。这并不是说完全没有发生过，而是说，如果患者照相前后真正的放松，其他一切都是标准化，治疗效果也很难肉眼可见。反而在做表情时通过肌肉运动才会相对明显一些。

治疗眼角外眦皱纹（鱼尾纹）也能产生一定的提眉作用，可能是通过进一步抑制眼轮匝肌减少向下牵拉眉部的肌肉产生了作用。

5. 外眦皱纹

在所有可以用神经调质治疗的区域中鱼尾纹的治疗可能是最好的预防性治疗部位。鱼尾纹是人类衰老的首要标志之一，在 30 岁左右就会变得明显。我个人觉得较年轻时就可进行祛皱治疗的首选推荐就是这个部位。

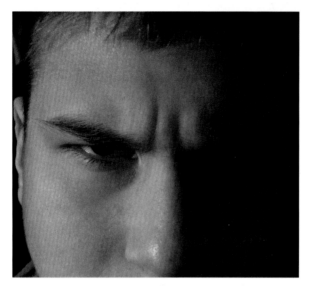

图 9-27　一个 6 岁的孩子（故意带有阴影）显示降眉肌功能亢进，将来会导致较深的眉间纹

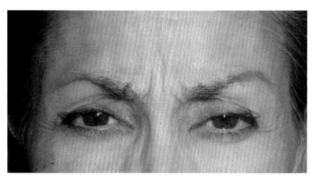

图 9-28　眉间纹给予 20U Botox，治疗前后对比照片

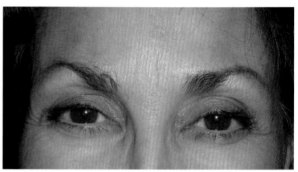

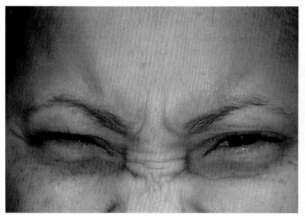

图 9-29　眉间纹给予 25U Botox，治疗前后对比照片

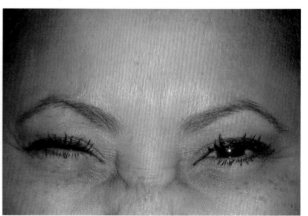

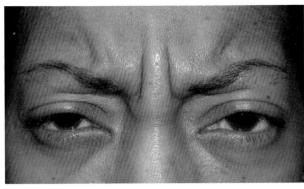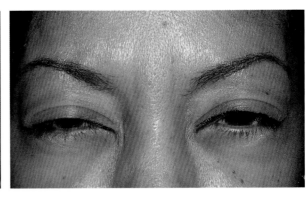

图 9-30　眉间纹给予 75U Dysport，治疗前后对比照片

鱼尾纹的治疗因为几个原因也有不同的效应。由于神经调质只作用于肌肉，对肌肉引起的皱纹的效果明显优于以皮肤为主的皱纹。此外肤质也会影响效果，光老化皮肤的患者皱纹产生同时包括了皮肤纹理及肌肉运动的影响，整体皮肤状态越不好对肉毒素治疗的疗效越差。

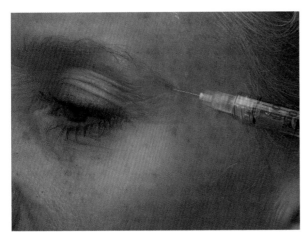

图 9-31　为了帮助提眉，在眉尾部注射 2.5U 可以抑制眼轮匝肌外侧减少向下拉眉作用

外眦部位注射时最重要一点要记住，注射这个部位时所有注射点都应保持距眶骨缘外侧至少 10mm（图 9-12）。注射太靠近眶缘会影响部分眼外肌，从而产生持续几个月的复视症状。另一个非常重要的一点是这个区域分布有非常粗大的浅静脉，尤其是在体型消瘦的女性中，容易引起持续数周的瘀青。当在这个区域注射需要小心谨慎：佩戴放大镜操作对治疗很有帮助，也可使用像图 9-10 所示 AccuVein 这类显示血管的设备。注射时可以在静脉周围，浅表静脉或静脉下部注射，但为了防止出现瘀血，还是应该谨小慎微。这个部位的注射层次可以非常表浅（几乎是皮内），药物会自行弥散至相应的肌肉。用另一只非操作手手指展平注射部位的皮肤也有助于观察血管走行。

这个部位的治疗方法一般是眼角纹处注射 3～4 个点，呈半月形，每个点 3～4U，双侧共 20～25U Botox（图 9-34）。等于 60～75U Dysport。眼眶下缘以下注射时必须小心，过低的注射点位

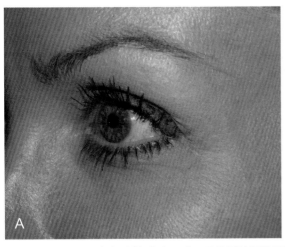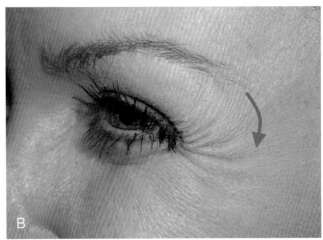

图 9-32　当一些患者微笑或眯眼时，眉外侧被眼轮匝肌缩回，如果抑制这个肌肉，做表情时眉外侧可能得到放松

有可能导致肉毒毒素扩散至某些有提上唇功能的肌肉从而造成口周肌肉收缩失调。年轻患者一般只需要三个注射点，而年纪较大或者肌肉收缩能力较强的患者除了基本的 3 个注射点外可能还需要辅助性的注射点（图 9-34）。初学注射者操作辅助点也要小心，有可能引起眼袋加重或额部肌力减弱（图 9-35）。治疗这些"红色"区域的原因是为了防止注射眼角纹后引起代偿性皱纹的产生。在这种情况下，当患者微笑或眯眼时，他们的外眼角皮肤是光滑的，但能看见他们眼睛下面的"新皱纹"（图 9-36）。

尽管许多注射者推荐 20U Botox（60U Dysport，20U Xeomin），但我更推荐每侧注射时给予 12.5U Botox，我发现给予的额外剂量能提高疗效及持续时间。

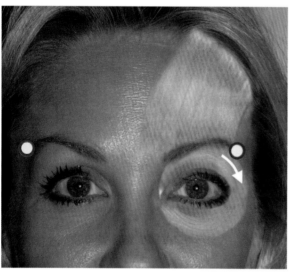

图 9-33 额肌是唯一提升眉毛的肌肉，止于颞顶，虽然颞顶附近没有提升作用的肌肉，但是眼轮匝肌牵引眉毛对抗额肌，所以通过抑制眼轮匝肌外侧，稍微抬高眉毛外侧

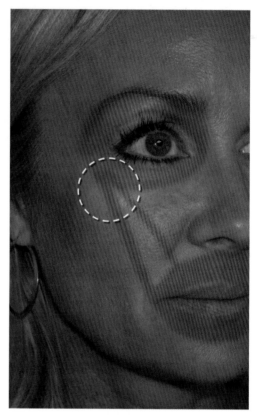

图 9-35 白色圆圈表示危险区域，有可能无意中注射颧大肌和小肌造成口唇活动受限

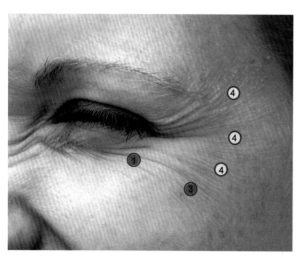

图 9-34 黄点为最常见的治疗眼外角皱纹的部位，每个点 3 ～ 4U 肉毒毒素，红色圆圈表示经验丰富的医生可以更全面地进行治疗

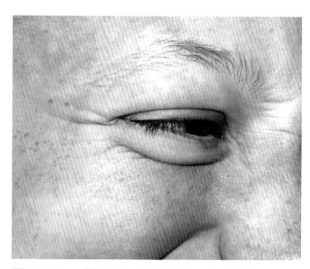

图 9-36 一例成功治疗眼角纹的顾客，治疗后显示以前不明显的大的眼轮匝肌皱纹，这种"代偿性皱纹"的产生是由于当患者眼睛有过度表情时外侧眼轮匝肌被抑制所致

图 9-37 至图 9-39 显示鱼尾纹治疗前后对比。所有照片中患者被要求微笑及眯眼睛。

在一些患者中出现的情况是眼角纹延长至耳前，这时候必须与患者沟通，为了改善"外侧"眼角纹，必要时给予额外的注射点及剂量。

6. 下眼睑治疗

眼轮匝肌分为眶隔前、睑板前及眶部轮匝肌。微笑或做表情时，睑板前轮匝肌收缩使睑裂变小。这可以在收缩的肌肉处产生"卧蚕"即睫毛下隆起（图 9-40）。可通过在瞳孔中线睫毛下 3mm 处注射 2U Botox 进行治疗（图 9-41）。这个治疗不仅减少肌肉隆起，而且能打开睑裂（上下眼睑之间的距离），静息状态和微笑时，使人看起来眼睛更大或更精神（图 9-42）。在处理这一区域时必须谨慎，特别是初学注射者。过度治疗会影响闭眼功能，导致干燥性角膜结膜炎（干眼综合征）。

肉毒毒素治疗不应尝试在下眼睑有明显松弛（牵拉试验异常）或者接受过下眼睑皮肤切除或通过激光磨削换肤等手术缩短下睑皮肤的患者，对受损的下眼睑进行限制肌肉功能会造成下眼睑皮肤错位。

下眼睑注射肉毒毒素常用于治疗眼睑痉挛、眼轮匝肌肥大、由于肌肉收缩引起的皮肤皱纹，或增大睑裂。我单次注射剂量不超过 1 ～ 2U。多数情况下，下睑纹一个疗程包括 1U Botox 分一个或两个点注射，并于两周后复诊，如果需要再进行补充治疗。

7. "兔纹"治疗

所谓的"兔纹"是鼻外侧鼻背肌上部肌纤维收缩产生（图 9-43）。部分与提上唇鼻翼肌作用有关。这些皱纹可以明确地区分为从鼻肌还是降眉间肌向下挤压而形成来区分。不管原因是什么，

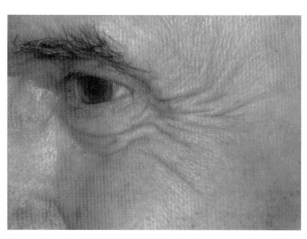
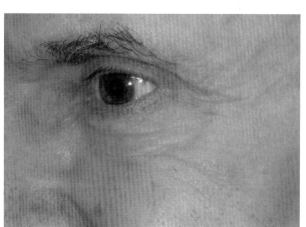

图 9-37 该患者眼角外侧接受 12.5U Botox 前后对比，治疗后能观察到细小的代偿性皱纹

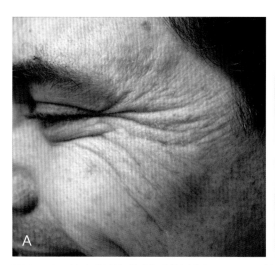
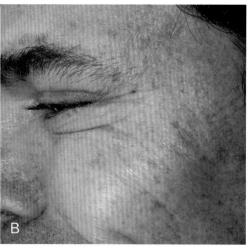

图 9-38 该患者眼角外侧区域注射 15U Botox 前后对比

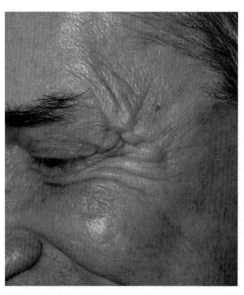
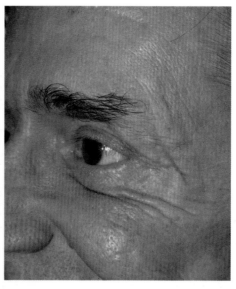

图 9-39 该患者接受15U 肉毒毒素治疗前后对比，仍可见到眼轮匝肌下外侧皱纹，后期给予补充注射 5U 的肉毒毒素

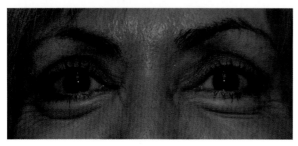

图 9-40 眼轮匝肌肥大微笑或眯眼时可引起下眼睑肿胀，下眼睑注射几单位肉毒毒素可以通过放松膨出的眼轮匝肌改善这种情况

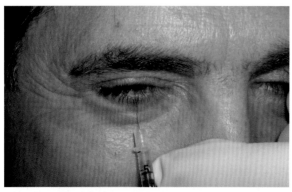

图 9-41 通常离睫毛缘几毫米的肌腹中注射 1～2U Botox，过度治疗会引起闭眼困难，注射该区域一定要保守

这个区域是相对容易治疗的，在图 9-44 中显示的区域内的 4 个注射点每点 2U，这当然是因人而异可做适当调整的。有些患者可能是在治疗眉间纹后肌肉代偿，在做皱眉动作时可出现鼻背纹，在早期的神经毒素应用中，这被称为"Botox 标志"，但现在"兔纹"被称为是一个单独且通常需要处理的适应证。图 9-45 至图 9-47 展示"兔纹"治疗前后对比。

8. 鼻孔扩大

有些人习惯通过鼻背肌的运动扩大鼻孔。虽然在我的实践治疗中很少有这样的治疗诉求，但曾有一例患者自主要求治疗鼻翼扩张。鼻翼扩张可以在鼻翼肌下缘靠近两侧鼻翼处注射 1～2U 的 Botox（图 9-48）。

9. 鼻尖提升

一些医生注射降鼻中隔肌使以此达到提升鼻尖高度的目的。这种治疗方法的原理是松弛降鼻中隔肌，减少鼻尖被肌肉下拉的力量。适用于说话时鼻尖受到牵拉时有下垂表现的患者。鼻整形医生有时会行降鼻中隔肌离断术来达到长期疗效，肉毒毒素只会在注射初期有短暂的效果。注射方法是在鼻小柱两侧下方各注射 2U 肉毒毒素，可轻微抬高鼻尖（图 9-49）。但必须谨慎操作，尤其是对人中较长或上唇唇红较窄的患者，因为这样治疗的机制会导致上唇下压。当然在我的临床经验中这种治疗方式产生的效果很小。

10. 鼻唇沟治疗

使用肉毒毒素治疗常见的面部衰老包括鼻唇沟的治疗对于患者来说非常具有吸引力。这条皱纹从鼻翼一直延伸到口角外侧区域。一些医生建议在两侧提上唇鼻翼肌，双侧鼻翼软骨下缘水平线处各注射 2.5U Botox，这条肌肉在梨状孔外侧

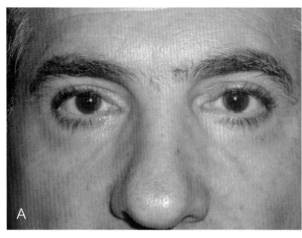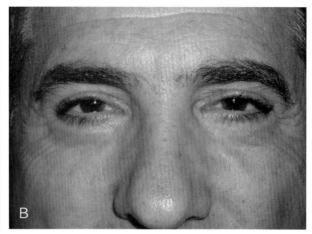

图 9-42　该患者对眼角外侧皱纹及下眼睑轮匝肌肥大进行治疗，注射后睑裂增宽

通过，食指放置在梨状孔外侧区域，运动时可以触到肌肉。这块肌肉是位于面部表情肌的深面，负责微笑时口角上提，也参与鼻唇沟的形成。理论上治疗这块肌肉可以使鼻唇沟变浅，但是根据

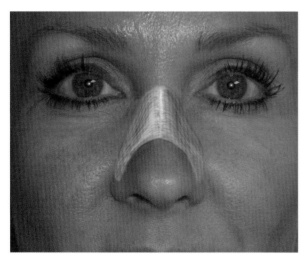

图 9-43　对称分布的鼻肌在屈曲时隆起鼻部皮肤引起"兔纹"

我的经验，这不是主流的治疗方法，不仅对鼻唇沟的效果微乎其微，还可能引起上唇功能失调或相对的上唇延长等不想要的结果。

　　同样的方法用于"露龈笑"的治疗，就是上牙龈在静息状态或微笑时过度暴露，正常人在大笑时偶尔能露出几毫米的牙龈，但对于牙龈肥大或上颌骨突出的患者（上颌骨过度生长），微笑或做表情时能露出 5 ~ 10mm 长牙龈，使这些患者非常不美观，矫正治疗视情况而定，可选择上颌内推术或牙龈成形术。通过注射肉毒毒素松弛提上唇鼻翼肌上唇也不会被抬到极端的位置。这样可以防止牙齿和牙龈的过度暴露。这是一个非常有效的治疗方法，但进行治疗时需要保守，不至于产生过度抑制而导致表情失控。我喜欢先从简单的鼻基底两侧 2 个点各 2.5U Botox（图 9-50），7 ~ 10d 内复诊观察疗效。如果疗效足够好，不需要再注射。如果有较好的改善，但上唇仍然过

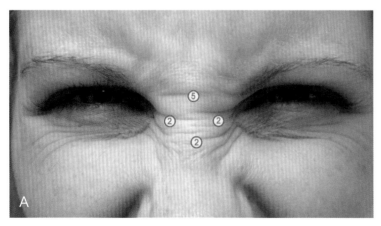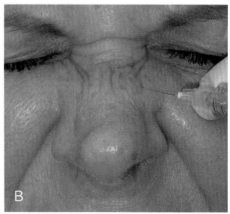

图 9-44　A. 黄点表示肉毒毒素治疗"兔纹"的经典注射点和常用剂量；B. 通常治疗每个患者平均约 8 ~ 10U Botox

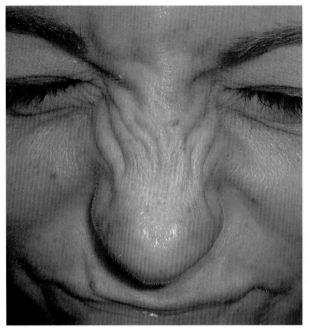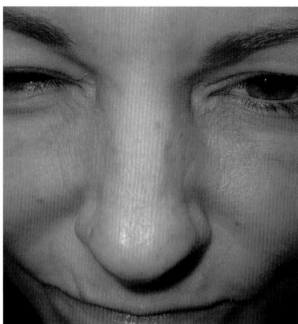

图 9-45 两次治疗前后对比，每次 10U

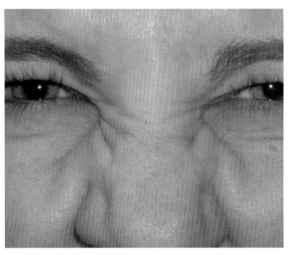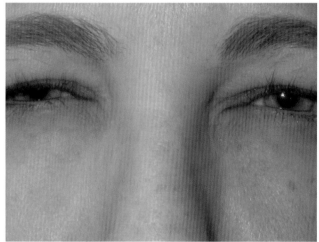

图 9-46 该患者鼻肌注射 10U Botox 前后对比

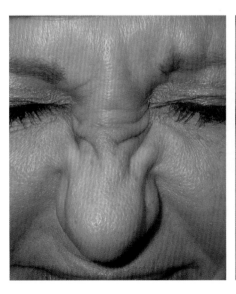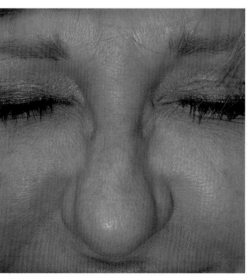

图 9-47 患者第二次注射后 2 周，她第一次注射了 8U 的肉毒毒素，1 周后补充注射了 6U

度提升，给予同样方式同样剂量的重复治疗。或者，注射在提上唇肌进一步放松上唇。这不适合初学注射者操作，因为有可能引起像中风一样产生的肌肉功能障碍，所有的注射者都应该仔细设计。图 9-50 展示了治疗前后对比图。

因为提上唇鼻翼肌和颧大肌收缩也可抬高口唇，所以注射水平高者可以把治疗范围延伸至这些部位，但一定注意剂量的控制，防止过度治疗可能引起的微笑不对称（图 9-51）。

11. 口周治疗

"口红纹"是由口轮匝肌引起的纵行皱纹，

吸烟、遗传、光老化、演奏乐器或长期吹口哨等会加重症状。涂口红时，它会顺着皱纹向上或向下形成很明显的线条。虽然男性口唇也有纵行皱纹，但看起来不太严重，部分原因是由毛囊密度较高。

治疗这个区域需要保守治疗，因为减轻皱纹和影响口唇正常功能两者之间的可操作空间很窄。对这个部位进行最好的方法是多次治疗（尤其初学注射者）而不是一次性治疗。我治疗唇纹常规每个唇四个点，每个点 1～2U Botox（图 9-52）。或者，一些注射者使用 0.5U 的小剂量多点注射。注射层次较浅，通常真皮层内即可。一般 2 周后复查，如果还需要可以进行第二轮注射。

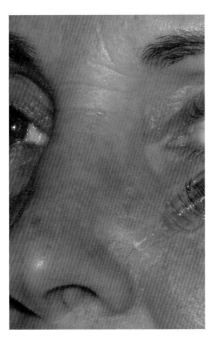

图 9-48　1～2U 肉毒毒素将放松鼻肌下部纤维和缩小鼻孔

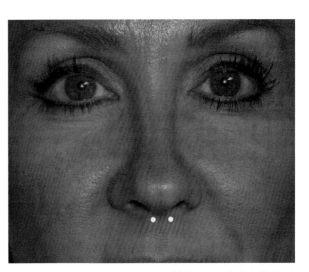

图 9-49　在每个减压器 labii 注射 2U 肉毒毒素将会放松降鼻中隔肌，可能提供小的鼻尖抬高

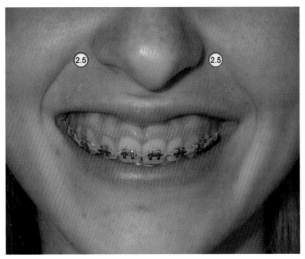

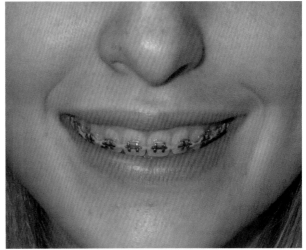

图 9-50　该患者 16 岁，两侧鼻孔外侧注射 2.5U 肉毒毒素，效果非常好。疗效一般持续 90d，但并不是所有的患者经过一次小剂量注射后都表现出这么好的改善

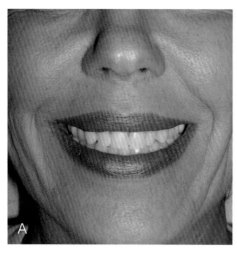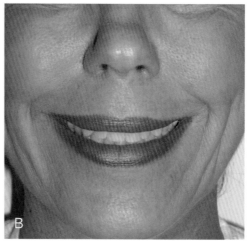

图 9-51 A. 使用 BoNT-A 过度治疗以降低微笑线；B. 治疗后很明显的表情不自然

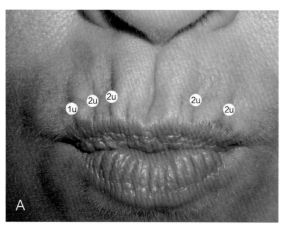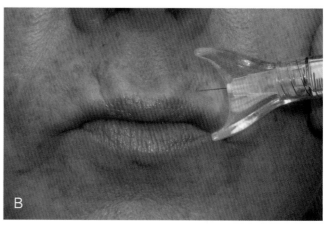

图 9-52 上下唇 4 个点，每个点保守注射 1U BoNT-A，减少唇部皱纹

但是有一点要记得，肉毒毒素治疗上面部效果要好于中面部及下面部。而且也要让患者了解。将肉毒素祛皱治疗与唇部玻尿酸填充结合治疗效果会更好。因为神经调质通过减少肌肉运动使填充剂维持时间更长，通过放松下面的肌肉使填充剂效果更好。图 9-53 和图 9-54 显示治疗口周唇纹治疗前后对比。为了保留口唇正常功能，唇纹不能完全消除（图 9-55）。

12. 降口角肌

降口角肌呈倒置风扇形，起源于下颌缘，插入口轴复合体向下牵拉嘴角的外侧（图 9-56）。降口角肌部分与颈阔肌交叉，颈阔肌也和降口角肌协同作用，向下牵拉嘴角。

与前面讨论的作用机制一致，使下降作用的肌肉放松，就能使提升作用的肌肉发挥更大的作用。所以理论上抑制降口角肌，加强提口角肌作用，使口角提升，还可以改善嘴角的皱纹。

虽然这是常见的治疗方法，但很难用对比照片证明疗效。事实上我也是因为有许多患者每 3～4 个月进行一次治疗才知道有效。虽然我可能看不出有什么变化，但患者觉得有效。肉毒毒素治疗降口角肌结合口角及唇沟填充剂治疗可以取得非常显著的效果。

降口角肌定位的方法是让患者做嘴唇向下牵拉的动作露出下排牙齿。大部分患者显示降口角肌长度可低于下颌缘处（图 9-57）。当注射降口角肌，最好在肌肉中央处注射，这块肌肉的注射深度与其他表情肌肉类似。每侧降口角肌注射 2.5～5U（图 9-58）。颈阔肌部分与降口角肌交叉，也有降口角作用，如果定位注射点较低可以同时一起治疗。

在治疗这该部位时，必须注意保守治疗，即使是适度增加剂量，也有可能产生肌肉功能失调而引起奇怪的表情。

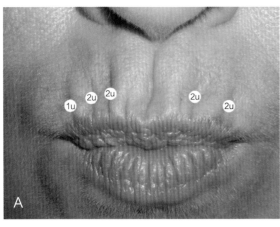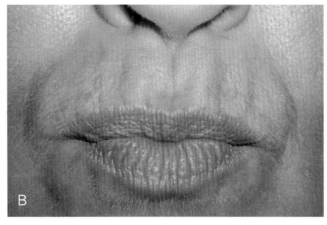

图 9-53　该患者接受 9U 肉毒毒素治疗后 2 周，这个患者需要更大的剂量，如初学注射者应该从 5U 开始注射，必要时重复治疗

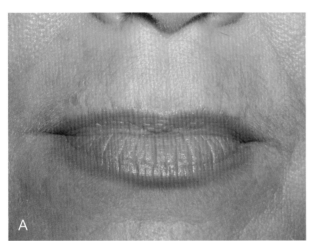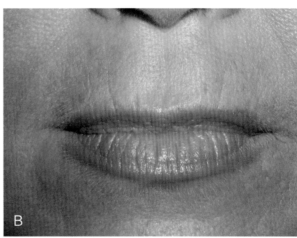

图 9-54　A. 该患者上唇纹治疗 4U BoNT-A；B. 虽然变化细微，但改善静态纹较明显

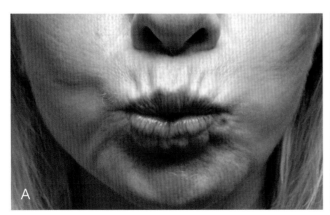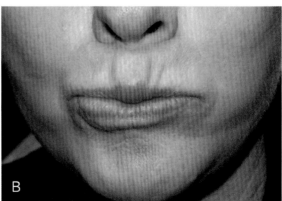

图 9-55　该患因唇纹过度治疗引起上唇轮匝肌无力从而不能缩拢

　　注射降口角肌时值得提醒的是可能无意中注射降下唇肌。降下唇肌位于下唇靠近中线处，作用是向下牵拉下唇。如果这块肌肉被注射或药物扩散到这个区域，就会发生明显的唇功能障碍（图 9-59）。这些肌肉纤维可能与降口角肌有部分交叉

在一起，注射降口角肌应始终保持注射点靠外侧。

　　虽然造成肌肉功能障碍通常不是一件好事，但它可以适用于神经损伤或脑卒中后面部萎缩。下颌缘神经麻痹是一种常见的术后并发症，几乎都是暂时性的，导致唇部歪斜，使唇部功能明显

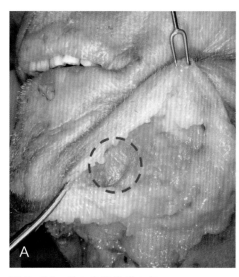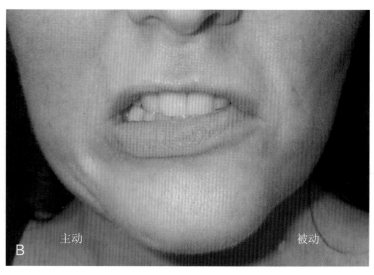

图 9-56 降口角肌收缩口角

A. 尸体解剖显示降口角肌；B. 左侧降口角肌瘫痪引起左侧口角及唇不被向下拉

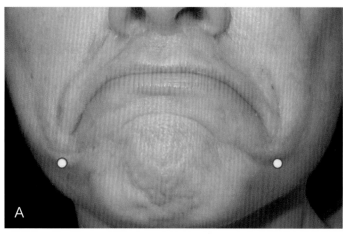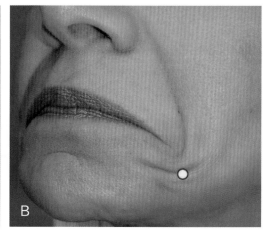

图 9-57 典型的降口角肌肌肉运动及注射点，在每个黄圈或下面注射大约 2.5U BoNT-A

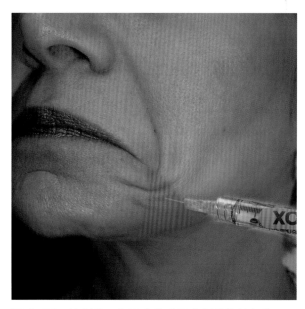

图 9-58 注射降口角肌中腹或肌肉最簇集的部位，因为肌肉紧贴皮肤注射要表浅

异常。通过有意识地放松正常一侧肌肉减轻差异，随着 BoNT-A 代谢表情逐渐恢复（图 9-60）。

13. 颏肌治疗

成对的颏肌起自下颌联合然后穿行至下颏区域的真皮层（图 9-61）。颏肌使下唇突出，做出"噘嘴"动作。

颏肌使下唇突出，在讲话或咀嚼时肌力增强。当肌肉收缩时，插入真皮层的肌肉拉拽皮肤，形成下颏皮肤凹凸不平，被称为橘皮或橙皮一样的改变。这些症状给某些患者带来了烦恼，其实小剂量的 BoNT-A 进行重复治疗就能有效改善，但应浅层保守治疗，因为深部过量治疗影响下唇美观及功能。虽然一般治疗效果显著，即使保守治疗也会影响皱纹及"P"音的发音，注射层次深

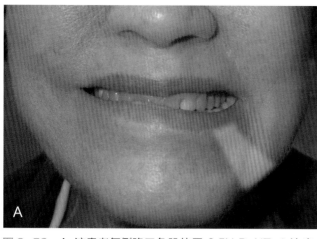
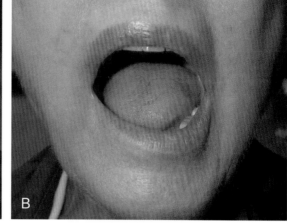

图 9-59　A. 该患者每侧降口角肌使用 2.5U BoNT-A 治疗，右侧，因神经毒素扩散至降下唇肌（黄色）导致右侧明显的降口角肌功能失调（红色）；B. 她的左侧肌肉功能正常

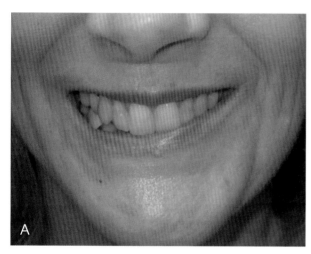
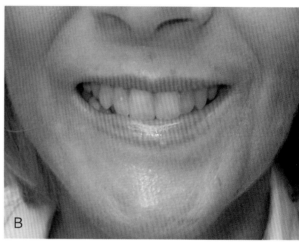

图 9-60　A. 患者表现为下颌缘神经受损所致左侧降口角肌不活动；B. 显示在右侧降口角肌注射 2.5U 的肉毒毒素 8d 后，表情暂时达到对称

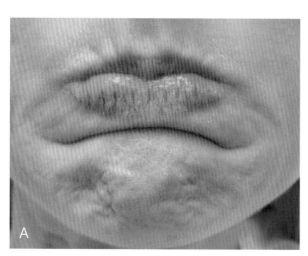
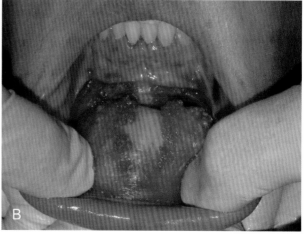

图 9-61　A. 由于颏肌插入真皮内，颏肌收缩使颏部皮肤产生凹陷；B. 当患者接受下巴种植时成对的末端颏肌纤维插入真皮内，这块肌肉节前纤维在真皮前后运动，起源于下颌骨，上图所见

时更容易发生。因为这个肌肉作用在真皮上，应该浅表注射。通常的治疗方法是在中央凹凸不平的皮肤表面注射 1～2U（图 9-62）。图 9-63 为典型颏肌治疗前后对比图。必须遵守保守治疗，过度治疗会引起下唇肌肉功能紊乱，干扰说话、微笑和大笑（图 9-64）。

综上所述，治疗口周必须记住可能会出现轻微的功能障碍。如果有很好美容疗效，大多数患者并不介意小的肌肉功能变化。如果患者主要是以嘴谋生（歌手、公众演说家、潜水者、音乐家等）应不给予治疗或极其保守治疗，否则肌肉功能上最轻微的变化将会影响他们的职业。

14. 咬肌

咬肌是一块体积较大，肌力较强的肌肉，是下颌骨的主要提升肌，能够产生巨大的咬合力。咬肌起点位于颧弓和上颌骨，穿行后止于冠状突，下颌骨及下颌角区域（图 9-65）。这块肌肉走行

浅表而肌腹肥厚较深。咬肌肥大的原因可能由于遗传，过度咬合或夜间磨牙等。肥大的咬肌可使下面部从耳垂到下颌角弧度突出，导致许多患者进行治疗来达到使脸变瘦的效果。肉毒毒素治疗咬肌在亚洲是最常见的一种美容性治疗，因为很多亚洲人有较发达的咬肌。还有一些人治疗咬肌是因为疼痛和功能亢进。咬肌可以对牙齿、下颌和颞下颌关节（temporomandibular joint，TMJ）施加非常大的力量，导致微观和宏观的创伤和引起复杂的疼痛及退行性症状。总的来说，疼痛、肌肉痉挛和功能障碍可称为肌筋膜疼痛功能紊乱（myofascial pain dysfunction，MPD）或颞下颌功能障碍（temporomandibular dysfunction，TMD）。这些患者经常在有意识甚至无意识时牙关紧闭，这会引起肌肉痉挛，肥大，牙齿结构受损，以及颞下颌关节退行性改变。这类患者对美学改变并不在意，更重要的是减轻疼痛，消除肌肉痉挛，

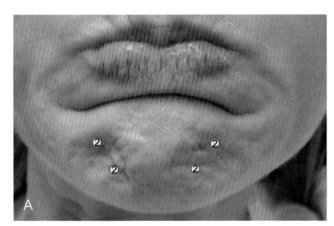
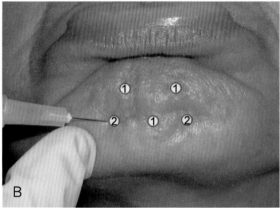

图 9-62 治疗颏肌可见几种类型的颏部凹陷

A. 对称肌肉的每束肌肉均有凹陷；B. 颏部凹凸不平；在凹陷的部位表浅注射 1～2U

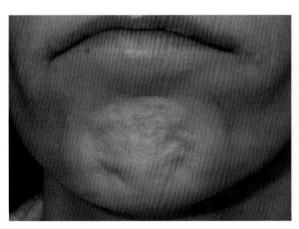
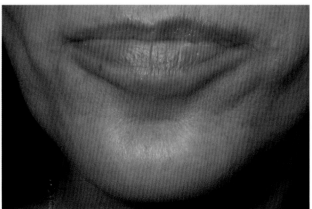

图 9-63 BoNT-A 注射颏部前后对比，通常每个患者平均注射 4～8U 肉毒毒素

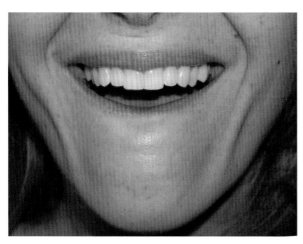

图 9-64　显示患者接受了颏肌放松治疗后出现不满意的结果，嘴唇不能向前突出，微笑时后缩，可能注射的太深或偏

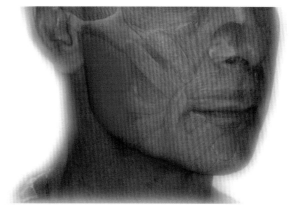

图 9-65　咬肌起源于颧弓，止于下颌缘，有意识或无意识的动作能引起极其肥大的肌肉

使自己张口、闭口功能正常，咀嚼或做口腔功能性运动时无痛。

　　在治疗眼轮匝肌或口轮匝肌时，1 ～ 2U Botox 即可，然而，治疗咬肌我多数时候每侧咬肌甚至可给予高达 50U Botox。治疗之前让患者使劲咬牙，在最突出的点进行注射标记，重复以上动作，依次标记下一个突出点。一般标记三个或四个突出点进行注射（图 9-66）。

　　大多数咬肌治疗需要两到四个注射点。一般起始剂量每个点给予 5 ～ 10U 每侧。我常用的剂量是每侧 20U Botox 或 Xeomin（60U Dysport），2 周后复诊。如果达到审美标准及减轻疼痛的目的，不给予进一步治疗。如果仍需进一步放松肌肉，可以重复治疗。对于求美患者达到瘦脸的作

用即可，而对于 TMD 患者，达到减少咬合力或控制疼痛的作用即可。

　　治疗咬肌不良反应主要是因为弥散对相邻肌肉产生的作用。面颊颊肌和笑肌与咬肌前缘相邻，神经调质很容易弥散到这些相邻肌肉引起面部表情怪异。为了保证注射的准确性，可在术前进行标记，通过耳屏前和颧弓连线画一条水平横线，顺着咬肌前缘再画一条与横线相交的垂直线。所有的注射点都在颧弓及咬肌前缘以内（图 9-67）。大多数患者咬肌最突出点在比较安全的中部或下部，在安全范围内区。TMD 或 MPD 患者可能需要邻近颧弓的部分咬肌进行注射。

　　大部分神经调质注射都很表浅，只有这个部位我会把注射器"完全进入"（图 9-68）。咬肌是一块致密、粗大的腹肌互相重叠的组织，我把半英寸针头完全插入组织并注射。即使在这个深度，

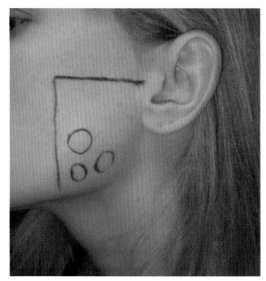
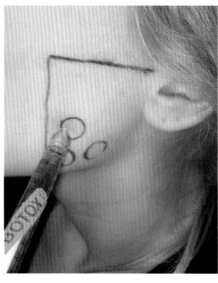

图 9-66　要求患者咬牙，同时标记咬肌最突出的部位，每个突出点注射 5U，通常一侧咬肌注射 20U 即可

针仍然还在肌肉内。注射时可以边退针边注射，但我的临床经验告诉我，药物在深部注射效果会更好。

对于初次接受治疗的患者，我通常在肌肉最活跃的部位分 3 ～ 4 个点注射 20U。每个点 5U 是较好的起始剂量，基本适合于每个患者（图 9-67）。咬肌放松的效果似乎比典型的眉间或上面部治疗持续时间更长，通常 4 ～ 6 个月后再次进行治疗。进行连续注射的患者可能只需要每年进行一次补针即能保持较长时间的效果（图 9-69）。为改善 TMJ/MPD 相关的疼痛和功能障碍可以辅助注射额肌和翼外肌。

由于咬肌面积大，注射的药量要平均分布，以保证综合治疗。患者 1 个月后进行随访确定是否需要补充治疗（图 9-70）。

图 9-71 展示了咬肌肥大 Botox 治疗前后的对比。

（二）下面部

1. 颈阔肌条索和下颌缘

老化的颈部会产生许多变化，其中包括颈阔肌条索。颈阔肌条索是沿着颈阔肌内侧及外侧阔缘形成的皮肤松垂（图 9-72）。颈阔肌起源胸肌和三角肌筋膜，止于下颌骨，口轴和降口角肌。颈阔肌纤维向上延伸到面颊下部交叉在该区域的浅肌腱膜系统。虽然治疗的目的是改善颈阔肌，但同时也能改善颈部条索。颈阔肌由面神经颈支支配，能使下面部和嘴角的皮肤松弛下垂。

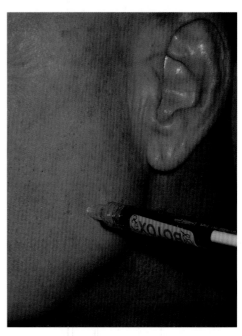

图 9-68　标记肌肉最突出的区域，进针深度达到半英寸针头全长

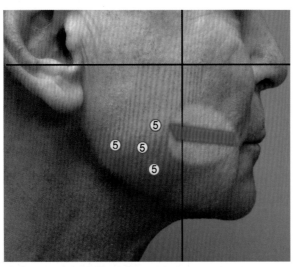

图 9-67　注射范围在咬肌前缘后方和颧弓下面，这样避免引起颊肌和笑肌不必要的肌肉无力；一般情况下，肌肉较活跃的点注射 5U 的肉毒素即可放松及减小肌肉

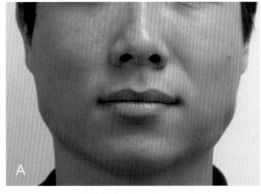
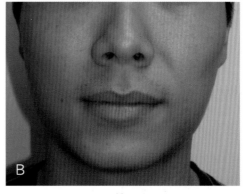

图 9-69　治疗较肥大的肌肉，如咬肌，可以产生持续性的肌肉萎缩作用，因此对下面部有瘦脸作用，同时能够放松颞下颌关节的咬合和相关的咀嚼肌。一年内两次咬肌治疗前（A）和治疗后（B），肌肉缩小，面部变瘦

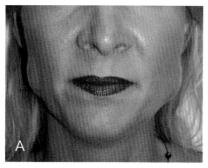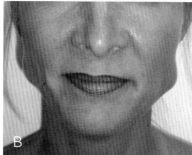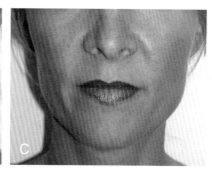

图 9-70　43 岁女性患者接受双侧咬肌肥大的治疗

A. 每侧注射 20U A 型肉毒毒素；B. 在注射后 10d 出现明显的治疗剂量不足引起的双侧肌肉活动时增大；C. 给予每侧 15U 治疗后 2 周

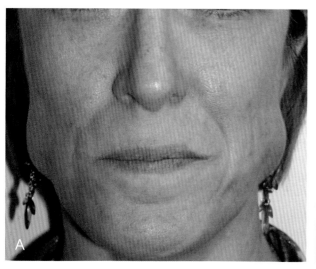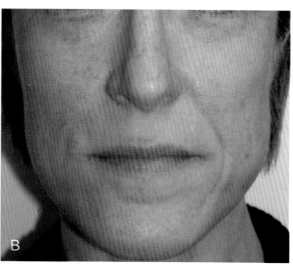

图 9-71　A. 该患者有严重的磨牙习惯，每侧接受 25U BoNT-A 治疗；B.6 周后，患者复诊部分肌肉仍能收缩，每侧再给予 15U 治疗

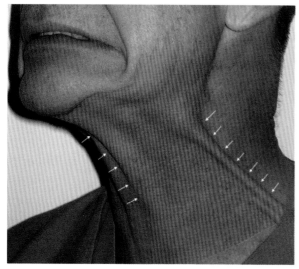

图 9-72　颈动肌条索是颈部老化的明显标志。小剂量 A 型肉毒毒素可有效减少颈阔肌前后条索

　　早期应用大剂量肉毒毒素治疗颈部条索得到了良好的改善，但也产生了明显的并发症，如吞咽困难，需要插鼻饲管治疗。目前建议的治疗方法是沿颈阔条索在真皮（或皮内）每 1.5 ～ 2cm 处注射 2 ～ 4U 的肉毒毒素。当颈阔肌接近锁骨时会逐渐变薄，可能只需要 1 ～ 2U 即可，但当它接近下颌缘时通常会变厚，此时需要 3 ～ 4U 的剂量（图 9-73）。因为颈阔肌和颈部皮肤连接紧密，注射时捏起皮肤有助于浅表注射。较明显的颈阔肌条索可以不需要捏起皮肤（图 9-74）。一般情况下，每次治疗单侧剂量限制在 15 ～ 20U。初学注射医生在处理这一区域时应保守，可以小剂量注射多次治疗来调整。

除了颈阔肌的治疗外，下颌缘的治疗也成为近期热点。这样做是为了减少颈阔肌对脸颊和下颌的牵引力或拉力，以改善下颌缘的形态和部分木偶纹。这与"肉毒毒素提眉术"或是通过治疗降口角肌提升口角的理论是一样的。我再次感到这些面部均衡治疗技术有一些自己优点，但实际上临床效果并不明显。如 Nefertiti 提升注射技术，通过在每个下颌缘边界下的 4 个注射点以及垂直的颈阔肌条索与下颌骨交界处注射每点 2～5U 的 A 型肉毒毒素（图 9-75）。注射时要仔细谨慎防止影响口周的肌肉。我很少用肉毒毒素治疗这个部位，因为我认为面部提升手术来治疗这个部位效果最佳，但有许多同道经常进行该部位的注射。尽管下颌边缘不明显的变化可以满足非手术患者的需求，但许多患者其实要求的是更为显著和持久的结果，这只有通过传统的面部和颈部提升手术才能获得。所有的注射医生都应该尽量使用好他们手中的有效药物，并且在防止出现并发症的情况下进行可重复的治疗方案。即使如此，我们也要明白每位患者的满意度都不尽相同。

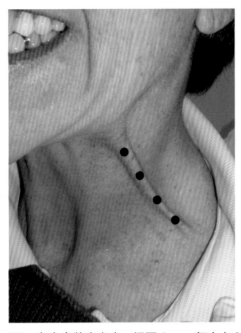

图 9-73　在大多数患者中，间隔 1cm，每个点 2U 剂量注射对颈阔肌条索非常有效。在颈阔肌与下颌缘交接增厚处需要视情况额外增加治疗剂量，颈阔肌条索在向下延伸时逐渐变细，可适当减少注射剂量

2. 多汗症

外泌汗腺是由交感神经系统的纤维支配。外泌汗腺的毒蕈碱型受体被来自神经节后神经元的乙酰胆碱激活，其刺激腺体后产生汗液。前额，

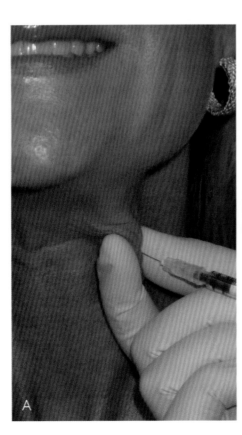
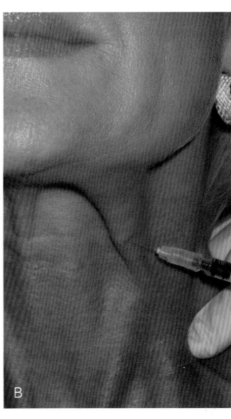

图 9-74　A. 捏起皮肤有助于固定颈阔肌；B. 较明显的条索注射时可以不需要捏起皮肤

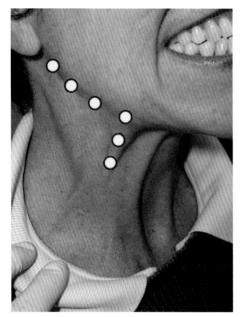

图 9-75 在颈阔肌与下颌缘交汇的区域的四个点注射 2～5U，并通过松弛颈阔肌以减少颈阔肌的向下作用。这减少了面颊皮肤向下的拉力，下颌缘的角度变得更锐利，并改善了下颌和木偶纹

腋窝，腹股沟，手掌和脚底的汗腺数量较多，汗腺会产生汗液，从而进行体温调节。虽然多汗症可能由系统性病因引起，如神经系统疾病，但最常见的还是局灶性多汗症。局灶性多汗症通常是遗传性的且双侧对称，可以自发发生，也可以由压力，紧张，环境温度升高，咖啡因，辛辣食物或其他刺激因素引起。出汗过多会引起严重的社会心理问题，受影响的人可能会在社交中产生退缩心理。握手时、身体面部或衣服上可见的汗渍会引起患者社交尴尬。A 型肉毒毒素可以抑制支配外分泌汗腺的交感神经系统的胆碱能纤维释放乙酰胆碱。因此，多汗症可以通过微创治疗而不是既往的手术治疗。由于乙酰胆碱转运过程的抑制，肉毒毒素可以中断异常出汗过程。

治疗的第一步是精确识别治疗的区域。这可以通过在可疑区域涂抹碘溶液如聚维酮碘并使其干燥来方便地进行。随后使用普通玉米淀粉覆盖在该地区，出汗后汗液润湿干燥的碘络酮，后者与淀粉反应会产生蓝黑色表现（图 9-76）。如果患者没有明显的颜色改变反应，选择毛囊密集区域将是最好的治疗区域。多汗症患者通常很焦虑，所以出汗增加的区域其实很容易识别。做实验之前确保聚维酮碘在覆盖玉米淀粉之前彻底干燥。该实验和随后的注射可以在备皮或未备皮的区域上进行。

治疗时在每侧腋窝平均注射 50UA 型肉毒毒素。为了作用于汗腺位置，一般将肉毒毒素注射到真皮深层和皮下组织的水平。不需额外进行麻醉。通常将 2～3U 以相距 1cm 注射在约 20 个治疗点上，因为 50U 分散在最高活性区域。所以几周后可能需要进行后续其余部位注射。这种治疗作用通常会持续 6 个月以上。

手掌多汗症的治疗方法相似，但疼痛更强。每只手通常使用 50U 的 A 型肉毒毒素。手掌部位每间隔 1～1.5cm 给予 2U 治疗，在指头及指

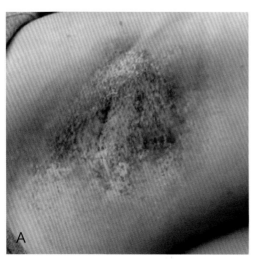
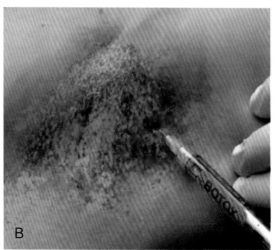

图 9-76 A. 与淀粉 / 碘起反应的出汗区域呈黑色 / 紫色；B. 正在进行注射。注射层次在真皮和皮下组织的交界处

尖则减量至 1 ～ 2U 每点注射（图 9-77）。注射应该在真皮深层和皮下组织的层次，以避免弥散到深部的肌肉。

治疗前额和头皮出汗过多或运动引起的出汗变得越来越流行。在前额，沿着出汗区域注射少量毒素（0.5U 每点）。一些临床医生使用较小的稀释量来防止药物弥散。注射时必须小心不要产生眉毛下垂。

神经切断术的患者中看到，其中部分交感神经干被截断或夹闭以治疗手部出汗或发红。随后神经再生导致异常出汗和流涎。它还可以包括闻到某些食物时从鼻子排出液体。

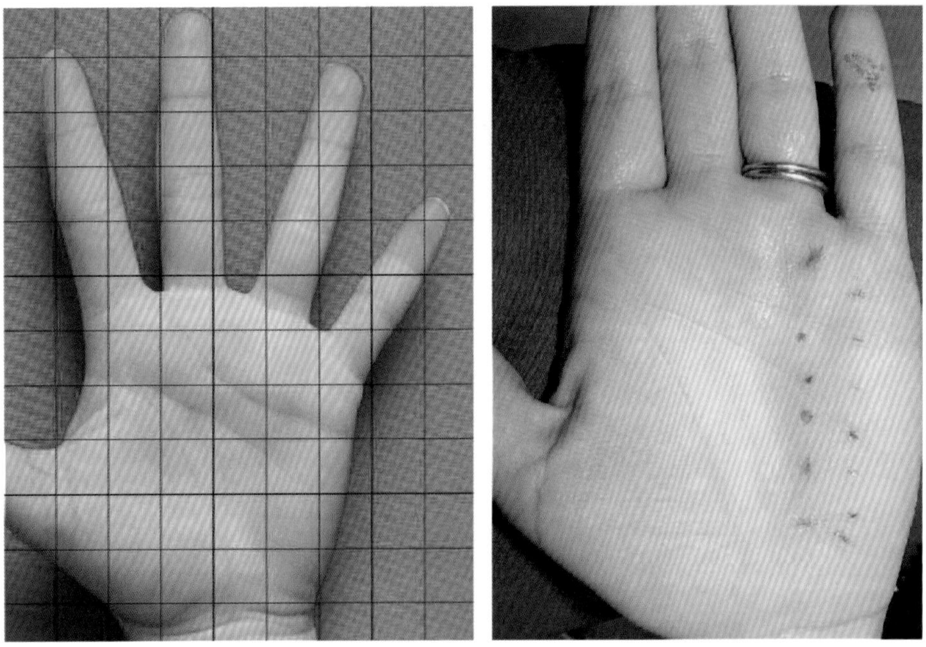

如前所述进行淀粉 / 碘实验。首先需要确定了受侵犯区域，受累区域每厘米用 2U 的 A 型肉毒毒素治疗（图 9-78）。应使用浅表注射来避免肌肉解剖结构内弥散，以防止不必要的颜面部僵直。

4. 中胚层肉毒毒素注射（微滴 A 型肉毒毒素治疗）

微滴皮内肉毒毒素治疗利用肉毒毒素的抗胆碱能特性化学下调面部皮脂腺和汗腺的分泌。随着这些腺体的分泌减少，皮肤的油脂和光泽也随之减少。这种治疗的倡导者还声称有减少痤疮的发生和缩小毛孔的效果。该治疗的典型稀释浓度为每 1ml 盐水 8UA 型肉毒毒素，在目标治疗区域使用 0.05ml

3. Frey 综合征（味觉出汗综合征）

上颌神经的耳颞神经分支发出交感神经纤维到头皮的汗腺和副交感神经纤维到腮腺。由于受到神经损伤和神经纤维的异常再生，神经纤维可能会切换并支配皮肤的汗腺，导致因味觉出汗，或预期进食时出汗，而不是正常的唾液反应。有些患者在梦中进食时会因面部出汗而醒来。这种状况可以在患者面部受创或经历内窥镜胸部交感

图 9-77 以 1 ～ 1.5cm 的间距画线，每条线的交点注射 A 型肉毒毒素 2U。指尖可以使用较小的剂量。但是大多数临床医生以 1cm 的间隔进行手掌类似的标记并且每点进行数单位的治疗，同样在指尖上注射较少的量

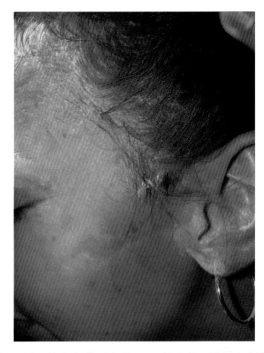

图 9-78 该患者术后出现 Frey 综合征，淀粉 / 碘试验显示需要注射的反应性汗腺区域

剂量进行表浅的表皮内注射（图 9-79）。在这种浓度下，治疗前额需要 0.7～1ml，每侧脸颊使用的剂量同前额。鼻子和下颌都需要 0.3～0.5 ml。重要的是以非常表浅的注射深度进行治疗，低浓度和小剂量给药，使药物仅限于皮肤附件的抗胆碱能作用，防止对较深的肌肉组织的任何作用。

笔者还没有看到关于这种治疗的任何对照科学研究，上述治疗是基于使用这种治疗的同道的经验分享。然而，这是一个非常有趣的用法，希望将来能受到科学的审查。

六、肉毒毒素的神经作用

面部疼痛 /TMD 的神经毒素治疗 / 头痛

自本书第一版以来，A 型肉毒毒素已逐渐被

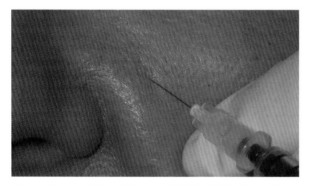

图 9-79 许多临床医生正在提倡微剂量注射 A 型肉毒毒素，作为减少皮肤出汗，改善毛孔和油腻以及减轻痤疮的一种方法

FDA 批准用于注射胃肠道和泌尿系统的很多的括约肌，以及治疗偏头痛。虽然目前我们并不真正明白或理解，但未来神经调节剂的治疗可能会揭示出很多化学药品的系统性作用。Carruthers 报道说 A 型肉毒毒素可以阻断无髓鞘的 C 纤维和部分有髓鞘的 A-delta 纤维感觉神经系统，以及阻断各种炎症介质对 SNARE 蛋白的影响。这打开了用于治疗慢性疼痛综合征，如偏头痛，疱疹性神经痛和其他慢性疾病的大门。

如咬肌治疗部分所述，虽然这远非精确的科学结论，各种肌筋膜疼痛综合征产生的原因与肌肉紧张和关键接合部位有关。可以通过抑制或刺激肌肉疼痛和痉挛的触发区域。其中明确与肉毒毒素治疗相关的偶然发现是这种药物对改善头痛和肌肉疼痛的作用。虽然头痛被改善的确切机制尚不明确，但是肉毒毒素注射是公认的治疗偏头痛和其他类型的头痛的治疗方法。肉毒毒素是 FDA 唯一批准的预防性治疗成人慢性偏头痛（每月≥ 15d 头痛发作，每次持续≥ 4h）。使用肉毒毒素注射的方案为共 31 个点注射点，每点 5U，共 155U，包括额部、颞部、枕部、颈部和背部的肩胛上共 7 个区域（图 9-80）。治疗间隔通常是 3 个月。

我有许多患者并不是为了美容作用，但长期接受肉毒毒素头痛注射治疗。需要向所有头痛治疗患者解释，注射不能保证改善或治愈头痛。然

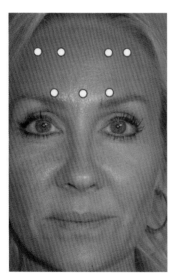
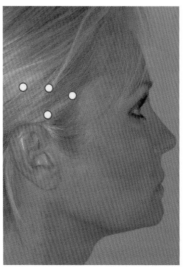
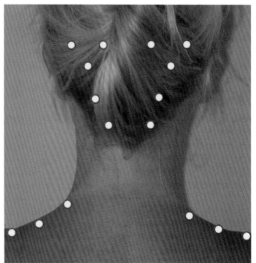

图 9-80 A 型肉毒毒素偏头痛注射方案，7 个区域 31 个注射点位，每点 5U。颞部是双侧都治疗的

而，有效的临床结果还是非常多的，可以真诚地告诉患者，他们头痛的强度和（或）频率可以得到改善。我对偏头痛和其他类型的慢性头痛的治疗效果非常认可。与美容患者不同，美容患者可以在肉毒毒素疗效逐渐消退后数周甚至数月以后再进行治疗，头痛患者一旦疗效消失就急切的需要治疗。在我的临床经验中，肉毒毒素治疗已在某些患者中彻底治愈偏头痛，而在大多数其他患者中则降低了频率和（或）强度。在极少数患者中，治疗头痛可能没有效果。我会进一步向这些患者解释，我的头痛治疗包括全面治疗眉间，额肌和外侧眼角，以及在头痛开始，结束或聚集的区域进行选择性注射。患者被告知这种治疗方法与除皱的美容治疗非常相似，在最好的情况下，他们的头痛和皱纹会更少，在最坏的情况下，他们的也皱纹会变得更少。我从来没有过分承诺疼痛或头痛治疗的完美疗效。我采用的是和治疗肌筋膜疼痛功能障碍和颞下颌关节患者相同的理论和技术。尽管保险覆盖的范围越来越广泛，许多患者还是因经济原因逐步进行这种治疗。

研究人员也开始用 A 型肉毒毒素进行蝶腭神经节阻滞治疗丛集性头痛的随机临床试验。由于神经和血管系统对头痛原因的巨大影响，毫无疑问将有越来越多的研究进行神经调节剂相关方面的研究，而美容使用可能在以后的临床中只能发挥次要作用。

七、神经毒素治疗的并发症

神经毒素治疗的并发症一般是暂时的，但唇部功能受限或复视长达 3 个月也会让患者感受非常不好。许多并发症实际上是治疗后出现的，所以在治疗前签署知情同意时必须和患者沟通明确。

神经毒素治疗的主要问题是患者对预期效果的误解。许多患者不了解神经毒素和填充剂之间的差异。不少患者抱怨治疗后仍有皮肤静态皱纹。很重要的一点是在注射之前告知患者，深达真皮的静态性皱纹可以改善但不会消失。其次患者最常见的抱怨是："我的肉毒素不起作用。"同样，这通常归因于注射前知情同意沟通不当。患者必

须明白，治疗可能导致肌肉完全瘫痪或仅仅减少少量肌肉运动。还有在男性患者或 65 岁以上的患者中，上面部的肉毒毒素治疗效果并不显著。这可能因为注射剂量，注射医生技术，或产生了抗药性的结果（抗药性是很罕见的）。知情同意中必须明确，不能保证所有人的治疗有效。对于对给定剂量无反应的患者，可以给予额外的剂量补充注射。另一种情况是，如果怀疑抗体形成或已经耐药，可以给予 B 型肉毒毒素治疗（Myobloc，Elan Pharmaceuticals，San Francisco，CA）。

关于患者不满意的下一个最常见的情况："我的肉毒毒素效果只持续 3 周！"尽管平均 20～25U 的上半面部治疗剂量将持续 90d 左右，但这变数很大。如何稀释，注射的单位数量和注射医生是否误操作，以及个体代谢差异都可能导致患者的疗效差异。我在眉间、额肌和外眦采用相同的注射方式和剂量治疗了很多个例，我一直坚持在相同的区域以相同的剂量进行相同的治疗，但常会注意到效果和疗效持续时间各不相同。虽然这些差异通常是微不足道的，但它们确实存在，我会向有注射经历的患者解释这一点。

尽管似乎没有必要警告称职的医生不要从可疑来源购买神经毒素，还是很多医生成为吝啬的牺牲品。购买神经毒素时，只能通过官方或有文件证明的供应商购买。神经毒素是非常严肃的医学制剂且有潜在致命性的，试图以节省成本的名义从其他来源购买对外科医生和患者来说可能是灾难性的。购买来路不明的神经毒素曾导致数名患者丧生，个别医生锒铛入狱，被吊销医疗执照。神经毒素这门严肃的科学没有便宜货。不法从业者将药品进口到美国是违法的。"肉毒毒素"在互联网上随处可见，并被宣传为"加拿大产"或来自其他有信誉的国家。这些小瓶到底含有什么可能是个谜。标签、瓶子和包装看起来都是合法的（仿冒劳力士也是如此）。艾尔建公司已经采取了许多步骤来验证合法的产品。这些包括盒子和小瓶上的序列号，以及多重全息图。

不同于并发症，术前还要告知患者注射后可能立即出现皮肤风团样丘疹。皮疹大小取决于药

物的稀释方法，它们通常会在 10min 内消退。对于第一次穿制服来治疗的患者，他们可能会不高兴，因为皮肤上有皮疹，不能直接回去工作（或社交）。这种皮疹是使用低容量稀释的原因。由于表情肌肉非常表浅，所以使用 2.5ml 生理盐水稀释 100U 肉毒毒素出现皮疹比较常见（图 9-81）。

　　瘀血可能是与神经毒素注射相关的最常见的并发症（图 9-82）。患者寻求神经毒素治疗以使其看起来更好，而持续数周的明显面部瘀血是有问题的。最好的注射医生偶尔会有瘀血的发生，但"如果你让患者瘀血，你就会失去她们"。密切观察表面血管，特别是外眦区的血管，是预防瘀血发生的必要手段。佩戴放大镜可能有助于注

射者治疗。如果患者已经发生了瘀血，应记录在治疗表中，并且在未来的治疗中注射深度尽量表浅。术前暂停服用影响血小板功能的药物是有帮助的，同样在术前术后进行冰敷也是有效的。反复出现瘀血的患者可以在注射前使用蒙大拿山金车（Arnica montana）进行治疗。尽管是主观的，但许多注射者都称其能够预防瘀血。

　　使用静脉显影装置可以显示浅表和深处静脉，这有助于注射医生的临床治疗，也可作为市场推广的方式，因为患者喜欢新技术来帮助他们的治疗（图 9-10）。

　　肉毒毒素治疗最令人担忧的并发症是不必要的肌肉麻痹。肉毒毒素扩散到上睑提肌可以产生暂时的上睑下垂（图 9-83 和图 9-84）。遵循在注射时超过眶缘 10mm 的原则，可以避免这种并发症（图 9-12）。如果上睑下垂已经发生，可以通过使用 α- 肾上腺素激动剂药物（盐酸可乐定，盐酸安普乐定）刺激 Müeller 肌得到暂时的缓解（图 9-85）。该肌肉由自主神经支配，可以使上眼睑提升数毫米。可在患者进行社交活动前将药水滴入眼中，因为药物的作用持续不到一小时。也可以使用 2.5% 的去氧肾上腺素滴眼剂。幸运的是，上睑下垂通常会自发消退，并且不会持续整个眉间纹治疗有效的时间。除了上睑下垂，当药物弥散到眼外肌肉组织还能引起眼外肌功能障碍和复视。

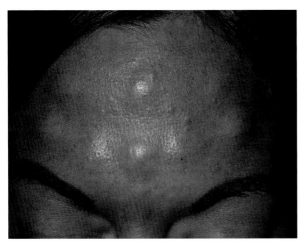

图 9-81　上面部肌肉注射可能非常浅表，用标准的 2.5ml 生理盐水稀释肉毒毒素注射后皮肤出现皮疹很常见

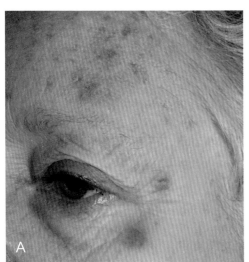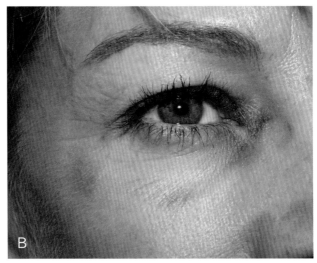

图 9-82　瘀血是注射常见的并发症，可能对注射医生产生负面的患者口碑影响。所有区域都需要小心和温柔地进行注射，特别是外眦区域

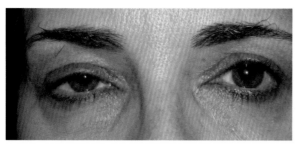

图 9-83 患者在注射后 10d 内出现上提肌无力。几周后她的功能恢复正常

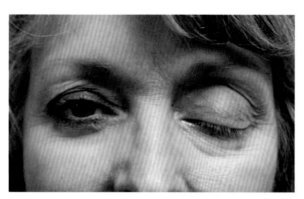

图 9-84 该患者 9 周前在另一个诊所接受眼睑痉挛治疗，导致持续性上睑闭合。患者对盐酸安普乐定和去氧肾上腺素滴眼剂耐药，近 3 个月后才完全恢复

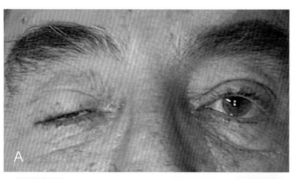

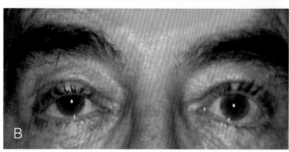

图 9-85 A.A 型肉毒毒素注射后 10d 出现明显上睑提肌无力的患者；B. 同一患者在使用去氧肾上腺素滴眼剂后 30min

肉毒毒素注射的常见并发症还包括额肌和眉毛的肌肉功能不均衡。这与某些影视作品中的角色相似。是由于中央额肌的功能瘫痪和外侧额肌

区域的治疗不完全而产生的。当患者抬起眉毛时，外侧眉毛抬高，内侧眉毛不抬高（图 9-86）。可以通过在患侧明显抬高的眉上处注射几单位肉毒毒素纠正（图 9-87）。当治疗额肌时，重要的是将肌肉一直注射到发际线，否则患者可能会遗留部分皱纹（图 9-88）。

许多医生在他们的诊所里随时都有数千或数万美元的肉毒毒素库存。Xeomin 不需要冷藏，但 Botox 和 Dysport 需要冷藏。如果停电（我的诊所经历过龙卷风、飓风、地震和冰雹天气导致的停电），肉毒毒素可能会放在冰箱里整整一个周末。没有官方的方法测试产品是否变性，保险不包括这一损失。谨慎的医生或工作人员要么有温度或电源故障警报，要么指定一个人在制冷故障时取出肉毒毒素。

价格合理的远程监控系统已经可以与智能手机、平板电脑和计算机连接。LaCrosse 移动警报系统（lacrossealertsmobile.com）成本约为 70 美元，在几分钟内即可安装完毕，无须工具。传感器放入冰箱后通过网关和通用的网络调制解调器连接并在几分钟内轻松设置。传感器测量环境室温、冰箱或冰柜中的温度和湿度，这些数据可以持续实时获得。用户设置报警参数（通常在 34 ~ 25 ℉），如果超过设置，则立即发送文本消息和电子邮件。在失去电源或互联网的情况下，将会自动发送一条信息，说明冰箱在一定时间段内没有连接数据。当一台失去电能的冰箱基本上变成了一个孵化器时，这个简单、廉价的系统可以为诊所节省数千美元。

八、结论

神经毒素是 21 世纪最令人兴奋和有用的美容疗法之一。虽然神经毒素有许多美容和多功能用途，但我们只是挖掘了它部分的潜力。自本文第一版以来，FDA 已经批准了更多的适应证，并可能在下一版中又有增加。随着我们对这一令人兴奋的科学领域的了解越来越多，我们一定会对神经毒素的正向作用认识达到新的高度。

神经毒素的一个巨大的缺点是无法完全不出

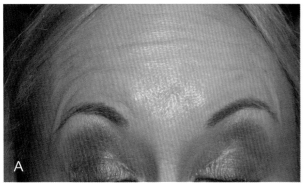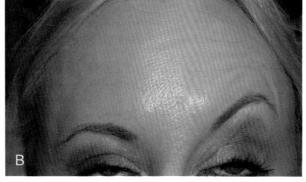

图 9-86　患者治疗额肌不均衡导致出现眉尾抬高，治疗前（A）和治疗后（B）

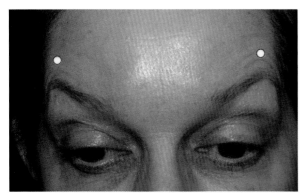

图 9-87　每点 2.5U A 型肉毒毒素纠正不对称的眉毛抬高

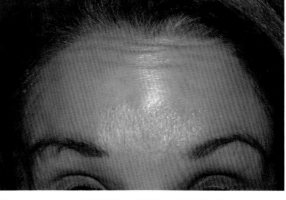

图 9-88　在治疗额肌时，重要的是将药物均匀注射在全部额肌，否则患者可能会留下需要修补的残余水平皱纹

现肌肉瘫痪。尽管吡斯的明据说有一些好处，但并没有真正的逆转药剂存在。如果在这方面有新

的进展将使神经毒素在美容治疗中的应用更加安全和可控。

第10章 可注射填充剂：丰唇、唇缩小术、唇提升
Injectable Fillers：Lip Augmentation, Lip Reduction, and Lip Lift

Joe Niamtu Ⅲ 著

李晓宁 译

当我在20世纪90年代开始做美容手术时，"可注射产品"并不多见。手术比较常见，而唯一通过食品药品管理局（FDA）的填充材料是Zyderm和Zyplast。这些是牛胶原蛋白，患者需要在填充1个月前来做过敏试验，1个月后结果明确后再注射填充物。虽然过程麻烦，但经过这样的步骤也避免了患者的冲动治疗！但效果维持时间短暂，似乎效果只能维持几个月。在1995年，很难想象注射填充治疗将是我后来执业工作的一大部分内容，同时也成为世界上最流行的美容治疗。

尽管美国以外的很多国家多年来一直在使用各种类型的填充材料，但这项技术在美国发展缓慢。2003年FDA批准了Restylane（www.gladerma.com），2005年批准了乔雅登（www.allergan.com），开创了一种新的注射填充材料的治疗方法。这些新的填充材料是稳定的透明质酸（HA），非动物源性，没有过敏反应，并且通过玻尿酸的交联，使得效果维持时间比较久。透明质酸（一种糖胺聚糖）是一种存在于所有活细胞中的天然的、高度亲水的多糖；它可以吸收比自身重量超过1000倍的水，并且在化学属性、物理属性和生物学属性上与所有物种相似，不需要做过敏试验，而同样重要的是透明质酸酶可以降解透明质酸。

天然透明质酸会在24h内被酶降解，在肝脏中代谢成：水和二氧化碳。在皮肤中，透明质酸酶和自由基可分解透明质酸。这些产品的专利交联技术使其耐分解，从而增加填充物的效果持续时间。交联的不同方法也同时赐予填充物相应的特性比如硬度。

这些药物（实际上不被归类为药物，但被FDA批准为医疗器械）改变了非手术、微创治疗的格局。一旦患者看到填充治疗和肉毒毒素是多么容易和有效，他们就变得非常容易接受其他非手术治疗，注射治疗方法变得如此流行，以至于它成为所有美容治疗的基础之一。

由于世界上几乎80%的注射填充产品都是基于透明质酸的，本章大部分内容将集中在这些产品上。尽管如此，填充的基本技术是相似的，但注射方式取决于填充物的特性和所要治疗的解剖区域。为了完整起见，本文还讨论了其他类型的填充材料。

在撰写本文时，最受欢迎的透明质酸填充材料包括以下几种。

1. **高德玛产品（www.Galderma.com）**
- Restylane
- Restylane Lyft
- Restylane Silk

2. **艾尔建产品（www.Allergan.com）**
- Juvederm Ultra
- Juvederm Ultra Plus
- Juvederm Voluma
- Juvederm Volbella

3. **Merz 美学产品（www.Merz.com）**
- Belotero

所有这些产品都是从"真皮填充"的推广开始的，尽管每种产品的改善目的可能不同。例如，Restylane Silk 被注射在真皮浅层中，而 Juvederm Voluma 被注射在皮下组织中。每种产品的颗粒大小或凝胶特性不同，因此它们的注射方式和注射的层次对它们所产生的效果和维持时间至关重要。

透明质酸填充产品分为单相和双相。单相产品（Juvederm 系列填充产品）由黏性凝胶代替透明质酸颗粒组成，而双相产品（Restylane 系列填充产品）由各种大小的透明质酸颗粒组成。这是由于不同的制造工艺所产生的，在制造过程中，透明质酸通过不同尺寸的分子筛网产生小颗粒或大颗粒。每家公司都认为其凝胶剂或颗粒剂成分是最佳产品，正如预期的那样，也会通过市场进行营销和获取利润。实际上，上述所有填充产品都是安全有效的。一名医生可能对一个品牌或一种类型的产品有更丰富的经验，但在我的经验中，当比较相同的特性或成分时，它们都是可以互换的。

一、非透明质酸填充材料

受欢迎的非透明质酸 FDA 批准的填充产品有以下两种。

● Radiesse（www.merz.com），一种可注射的填充物，由可溶性凝胶载体和羟基磷灰石微球组成。它可在 12 个月内吸收。

● Sculptra（www.galderma.com），一种可注射填充物，含有聚 L- 乳酸微粒，聚 L- 乳酸是一种生物相容性、可生物降解的 α- 羟基酸家族合成聚合物。Sculptra 在使用前通过添加无菌水进行重组。Sculptra 的作用机制不同于其他填充材料，其反应不是立即的，而是聚 L- 乳酸颗粒在该区域引发炎症反应并诱导胶原的生成。该公司表示，效果可能持续 2 年，但结果因人而异。

二、永久填充材料

● Silikon 1000 可注射硅油在过去 50 年是一种具有历史意义的填充产品，将在本章单独讨论。

Silikon 1000（被 FDA 批准用于视网膜脱落）被分成小份注射后，在组织内产生炎症性包裹，其结果是永久的。

● Bellafill（sunevamedical.com）拥有双重成分，可改善面部皱纹：由精密过滤 20% 的聚甲基丙烯酸甲酯（PMMA）微球和 80% 的纯牛胶原蛋白构成。注射后即刻美容效果显著。PMMA 微球不能被巨噬细胞吞噬，不能被酶降解。因此，微球可以提供相对永久性的支撑，可以预防皱纹持续加重。与所有使用牛胶原蛋白的产品一样，Bellafill 注射前必须进行皮肤过敏测试。

● 自体脂肪是一种"纯天然"的填充物，相关技术会在本章后面讨论。

透明质酸填充效果是可被调整的，无论是患者还是外科医生，如果产生了令人不满意的效果，包括过度填充或患者改变主意等都可以在一夜之间恢复原状。

上面的填充产品列表已经与第一版有了修订，并且今后也会随着新的产品的问世而改变，因为这是一个非常受欢迎的市场。还有其他一些透明质酸填充物在市场上占有很小的比例，这里不讨论。

注射填充物的解剖学研究

在过去的十年里，大多数的整容手术临床治疗已经接受了面部填充物的艺术和科学。早期的填充物使用是二维的，用来治疗个别的细纹和皱纹，而现代的填充物使用是三维的，随着注射产品用于改善面部容积而能够在面部亚单位有更多的适应证。

大约 20 年前，0.5ml 胶原蛋白填充剂用于填充一条皱纹，而今天在面中部注射 6ml 透明质酸填充剂则非常常见。"填充物提升技术"（我个人并不十分认同这种命名）可能会在全面部使用超过 15 支针剂。

随着与面部衰老松弛有关的容积流失和填充技术的发展，现代医学美容已经可以用微创方式来完成面部年轻化治疗。面部容积流失是导致老龄化的一个主要因素。如今的整容手术患者对具体手术的利弊极为了解。他们想要更年轻而不仅仅是更紧致。从外科医生的角度来看，过去的重点是紧致，并没有关注容积的减少。随着美容手段的复杂化，填充物（和面部植入物）已然成为蛋糕上的糖霜，起到点睛之笔的作用。对于年轻患者，填充物可以作为预防衰老的方法。对于老年患者，他们可以与其他年轻化手段一起使用，以改善治疗效果。

填充剂是如何使用要远比使用哪个品牌的填充剂更重要。一名经验丰富的医生可以使用任何一种品牌的填充剂而达到美容效果。相反，一名经验不丰富的医生即便用昂贵的填充剂效果也不尽如人意。而填充成功的关键是填充在正确的层次内，每个解剖位置都有特殊的注射技术。为了达到最佳的、安全的、长久改善的目的，医生需要选择"合适"的产品给"合适"的患者注射在"合适"的位置上。

大多数的填充剂都是专门设计以注射在某个特定层次的，注射层次一直是一个有争议的问题。许多填充剂公司都说他们的目标层次是"真皮"，一些注射医生说他们将填充剂注射入真皮中层或深层。但通过活检发现，这些"真皮"填充剂实际上被注射在真皮或皮下的不同位置，所以从技术上说，填充剂只分布于单一层次是不可能的。填充剂需要注射在发挥最佳作用的层次，包括真皮和皮下，有时也注射在骨膜上。注射时，毫无疑问的是要考量患者的不同状况，包括皮肤厚度、注射的部位、老化程度和填充剂的特性，这些都会影响最终填充的疗效。注射时有一些基本原则可以作为填充剂注射层次的指南。黏性较小的凝胶型填充剂或颗粒直径较小的颗粒型填充剂适用于真皮浅层填充，中等颗粒型填充剂适用于注射在真皮中层，更大颗粒的填充剂适用于真皮深层或皮下组织。同样，一个有经验的医生可以相应混用这些填充剂。将大颗粒填充剂放置得太浅可能会产生包块。相反，在深层组织注射入小颗粒填充剂则可能导致效果持续时间过短。

G 值

流变学是研究物质流动的一门物理学科，G值是一种常用的量化方法。为了确定 G 值，填充剂被放置在两个板之间，然后向其中一单侧板施加力量。填充剂受力后产生形变时的反作用力测量值计算为 G 值。因此 G 值代表了填充剂的弹性系数或硬度。

对临床医生来说，这意味着黏度较低，G 值较小的填充剂可以注射得更表浅，而较大 G 值的填充剂黏性更大，需要注射得更深。低 G 值的填充剂用于细纹和皱纹，高 G 值的填充剂用于提升和支撑，如面颊填充（表 10-1）。交联程度也影响填充剂的硬度（G 值）。尽管更高的 G 值通常与更强的提升能力有关，但一些研究人员认为这在体外实验时可能是真的，体内实验可能并不一定。

在本章中，我们经常提到这样一句话："成功的关键在于将'合适'的填充剂注射在'合适'患者的'合适'的解剖位置上。"这意味着我们需要根据患者的需求来选择合适的产品，并将之

表 10-1　FDA 批准产品与 G 值相关的性质				
产　品	黏　度	弹　性	扩散力	提升力
Radiesse	349 830	1407	组织厚：较少扩散	更多提升：硬度好
Radiesse w/lido	116 113	429		
Perlane	124 950	541		
Restylane	119 180	513		
Juvederm Voluma	62 902	274		
Juvederm Ultra Plus	17 699	75		
Juvederm Ultra	7307	28	组织薄：较多扩散	提升少：更柔软

注射在合适的解剖平面上。

本文中这些填充剂虽然被统称为"真皮"填充剂，但初学医生注射得一个常见错误是将透明质酸填充剂注射得太深或太浅。导致效果不尽如人意，同时代谢得更快。每个人在皮肤上都有一个"高光点"，填充剂的注射会增强其"高光点"，并且每个患者的情况都不同。经验丰富的医生知道将填充剂注射在哪个层次以获得最大的效果，这是一项长期学习的技能，它更多地由医生的审美包括感觉和视觉来决定而不是科学指导。将硅油、PMMA微球、自体脂肪、聚L-乳酸、Juvederm Voluma等填充物注射在浅层真皮中会导致皮肤包块等轮廓不规则的变化。在皮下组织及更深层注射如Restylane、Juvederm Ultra或Belotero之类的填充剂是一个不太明智的选择，因为它们效果不如分子量大的或更黏稠的凝胶型的填充剂。

初学注射者可以从皮内注射开始练习。在真皮中注射是一种可感知的触觉状态，其影响因素来自进针的阻力及注射器反馈在指尖的压力。有经验的医生可以感应到是否注射在了合适的层次上。对于初学注射者来说，当针头走行在真皮层时，皮肤进针处看不到针尖的斜面但可以观察到隆起的皮肤，这是针在真皮平面上的一个指示。所有医生都必须了解不同填充剂应该注射的层次（图10-1）。经验丰富的医生会在不同的层次注射同一种填充剂以达到较好效果，有时也会在同一部位的不同层次注射不同特性的填充材料。本章将详细讨论这些解剖组织层次。

三、注射填充剂：注意事项

"医生，我的填充物能撑多久？"这是很多患者提出的问题，不容易回答。尽管填充剂公司会对填充剂代谢时间有一个建议，但存在许多变量。这取决于填充剂的类型、患者的新陈代谢、注射填充剂的面部部位以及其他变量。一般来说，填充剂注射在嘴唇等活动度极大的区域，效果持续时间不如注射在颧骨等相对活动度较小的区域。

我一般不会保证效果的持续时间，因为有太多的变数，我会告诉患者，大多数透明质酸填充剂会维持6～12个月的结果。硅油是永久填充物，会一直持续存在于组织中；Radiesse效果维持约1.5年；Juvederm Voluma效果维持约2年。我有患者说他们的填充剂只持续了2周的效果，也有人说持续了4年。虽然行业内还有人在使用永久性填充剂，但必须记住，永久性填充剂也同时可能会导致永久性并发症！行业内更需要的是如果填充效果不符合患者或医生的审美，则可以选择将其溶解的填充剂，本章稍后将对此进行讨论。

由于填充剂越来越多，医生需要了解市面上所有常见的填充剂，从而可以选择更合适的。所有医生都有自己的喜好，但不同的患者则根据他们的经验、尝试新事物的愿望及对时下流行的文学、网站和杂志广告的反应选择不同的产品。促使患者选择的另一个因素是不同产品公司提供的限时折扣和他们的"套餐计划"，患者可以得到额外的积分或赠品就像在累计飞行里程。并且折扣的力度取决于他们所购买的数量。

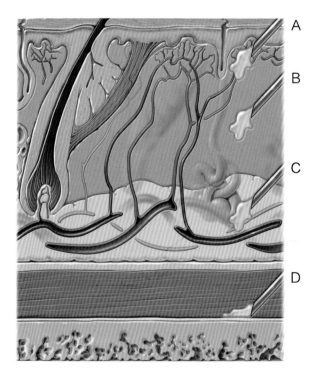

图 10-1　每种填充物产品都有特定的特性，用于精确的组织靶点

一些填充物用于真皮浅层（A）注射，而其他填充物用于真皮中层（B）、真皮深层（C）或骨膜上（D）水平

（一）患者选择

事实证明，填充技术的发展速度让患者（和一些医生）感到困惑，因此我们需要更多地站在患者角度为患者制订最佳的面部抗衰方案。许多患者不了解填充物和肉毒素之间的区别，因此教育和科普是两个重要因素。虽然填充剂有广泛的美学应用，但它们并不是全能的治疗方法。许多患者有大量和严重的皱纹，最好是联合面部皮肤换肤术或提升手术治疗。虽然这些患者可能会通过注射 4000～5000 美金的填充剂有暂时的改善，但从长远来看与患者收益并不匹配。有些患者可能不想做手术或不在乎填充剂的费用，但考虑患者的最大获益并以此建议治疗方案始终是医学的首要原则。

理论上，填充物可以注射到身体的任何地方；然而，随着填充物的使用增加，失明、血管栓塞和严重的组织损伤也变得越来越普遍。术前主要的注意事项是要向患者准确解释治疗的合理预期。向患者展示特定解剖区域的一系列前后图像是提供合理预期的一种方法。此外，填充注射不应理解为一次就可以达到最好效果，而应反复地调整以接近理想的效果。以透明质酸填充剂为例，因为它们的亲水性会导致术后嘴唇肿胀，这使判断治疗终点和注射的对称性变得困难。但透明质酸填充剂有一个巨大优势是，没有必要像吸收代谢较快的填充剂那样每次进行过度填充，所以多次调整注射很有必要。术后让患者在 2 周后复查也非常有帮助。任何填充不足或不对称的区域都可以纠正，注射后的图像可以用于营销和教育。初学医生应该从少量填充剂开始，并记住，需要多次就诊才能达到最佳效果的治疗没有任何问题。让患者复诊的另外一点好处是能确定患者对治疗效果是否满意，同时也可以观察到治疗的不足。此外，有时也会遇到患者对注射效果不满意但事实上已经有足够的改善的情况，在注射前讨论所有的可能性是必要的，这就需要有适当的知情同意书。尤其适用于年龄较大对于嘴唇或皱纹的治疗期望过高的女性，因此初学医生的最佳治疗人选是仅有小缺陷的年轻患者。

（二）知情同意书的签订

在填充剂注射之前的沟通至关重要。需要详细说明许多关键的问题，包括效果可能持续的时间、填充剂能够改善什么或不能改善什么、谁应该负责下次调整的费用，以及需要使用多少填充剂。如果注射后出现疑义，可以通过向患者出示他们签署的同意书来解决许多问题。我的知情同意书文案不是一成不变的。我会定期补充内容，以解决可能出现的潜在问题或补充新的条目。知情同意书应该是准确的，包括发生率极低但可能发生的问题，如失明和组织缺失，因此应该提前签署知情同意书。注射前拍照对于医生来说也非常重要，可以防止术后因注射前本已存在的问题而受到患者的指责。这些照片不仅有助于医生做出判断，同时也作为教学和指导其他医生的学习工具。

使用多少填充剂始终是需要提前讨论的问题。由于填充剂的成本比较高，许多患者希望通过只注射一支针剂来判断是否适合他。但对于大多数患者的鼻唇沟凹陷，我几乎从不只用一支针剂。原因是一支针剂通常不足以改善中年患者的双侧鼻唇沟。一般的成年人需要注射 3～4 支针剂才会达到理想的效果。为了省钱而减少填充剂的注射通常会导致患者对治疗结果不满，因为效果改善不明显，患者花费了 600 美元却看不到明显效果。这会影响医生的专业口碑和声誉。当患者提出只注射一支针剂来尝试改善鼻唇沟的时候，我会建议他们将钱存起来，当可以支付足够数量的针剂时再来治疗，一般至少需要两支。

重要的是建议患者不要期望他们的鼻唇沟或皱纹被根除，鼻唇沟只会得到改善，但不会消失。我解释说鼻唇沟是一个山谷，填充物会使它变浅，而不是消除它。我还想说，虽然鼻唇沟（或其他皱纹）在休息时看起来更好，但它们仍然会在微笑和动态表情中显示出来。这一点很重要，因为有些患者在注射后会回来抱怨，当他们微笑时，他们仍然看到自己的皱纹或褶皱。当治疗嘴唇时，一支针剂可能足以治疗年轻患者的上下唇，但年龄较大的患者，尤其是那些有口周皱纹的患者，可能需要多支针剂。

为了让患者了解预期的效果，我常使用以下方法来演示鼻唇沟注射的大致疗效。我将示指放在患者鼻唇沟（NLF）的外侧，轻轻推向颧骨方向。这会抬高鼻唇沟，模拟鼻唇沟充盈的效果（图10-2）。我让他们知道褶皱会改善但不会消失。对于嘴唇，我用戴着手套的示指，上嘴唇向上滚动，下嘴唇向下滚动。这样的效果类似于注入填充剂，以增加嘴唇的容积（图10-3）。

四、注射技术

多年来，我示范了几百只针剂的注射，我开玩笑地说，如果你能做蛋糕裱花或修补浴缸，你就能精通填充技术。事实上，这是有一定道理的，因为注射压力和连续运动与蛋糕裱花和修补浴缸有明显的相似性。用力推活塞或没有保持平面连续动态平滑，就会出现注射结节而不是一条精确

顺滑的线条。这种触觉压力，感觉和运动的结合，正是需要初学医生获得的能力。

诊断决策和患者期望

虽然听起来很简单，但医生必须做到以下几点。

- 询问患者想要什么样的改变。
- 准确诊断存在的问题。
- 决定如何处理这种情况。
- 决定处理这种情况可能需要多少填充剂。
- 确认患者的治疗预算。

患者的意愿是非常有价值的。有很多次当我准备大剂量填充鼻唇沟上段时，发现患者并不在意这个区域，而是希望更多地改善鼻唇沟下段。治疗的价格和预期的结果都需要在注射前沟通好。这种交流的第一步是给患者一面镜子，问他们什么困扰他们，在哪里。然后用柔软的眼线笔

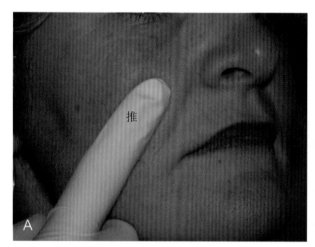
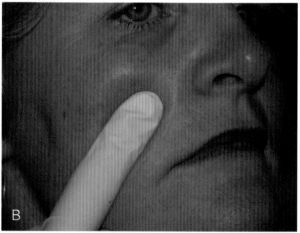

图 10-2 将示指放在与鼻唇沟（NLF）平行的外侧，轻轻向颧骨推压皮肤，可使 NLF 升高，作为治疗的预期效果

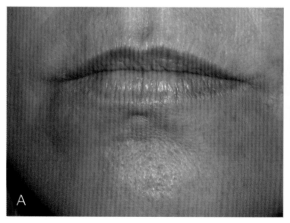
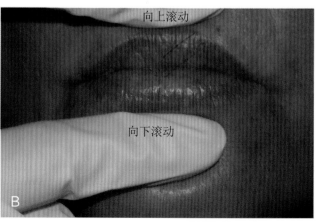

图 10-3 展示年轻患者的唇部可能填充效果，可以将两个手指放在嘴唇上，向外滚动，露出更多的唇红

标记这些区域。它必须非常容易去除，或可以简单地用手指或纱布擦掉。如果患者不同意注射的范围，则需要进一步沟通。

接下来医生和患者必须解决的问题是治疗的细节。如当患者诉求是"唇部填充"时，他们想要达到的效果会因人而异。年轻的患者可能只需要轻度的填充（就像轮胎里的空气支撑作用），而年纪较大的患者可能需要考虑更多的细节包括填充剂量、轮廓线、唇缘和口腔内的填充治疗。面部填充每种情况下的治疗、费用和恢复都会有很大的不同。许多患者会完全依靠医生来决定治疗方法，而精明的医生总是会让患者为他们的诊断和治疗承担一些责任。

针对从来都没有做过任何填充的患者我会相对保守，注射之前告诉他们，注射后由于局部麻醉、填充物和水肿，他们的嘴唇或鼻唇沟看起来会被过度改善，但通常在第二天就会缓解，其次在少数情况下，患者可能会有明显的肿胀，可以持续数天。最后，我会和他们沟通有关注射后瘀血，大多数丰唇患者不会瘀血，但有些患者则很明显，这通常很难预测。因此我会确定他们在接下来的几天里没有重要的社交或工作计划。对于患者来说，在婚礼或聚餐等活动之前想要进行填充治疗的人很多，但因为可能出现的水肿和瘀血会让他们感受很差，而不是更好。我会建议他们择期再来注射。

注射前，用酒精或合适的消毒产品对注射部位进行消毒，并去除所有化妆品。化妆品颗粒进入针眼可能会产生炎症或刺激。

麻醉注意事项

疼痛管理是非常重要的。在整个治疗过程中，应该时刻关注患者的舒适感和对治疗的焦虑，类似于无痛牙科模式。我看到很多患者在外院接受治疗，有过痛苦的注射经历，他们的朋友因为感受过我们的无痛注射经验从而选择了我们。永远不要低估无痛治疗的营销能力。尽管大多数现代填充剂都含有利多卡因，但我仍然对所有患者使用表面麻醉或局麻注射。毫无疑问的是这样的麻醉过程需要一定时间并延长了填充治疗的耗时，但你的损失会在愉悦、无痛的患者治疗口碑中得到补偿。我从其他没有进行疼痛管理的诊所带走了许多患者。此外，富有同理心的工作人员握住患者的手或轻抚患者，同时用温柔的声音安抚患者也能缓解焦虑。

对于丰唇注射，如果要同时治疗表面细纹或静态皱纹，表面麻醉需要覆盖内外唇。"BLT"制剂（20% 苯佐卡因、6% 利多卡因和 4% 丁卡因）是用于常规牙科外用局部麻醉制剂。在皮肤表面至少需要敷 5min 以上。然后嘱患者漱口，因为麻醉剂会刺激唾液分泌，并会导致咽部麻木感，这对一些患者来说会感到不安（图 10-4）。

我听很多知名医生说过"他们的患者不需要额外的麻醉"，如果这是真的，那一定是因为他们的患者没有尝试过更好的注射体验。虽然有些医生使用局部阻滞麻醉，但我临床中并不使用，

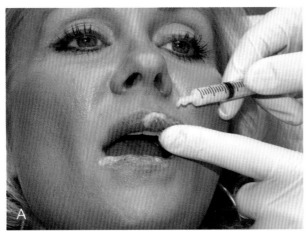
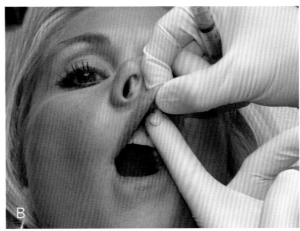

图 10-4   对于唇部注射，在手术前 5min 对内外唇和齿龈沟进行表面麻醉

因为阻滞效果不佳可能导致麻醉区域不均匀从而更不可靠，并且阻滞麻醉会使面部大面积麻木感持续数小时。我会使用我称之为"迷你阻滞"的麻醉技术，需要在上侧齿龈沟和（或）下侧齿龈沟进行注射。采用 1ml 注射器，33G 针头，与 2% 利多卡因和 1 ∶ 100 000 肾上腺素一起使用。若不使用肾上腺素麻醉的持续时间会缩短。将配制好的含有共 0.2ml 的利多卡因等份注射在上侧齿龈沟上方（图 10-5）和下侧齿龈沟下方（图 10-6）。这通常在从一侧犬齿到另一侧犬齿的 4 ~ 5 个区域进行等份注射。然后给患者 5min 让麻醉剂起效。这种局麻会影响嘴唇的运动，因此在局麻前需要用标记笔标记患者的问题，这样就不会在麻醉后找不到需要治疗的区域。此外，如果嘴唇不能正常运动，运动中存在的一些皱纹可能看不到。

（一）嘴唇高阶注射技术

治疗没有明显唇部老化的年轻患者通常很简单。他们可能只需要少量的剂量来丰满嘴唇或增加唇红部的立体感。而治疗衰老的嘴唇是非常有挑战性的。年轻的嘴唇口裂较短，曲线优美，轮廓分明，体积饱满（图 10-7A）。衰老的嘴唇口

裂变长有很多原因，包括皮肤、肌肉、唾液腺和脂肪变化造成的容积流失（图 10-7B）。牙齿结构的丧失（磨损）也会导致嘴唇的形态差异。

一个成功的医生必须要熟知嘴唇形态和功能，需要掌握年轻和衰老的嘴唇之间的区别。年轻时，上唇约占整个嘴唇体积的 1/3，下唇约占总体积的 2/3。这符合上唇和下唇的"黄金比例"1 ∶ 1.61。同时与不同患者和不同种族的审美有关（图 10-8）。一个年轻态的口唇区是由许多随年龄变化的解剖结构组成的。一名熟练的医生需要掌握正常的唇容积、轮廓、人中和人中嵴的变化关系，从而达到最佳疗效（图 10-9）。

与身体其他部位一样，一些人的嘴唇也非常漂亮。

这些人在上唇有三个明显突出的标志，在下唇有两个。在上唇，一个"唇珠"位于中央，两侧各分布一个凸起的唇峰。在下唇，两个明显的唇珠位于中线的两侧。一些医生会尽量在注射中突出这些区域。我的经验是，这看起来适合一些患者，但大多数患者觉得，不连续的凸起看起来并不美观，而只是需要充盈而连续的嘴唇形态。

每位医生都有他或她的特定的填充注射技术。最流行的两种是线性填充和连续点状填充（图

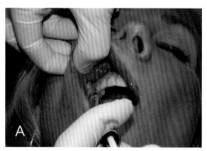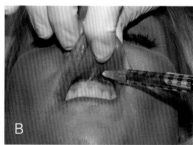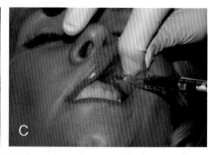

图 10-5　上颌沟上方注射用于上唇部麻醉，从一侧的尖牙向另一侧的尖牙注射大约 5 针 0.1ml 利多卡因

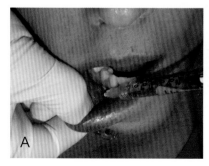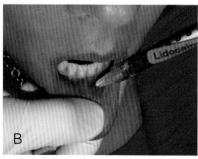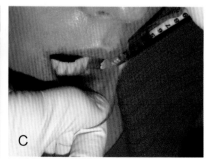

图 10-6　下颌沟下方注射用于下唇部麻醉，从一侧的尖牙向另一侧的尖牙注射大约 5 针 0.1ml 利多卡因

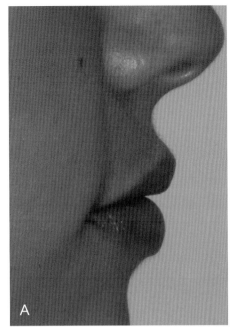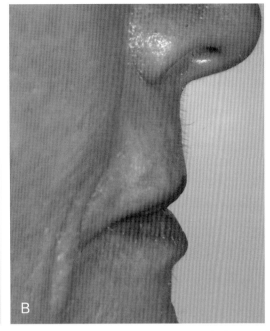

图 10-7　A. 年轻嘴唇的正常解剖结构；B. 老年患者，年轻的嘴唇丰满，曲线优美，微突。衰老的嘴唇口裂长，平，薄，没有曲线

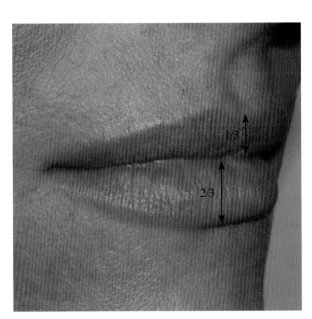

图 10-8　年轻白种人的上唇占总唇量的 1/3，下唇占总唇量的 2/3，这符合黄金比例 1 ：1.61

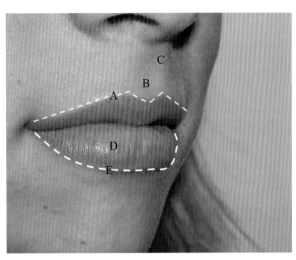

图 10-9　了解正常的年轻人的解剖结构对唇部美容治疗至关重要

A. 丘比特弓（或唇红 / 皮肤交界处的光反射）；B. 人中；C. 人中嵴；D. 嘴唇的实质；E. 下唇红 / 下唇缘

10-10）。线性填充是将针头完全插入组织后边退针边沿通路注射填充剂。这个过程类似于在牙刷上挤一排牙膏，给瓷砖勾一条缝或者给蛋糕裱花的过程。虽然我个人是后退式注射，但有些医生主张边进针边推注药物，我个人觉得后者更容易将填充剂注入血管。另一种注射方法称为连续点状填充技术。这包括在嘴唇或皱纹处连续点状注射填充剂。在实际操作中，许多情况下需要两种

技术的结合。

1. 嘴唇轮廓

每个患者都会接受唇部的美学评估以决定需要进行填充剂注射的部位。有些患者（年轻人和老年人）"丘比特弓"或"唇缘"的形态不佳，上唇丘比特弓呈松弛的"M"形，下唇相应的唇红 / 唇缘（VCB）呈曲线状。在唇缘轮廓清晰的患者中，可以看到令人愉悦的光反射，有助于最

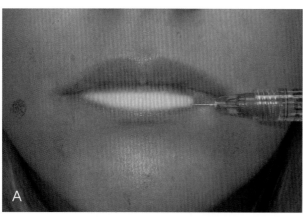
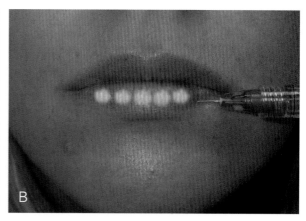

图 10-10　A. 线性填充；B. 下唇连续点状填充，大多数注射技术使用两种方法的组合

大限度的美观。如果患者有足够的唇部容积，他们可能只需要唇缘的轮廓塑形，但有些患者需要容积和轮廓及一些皱纹的同时填充。

以坐位的姿势给患者注射是很重要的；重力会影响仰卧患者的正常解剖结构（图 10-11A）。此外，许多医生只从椅子的一侧注射，这可能导致注射的双侧不对称。为了获得最精确的注射效果，建议医生多观察并且站在患者的两侧分别进行注射（图 10-11B）。

在面部注射任何填充剂产品时，医生应具有血管解剖和注射技术方面的专业知识。如前所述，血管内注射可导致失明、中风和严重的组织损伤。

2. 注射唇缘轮廓

当注射唇缘轮廓的时候，行针的位置是至关

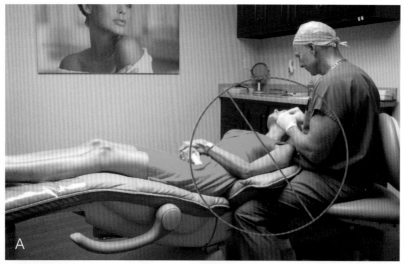

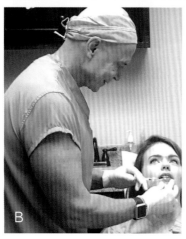

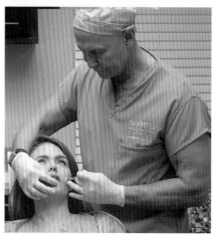

图 10-11　A. 尽可能让患者保持坐立位置注射很重要，因为仰卧位会改变解剖结构，产生不准确的结果；B. 通过在注射过程中改变医生的站位来提高准确性，因此需要医生与注射部位位于同一侧

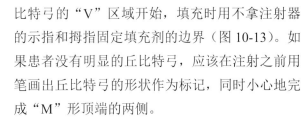

重要的。黏膜和口轮匝肌之间存在一个潜在的腔隙，这个腔隙就是注射的位置（图10-12）。

注射的精准度可以依靠视觉和触觉来判断。当针在正确的平面上时，填充剂的走行是可以看见同时也可以触摸到的。通过捏住注射的位置可以明显感觉到填充剂的分布，并可以通过拇指和示指抓捏动作确保填充剂注射在我们想要填充的部位。如果针头位于正确的平面（所述的腔隙），则填充时的阻力是相对小的，同时填充剂是可被塑形的。这一点也可以通过观察唇缘的隆起来判断是否填充在合适的位置上。如果行针太深，就看不到明显的轮廓隆起。如果行针太浅，填充物的活动性会比较差，而且注射压力会明显感觉到增加。在这种情况下，必须将针重新走行到适当的腔隙。

当在操作唇红及唇缘的塑形时，我一般从丘

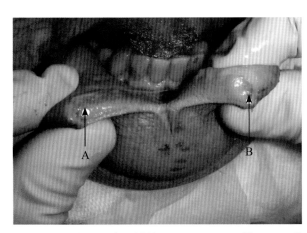

图10-12 大体标本唇横截面图，显示了口轮匝肌和黏膜（A）之间潜在腔隙中的填充物，在唇中部（B）处可进行深部注射

比特弓的"V"区域开始，填充时用不拿注射器的示指和拇指固定填充剂的边界（图10-13）。如果患者没有明显的丘比特弓，应该在注射之前用笔画出丘比特弓的形状作为标记，同时小心地完成"M"形顶端的两侧。

下一步注射是继续在整个上唇侧面增加唇红的轮廓（图10-14）。有些患者需要增加整个唇的厚度，有的则只需要局部塑形，并逐渐自然过渡于口角。注射时针头从侧面一直插入到唇的中央位置，在缓慢退针时均匀注入填充剂。大多数注射针都有半英寸长，因此在唇缘注射时应以半英寸为间隔，并注意不要在入针点处留下间隙。

下唇缘一般会比上唇缘的曲线弧度更大（图10-15），重新建立唇的高光点及突出唇缘的形状和轮廓，效果会在女性涂抹唇彩后更明显。

通常一支填充剂足以勾勒出双唇的轮廓。下唇中部的唇缘塑形需要的剂量小但效果十分明显，有时仅仅强调上下唇缘的塑形就已经可以满足患者的需求，尤其那些不希望显得嘴唇特别厚的患者，但许多患者还需要通过增加唇珠的体积来进一步塑造"丰满"的唇。

3.增加嘴唇容积（"嘟嘟唇"）

虽然唇缘的塑形对于加强嘴唇的立体作用非常大，但很多患者已经拥有立体的唇缘和丘比特弓，并不需要进一步加强，在我日常的执业中，最常见的需求是患者想要整体更丰满，充盈，娇俏和看起来更性感的嘴唇。这些人中很多人很年轻，已经有足够立体的唇缘。所以

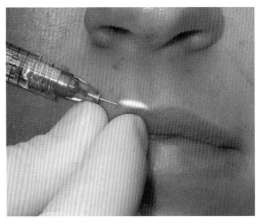
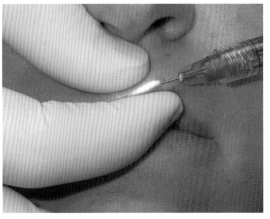

图10-13 当注射唇部轮廓时，将针走行在所述腔隙中，并用手指固定针头并确保注射在正确的位置，手指轻轻捏住也有助于保持填充剂塑形

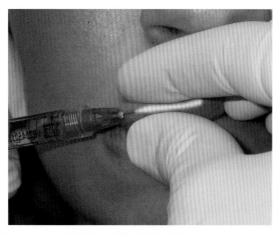
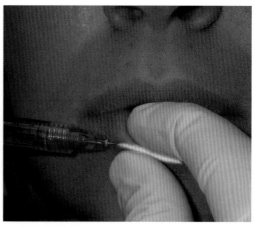

图 10-14 侧唇的上唇缘注射在黏膜和肌肉之间，同时用手指和拇指夹住填充剂，并使其在表面均匀分布

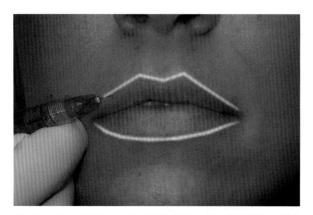

图 10-15 上唇和下唇的唇缘轮廓，根据解剖学角度进行立体塑形

这些患者更适合注射在深层次以增加嘴唇的厚度。通过注射在较深的层次，嘴唇会向外呈现卷翘，噘嘴的视觉效果。想要获得这样的效果，注射的重点应集中在唇中部的位置。注射深度应达到肌肉层，该层次还含有部分结缔组织、小唾液腺和脂肪（图 10-12B）。对于容积缺失较少的的年轻患者，我将这种注射描述为"在轮胎里补充一点空气"，一支填充剂就可以足够丰满唇部，年纪较大的患者需要更多的填充剂，有时可能需要两支填充剂。

当做容积填充的时候，应从唇干湿交界处入针，深达唇部中央。嘴唇的中央区域通常是一个相对安全的注射部位，因为唇动脉位于嘴唇的黏膜下后约 1/3 深部。因此进行深部容积填充的时候注射部位定于唇中部。唇中部组织也包括了外在唇黏膜及皮肤和唇内侧黏膜，如图 10-12A 所示展示了唇中部的横截面。用注射针头将填充剂

注射在唇动脉的前面层次，这里是一个安全区（图 11-1）。注射针刺入唇中部缓慢退针，同时进行连续、稳定的注射（线性填充）以增加容积（图 10-12B 和图 10-16）。如前所述，一些医生通过注射唇珠来增加立体感，而并不是连续的线性填充，一般在上唇注射 3 个丰唇部位，下唇注射 2 个丰唇部位来打造立体感。有些患者的唇上部体积萎缩，需要增加从鼻子到唇缘中的容积，可以在这些区域注射增加立体感，打造与传统打法相同的效果。

注射后需要检查注射双侧是否对称。我坚信注射后按压塑形是获得自然和美观效果的关键步骤（而且常常被忽视）。大多数填充剂性状呈凝胶或膏状，注射入组织时并不总是均匀的。按压塑形可以让注射后皮肤更均匀，并产生更平滑的外观（图 10-17）。此外，医生可以通过按压推挤将刚进入组织中的填充剂更均匀地分布在周边组织。我的助手在所有的填充剂注射过程中都会准备一小团凡士林在手背上，我在按压塑形前会将凡士林轻轻地抹在患者嘴唇和皮肤上。

有些医生会把唇缘和容积的填充同时进行并一路注射直到嘴角，但我一般不会。在我看来，最常见的不自然填充效果就是像"鸭子"的嘴唇，这样的注射会使侧唇外翻，让人联想到熟悉的小黄鸭玩具，不幸的是，在许多女性名人身上都能看到这样的注射结果（图 10-18）。这可能因人而异，有些人适合这样的注射而有些人并不适合。

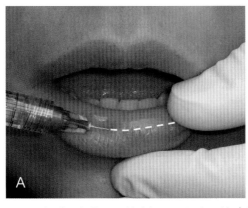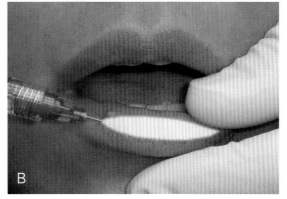

图 10-16　A. 打造唇部体积，针头插入干湿交界处（白色虚线），目标为唇中部；B. 针头插入唇中部，针头回退同时缓慢注射

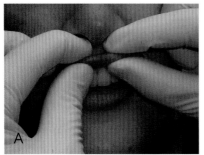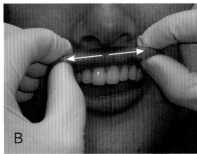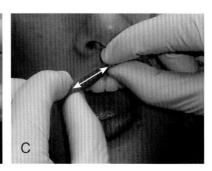

图 10-17　注射后立即轻轻按压塑形嘴唇，可使填充剂光滑均匀，防止出现肉眼可见或感觉到的串珠样改变

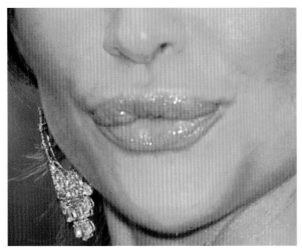

图 10-18　在嘴角处注射过多的填充剂，而不是逐渐过渡到嘴角，会让嘴唇看起来很不自然

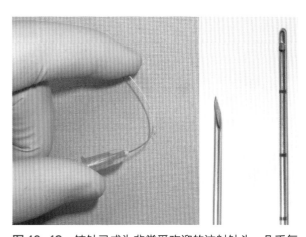

图 10-19　钝针已成为非常受欢迎的注射针头，几乎每一个部位的注射都可以使用钝针，右边图示锐针和钝针的区别

（二）唇部钝针注射技术

另一种方便的方法是使用一个特殊设计的钝圆形针头来增加唇的丰盈度。

许多公司生产钝针，以针长 4cm 为例，针体有弹性可弯曲，针孔的位置位于侧面靠近圆钝的尖端。这些钝针一般可适配有鲁尔锁扣的针体，

并和相匹配的开口锐针包装在一起（图 10-19）。因为尖端为钝圆状，因此操作过程产生的创伤更小，操作更灵活，几乎可以在任何填充剂中应用。许多医生都已经改成只使用钝针。我平时喜欢用 23G 的钝针，应用于大多数填充剂的注射。

许多医生认为，钝针注射有很多优势。基于前端是圆钝的，因此在唇部注射时反复调整位置的

过程中，不会造成组织更多的撕裂和血管损伤，因此发生瘀青和肿胀的概率更小，减少了血管栓塞的风险。另外，使用钝针只需要一个针眼就可以把填充剂注射在整个唇部。同时选择相应的尺寸可以使注射时反馈的压力非常小，可以快速地完成治疗。治疗时需要用22G的锐针在口角处先穿刺开口（图10-20），然后置入钝针并完成注射（图10-21）。

然后在退出钝针时平顺地注入填充剂。由于

嘴唇中部比口角部需要注射的填充剂更多，随着注射中唇中部填充剂的增多，注射压力会逐渐增加，随着钝针头退行至针眼位置注射剂量也越来越少，这样形成自然的过渡（图10-22）。另一侧以同样方式注射，有些患者需要增加嘴唇的翘度，这可以通过增加唇上人中附近的容积来完成（钝针或者锐针）。这种注射方式可以塑造漂亮丰满的嘴唇，侧面看翘度明显。

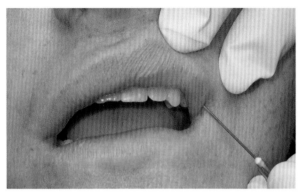
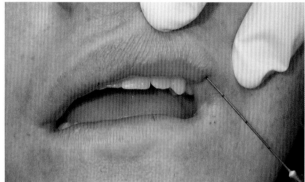

图 10-20 使用与钝针规格相同或更大的锐针头在嘴角内侧穿刺，然后使用钝针穿入唇组织中

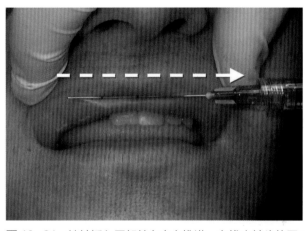
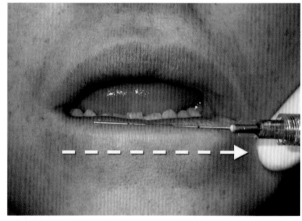

图 10-21 钝针插入唇部并向中心推进，在拔出针头的同时推动注射器注射填充剂

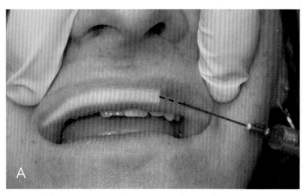
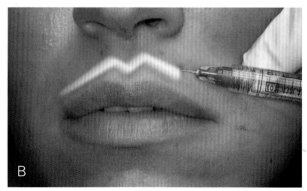

图 10-22 A. 将钝针插入对侧，在退出钝针同时进行注射；B. 如果需要增加嘴唇的翘度，填充剂也可以注射在上唇的人中的区域

最后一步同样是按压塑形填充部位，由于入针点在一侧，所以在按摩时需要捏住这个针眼，避免填充剂从针眼漏出。助手如果可以帮忙将他们的小指固定在一处嘴角有助于更好的按压塑形嘴唇（图 10-23）。如前所述，在助手的手背上放一些凡士林方便我可以用来塑形嘴唇和口周皮肤，这样流程很顺畅。部分医生常使用钝针来注射唇缘甚至做嘴唇容积的填充。

五、口周充填技术

（一）人中嵴

尽管嘴唇是最需要改善的区域，但有许多口腔周围的适应证改善后可以使患者看起来更年轻，并提高丰唇的效果。人中嵴的塑形是唇部年轻化最容易被忽视的方面之一。许多医生可能想不到注射这些位置，有些医生则不敢注射这个位置，人中是唇上部的一个凹陷区域，两侧有人中嵴。在年轻时，这种凹凸的结构相对立体，是面部年轻化的美学标

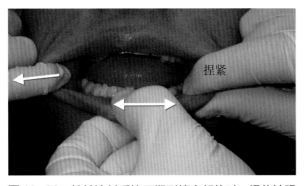

图 10-23　钝针注射后按压塑形填充部位时，捏住针眼很重要，这样填充物就不会从针眼漏出来。让助手用他们的指头来伸展嘴唇，可以更好地按压塑形

志之一，随着年龄的增长，这些结构会发生变化，唇中上部会逐渐扁平萎缩，失去立体感。医生可以针对这部分进行注射，塑造突出的人中嵴。

人中嵴不是完全垂直的，而是与垂直方向呈 10°～20°；人中嵴的底部逐渐增宽（图 10-24A）。有许多注射方法可以增加人中嵴的立体感。一个非常简单的方法是在治疗嘴唇时，保留注射器中的最后一点填充剂，注射入唇红的皮肤交界处，形成一个唇峰。注射时一只手拿注射器注射入真皮，另一只手捏住皮肤，帮助塑形。注射时并不需要一直向上延伸到鼻孔，而是形成丘比特弓的一个小的尖峰延伸。年轻患者只需要少量的填充剂就可以达到增加立体感的效果。对于老年患者或那些没有明确的人中嵴立体的患者，则需要进行更完整的重建。其目的是复制正常角度，即锥形的人中嵴。注射方式没有明显不同，但会将填充剂延伸到鼻孔两侧的人中嵴。重要的是保持人中嵴和垂直方向 10°～20°，以显得自然。捏紧皮肤上部有助于形成锥度（图 10-24B）。

（二）垂直唇纹

垂直唇形线（唇膏线）非常困扰女性。这是最常见的口周治疗之一，也是相对不容易改善的情况之一。从美学的角度来看，这些垂直线非常影响美观，同时因为这些垂直线，在涂抹唇膏时唇膏也会沿着线留到口周的皮肤给女性造成很大的困扰。这些线垂直于口轮匝肌，主要是多年来该肌肉收缩的结果。唇纹可以是垂直的，有角度的，呈放射状的（图 10-25）。男性受影响较小，

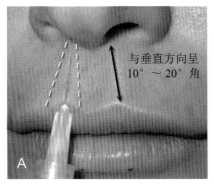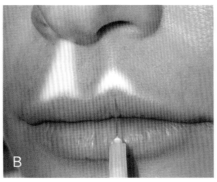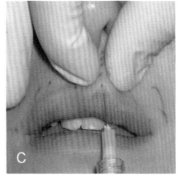

图 10-24　A. 定义了人中嵴的正常角度；B. 可以使用填充剂注射丘比特弓上方，也可以一直延长至鼻孔，重塑整个人中嵴；C. 注射过程中用手指捏住塑形

因为他们的嘴唇中有更多和更密集的毛囊。而吸烟者和长期吸食吸管可能会加速形成。

我个人认为，垂直方向的唇纹是唇部年轻化的最大挑战之一。患者必须了解，皱纹可以在休息时改善，做表情时看起来只是得到缓解。为了真正改善垂直方向唇纹，需要同时改善唇缘和唇的容积。一个常见的问题是很多女性只想改善垂直方向唇纹，但不想要"更丰盈的嘴唇"。除了只填充唇纹之外，她们拒绝任何其他部位的填充。这就束缚了医生的操作，因为局部的皱纹注射很难改善全部的唇纹状况。

唇纹重的患者最好采用肉毒毒素、填充剂和光电联合治疗。患者必须明白，这些皱纹不会完全被根除，而是得到改善。虽然每条皱纹可以单独注射，但注射要看起来有横向的连贯性才可以，否则就会出现类似"减速带"的外观。

我首选的治疗垂直唇纹的方法是先增加整个唇的容积。一般来说，有垂直唇纹的患者多少都

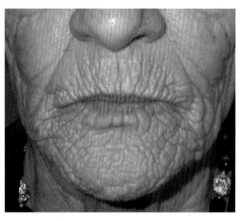

图 10-25　口周老化产生垂直唇纹，这位患者有严重的皮肤老化，单纯使用填充剂无法获得比较好的改善效果

有唇部容积的减少及唇缘的萎缩。我向患者解释，通过恢复嘴唇的容积和打造唇缘立体感，口周的皮肤会得到明显延展并改善口周皱纹的外观。低 G 值和低黏度的填充剂，如 Restylane Silk、Volbella 和 Belotero 在该区域表现良好，因为它们适合填充在真皮浅层。注射时在进入真皮后进行推注，只需要注射小剂量填充剂。然后按压塑形，使其平滑分布即可（图 10-26）。

图 10-27 至图 10-32 展示了注射填充物丰唇前后图片。

大多数有明显唇纹的患者也同时有木偶纹，口角略向下垂，普遍可见容积的流失和皮肤光老化。为了改善这些更严重的情况，可能需要大量的填充剂，但通常，这个年龄段并不愿意花很多钱来纠正这个区域。

（三）口角连合注射（嘴角下垂）

当解决口周区域的年轻化问题，嘴角下垂是一个普遍要求的治疗区域。这是一个难以改善的区域，可以说是填充剂的"盲区"，需要大量的产品联合治疗。由于口角连合处有许多肌肉止点，这是一个复杂的解剖区域。许多患者在这个区域还有类似酒窝的凹陷，微笑时这些凹陷会加重口角下垂。对这些患者来说，重要的是要认识到，虽然在静息时口角可以得到改善，但微笑或做动态表情时凹陷和下垂可能仍然可见。大多数年轻患者拥有紧致的、水平或向上的口角连合。随着患者年龄的增长，牙齿结构容量流失，从而降低了下颌的垂直尺寸。牙齿磨损也会导致下颌过度

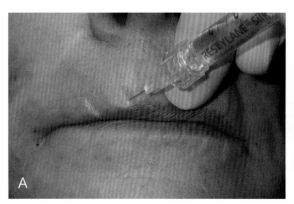
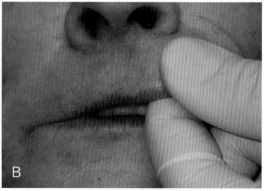

图 10-26　A. 低 G 值的透明质酸填充剂注入真皮浅层以改善垂直纹路；B. 在口腔内外按压塑形，使填充剂均匀分布

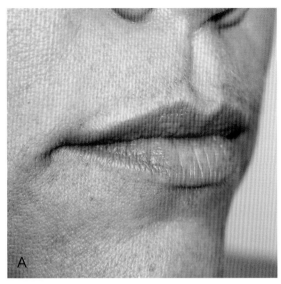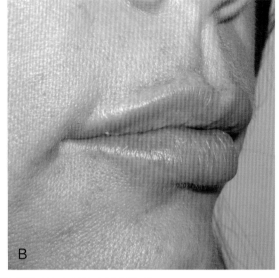

图 10-27　该患者使用 1ml 透明质酸填充剂填充唇部前后

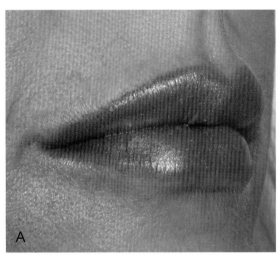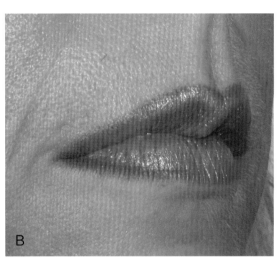

图 10-28　这位年轻的患者在上下唇分别注射 1.5ml 透明质酸填充剂后

闭合，从而增加口腔周围软组织的嵌合，并在一定程度上导致口角联合处下降（图 10-33）。此外肌肉萎缩、脂肪流失、皮肤光老化和下颌反复运动也是导致衰老的原因。有"双下巴"的老年患者可能会有很深的皱纹（或木偶纹），填充剂会有一定提升和改善下颌的作用。必须向患者解释治疗的最佳和最坏的情况，以便他们能够合理地预期。最令人讨厌的老龄化变化之一是完全向下翻转的嘴角。这种老化的表现，可以通过肉毒毒素和填充剂联合改善。

有严重牙齿磨损或假牙的患者可能需要通过修复牙齿增加其垂直尺寸，或重新制作假牙以延长颌间间隙。

神经调节剂（肉毒毒素）与可注射的填充剂联合应用于该区域可以取得更好的效果。当注射口角连合时，控制填充剂的流动是很重要的，因为填充剂在该区域有横向扩散的趋势。如果医生没有意识到这一点，可能会形成口角囊袋，从而加重口周衰老表现（图 10-34）。

许多注射技术被用于治疗口角联合或木偶纹，我认为，这两个区域需要联合治疗以获得最大的改善。有些患者可能出现完全向下的连合，但没有深层的皱纹，只需要治疗口角即可。更常见的是，"曲棍球棒"结构，是由水平下垂的口角连合和垂直的木偶纹形成的；同时处理这两个区域是改善它们的关键（图 10-35）。

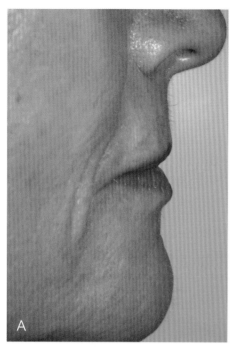
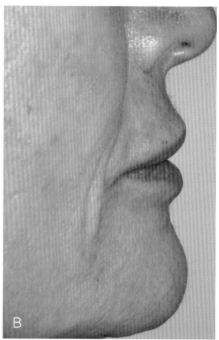

图 10-29　这位老年患者接受了上下唇各 1.5ml 透明质酸填充剂治疗后

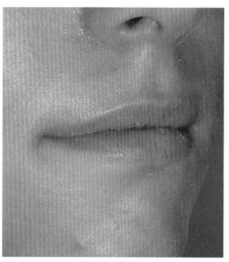
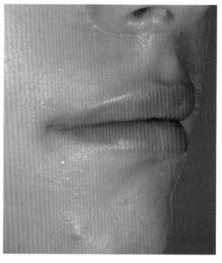

图 10-30　该患者在上下唇部各使用 0.5ml 透明质酸填充剂治疗后

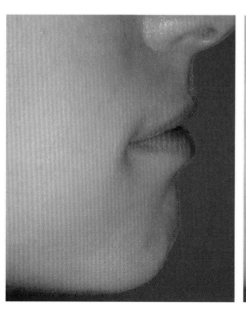
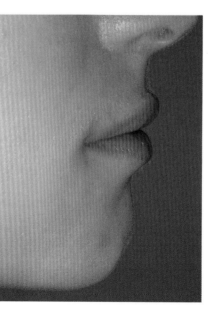

图 10-31　在上下唇部各使用 0.5ml 透明质酸填充剂的患者侧视图

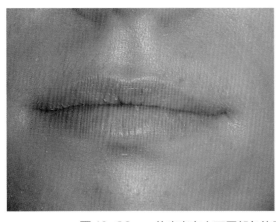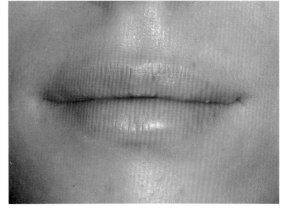

图 10-32　一位患者在上下唇部各使用 0.5ml 透明质酸填充剂治疗后的正面图

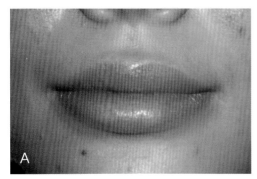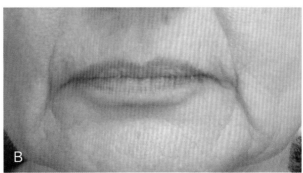

图 10-33　A. 年轻的口周包括轻微向上扬起的口角连合，没有口周唇纹；B. 老年患者的口周衰老呈现下垂的改变，该年龄段口周的年轻化必须涉及许多解剖结构及不同层次

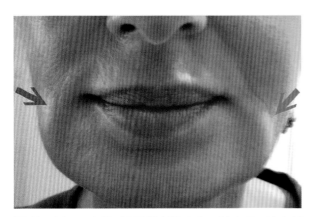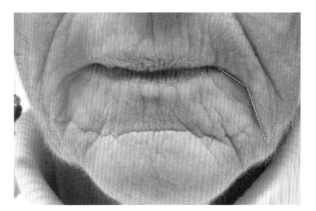

图 10-34　一名外科医生注射的患者，她出现了填充剂向周围扩散导致的口角囊袋（箭头），注射过程中仔细观察及塑形可防止此现象

图 10-35　向下的口角连合和木偶纹通常同时存在，最好联合治疗

在上述的双重形态异常中，首先治疗木偶纹，以建立支撑下垂连合的基底或支柱。如前所述，填充材料可能有横向扩散的趋势，因此医生必须小心控制剂量。为了打造一个基础，一个相对宽的填充带被注射在较深的皮下组织。第二层置于皮下中层，最后一层置于真皮层（图 10-36）。

鼻唇沟和木偶纹也可以用钝针治疗。有些患者可以只用钝针治疗（图 10-37）。极深的皱纹也可能需要联合锐针注射。钝针可以用来打造基底支撑，锐针可以用来做皮内塑形。

一旦木偶纹改善后，下垂的口角联合也同时被改善。少量的填充剂可以直接注入接合处的皱纹中，但同时因为有向两侧扩散的趋势，因此只能注入少量填充剂。我们的目标是填补这一纹路，

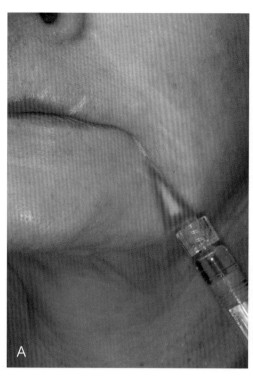
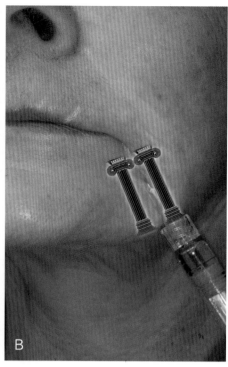

图 10-36　A. 木偶纹中填充剂的多平面分层为口腔连合创造了一个基础和支撑柱，蓝色代表深层，紫红色代表皮下中层，黄色代表真皮中层；B. 实施支撑柱概念

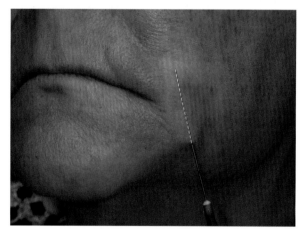

图 10-37　钝针是增加容积支撑的有效方法，但深大的皱纹也可能需要用锐针做皮内注射，因为钝针对于浅表的纹路的注射效果较差

并使嘴角上翘，而不造成臃肿的外观。

将少量的填充剂注射入口角后，嘴角处就会呈现充盈的效果。在连接处有一个明显的角度是很重要的，这也有助于提升嘴角（图 10-38）。图 10-39 所示为严重老化的患者注射前和注射后即刻。这些建立基底支撑和填充唇角的技术被用来联合治疗。重要的是在治疗一侧后向患者展示治疗结果（图 10-40）。之所以这样做，是因为他们能体会到这种对比差异。如果在患者照镜子之前把双侧同时改善，他们可能无法注意到显著的差异。图 10-41 和图 10-42 显示了实际的病例，我在注射了一侧后停下来给患者看差异。

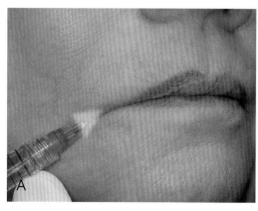
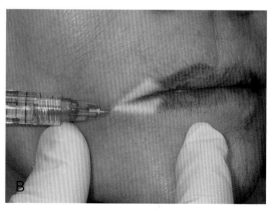

图 10-38　A. 填充剂直接注入口角连合处；B. 嘴唇的口角部注射以获得丰满和提升的效果，包括木偶纹在内这三个注射部位的结合治疗，可以大幅度改善这一区域的外观

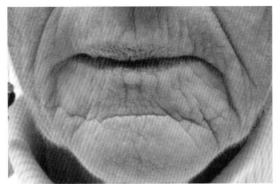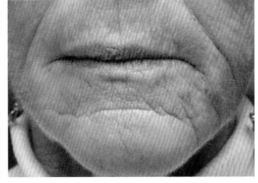

图 10-39　患者在鼻唇沟皱纹、口角连合、木偶纹、唇颏沟和垂直唇纹唇注射了四支填充剂之前和注射后即刻的效果

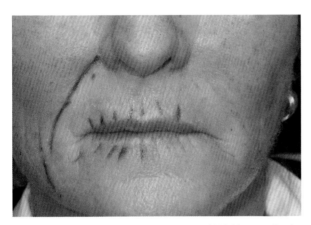

图 10-40　一侧改善后向患者展示改善的差异，对于加强患者对治疗的认识非常有效。如果双方都接受治疗后再看结果，他们的印象可能就不那么准确了

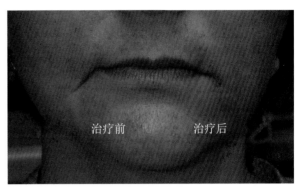

图 10-42　该患者在一侧治疗前，另一侧治疗后

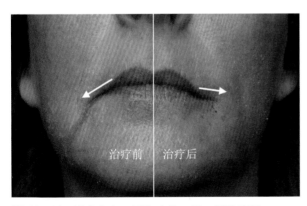

治疗前　治疗后

图 10-41　该患者在一侧治疗前，另一侧治疗后

尽管大多数的填充剂注射都是出于美观的原因，但对于口角连合和木偶纹的治疗还是有功能性的应用。这个区域的填充治疗可以改善或预防白色念珠菌感染。口角炎（也称为"perlèche"）是口腔连合区常见的刺激 / 感染，可延伸至木偶纹。当两侧下垂凹陷形成并导致唾液集聚于此时，就会出现这种情况，这会引起慢性刺激，并产生适合真菌繁殖环境。这在

老年患者中尤其常见，他们的骨骼和牙齿组织容量流失也进一步导致软组织凹陷。这是需要用抗真菌药物治疗的，但如果感染发生在深层或褶皱处的软组织时，它可能会出现药物的耐药。

通过填充，减少了潮湿，褶皱及适合真菌繁殖的部位。图 10-43 显示了与口周唇炎相关的口周除皱填充物注射前后的情况。填充后 1 周内情况好转。

六、面部填充注射

面部填充物可以用来平衡轻微的面部不对称，如下颌前突或上颌发育不全。这是通过扩容缺失区域来解决的。如除了增加唇缘，嘴唇上方的组织也进行注射以改善侧面观（图 10-22B）。图 10-44 和图 10-45 显示矫形前后上唇和上唇改善的结果。

所有的唇部注射（和所有填充物注射）在注射后立即用冰块冰敷，冰敷过程可长达几小时。临床工作中建议大家购置制冰机备用。

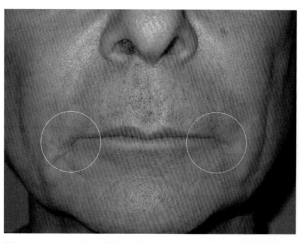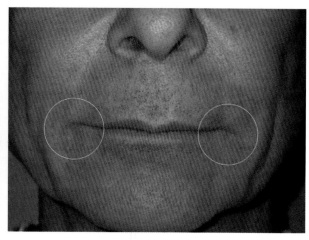

图 10-43 口角炎慢性刺激，由唾液积聚在两侧下垂凹陷的结构中引起，通过填充木偶纹治愈

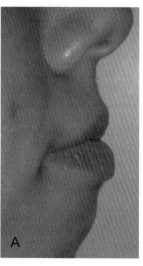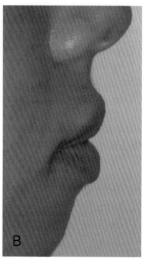

图 10-44 A. 该患者在注射前显示她的上唇处于不正常的后位；B. 修正到更正常的位置，不仅是嘴唇注射，而且嘴唇上方的容积也会增大，以增加侧面观的面积

（一）唇颏沟塑形

唇颏沟指的是下唇下方和下颏上方的区域。年轻时，唇颏沟有一个看起来令人舒适的 S 形曲线，随着年龄的增加而逐渐加深。除此之外这个部位很大程度上受下颌、下颏和牙齿的位置影响。对于小颌畸形，下颌后缩或下 1/3 面部垂直高度不足的患者，唇颏沟可以很深，伴随下唇突出。当患者由于衰老而出现单纯加深的唇颏沟时，与任何其他面部容积缺失或皱纹一样，可以使用填充剂增加容积（图 10-46）。较深的唇颏沟需要几支填充剂的剂量来纠正或改善。第一层注射是在较深的皮下区域，用来支撑，其余的注射在皮下中层，最后在真皮。这种分层支撑可以显著改善

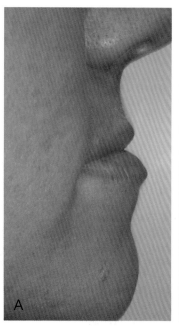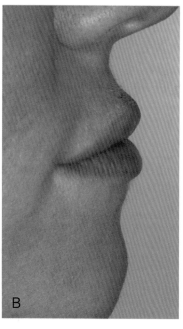

图 10-45 与图 10-44 相同的方式治疗的另一名患者

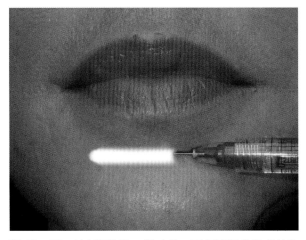

图 10-46 注射唇颏沟可以改善下面部较短的外观并使下唇外翻得到改善，需要在多个层次中进行注射以起到支撑的作用

凹陷，提升下垂的嘴唇，并使下 1/3 面部的垂直高度增加（图 10-47 和图 10-48）。

（二）面部填充物处理

1. 鼻唇沟填充

鼻唇沟也被称为法令纹，是非常流行的注射部位，疗效确切，相比嘴唇注射并没有那么精细化。但鼻唇沟的解剖结构非常复杂，从皮肤到骨骼的各个层次内有很多组织韧带肌肉的融合，同时加上颧部脂肪垫的下降，数十年的面部动态表情，以及许多其他因素影响着鼻唇沟的深度。

在治疗这一区域之前，重要的是要让患者准

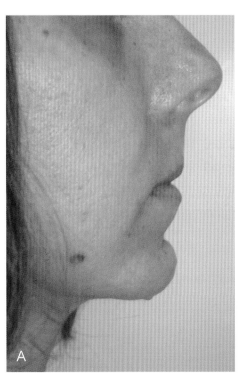
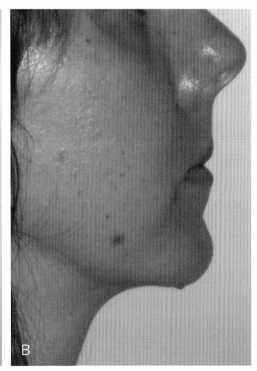

图 10-47 2ml 透明质酸填充剂注射唇颏沟前后对比的效果

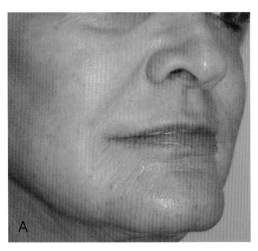
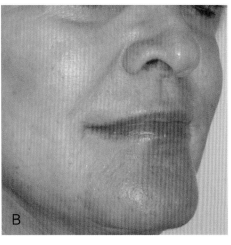

图 10-48 3ml 透明质酸填充治疗前后。不仅改善了唇颏沟，而且嘴唇向上提升，下颏向下延长，这种联合治疗实际上可以增加下 1/3 面部的长度

确地了解预期情况，并提供他们自己的意见，了解他们希望如何改变。在大多数成人中，鼻唇沟从鼻腔外侧延伸，可以与木偶纹相连。有些患者希望在鼻唇沟上增加高度以纠正鼻基底凹陷，而有些患者希望只改善木偶纹。我会和患者说，鼻唇沟不会"消失"；我们的目标是改善它。进一步的沟通需要告知患者鼻唇沟是一个山谷，我们只能让它变浅而无法消除它。我从不给成年人只用一支填充剂来改善。事实上，大多数成年人在他们50岁左右时鼻唇沟可以轻松容纳三或四支填充剂。虽然填充剂很昂贵，患者想省钱是很正常。但填充前如实的咨询和沟通与最终结果的呈现一样重要。

当治疗鼻唇沟时，所有的化妆品都需要用酒精擦掉，凹陷处标记出来，外敷局部麻醉。我是无痛注射的绝对支持者，我会在所有填充注射时使用局部外敷麻醉。鼻唇沟的麻醉技术很简单，使用1ml注射器，33G针头（与肉毒毒素相同），抽取2%利多卡因和1∶100 000肾上腺素进行麻醉。我们在每个治疗室里都有一个装满这些注射器的容器，因为它们很常用。在对鼻唇沟皱纹进行局部麻醉时，一定要进行深部注射，以免影响鼻唇沟或皱纹的解剖结构，影响治疗的准确性。一般情况下，我会在鼻唇沟处注射0.1ml局部麻醉剂。第一次注射是在鼻翼两侧的区域（注射填充剂最疼痛的区域），第二次注射是在中间的鼻唇沟处，第三次注射是在鼻唇沟的下部。我会和患者沟通，告知她们疼痛控制在我们的治疗中非常重要，这使我们诊所拥有了更多的外院转诊患者。皮肤不需要完全麻醉，只需要消除部分注射中的不适感即可。

患者不应仰卧位进行填充注射，因为重力会显著影响鼻唇沟的解剖结构，使精确治疗变得困难。我采用线性填充和连续点状注射两种方法相结合治疗鼻唇沟。注射层次很重要，因为注射太深不会改善外观，注射太浅会产生凹凸不平或不自然的外观。对于年轻患者，皮内注射可以改善浅表细纹（图10-49）。对于有中度老化的患者，可能需要真皮深层/皮下深层和真皮浅层的

注射。对于有较深凹陷的老年患者，我更喜欢将填充剂分为三层注射。我先进行深层皮下注射以提供基底支撑，然后进行更多的皮下浅层注射以形成中部支撑，最后进行真皮注射以填充表层（图10-50）。这种分层的结合提高了效果及持续时间，因为它解决了多个层次的鼻唇沟问题。

有些患者存在鼻基底凹陷，也需要在这个部位进行治疗。这是一个正常的生理结构，即使年轻人也会存在，所以完全填平通常是不可取的。老年患者、义齿患者或上颌缺失患者可从填充该区域中获益巨大。它可以作为一个孤立的区域进行填充，但也通常与整个鼻唇沟一起填充（图10-51）。

治疗鼻唇沟（或任何凹陷或皱纹）时要记住的一个重要的点是，如果你看不到即刻的改善，可能是因为针头走行在一个不正确的层次上。许多初学医生把填充物注射得太深，因此看不到效果。如果看不到明显的即刻改善，行针需要定位更浅。由于鼻唇沟独特的解剖平面，即使在鼻唇

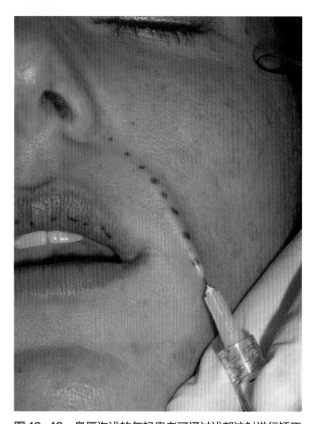

图10-49 鼻唇沟浅的年轻患者可通过浅部注射进行矫正

沟凹陷中心注射，填充物也可以横向移动并形成侧脊（图 10-52）。这实际上可以使鼻唇沟范围更大。如果填充物在注射过程中横向移动，则在继续注射之前，针头可以朝更内侧方向移动。记住一个原则，所见即所注射的。

另一种鼻唇沟填充的方法是用另一只手拉伸口外脸颊处。这种张力将使曲线结构变为直线，

从而更容易注入填充剂（图 10-53）。

钝针也是一种有效的鼻唇沟深部注射方法。通常较深的凹陷需要分层注射填充剂。钝针填充较深的凹陷比锐针创伤小，此外钝针要长得多，可以一个针眼处理整个凹陷区域（图 10-54）。通常，整个鼻唇沟需要更多的浅表注射来完成填充，这都可以通过一支细钝针来完成，但可能还需要锐针来完成皮内填充（图 10-49）。对于患者来说，重要的是要了解可能呈现的效果和注射的过程。图 10-40 也是鼻唇沟注射。让患者在填充一侧后照镜子可以增强他们的信心。

注射后的患者注意事项和治疗操作一样重要。患者需要避免过度夸张的面部表情，因为口腔周围的肌肉组织可以让填充剂横向移位。注射后立即使用冰袋对减少瘀青和水肿也很重要。如果可能的话（对于所有新患者来说），让他们在 10 ～ 12d 内复诊评估治疗效果。如果存在不对称或填充不足，患者可能自己没有意识到，但他们的朋友会发现，从而导致患者对结果不满意，这是术后对比效果及评估是否需要继续治疗的时机。最后，这是一个获得"术后"图片的机会，可用于患者教育和营销。我向所有患者沟通时都会强调填充剂治疗是一个雕刻过程，单次治疗不一定能够得到满意的效果，当他们明白这一点时，他们会坚持后续治疗。图 10-55 至图 10-57 显示了注射改善鼻唇沟的患者的前后对比照片。

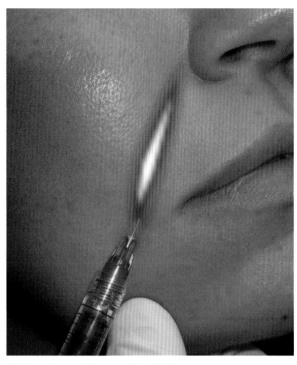

图 10-50 三层填充剂分层的概念

蓝色为皮下深层，红色为皮下浅层，白色为真皮，这种组合已被证明提供了最佳的支撑效果和效果持续时间。年轻患者可能不需要多个层次的治疗

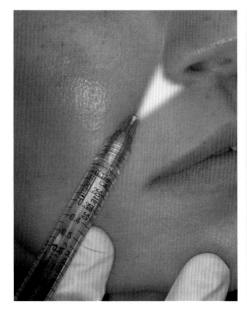

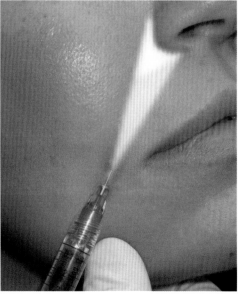

图 10-51 作为一个独立部位（黄色）的鼻基底凹陷，常见的填充方法是将该区域与整个鼻唇沟（黄色和白色）一起治疗，并非所有的患者都需要做这个区域的填充

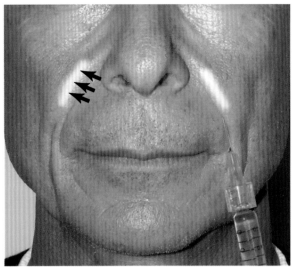

图 10-52　即使针尖位于凹陷的中心部分，填充物也会横向移动并使凹陷加重，如果注射医生看到填充物向横向位移，则需要重新定位针头，使填充物进入预定位置。医生应始终关注填充的即刻改变

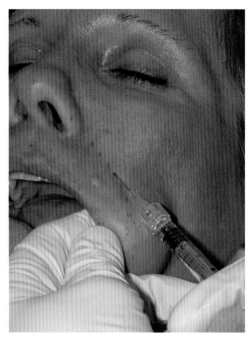

图 10-53　注射时将鼻唇沟皮肤在口内外拉伸，是控制凹陷和填充物的方法

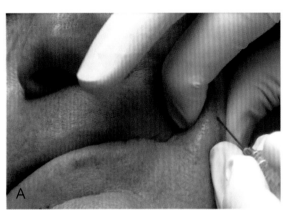

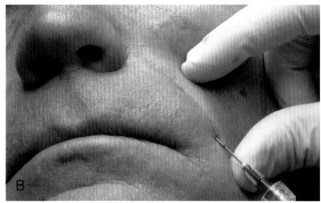

图 10-54　钝针是注射鼻唇沟深层次的一种方便方法，由于钝针很长，一次穿刺就可以治疗整个凹陷
A. 用开口针穿刺；B. 置入钝针

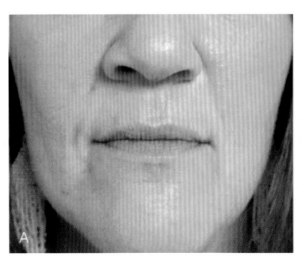

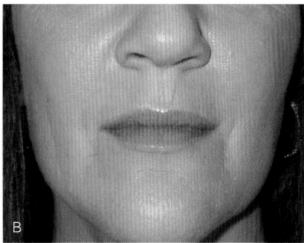

图 10-55　A. 患者在每侧鼻唇沟注射 1ml 透明质酸填充剂前；B. 注射 1 个月后

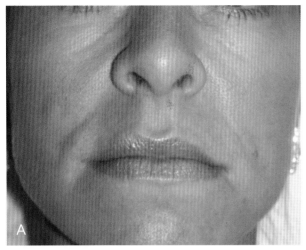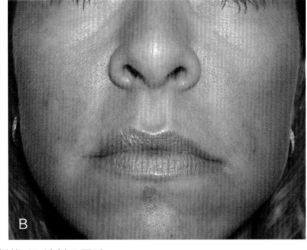

图 10-56　A. 患者在每侧鼻唇沟注射 1ml 透明质酸填充剂前；B. 注射 2 周后

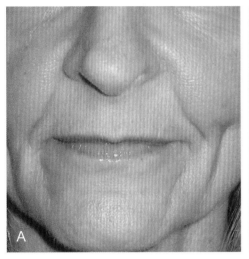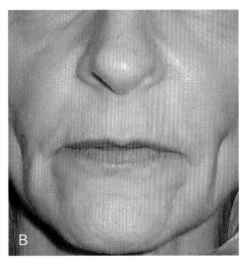

图 10-57　A. 患者在每侧鼻唇沟各注射 1.5ml 羟基磷灰石填充物前；B. 注射 1 个月后

2. 面颊及泪沟填充

近些年填充技术和患者填充的需求一直在快速增长。在这本书的第一版中，我们只对面颊和泪沟的填充进行了粗浅的讨论。在一年的时间里，这些填充需求快速增长，成为治疗最频繁的地区之一。

正如文中各章所讨论的，一个饱满的面中部是美的标志，而在 30 岁左右面中部容积流失就开始了。几乎所有 35 岁以上的患者都可以从脸颊填充剂注射中获益。"苹果脸"和"S 曲线"是经常用来形容丰满和圆润的脸颊。虽然我最初将泪沟填充和面颊填塞描述为单独的治疗，但事实上它们在大多数患者中是密切相关的，并且是需要同时治疗的。把脸颊和泪沟作为统一的美容单元来思考和治疗是全面恢复活力的最佳选择。

泪沟是眼眶下缘的凹陷，年轻患者通常看不到，但也与遗传性或上颌发育不良有关。在老年患者中，皮肤、肌肉、脂肪、骨骼和光老化皮肤损伤的萎缩性变化会使眼眶下缘变得明显并骨骼化（图 10-58）。

在处理泪沟区域之前，必须讨论几个问题。首先（这是我个人的观点），不是所有的患者泪沟饱满看起来都更好看。即使是天然填充物，治疗这个部位也会让一些患者看起来浮肿。尤其当患者出现泪沟的原因是下眼睑脂肪垫突出所致时。脂肪垫已经给患者一个浮肿的外观，通过填充泪沟补充凹陷会使它更糟，因此许多泪沟凹陷的患者实际上更适合眼袋祛除手术。患者经常询问结果如何，压下泪沟下面的皮肤可以合理预测填充泪沟的效果（图 10-59）。

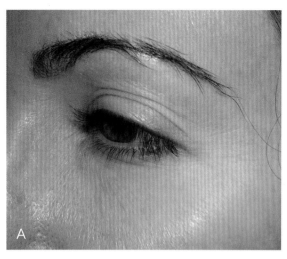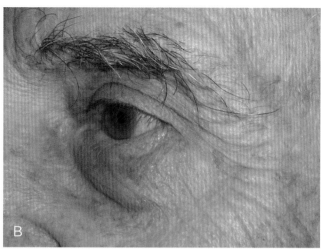

图 10-58　A. 年轻的眶周解剖结构；B. 年龄老化，导致明显的泪沟

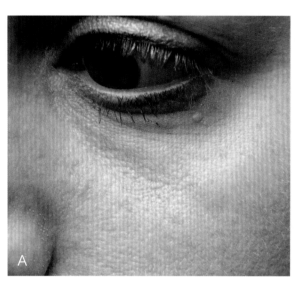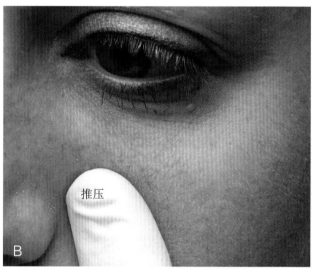

图 10-59　通过将示指放在泪沟下并向上推压，可向患者展示泪沟治疗改善的合理预测，这样做可以恢复泪沟凹陷，使眼下皮肤接近注射后皮肤提升的效果

推压

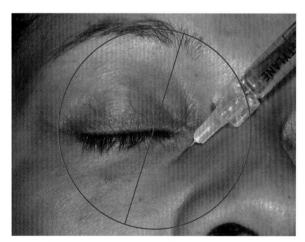

图 10-60　通过面部血管最丰富的区域之一的身体最薄的皮肤处将透明质酸注射到骨膜上可能会导致明显的肿胀和较重的瘀青

对患者和医生来说，泪沟的填充术是一种相对较新的技术。在 20 世纪 80 年代和 90 年代，当填充物主要由牛胶原蛋白构成时，从来没有患者提出填充"泪沟"的要求。随着可逆性透明质酸填充剂的出现，以前不被作为传统注射区域的部位目前被注射的越来越多，包括泪沟。

随着这项技术的普及，许多文章、文献和案例报告都描述了通过将针头直接穿过泪沟较薄的皮肤并直接注射在眶缘骨膜上的方法（图 10-60）。像许多医生一样，我很快采纳了这项技术进行治疗，但发现效果呈现因人而异，许多患者有明显的肿胀和瘀青。所以我不推荐在泪沟使用这种方式治疗。

在重新思考了这种将针头穿过面部血管最多的区域之一，又是身体最薄的皮肤区域的注射方式后，我开始将针头放得更低，并穿过皮肤更厚，血管更少的面颊皮肤。由于大多数填充剂都配有半英寸的锐针，泪沟填充注射的入针点是将针头穿过脸颊皮肤，距离预定目标半英寸，这意味着进针点远离针尖，但针尖位于预期注射目标（图10-61）。除了改变进针点，我也开始在更表浅的区域注射填充材料。由于丁铎尔（或 Raleigh）效应，填充物通常不注射在患者的眼轮匝肌上方，会出现明显的蓝色阴影。我会在眼轮匝肌下方注射，但未到骨膜。在严重的泪沟患者中，我会先做骨膜上的注射作为支撑，但在一般情况下，不会将锐针或钝针直接插向骨面。

非常重要的是，当填充物注射在这个层次上时，它可以向鼻梁内侧"移行"。眶周组织层次清晰，将填充剂注射在眼轮匝肌下方，可以很容易地用手指按压。用手指将填充物推到内侧泪沟，而不是在该区域入针走行，这样大大提高了避开内眦血管的机会。泪沟注射时内眦动脉是透明质酸栓塞血管的主要区域，可进入动脉系统，并可导致失明或面部皮肤组织坏死。针头要远离这些血管，并通过按压将填充物推挤到该区域，具有明显的安全优势（图10-62）。

最后，我尝试着用一两次入针把整个泪沟都填平整。毫无疑问，入针的次数与这个区域的肿胀和瘀伤的概率成正比。针头可以在泪沟中心下方半英寸处入针，左右扇形走行，通过这个单一的入针点来处理大部分泪沟（图10-63）。为了注射覆盖到内侧和外侧的大部分区域，针头可稍微退出多一些再入针，但不需要完全退出来。

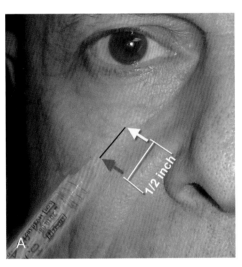
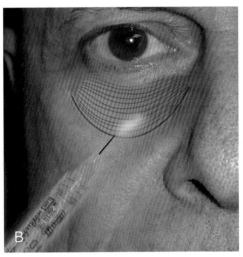

图10-61 A. 入针点位于较厚的脸颊皮肤处，比预期目标低半英寸；B. 填充剂注射在眼轮匝肌表面的正下方

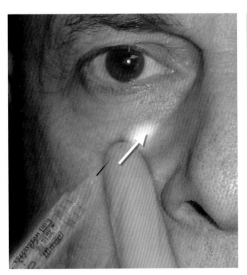
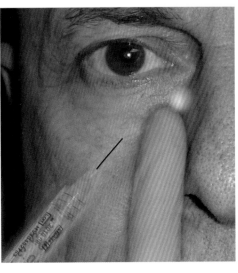

图10-62 本图展示填充剂如何被注射入肌肉层下，并通过挤压推入内侧泪沟，这样可以防止内侧泪沟处的血管被刺破

虽然上述的注射方法简化了我的泪沟填充，但我通常在注射脸颊的同时注射泪沟。如前所述，面中部和下眼睑应视为一个统一的解剖单位。因此，我将这种治疗称为"睑颊一体化"注射，这种注射治疗一种针对衰老老化精确的定义。图 10-64 至图 10-66 显示泪沟治疗前后的对比。

具有丰富面颊填充经验的外科医生在面中部填充术中具有优势。将典型的面颊填充剂的形状保留在大脑中，有助于潜意识中想象出要增强的区域。对于初学医生，记住要填充的位置和剂量就相对更重要（图 10-67）。

为了准确注射脸颊，医生必须了解面颊的解剖结构和亚单位。年轻、饱满的脸颊在眶下、颧骨和面颊区域都很丰满。侧面和正面观时会在最凸起点出现高光点，可称之为"苹果肌"。这个丰满和光反射的区域对应于"Hinderer"线，这是从

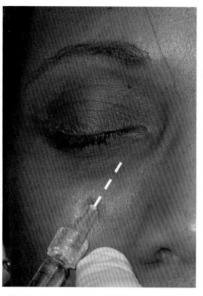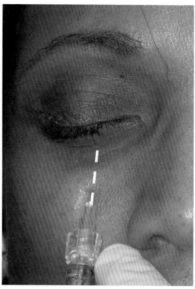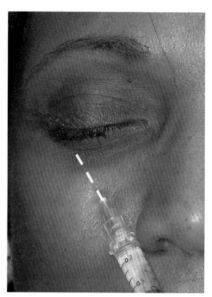

图 10-63 如何通过单针入针进行大部分泪沟填充，将针扇形推动以到达其他区域

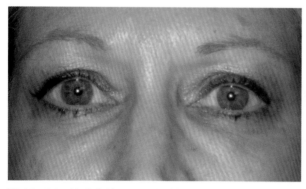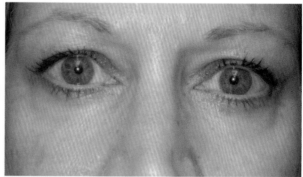

图 10-64 该患者接受了泪沟注射治疗，每侧使用 1ml 透明质酸填充物

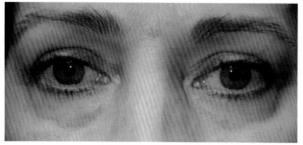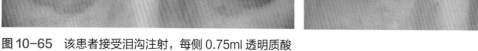

图 10-65 该患者接受泪沟注射，每侧 0.75ml 透明质酸

口角连合到外眦连线和从鼻翼到耳屏的假想连线的交叉点（图 10-68）。从侧面大约 75° 的角度看，你可以欣赏到年轻人脸弧度的自然"S 曲线"，也被称为脸颊的"ogee"曲线（图 10-69）。

每一个需要面中部填充的患者都略有不同，因为年轻患者可能只需要少量眶下填充，而老年患者可能需要填充物填充整个颧骨区域。

在教授面中部填充术时，我使用两个类比来

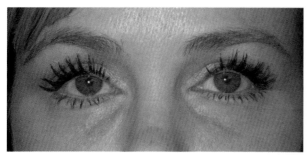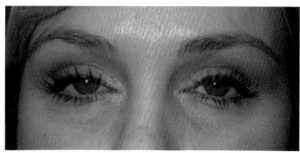

图 10-66　该患者在每侧使用 0.5ml 透明质酸填充物进行泪沟注射治疗后

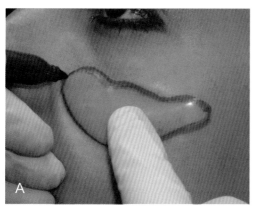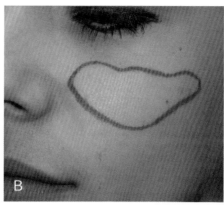

图 10-67　面部植入物可以作为一个模板，以帮助填充面中部。植入物的放置位置和厚度可以指导注射填充所需的体积

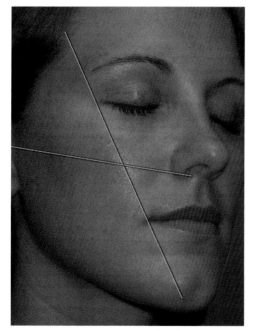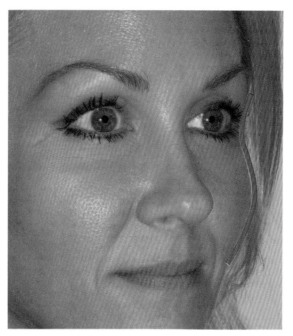

图 10-68　年轻面颊上的光影交叉点
注意光的反射高点，它对应于从眼角 / 口角连合线和鼻翼 / 耳屏线的交界处，如果医生了解解剖结构，在面部注射过程中可以很容易地复原解剖结构

图 10-69　"S 曲线"或"ogee"曲线描述了年轻患者中面部的自然轮廓

帮助医生在正确的区域注射正确剂量的填充剂。第一个比喻是"奥运五环"治疗脸颊的方法。重叠的圆圈画在脸颊的眶下、颧骨和面颊区域。这有助于医生设想融合具象的、体积化的、对称的脸颊（图 10-70）。画完圆圈后，进行小的深部局部麻醉注射。局部麻醉建议注射得深，每圈仅需 0.1ml。不建议使用大体积或浅表的局部麻醉，因为这可能会影响治疗区域的判断。然后，按照所需在每个圆圈中注入填充剂，并与正常的年轻面颊审美曲线靠近（图 10-71）。遵循这个简单的曲线可以很好地还原面中部的解剖结构。

我把泪沟和脸颊描述为一个整体，称之为"脸颊一体化"。许多面部容积不足的患者也会从脸颊一体化注射中受益，可以与脸颊填充同时进行。脸颊注射首先按照三个同心圆的区域进行。注射完三个脸颊区域后，从泪沟下方注射一部分填充剂，如前所述（图 10-72）。填充物更集中地注射在眼轮匝肌下层次并用示指推到内侧泪沟（图 10-61 和图 10-62）。如果需要的话，泪沟的其他部位也会从脸颊皮肤入针注射。可以先注射面颊，然后再注射泪沟，注射顺序的前后没有区别；重要的是同时注射。这种结合"脸颊一体化"技术全面解决了这两个区域的老化，并将更有效地对这部分区域产生年轻化的改变。

第二个可以辅助医生注射的是"地形图"技术。地形图由等高线、高点和分层基准圆组成。较大的圆圈表示地势较低的区域，而高点则由从大到小的堆叠圆圈表示，最小的圆表示高点的峰值。通过用一系列圆圈勾勒脸颊轮廓，注射时可以规划从基底到锥形高点的填充渐进进行（图 10-73）。这一概念有助于医生先做一个基底层支撑，与其他几个逐渐变细的层次一起塑形，打造面部的高光点。我通常在面颊底部的皮下深层注射一层很宽的填充物。接下来在浅一个层次也就是皮下浅层注射小一些体积的填充剂。最后一层是在真皮深层，然后是真皮浅层的填充。按照这个计划可以塑造一个自然的三维面颊。

即使没有画出这些轮廓，记住奥林匹克五环和地形图也能引导医生打造自然的效果。

我已经说过，我会在填充剂注射后立即按压塑形注射区域，以便填充剂更均匀平滑分布。尤

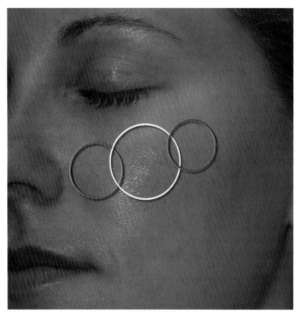

图 10-70 治疗面中部时使用的"奥林匹克环"
内侧圆代表眶下填充，中间圆代表颧部填充，外侧圆代表颧颊填充，圆圈的重叠区域是填充剂开始向脸颊两端逐渐减量的区域

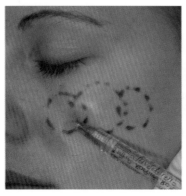
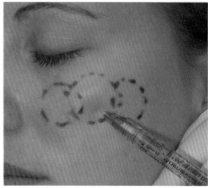
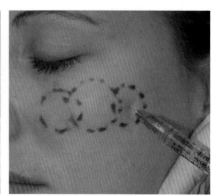

图 10-71 填充剂注入面颊的三个区域
较大的圆圈需要更多的填充剂，填充剂塑造的高点要与 Hinderer 线相对应，并且填充剂在脸颊的两侧逐渐减量

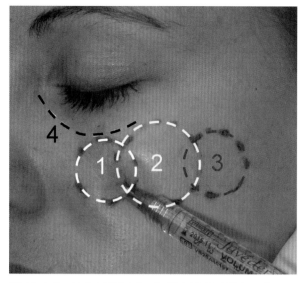

图 10-72 注入面颊圈后，如前所述方法填充泪沟，同时注入这两个部位打造自然的年轻化效果

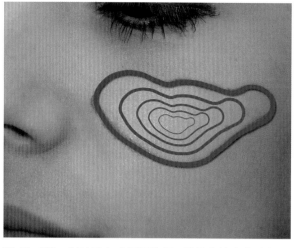

图 10-73 以地形方式标记脸颊可以作为填充物注射的模板，引导医生注射时将填充剂放置皮下深层、皮下层和真皮层，以实现自然的三维年轻化

其在泪沟的部位我会更轻柔地按压，以便让填充剂更好地填充在这个组织菲薄的区域。在脸颊，我一般会用手指或手掌进行更为有力的塑形，以塑造面颊的立体感。使用注射器手柄塑形也是一种方便的塑形方法（图 10-74）。

我相信注射技术比选择哪种产品更重要。对于脸颊的塑形，我更喜欢更高 G 值的填充剂，如 JuvedermVoluma，RestylaneLyft 和 Radiesse。一些医生更喜欢 Sculptra 或脂肪，这两种都将在本章后面介绍。

对于泪沟的填充，我会选择低 G 值的产品如 Restylane、Juvenderm Ultra 和 Belotero。我有时在"睑颊一体化"注射中使用 Juvenderm Voluma

做填充治疗（适应证外）进行"睑颊一体化"的加强。

虽然本节主要讨论了锐针注射，但许多医生也使用钝针注射。2009 年，我在《皮肤外科》杂志上发表了一篇关于面部填充剂钝针使用的文章，我用 20G 脂肪注射钝针进行嘴唇、脸颊和下颌注射。虽然这是有效的，但钝针比较粗不灵活。在过去的 5 年里，钝针的使用取得了重大进展。在我的实践中，面部注射我正在慢慢用钝针取代锐针。钝针的技术和锐针没有太大区别，只是钝针的头是圆钝的，需要开口针辅助。由于钝针较少刺穿血管，也可以在不增加组织创伤的情况下来回使用。并且可以在血管比较多区域使用如泪

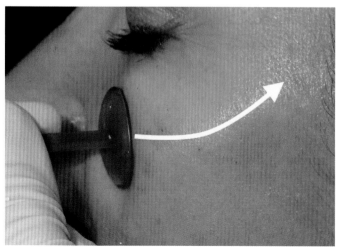

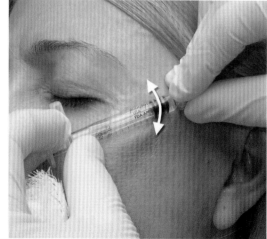

图 10-74 注射器的圆注或推注的杆部便于注射后对填充物进行塑形和调整

沟和嘴唇。面中部比较大的区域可以只通过一个针眼完成操作。图 10-75 和图 10-76 展示了常用填充剂的钝针注射方式，图 10-77 和图 10-78 显示患者脸颊或"颧部"注射后容积增加。

年轻女性面部瘦削，颧弓下的侧脸颊有凹陷，她们会为了加强或形成这种凹陷在此处打一些阴

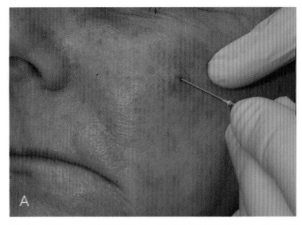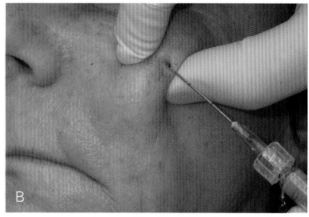

图 10-75　A. 使用锐针开口然后用钝针注射；B. 脸颊皮肤很厚，为了让钝针走行更容易可以将皮肤捏起

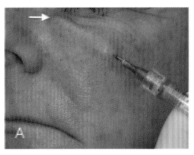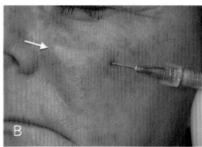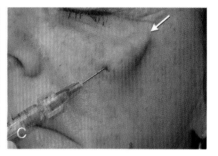

图 10-76　A. 钝针一旦插入，就可以轻松且无损伤地进入泪沟内侧；B. 通过一个针孔，钝针就可以填充面颊中部；C. 填充侧面颊，所有的脸颊都可以通过一次开口针开口进行治疗

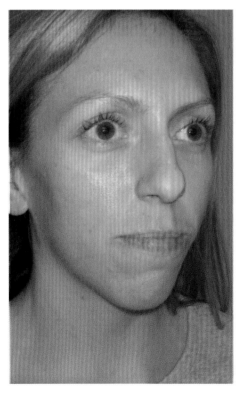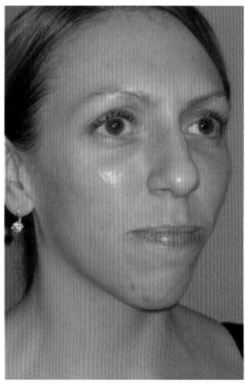

图 10-77　在每侧泪沟区域用 1.5ml Restylane Lyft（以前称 Perlane）治疗

影。然而一些女性（特别是老年女性）则希望填充这个区域，这可以通过在面颊部分的皮下组织按之前描述的分层填充来轻松实现（图 10-79）。

3. 鼻部填充术

在面中部填充剂的治疗中，鼻部已经逐渐成为一个常见的部位。随着填充剂和技术的日益普及，几乎所有的头面部解剖结构都可以成为被填充塑形的目标。鼻部填充技术可用于改善多种畸形，对非手术适应证患者非常有吸引力，也可模拟鼻整形术改善后的效果，还可以用来填补鼻整形术后患者的软组织缺损。最常见的鼻部指征是驼峰鼻畸形。目的是填补骨性突起上方和下方的凹陷，给人一种缩小了驼峰

的视觉（图 10-80）。鼻子的组织平面非常清晰，填充物在皮下和骨膜层平面流畅性非常好。对于治疗背驼峰，填充剂首先被注射到硬骨膜或软骨膜形成一个基底，然后可以注射更浅的皮下层。皮内注射也可以用来打造一个尖峰。小凹陷可以直接填充，需要打造一个过渡自然的鼻背的患者可以通过拇指和示指捏住之间的组织将填充物塑造成一个挺立的鼻背（图 10-81）。在亚洲人或非裔美国人鼻梁填充物治疗有助于打造立体的鼻背。

鼻尖抬高可通过鼻尖直接注射填充剂来完成，通过填充打造水平方向和高度，鼻尖可形成饱满，圆钝或呈现上翘的外观（图 10-82）。

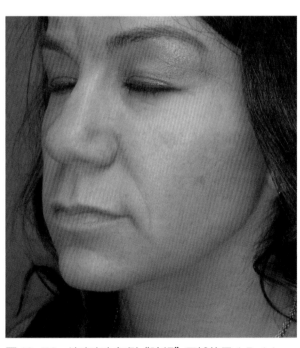

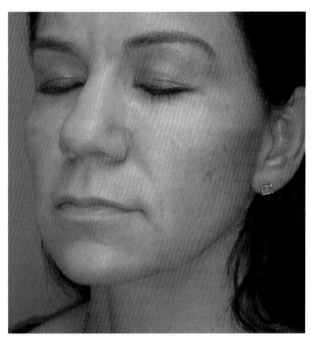

图 10-78 该患者在每侧"睑颊"区域使用 1.5ml Juvederm Voluma

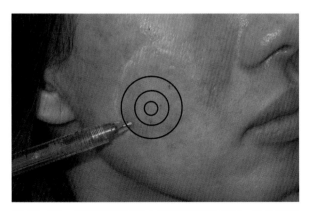

图 10-79 面颊凹陷可以上述地形方式标记，并由颊肌到真皮的分层填充轻易填充

注射鼻小柱也有助于抬高和延长鼻小柱（图 10-83）。结合鼻尖注射和鼻小柱注射可以对鼻尖产生巨大的影响，合适的患者可以与鼻成形术相媲美。

鼻翼软骨上有侧凹的患者可以在凹陷处注射，以使鼻尖均匀（图 10-84）。有些患者两个大翼软骨的顶点通常过于明显，往往希望鼻尖有柔和的外观。填充突出的大翼软骨外侧鼻尖的软骨凹陷区域，可明显改善这类外观。图 10-85 至图 10-87 展示各种鼻填充术病例。

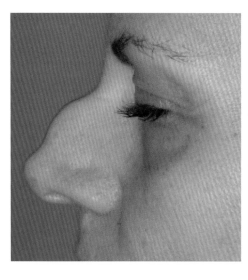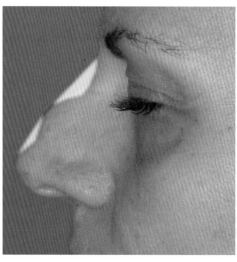

图 10-80　驼峰鼻可以通过填充突起骨性结构上下的凹陷区域来改善

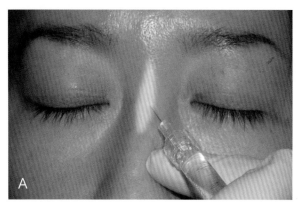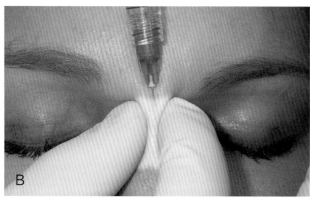

图 10-81　A. 鼻背注射的填充；B. 通过在注射过程中捏紧填充物，可以从一个较宽的基础成形到一个较窄的鼻背形态，这可以在鼻背低平的患者中打造一个更自然的鼻背

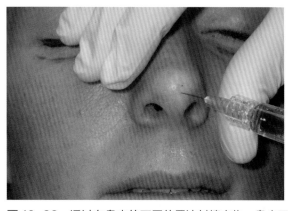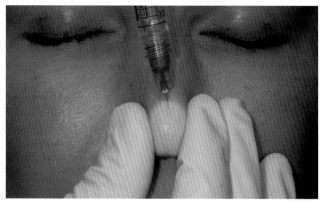

图 10-82　通过在鼻尖的不同位置注射填充物，鼻尖可以扩大和抬高，这是一个血管丰富的区域，坏死是血管阻塞后的主要并发症，此区域只能由专业医生注射，并要十分小心。深部注射比中、浅层次注射更安全

（三）上面部填充治疗

1. 前额额纹

虽然肉毒毒素治疗是额部除皱的一线方法，但有些患者希望在这一区域填充以进一步改善静态皱纹。这是一种联合治疗方法，因为填充剂改善了肉毒毒素不能改善的静态皱纹，而肉毒毒素减少了肌肉运动，因此理论上可使填充剂疗效持续时间更长（图 10-88）。

2. 眉间纹

虽然这看起来是一个简单的治疗，但已有

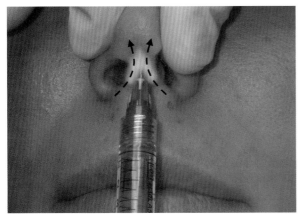

图 10-83 鼻小柱注射可以延长鼻小柱来帮助提升鼻尖高度，这一区域也是血管十分丰富并有血管栓塞导致皮肤坏死的报告，这一区域应由注射专家谨慎注射

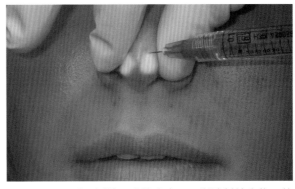

图 10-84 对于侧端凹陷的患者，可以注射填充物，使鼻翼均匀，形成更正常的形状，这一区域也是血管十分丰富并有血管栓塞导致皮肤坏死的报告，这一区域应由注射专家谨慎注射

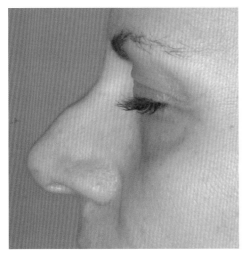
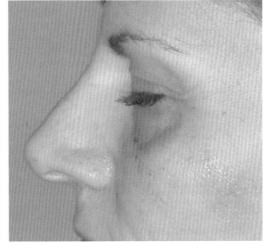

图 10-85 患者接受鼻背突起上方和下方注射，打造更流畅的鼻部形态

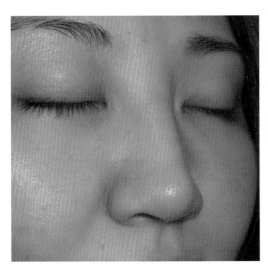
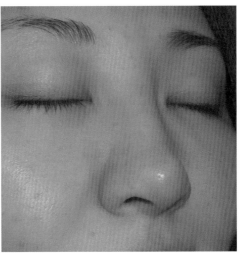

图 10-86 这名亚洲患者在鼻背、鼻尖和鼻小柱注射，以改善鼻部形态

许多因注射类固醇类药物或填充剂失明的病例报告。眉间不是初学医生的常规注射部位。该区域的所有注射都需要在非常表浅的皮内层次（图10-89 和图 10-90）。

随着年龄的增长，眉间会下垂并增厚。增厚的组织会导致鼻梁下方产生一条深的水平皱纹。这也是一个可以注射的区域，可以起到提升整个眉间 / 鼻梁区域的作用（图 10-91）。

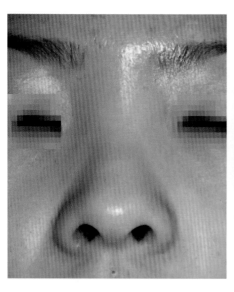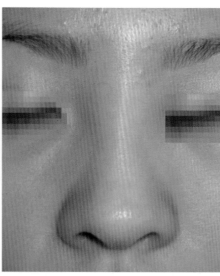

图 10-87　这名亚洲患者行鼻部鼻梁部填充，以形成一个更自然的鼻梁

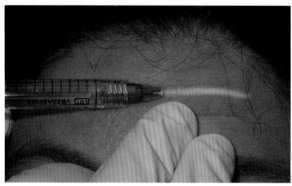

图 10-88　前额横纹传统上用肉毒毒素治疗，但同时使用填充剂治疗会产生联合效应

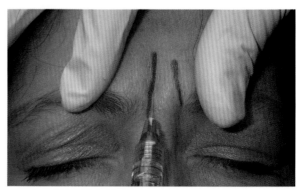

图 10-89　眉间纹填充剂注射也可以和肉毒毒素注射有效结合，这一区域的填充剂注射必须保持浅表，因为血管阻塞常导致皮肤坏死

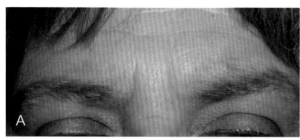

图 10-90　一名患者在填充剂填充眉间纹之前（A）和之后（B）

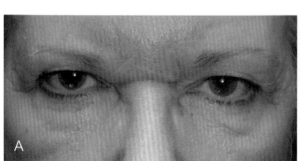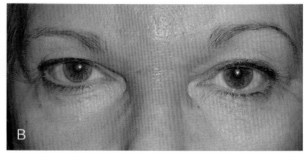

图 10-91　眉间下垂常被视为上面部衰老的一部分，在鼻梁和眉间区域注射填充剂可使该区域提升
A. 一名患者在注射前；B. 同一名患者在注射后即刻

3. 眶周填充注射

外眦除皱

相对于眉间和前额区域，患者有时也同时需要外眦除皱注射，并进行相应的肉毒毒素治疗。由于这些皱纹可能非常细，低G值的填充剂，如Restylane Silk、Belotero或Volbella效果很好。或者传统的透明质酸填充剂可以通过添加0.2ml局麻药物稀释，然后通过32G针头注射。这种稀释方法和小针技术可以用于任何细纹和皱纹存在的地方。图10-92展示了外眦除皱填充的方法。

眉部是填充治疗一个经常被忽视的部位。可以进行少量的注射填充达到提眉的效果，填充剂可以准确地增加眉毛的立体感，突出眉部形态。有时只需要少量的填充剂来增强眉毛尾部，而突出整个眉毛的自然弧度是一些患者和医生的首选（图10-93）。

（四）下面部填充治疗

填充剂的逐渐发展也为下面部治疗提供了选择。很受欢迎的是治疗下颌沟。随着面部的衰老，体重的增加，颊脂垫的下垂，下颌骨边缘的皮肤松弛，以及面颊下垂都会导致下颌凹陷的形成。颊部和下颌骨侧部的下垂组织悬垂在下颌骨边缘或下方。在下颌韧带连接下颌组织与下颌骨结合处，颊部组织下垂的前缘形成一个沟。沟位于下巴和颊部下垂组织之间（图10-94）。严重的患者有较重的软组织皱褶，填充剂改善效果不好。然而，年轻的患者没有沉重的软组织松垂，并呈现出对填充物反应良好的简单凹陷。用任何高G值的填充剂填充，使凹陷隆起，并在下颌骨形成均匀的边界。这就产生了一种更年轻的下颌线的视觉效果。当填充该区域时，分层技术在创建基底和支撑该凹陷方面也是有效的（图10-95和图10-96）。

除下颌沟老化外，下颌线也可进行年轻化。下颏可以很简单地通过填充物注射。注射时可以通过垂直和水平两方面增加下颏的立体感。填充剂的突出点注射在颏部（下巴尖），并逐渐向两侧过渡（图10-97）。

下颌角塑形也是一种常见的治疗，患者希望在这个区域有更明显的下颌线角度或延长下

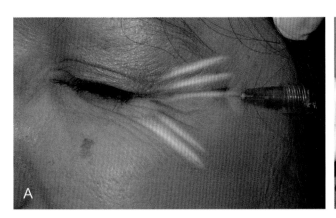
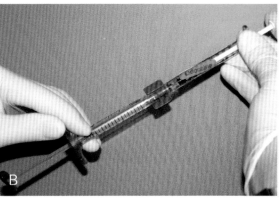

图10-92　A.使用较低G值填充剂的鱼尾纹注射，一些医生将填充剂与局麻药物混合以稀释稠度，并通过小规格针头注射；B.一种注射适配器，可以以均匀的方式混合局部麻醉药物和填充剂

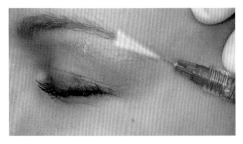
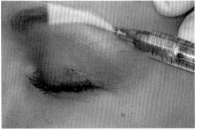
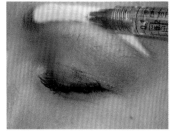

图10-93　可注射填充剂增加眉部立体感

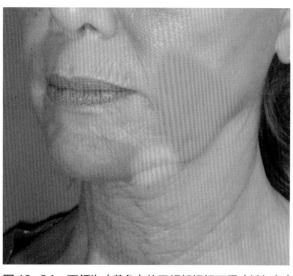

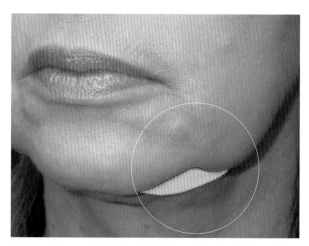

图10-95 治疗下颌沟时填充的区域

图10-94 下颌沟（黄色）位于颊部组织下垂（粉红色）和下颏（蓝色）之间

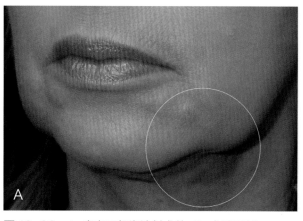

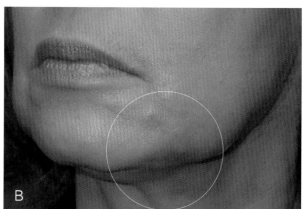

图10-96 A.患者下颌沟注射术前；B.术后即刻

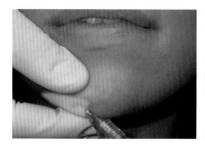

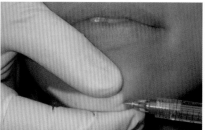

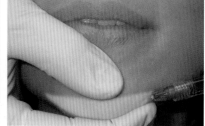

图10-97 下颏的填充剂注射，填充剂的大部分剂量注射在颏部，两边逐渐过渡

颌角。可以通过多层次少量填充剂填充治疗来实现，以在该区域中创建一个明显的下颌角形态。

耳垂老化表现为容积缺失和皱纹形成。用填充剂填充老化的耳垂，在几秒内恢复年轻的容积是非常简单的。皮下注射丰耳垂会使得耳垂组织变得更为圆润（图10-98和图10-99）。

七、其他填充剂

（一）液态硅油注射

这种填充剂需要单独解说，因为它在过去的一个世纪里既受到欢迎又受到谴责。液态硅油的支持者称之为"完美的填充剂"，原因有很多。

● 比其他填充剂便宜。

- 它是一种"永久"填充剂。

- 正确注射时副作用最小。

- 自然的感觉。

- 无色、无味道、无气味，室温下稳定。

以上这些在有经验的操作医生手中确实是可以达到的。问题在于以前使用的液态硅油产品。在过去（不幸的是，现在仍在发生）肆无忌惮的美容从业者使用工业级硅油（而不是医疗级）大量注射入组织。众所周知，当大量注射硅油时，硅油可能会在各组织层次间流动。过量注射可能含有污染物的非医用级工业硅油和大量组织内注射造成了过去报道的众多临床问题。治疗部位副反应包括疼痛、红斑、硬结、色素沉着、瘀斑、过度矫正、向远处移位、结节、肉芽肿和局部淋巴结肿大。大量注射过后，可能还会出现组织损毁、肺炎和肉芽肿性肝炎。1975 年，内华达州甚至将注射硅油定为重罪，直至今日，硅油仍不能合法注射。1992 年，是否使用医用硅油隆胸的争议导致美国 FDA 宣布用于医美的医用硅油也为非法。1997 年，Silikon 1000（Alcon Laboratoris，Ft.Worth，TX）被 FDA 批准用于眼内治疗视网膜脱落。1997 年，FDA 现代化法案批准医生可使用医疗器械，这些医疗器械与先前使用实验室适应证外的药物相同。FDA 进一步明确，FDA 批准的用于软组织填充的液态硅油的实验室适应证外注射是合法的，只要医生不做广告，并根据患者的特殊需要进行治疗。Orentreich 和其他有近 50 年经验的人发表了关于注射液态硅油成功的文献。

纯化的聚二甲基硅氧烷是一种硅元素的聚合物，从液态到固态都有。弹性体（固体硅胶）有很多用途，从静脉输液导管到假体。液态硅油无色、无味道、无气味、稳定，可在室温下长期贮存，无细菌滋生。Centistoke（cS 或 cSt）是指硅油的黏度，与重复二甲基硅氧烷单元的链长有关：1cS 具有水的黏度；1000cS 具有蜂蜜的黏度，是最常用的注射黏度。5000 cS 制剂，因黏性太大，很少用于填充注射。

我在注射液态硅油时使用了特别全面的知

情同意书。告知患者永久性填充材料的特性及其不可逆性是非常重要的。同样重要的是，他们要明白，最终的结果不是立竿见影的，可能需要多次治疗。我也解释了过去滥用硅油的经验和现在为何认为是安全的背景信息。我不给从来没有接受注射填充的患者注射硅油（或任何永久性填充物）。永久性填充物听起来是个好主意，但是每个医生都应该记住永久性填充物会导致永久性并发症。

注射中一个重要的问题是，推注硅油的剂量是每个注射点极小的微滴。大量注射硅油可能会出现移位并产生副作用。微滴注射是指在注射中每一次推注入组织的剂量为 0.01ml。

硅油是具有刺激组织作用的填充剂，当硅油微滴被注射到组织中时，它们会被胶原形成包裹，因为它们被机体辨识为外来异物。这个过程大约需要 4 周，导致经过一段时间后术后效果会比实际注射剂量更强。因此，注射间隔要在 1 个月左右，直到接近临床治疗预期结果为止。由于二次注射后之前包裹的胶原也会继续生长，之后的治疗间隔需要进一步被拉开，以防止过度注射。硅油很少在一次治疗中达到最佳注射结果。在许多深层组织平面上连续的微滴填充提供了一种美感

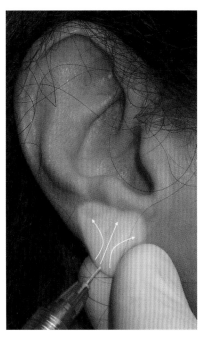

图 10-98 通过增加填充物的体积来恢复老化耳垂的形态

和自然的感觉。虽然小剂量注射多年来一直被描述为"微滴"技术，但在临床中，我认为将之称为"米粒状"注射技术更合适，因为这个术语更能准确描述注射时组织内发生的情况。

我的个人注射习惯是将25G、27G或30G针头接入适配的注射器，进入组织后在回退针头的同时少量注射，这会形成一个与圆形微滴不同的两端略尖的米粒形状（图10-100）。硅油不应注射在皮肤表皮层，而应注射在皮下组织或真皮深层。因过度填充或大剂量单部位注射会引起很多临床问题，故这项注射技术不应由注射初学者操作。

少量的填充会导致很长的治疗疗程。如我很少使用超过0.3ml的硅油注射嘴唇或鼻唇沟。我与患者沟通，告诉她们硅油的注射类似于在花园里播种，它们会在注射后继续缓慢生长直至达成预期。因此，需要保守注射。经过谨慎筛选患者后，硅油就如同现在所有的填充剂一样可以注射在任何一个区域（图10-101至图10-107）。医生必须记住，Silikon 1000用于软组织填充是实验

室适应证外的应用，必须遵循相关的禁忌证。我认为Silikon 1000在唇部和耳垂可以产生所有填充剂中最自然的"感觉"。

（二）Sculptra

Sculptra是一种填充剂，以冻干粉形式盛装在小瓶中，必须重新配制方能使用。其主要成分为左旋聚乳酸，与Vicryl缝合线的主要成分相同。当使用Sculptra时，这些颗粒被注射到组织中，并被免疫系统识别为异物。然后这些颗粒被隔离并被胶原包裹，这些包裹增厚的胶原起到了类似填充的作用。Sculptra可用于大多数面部治疗部位，包括太阳穴、面颊、鼻唇沟、下颌沟和木偶纹。Sculptra在预期注射治疗前2～7d用6ml无菌水进行配制后静置等待。注射当天，再向小瓶中加入3ml添加了肾上腺素的利多卡因，使稀释液总体积为9ml。该溶液可以轻轻地晃动，但不能使劲摇晃防止形成气泡。注射前，用21G针头从小瓶中抽出Sculptra溶液，并用25G针头注射（图

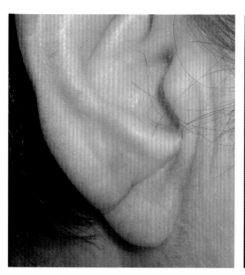
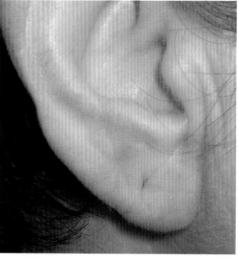

图10-99 用0.75ml透明质酸填充剂治疗该患者

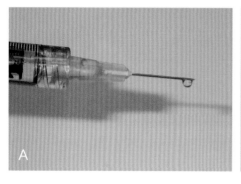
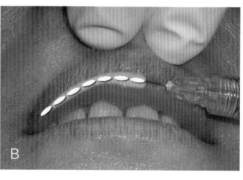

图10-100 A.每个部位注射少量点状硅油的示例；B.美容性治疗时硅油注射的"米粒"状微滴技术

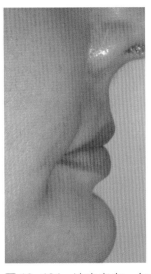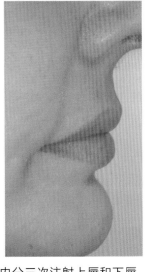

图 10-101　该患者在一年内分三次注射上唇和下唇，每次上下唇各注射 0.2ml Silikon 1000

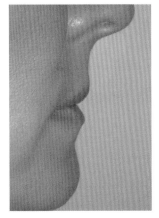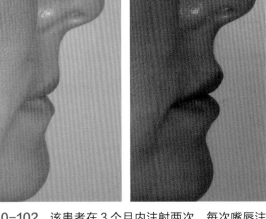

图 10-102　该患者在 3 个月内注射两次，每次嘴唇注射 0.2ml 的 Silikon 1000

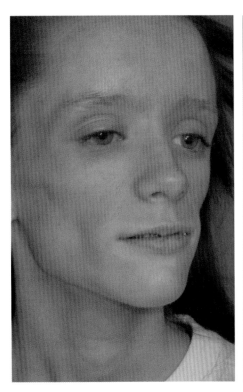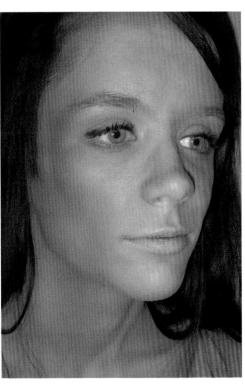

图 10-103　患者有严重的脂肪萎缩，进行了硅胶移植手术，面颊和面中部多次 Silikon 1000 注射

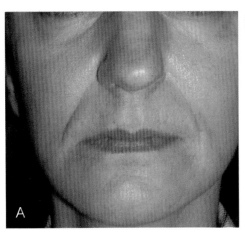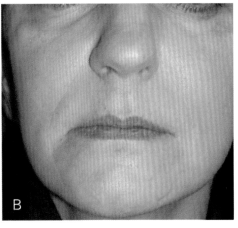

图 10-104　患者在鼻唇沟注射 3 次 Silikon 1000 前后，每次治疗时，每侧使用约 0.3ml 的产品

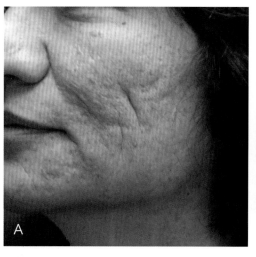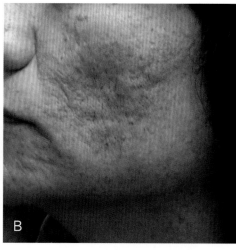

图 10-105 线性痤疮瘢痕患者注射 Silikon1000 之前（A）和注射后即刻（B）

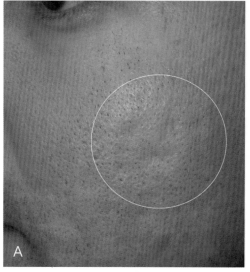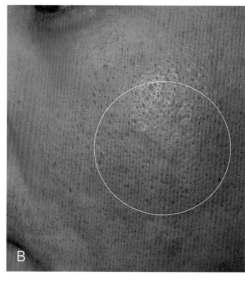

图 10-106 注射 Silikon1000 的凹陷性痤疮瘢痕
A. 注射前；B. 注射后即刻

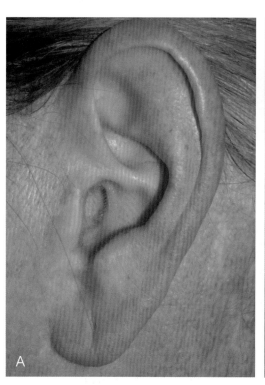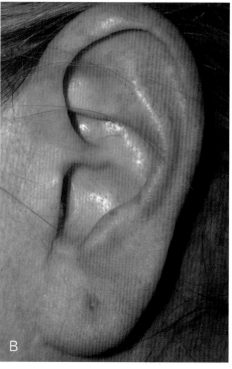

图 10-107 患者耳垂注射 0.3ml 的 Silikon 1000 之前（A）和之后（B），这种填充剂可以产生非常自然的纹理

10-108）。注射深度因治疗区域和医生需求而异，但应始终保持皮下注射。大量使用 Sculptra 的医生常使用 1～2 瓶剂量进行全面部治疗，如前所述每瓶稀释至 9ml。

在治疗颞部凹陷时，Sculptra 应注射在骨膜层次，每个注射点等分注射约 0.1～0.3ml。大约 1～3ml 每侧颞部。用于治疗面颊部时，Sculptra 的用量约为每侧面颊 2～3ml，注射深度为颧骨区域的骨膜上，可从面颊的一个穿刺点穿过颧骨

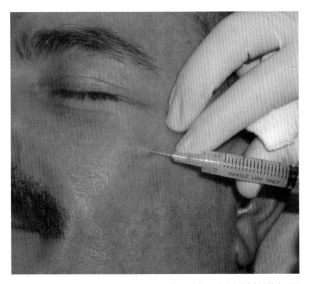

图 10-108　Sculptra 是一种冻干粉，在注射前进行配置，并用 25G 针头注射，注射层次在皮下层次，直到几周后出现异物反应效果才会逐渐出现

脂肪和皮下组织后进行扇形注射。治疗鼻唇沟时，在每侧鼻唇沟的深处注射 1ml。同样的量注射在每侧下颌沟和木偶纹。每注射 1ml Sculptra，就要换一根新的针头，以保持穿刺的锐利。对使用 Sculptra 治疗的患者在注射后 90d 进行回访评估，使用者报告其有效时间长达 18 个月。一些医生还使用 Sculptra 作为基底注射，然后在该层上注射透明质酸填充材料（图 10-109）。

注射后不良反应包括瘀斑、肿胀、注射后隆起和表面不光滑。在某些情况下，可能需要手术切除。还曾有迟发肉芽肿（1～2 年后）的病例。这些可能是细菌从其他感染途径（如鼻窦或口腔感染）传播到注射部位的结果。

我试图不具体地深入讨论每一个目前可用的填充剂；它们来去匆匆，很快地退出市场。虽然有许多可用的填充剂，但大多数都需要非常相似的注射技术，基本区别在于注射的层次。然而，脂肪填充和液体硅油注射在技术上是如此的不同，以至于它们的使用需要在这里进行详细的阐述。

（三）脂肪转移

注射新鲜或冷冻自体脂肪是一个非常受欢迎的手术项目，可能一本书只用来讲解脂肪填充都

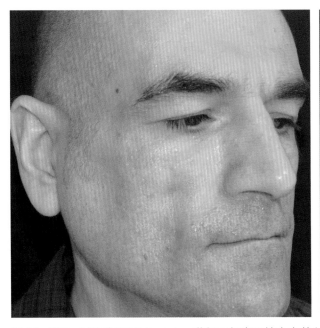
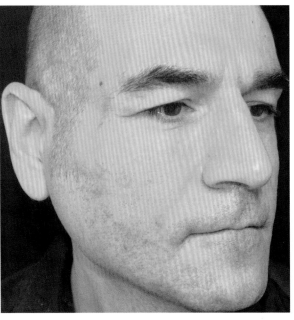

图 10-109　该患者采用 Sculptra 进行面部容积填充之前和之后 6 个月，他每 6 周注射两瓶 Sculptra，共 3 次（照片由 Jason Emer 博士提供）

不够。一般来说，它涉及医生抽取脂肪及脂肪填充技术。脂肪细胞的损伤越少，它们的存活率就越高。人们也普遍认为，用注射器手动产生负压抽取的脂肪具有完整基质细胞的脂肪细胞含量越高。

在手术前，患者需要口服 500mg 头孢氨苄，一天 4 次，从手术前一天开始，术后持续口服一周。

脂肪可以从患者希望减脂的部位抽取，如女性的大腿外侧或男性的腹部，尽管面部填充需要抽取的脂肪量不会造成双侧不对称的情况，但我更喜欢收取脐周的脂肪，因为大多数患者在脐周都有大量的脂肪，容易抽取且不会出现不对称。术前腹部消毒铺巾，术区注射局部麻醉剂（2% 利多卡因和肾上腺素）。肿胀麻醉是将 1L 乳酸林格溶液（或生理盐水）与 1mg 1 ∶ 1000 肾上腺素和 50mg 2% 利多卡因混合。

如果使用钝性浸润套管，则用 11 号刀片先行穿刺开口。如果使用 23 号脊髓穿刺针，则无须穿刺。肿胀浸润注入腹壁直到组织变硬（图 10-110）。当渗透的区域变白时，就可以抽取脂肪了。

3mm 子弹头套管针（www.tulimpedical.com）用于供区脂肪抽取（图 10-111）。脂肪在负压下进行抽取，一般拉动注射器柱塞可产生 1 ～ 2ml 的负压，以防止脂肪细胞溶解。

正确操作时，少量血液会伴随脂肪一起被吸出。由于大多数患者腹部脂肪充足，可以用不拿抽吸器的手捏住组织，这有助于保持吸脂针行走在正确的平面上，同时远离腹直肌。抽吸时吸脂针应与皮肤表面平行。用手捏住组织，医生还可以"感觉"到该区域的脂肪减少的情况。其目的是获得足够的脂肪以回填，而不会在抽取部位造成缺陷或表面不平整。

当抽取脂肪时，大约一半的抽吸物将是局部麻醉、血液和溶解的脂肪细胞。记住这一点，外科医生应该抽取所需脂肪的两倍以保证可以有足够的脂肪用于回填（图 10-112A）。

抽取脂肪后，一些外科医生将脂肪以 3000r/min 的速度离心 3min。专用脂肪收集离心机简化了这一步骤。或者脂肪可以通过重力分离。注射器倒置放置在试管架中，使脂肪、血清和血液沉淀分离。然后将纯脂肪喷射到纱布垫上，这样就可以进一步分离非脂肪物质，留下"纯"脂肪团。然后，将脂肪从纱布中取出，放入 10ml 注射器中，并通过双通连接器转移到较小的注射器中（图 10-112B）。一些外科医生使用两个注射器将脂肪

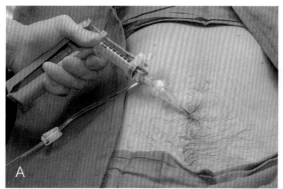
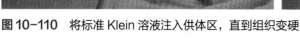

图 10-110 将标准 Klein 溶液注入供体区，直到组织变硬

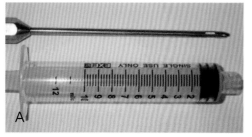
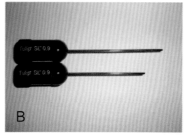

图 10-111 A. 使用三个开口的钝头弹头套管从供区获取脂肪；B.0.9mm，20G 的注脂针

进一步乳化，将脂肪从一侧注射器注射到空注射器。重复这个过程，直到脂肪的质地变成乳脂状。

操作时可选用鲁尔锁钝头注射套管针（Luer Lock blunt-tipped injection cannula）连接，并准备注射脂肪的注射器。脂肪填充软组织的关键是将脂肪均匀分布到多个组织平面上，从而增加新生血管的产生。脂肪应该注射在骨膜上、肌肉层、皮下脂肪层（图 10-113 和图 10-114）。但建议不要将脂肪注射到真皮中，因为会发生纤维化。大块脂肪永远不要作为一个整体注射到组织中，因为脂肪细胞将无法存活。

用 18G 针头穿刺皮肤开口，这些穿刺点被

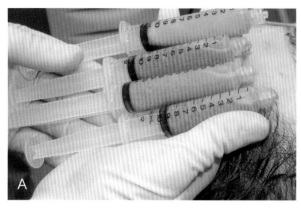
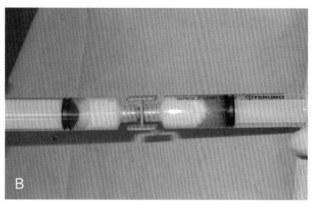

图 10-112　A. 收集的脂肪已纯化，准备转入较小的注射器进行面部注射；B. 从其他液体中分离出来的纯脂肪，被转移到另一个注射器中

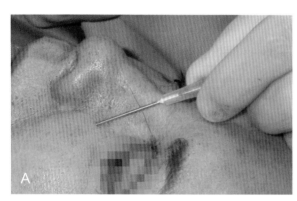
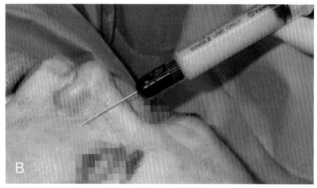

图 10-113　A. 使用 18G 针头的引导穿刺；B. 插入用于注射的微导管，这是一个较大的注射器，许多医生更喜欢 1ml 注射器注射

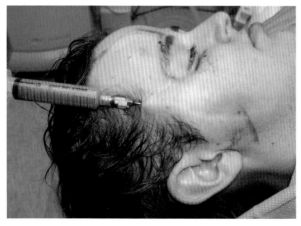

图 10-114　使用注脂针将处理过的脂肪注入靶部位和多个层次，从骨头到真皮的许多平面上都注射了脂肪

放置在远离注射目标的地方，这样脂肪就不会从穿刺口漏出。然后将注脂针插入组织间隙内，并在退针时注射脂肪。在不同的组织层面形成多个交叉的填充路径，最好在每次进针后选择原路退针注射。必须注意避免血管内注射，因为脂肪栓塞会导致失明和中风。这个过程类似于注射填充剂，但不同的是可能涉及多个组织平面和需要一些过度矫正。脂肪可用于任何注射填充剂可接受的部位。

脂肪的主要问题是吸收，通常时间很快。当脂肪被注射时，大约 1/3 的脂肪细胞可以存活，但

另外 2/3 的脂肪将被重新吸收。这意味着需要多次填充才可能达到满意的效果，同时也可能不是永久存在。一些医生争论说，是 2/3 的脂肪在治疗后会流失，但大多数人医生认为是注射后会有一些脂肪成分的流失。过度矫正是否必要是有争议的，因为患者会在术后的几天到几周的时间里都有过度治疗的外观。一些医生会把抽取的脂肪冷冻一年后再注射，而另一些医生则在每次治疗中使用新鲜的脂肪。在美国的一些州，冷冻脂肪需要专门的储藏条件，同时会接受频繁的关注和审查。

术后护理包括在治疗部位冰敷 48h，并要求患者几天内不要过度活动。图 10-115 所示为面部脂肪移植患者手术前后的图像对比。

八、评注

（一）脂肪移植

Ryan M. Diepenbrock

本材料中表达的观点是作者的观点，并不反映美国政府、国防部或空军部的官方政策或立场。

我要感谢 Dr. Niamtu 给我机会就自体脂肪移植发表评论。前面关于脂肪转移的章节提供了脂肪移植的基础知识。我们现在用一整章的内容来讨论关于脂肪移植的细节。我在这里提供一些额外的见解同时介绍我的注射技术，大家要了解脂肪移植是一个一直在不断变化的项目。

随着面部整形手术模式不断从组织切除，悬吊向容积恢复转变，如果没有一节关于自体脂肪移植的内容，任何关于这一主题的文章都是不完整的。随着年龄的增长，容积流失是显而易见的，包括皮肤弹性下降，上颌骨颧突吸收，脂肪萎缩，皮肤凹陷。这些因素的共同作用导致眶周和颞部凹陷，泪沟形成和鼻唇沟加深，嘴唇变薄，并形成下颌前沟。

现代的面部整形手术关注于容积的还原，而传统的整容手术则关注提升和复位。目前容积还原的方法包括面部植入物（硅胶或多孔聚乙烯）、可注射填充剂或自体脂肪。在确定最适合哪种容积还原的类型和技术时，必须考虑多个变量。通常，可能需要多种方式才能获得理想的结果。容量缺失的程度、皮肤的厚度和质地、患者的经济状况及他们对手术和非手术治疗的期待效果等因素都在治疗计划中起着作用。在考虑容积恢复时，外科医生还必须考虑到患者体重指数（BMI）的大幅变化或预期的体重减轻。这在脂肪移植时尤为重要。

自体脂肪移植可以作为一个单独的治疗项目或者联合的治疗项目。我经常将脂肪移植描述为"锦上添花"。在我的实践中，自体脂肪移植在治疗轻、中度的容积缺失时非常有用。它可以很好

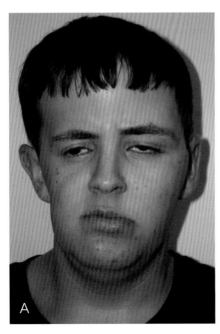
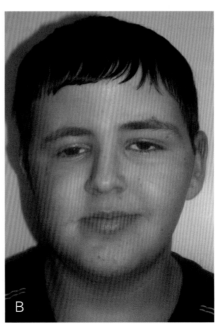

图 10-115 A. 该患者因治疗儿童肿瘤而出现面部不对称；B. 在发育不全的区域注射大约 100ml 脂肪，术后 6 周的照片，但随后的 6 个月，大部分的移植都消失了，需要再次填充

地增加眶周的容积，填充凹陷或使眉毛轻度提升。同时对于颞部的凹陷和泪沟的填充效果也非常好，对于轻度至中度眶下脂肪垫假疝伴眶外侧及鼻咽凹陷的患者，脂肪移植有助于掩盖脱垂的脂肪，并可减轻下眼睑成形术的必要性。这位患有严重的软脑膜 / 亚软脑膜缺陷的患者更适合脂肪填充，而下颌松垂者则会从提拉悬吊等整容手速获益更多。

许多反对脂肪移植的人会引用较老的文献，当时的移植存活率只有 30%。但这种存活率是与旧的提纯技术相关的，现代脂肪分离系统和添加富含血小板血浆显示出明显的脂肪存活率和提纯率的提高。我尝试了几乎所有传统和现代的分离技术，包括重力分离、闭式膜过滤、脂肪洗涤和多离心机技术。到目前为止，我认为最好的结果是用 AdiPrep 系统（Harvest Terumo BCT, Lakewood, CO）和富含血小板血浆（PRP）以 10:1 的脂肪 /PRP 比率。

影响脂肪移植存活率的因素是多方面的。这些因素包括抽取脂肪时的过度负压、未分离脂肪酸的数量、血液制品、肿胀麻醉、粗暴的抽吸操作、未分层的注射技术，以及注射到表情活跃的面部区域。先进的脂肪处理系统，如 Adipre 和 PureGraft，已经显示出能够提高脂肪的长期存活率。人们相信，这些系统比简单的离心或重力分离更优越，因为它们能去除更多的油脂、血液制品和肿胀麻醉。

富血小板血浆自 20 世纪 90 年代以来已广泛应用于口腔颌面外科、牙科、神经外科、整形外科、骨科等领域，是自体血小板的集中来源。血小板衍生生长因子、转化生长因子 β、胰岛素样生长因子 1 和 2、血管内皮生长因子和结缔组织生长因子等生长因子通过 α 颗粒脱颗粒释放。从理论上讲，这会刺激骨骼和软组织的愈合。近年来，PRP 在伤口护理、运动医学、美容外科等领域得到了广泛的应用。

PRP 与自体脂肪移植相结合可能是有益的，因为它可能有助于伤口愈合和移植物存活。脂肪移植的一个缺点是无法一直注入大量的脂肪并存活。移植的脂肪必须有血液供应才能存活。如果没有血液供应，移植的脂肪将发生中心坏死，只剩下脂肪细胞。据认为，PRP 能提高转移脂肪的存活率，因为活化的生长因子能与内皮细胞、间充质干细胞、表皮细胞、成脂细胞和成骨细胞等间充质细胞结合。这种结合的结果是细胞增殖和血管生成导致移植物存活。

1. 选择合适的患者

虽然面部整形手术从切除 / 悬吊到容积恢复有一个重大的转变，但脂肪并不是无所不能。有许多医生推荐液体提升，全脸脂肪移植和其他非手术方式。脂肪移植是需要选择适应证的，有明显的下颌松垂、面部立体感不足、颏下松弛和颈阔肌条带或者严重的眉下垂患者，更需要配合其他的治疗而非脂肪移植。

有体重波动史的患者可能不适合自体脂肪填充。正如 Niamtu 博士所讨论的，脂肪经常从腹部和大腿抽取。当一个人体重增加时，这些地方通常是第一个变胖的地方。由于脂肪在移植时保持其特性，如果患者移植术后体重发生较大变化，可能会出现明显的不对称和外观畸形。

消瘦的患者，皮肤非常薄且弹性差，严重的光损伤，深层的静态皱纹（重度 Glogau 4 型皮肤类型），可能不是最佳适应证患者。由于缺乏皮下组织，长期红斑，组织破坏和吸收，这些患者术后容易出现局部不平整。

对年轻的成年人也应小心谨慎。年轻患者在 20 岁或 30 岁时所认为的美容缺陷可能会随着患者年龄增大而继续加重。随着患者年龄的增长，皮肤弹性、脂肪体积和潜在骨结构的持续变化将不断发展。更好的选择可能是透明质酸或其他填充材料。

在我的实践中，我通常把脂肪移植到下眼睑和泪沟。接下来是脸颊和颧骨区，上眼睑和眉毛，以及颞部。其次是下颌前沟和下颌缘。我很少会注射到嘴唇和鼻唇沟。我觉得这些区域通常用注射填充剂处理得更好。由于这些区域运动频率较高，我觉得脂肪的"吸收"比例比面部其他区域要少。

在准备填充的时候，准确估计所需的脂肪量是非常重要的。图 10-116 显示了最常见的移植部位和以毫升为单位的脂肪填充量。可填充脂肪的量将根据所使用的脂肪制备系统变化。对于 3000r/min 的标准离心分离 3min，一般脂肪抽脂率约为 1∶3。AdiPrep 的产率一般为 1∶4 或 1∶5。证明更先进的分离系统可以分离大部分废物而得到更多的脂肪。但在计划要抽取的脂肪量时，为了避免再次抽取，一般建议比估计的量多抽一些。

2. 抽取脂肪

常见的抽取脂肪的部位包括腹部、腰部、大腿外侧和内侧及膝关节内侧。我更喜欢从大腿内侧和膝关节获取脂肪。当遵循基本的吸脂原则时，大腿内侧和膝盖不含重要的结构，是相对安全的位置。即使是最瘦的患者一般也会在这些区域有足够的脂肪。而腹部的情况并不总是这样。值得注意的是，当从腹部抽取脂肪时，询问腹部手术史和评估未经治疗的疝气是非常重要的。在术前的等待中，吸脂部位和填充部位都在患者站位下标记好。为确保吸脂的均匀和美观，需要标记吸脂的"地形图"。在手术室，在切口处注射少量的 2% 利多卡因和 1∶100 000 肾上腺素。接下来，使用 18G 针或 11 号刀片，进行穿刺。使用钝头吸脂针（Sorensen 或 Tonnard；Tulip Medical, Inc., San Diego, CA），在皮下脂肪平面内先用肿胀麻醉渗透。一旦抽取部位因血管收缩而变白（10～20min），吸脂套管针连接到 20ml 注射器上，开始抽取。考虑到脂肪填充所需的量，脂肪抽吸术的量大约是移植所需脂肪量的 4 倍。这意味着对于大多数患者，大约需要采集 50～100ml 的吸脂液。尽量双侧保持对称。虽然与完整身体吸脂手术相比，只抽取了相对少量的脂肪，但外科医生仍然必须确保抽取部位的轮廓光滑，没有凹陷。当抽取脂肪时，手动负压大约 2～3ml（图 10-117）已被证明对脂肪细胞创伤较小。然后应用标准抽脂技术来获取所需的脂肪量。脂肪抽取结束后，通过分离脂肪酸、油脂、血液和肿胀麻醉进一步纯化。前面已经讨论过多种方法，但详细描述超出了本文的范围。

重要的是要了解抽取套管都是按照精确的尺寸制造的。移植脂肪的最佳大小约为 1mm。这个尺寸的脂肪存活率相对高。直径 >1mm 的脂肪小叶由于中心坏死而存活的概率降低。

3. 脂肪移植

然后脂肪按照每个面部亚单位进行移植（图 10-118）。在我的实践中，眶周区是面部最常见的移植亚单位。利用图 10-118 所示的注射部位，整个双侧眶周复合体可移植 5 或 6 进针点。进针点的位置需要满足填充多个部位。这种填充方式可以使脂肪均匀分布。每个注射部位都先用局部麻醉，然后用 18G 锐针开口，置入钝头注脂

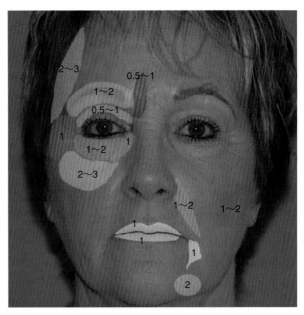

图 10-116 脂肪移植最常见的治疗部位，每个部位的经典脂肪移植量，数字标注为移植脂肪的平方厘米数

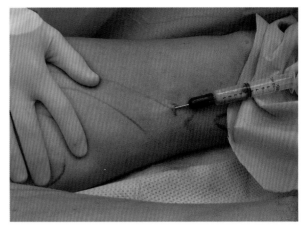

图 10-117 手工吸脂保持 2～3ml 负压比机械辅助抽脂创伤小

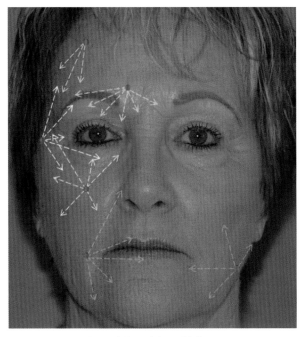

图 10-118 面部标注的是常规入针点

针，完成多平面填充。为了确保成功，脂肪必须注射到面部多个平面。包括骨膜上，面中部的皮下深层和皮下浅层。脂肪以分层的方式填充，以确保体积均匀及存活率高。过度填充在一个平面（尤其是靠近皮肤平面）将导致移植物吸收、结块和不对称。建议退针时注射脂肪，注脂针推进时注射时，可导致血管内发生脂肪栓塞。每一次退针注射的剂量不应超过 0.1ml。首选 1ml 注射器（Becton，Dickinson and Company，Franklin Lakes，NJ），因为它可以为医生提供精确的剂量控制。一个初学容易犯的错误是一条隧道全都注射脂肪，这将导致入针点有脂肪漏出。有人提倡过度填充移植区域，但我个人没有过度填充。随着现代的吸脂技术和外科技术的发展，我觉得过度填充已经成为过去。在术前会诊期间，我会解释并非所有的脂肪都会存活，偶尔，我们需要进行反复的移植来达到满意效果。但目前我使用这项技术，再次填充的概率只有 5%。手术完成后，用胶带封闭入针口。并可以用吸收的肠线缝合并用 6in 的 ACE 绷带包裹。患者被送到家中使用抗生素，口服非甾体抗炎药和止痛药。

图 10-119A 和图 10-120A 显示 1 例眼眶下凹陷伴眉毛下垂和不对称，眼窝凹陷，泪沟明显，

额头和眉间静态和动态皱褶，鼻唇沟加深，嘴唇体积和结构缺陷。术后 1 年分别为图 10-119B 和图 10-120B。她接受了提眉术以解决眉毛下垂。单用脂肪移植来提升眉毛并不是一个单独的手术，但是在眉毛、外眦区和眉间补充脂肪有助于减少明显的凹陷。如果没有脂肪移植，单是提眉只能使眼窝凹陷更加突出。脂肪移植到下眼睑、鼻基底和脸颊，改善了凹面畸形，促进了眼睑/脸颊交界处的平滑过渡。另一个多模式治疗的例子是在嘴唇和鼻唇沟使用透明质酸填充物。

4. 结论

脂肪移植是一个不断变化和发展的项目。它使外科医生能够真正塑造面部。虽然有一个相当难的学习过程，一旦掌握，外科医生可以艺术的打造自己手中的完美曲线。在未来十年，生物医学和组织工程领域的研究将继续扩大我们的知识面，并会继续影响我们的技术和成果。

（二）注射填充上眼睑凹陷

Morris E. Hartstein

随着年龄的增长，人们会十分关注下眼睑及脸颊的变化，这些变化都是由于容量减少。除此之外，上睑沟也会发生容量减少的问题。随着年岁增长，上睑沟部会变得不再饱满，眶缘凸出，上部皮肤皱褶和眼睑边缘不再平行。只有小部分患者天生就有这种情况。到目前为止，大多数人上眼睑都比较充盈。看当下杂志中模特的照片就可以明显发现这点。Glassgold 称之为 Ⅰ 型和 Ⅱ 型眼睑。

透明质酸填充可以很好地解决此类畸形。最好使用轻到中等浓度的填充物，如 Restylane、Belotero 或 Juvederm。我向患者解释由于此处皮肤较薄，治疗过程需要放慢脚步，想达到最终效果需要经过几个阶段。如果矫枉过正便很难恢复到原来的样子（如在此处选择性地分解透明质酸），不必重新开始。因此，更倾向于以可控的方式塑造眼睑。

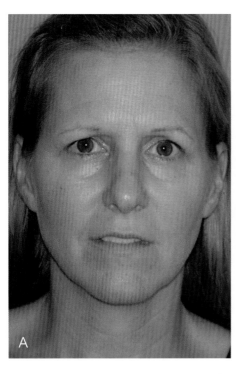
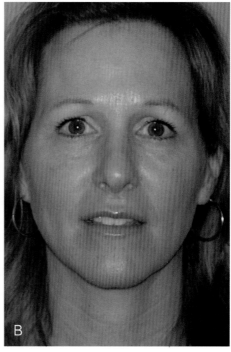

图 10-119　患者双侧脂肪移植至泪沟、眶下区、中外侧眉、外眦、颧骨区，共移植 13cm 脂肪；在右侧外眦和眉区注射 2.6ml 脂肪；在左侧眉和外侧外眦区注射 3.4ml 脂肪；在右侧鼻唇沟、下颌下缘和颧骨区注射 3.4ml 脂肪；以及对侧 3.6ml，此外，患者还接受了提眉手术和丰唇

A. 术前；B. 术后 1 年

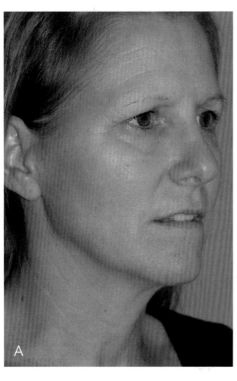
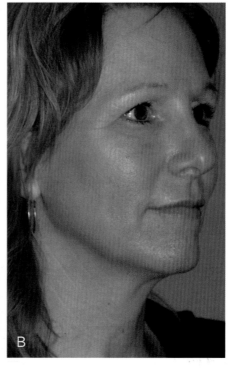

图 10-120　与图 10-119 所示相同的患者

A. 术前；B. 术后

通常使用表面麻醉剂，如 EMLA，一般不需要再用神经阻滞麻醉或局部麻醉。然而，有时为了患者的舒适度可能会用到这些技术。在眼睑凹陷部位，注射物有时会注入沟槽深部，然而这个凹陷像一个黑洞，可能注入再多的填充物也不会产生作用。相反，浅层注射可能有助于舒展眼睑的皮肤。选择首次进针的位置比较困难，因为肉眼很难判断在凹陷上方哪处开始注射才能达到最好效果。选择多次小剂量注射。首先从上方的眉下开始浅层注射，抬高眉毛很容易识别眶上缘针头。接下来，针头慢慢下移靠近眼睑。在上睑凹陷的皱褶处会在一个特定的点注射后皮肤弹出，重现正常的重睑褶皱。此刻，是向正在照镜子的患者展示治疗效果最好的机会。凹陷且空虚的眶

缘会突然变得柔和，患者可以很容易看到变化。当眼睑皮肤舒展后，再向其凹陷内需要的地方补充容量便十分容易，目的在于描绘出新眼睑褶皱的轮廓。不建议在一次治疗中完全纠正上睑凹陷，矫枉过正会很难修复。患者常常会对此时的效果感到欣喜，想在 1 ～ 2 周内复诊。使用同样的流程。可在眶缘上方的颞部进行操作，注入和抽出的过程都要缓慢（图 10-121）。

本方法安全可靠，可再次操作，患者满意度较高。

（三）注射颞部

Neil Agnihotri，Joe Niamtu III

颞部凹陷是上面部老化的表现。尽管一些人出现颞部凹陷是由于发育或遗传，但是老化依旧是常见的罪魁祸首。可以通过植入硅胶或注射填充物来治疗颞部凹陷。当今流行的注射材料有高质的透明质酸（High G prime hyaluronic acid fillers），Radiesse，聚左旋乳酸（Sculptra），Silikon 1000，以及自体脂肪（autologous fat）。近来人们开始关注注射到颞中静脉可能性存在着明显的并发症。

注射隆颞改善颞部凹陷时，颞中静脉是一个重要的解剖标志。据报道有很多案例，填充材料注入血管导致肺栓塞及心搏骤停，无论注射自体脂肪还是透明质酸，关键都在于明确该区域的解剖，避开颞中静脉。不幸的是，此区域早先的描述中低估了它的重要意义。

从颧颞内侧静脉回流至颞中静脉静脉，经滑车上静脉和眶周静脉与海绵窦相连。颞中静脉开始于眉毛外侧的水平，颧突额突交点上大约 23.5mm，颧弓中部上方大约 18.5mm（图 10-122）。此静脉平均直径在 2 ～ 5mm 之间，颞中静脉位于颞浅筋膜（颞顶肌筋膜）及深层颞筋膜的浅表层之间，处于颊脂垫的颞部。这意味着它不会立即到达皮下，要注意从层次的深浅上避开颞中静脉。

很多病例报告显示，意外将填充物注入颞中静脉会导致非血栓性肺栓塞。其中一个案例导致了心脏骤停死亡。另一个风险是由于注射进入血管导致海绵窦栓塞。

在颞部填充时，要避开颞中静脉。首先要理解静脉的走行，确定解剖标志。用钝针插入骨膜表面，在这个区域使用钝针比锐针插管更加安全。要注意在骨膜表面注射或直接皮下层注射，应远离颞中静脉。

（四）面部轮廓塑形，光圈和三角形

Samuel M. Lam

利用面部注射填充物增加面部容量的哲学及策略

首先，我认为努力做到让人眼前一亮是十分重要的，如 Malcolm Gladwell 所提出了一个概念，即仅用十亿分之一秒就得出了对一个人的第一印

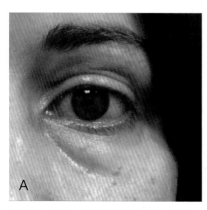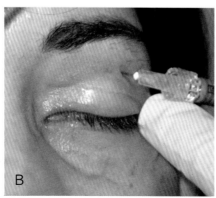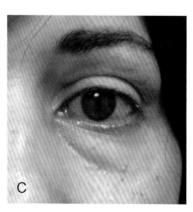

图 10-121 患者已接受透明质酸填充上眼睑的凹陷部位

A. 继续填充外侧残留的折痕；B. 在褶皱上方进针，在浅层缓慢注射，目的是为了"展开"折痕；C. 注射后，褶皱立即舒展开来，上睑饱满

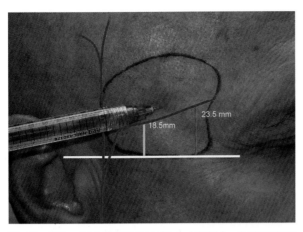

图 10-122 颞中静脉可以很粗大（蓝线），由于它贯穿颞部，注射物很容易进血管，水平的白线为颧弓及颧弓上以 mm 为单位的危险区域。注射应远离颞中静脉，深部注射较为安全。如果是浅层注射可在浅层皮下区域进行

象。女性患者常常想要对脸部进行微调，如改善轻度的口周皱纹，即使这些皱纹别人察觉不到，但是女性总是用放大镜来评估自己的脸。在对脸部进行注射达到平衡的效果时，我认为应用右脑（美学）仔细观察脸部。我会观察患者的面部缺陷，结合患者的预算，建立一个综合全面的计划。因为填充物过度聚集在一个区域，会出现面部不和谐的效果，或者面部不会有让人眼前一亮的改善。相反，如果产品在脸部遍布得过于稀疏，那么效果就不会很明显，甚至无法察觉。我总是建议患者关注眼部，因为眶周区域可以使眼睛看起来更亮更年轻。眼睛是情感交流的窗口，在和一个人交谈的时候，眼睛是我们关注的中心。我会使用钝针注射，旨在精确注射，降低损伤血管的风险，减少出现瘀斑，使患者更加舒适。减少并发症。从而最大限度地减少由罕见但破坏性较强的组织损伤引起的问题。

我来简单介绍一下我对面部的审美策略及注射方式。我想说的第一个概念是面部框架。由于面部随着年龄增长容量流失，三个凹陷圈会表现出来：眼周区域（眶缘），口周及面部外轮廓（图10-123）。目的在于恢复这三个凹陷圈，使患者看起来更年轻。

填充眼部框架包括下眼睑泪沟，眼角外部凹陷，上眼睑及眉毛凹陷。我将会以新的不对称三角形范式来更加具体地讨论眼部框架。口周填

充涉及鼻唇沟（以尖牙窝为中心的上隐窝凹陷），口角纹，下颌前沟以及下颏部凹陷。填充面部外轮廓涉及颞部、颧弓下、面颊凹陷以及下颌前沟。接下来我会更加具体介绍这些区域。

由于上述的社会心理原因，眶周区是最重要的填充区域。修饰眶周是基于上下两个不对称的三角形的观点（图10-123）。上面的三角形内侧的边长较短，短边以 A 型凹陷的凹口为中心（图10-123），外侧的长边从凹口延伸到眼角外侧。首先我会填充内侧边长，外侧填充量将会参考内侧填充后的饱满度。有时症状轻者不需要填充眉毛外侧区域。内部 A 型凹陷影响很大，原因在于填充后内侧的饱满改变了眉毛外侧由于重力等原因的下垂的外观，使得整个看似塌陷的上睑框架变得水平。这会使眼睛看起来更闪亮更年轻。眉毛外侧进行过量填充会加重睑下垂，形成不美观的凸面。下眼睑区域的三角，内侧边长较长，近似于泪沟，外侧边长较短，占据了下眼睑外侧

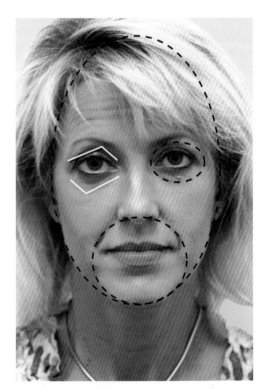

图 10-123 为了获得较好的面部塑形效果，理想情况下会填充三个圆圈（虚线部分）：面部外轮廓，包括颞部，颧弓下，面颊，下颌前沟；口周包括尖牙窝，鼻唇沟，口角，下颌前沟，下颏部；将眼部填充部位视作两个不对称的三角形，上面的三角内侧边长较短，下面的三角外侧边长较短

1/4 的部分。我发现既应该填充内侧泪沟也应填充外侧三角形短边，改善三角倾斜的情况使之变水平，患者看起来更年轻。最终，在填充两个三角形后，医生应该观察外眼角的剩余凹陷，填充凹陷完成整个眶周计划。

口周区域在填充过程中比较直接。如果注射材料有限，我可能不会填充整个鼻唇沟，只会填充沟槽上部 1/3 区域，如填充牙尖窝就足够改善这个区域凹陷的外观，不需要额外的填充物。由于钝针在皮下操作有困难，木偶纹是面部唯一一个我会使用锐针进行注射的部位。这个区域的操作医生要相对保守，如果注射后没有改善，便应停止操作，冒险进行可能会导致过度填充。下颌前沟的边界位于下颌缘前下方，填充后可改善面颊下垂问题。有时，下颌体较大的情况下，为了达到更好的效果，应该填充下颌骨后方区域（或下颌后沟）。可以将下颏部凹陷视作一个倒 "U" 形，避开神经，从一侧下颌前沟延伸到另一侧下颌前沟。想要使下面部骨相看起来温和，填充此区域十分重要。

最后一个圆圈或称为光环，涉及面部外周的轮廓。相比于正面观，我更加关注侧面轮廓，即使轻度地增加面前部的容量都会让患者看起来很不自然，如患者微笑时脸颊过大，超出合理范围。正因如此，我通常在填充完其他区域后最后填充前面部。在注射填充物时，我会请患者微笑以确保在动态和静态下面颊部都不会过分饱满。填充面部外轮廓的目的是使全脸的形状呈流畅的鹅卵形。随着年龄增长，颞部会出现凹陷，位于颧弓上方，另一个凹面位于颧弓下方，即颧下凹陷。我的目的是填充这两个相邻的凹陷将其变成一个上下一致流畅的突面并延伸到下巴轮廓。继续下行是颊部凹陷及前面提及的下颌前沟。面部的外轮廓十分重要，因为脸型真的会影响一个人的年轻程度。如果患者较为肥胖，填充上面部外侧（保守原则下）并沿着下颌前沟进行填充会使面部看起来显瘦。面部偏瘦的患者可加强对脸颊凹陷区域的填充，有时填充下颌外轮廓，略微加宽面部，会使过窄的面部看起来更加和谐。基于这点，填

充面外轮廓对于全面部塑形是十分重要的。在注射时，应该常常回到患者正面进行观察，确认注射对正面观产生的影响。正面观的效果是最重要的。

在我为患者进行注射时，我往往会要求患者坐直，因为这样可以清楚看到投射在脸部的自然阴影。我不会提前进行面部神经阻滞麻醉或者局部浸润麻醉，这会造成面部表情变形，我将无法准确地观察面部情况。如果计划对嘴唇进行注射，我会先完成面部注射后，行神经阻滞，然后填充嘴唇。最后一步是注射神经调节物质。注射时，我会时时评估注射量，并同时评估我是否正在让患者的面部轮廓变得更好。我把我的工作比作重新设计浴室，改造浴室后，房子其余的部分都会看起来更显得老旧。我的目的是在改造浴室时不要超出预算（填充产品），以达成改造整个项目的结果（面部）。

医生要培养敏锐艺术的审美，可以帮助患者实现完美的面部效果，使患者面容自然，令人愉悦。尽可能使患者得到高性价比的结果（图 10-124）。

九、注射填充物的并发症

大多数源于注射填充物的并发症都很微小，但也存在毁灭性的并发症，包括失明，大面积软组织坏死，随着填充物越来越普及，并发症出现的越来越多。

- 血管损伤导致失明，中风，组织坏死。
- 过敏症及异物反应导致结节肉芽肿及瘢痕。
- 出血导致血肿及瘀斑。
- 过度填充，填充不足及不对称。
- 血管性水肿。
- 脸形不规则或透过皮肤可见填充物。
- 填充材料移位。
- 注射部位出现色沉或色素减退。

可以按填充物种类的不同来讨论并发症。利用透明质酸酶分解透明质酸，可以很快地修复治疗造成的问题。如贝乐芙（Bellafill），硅胶之类的永久性填充物可能会造成永久性的并发症。

在所有填充物并发症中，失明是最严重的后果。这可能由于注射物意外注射进入动脉或静脉系统而造成的。

（一）注射填充的血管并发症

Jean Carruthers，Alastair Carruthers，Joe Niamtu, Ⅲ

在过去十年间，面部填充术越来越流行。现今，世界上可用的填充物有上百种，奠定了无创再生治疗策略的基础，将副作用降到最低。然而，有时可能出现严重的并发症或潜在的毁灭性并发症。最让人担忧的便是血管损伤，会导致组织坏死，瘢痕，部分或全部失明，这些都是不可逆的。近来，越来越多使用填充剂及更多的三维立体治疗方法，病例报告中血管并发症的案例也有所增加。尽管此类情况相对比较少见，但不是总能避免，为了防止并及时处理并发症，建立以诊室为基础的应对预案十分重要。

面部填充物注射后出现血管闭塞的概率大幅度上升，可能与填充物的普及，以及二维注射转变成使用填充物的三维注射的年轻化技术有关，以将填充物注射到更深层次。拜莱兹奈等人经过 10 年临床实践，2014 年发表了 14 355 例填充物注射案例，12 个出现血管损伤的病例，分别出现于鼻唇沟或嘴唇（8 例），颞部（2 例）鼻翼（1 例），眉间（1 例）。闭塞伴随着单相或双相的透明质酸（8 例）及实验性的微粒填充物（4 例）。

游走的散丸状填充物可能最终停留在眼部，大脑，或形成血栓阻断软组织的血流灌注。所有的注射医生都一定要了解治疗区域的解剖。

为了容量填充，将所有的填充物都植入到了更深的层面。在浅层植入填充物并没有发现血管损伤的情况。

1. 血管栓塞机制与解剖

许多文章证实填充物的血管损伤作用机制有两个。最常见且没有争议的血管损伤是直接将填充材料注入脉管系统，造成正常血流受到完全阻塞，致盲或软组织坏死。血管损伤常常归因于注射的填充物本身，并因继发的感染、水肿而恶化，血管压力增加，皮肤血流量减少。作者不认为血管损伤会同血管内注射一样造成同样的闭塞或伤害。使用过组织扩张器或局部麻醉剂的医生会意识到可以最大限度地按压软组织而不会造成血管损伤。不考虑原因，血管损伤可能导致组织坏死或视力减退，这取决于哪根血管受到影响。即使

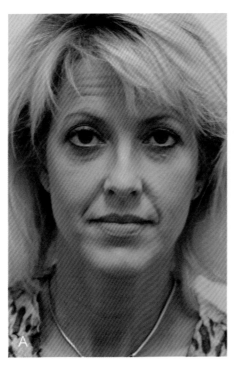
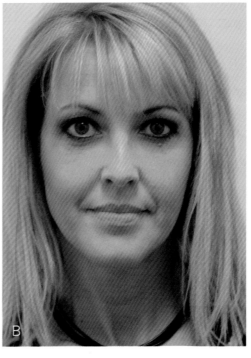

图 10-124　患者，女，48 岁术前（A），填充 1 年后（B），期间接受了神经调质治疗以及皮肤管理

拥有丰富的脉管系统知识及相关的注射经验，血管内注射也是有可能发生的。但是，撰写一个详细的意外管理预案（包括预防措施）可以保证及时治疗，达到最佳效果。

2. 失明

颈内和颈外动脉为面部、眼睑及眼周供血，并在血管系统中相互交通（图 10-125）。眼动脉是颈内动脉的一个分支，眼动脉最近的分支之一是视网膜中央动脉，最远的是鼻外侧动脉，内眦动脉，眶上动脉及滑车上动脉。填充物在面部动脉系统中正向或逆向运动会闭塞眼动脉和（或）视网膜中央动脉（图 10-125）。面部静脉通过颈内和颈外静脉回流，进入海绵窦和肺部系统（图 10-126）。Jiang 和 Jung 及他们的同事报道了一些案例中由于注射物意外进入颞中静脉，出现了肺栓塞及心跳停止的现象。

血管栓塞会导致部分或全部视力丧失，这是填充物注射中最令人担心的并发症。尽管出现的可能性较低，但受到影响的患者很少会恢复视力。人们越来越喜欢用注射填充物进行面部重塑，为

了注射到更深的部位加入了更多黏性剂，结果出现失明的案例增长。非眼部血管问题可能归因于血管闭塞，与之不同，失明一定会伴随显著的视网膜系统闭塞。不同于面部动脉，视网膜动脉是终动脉。注射物进入眼动脉终末支或近端分支使血液逆流，形成血栓，接下来在动脉压力下进入视网膜血液循环（图 10-127 和图 10-128）。继续增加压力或填充材料容量会导致伴随而来的脑卒中。

所有常用的填充剂都是栓塞的原因。注射自体脂肪是导致失明最常见的原因，最糟糕的是发生缺血性事件。2012 年，Lazzeri 等分析了 32 个病例，填充物注射鼻、唇、眉间及面颊后血管闭塞致盲，其中 15 例是由于注射了自体脂肪。注射其他填充物的患者被诊断为短暂性失明，没有一个注射了脂肪的患者恢复视力。2012 年，Park 等进行个案报告，研究了 12 例出现眼睛血管闭塞的患者，其中注射自体脂肪的有 7 例，注射透明质酸的有 4 例，注射胶原蛋白的有 1 例。相比于注射透明质酸和胶原蛋白的患者，注射脂肪的

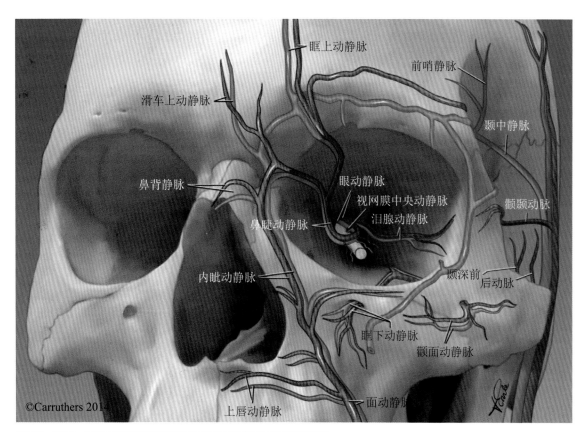

图 10-125　面部复杂的血管系统可能会因填充物治疗而受损

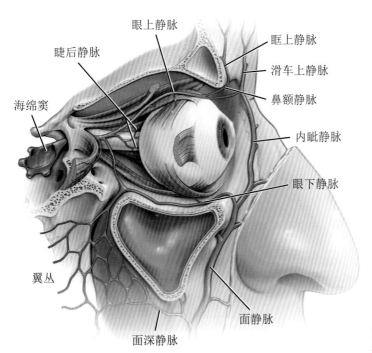

眼上静脉

睫后静脉

眶上静脉

滑车上静脉

鼻额静脉

海绵窦

内眦静脉

眼下静脉

翼丛

面静脉

面深静脉

图 10-126 面部和眶周广泛的静脉系统可以通过吻合与海绵窦和肺部相交通

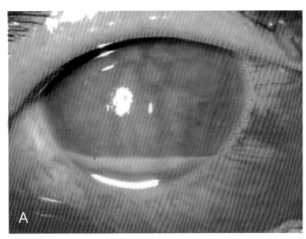
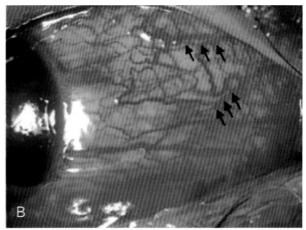

图 10-127 A. 裂隙灯检查显示了角膜水肿，前房反应，前房出血，眼前房积脓（前房白细胞渗出）及瞳孔放大；B. 顺着结膜血管可见多个栓子（箭头）（引自 Mi Sun Sung, Hyeong Gyun Kim, Kyung In Woo, Yoon-Duck Kim. Ocular ischemia and ischemic oculomotor nerve palsy after vascular embolizationofinjectablecalciumhydroxylapatitefiller.OphthalPlastReconstrSurg26:289-291,2010. 得到许可使用）

患者注定视力更差。两名患者出现了伴随而来的脑梗。随后，对 44 例填充物注射后出现血管闭塞的案例进行了回顾性数据分析，Park 等总结出自体脂肪（22 例）和弥漫性眼动脉闭塞有关，并会出现预后视力减退。同透明质酸（13 例）相比，合并性脑梗死出现的概率更高。

　　失明总是突发性的并伴随疼痛。2010 年，Sung 等描述了一位患者在接受鼻梁微晶瓷注射后突然出现眼痛症状，并且一侧眼睛失明，使患

者十分痛苦。受到影响一侧的眼睛可在结膜血管和视网膜血管中见到填充物材料。患者恢复了一部分视力，但视网膜受到了损害。同样，2014 年，Kim 介绍了一个案例，女性患者在鼻梁注射透明质酸后出现单侧眼睛失明。2013 年，Ozturk 等进行了广泛的文献研究，发现了 12 个病例，其中患者在注射透明质酸，亚克力，真皮基质，胶原蛋白，左旋聚乳酸及微晶瓷后立即失明。眉间注射是最容易引发视觉并发症的部位（50%），

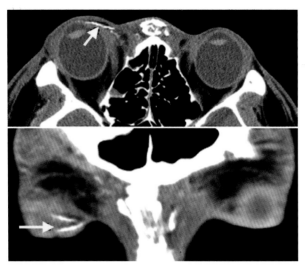

图 10-128 眼眶 CT 扫描的矢状位和冠状位展示了右眼眶及眼睑存在线性的不透射线填充物沉积，表明沿着结膜血管有多个栓塞（黄箭）

接下来是鼻子（33.3%），额头（8.3%）及眶周区域（8.3%）。

在 12 个案例中，注射后几分钟内就会出现症状与体征，出现视力损伤及明显的疼痛。在 4 个患者身上，几天后出现明显的网状紫色，随后出现眉间鼻子坏死。一个患者在失明外还发生缺血性脑卒中。只有两位患者完全恢复了视力，一位患者部分恢复视力，其余 6 位彻底失明。

（1）预防

由于恢复视力的治疗很难成功，Hayreh 等的研究表明如果想拯救视网膜，需要在 60 ～ 90min 之内恢复视网膜循环，因此预防措施十分重要。由于解剖变异，完全了解动脉系统也不能完全避免血管并发症，这是因为终末支与近端分支的位置与深度各异。所有的注射物在高危区域都必须极度小心，如果可能就选择透明质酸注射，至少它可以被透明质酸酶溶解。一位作者（JN）倾向于逆行注射（边退针边注射）。另一位作者（JC）恰恰相反，利用顺行注射在针头形成蘑菇状的填充物，可施加压力移开血管。不管使用哪种注射方法，医生都应该精通此注射技巧，在安全的前提下进行操作，使血管内注射的风险降到最低。

（2）治疗方案拟定

血管损伤的成功治疗取决于对即将发生的坏死的早期认识，坏死前往往会出现皮肤苍白，坏死后周围组织褪色。一旦出现闭塞的迹象，应立即停止注射，随后采取一些措施旨在增加受损部位的血流量以及氧气。措施包括热疗，按摩，局部硝酸甘油膏，阿司匹林，抗酸剂，以及针对性功能障碍的药物。低分子肝素可以预防血栓症及栓塞。在透明质酸引发闭塞的情况下，如果尽早使用透明质酸酶（注射后 4h 内），可以代谢分解注射的透明质酸，改善术后效果。Kim 等发现如果透明质酸酶的使用时间超出注射后 24h，便不会产生积极作用。一些证据显示透明质酸酶也可能会减小闭塞血管内的压力；Dayan 等认为不论使用哪种填充物，都推荐使用 20 ～ 30U 的透明质酸酶。

在本诊室，我们设立了一个对血管损伤进行即时与持续护理的方案来改善患者的治疗结果，减少永久性并发症的风险。一旦出现面色苍白的迹象，即时停止注射，进行温敷（每 1 ～ 2h 温敷 10min），促进血管快速扩张。对受影响部位进行按摩可以缓解面色苍白昏暗。如果缓解只是暂时的，应该定期连续几天进行按摩，提高组织存活的可能性。在透明质酸引发栓塞的案例中，我们在注射部位及疑似血管沿途注入透明质酸酶。对受影响区域采用 2% 外用硝酸甘油膏，起初每 1 ～ 2h 施用一次。这可以促进血管扩张，在家中也可以继续使用，如果耐受的话，一日 3 次。然而，由于可能破坏深层脉管系统，定期使用硝酸甘油膏存在一定争议。使用微粒填充物时，存在一定风险，因为填充物可能移走或造成血管损伤。阿司匹林可以防止闭塞的血管内血液凝集，可减轻炎症。应立即在舌下服用 325mg 阿司匹林，随后每日 81mg。额外口服 20 ～ 40mg 泼尼松可以进一步减轻炎症。最终，高压氧可以为皮肤深层组织输送氧气，尽管高压氧存在一定争议，但可以纳入考虑范围中。

框 10-1 展示了为减少血管内注射的发生率所采取的预防措施，框 10-2 血管内注射的应急治疗选择。

（3）治疗

如果患者突发疼痛或失明，应该中止注射，

立即将患者送到眼科医师或眼整形同事处，普通急诊病房等待时间较长，不是一个很好的选择。如果想恢复视力，应该立即恢复视网膜血液循环。治疗选择包括由神经外科介入放射学专家直接向眼动脉注射透明质酸酶，全身大剂量静脉注射，按摩，药物或手术，以快速降低眼内压，转移栓塞物。

然而，我们认为尽早发现视网膜动脉闭塞后，及时进行球后注射大量透明质酸酶可以分解血管内透明质酸，并可能很大程度地预防部分或全部视力丧失（框 10-3）。DeLorenzi（2013）及 Fagien（2013）论证了在上述血管旁注射时，透明质酸酶几乎可以立即从闭塞的血管中清除透明质酸，并使用球后透明质酸酶可清除眼睛玻璃体内的出血。我们建议当下应该准备足够的透明质酸酶。更好的选择是使用无硫柳汞的非复合产品。尽管这种并发症的此种疗法依旧停留在理论阶段，不过正如 Fagien 所阐释的，遇到透明质酸引发的闭塞及随后的眼部紧急情况时，想要分解动脉中及周围组织内有害透明质酸，球后注射是唯一一个有效的方法。

框 10-1　避免注射入血管的预防措施

- 所有注射医生必须非常熟悉面部血管解剖及危险部位
- 一旦出现苍白、疼痛或视觉问题时即刻停止注射
- 使用小针头或钝针缓慢地注射填充物
- 注射前的回抽（如果可行）可以确定哪个方位会注射入血管内
- 注射时推注压力不要过大
- 在撤回锐针 / 钝针时，停止推入注射物
- 禁止在近期创伤部位进行注射，如近期接受眼睑整容术或面部受伤
- 局部麻醉注射前用肾上腺素可能会收缩周围的血管

框 10-2　非眼部血管内注射的紧急治疗

- 在整个区域周围注射透明质酸酶，也包括疑似注入的血管，因为透明质酸可能渗透进入血管
- 透明质酸酶可以分解自身的透明质酸，也能缓解非透明质酸问题
- 沿着血管注射利多卡因以止痉挛痛
- 每 1～2h 用 2% 外用硝酸甘油膏促进局部血管舒张
- 阿司匹林，最初舌下剂量为 325mg（此后 81mg/d）或抗凝剂及抗炎药
- 每 2h 对此区域进行 15min 热疗或按摩
- 施用鼻氧
- 为了抗炎连续 5 日使用泼尼松，60mg/d
- 一些从业者建议为了血管舒张可以系统性使用伟哥（西地那非）
- 静脉点滴每天注射 10mg 的前列腺素，使平滑肌松弛，以达到静脉充血，血管舒张及抑制血小板凝集的效果
- 考虑使用高压氧应对即将发生或显著的坏死

3. 面部软组织坏死

注射不当会导致皮肤软组织坏死，是注射物进入血管或对血管造成压迫而形成的，这些作者认为后者存在争议。若是注射物注入动脉，会即刻会引起局部组织剧烈疼痛。一些临床医生认为注射物进入静脉可能表现为无痛或者延迟疼痛，不过这点存在争议。应该立即进行诊断与治疗，降低造成永久后遗症的风险。有时由于血管压迫出现延时，诊疗会变得有些复杂。

皮肤即时出现无痛的苍白情况常常预示着即将出现坏死。然而，直到注射后炎症加重，才会出现相应症状。

经常进行面部局部麻醉的医生有时也会因为疏忽注射到动脉中（或针刺下动脉痉挛），会呈现软组织漂白的情况（图 10-129）。尽管这往往是无害的，但这也阐明了痉挛或闭塞后组织的形态。如果伴随悬浮颗粒或凝胶物质，反应会更加严重，会导致血管受损，引发软组织永久性损伤。

框 10-3　眼球后透明质酸酶注射技巧

- 于颞下眶区上方的下眼睑处少量局部浸润麻醉
- 将钝头 25G 针头于颞下眶区下 1/4 圆推进至少 1in，针头位于眶内，在视神经下侧面
- 向颞下眶区注入 2～4ml（150～200U/ml）透明质酸酶

将散丸状填充物注射到血管内会导致皮肤苍白，应终止注射，按摩组织，症状缓解后可以进行再次注射（图10-130）。

注射物进入动脉内会引发组织苍白，出现这种情况要紧急情况处理，因为后续会出现皮肤坏死（图10-131至图10-134）。密切关注注射平面，不注射过多填充物，避免高压力注射，可以避免血管压迫引发的组织缺血的情况发生。如果出现皮肤苍白，应该终止注射，开始紧急治疗。注射鼻唇沟时，内眦动脉最为危险。丰唇术中，上唇的唇动脉会与内眦血管相通（图10-132）。眉间注射中，眶上动脉与滑车上动脉会存在高风险。正如本章前部所述，颞部血管也存在风险。软组织坏死的预防措施与血管内注射原则相似（框10-2）。

4. 总结

面部填充术中因为血管损伤导致坏死或失明，将会非常令人沮丧。苍白是组织坏死的前兆，如果不及时进行处理治疗，最终将会演变为褐色、疼痛、坏死、潜在感染及瘢痕等结果。眼动脉栓塞情况的特点是突发眼部剧痛，患者十分痛苦，通常会引发不可逆的失明。针对此并发症，预防措施十分重要，但通常无法成功地恢复视力。

我们建议及早发现时，就立即进行大剂量的透明质酸酶注射，这对眼部急症十分有效。基于诊室的血管损伤预防管理方案可以确保得到最佳效果，降低永久性后遗症的风险。

（二）可注射物材料的即时与延时组织反应

注射部位反应分为过敏反应（免疫原性的）与非过敏反应，后者包括红疹、水肿、压痛及瘀斑。这可能与注射量过大、对针头与组织处理粗糙，高压注射，针头较大以及按摩手法过于粗暴有关。

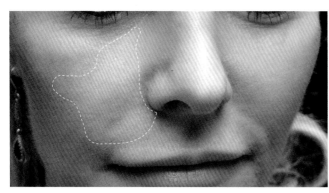
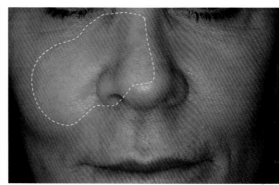

图10-129　利用肾上腺素进行局部麻醉，意外注射入动脉内（血管痉挛）后两名患者即刻的情况。尽管可以再次注射，外表与动脉内注入注射物相同，但注射物引起的血管闭塞会导致苍白区域内组织坏死

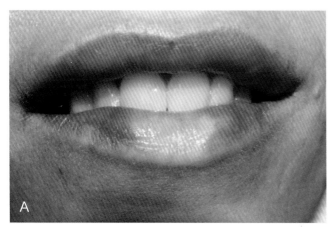
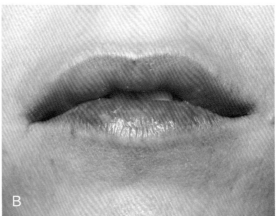

图10-130　患者于下唇中部进行注射时，出现严重苍白现象，立即终止注射，按摩嘴唇缓解后，几分钟后可以再次注射。这可能是由于注射时少量注射物进入不重要的血管而造成的

众所周知的免疫原性反应（过敏反应）是针对牛胶原蛋白或尸体产物（现今注射医师都不经常使用这两者）。透明质酸是一种自然的真皮基质（细胞外），并非异种来源。

由于所有哺乳动物的透明质酸分子构成与化学构成都相同，所以很少会发生过敏反应。一些透明质酸填充物来源于公鸡的鸡冠，非动物的稳定透明质酸是由链球菌合成的。一段时间后几乎不会出现明显的过敏反应，但据报告也存在类似案例。同所有过敏反应一样，过敏的治疗需要基于其严重程度。苯海拉明可以处理轻微的过敏反应，针对严重的过敏反应，可以采用肾上腺素，

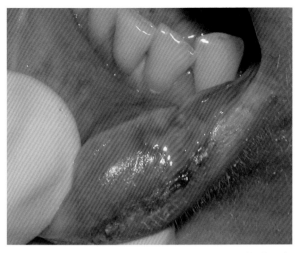

图 10-131　下唇注射填充后，由于注射物可能进入血管，患者出现小范围组织坏死

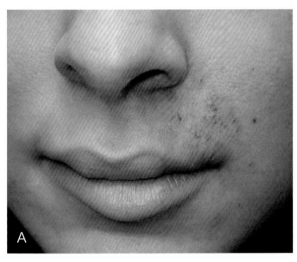

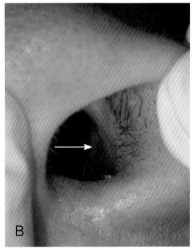

图 10-132　利用小型套管针行唇部注射时，注射物通过唇动脉进入内眦动脉，图为患者 72h 后的情况　注射时会立即出现疼痛与苍白，患者皮肤轻微结痂（A）左侧鼻孔溃疡（B）会慢慢恢复，严重的闭塞可能导致此部位严重的组织坏死损伤

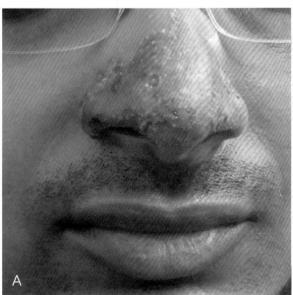

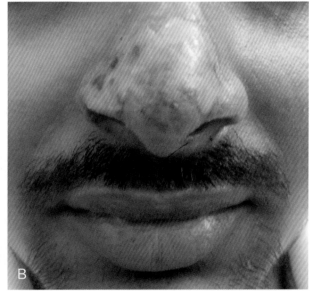

图 10-133　患者由于鼻部凹陷型瘢痕在其他国家接受注射填充治疗，出现严重的软组织坏死，最有可能是因为注射物进入鼻背动脉造成的
A. 注射后 5d 患者情况；B. 注射后 12d 患者情况

类固醇以及气道管理进行处理。

血管性水肿曾被称为血管神经性水肿，原因是人们认为这与神经通路相关，在这里称它为血管性水肿。

血管性水肿，真皮，皮下组织及黏膜快速肿胀，情况类似于荨麻疹。荨麻疹的肿胀发生在真皮上。血管性肿胀可能是后天获得性也可能是先天遗传性。后天获得的血管性水肿可能是免疫原性的（过敏），非免疫原性的或自发的。遗传性血管性水肿来自于基因突变，有三种类型，三种都与C1抑制剂蛋白相关，导致系统性的病理激

活。遗传的血管性水肿会造成如消化道等身体其他部分的肿胀和疼痛，并由于气道水肿引发窒息。

血管性水肿可能出现在身体各处，可能被局部创伤激活，包括牙齿治疗或注射。图10-135展示的患者是在注射填充后几小时，出现了局部血管性水肿。这可能是由于对填充物过敏，也可能是由于口唇及黏膜的局部创伤所导致的。

1. 迟发性肉芽肿反应

所有的常规填充物都可能造成肉芽肿反应，不过半永久及永久的填充物造成肉芽肿反应的可能性更高。透明质酸会引发肉芽肿，一般出现在治疗后3～5个月，有时会自行消失。Sculptra, BellaFill 和 Silikon 1000 都曾导致肉芽肿或异物反应。我个人曾切除过肉芽肿，该患者于其他诊所接受了 Sculptra，BellaFill 和硅油的注射。我也曾处理过我自己患者的肉芽肿，该患者注射了微晶瓷和透明质酸。美国以外，有很多的填充物由于形成肉芽肿变得声名狼藉。我也接收过几个非洲肉芽肿患者，这些患者注射过 Aquamid，Teosyal，甚至一些不知名的填充物。

迟发性的肉芽肿可能是由于菌膜的形成，这往往是注射部位产生的慢性低毒性感染。常见于心脏瓣膜，人工关节及留置导管。注射真皮填充物时，细菌可能覆盖于凝胶表面，形成菌膜。菌膜分泌基质附着于表面，造成慢性低毒性炎症，对抗生素和患者的免疫系统都有抵抗力。菌膜治疗是具有挑战性的，通常感染会

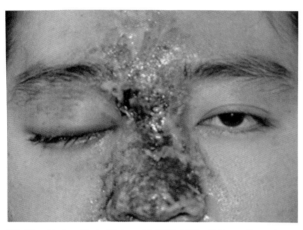

图10-134　此案例中，鼻部注射羟磷灰石进入动脉，造成大面积软组织坏死及眼睑下垂，本案例论证了简单填充物注射能造成极度严重的软组织坏死（引自 MiSun Sung, Hyeong Gyun Kim, Kyung In Woo, Yoon-Duck Kim. Ocular ischemia and ischemic oculomotor nerve palsy after vascular embolization of injectable calcium hydroxylapatite filler. Ophthal Plast Reconstr Surg 26:289-291, 2010. 得到许可使用）

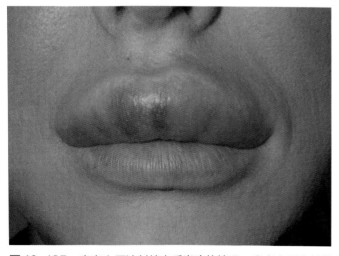
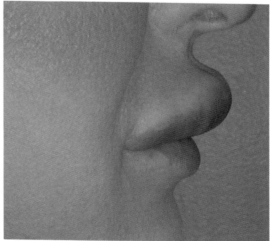

图10-135　患者上唇注射填充后当晚的情况，患者出现血管性水肿，特征为大面积肿胀及小范围瘀斑

反复发作，有时抗生素使用有效，但会依旧保持阴燃。同样令人沮丧的是，菌膜会让细菌培养结果为阴性。

菌膜可能会数年处于休眠状态，一旦激活就会引发肉芽肿。透明质酸酶可以溶解菌膜，但是在急性感染的情况下，将之注射到脸部是存在争议的。

大多数肉芽肿案例中会出现硬质肿块，没有局部泛红，不会形成脓肿。它们可能单独存在或成串存在。肉芽肿的治疗方法取决于造成影响的填充物的种类。透明质酸酶可以改善与透明质酸填充剂相关的肉芽肿，所有肉芽肿都可能对在病灶内注射曲安奈德有反应。我个人认为对病变进行活检很重要，诊断并排除严重病理情况。尽

管一些肉芽肿可能在几年后自然消退，但是大多数患者倾向于接受切除治疗。图 10-136 至图 10-139 展示了一小部分我所见过或治疗过的肉芽肿病例。

几乎所有的填充物都有可能造成炎性改变，透明质酸填充会引起异物巨细胞反应，我的患者中仅见过一例类似情况，

患者是一名 73 岁的女性（图 10-137）。组织学检查常发现由异物型肉芽肿散在聚集物构成的病变组织炎症，包括淋巴细胞、上皮样组织细胞，以及多核巨细胞。病灶中也会含有大面积的嗜碱性外来填充物，成为干扰物质。

事实上任何的填充物都可以穿过组织层，如果对患者进行非必要的按摩，可能会加速填

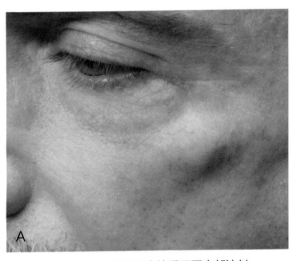 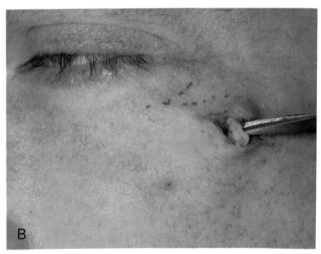

图 10-136 患者在其他国家接受了面中部注射
A. 出现硬化的结节；B. 手术切除结节

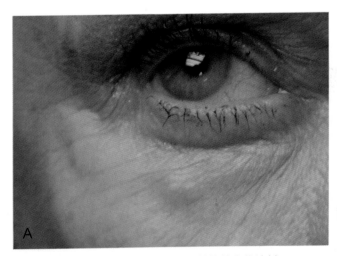

图 10-137 患者接受了左右泪沟区域的填充物注射
A. 几个月后出现的小结节；B. 手术切除，切片检查结果证实了与外来物巨细胞反应造成肉芽肿性发炎

充物的游走。图 10-140 展示了一个患者在鼻唇沟上部注射了微晶瓷，几周后其 X 线片上可见上唇出现发白的团块。患者承认期间对治疗部位进行了粗暴的按摩。图 10-140 和图 10-141 展示了手术探查情况及病灶的组织学结构。过度治疗是一个常见的问题，如果填充物是永久性的，那么问题会更加严重（图 10-142 和图 10-143）。

由于合法的填充物及不合法的填充物都可以从网络购买到，自行注射变得越来越流行。一些患者为了节约成本选择自行注射，大量自行注射的患者是由于心理不平衡，身体畸形或被许多医生拒之门外造成的。图 10-144 和图 10-145 展示的是患者为自己注射了多种物质。

2. 矫枉过正，校正不足，不对称

即使最优秀的注射医师有时也会碰到低于标准的治疗结果。对肿胀，出血，局部麻醉后麻木的患者进行注射，可能导致当下结果良好，但几天或几周后情况便会恶化。建议患者回到医院进行注射后检查，保证注射质量良好。这也是一个拍摄术后照片的好时机，可以用来市场推广或教学。如果定期与患者约定后续复诊，医生有时会发现一些患者需要额外的治疗。最简单的修复情况便是校正不足，有时只需要额外再补一些填充物即可（图 10-146）。哪方负责额外填充物的费用可能存在争议，应在注射前的同意书中注明。

如果不能密切关注患者注射后的情况可能会导致负面的结果，坏消息在你不知情的情况下蔓

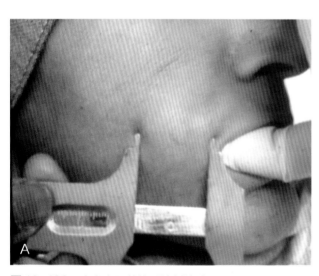
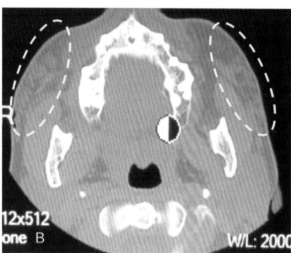

图 10-138 患者在国外接受注射治疗
A. 双侧面颊出现大块硬化且质韧的结节；B.CT 扫描显示填充部位形成弥漫性间隔（黄圈）

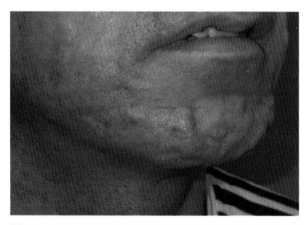

图 10-139 本患者为治疗痤疮瘢痕在亚洲注入不明填充物，出现肥大皱纹，活检结果显示出现纤维增生，不存在填充物或异物反应

延开来，将会对市场营销造成负面影响。

过度填充的治疗方法很大程度上取决于所用填充物的种类及注射位置。非透明质酸填充物所造成的结果是永久性的，并会产生永久的并发症。我见过很多其他机构的患者在脸颊等部位过度地填充硅油（图 10-142 和图 10-145）。如果想从脸颊多个组织层面移除这些填充物会十分困难，可能对神经、血管、腮腺管及软组织造成伤害。有时注射中出现小而圆的肿块，也会出现在注射部位远处。通常需要切除这些多余的填充物（图 10-147）。

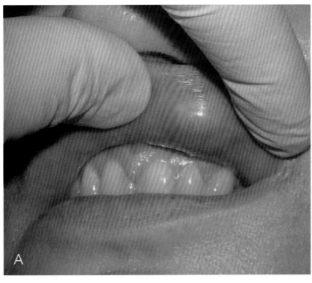
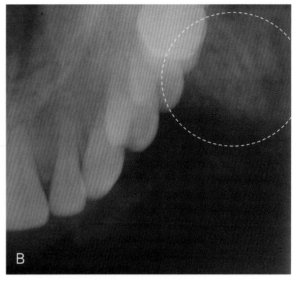

图 10-140　A. 患者接受鼻唇沟注射后口内黏膜出现白色肿块；B. 唇部 X 线阴影的肿块是羟基磷灰石的填充物

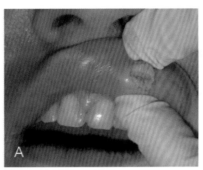
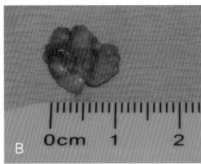
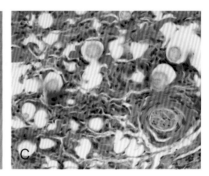

图 10-141　A. 切口处肿块；B. 切除样本的一部分；C. 肿块的组织结构呈现球状异物，异物大细胞反应，符合填充物游走情况

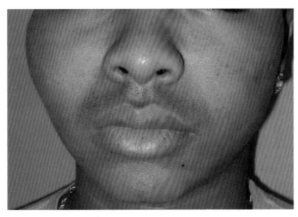

图 10-142　患者在其他诊室接受了硅胶填充，此材料可能没有达到医学标准。患者右脸颊过度充盈，只能用手术干预解决问题

用透明质酸填充相对有保险，效果不满意的情况下可以利用透明质酸酶水解。整个水解过程很快，几小时就能完成，效果很好。若是患者不满意，或出现上述填充物注射入血管的紧急情况，

此种可逆性的存在就非常有意义。所有注射医生应该常规准备透明质酸酶，在必要时可以立即有选择地使用。

尽管透明质酸酶安全度较高，在整形美容手术中已使用了数十年，但它还是可能引发即刻或延迟的过敏症反应。包装说明书阐明使用前应进行皮肤过敏测试。据悉，对黄蜂及蜂蜇伤过敏的患者会出现过敏症。

在需要溶解注射物的病例中，要将适当量的透明质酸酶注入正确的组织平面。如果注射物在多个组织层次，尽管存在一定量的组织渗透，也应该将透明质酶注射到每一个平面。至于剂量问题，并没有官方的推荐使用剂量。由于透明质酸酶物几乎无毒副作用，考虑剂量倒是次要的。尽管可以用生理盐水，无菌水与局部麻醉剂稀释药物，但我更倾向于使用 32G 针

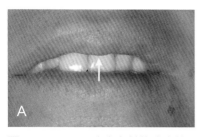
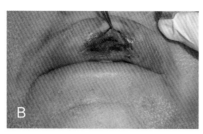
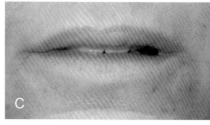

图 10-143　A. 患者在其他诊室接受了硅胶填充物注射，导致中线不对称；B. 切除；C. 术后效果

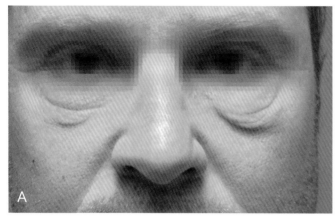
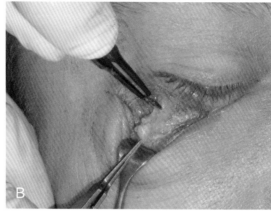

图 10-144　A. 患者将鱼油和维生素 E 胶囊的混合物注入泪沟区域，这些物质形成了软组织肉芽肿，这需要用下睑缘入路法或结膜入路法进行多次手术切除，也需要几期的 CO_2 激光除皱；B. 其中一处损伤

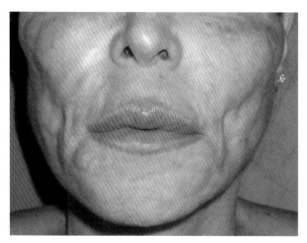

图 10-145　患者获得硅胶后，自己在面部多个组织平面进行注射，导致面部严重不对称和多处凹凸不平

头注入未稀释的药物。如果我要的是减轻效果而不是完全逆转效果，我会在填充过度的区域注射 15U 透明质酸酶。

如泪沟、唇、面颊等大范围区域，如果需要完全逆转术后效果，我大约会注射 80U 的透明质酸酶。注射透明质酸酶也可以溶解患者自身的透明质酸，使皮肤出现褶皱。这点术前应向患者提示，并告知患者术后 1 ～ 2d 后恢复正常。图 10-148 至图 10-150 展示了利用透明质酸酶治疗不理想的填充。

清澈的凝胶状透明质酸有很多好处，但是，

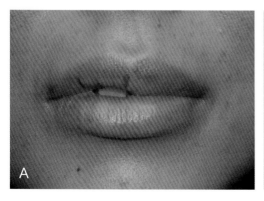
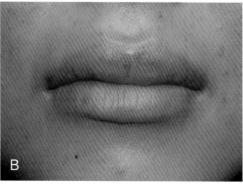

图 10-146　A. 患者接受透明质酸注射 2 周后，呈现唇部右上方注射不足；B. 患者接受第 2 次注射使左右效果对称，图为修复后 2 周的效果

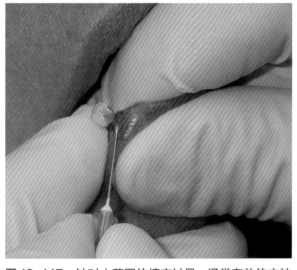

图 10-147 针对小范围的填充过量，通常有效的方法是在单独的注射物肿块上方用针刺穿皮肤或黏膜，取出注射物

如果注射的位置过于浅表，尤其是眼睑等的薄皮肤之下，皮肤会呈淡蓝色，这是丁铎尔效应，较短波长的光折射回到人眼（图 10-151）。光散射与波长的四次方成反比。短波会反射到观察者的眼睛，而长波会穿过填充物。蓝眼睛和蓝天就是因为丁铎尔（或 Raleigh）效应。棕色眼睛的患者在每层虹膜都有棕黄色色素，虹膜决定瞳孔的颜色。蓝眼睛患者在视网膜上仅有深棕色色素，虹膜间质不存在色素。虹膜中存在悬浮的小颗粒，短波长的蓝光散射到人眼，发生丁铎尔效应，所以有些人的眼睛看起来是蓝色的。婴儿可能在短期内出现蓝眼睛，因为虹膜基质中的黑色素还没有完全发育好。

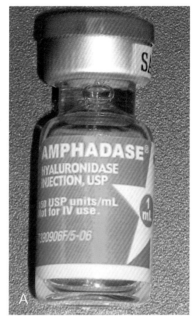

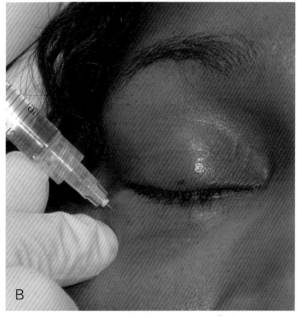

图 10-148 A. 准备透明质酸酶；B. 将之注入过度填充的部位

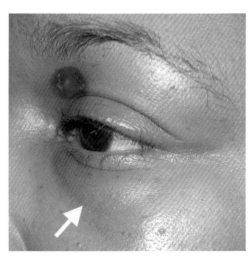

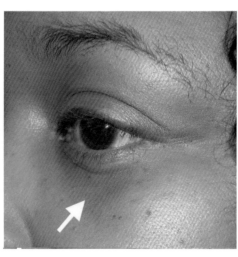

图 10-149 患者接受透明质酸酶注射前及注射后 48h，多余的泪沟填充物消失

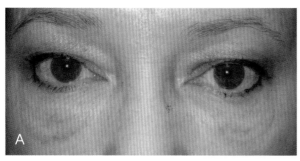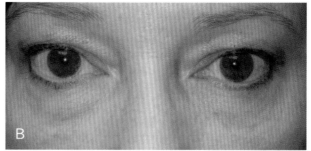

图 10-150　A. 来自院外的患者泪沟区透明质酸过度填充；B. 两侧各用 70U 的透明质酸酶注射治疗后几天

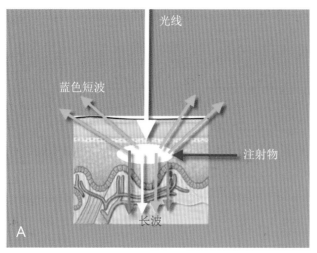

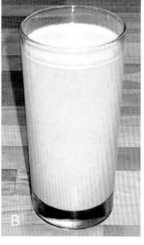

图 10-151　丁铎尔效应
A. 当光遇到表层填充物时，波长较长的光穿过胶体，波长较短的蓝光折射进入人眼，将清水与面粉混合起来也会出现同样情况；B. 混合物看起来发蓝，是因为在一定照明设备下波长较短的蓝光折射进入人眼

3. 感染

注射后感染很少见，但是也有资料显示可能发生。术前应当卸妆，清理面部所有化妆品，因为化妆品微粒会进入深层组织。术前应当消毒所注射的术区。我进行过大量的注射，只见过三次填充物注射感染的情况。 其中一例出现蜂窝织炎，患者面颊填充 72h 后出现感染，伴有面部皮肤发硬、发热且疼痛的肿胀情况（图 10-152）。在接受抗生素及湿敷治疗之后好转。

尽管感染情况并不常见，注射填充的知情同意书需要具体列出所有可能。所有注射医生应该密切关注患者情况。同意书中需包含所有的并发症，如感染、失明及脑卒中。

4. 血肿及瘀青

如果出现血肿瘀青的情况，患者会十分不安，影响医生的声誉。由于面部血管非常多，即使最优秀的注射师也会碰到患者出现瘀青的情况（图 10-156 和 图 10-157）。患者如果服用影响血小板功能的药物或服用中草药制剂，可能更容易出血和出现瘀青。在注射前 1 周最好停止服用选择性

补充剂。最常出问题的有阿司匹林、鱼油、银杏、大蒜、人参等。建议患者在停用抗凝血药之前咨询保健医生。我曾经有为抗凝血患者注射的经历，大多数情况下都没有问题，不过此类患者更容易出现瘀青。由于许多患者在重要的社交活动前进行美容治疗，如果患者在婚礼一类的特殊日子前决定注射，那么一定要持谨慎态度。万一出现瘀青，将会不利于出席派对。

在其他案例中，也可能直接出现脓肿。图 10-153 显示面部填充注射后脸部的继发感染。图 10-154 显示了患者在其他机构面部填充后出现了明显的面部脓肿。还有罕见的一例患者是注射填充后局部创伤激活单纯疱疹病毒，出现了疱疹病毒感染，患者注射后 4d 暴发（图 10-155）。给予带状疱疹治疗剂量的伐昔洛韦抗病毒治疗，术后没有遗留瘢痕等问题。如果患者有口周疱疹、复发的疱疹感染病史，应接受抗病毒疗法进行预防。

出现血肿的情况比较少见但也有发生的可能。注射后可能立即出现血肿也可能一段时间后才会出现。尽管这会使患者（及医生）十分不安，

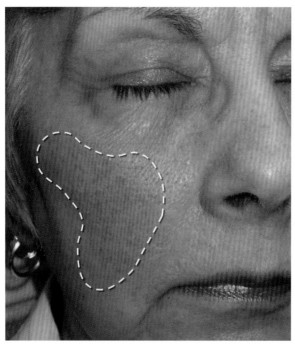

图 10-152 患者在填充物注射后出现蜂窝织炎，解决方案是使用抗生素

立即冰敷后连续几天热敷往往可以解决问题（图10-158）。

处理肤色问题应该遵循轻度原则，操作可能会诱发术后发炎性色素沉着（图10-159）。这往往十分短暂，可采用漂白剂处理，或随时间淡化。

一些患者可能出现填充物注射后瘀紫，进而瘀斑开始弥散，尤其是在下眼睑部位（图10-160）。这种情况并不常见，但也可能发生。这可能是由于血铁质染色造成的，使用脉冲光治疗可能有效。

冷热疗法是整容手术后常见的处理程序，可能造成组织伤害。尽管在填充术前术中及术后采用冰敷，医生也应该谨慎防止组织伤害的发生。一些化学活化冰袋温度很低，还有冷冻设备也会使皮肤冻伤，紧接着皮肤坏死（图10-161）。

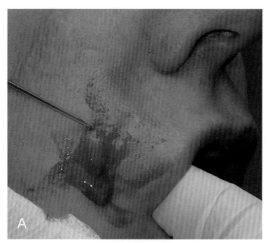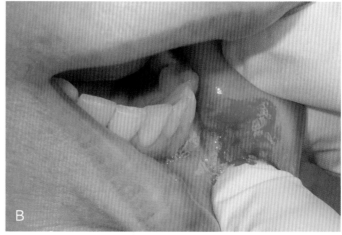

图 10-153 A. 患者接受鼻唇沟填充物注射 1 周后出现脓肿，这种特殊的感染很顽固，需要切开引流才能治愈；B. 对癌症药物存在免疫抑制的患者会出现化脓性的脓肿

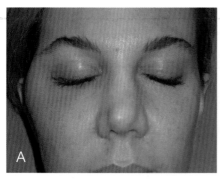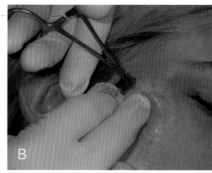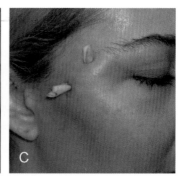

图 10-154 患者于其他诊室进行注射

A. 前来就诊时患者面中部出现急性感染；B. 切开并对脓肿进行引流；C. 在脓肿处进行彻底的烟卷式引流。培养物中产生金黄色葡萄球菌，使用环丙沙星治疗

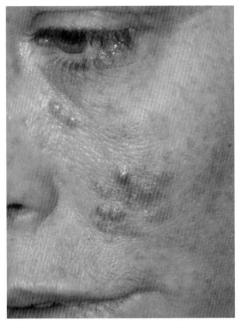

图 10-155　单纯疱疹病毒出现的可能性较低，不过对于易受感染的患者，注射后可能出现此类情况，有类似疱疹爆发病史的患者需要接受抗病毒预防治疗

与任何手术一样，完善的术前知情同意术会为术后出现潜在问题提供保证。同意书中要包含主要的并发症，阐明需要后续治疗的可能，并具体说明哪方负责补充注射的费用。因为许多患者希望医生承担这部分费用，所以为了避免分歧，这个问题要具体说明。在后续修补注射上，我往往会降低费用，尤其是在不对称或注射医生失误的情况下。总而言之，最重要的是医生持谨慎态度并请患者后续复诊进行评估观察。不要过度填充治疗区域，因为后续还可以添加填充物。一定要为患者拍摄一系列正面斜面侧面的照片。这样的记录可以在多个方面为患者及医生提供帮助。患者常常会忘记注射前唇部的状态，对注射结果十分挑剔。

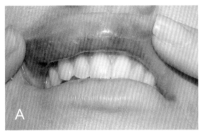 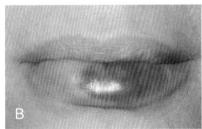 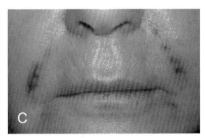

图 10-156　A 和 B. 填充物注射可能导致瘀青，有时会让患者及注射医生紧张；C. 术前避免使用抗凝药物，了解局部解剖学，使用钝针注射，轻柔操作会减少出血现象

十、总结

注射填充材料发展迅速，为更多患者医师提供了更多可预见的和安全的应用。在本文第一次和第二次的编辑之间，虽然时间很短，但其间就有新的填充物出现和消失，为了提高治疗效果减少并发症，钝针与锐针也在一较高下。曾经可获得的填充物（人体胶原蛋白与猪胶原蛋白）现已退出我们的视线，如 Voluma、Belotero 和 Silk 变得流行开来。面部整容手术的技术会一直进步，患者和医生可以采用更加微创的治疗选择，安全度更高，效果更持久。

在治疗手法不断增加的基础上，出现了一系列糟糕的并发症，这就强调了所有的医生应该精通解剖学和注射技术。

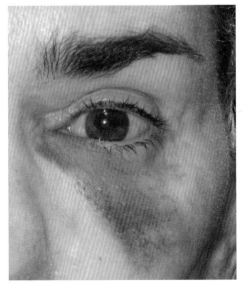

图 10-157　即使操作轻柔操作，也可能出现瘀紫情况（本案例是面颊泪沟注射后），患者需要理解这种情况是可能发生的，在重要社交活动前不要进行注射

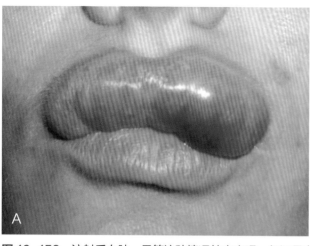
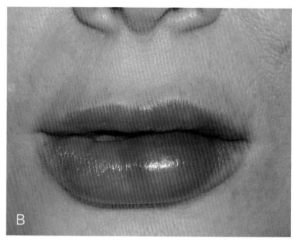

图 10-158　注射后血肿，尽管这种情况较少出现，但还是有出现的可能，往往比较容易解决

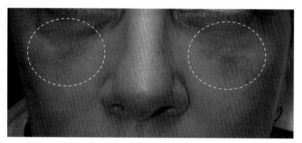

图 10-159　此印度患者在接受泪沟填充后，双侧下眼睑和面颊上方出现明显的色素沉淀

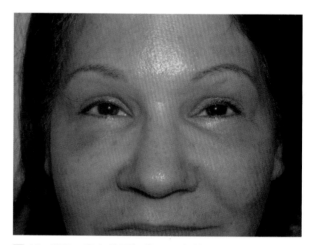

图 10-160　患者接受泪沟及面颊填充 8 个月后。长时间的瘀痕可能是最初组织损伤产生的含铁血黄素染色的结果

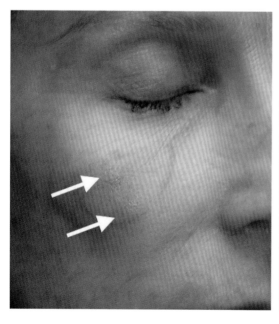
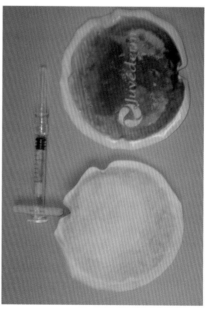

图 10-161　患者过度使用了冷冻冷却垫，导致脸颊皮肤出现小面积冻伤

第 11 章　唇部美容手术：唇部解剖学与组织学特征
Cosmetic Lip Surgery：Lip Anatomy and Histology

Joe Niamtu III　著

李晓宁　慕莉莎　译

　　唇部承担很多功能：进食、饮水、说话、模仿动作、亲吻，还是经口呼吸的一个阀门。唇部有面部最典型的血管结构，颈外动脉分出面动脉，后者的上下唇分支为唇部供血。唇动脉位于唇后部 1/3，处于门牙高度平面（图 11-1）。该血管的深度需牢记，但所幸大部分缩唇手术都不会深及这条血管的位置。

　　唇的解剖构造非常特殊，唇是三层组织的过渡，从有毛发的皮肤到红唇组织再到口腔黏膜。有毛发的皮肤部分终止于皮肤 - 红唇交界处。鳞状上皮红唇组织由一层很薄的角化复层鳞状上皮组成，与下面的真皮多有交错（图 11-2）。红唇部分没有毛囊、汗腺或皮脂腺（但有时也会有少量存在）。因没有皮脂腺，唇红组织易发生干裂，因此唇部必修由唾液保持湿润。红唇部分的颜色来源于其下真皮中丰富的血管丛。因有大量的感觉神经分布，该部分非常敏感。

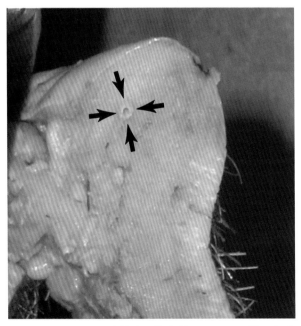

图 11-1　唇部动脉（箭头所指）位于唇后 1/3 处，与大部分手术区域一般相距较远

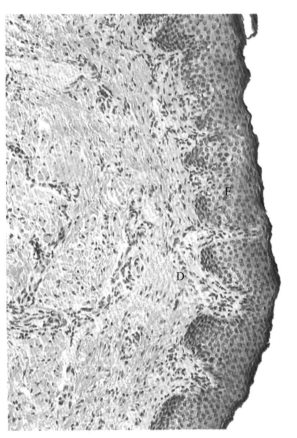

图 11-2　红唇组织缺少毛囊、汗腺和皮脂腺（也可能会有少量存在）
D. 真皮；E. 上皮

红唇露出的这层薄薄的角化复层鳞状上皮过渡为较厚的非角质复层鳞状上皮，变成口腔黏膜。这层较厚的上皮下面是黏膜下层，其中含有大量附属唾液腺，包括浆液性、黏液性和混合性浆液黏液腺。

唇部体积的大部分由口轮匝肌组成，该肌肉向两侧从侧周融入到复杂的口角轴中，后者会聚了大量口周表情肌。轮匝肌靠近唇后部，环绕唇红深面，终止于红唇皮肤交界处（图11-3）。图11-4为唇部结构切面图。

一、唇上提手术

这种手术又叫作鼻下上唇提升术、天使之翼提升术或喇叭状上提术。时常会有患者来整形诊所要做丰唇手术，但他们的唇部构造并不十分适合注入填充物。上唇加长会带来很多容貌问题。首先，拉长的上唇没有美感。年轻人嘴唇稍短，有曲线，比较饱满；年级稍长者嘴唇变长，逐渐干瘪，失去曲度（图11-5）。此外，

嘴唇太长也会盖住上齿，患者看起来好像戴了假牙。

而唇上提手术有诸多美容效果。上提手术可以缩短变长的嘴唇、看起来更年轻，使嘴唇有曲线，展现红唇缘，嘴唇形态更加饱满（图11-6）。术后患者会露出几毫米的门齿，一般会认为这种形态更为美观。迷人的笑容通常都会露出一点门齿，在安静状态下会露出，微笑时更明显。门齿完全遮住的患者易显老态，笑容不自然。

鼻下上唇上提手术的基本操作，是从鼻小柱下方上唇区切除一块肌肉或喇叭形的皮肤。切除组织并缝合关闭伤口后，嘴唇不仅会（上提），唇红缘也向上、向外卷曲。

此手术只适用于唇部高度充足的患者，否则会出现术后唇部过短，这一点需要谨记。如果给唇部高度不够的患者开展此类手术，术后患者的门齿将有较多暴露，患者可能很难闭合双唇。手术切除量应视希望达到的上提程度而定，多切除25%，矫枉过正，以防反弹。至少要切除6mm宽的皮肤才能有明显效果，并且应注意术后唇高不能小于10～15mm。手术随机性比较强，需要考虑多重因素，才能达到自然效果。大部分患者只需进行皮肤切除，但有些医生会建议一些患者切除部分口轮匝肌。我曾见过很多别的医生处理过的病例，患者切除肌肉后出现功能和外观异常，需要请有唇上提手术经验的医生会诊处理。

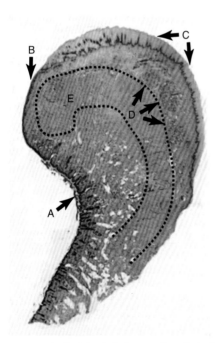

图11-3　A.唇周皮肤包含发囊、汗腺和皮脂腺；B.红唇部分有一层较薄的角化复层鳞状上皮；C.过渡为口腔黏膜较厚的非角化复层鳞状上皮；D.口腔内黏膜的黏膜下层中含大量小唾液腺；E.可见口轮匝肌在下层，组成唇部的主体部分，红唇部分的前部几乎与口轮匝肌相接（图片由 Courtesy Oklahoma University School of Dentistry 提供）

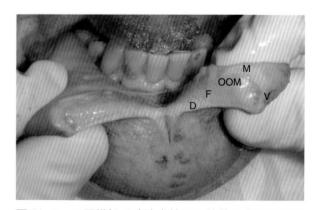

图11-4　下唇横切面请注意轮匝肌的位置靠近唇部的口腔面，距皮肤表面较远；轮匝肌在红唇皮肤交界处出现卷曲，并止于此处

D.真皮；F.脂肪；OOM.口轮匝肌；V.红唇；M.口腔黏膜

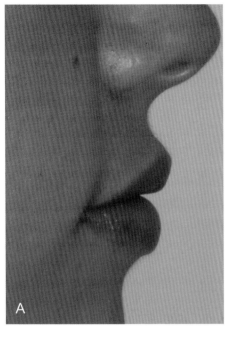
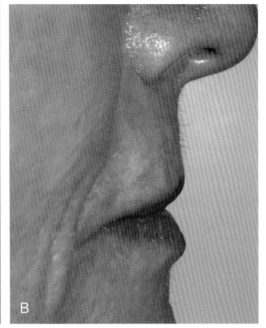

图 11-5　A. 年轻人的嘴唇较短、丰盈、有曲线；B. 年长者嘴唇较长，失去曲度，较干瘪

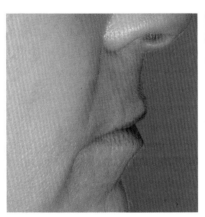
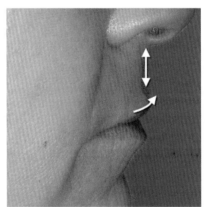
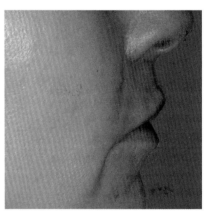

图 11-6　唇上提手术缩短嘴唇高度，使唇部更美观，并使患者轻露部分门齿，该手术还能使唇后部稍微卷曲，使嘴唇看起来更加圆润丰满

（一）手术操作

对于此类手术，使用局部麻醉即可操作，但使用静脉复合麻醉可能会让患者更放松，术者也可以在患者的鼻子下方自由操作。手术成功与否主要取决于手术标记的准确度。在这种情况下，不仅仅是标记测量问题，还要注意曲线和弧度。鼻下方的曲线很容易影响手术效果。要根据鼻翼、鼻小柱和鼻孔的结构做精细、有曲度的弧形切口，在切口下唇也要做相应的处理。虽然我做这个手术已近 20 年，但我仍然会在标记患者切口时查看一下术前设计的图片（图 11-7）。切口标记在鼻基底的下方稍下的部位，从一侧鼻翼延伸至另一侧鼻翼，并逐渐缩窄。

切口设计不能与鼻基底的曲线相交而进入到鼻前庭。手术切除量应视嘴唇长度而定，一般切除 6 ～ 10mm 皮肤（图 11-8）。

使用 11 号或 15C 号手术刀片切开组织，需特别注意切口顺鼻翼的外形走（图 11-9）。切开皮肤后，我喜欢用不出血的方法，如使用 CO_2 激光器或射频电针来将皮肤与皮下组织进行分离（图 11-10）。我一般不切除口轮匝肌，除非这块肌肉过于肥厚。皮肤切除之后手术也基本完成了，接下来只需缝合。切口外形的高低峰谷能让医生准确地将切口的边缘缝合起来，皮下缝合使用 5-0 可吸收线缝线（图 11-11）。皮下缝合完成后，用 6-0 尼龙线进行连续缝合（图 11-12）。

图 11-13 至图 11-18 展示了唇部提升之前和之后的对比图。

（二）并发症

此类手术并发症较少。为保证术后结果可控，应进行准确诊断、仔细筛选患者。虽然大部分患者术后都达到了美容效果，但我还是遇到过三四名术后出现瘢痕的患者，后来使用 CO_2 激光器消除了瘢痕（图 11-19 和图 11-20）。切除量过少，后期可进行手术修整；切除量过多则很难弥补。目前我还没有经历过切除过多的事故。

二、缩唇术（唇缩小成形术）

1. 诊断和咨询

虽然绝大部分患者是以丰唇为目的，但还有一些患者希望嘴唇缩小，缩短高度或改变整体外观。巨唇症是指唇部增生肥大的情况。

很多种族都有唇部肥大的特点，包括黑人和亚裔人（图 11-21）。在本章以下部分，笔者将由种族遗传原因而呈现唇部肥大的情况称为种族特征唇肥大。具体而言，这类人群的唇部比白种人大、普遍愿意接受缩唇术（唇缩小成形术）。

白种人的上唇一般占整个唇部体积的 1/3，下唇占 2/3，二者比例约为 1：1.6（图 11-12）。黑种人的唇部各方面都比较大，一般情况下其上下嘴唇体积相当。种族特征明显的嘴唇一般比较突出，部分原因为唇部有较多软组织团块。不同种族的红唇高度有较大区别。黑种人男性上唇 13.3mm，下唇 13.2mm；黑种人女性上唇 13.6mm，下唇 13.8mm。北美白种人红唇高度男性上唇 8mm，下唇 8.7mm；女性上唇 9.3mm，下唇 9.4mm。

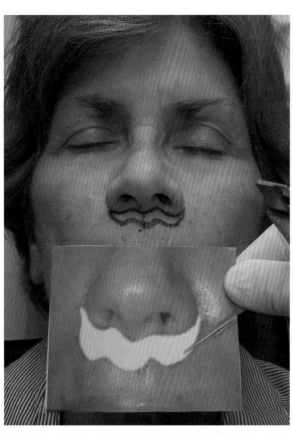

图 11-7 保存一个天使翼状（或牛角型）图片，可确保每次都复制出合适的手术切除区域

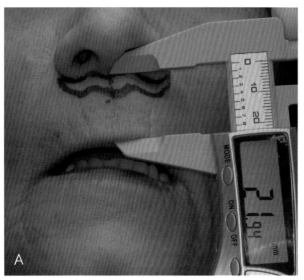

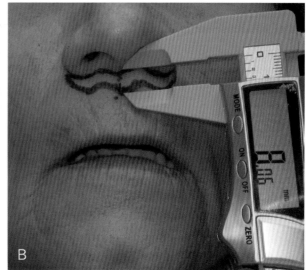

图 11-8 A. 术前唇长高约 22mm；B. 患者计划切除 8mm，剩余净唇高为 14mm

一般而言，安静状态下的人双唇之间的空隙约为 0~3mm。患者的唇间空隙如果过大，则不适合做该手术。另外，如果患者在安静状态或微笑时牙齿暴露过多，患者不宜接受上唇缩唇术，因为唇部缩短后露出的牙齿会更多。

特此强调，应鉴别排除巨唇症患者中颌面畸形的特殊情况。通过侧位颅面 X 线片可以了解齿部、口腔和颌面情况，有助于医生了解患者是否存在着不能进行缩唇术的齿面异常。很多黑种人骨性双上颌前突，其中上颌骨和下颌牙槽骨之间成角及牙齿前凸，都会影响唇部形态（图 11-22）。如果未能发现齿面异常，贸然进行缩唇手术，则容貌缺陷会因唇部缩短而更加明显。并且会暴露出牙齿的畸形。双上颌前凸常伴随着短颏，颏部的短缩可使下唇看起来显得更大（图 11-23）。佩戴正畸矫治器（牙套）的患者应待正畸治疗结束后再接受缩唇术，因为牙齿的变化可能影响唇部形态。

从美学角度来看，一般而言唇部肥大会让人失去美感，或对自己的外貌不自信（身体其他部分也是如此）。嘴唇过大也会影响功能，有些情

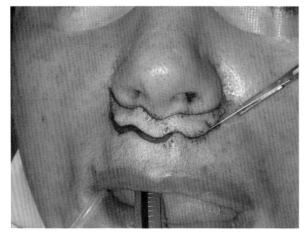

图 11-9　使用手术刀切开翅膀形（或喇叭形）轮廓边缘，切至皮下组织平面

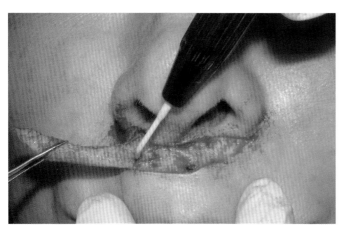
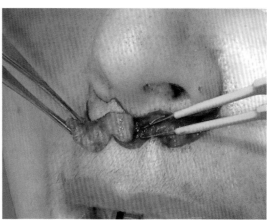

图 11-10　皮下剥离可用方法很多，但我更喜欢出血少的方法，如激光或射频微针或用细尖双极电凝止血

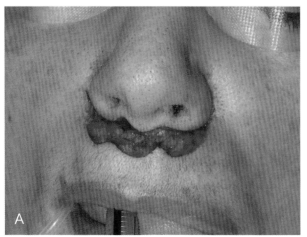
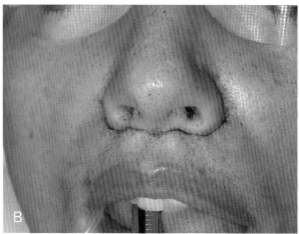

图 11-11　A. 皮肤切除到皮下组织平面；B. 用 5-0 肠线进行皮下缝合，手术操作应尽量流畅、精确，不能偏离切口边缘，才能实现最佳美容效果

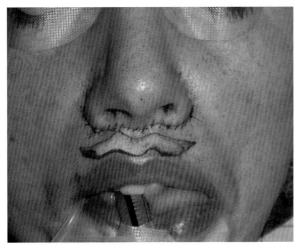

图 11-12　缝合关闭切口与切除皮肤标本

况下说话和进食会因此变得困难，口轮匝肌张力异常还会让人流涎。另外，嘴唇肥大的患者在进食和说话时可能咬到自己。

其他少数族裔患者想要接受缩唇术，可能不是由于种族性唇部肥大，而只是希望自己看起来更有国际范。有的患者手术调整眼睛的形状、拉直头发、晒黑皮肤、填充嘴唇，也是出于这种心理。我把这种现象叫作美容悖论，小的想要大的，大的想要小的，总是这山望着那山高。美的定义的确因人而异。来做缩唇术的黑种人患者，大部分都既想缩小嘴唇，还想切除部分嘴唇外翻出来

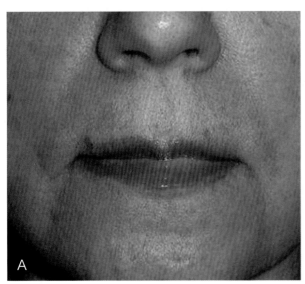

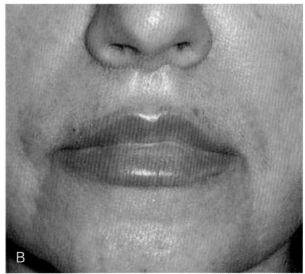

图 11-13　唇上提术之前（A）与术后 3 个月（B），注意患者唇部变短，且上唇更加饱满

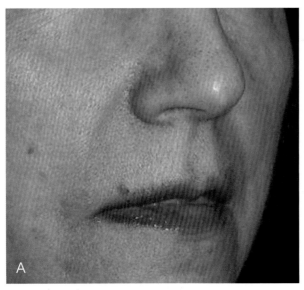

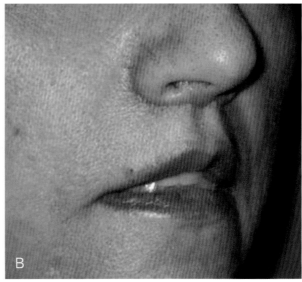

图 11-14　唇上提手术之前（A）与术后 8 个月（B），上唇变短且更加丰满

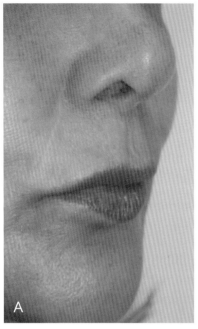
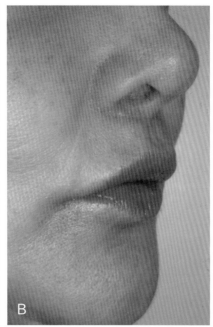

图 11-15　唇上提术前（A）与术后（B），可见嘴唇长度更美观，且明显上翘

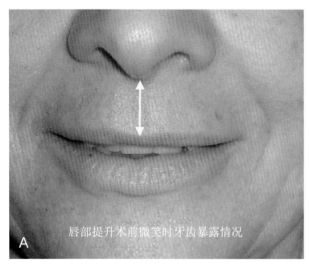

唇部提升术前微笑时牙齿暴露情况

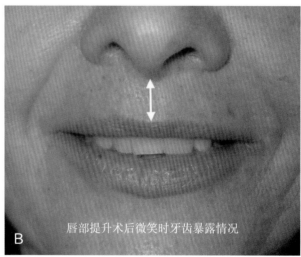

唇部提升术后微笑时牙齿暴露情况

图 11-16　A. 手术之前微笑时呈现的上唇长度和门齿露出形态；B. 唇部缩短，门齿露出增加

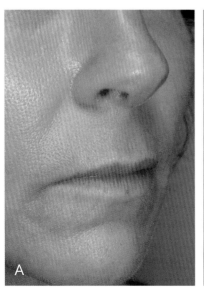
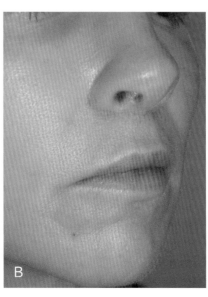

图 11-17　唇上提手术术前（A）与术后（B）的 3/4 侧视图。嘴唇变短且上翘明显。这种瘢痕可进行 CO_2 激光修整

649

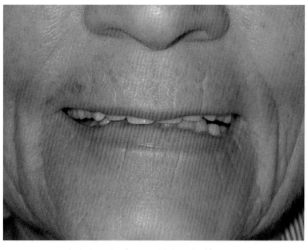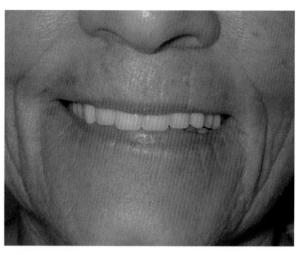

图 11-18　该患者上门齿露出较少，似戴假牙；唇上提手术使其笑容更加自然

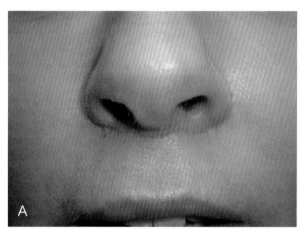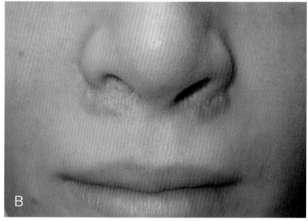

图 11-19　A. 该患者在唇上提术后 1 个月恢复良好；B. 该患者在唇上提术后出现增生性瘢痕，以病灶内注射类固醇和 CO_2 激光进行修复

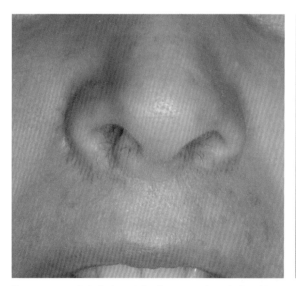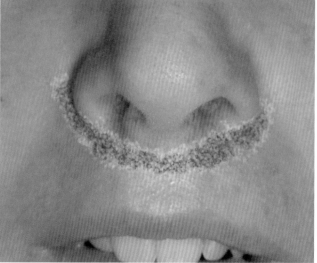

图 11-20　该患者在唇上提术后 8 周出现瘢痕，使用 2 个疗程的高强全覆盖 CO_2 激光修复治疗

的红色黏膜（图 11-24）。虽然大部分来做缩唇术的都是黑种人，但其实巨唇症不局限于黑人，也有白人来做此类手术（图 11-25）。

有的患者嘴唇整体较大，也有患者只有部分区域呈现肥大状态（图 11-26）。这种畸形叫作"重唇"，主要由唇后黏膜过多所致。唇部部分畸形也可能由外伤所致，一般表现为单边增大。

2. 鉴别诊断

巨唇症产生的原因可能是种族特点、齿面畸形（假性巨唇）、病理原因如淋巴水肿、血管瘤或其他疾病。此外，有些患者由于患有口轮匝肌功能障碍或中枢神经系统问题，从而导致下唇下垂；医生应注意检查患者的口轮匝肌功能。如患者不能缩回下唇、肌张力弱或其他原因导致的唇部无力，则不应对此类患者实施缩唇成形术。

（一）缩唇术手术步骤

1. 术前准备

术前评估包括讨论手术流程、麻醉问题，并由患者签署知情同意书。患者需知晓术后康复一般需要 1～3 周，需视肿胀情况而定，少数患者的康复时间可能更长。患者也应知晓，唇部的感觉功能可能暂时受到影响，同时正常唇部功能也会受限。医生必须向患者说明保守操作的重要性，因为如果遗留多余组织，后期还可以切除；但如果切除过多则很难弥补，这与睑成形术的道理类似。

术前 1d 患者遵医嘱服用 500mg 头孢氨苄，术后 5d 每天也要连续服用。口周疱疹反复发作的患者也可以加服抗病毒药物。患者也可以应用东莨菪碱以保持口腔干燥。

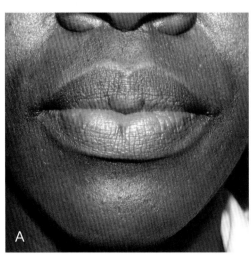
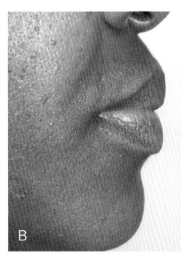

图 11-21　典型的黑种人唇部尺寸与形态

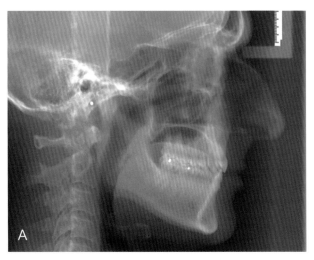
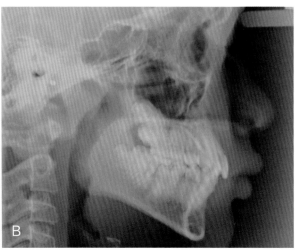

图 11-22　头影测量射线照相
A. 典型白人骨骼结构；B. 典型黑人骨骼结构

651

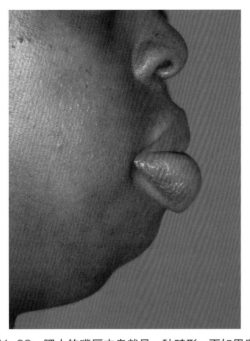

图 11-23　肥大的嘴唇本身就是一种畸形，而如果患者还有小颏畸形，下巴没有突出和支撑，则会让这种畸形更加明显

2. 麻醉

唇部缩小在局部麻醉下就可以有效地实施，但由于手术过程中出血较多，因此大多数患者和外科医生认为在静脉复合麻醉下实施效果会更好。

3. 手术设计

当患者准备手术时，需要完全卸妆，并且进行术前摄影，其中最少要拍摄正位，斜 45°侧位和侧位照片。另外对于远期存档的患者可以补充微笑和吹口哨动作的拍摄。

与眼睑手术相似，术前设计是非常重要的。首先应将嘴唇擦干并用酒精擦拭，以便更好地黏附记号笔墨水，并在嘴唇标记后用纱布放在嘴唇之间以保持嘴唇干燥，以免唾液模糊术前标记。如果标记消失或模糊，可能会影响手术效果。患者应在直立位和局部麻醉注射前进行标记；仰卧或麻醉充血状况下会扭曲正常的解剖结构。

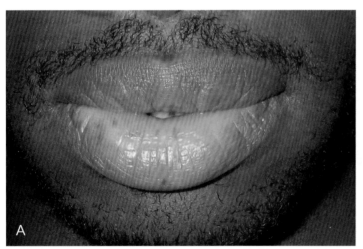
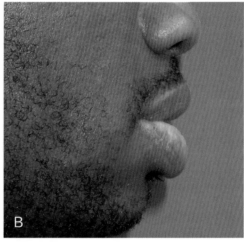

图 11-24　A. 大部分来做缩唇术的患者都会表示自己在安静状态下有过多红色部分（即黏膜）露出；B. 出现下唇外翻

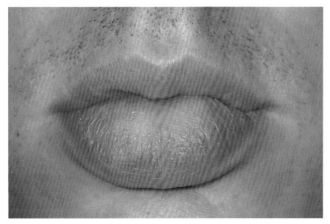
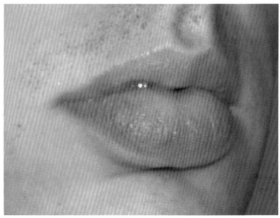

图 11-25　白种人也会有嘴唇肥大情况、想做缩唇手术，虽然比较少见

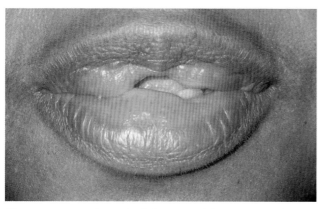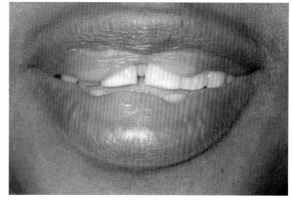

图 11-26　重唇症是唇部增生的另一种表现，在这种情况下患者只需切除黏膜部分，而不用切除唇体

标记嘴唇要去除的多余部分比手术技巧更重要。基本原则是在湿/干线上或此线后面做标记。该标记线是切口前唇前部及缝合后最终瘢痕的位置。将切口向前设置太远会产生明显的瘢痕并去除过多的红唇。

我个人常用的标记方法如下。我让患者舔一下嘴唇，然后闭上嘴，保持放松。做这些动作的时候，大部分患者不会盖住牙齿，因而下巴及嘴唇都保持在自然状态和位置。当患者处于安静状态时在其上下唇上做标记。之后，我让患者缩拢嘴唇（沿牙齿方向拉伸双唇），这样会减少唇部突出和红唇露出。我会给患者一个镜子，让他们重复刚才缩拢嘴唇的动作，向我展示他们希望自己的红唇部分露出的大小和样子。大部分患者多年来常常在镜子前做这个动作，他们能轻易重复这个姿态。然后让患者放松，这样就能看出两种唇部形态的差异（图 11-27）。这就是我们真正需要的切除量。黏膜非常有弹性，因此要切除的量是所测量的 1.5 ～ 2 倍（图 11-28）。我还标记了中线，这样有助于较准确地估计缝合线的位置。

在实际画线时最重要的一步，是保证标记

的前部位于黏膜的干/湿交界线上或之后。在这里湿润的黏膜与干燥的红唇相接。当患者在安静状态时，我们一般看不见这部分。如果切口的前部位于干/湿交界线之前，别人就会看见这个切口。正如图 11-28 所示，在这个案例中总共要切除 12mm 黏膜。也就是说要在干/湿交界线之后切除 12mm 宽的黏膜；一定不能切除干/湿线之前的黏膜。

要切除的标记区域的形态像一个弯曲的椭圆也像一张微笑的脸，中间宽、两端变窄，到口角处终止。椭圆的宽度应与要切除的组织量一致。椭圆的边缘逐渐向交接处收紧，这样才不会留下一个"猫耳朵"状的畸形。切口逐渐接近嘴角，类似于在睑成形术中切口接近两侧边缘。切口应在上下唇交接处前若干毫米的部位终止，这样效果更好，因为如果切口到口角，有些患者就会留下伤疤，尤其是在上下唇同时手术的情况下。

图 11-29 展示了缩唇术中典型的切口标记。

（二）手术步骤

我一般会给做缩唇术的患者服用镇静剂，然

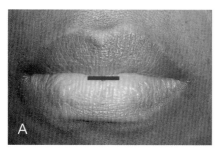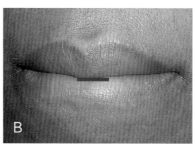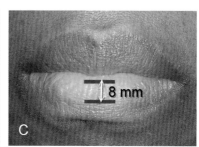

图 11-27　A. 准确的唇部标记是缩唇术的重要环节，当患者处于安静状态时标记唇部；B. 让患者对着镜子把嘴唇回缩到想要的状态，做出标记；C. 患者唇部再次放松，两次标记之差就是需要切除的量，在此案例中要切除 8mm

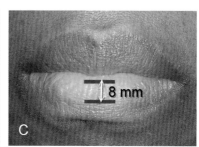内的文字：8 mm

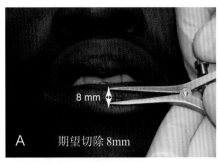
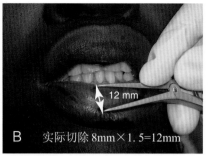
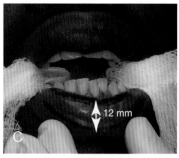

图 11-28　因为嘴唇很有弹性，因而实际切除的黏膜量要多于患者想要切除的部分，如果医生测量出的标记之差为 8mm，要想达到这个效果，则实际切除部分应是标记之差的 1.5~2 倍，也就是说，想要达到切除 8mm 的效果，实际切除的黏膜应是 12~16mm，经验较少的医生最好保守一些，不要切除太多

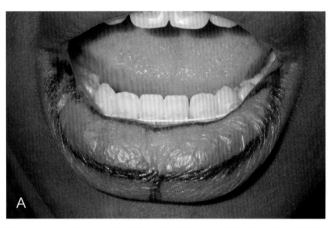
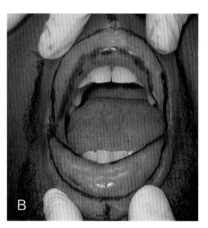

图 11-29　A. 单唇缩唇术典型标记，切口的边缘逐渐变窄，在口角稍靠前的部分终止；B. 上下双唇缩唇术的切口标记。注意图中的中线标记，此标记能帮助医生较准确地估计缝合线的位置

后用 2% 的利多卡因混合 1 : 100 000 的肾上腺素在患者唇部浸润麻醉。这个步骤对于止血、止痛和水分离非常重要。阿托品、格隆溴铵等迷走神经阻断药可帮助减少唾液分泌。

唇部血管丰富，所以我常用 CO_2 激光器或射频微针等具有止血功能的器械进行切除。这两种方法能有效切割并能止血。出血越少，手术越成功，肿胀、疼痛、伤痕就越少，恢复也越快（图 11-30）。

将黏膜与黏膜下层分离的过程很像剥葡萄皮，也和睑成形术中分离皮肤与眼轮匝肌的过程类似。紧贴黏膜下方的一层组织由黏膜下层构成，其中含有大量小唾液腺，有时还能看到口轮匝肌（图 11-31）。

不能在伤口边缘做潜行剥离，否则将影响将唇部向回拉的效果。比较轻微的缩唇术中只切除部分黏膜，就能使唇部回缩、后退。在大型缩唇手术中，可能需要切除一些深层组织（如黏膜下层、小唾液腺，有时会切除口轮匝肌），切成 V

形或楔形，以减少唇部体积（图 11-32）。

在大型缩唇术中，楔形切割也能减少切口的张力。所有的步骤都是为了把手术对口轮匝肌的伤害降到最低，以期不影响其功能。医生需注意做椭圆形切除时不能改变唇弓形态和嘴唇中间的突起。这种手术的目的是移除一部分唇部组织，以使嘴唇向后翻卷，同时不改变正常的嘴唇形态。

从切下第一刀起就要重视止血（图 11-33）。唇部血管丰富，出血可能会影响术野清晰度。最后的止血也很重要，以防止出现血肿和进一步的肿胀。细尖射频双极电凝在此类手术中非常好用。

组织切除完毕，就要开始缝合关键位置。首先要确定好中线位置（在手术开始前就已经做好标记），先缝合此处。关键点缝合要遵循“取半”原则，第二处缝合点位于第一处缝合点和缝合终点的中间位置，照此方法，缝合 5 ～ 6 处（图 11-34）。缝合关键点时，我喜欢好用 5-0 肠线、丝线和编织尼龙线，这类线在伤口处产生的拉力更足。

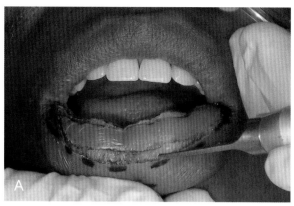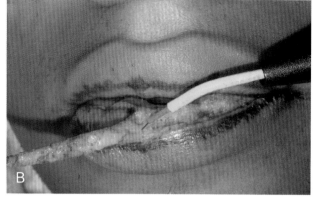

图 11-30　CO_2 激光器或射频微针切割法既能切开组织又能止血，应用于唇部手术非常高效

最后，用 5-0 线连续缝合其余部分。连续缝合不能太紧，否则可能会渗血。此外，注意术后可能出现水肿，缝合太紧可能会出现开裂或导致组织坏死。

在开始阶段，唇部会有水肿，因此能看见伤

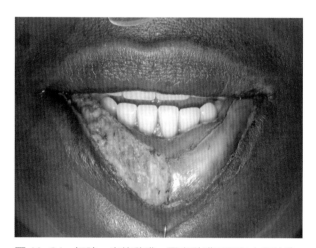

图 11-31　切除一半的黏膜，露出黏膜下层和小唾液腺

口，但应告知患者，随着伤口一点点愈合，水肿会消失，嘴唇也会后缩，最终伤口会被掩盖起来。

（三）次全缩唇术

大部分缩唇案例中都需要切除连续的多余黏膜，但也有些病例并非如此。具体而言，有些重唇症的患者双唇都有多余组织，但这些组织不在中间位置（图 11-35）。这些患者不但红唇偏大，而且口腔黏膜很多。

此类手术步骤与之前所述的基本相同，但很少切除甚至不切除中线黏膜。对于部分患者，切除的部分必须延长至嘴角，防止出现"猫耳"畸形，保证切除部分对称。

（四）术后护理

缩唇术不需要使用敷料。术中会使用类固醇

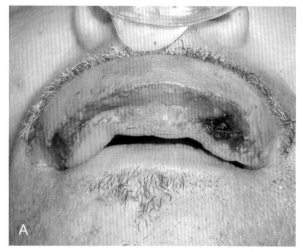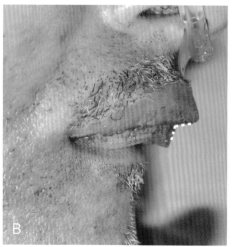

图 11-32　小型缩唇术中切除了一小段黏膜，较大型的缩唇术的目的是有效缩小嘴唇的体积，医生会楔形切除一部分深层组织，切口呈 V 形凹陷

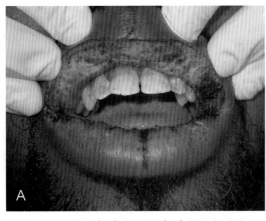
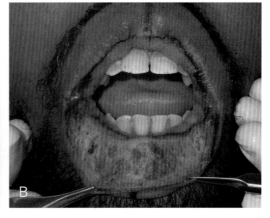

图 11-33 上唇（A）与下唇（B）切除与止血

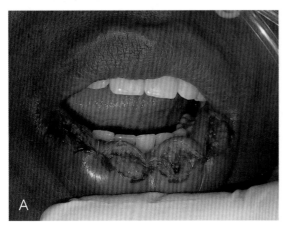
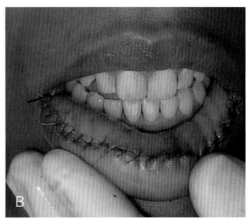

图 11-34 A. 首先缝合切口的关键位置，第一针先缝合中线；B. 连续缝合整个伤口

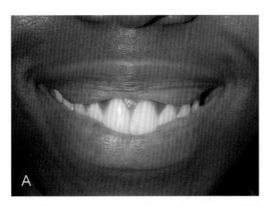
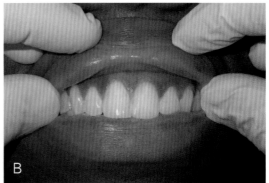

图 11-35 A. 典型的重唇症；B. 翻转嘴唇后暴露出哑铃形组织，需要切除

激素，术后可以为患者提供口服类固醇激素以缓解水肿。术后会立即开始冰敷并持续 2～3d，要求患者睡觉时抬高头部。保证唇部始终涂有抗菌凡士林药膏，防止脱水。嘱咐患者术后 72h 只吃流质食物或软质食物，避免过度运动，刷牙时要特别小心。用双氧水和抗菌药膏护理伤口。如果使用的是不可吸收缝合线，则术后 1 周可拆线（图 11-36）。

（五）并发症

缩唇手术很少出现严重并发症，有时需判断是否需要再次切除。在这种情况下，患者有必要进行修整手术。与睑成形术类似，缩唇术中切除量过大可能会带来很多问题，因此医生要避免切除过多，经验不多的医生尤其要注意。

因为唇部血管丰富，有些患者术后会发生水肿，

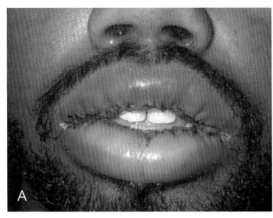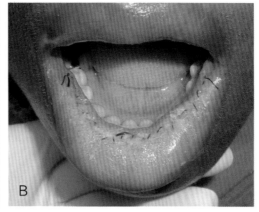

图 11-36　A.患者进行双唇缩唇手术 24h 后出现明显的肿胀，但也比较常见；B.下唇缩唇手术后 1 周的缝合痕迹

因而十分惊慌，但其实并无大碍。应提前提醒患者可能出现水肿（图 11-37）。我曾见过一些患者在术后 2～3 周才消肿。可嘱咐患者抬高头部、热敷、术后 5d 每天服用 60mg 泼尼松，以控制术后水肿。

唇部血管丰富，因此缩唇术后感染率非常小。所有患者都要在术前 1d 到术后 5d 服用头孢氨苄，6h 一次，一次 500mg。

必须告知患者术后几周内嘴唇的感觉和运动功能可能会受影响，但这属于手术后遗症，而非并发症。

在消肿之前可能会看到缝合线，需要告知患者在康复过程中缝合线附近会有异样感觉。唇部感觉非常敏锐，因此经历唇部手术的患者可能更容易感受到细小的异常感觉。切口处可能会产生黏液潴留"囊肿"，可直接切除；这种情况非常少见。有些患者在康复过程中可能会发现切口周围出现瘢痕。通过按摩、在病灶内使用曲安奈德予以治疗（图 11-38）。

以我的经验来看，大部分患者在术后 4~8 周症状会消失，患者会满意。有些患者表示对术后效果比较满意，但希望切除量能稍微更大一些。和眼睑手术类似，如果缩唇术切除的部分"稍微多了一点"，最后的结果可能是切除太过、手术失败。有的患者可能需要做修整手术，但比较少见。

（六）案例展示

图 11-39 至图 11-44 运用上述方法进行缩唇手术，术前与术后效果对比。

三、结论

并非所有的患者都需要丰唇。唇部黏膜切除与鼻下方唇上提手术都非常简单、精确、易于控制，能够解决唇部肥大和过长两大最常见问题。

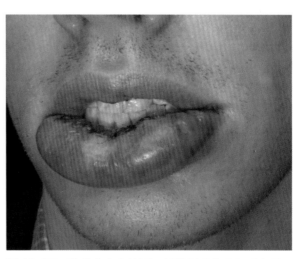

图 11-37　这位患者在接受下唇缩唇手术几天后出现了严重的下唇水肿，严重的水肿可能会导致缝合线开裂，虽然患者很担心，但通常没有大碍。虽然当下能看到缝合线，但等到湿/干线后缩之后缝合线就会被遮住

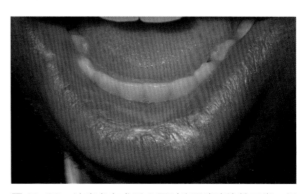

图 11-38　该患者在术后 8 周时出现瘢痕比较正常，但前方的瘢痕上有一小段突起，随着时间推移再加上患处按摩能够有效消除

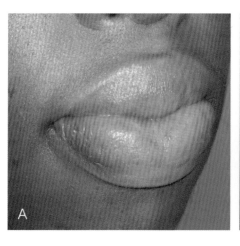
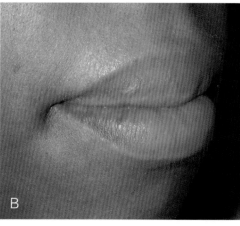

图 11-39 患者接受双唇缩唇术之前（A）与 3 个月之后（B）

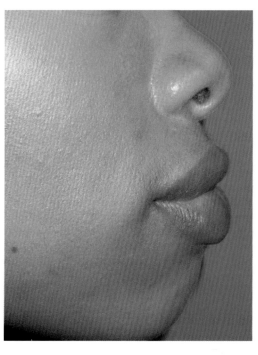
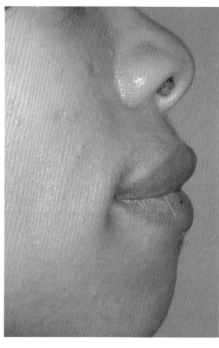

图 11-40 患者接受下唇缩唇术 3 个月

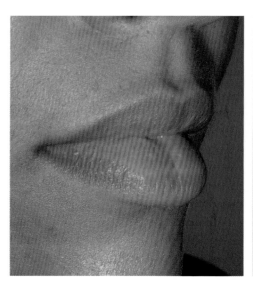
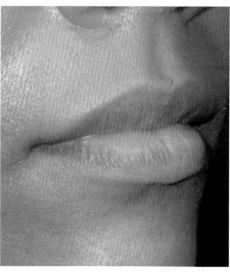

图 11-41 患者接受下唇缩唇术 8 周

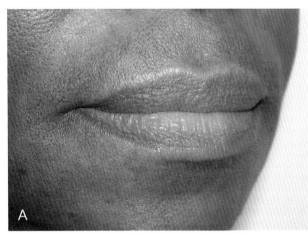
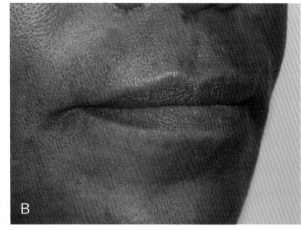

图 11-42　患者接受双唇缩唇术 4 个月

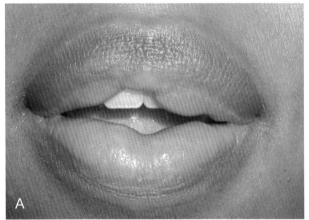
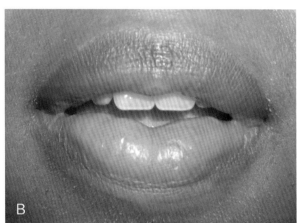

图 11-43　患者切除上唇的重唇术前（A）与术后（B）

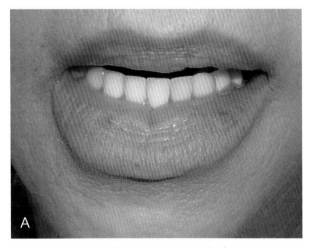
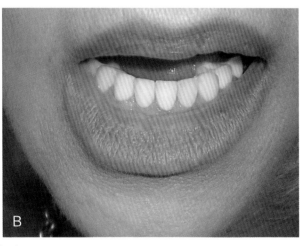

图 11-44　患者接受下唇缩唇术之前（A）与 3 个月之后（B），注意瘢痕的位置

第 12 章　长期皮肤护理
Lifetime Skincare

Suzan Obagi 著

李晓宁　赵　帆　译

　　大部分美容相关从业人员及患者认为美容性治疗的目的是修复皮肤老化的外在表现，而不去关注预防皮肤内在结构的衰老变化。尽管有许多患者选择了手术、激光，以及其他需要在院内进行的治疗手段，但有时良好的护肤方案在合适的患者身上能产生媲美上述有创手术性方案的效果。本章详细介绍了这类护肤方法，同时也包含了一些照片记录，展示经科学设计的日常护肤方案的益处。

　　尽管护肤仪器设备行业的发展向好，市场上新护肤产品的数量仍在不断增多。患者希望在更长寿、更健康的生活中保持容貌的最佳状态，这意味着许多人会尝试一种又一种的护肤产品。因此，我们专业人士应该为这一客户群体提供既临床有效又性价比最高的方案。此外，在推出新产品或设备之后，我们必须帮助他们对网络和杂志上的"爆款"进行科学分析。每位美容行业的医师都应该有为每位患者制订个性化护肤方案的能力，这可有助于为患者提高院内治疗和手术效果的满意度。

　　本文作者的护肤方法是 15 年来为不同肤质的患者治疗各种皮肤问题的经验总结。面对越来越多的求美患者，与他们建立良好关系最好的方法就是建立信任与信心。患者来我们的诊所时，我们要让她们感受到我们提供的是正规的医疗护肤手段，这与那些随处可见的美容中心完全不同。经常会见到一些患者，他们在其他机构花了钱，却只换来了顽固的痤疮、黄褐斑和光损伤。

　　为患者提供有效的护肤方案的另一个好处在于，在几周内就可以看到效果，患者有信心继续进行我们设计的方案（图 12-1）。

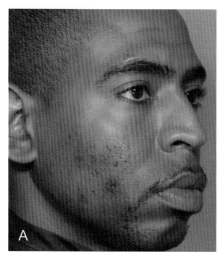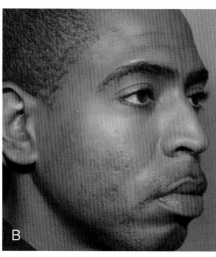

图 12-1　A. 该患者因痤疮而患有严重的炎症后色素沉着；B. 患者开始采用外用药物护肤方案 6 周后，该方案使用维 A 酸、氢醌治疗痤疮和色素沉着，矿物质防晒霜防晒

如果选择得当，外用药物护肤方案通常可以取得与目前市场上的非侵入式激光和磨削换肤类仪器相同的效果（甚至更好）（图 12-2）。外用药物护肤方案也可使院内治疗的效果更持久。

本章将介绍作者皮肤年轻化的规范化方案，包括皮肤生理学、衰老的成因及患者的皮肤评估。清晰地理解这个主题有助于给予患者正确的治疗与方案。

一、皮肤解剖结构

了解皮肤解剖学基础与构成皮肤的主要细胞功能的知识对于规划皮肤年轻化方案十分关键。皮肤可分为持续进行相互作用的三层：表皮、真皮和皮下脂肪（图 12-3）。虽然许多细胞在皮肤功能中发挥着作用，但本章将重点介绍三类细胞：角质形成细胞、成纤维细胞和黑素细胞。这三类细胞在提升皮肤质地和外观中扮演着最主要的作用。

二、表皮

表皮是皮肤的最浅层，由终末分化的复层鳞状上皮（角质细胞占比 80%～90%）、黑素细胞、朗格汉斯细胞和梅克尔细胞组成。它是身体的第一道防线，有机械屏障和抗菌屏障的作用。可以防止水分流失，保持皮肤稳态。

表皮分为四层，每层都具有特征性细胞形状和细胞内蛋白（从上到下：角质层、颗粒层、棘层和基底层）。角质层由含有角蛋白纤维的无核细胞组成，角蛋白成网状交织形成角质化包膜。角质化的包膜中有含有神经酰胺的坚固蛋白质 / 脂质聚合物，形成屏障减缓水分流失并提供机械保护。天然保湿因子由丝聚蛋白降解产物组成，即使在干燥条件下也能使角质层保持水分。表皮黑素细胞为树突状细胞，能够产生含有黑色素的小体（黑素颗粒）并将这些黑素小体运输到角质细胞中，从而赋予皮肤颜色。

皮肤年轻化的一个关键概念为"皮肤代谢周期"或表皮细胞更新的时间周期。这指的是从基底层细胞到角质层细胞直至脱落的过程。时间范围在 52～75d，时间不同的原因取决于不同的解剖学部位。比如，与足部的细胞相比，面部的细胞更替较快。皮肤更新周期可有效帮助患者了解使用产品或接受治疗后多久可以看到疗效。正常状态下医师指导患者使用外用药时应告知患者，大约 6 周后（或一个皮肤更新周期）可以逐渐看到皮肤的改善，坚持使用疗效更佳并且在第 3～4 个皮肤更新周期时达到最佳。

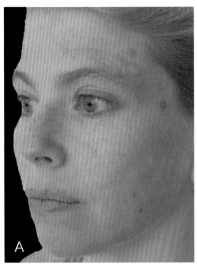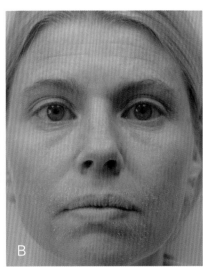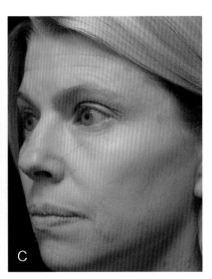

图 12-2　A. 该患者表现出严重的日光损伤，并要求对褐色斑点进行激光治疗；B. 患者开始采用外用药物护肤方案 3 周后，该方案使用维 A 酸、氢醌和 α- 羟基乳液治疗日光损伤、褐色斑点和皱纹的问题，矿物质防晒霜防晒；C. 使用外用药 6 周时，患者局部仍有皮肤潮红和脱屑的症状，这是维 A 酸刺激性皮炎（不是过敏反应），短期之内她的肤色变化明显，随后细纹减少，未使用激光治疗

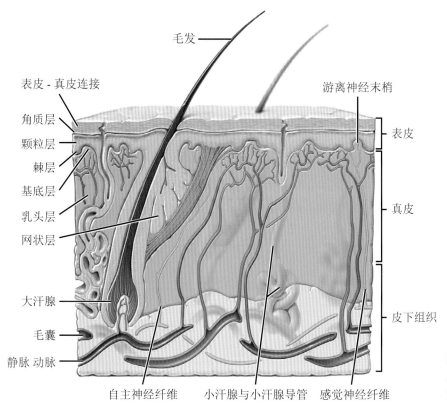

图12-3 皮肤的构造如图，表皮、真皮、皮下脂肪和皮肤内的附属结构

（图中标注：毛发、表皮-真皮连接、角质层、颗粒层、棘层、基底层、乳头层、网状层、大汗腺、毛囊、静脉 动脉、自主神经纤维、小汗腺与小汗腺导管、感觉神经纤维、游离神经末梢、表皮、真皮、皮下组织）

三、真皮

真皮位于表皮和皮下脂肪之间。由于表皮中无血管供应，因此它由真皮中获得养分。与表皮厚度的多样性相似，真皮的解剖学厚度也各不相同。眼睑处最薄，小于 0.5mm，背部真皮最厚，超过 4mm。真皮中的成纤维细胞产生结缔组织基质的组成成分：胶原蛋白（主要为Ⅰ型）、弹力蛋白、蛋白多糖、葡聚糖和糖蛋白。胶原蛋白使真皮具有抗拉伸能力，而弹力蛋白帮助拉伸或变形的皮肤恢复其正常形状。蛋白多糖与葡聚糖可以吸收自己体积 1000 倍的水分，对皮肤的保湿作用十分重要。

毛囊、皮脂腺、大汗腺、小汗腺等皮肤附属结构由外胚层分化而来存在于真皮。这类结构是否存在及存在的密度随其解剖学位置而不同，如面部皮肤比颈部和胸部皮肤有更多的皮肤附属器。因为创面的修复与再生与皮肤附属器息息相关，所以在进行换肤术的时候必须考虑以上因素。真皮 - 表皮连接支撑表皮，允许细胞信号传导，紧密的连接表皮和真皮，抵御外部剪切力。

四、皮下脂肪

皮下脂肪位于真皮和肌肉层之间，功能上类似皮肤的"垫子"。脂肪小叶由结缔组织分隔，血管在结缔组织中通过。此外，脂肪在能量储备和美容方面起着重要作用，皮肤通过覆盖在身体轮廓上的脂肪形成各种形状。

五、皮肤衰老

需要了解，皮肤的衰老分为内源性和外源性因素。内源性衰老是随着时间推移，由细胞衰老的生物学变化引起的不可避免的过程。此外，现在认为，除了皮肤变化之外，随着时间的推移，骨骼、肌肉和脂肪也会进行性萎缩，这导致面部比例以一种复杂的形式持续改变。这些变化包括面部形状、前额高度、眉毛形状、眼睛大小、眼间距、鼻形、唇部容积、皮肤质地 / 肤色和色斑（图 12-4）。

六、内源性衰老

在细胞水平，似乎存在与皮肤衰老相关的细胞信号传导异常，同时出现黑素细胞、成纤维细

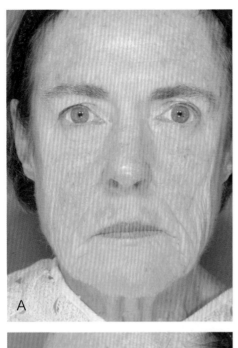
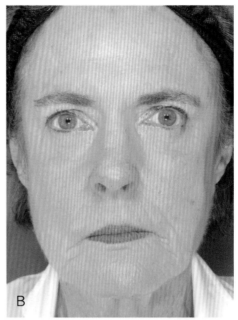
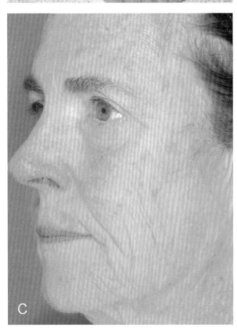
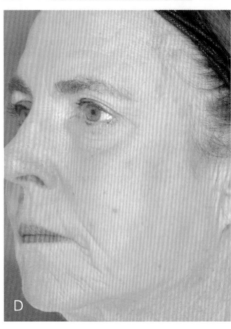

图 12-4 A 和 C. 一名 70 多岁的患者，她呈现大量内源性与外源性衰老的症状，导致皱纹、癌前病变皮损（光线性角化病）、面部容积减少；B 和 D. 患者接受全面部点阵 CO_2 激光换肤术与自体脂肪移植治疗后 3 个月

胞和角质形成细胞增殖（细胞更新）减少。在真皮内，出现细胞因子和酶的表达上调，如弹力蛋白酶、胶原酶、溶基质素和白细胞介素 -1。这些酶破坏正常组织的完整性，导致皮肤出现衰老的临床症状如皱纹、真皮的脆弱和变薄。在组织学上，这些改变表现为真皮 - 表皮连接处的表皮变平、真皮乳头和表皮嵴的消失，因此影响营养物输送，并使皮肤更容易受到外部剪切力的损伤。染色体端粒缩短进一步使衰老过程复杂化。端粒是短序列 TTAGGG 的串联重复序列，位于染色体的末端部分，阻止染色体的融合。细胞每分裂

1 次，端粒的最终 100～200 个碱基丢失。在一定次数的细胞有丝分裂后，端粒的长度变得极短，此时细胞停止分裂并进入老化阶段。

18 岁以后，真皮胶原蛋白和弹力蛋白的产生量逐年减少 1% 左右。几十年的累加导致真皮变薄、皮肤脆弱、伤口愈合缓慢。虽然与浅皱纹或细皱纹之间没有明确的组织学关联，但皮下脂肪结缔组织间隔的变宽和缩短可造成深大的皱纹。随着时间的推移，角质层中脂质合成的减少导致皮肤屏障功能受损，患者从而出现"敏感性皮肤"。对于服用降脂药物的患者，情况更为严重。

七、外源性衰老

用最简单的术语表达，外源性衰老的概念即为加快和放大的内源性衰老。外源性衰老在皮肤经年累月地接触污染、紫外线辐射和化学制品刺激等外环境因素中逐渐发生。虽然吸烟和日晒都会加速衰老过程，但两者的结合会成倍加速老化。

光老化发生的机制如下：（1）膜/核信号传导受损；（2）线粒体损伤；（3）蛋白质氧化；（4）端粒缩短、DNA 修复能力降低。紫外线辐射产生活性氧自由基，激活核因子 κB 的转录并导致促炎细胞因子的表达增加。这些过程反过来促进基质金属蛋白酶的产生，降解了真皮中的胶原蛋白和弹力蛋白。

在真皮成纤维细胞中，紫外线辐射诱导线粒体 DNA "普遍缺失"，导致线粒体蛋白质的合成受损，这使活性氧自由基进一步增多，并降低细胞活性。体外研究表明，长波紫外线是皮肤蛋白质氧化的主要原因。随着 DNA 修复能力的减弱，晒伤皮肤比未晒伤皮肤更容易产生皮肤恶性肿瘤。

外源性衰老或光损伤的皮肤具有一些与内源性衰老皮肤不同的组织学发现（图 12-5）。由于角质细胞的非典型变化，表皮可能萎缩（晚期）或增厚。最重大的发现是与真皮相关，其中可出现大量胶原蛋白和弹力蛋白变性。长此以往，这些变化在临床上可表现为皱纹、日光性弹性组织变性、皮肤色素异常、光线性角化病、毛孔粗大和毛细血管扩张（图 12-6）。

八、初步问诊目标

外用药物治疗方案的目标是逆转光老化损伤，通过增加胶原蛋白、弹力蛋白和葡聚糖减缓衰老，减少组织内的氧化损伤，并解决存在的问题（痤疮、红斑痤疮、黄褐斑等）。将皮肤恢复到健康状态需要明确病理变化和病理层次，并选择正确的护肤产品以达到治疗目标。

初步问诊应在光线充足的房间内进行，需要要求患者卸除所有化妆品。然后根据患者的求美需求或问诊过程中发现的问题对其进行问诊。可为患者提供一面手持式镜子，以便指出问题时使患者便于理解。然后向患者展示其他有相似问题的患者在接受治疗前后的照片，可以是采用护肤方案前后的，也可以是经过各类皮肤修复手术前后的（包括激光换肤术、中深度磨削、色素性皮损激光治疗、血管性皮损激光治疗、脂肪移植）。在开始采用新的护肤方案前，所有患者都会收到关于如何使用产品和预期反应的书面说明。教育患者正确使用产品以及如何处理预期的副作用十分重要，此举能令患者更加遵从医嘱。需要告知患者治疗的目标是使皮肤恢复正常、健康的状态。

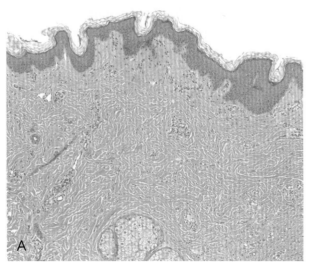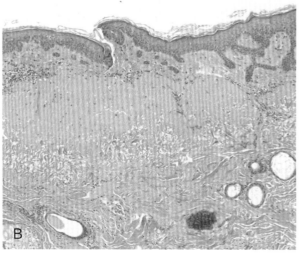

图 12-5 A. 健康皮肤的苏木精和伊红染色标本（H & E）显示正常角质层、正常表皮厚度、无非典型表皮细胞、正常表皮嵴和健康胶原纤维；B. 光损伤皮肤的苏木精和伊红染色标本显示表皮变薄、表皮嵴变平，以及真皮日光性弹力纤维组织变性

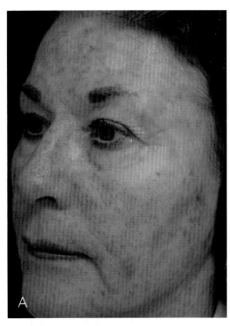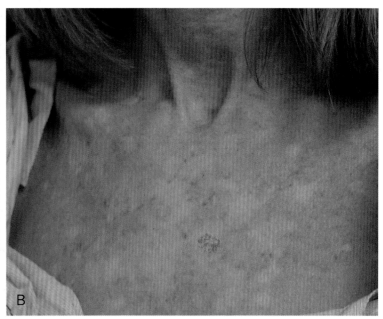

图 12-6 该患者的皮肤受到光损伤，于面部（A）和胸部（B）皮肤表现出皮肤异色、皱纹、光线性角化病，同时还有曾经进行活组织检查遗留的瘢痕及色素减退

九、外用药物

基于医学的护肤方案主要针对三种造成皮肤衰老的细胞：角质形成细胞、黑素细胞和成纤维细胞。制订正确的步骤可减缓衰老的过程，并在一定程度上逆转外源性和内源性衰老症状（表12-1）。

十、维 A 酸类

外用合成维 A 酸可以称得上是所有护肤方案的"主力"。就机制而言，维 A 酸与属于两种不同家族的核受体结合，以发挥其在特定基因转录方面的作用，控制表皮组织的生长、分化和稳定。合成维 A 酸有三代，第一代包括维 A 酸和异维 A 酸；第二代包括阿维 A 酸和阿维 A 酯；第三代有阿达帕林、贝沙罗汀和他扎罗汀。维 A 酸在皮肤年轻化方面的安全性和有效性记录最长。

维 A 酸对表皮和真皮均有好处。在表皮中，维 A 酸可以减少角质细胞异型性，协助黑素小体的均匀分散，并使角质细胞的更新周期回归正常。维 A 酸对真皮的效应包括提高胶原蛋白、弹力蛋白和葡聚糖的数量。通过减少胶原蛋白和弹力蛋白分解酶的产生，维 A 酸可进一步改善真皮。

表 12-1 临床护肤产品中最常用成分的作用机制	
外用药	**临床作用**
维 A 酸类	提高胶原蛋白、弹力蛋白、葡聚糖含量
	调节角质形成细胞成熟和增殖
	诱导角质形成细胞内黑色素小体正常分布
	减少痤疮皮损
角质剥脱剂	提高其他外用药物的吸收
	改善痤疮
	使皮肤质地光滑
	增加皮肤含水量
皮肤美白药物	改善色素性问题：缓解黄褐斑、黑子、炎症后色素沉着等
	抑制产生色素的酶或抑制角质形成细胞调控色素分泌
抗氧化剂	通过清除活性氧自由基来保护角质形成细胞 DNA
	最大化减少胶原蛋白分解
防晒剂	最大化减少角质细胞损伤
	减少光诱导的胶原蛋白与弹力蛋白分解
	减轻色素沉着问题

然而,维A酸的功效与浓度和用量都有关系。因此,患者在使用产品时遵循正确的比例和用量至关重要。如果缺少正确的指导,一旦出现初步的维A酸刺激性皮炎,大多数患者就会自行停药。理想情况下,在最开始患者应该使用 0.05％维A酸霜剂,晚间将 1g 产品（约 1in 的条状）涂抹于整个面部,包括下眼睑,并在完成面部后将多余的霜剂向颈部延伸。由于颈部、胸部和上眼睑皮肤较薄且细腻,因此每周只需进行一次或两次治疗。

治疗时需要预先告知患者,一开始会出现轻微的红斑和鳞屑,坚持使用药物,症状会在接下来的 6～8 周内减轻。一旦取得了目标临床效果,患者可以将其作为维持方案,将用药频率降低至每周三次,也可以继续每日使用（推荐）。怀孕期间不建议用药,因为维A酸是一种妊娠C类药物,他扎罗汀属于X类药物。所有开始外用维A酸的患者在最初的 3 个月角质层最薄,因此更易对光敏感,该情况会逐渐消失。在夏季,若患者已采取了一定防晒措施（避光、遮阳帽、防晒霜等）我们仍建议患者继续使用外用维A酸。

虽然维A酸在皮肤年轻化方面十分有效,但同时其会引起皮肤干燥,一些患者因此会有些犹豫。为了解决这个问题,许多外用乳膏使用视黄醇,它是一种非处方的维A酸前体。然而,视黄醇必须经过两个酶促步骤（视黄醇至视黄醛,视黄醛至维A酸）以转化为维A酸。该过程发生在浓度极低的条件下,因此可温和地改善皮肤。视黄醛是维A酸的另一种非处方前体,经过一个转化步骤便可变为维A酸。患者可以每晚使用视黄醛以代替维A酸,或者将其与维A酸交替使用,以保证每晚使用外用维A酸类药物。科学证明视黄醛具有良好的抗皱效果、直接的抗痤疮丙酸杆菌效果,且有比视黄醇更好的皮肤生物效应。

第三代维A酸的开发给予了光损伤皮肤更多治疗选择。每日一次使用 0.1％他扎罗汀在改善面部细纹和色素变化方面,可产生与 0.05％维A酸润肤霜相当的临床和组织学效果。阿达帕林凝胶经美国食品药品管理局批准,可用于治疗痤疮,并已显示每日使用两次该药物具有减轻色斑的临床效果。然而,阿达帕林没有 RXR 活性,并且优先结合 RAR-γ,而维A酸可与所有三种 RAR 受体（α,β,γ）结合。这或许能够解释与阿达帕林相比,维A酸在光损伤和减少皱纹方面效果更佳的原因。

十一、角质剥脱剂：羟基酸

α-羟基乙酸（AHA）与多羟酸（PHA）

将 α-羟基乙酸用作角质剥脱剂已有几个世纪的历史,是提取自牛奶或水果中的一类有机酸：乳酸（牛奶）、甘醇酸（甘蔗）、苹果酸（苹果）、柠檬酸（柑橘类水果）和酒石酸（葡萄）。这类酸通过破坏角质层内角质细胞的黏合及角化的上皮组织,从而打造皮肤的光滑感。α-羟基乙酸治疗痤疮的作用机制相同。此外,角质层的剥脱使其他护肤产品在使用时能够更深地渗透。

多羟酸是有多组羟基的 α-羟基乙酸。许多多羟酸是天然存在的,或属于内源性代谢物,或来自机体组织中碳水化合物代谢的中间产物。葡糖酸内酯是多羟酸中最受欢迎的外用产品。虽然它是一种角质剥脱剂,但它也具有抗氧化特性,能够使皮肤不易受紫外线辐射的负面影响。

α-羟基乙酸和多羟酸这两种角质松解剂都可通过破坏角质层来增加维A酸和氢醌的渗透。这将使皮肤以肉眼可见的速度改善,并且可在换肤术之前应用于术前皮肤调理中。可在早晨使用 6％～8％外用多羟酸/乳糖酸或 α-羟基乙酸,以帮助减少痤疮发作,并增强氢醌或维A酸的渗透。这些对于皮肤较厚或偏油的患者尤为重要。然而,不建议在晚上使用 α-羟基乙酸和多羟酸,因为它们可能会改变皮肤的酸碱度,从而降低维A酸的功效。对于面部以外的皮肤,可以使用 12％的乳酸乳膏,不会产生过度刺激。

十二、皮肤美白药物

色素沉着是患者寻求治疗的疾病中最常见的

一种。其成因可能包括日光损伤、黄褐斑、种族好发（眼部下方）、炎症后色素沉着（PIH）等。

十三、氢醌

氢醌在治疗色素沉着上已经有 40 多年的历史了。它的作用机制是通过抑制酪氨酸酶将酪氨酸转化为 3-4 二羟基苯丙氨酸。尽管在氢醌的使用上有所争议，但许多美国皮肤病学会已经发表声明，支持氢醌作为外用药成分的安全性。起初有实验研究表明，实验啮齿动物摄入氢醌可导致癌症。长期使用氢醌的另一个问题是可能导致外源性褐黄病。褐黄病表现为皮肤青黑色色素沉着，由于氢醌抑制尿黑酸氧化酶的活性，导致尿黑酸的聚集，从而使皮肤中形成黄褐色素。文献报道，该症状常见于非洲本土种族（不是非裔美国人）和拉丁裔患者，或使用掺假氢醌产品的患者。许多非法进口的乳膏中掺有汞或其他非法成分。汞是一种毒性很强的重金属成分，具有美白皮肤的功能。

非处方产品含有 1%～2% 氢醌，超过该浓度则需要医生处方许可。此外，还有一些复方产品，将氢醌与其他产品一同使用，以促进其渗透吸收（果酸、视黄醇）或增强其美白效果（维生素 C、外用类固醇）。氢醌的半衰期为 12h，因此推荐每天使用两次。虽然可以将氢醌用于治疗特定部位，但通常最好将其用于整个面部，并在色素沉着严重的区域使用更大的剂量，有助于防止肤色不均。

应告诉患者，与误传的说法相反，氢醌不会漂白皮肤，而是使其恢复到患者的自然肤色。

十四、甘草萃取物

甘草萃取物来自甘草（Glycyrrhiza glabra）的根部，含有光甘草定（一种酪氨酸酶抑制剂）和甘草根萃取精华。对甘草萃取物的研究表明，它可以减少中波紫外线（UVB）造成的色素沉着，还具有一定抗氧化特性。

十五、熊果苷

熊果苷是在熊果中发现的天然存在的氢醌衍生物，其与酪氨酸酶在结构上同源，并且以竞争的形式抑制黑素体酪氨酸酶和 5，6- 二羟基吲哚 -2- 羧酸（DHICA）聚合酶活性。

十六、曲酸

曲酸是由几种真菌，尤其是米曲霉产生的螯合剂，也是制造清酒过程中麦芽发酵的副产物。它通过与铜元素结合抑制酪氨酸酶。然而，曲酸在使用上的最大限制是其具有高度致敏性，可能在许多使用者身上造成接触性皮炎。

十七、壬二酸

壬二酸是另一种皮肤美白产品，它通过抑制酪氨酸酶生效。除了影响色素沉着，证据表明壬二酸在治疗痤疮和红斑痤疮方面也具有成效。

十八、抗氧化剂

普遍认为抗氧化剂可以最大限度地减少自由基损伤，这与光老化和癌变过程相关。紫外线辐射（UVR）、环境污染和吸烟都会导致细胞抗氧化物和抗氧化酶的消耗。此外，这些因素引发 DNA 损伤，导致胸苷二聚体的形成，并引起炎性因子的合成和分泌增加。晒伤后和衰老的皮肤表现出左旋维 C 的表达显著降低。

随着人们对自由基损伤作用的理解日益加深，维生素 C（左旋维 C）、维生素 E（α- 生育酚）和其他多酚在美容行业中逐渐受到欢迎。为了取得临床效果，关键要使用生物可利用形式的抗氧化剂配方。例如，美容产品中使用的维生素 C 达 6 种以上，但身体仅能吸收左旋维 C 一种形式。除了它的稳定性外，能够直接被真皮吸收十分关键。

十九、维生素 C

维生素 C 通过与铜相互作用抑制酪氨酸酶的活性。然而，它极易氧化且不稳定。证据表明，外用左旋维 C 可促进胶原蛋白合成，并具有抗炎和光保护作用。体内研究显示，Ⅰ型和Ⅲ型胶原蛋白以及基质金属蛋白酶组织抑制剂（MMP-1）的 mRNA 水平皆升高。维生素 C 被认为具有抗炎作用，通过抑制肿瘤坏死因子 α（TNF-α）来减少转录因子 NF-κB 的活化。

除了抗氧化作用外，维生素 C 也是胶原蛋白合成过程中酶所需的辅助因子。另外，研究发现它可以抑制酪氨酸酶，并减轻色素沉着。与口服相比，外用可以使皮肤中维生素 C 的浓度更高，因此更加有效。因此，在抗衰老护肤方案中结合使用左旋维 C 合乎道理，并且证据表明其可以作为外用光保护/抗氧化剂使用。

通常，患者在一开始使用 10% 维生素 C 精华，随耐受性增加可将浓度提高至 20%。此外，使用的药物剂型必须为精华的形式（而不是乳膏），且其中必须含有经抗氧化处理的左旋维 C。

二十、维生素 E

维生素 E 是一种脂溶性抗氧化剂，有保护细胞膜的功能。关于维生素 E 在预防皮肤癌方面是否有作用一直存在争议。研究已经确定了其在保护角质细胞和修复屏障功能方面的作用。然而，对于维生素 E 的潜在致敏性人们还心存疑惑，因为它一直与过敏性接触性皮炎、接触性荨麻疹和多形红斑型药疹有关。最近，一项研究采用 2950 名斑贴试验患者进行分析，确定维生素 E 造成过敏性接触性皮炎的发生率为 0.61%（极低）。随着配方的不断进步，发生副作用的可能性会进一步降低。

尽管数据的确表明维生素 E 是一种很有前景的抗氧化剂，但依赖于温度稳定的酯化形式（无活性）可能不会在皮肤中被生物转化为活性形式。因此，无法确定给药的剂量和形式，目前也尚无足够的随机对照试验阐明这些问题。

二十一、白藜芦醇

白藜芦醇等抗氧化植物药物越来越受欢迎。白藜芦醇是一种多酚植物抗毒素，存在于水果、坚果、葡萄的皮和种子还有红葡萄酒中。它已成为众所周知的保护心脏的抗氧化剂。通过小鼠模型进行的实验表明，其在抵抗中波紫外线诱发的光损伤方面较有前景，但这些研究尚未在人体上进行验证。大多数研究都是基于白藜芦醇的全身给药，而有一些新研究正在着手提高白藜芦醇的皮肤吸收以发挥其局部功效的方法。

二十二、生长因子和功能性护肤品（药妆）

新一代外用药物的目标是促进胶原蛋白合成和减缓衰老过程，这类药物包括肽类、细胞因子和生长因子。这是一个不断发展的领域，然而，制造商谨慎行事，以将此类产品归为功能性护肤品而非处方药。如果制造商声称他们的产品对皮肤有一定功效并可改善皮肤功能，他们可能会受到美国食品药品监督管理局的严格审查。出于该原因，这些药剂的相关研究经过精心设计，在表明对皮肤外观的改善的同时，并不涉及医疗方面。

（一）肽类

肽是短氨基酸链，有助于调节胶原蛋白和细胞外基质的成纤维细胞产生。棕榈酰五肽-4 是 Ⅰ 型前胶原的片段，其能够促进成纤维细胞增加 Ⅰ 型和 Ⅲ 型胶原蛋白的产生。某些肽类还可以抑制受中波紫外线照射后受到刺激的基因功能，起到美白皮肤的作用。PKEK 是一种四肽氨基酸，通过降低白细胞介素-6 和白细胞介素-8（IL-6、IL-8）、TNF-α、促黑素细胞动力素、α 黑色素细胞刺激素和酪氨酸酶的表达来减少色素沉着。

（二）生长因子

角质形成细胞、黑素细胞和成纤维细胞都能够分泌生长因子。生长因子在创面愈合中起着重要作用，并且基于皮肤衰老过程与慢性创面类似的假设，已将其引入皮肤年轻化方案。生长因子可来源于植物或人体，然而，许多国家都制定相关条令禁止使用人类生长因子。通过补充这些常规生长因子可对皮肤进行自然修复。一些研究表明其可减少细纹，增加表皮厚度。但需要更多的研究来阐明生长因子的作用机制以及将其作用到真皮的最佳方法。

二十三、防晒剂

防晒霜

紫外线（UV）分为三类：UVA、UVB 和 UVC。UVC 可被臭氧层吸收，通常不会到达地球。在阳光下，我们可接触 UVB（波长 290～320nm）、UVA Ⅱ（波长 320～340nm）和 UVA Ⅰ（波长 340～400nm）。通常，自然光下的 UVA 比 UVB 更多，但 UVB 是导致晒伤的原因。UVB 能够直接损害 DNA 并诱导产生高度诱变的环丁烷 - 嘧啶二聚体和嘧啶 - 嘧啶酮（6-4）光产物，其与非黑素瘤皮肤癌的发病机制有关。目前认为，UVA 的诱变效应是通过产生活性氧自由基来介导的。由于 UVA 的波长比 UVB 更长，UVA 穿透深度更深，因此在皮肤的光老化中起着更为明显的作用。

无论在世界何地，UVB 光线在夏季达到峰值，在接近赤道和更高海拔的地方更高。然而，UVA 水平全年保持相对恒定，其可穿过窗户、挡风玻璃和浅水。因此，全年都应该注意对此类有害射线进行防护。

一般情况下，防晒霜上都标有 SPF（防晒系数），代表其对 UVB 光线的防护程度。随着人们逐渐了解防护 UVA 同样重要，美国食品药品监督管理局已更新条令，要求标有"宽光谱防晒"和"SPF 15"（或更高）的防晒霜不仅可以防止晒伤，而且如果经专业指导与其他防晒措施一同使用，必须声明它们可降低人们患皮肤癌和早期皮肤衰老的风险。此外，因为没有确凿证据表明 SPF 超过 50 能够提供更多保护，所有 SPF > 50 现在改为 SPF 50+。另外，只可声明 SPF < 15 的防晒霜可以防止晒伤，但不能提出其可降低患皮肤癌或早期皮肤衰老的风险的言论。防晒剂制造技术上新取得的进展使防晒更容易，并且在美容层面比以往更具吸引力。对于几乎所有的患者而言，这些新防晒产品也能够替代部分保湿霜的作用。

防晒霜中的成分同样重要，本人认为氧化锌和二氧化钛等矿物质是防晒的"金标准"。这些药物属于惰性化学物，因此刺激性小，不易导致过敏。这些矿物质通过在皮肤表面反射紫外线来保护皮肤。此外，与"化学"防晒成分相比，这些成分相对光稳定。虽然锌和钛的老配方在皮肤上的效果往往是厚重的，但新型的微粉化配方用起来更为自然优雅。

非矿物质 UVA/UVB 防晒剂中含有各种化学品的组合，每种成分都有特定的保护范围。常见成分包括阿伏苯腙（UVA 防晒剂）和氧苯酮（UVB 防晒剂）。由于 UVA 防晒剂的不稳定性，UVA 的防护工作更难，如用于过滤长波 UVA（340～400nm）的阿伏苯腙在受光照射后并不稳定，因此一些产品中添加了光稳定剂，如 2,6- 萘二甲酸二乙基己酯，以增强 UVA 防晒剂的稳定性。依莰舒（Ecamsule）（商品名为 Mexoryl SX，欧莱雅，纽约）通过屏蔽 UVA 的波长（320～340nm）提供防晒功能。当与含有奥克立林和光稳定版阿伏苯腙的配方共同使用时，可以对整个紫外线光谱产生防晒作用。

需要指导患者，他们需要能够替代保湿霜的防晒产品，而不是具有一点防晒成分的保湿霜。由于 UVA 水平全年恒定，即使在冬季也应每天使用防晒霜。防晒霜应作为妆前的最后一步，并确保将它涂抹在面部、颈部、胸部裸露皮肤和手背上。

二十四、小结

皮肤年轻化的秘诀在于为每位患者制定个性化的方案，令护肤方案易于使用，有效解决问题，并呈现能感受到的效果。某些产品的作用可能有所重复，但应根据皮肤检查诊断，对药品做出调整（表 12-2）。

在制订护肤方案时，必须选择合适的有效成分，按正确的顺序和用量涂抹（图 12-7）。成功取得疗效最关键的因素是患者是否遵循治疗方案。如果为患者提供详细的书面说明，并且告知正确的用量对取得效果至关重要，则能够显著提高其对方案的依从性（图 12-8）。这与治疗高血压类似，服用半颗药丸不会取得和整粒药一样的降低高血压的效果。

此外，重要的是在皮肤重新适应护肤方案

种 类	外用选择	优 劣
维 A 酸	维 A 酸	处方药 – 中度至明显改善
	视黄醛	非处方药 – 轻度至中度改善
	视黄醇	非处方药 – 轻度改善
美白产品	氢醌	处方药 – 黄金标准，一些国家禁止该成分
	壬二酸	处方药 – 轻度改善
	熊果苷	非处方药 – 轻度至中度改善
	甘草萃取物	非处方药 – 持续使用可见轻度改善
	外用维生素 C	
	曲酸	
角质剥脱剂	果酸、多羟酸	非处方药 – 正确使用可促进其他药物的功效
抗氧化剂	维生素 C、维生素 E、白藜芦醇	非处方药 – 穿透力和稳定性有限
防晒剂	矿物质产品	覆盖 UVA/UVB，稳定性好。缺点为厚重
	化学产品	覆盖 UVA/UVB。有安全性隐患，且可造成荷尔蒙失衡
生长因子	源于植物或人类	数据不足，但如果穿透力足够，效果将较有前景

表 12-2 外用护肤产品种类

UVA. 紫外线 A；UVB. 紫外线

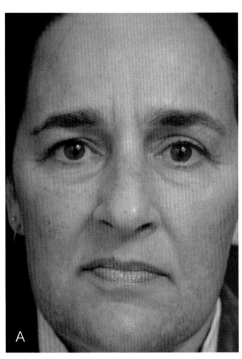
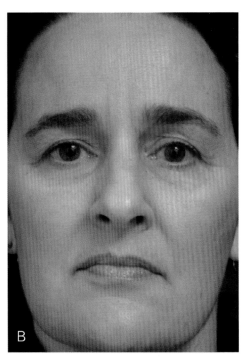

图 12-7 该患者有 20 年黄褐斑史，在使用精心定制的护肤方案前（A）与 6 周后（B）

时，要一步步对患者进行指导。护肤流程必须根据患者的需求、他们期望见效的速度以及他们的工作 / 生活方式量身打造。如果患者希望快速见效，并且能够忍受皮肤发红、脱皮和剥落，则可制定高强度的治疗方案。该情况也可用于对皮肤进行激光治疗或换肤术前的准备（图 12-9）。此外，有黄褐斑的患者也应尽可能地采用此类高强度的护肤方案，以便在皮肤对外用药物产生耐受性之前取得疗效（图 12-10）。然而，如果患者容易轻易退出疗程，并且不能忍受干燥，则应对其采用更温和的方案（图 12-11 和图 12-12）。对于其他患者，可采用折中的方案。

二十五、结论

医学的护肤方法为每位患者制定周到、个性化的方案，以从皮肤细胞功能的层面解决问题。皮肤护理程序可用于作为换肤术前的准备步骤，用于解决痤疮和红斑痤疮等炎症问题，并提高手术的效果。此外，随着时间的推移，衰老会弱化美容性治疗的疗效。通过正确地使用外用药物，皮肤可保持活力和光泽。这可进一步延长各类治疗的效果。

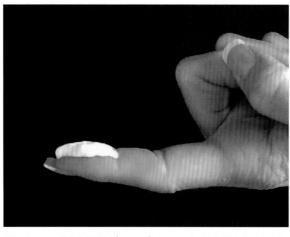

图 12-8 指尖单位（FTU）是一种公认的测量方式，它指的是将产品从指尖呈条状涂抹至远端指间关节的用量，与患者面部的大小成比例

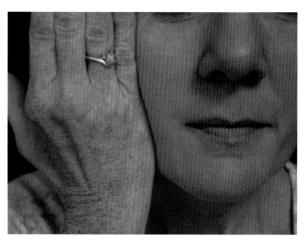

图 12-9 图为晒伤患者为进行中深度的三氯乙酸（TCA）剥脱术前准备而采用高强度护肤方案的第 6 周。在初步进行咨询时，她面部的皮肤与图中手上的皮肤相似

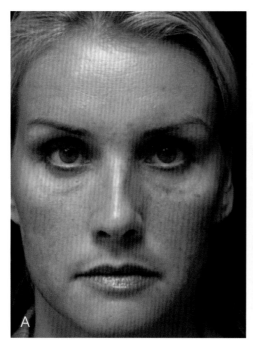

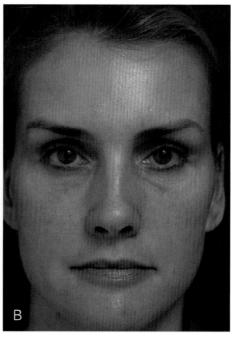

图 12-10 该患者有黄褐斑并希望得到迅速改善

A. 治疗前；B. 使用高强度的护肤方案 1 年后，未进行其他手术

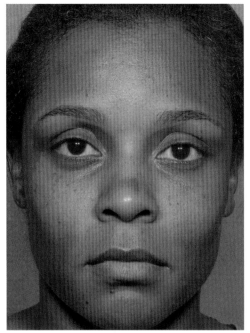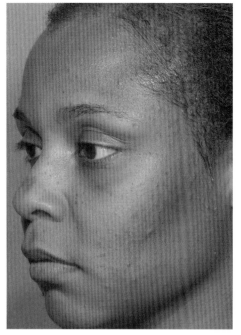

图 12-11　该患者有"敏感性"肌肤史，在过去尝试并放弃了各种药物，基线照片显示了皮肤表面局部创面和痤疮部位的色素沉着

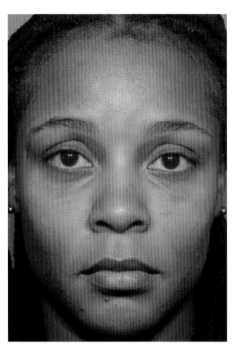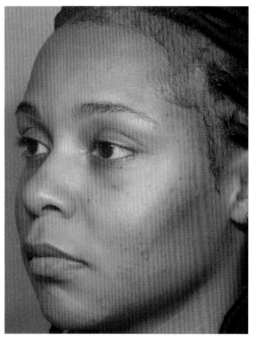

图 12-12　图 12-11 中的同一患者在使用外用药护肤方案后 6 周，该方案中涉及较少的致敏化学品，但含有视黄醛、氢醌等氧化剂，还有物理防晒剂，未出现刺激反应，且患者的皮肤明显较前明显好转

第13章 激光换肤
Laser Skin Resurfacing

Joe Niamtu Ⅲ 著

李晓宁 斯日古楞 译

纵观医学美容手术的时代发展历程，你会发现 20 世纪 90 年代初有着一行很大的注解：激光。尽管在 50 年前已经逐渐开始了激光的临床使用，但随着 90 年代初临床医学的可预测性发展，临床激光医学的适应证和手术得到了指数式的增长，其势头时至今日有增无减。

在 20 世纪 90 年代中期以前，磨削术和化学剥脱术就已经作为皮肤换肤术的方式被人们所认可。轻中度的化学剥脱可以改善皮肤的色素问题和轻度皱纹。重度或更强的化学剥脱尽管能被专业人士掌握用于"磨平肌肤"，但通常也会造成明显的色素减退。磨削术其本身则可被称之为艺术，大部分医生很难掌握。此外，随着血液传播疾病发病率逐年升高，磨削术中血液、血清和组织的飞溅使得治疗过程并不安全。正当医美界亟待更可控的嫩肤方式时，激光科学的发展不偏不倚地填补了这个空缺。

缩略词"激光"的全称是"受激辐射光放大"。激光技术应用于临床医学领域已有数十年，可以在气化异常组织同时对周围正常组织造成较小伤害。随着科技发展，人们对于光学和光组织反应的进一步了解，激光成了一种多功能的治疗选择。激光治疗的基本原理是"选择性光热作用"，即当使用一束脉宽小于靶色基热弛豫时间的激光时，能够在破坏靶色基的同时将周围组织的不必要损伤（热损伤）最小化。CO_2 激光（波长为 10 600nm）最初是为外科手术研发的，后被证实更适合嫩肤术和手术切口的有力工具（图 13-1）。CO_2 激光能够汽化组织和刺激胶原蛋白有序排列甚至再生，因此能够用于瘢痕、肤色不均、光化性唇炎、皱纹和多种病变的治疗。与之前的磨削术和化学剥脱术这类全凭治疗经验猜测治疗层次和深度不同的是，CO_2 激光是一种可精确确定汽化组织深度的仪器，能够气化 50 ～ 150μm 深度的组织并产生一个 100μm 的真皮损伤范围（凝固带）。CO_2 激光的靶基是组织中的水分，其激光能量也会被周围的血管和组织中的水分吸收，造成非选择性的组织破坏。相比之下，部分激光的吸收靶基是黑色素或血红蛋白，选择性光热更为精确。早期的 CO_2 激光是未经调制的连续波长，其对于靶组织外正常组织损伤不可控。超脉冲激光和电脑图形发生器的出现使得高峰值功率和短脉冲持续时间成为可能，从而能够使得组织汽化最大化和热损伤最小化。激光治疗的嫩肤效果主要通过以下作用实现：首先，它能使表皮和真皮浅层汽化，其本身好比撕下旧墙纸或掀开旧地毯；当患者新的皮肤重新形成上皮时，原来的受损皮肤就被新皮肤所替代。此外，真皮在受到热作用后会刺激胶原蛋白再生。新生的、更丰富的胶原蛋白又会使皮肤更紧致、焕然新生。

随着这项新技术应用于临床，许多人开始积极地将其应用于皮肤换肤治疗中。如同所有新式科学技术一样，人们在摸索学习中总避不开试验和错误。不同于现在激光"菜单式"的能量参数

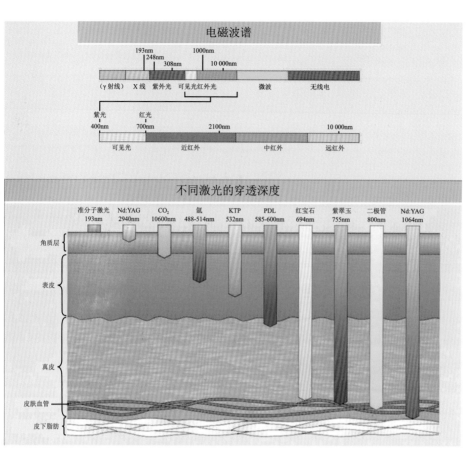

图 13-1　不同激光的波长均处于电磁波的波谱内。波长在 500 ～ 800nm 的波长属于可见光，具有不同的颜色，而在波长 800nm 左右的激光对人眼来说属于不可见光

设置和已经提前编辑好治疗方案并可在"智能屏幕"操作的可控状态，早期激光治疗的可控性较差。遗憾的是，许多教训来得相当惨痛：20 世纪 90 年代见证了大批并发症的发生。在总结了过去的经验后，现代的 CO_2 激光治疗能够提供相对更安全、更有疗效保证的治疗。不过部分医生在挑战运用点阵激光以期达到传统 CO_2 换肤术的效果时，也造成了一系列与过去相似的并发症的出现。

随着科学技术的发展，CO_2 激光有了许多新的竞争对手。波长为 2940nm 的铒 - 钇铝石榴子石（Erbium:YAG）激光作为一种"更健康、更温和"的治疗风靡于 20 世纪 90 年代中期。该波长的水分吸收率是 CO_2 激光波长的 13 倍，而皮肤收到的热损伤只有同等能量的 70%。科学家声称这种激光拥有剥脱深度浅、热损伤低、休复时间快、红斑持续时间短等特点。美国药监局在 1996 年的认证通过使得其迅速受到更多人的追捧，但与 CO_2 激光相同的并发症也接踵而至。因此尽管铒 - 钇铝石榴子石激光仍受到许多医生欢迎，CO_2 激光还是嫩肤术中的黄金标准，特别是

皮肤紧肤和除皱方面。有些医生认为传统的 CO_2 激光疗法已经被点阵激光疗法所取代，但我并不这么认为。虽然康复时间短，但点阵激光作用温和，并且需要多个疗程才能达到疗效。点阵激光的支持者对 CO_2 激光治疗修复所需的 12 ～ 14d 时间多有非议，却为患者进行需要 3 ～ 5 个疗程、每次康复时间为 3 ～ 5d 的点阵疗法。这从单纯的数字上就说不通。我能够理解有些患者不愿意牺牲两周工作或娱乐时间的心态，但不管进行什么治疗，3 ～ 5 个疗程明显需要更长的康复时间。同时，我也认为，点阵激光变得在行业内畅销的原因并不在于疗效，而更取决于点阵激光的易操作可以被大量没有条件进行 CO_2 换肤术的医生接受。大部分的激光医生通常没有经过镇静药物的培训或不能获得全身麻醉许可。点阵激光可以在清醒的患者身上进行（尽管我认为不管对医生还是患者而言，镇静状态下患者的疗效更佳），因此点阵激光厂家有对各类型的医院及诊所都有更广的销路。同时，点阵激光可由医疗相关从业人员操作，在各个方面都更加简便，但据我的个人经

验来看，它的疗效与 CO_2 激光相比是大打折扣的。

以上都是个人之见，其实任何一种疗效令人满意且稳定、受到患者好评、并发症较少的激光都是不错的操作平台。点阵激光可分为剥脱性和非剥脱性点阵。剥脱性点阵可以产生组织汽化并随汽化过程带走；而非剥脱性的激光治疗则是在不气化的基础上产生凝固坏死组织的作用。

尽管我使用过所有流行的换肤激光，但我的治疗中主要使用科医人的超脉冲点阵王（美国科医人公司，圣克拉拉，加利福尼亚州），它可调节的治疗深度由浅及深，范围极为广泛（图 13-2）。科医人超脉冲点阵王能够输出最大峰值功率为 60W，能量密度 7.5J/cm²，频率 600Hz、能量 100MJ 的激光。装配有专用于换肤的电脑图形发生器，同时也有纯汽化手具用于去除赘生性皮损及组织切开（图 13-3）。目前，超脉冲点阵王拥有多样可选择性的治疗手具，其中包括了配备可弯曲的激光导线治疗手具，可用于在内窥镜下行提眉和额部提升术，装配了电脑图形扫描器的 Deep

FX 和 SCAAR FX 治疗手具，可用于瘢痕的治疗。

我也使用过爱尔曼 CO_2 激光器（图 13-2B）。这是一台价格实惠又功能较多的设备。虽然只有 CO_2 点阵模式，但在换肤治疗时进行多遍重复操作也可以达到更强的效果。从严格意义上说，当使用 CO_2 点阵激光在皮肤上进行多遍重复操作时，点阵激光治疗后汽化区域之间的正常皮桥也被多遍的治疗破坏，正常皮肤相当于全层覆盖治疗，等同于汽化换肤。我使用这种多遍重复的点阵模式进行换肤治疗，都收效甚佳。同时，这种激光器也配备了一个用于眼整形术或赘生皮损的切割手具。爱尔曼 CO_2 激光器还有一个过人之处，它还有一个铒激光手具。该手具非常适合用于进行极浅层的换肤治疗和表浅的色素性皮损。铒激光手具只有单光斑模式（可借助数个螺口式配件调整光斑大小），所幸最大光斑是直径 5mm，进行大面积覆盖治疗速度较快。

一、患者筛选

如同其他美容性手术，合理的患者筛选是达到理想疗效的关键。肤色较白的皮肤类型在进行换肤术时预后较好，出现色素沉着可能较低。虽然许多皮肤分类方式，但 Fitzpatrick 分型是最常用的一种（表 13-1）。这种分型是依据皮肤对日晒后的反应、发色和眼球颜色以及黑素水平所制定的（图 13-4）。

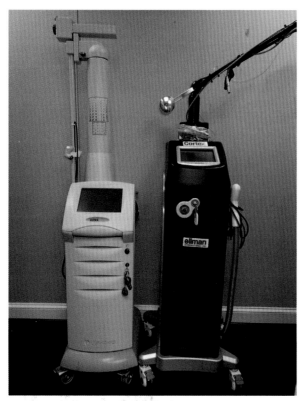

图 13-2 （左）科医人 CO_2 激光器（超脉冲点阵王）是传统换肤术和外科手术用的主要工具，可升级具有点阵功能；（右）爱尔曼 CO_2 激光器是一种价格适中的多功能平台

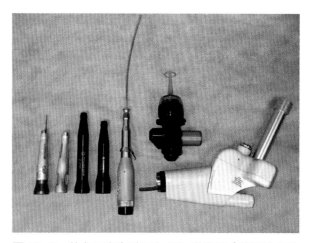

图 13-3 从左至右为科医人 CO_2 激光器（超脉冲点阵王）的配件：0.2mm 切割手具、1mm 切割手具、2.0mm 磨削手具、3mm 磨削手具、激光波导、Deep FX（点阵）手具、用于快速磨削换肤的 CPG 手具

Fitzpatrick 分型包括以下基准。

- Ⅰ型——皮肤极白，发色偏红（经常晒伤，从不晒黑）。

- Ⅱ型——蓝眼睛，发色浅（通常晒伤，很难晒黑）。

- Ⅲ型——发色偏深，虹膜为棕色（有时晒伤，可缓慢晒黑）。

- Ⅳ型——亚裔、西班牙裔，和肤色浅的非裔美国人（很少晒伤，容易晒黑）。

- Ⅴ型——棕色皮肤的非裔美国人（很少晒伤，容易晒黑）。

- Ⅵ型——肤色很深的非裔美国人（从不晒伤，极易晒黑）。

皮肤类型之间的界限非常模糊，因而经常出现重叠的现象。任何一种皮肤分型都只提供泛化的共性，而不是绝对的定性。

尽管 Fitzpatrick 皮肤分型已经相当直观，探寻人类的起源则能够使我们对皮肤的类型有更深刻的了解。Fanous 皮肤分型的根据就是人种起源，在单纯的数据背后，它蕴含着一种逻辑（图 13-

表 13-1 Fitzpatrick 皮肤分型

皮肤类型	肤色和特征
象牙白	总是晒伤，从不晒黑
白	容易晒伤，很少晒黑
白	可以晒伤，可以晒黑
米色 / 浅棕色	很少晒伤，容易晒黑
中棕色	极少晒伤，严重晒黑
深棕色 / 黑色	从不晒伤，严重晒黑

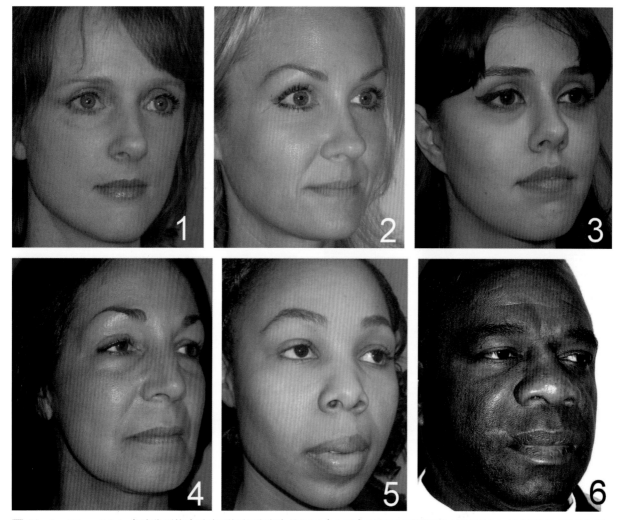

图 13-4　Fitzpatrick 皮肤分型将皮肤类型概括分类为从图 1（Ⅰ型）黑色素少的红发人群至图 6（Ⅵ型）黑色素丰富、肤色深的人群

5）。人类对于日光（和激光）的反应从根本上是与人类的起源联系在一起的。

在治疗不同的皮肤类型时，医生应当牢记：患者的肤色越深，剥脱治疗或激光治疗带来的问题更多，特别是色素沉着或色素减退（图13-6）。肤色非常浅或非常深的皮肤类型在进行换肤术时状态最为稳定；各种棕色皮肤是最容易产生色素沉着问题的。在对这种被称为"世界性难题"的皮肤类型进行剥脱或激光治疗时应当多加注意。对于刚尝试换肤治疗的医生而言，最合适的患者是 Fitzpatrick 分型中的Ⅰ型和Ⅱ型皮肤人群。Ⅲ型及以上人群应当由更有经验的医生来进行治疗。大多数医生对于深肤色患者通常不会首选激光治疗，而常规使用化学剥脱术对这类患者进行换肤治疗。哪怕使用点阵激光进行换肤治疗，治疗医生也需要在筛选患者时有所警惕（图13-7）。激光医生必须牢记于心的是，他们的治疗是可以使患者的肤色永久性变白或加深的。进行激光换肤治疗时，预判皮肤的反应不仅仅取决于他们的皮肤类型和黑素水平，也取决于其色素分布的深度。在诊断和科普患者过程中，皮肤检测系统是非常有用的工具（图13-8）。皮肤检测仪器中的偏振光滤镜能够加强显示表皮黑色素，与将患者置于紫外灯下的效果类似（图13-9）。这也就意味着，浅层色素会显示为深色，而深层色素则颜色较浅。当色素显示为极深的颜色并且非常明显时，说明黑素位置表浅，可能对中层的皮肤剥脱和激光治疗反应良好。如果皮肤检测时表浅色素没有加强或颜色变深，则说明这种色素所在位置较深，剥脱和激光治疗可能对其无效。

因为许多患者对其皮肤的光老化问题没有直观的认识，在首次认识到光老化程度时，他们通常会有极大的动力进行皮肤治疗。皮肤检测仪也一项展示术前术后换肤效果的极好工具。

二、换肤禁忌证

剥脱术和激光换肤术都存在许多禁忌证。包括有增生性瘢痕或瘢痕疙瘩病史者、创面愈合不良病史，面部存在急性发作的皮损如玫瑰痤疮和痤疮的患者。某些皮肤疾病如白癜风、扁平苔藓、银屑病和病毒疣都会在治疗时造成同形反应（Koebner 现象）从而扩散到受损的皮肤，常导致

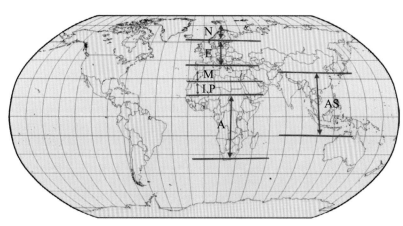

图 13-5 判断皮肤类型的一种更广泛的方式就是绘制肤色祖源图

N. 肤色最浅的皮肤类型起源于北欧；E. 肤色和瞳孔颜色较浅的起源向南延伸到欧洲；M. 起源于地中海地区的肤色和瞳孔颜色深于欧洲，其中包括西班牙裔和亚裔（AS）；肤色起源于印度 - 巴基斯坦地区（I.P）的肤色变得更深，在赤道附近区域的肤色显著变深，如非裔美国人（A）

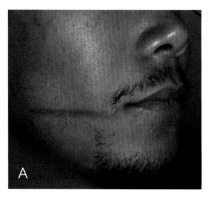
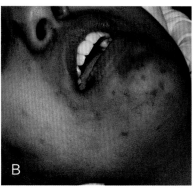

图 13-6 对黑素水平高的人群来说，无论是激光换肤这种可控的皮肤损伤，还是外伤等造成的不可控皮肤损伤，都可能会导致持续性的色素减退或色素沉着，因此，肤色浅的换肤术患者的预后最好

A. 一位亚裔患者的烫伤瘢痕表现出持续性的色素沉着；B. 一位非裔美国人痤疮瘢痕处表现出持续性的色素沉着

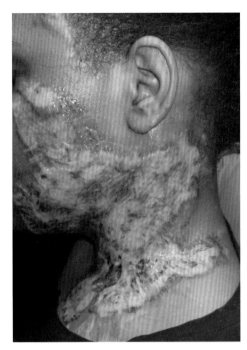

图 13-7　尽管肤色较深的皮肤可以进行激光治疗，但由于可能导致色素沉着，并不建议初学者进行治疗。这位患者因烧伤和皮肤移植术后瘢痕正在接受点阵 CO_2 激光的治疗

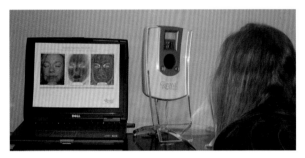

图 13-8　价格适中且便于携带的皮肤检测仪可用于患者的诊断和针对其皮肤问题的术前教育。这类仪器可显示皮肤色素和血管的分布

患者面、颈部产生同样的皮损。如躯干型白癜风的患者在经过面部换肤术后也许会在面部激光治疗区域产生白癜风皮损。

上皮组织在被化学剥脱或激光治疗，产生全层烧伤性瘢痕样损伤时，会自行再生修复。毛囊皮脂腺单位是产生上皮组织再生的基础，因此毛囊和皮脂腺单位的水平将直接影响到上皮组织再生的水平和速度。在上皮外生的过程中，毛囊皮脂腺单位作为新的上皮组织的母体，新的上皮细胞从毛囊皮脂腺单位的基部迁移出来，向上迁移到毛干，然后逐渐向两侧扩散到受伤的皮肤表面（图 13-10）。人体毛囊皮脂腺丰富的区域能够更好、更快地进行上皮组织再生。面部的毛囊皮脂腺数目是颈部或胸部的 30 倍，是手部及手臂部伸侧的 40 倍。因此，深层的剥脱和激光治疗可在面部进行，但若用于颈部或四肢时，极端情况下会产生严重的瘢痕。毛囊丰富的区域能够更快地愈合；而因上皮细胞需要迁移的距离过长，毛发稀少的区域也容易产生瘢痕。

对于初入换肤术领域的医生来说，有这么一句金玉良言：谨慎对待颈部（和非面部皮肤），永远不要在这些部位进行激进的治疗。我曾见证过不少医生因在颈部进行剥脱或激光治疗而造成严重的瘢痕。我自己也曾在这个区域进行过不当治疗，但所幸没有留下永久性的瘢痕。我在行医过程中很早就领会到要谨慎进行颈部治疗；同时，我也总是将这个经验传授给所有初学者。因为担

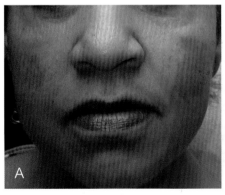

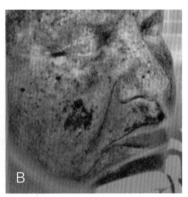

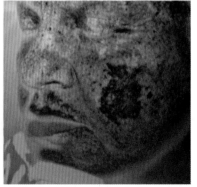

图 13-9　这位患者在观看其面部皮肤检测前对其明显色素沉着和光化性损伤浑然不知，这种科技极大地帮助了医生的诊断、治疗，和患者教育

A. 这位患者的普通照片；B. 加强显示其浅层黑色素的紫外影像，该患者颊部的极深色素表现显示了色素位置之浅，也说明了化学剥脱或激光治疗的可行性

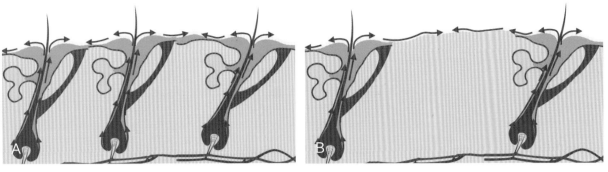

图 13-10　毛囊皮脂腺单位越密集，新的上皮细胞就能够更容易覆盖创后皮肤

A. 毛囊相距越近，上皮形成就更迅速，该图为面部皮肤或头皮的示意图；B. 毛囊皮脂腺单位稀少的皮肤，如手背，因毛囊数量少、相距较远，上皮组织再生就更困难，部分表皮不能上皮再生可以导致成纤维细胞增殖造成的全层瘢痕

心换肤术治疗后的患者，我曾经度过多少个不眠之夜。有经验的医生一定也是感同身受。

要了解毛囊皮脂腺单位和愈合过程的重要性，就必须知道：任何能够影响或抑制毛囊皮脂腺单位的手术或药物都会危害到皮肤的愈合过程，并造成瘢痕。异维 A 酸等作用于全身的维 A 酸类药物作用机制是抑制毛囊皮脂腺单位，这会影响到剥脱或激光换肤术后的上皮组织再生。大多数专业机构都建议患者在停用异维 A 酸至少一年后再进行激光换肤（如果进行中层深度的化学剥脱，则需要等待 6 个月）。放射治疗也会对毛囊皮脂腺单位造成破坏，因此经过放疗的患者若进行换肤术，也会面临伤口愈合的难题。其他相关的禁忌证包括患者有过瘢痕疙瘩或增生性瘢痕的病史、暴发过严重的疱疹，或进行过眼袋外切术等。红斑狼疮和硬皮病等疾病因影响胶原和血管再生，愈合机制会受到影响，从而也会影响到手术的康复。

部分医生术前对皮肤进行维 A 酸或脱色剂预处理以辅助化学剥脱时中酸类的渗透，而许多医生却不会对其激光患者进行预处理。就我的治疗经验而言，对于有炎症性色素沉着倾向的患者来说，如果能够在术前使用外用 0.025% 浓度的维 A 酸和 4% 的氢醌对其皮肤进行 2 ~ 6 周的预处理，术后副反应会明显减少。

激光换肤术能够有效地紧致肌肤、改善肤质和减少皱纹。根据我的个人经验，化学剥脱术和激光换肤术的叠加疗效比单纯进行中层深度的化学剥脱术要好得多。尽管疗效更佳，激光换肤术的术后康复更加复杂，随后将会详述。在术前沟通中，医生和患者必须根据皮肤损伤的程度和康复时间决定所使用的 CO₂ 激光的模式。科医人超脉冲点阵王平台支持众多种类的治疗，包括超轻度、轻度、中度和重度点阵模式，以及超高能量和高密度磨削模式（可用于传统的换肤术）。每一种治疗模式代表的深度的增强都会带来更为明显的效果和更长的修复时间。超高能量和高密度磨削模式康复过程是相当艰难的，因此不是所有患者（特别是年轻患者）都能接受这种极端治疗方案。

我个人认为任何类型（不论是点阵还是全层覆盖磨削）的全面部激光换肤术的术后护理标准包括首先使用抗生素和抗病毒药物。我会让所有进行全面部激光治疗的患者口服抗生素，如头孢氨苄，500mg，每 6 小时一次，同时口服抗病毒药物伐昔洛韦，500mg，每 12 小时一次。患者服药时间从术前一天开始，直到术后一周停药。虽然目前没有研究表明两种药中的任意一种是手术所必需的，我也认识一些从不在激光手术前使用口服药物的医生，他们声称患者的术后感染率并没有升高，但因为有相关的法律先例，所以所有医生都应当结合循证医学去使用药物。

谈及激光治疗参数，医生必须了解激光治疗的物理学原理和不同厂家的仪器。简单来说，能量密度是每单位面积所接收到的能量，通常用 J/cm² 表示。能量密度取决于不同的光斑大小和激光的输出功率。治疗密度指的是由电脑图形发生器所精确量化的光斑之间的重叠量。点阵激光的治疗密度低，光斑没有重叠；而传统的全层磨削激光模式会产生 30% 或更高的光斑重叠。某些激光器可以设置发射频率，这指代的是每秒为一个周期内激光束发射的数量，换言之，就是激光激发的速度。治疗遍数指的是固定的皮肤区域内接受治疗的总遍数。一次"三遍数"激光治疗指的是在整个治疗区域进行三次重复治疗，即第一遍治疗后同样参数再于该区域行同样治疗，之后再行第三遍治疗，就好比在同一面墙壁上刷三遍墙漆。所有这些可变因素的综合决定了患者的创伤深度、热损伤程度、愈合时间和激光治疗的疗效。高能量密度（7.5J/cm²）、高治疗密度（30%的光斑重叠）、三遍数治疗可称得上是一次激进的治疗疗法；较柔和的治疗方案则可能指的是进行 3.5J/cm²、治疗密度为 1（没有重叠）、单遍数的治疗（图 13-11）。每台激光仪器都没有标准的治疗参数，但对于能量密度、治疗密度和治疗遍数的深刻理解能够指导所有激光治疗，以成就可复制的治疗方案。增加以上任意一种参数（保持其他参数不变）都能加深治疗深度。专业的临床激光治疗医生能够将理解的激光物理学应用于临床治疗和预估治疗效果，保证了治疗的安全性同时使疗效最大化。初学激光治疗的医生必须牢记，激光是能够造成严重烧伤和瘢痕的专业仪器，要谨慎使用。

激光换肤治疗（或其他任何换肤治疗，如化学剥脱或磨削术）要求根据具体患者的年龄、治疗处皮肤需要损伤程度、病理特征、厚度和健康程度，以及许多不同的治疗参数进行个性化定制。大致来说，轻中度的换肤治疗需要进行表浅的激光治疗（表皮），而中重度的换肤治疗则需要深层治疗（真皮）。每个患者的治疗靶组织和终点反应都是不同的，只有表浅的色素皮损时，基底层深度的治疗或许就已经足够；表现为更深的色素皮损、细纹和皱纹时，激光的治疗深度应深入到真皮乳头层；对于真皮深层的换肤治疗，激光必须深入到真皮网状层。在真皮深层的治疗是有高度风险的，一旦深入皮肤附属器相关层次（毛囊、皮脂腺和汗腺）就可能遗留瘢痕。进行激光换肤治疗的医生必须认识到他／她是在患者全面部创造一个大创面的浅二度烧伤，其面积约等于体表面积的 5%，因此在进行治疗时必须倍加小心。

激光治疗医生应对每个患者皮肤损伤的面积和相对应的治疗深度都有透彻的了解。初学者应当从轻中度治疗开始尝试，随着经验的积累再进行难度更大的治疗。尽管很难精确量化激光损伤深度和热损伤带的深度，在医生充分了解不同皮肤层次的深度和相关的特定激光仪器穿透深度后也能做出大致的判断。大多数激光单遍治疗可破坏 50～100μm 深度的皮肤；由于第一遍激光照射造成的皮肤脱水，第二遍治疗可汽化深度与第一遍相比接近或稍浅。了解术后上皮组织再生所需的时间也非常重要，这也与治疗深度直接相关。治疗深度到达基底层时所需的恢复时间是

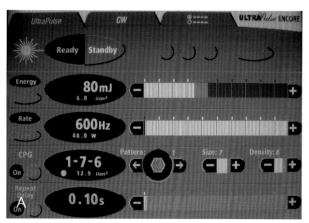
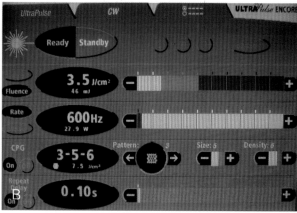

图 13-11　左侧屏幕显示的参数是激进的高能量密度、高治疗密度进行激光换肤治疗；右侧屏幕显示的是更柔和、能量较低的治疗设置

4～6d，而到达真皮网状层时的修复则需要长达两周。创面上皮组织再生时间超过两周也许会留下全层瘢痕。图13-12为皮肤的组织解剖图，同时显示了激光术后上皮组织再生所需的时间。

为更好地达到本文目的，我将激光换肤治疗划分为以下几种。部分命名只适用于科医人超脉冲点阵王。

● 1. 超表浅CO₂点阵激光换肤：科医人超脉冲点阵王平台，Active FX手具，高能量密度、低治疗密度的点阵治疗方案。

飞梭激光平台（Fraxel Repair）是波长为1550nm的铒激光，来自另一家公司（索尔塔医药公司，海沃德，加利福尼亚州）

● 2. 深层点阵激光换肤：科医人超脉冲点阵王平台，Deep FX手具，为高能量密度、低治疗密度、单遍数治疗，穿透深度深于Active FX手具。

飞梭双波长激光平台（Fraxel Restore）也可用于同样治疗。

● 传统（高强度）CO₂激光换肤：这同样是按照我个人的命名法进行命名的。该术为全层覆盖磨削、高能量密度、高治疗密度的多遍数激光治疗。我认为这仍然是面部换肤和瘢痕修复的金标准。

以上疗法是按照临床效果的显著性和休工时间的长度以升序排列。虽然超表浅CO₂激光换肤的康复时间只需要5d，但它的效果是最轻微的；而激进的全层覆盖磨削、高能量密度、高治疗密度多遍数治疗的CO₂激光换肤可以打造更显著的疗效，但需要患者花上2周时间进行康复，还会

皮肤创伤和愈合时间
A．角质层
　愈合时间2～3d
B．基底层
　愈合时间4～6d
C．真皮乳头层
　愈合时间7～8d
D．真皮网状层
　愈合时间10～12d

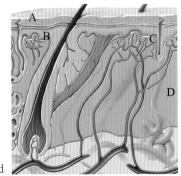

图13-12　治疗皮肤的深度越深，上皮组织再生所需的时间就越长，相对更深的治疗深度通常会有更明显的疗效

造成长达1个月的激光术后后遗症。皱纹较少、色素问题不严重的年轻患者也许更适合超表浅点阵激光治疗，但光老化严重、肤色不均和皱纹问题显著的年长患者则更需要高强度的换肤治疗，以达到年轻化的效果。为进行理想的治疗，医生需要为合适的患者选择合适的激光类型，并告知其疗效的合理预期和康复时间。

目前（以及更远的未来），疗效确切而休工时间越来越短的激光宣传正来势汹汹。这是件好事，说明了医疗美容医学的进步。但问题出在激光公司和媒体常常对于真实疗效和休工时间等事实进行歪曲。许多初学激光的医生在此时都会感到非常疑惑，更何况市面上有太多点阵激光器又被宣传的过于美好。随着激光生产厂家之间愈加激烈的竞争，许多医生都被推销过"效果卓著"而"休工期只需短短数日"的激光产品。遗憾的是，在多数情况下医生们的希望成了失望。我的众多同事们购买过"神奇"激光器的，曾相信其能带来最佳疗效和最短休工期，最终却以极度失望告终。有些厂家甚至告诉医生，"这种激光器毫无危险性"，这简直太荒谬了。没有多年的经验，医生是掌握不了激光换肤术技术的；每个从业者只有投入相当时间的学习、临床实践和反复揣摩才能学会这项技能。与化学剥脱相似，对于能进行长期疗程治疗的患者，超表浅的换肤治疗更适合他们的要求，同时具有可重复性和安全性。

三、激光安全

激光治疗对于医生、工作人员和患者，都是高危操作，其中存在诸多潜在的危险。每个治疗室均应当配备一名激光安全员，负责实施和记录安全措施以保护医生、患者和工作人员。当激光设备处于开机状态时，治疗室所有的室内窗都必须处于被遮挡状态，同时门上也应当贴有激光正在使用及具体的波长标志。这是用于保护任何有可能通过窗户看到正在激发的光源或误入正在进行激光操作治疗室的人，使他们免遭视网膜损伤。

眼部防护对于医生、工作人员和患者来讲都是至关重要的。从理论上来讲，CO₂在进行治疗

时，医生和工作人员并不需要佩戴眼部护具，因为 CO_2 激光不是可见光源，在未经保护下直视也不会损伤视网膜。但医生和工作人员还是必须采取眼部防护措施，以防激光束从室内某物体反射至眼中。反射光束可对角膜造成与皮肤相同的创面或灼伤。这里请大家记住，激光能够在光滑的表面上进行反射，因此大多数不锈钢激光装置和遮光眼罩都是平整且哑光面的表面。

放置眼盾（角膜盾）是进行面部激光治疗时必需的防护措施，以防激光对眼球造成严重损伤（图 13-13）。眼盾的放置方法非常简单：首先在眼部缓缓滴入几滴常用局部麻醉剂（有无肾上腺素均可），也可选择使用眼部专用麻醉剂。再用橡胶吸盘将打磨平整的不锈钢眼盾置于眼睑内最突出部位（穹窿部）（图 13-14）。虽然有些医生会用眼科专用软膏对眼盾进行润滑，但我认为会因此造成更严重的不适感。在治疗结束后取出眼盾时，需用生理盐水润湿患者的眼部，以减少眼部的干涩感。不同患者的睑裂大小存在差异，因此需要用到不同尺寸的眼盾。若出现肿胀，使得

眼盾的取出时比较困难，可借助持续负压引流橡胶管吸附紧后，将眼盾取出（图 13-15）。

汽化后微小颗粒的吸入也是激光操作可能造成的另一种潜在危险，因此必须对烟流进行控制。治疗室内所有人员都必须佩戴面罩，以激光专用的细孔激光面罩为佳。这种面罩更厚，可以过滤掉更小的颗粒。同时还可保护佩戴人免受激光烟流伤害的扩展覆盖区域。另外，专用的排烟装置也是进行汽化性激光治疗时所必需的（图 13-16）。

CO_2 激光光束可点燃火源，因此使用时应避免接触封闭氧气环境，否则将导致手术室火灾。在氧气气管导管或鼻导管附近进行操作时要尤其注意这一点，因为两者很容易点燃火源。若插有导管患者头部附近被纱布包扎，包扎的纱布中会留存部分氧气，医生需要对激光的使用倍加小心：除了引火的风险，患者及其气道亦可能被严重烧伤。任何可燃性物质，包括纸张、布料、毛发、塑料等，都要绝对避免接触激光束治疗的区域。在进行汽化性激光治疗前，患者必须卸除定型喷雾或发胶。有些医生认为，如果患者在术前预先使用过碘伏，则必须在激光治疗开始前用湿润的纱布将其清洁干净。这样做的原因是，皮肤上干燥的碘溶液经激光气化后会释放碘分子并产生烟流，这一点值得注意。

四、CO_2 激光治疗选择

可用于美容性治疗的激光种类与波长都可谓数不胜数。有些已经有数十年的历史，而有些仅风靡一时。本章主要关注的是我在临床中使用过的激光治疗方案。至于上述种类繁多的传统 CO_2

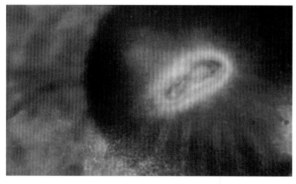

图 13-13 某位医生展示了因疏忽造成的严重角膜损伤，损伤发生在一瞬间，提醒各位医生应该在治疗中使用眼盾保护眼球

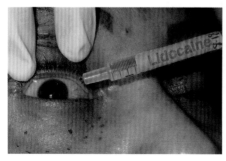
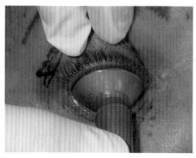
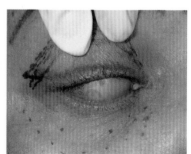

图 13-14 眼部保护措施是激光治疗中不可或缺的，医生在患者眼部滴入数滴利多卡因后，用橡胶吸盘将不锈钢眼盾置入患者眼内，如果眼盾的放置时间短于 1h，则不需要对眼球进行润滑

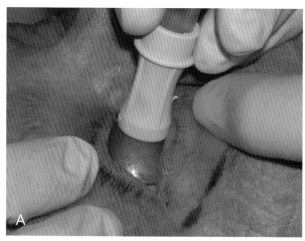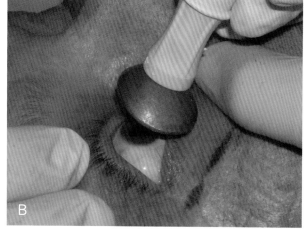

图 13-15　在因眼部肿胀或眼睑解剖结构较小等特殊情况造成角膜盾难以取出时，借助持续负压引流橡胶管可方便取出

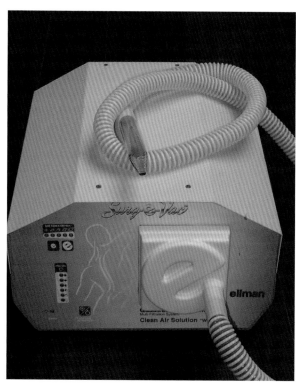

图 13-16　专用的排烟装置也是进行气化 CO_2 激光换肤治疗所必须配备的。专用面罩防止工作人员吸入激光气化烟流

激光治疗，我已进行了数千例。尽管我有两台点阵激光，但是单纯的点阵模式在我的诊所中并不常用。我主要进行的还是传统的伴随静脉注射镇静剂的高强度高密度的激光换肤术。这种手术所需的康复时间更长，但术前术后照片对比疗效显著。超表浅 CO_2 激光换肤可以用于祛除浅层色素，但对于深层皱纹和紧肤，其疗效却远远不及传统的 CO_2 换肤术。

（一）超表浅 CO_2 点阵激光换肤术

医生要充分认识到全层磨削和点阵激光疗法之间的区别。全层磨削指的是传统激光疗法，是由经电脑图形发生器控制的 CO_2 激光对患者皮肤表面进行重复激光治疗（图 13-17）。而点阵疗法不会覆盖全部皮肤表面，而是用激光光束以一定的间隔距离按序治疗，这些汽化带被正常皮肤间隔开来。由于接汽化的区域不是全部的皮肤，因此点阵治疗的上皮组织再生和愈合过程都会更快。在向患者进行解释时，医生可以用通俗的语言，将全层磨削治疗描述成用滚筒刷墙，而点阵治疗则好比在墙上画规则的波点。使用科医人点阵激光平台（Ultrapulse）时，超表浅 CO_2 点阵激光换肤术是使用平台上的 Active FX 模式，面部治疗时可使用 $100J/cm^2$ 的高能量密度和覆盖率 2 档。这种模式可以使用高能量密度，同时没有重复治疗区域，并保有正常皮肤，因此是一种点阵式的磨削换肤治疗。图 13-18 为全层磨削和点阵激光换肤治疗的临床示意图。

这种深度的点阵激光换肤治疗对于肤色不均、细纹和皱纹有一定治疗效果。有益于皮肤健康，并能够促进上皮再生，使皮肤更为光滑。虽然单次 CO_2 点阵换肤治疗就能够起效果，临床中常需要多次治疗才能达到最佳疗效。我很少使用这种点阵换肤治疗，因为来我诊所就诊的大多数患者要么皮肤损伤程度较重，要么对疗效有着更强烈的预期。希望皮肤有比较明显的改善、对休

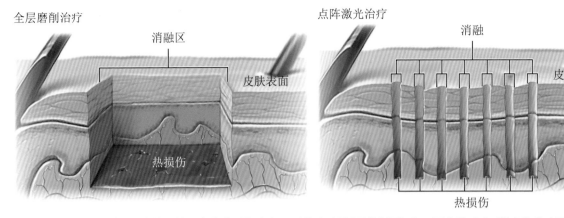

全层磨削治疗　　　点阵激光治疗

消融区　皮肤表面　消融　皮肤表面

热损伤　热损伤

图 13-17　标准 CO_2 激光使用的是高密度重复光斑，对整个皮肤区域进行汽化，而点阵 CO_2 激光汽化皮肤形成的是一个个汽化带，中间留有未经治疗的正常皮肤。这种"点状"气化模式加快了术后愈合过程。除了对汽化带，激光还会造成凝固带和加热带

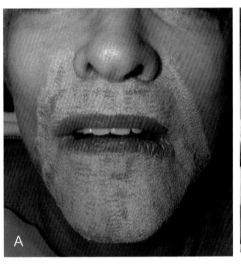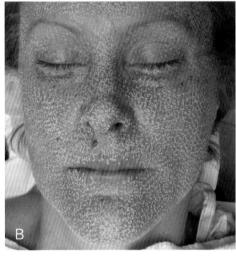

图 13-18　A. 一位患者经传统全层覆盖激光换肤治疗，显示出覆盖全部肌肤区域的密集、重叠治疗区域；B. 患者经单遍点阵激光治疗造成的点状区域之间存有正常的皮肤

工时间有要求的患者可以选择这类疗法，但需要多个疗程才能达到理想疗效。

　　如前所述，颈部换肤是非常危险的手术操作，可以造成严重的并发症。因此我从不在患者颈部使用高能量高密度（传统）激光治疗，而是采用经证实非常安全的 Active FX 超表浅 CO_2 治疗取而代之（图 13-19）。单次治疗无法带来显著疗效，但可以使皮肤表面更光滑；而重复多次进行颈部点阵 CO_2 激光治疗可以为肤色不均和光老化问题带来轻中度改善。再次重申颈部的激光嫩肤术效果将永远不及面部，同时可能造成瘢痕。

（二）Deep 点阵模式激光换肤治疗

　　Deep FX 模式（美国科医人激光公司）是一种单光束直径为 0.12mm 的剥脱性 CO_2 点阵，这

比普通的 CO_2 激光光束要小得多（图 13-20）。由于光束直径超小而功率较高（10 到 20MJ）的特点使得这种激光穿透深度非常深。激光的汽化深度与其能量等级有关：10MJ 能量的单脉冲能够穿透 230μm，而 20MJ 的脉冲能够穿透大约 0.75mm，包括了汽化带完全汽化的真皮层 450μm，此外凝固带及加热带还有 300μm 的热损伤，完全能够深入到真皮网状层（全层覆盖的气化性 CO_2 激光在该能量下只能穿透 100～300μm）。由于穿透较深，这种激光有可能造成少量渗血（图 13-21）。在经过 Deep FX 治疗后，患者通常还需在术后即刻进行一次单遍的 Active FX 治疗，这样除了能止血，还能增强疗效。虽然本质上还是点阵治疗模式，但是治疗穿透层次很深，因此这种治疗方案与传统的 CO_2 激光换肤术还是有区别的。

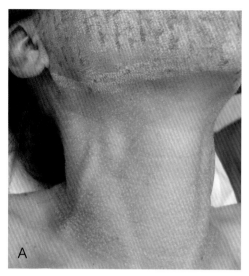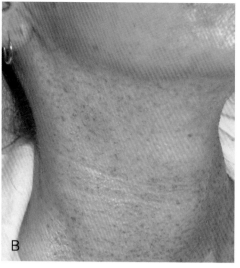

图 13-19　这位患者的面部接受了传统全层覆盖 CO_2 激光换肤术治疗，其颈部为 40MJ 能量、密度为 2 档的点阵 CO_2 激光治疗，这位患者在手术刚结束时（A）和术后 6d（B）的对比图

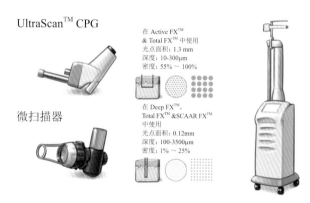

UltraScan™ CPG

微扫描器

在 Active FX™ & Total FX™ 中使用
光点面积：1.3 mm
深度：10-300μm
密度：55% ～ 100%

在 Deep FX™、Total FX™ &SCAAR FX™ 中使用
光点面积：0.12mm
深度：100-3500μm
密度：1% ～ 25%

图 13-20　Active FX 是表浅的点阵式磨削模式，而 Deep FX 则是深层点阵激光，这幅示意图显示了两者在光斑尺寸和组织穿透性上的区别

这种治疗模式的主要优势为显著的临床效果与较短的休工时间。尽管休工时间短，但时至今日，其临床疗效仍不及传统全层覆盖、高能量密度、多遍数剥脱性 CO_2 激光换肤术。

点阵激光并发症的文献报道不在少数。这种激光设计初衷是单遍温和的治疗，但为了提升疗效，许多临床医生不得不进行多遍数高能量密度的重复治疗，这也再次证明了，并没有一种激光是"绝对安全"的。

（三）"传统" CO_2 激光换肤术

传统激光换肤术完整准确的描述应当是：气化、全层覆盖、多遍次治疗、高能量、高密度 CO_2 激光换肤术。我之所以称之为"传统"激光换肤术，是因为这是超脉冲 CO_2 激光刚被引入医美界时激光疗法的最初方案。CO_2 激光可谓皮肤

美容及整形科学最重要的进步之一，它首次将皮肤剥脱提升到了精准可控、可预设深度的高度。这改变了医学美容的形式，并促进了许多新技术的到来。它最大的优势在于能够除皱、均匀肤色、紧致皮肤并促进胶原的新生。它最大的缺点是艰巨而较长的休工期。除此以外，在很大程度上由于发展初期部分医生的不当使用，激光亦导致了众多并发症的发生。自 1996 年起，我在进行嫩肤术和瘢痕治疗时就以这类激光作为主要工具；尽管新的激光和激光技术正如雨后春笋般出现，但传统激光换肤术仍是我首选，也是最喜爱的换肤术疗法。

索尔塔医药（Solta Medical）公司生产的飞梭激光（Fraxel Repair），是一台剥脱性 CO_2 激光。通过深达真皮的汽化带加热真皮的胶原刺激胶原重塑，同时，汽化带之间留有完好的真皮和表皮细胞，从而达到缩短休工时间的作用（图 13-22）。

虽然点阵技术更为先进，但其疗效仍无法与传统 CO_2 激光换肤术的金标准疗效比肩。点阵激光治疗只有进行 3 ～ 5 次才能达到显著疗效。我个人认为，相比康复时间为 12d 的传统 CO_2 激光换肤术，需要 3 ～ 5 次治疗、每次疗程休工时间为 3 ～ 5d 的点阵激光并不具有多大优势。

传统激光换肤术适用于各种皮肤损伤和各个年龄段的患者。这种技术的治疗方案并不是单一的，通过改变功率和重复密度，每个患者的治疗方案都是因人而异量身定制的。视皮肤损伤水平

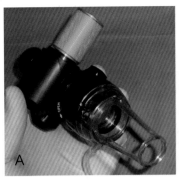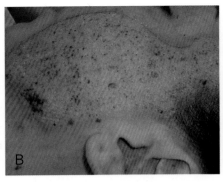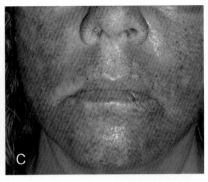

图 13-21 　A. 科医人 Deep FX 手具；B. 刚进行完 Deep FX 激光换肤术的患者；C. 尽管点阵疗法最初看上去与传统的 CO_2 激光治疗一样具有较重的术后反应，但其术后的愈合方式与传统疗法大有不同，休工时间也更短。此图为患者点阵治疗术后 24h

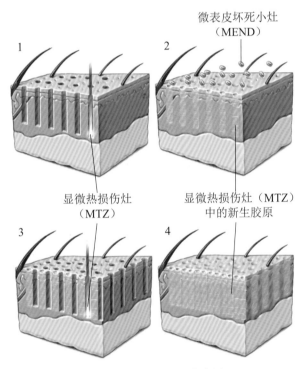

微表皮坏死小灶（MEND）

显微热损伤灶（MTZ）

显微热损伤灶（MTZ）中的新生胶原

图 13-22 　飞梭疗法的治疗原理和愈合过程

1. 激光每次照射都会形成一个比一根人类头发还细的显微热损伤灶（MTZ），多个显微热损伤灶之间是正常的皮肤组织；2. 随后，显微热损伤灶会被新生的胶原所替代，显微热损伤灶变为微表皮坏死小灶在数日之内脱落；3. 第二次治疗产生的显微热损伤灶在第一次治疗的基础上将导致更多的胶原再生，使皮肤紧致；4. 每次治疗的治疗密度约为 20%，因此共需进行 4 ～ 6 次治疗，每次治疗间隔至少需要一周以上（资料由索尔塔医药公司提供）

和皮肤类型而定，有些患者适合低能量密度单遍次治疗（3.0J/cm²），而有些则适用于能量密度为 7.5J/cm² 的 3 次或 3 次以上的激光治疗。对于高强度的激光换肤，我只用于 Fitzpatrick 皮肤分型 Ⅰ～Ⅲ型的患者；对于肤色更深的患者，我则可能采用 CO_2 点阵激光治疗。我做过许多全面部传统激光换肤手术，在我看来，这种治疗的疗效是可把控的；至于 CO_2 激光手术众所周知的超长休工期，我也采取了不少改进办法，细节将在后文再作阐述。

传统换肤疗法能够为光老化、皱纹和瘢痕带来极其明显的改善。尽管如此，由于皮肤修复过程复杂，这种治疗并不适用于所有患者。每个将要接受这类疗法的患者都必须了解确切的治疗过程和修复过程。传统激光治疗会破坏整个表皮；若进行的是高强度（高能量密度、高治疗密度、多遍次）的治疗，真皮层也可能会受到损伤。患者必须明白这样治疗会使皮肤形成浅二度烧伤，并在术后 7 ～ 10d 呈现出新生皮肤。他们也必须认识到，在进入术后第二个星期时，他们的面部部将会呈现鲜明的粉红色；这种粉红色将会随时间慢慢褪去。有些患者面部的红斑将会在 2 ～ 3 周内褪去，而有些则需要 3 ～ 4 个月。

尽管只有很小一部分患者的红斑会延续数月，以防万一，医生必须在知情同意书中将"例外情况"写清注明。相对于女性，男性患者对于这个问题的接受度更低，因为前者可以通过化妆将红斑遮盖。新生成的上皮组织既脆弱又敏感，通常会发生炎症性色素沉着。不论医生在术前知情同意过程中解释的多仔细，患者总会为此感到非常担忧。我在帮助患者做心理准备时发现最好的办法，就是为患者播放我提前录制好的，详细说明治疗过程、术后护理和后遗症的视频（预存在 Youtube 上）。线上激光治疗教育大大简化了我与患者的交流过程，也减少了患者在业余时间打来的问询电话。考虑到患者选择问题，高强度 CO_2 激光换肤不适用于胆怯或心急的患者。实际上我会告诉我的患者，他们"会恨我五六天"，但最后，他们会很开心。我自己就接受过这个治疗，因此我可以负责任地说，实际的康复过程并不是极度痛苦，但肿胀、渗出和面部部油腻的感觉，同时加上 10d 左右不方便外出见人的确是让人不舒服，即使多数患者声称治疗过程其实没有我说的那么可怕，但我在术前说明休工期问题时一般会坦诚相告，防止患者术后心理不适应。

告知患者多次治疗的必要性也是激光换肤术治疗中非常重要的一项。在保证安全的前提下，皱纹或瘢痕情况严重的患者必须清楚，单次治疗会带来一定程度的改善，但只有进行多次治疗才能实现最佳疗效。多次治疗可以是重新进行全面部手术，也可以仅在最严重的部位进行重新治疗。我常在进行全面部手术的 90d 后对患者的口周、眼周，或其他仍可改善的部位再次进行手术。所有痤疮或瘢痕患者都必须认识到多次治疗的常规性。一些媒体和机构广告的大肆宣传使得患者对激光嫩肤的效果有着不切实际的预期，医生必须向其说明这种期待的不真实性。夸口会缩短康复期或过度宣传疗效都会使得医生的患者流失、医生的名声大打折扣。同时，手术的疗效也会受到季节影响。激光和化学剥脱患者必须避免一个月的日光直射，可是到了夏季，这对于部分患者来说几乎是不可能的。因此他们不适合在炎热的季节进行此类手术。反之，冬季则更适宜激光手术的康复。日光同时也会加速炎症后色素沉着的发生，而避光在夏季也是难上加难。

传统激光换肤术后几周会需要创面护理，若患者不自行护理或不配合，康复过程将会极其困难。激光换肤术的知情同意书中必须写明治疗的内容、术后反应及持续时间、患者配合度对疗效的促进作用，以及避免并发症所需的措施。同时，知情同意书中必须写明多次治疗疗程的必要性、疗效的不可保证和并发色素沉着的可能。

对于传统 CO_2 激光换肤术，术前准备应当包括用药和麻醉注意事项、合适的药物、术后护肤品、皮肤修复产品和防晒用品。所有患者需要拍摄无化妆的术前照片，同时需要进行一次皮肤检测。在治疗之前购齐术后护肤产品，并令患者知晓使用方法是非常重要的。术后创面护理能够决定治疗后康复过程的长短及疗效的好与坏。

在手术即将开始前，医生需要将激光治疗的过渡区域或终止位置标注在患者的下颌缘（图 13-23）。在接受治疗的皮肤终点区域进行过渡治疗以避免在下颌缘上方或下方形成明显界线是非常重要的（图 13-24）。同时，较深的皱纹和瘢痕区域也需用医用记号笔标出，以提示医生在该部位进行较强的治疗。同样，需要进行更温和治疗的部位也需要标记出来。

除了单纯进行点阵治疗，我在进行激光换肤术时都会采用静脉镇静或全身麻醉。有些医生会使用面部神经阻滞麻醉或口服镇静剂，但全身麻醉患者能够使加快手术进程，使患者和医生双方都更轻松。当然术前需保证所有激光安全措施到位、角膜盾如前所述置入。

涉及激光参数设置时，初学医生必须谨慎按照生产厂家或其他医生分享的"建议参数"进行初步设置。"建议参数"仅供参考，这是因为不同公司、不同激光仪器之间都存在很大差别。许多可变因素，包括仪器功率、光斑尺寸、重叠程

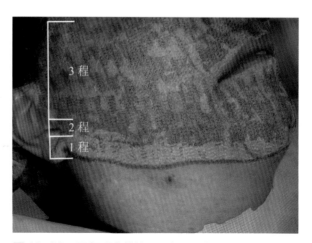

图 13-23　面部手术的边界一般是下颌缘，因为此处可以遮挡手术区域与非手术区域的过渡。激光的治疗功率和 / 或治疗密度在接近下颌缘数厘米处需要逐渐减小以制造过渡效果

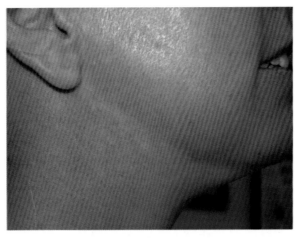

图 13-24　患者接受传统 CO_2 激光换肤治疗 2 周后下颌缘过渡的效果，此处的过渡会慢慢变得难以察觉，患有严重光损伤或颈部皮肤异色症的患者的过渡区域或许会相对明显

度和脉冲设置等，都会对激光仪器的设置造成影响。因此，实操培训的作用是无可替代的，医生们应当从较轻的激光治疗参数设置开始入手，慢慢地、谨慎地发展到进行更高强度的治疗。在术中和术后康复过程中所积累的第一手观察经验对于日后进行安全、高效的治疗是无比重要的。要牢记的一点是，某医生按照某设置在其患者身上能够达到疗效，不代表着初学者也能依葫芦画瓢进行操作，不仅如此，甚至还可能导致严重的并发症。激光治疗的并发症是医学美容界纠纷的高发原因。只有在拥有充足的经验后，激光医生才有可能凭借视觉和患者的皮肤反应决定治疗的终点反应。

我不会在没有全面部激光治疗的基础上对面部亚部位进行治疗，眼周区域除外：因此处皮肤较薄，又呈凹陷状，因而不会与周围未经激光治疗的皮肤产生明显反差。有些医生会直接使用常规疗法对患者的亚部位进行治疗，却因新旧皮肤的肤质和肤色存在差别而导致患者出现白色"胡子"或鼻唇沟处的白色纹路。如果患者要求我对其严重的口周皱纹及光老化区域进行治疗，我会对具体部位进行高强度治疗，但对面部其余部位也会使用合适能量密度的治疗，以均匀肤色和肤质。如果患者在接受全面部高强度激光治疗后 90 天内复诊要求进行二次治疗，我会在第二次治疗

中对其如口周等亚部位进行激光治疗。这种操作之所以可行，是由于我在第一次的全面部激光治疗中已经均匀了患者的肤色和肤质。更准确的对我来说，亚部位指的是小的瘢痕或皮损，而不是传统解剖意义上的单位，比如"面颊部"或"嘴部或下巴"等等。

在医疗记录中画出面部治疗顺序，并随着手术的进程将已治疗部位记录下来是有一定重要性的。这不仅能作为手术记录的一部分，还能防止因疏忽造成的重复治疗或缺失治疗。其实治疗医生在治疗中很容易遗忘已经进行过治疗的区域，从而因大意造成某些部位的重复治疗或缺失治疗。建立一套标准的治疗流程并对所有患者执行此流程是很有必要的。举例来说，可以首先在患者前额进行单遍次激光治疗，接着在眼周，然后在面颊，往下是嘴部，最后在下颌缘处结束治疗。在单遍次操作完毕后，接下来的几遍次治疗都按照这个顺序进行。这么做可以避免在某些部位多进行不必要的额外治疗，或未达到需要的治疗终点。激光手术治疗团队的其中一位成员应专职记录经治疗的区域，以确保所有区域都完成计划内的治疗。

五、激光参数设置

由于皮肤类型和激光参数的影响因素数不胜数，将激光仪器的设置确切列出来几乎是不可能的。具体部位的基础设置是基于大多数情况给定的，但医生在使用时应当以保守起见。大多数激光仪器使用电脑图形发生器，其可调节的设置包括功率、密度、光斑尺寸、治疗频率和治疗遍数。其中任意一项的增加都可导致激光效果增强，叠加时更甚。举例来说，电脑图形发生器发射的单遍次 $50J/cm^2$ 的激光也许无法气化整个真皮层。但不论是叠加脉冲、增大功率、提高密度还是增加治疗频率都能对给定区域造成更大的热损伤。举个例子，我在使用科医人点阵激光（Encore）进行传统换肤治疗时，根据损伤的程度，通常从以下设置开始：如要对一名 45 岁、有轻度皱纹和中等肤色不均的女性进行全层换肤（非点阵模式）温和治疗，我会采用 $3.5J/cm^2$、密度为 6

（30% 光斑重叠）的激光进行单遍次治疗，治疗范围为全面部，包括上下眼睑。这种治疗会剥脱气化大部分的真皮层，需要 7d 的修复时间，其效果与中等深度的化学剥脱相似。我同时也在相同的设置下用单遍次激光进行过许多例的额部紧致和面部提升治疗，没有任何问题。如果患者的皱纹或色素沉着更深一些（但还未达到严重的程度），可用相同的参数设置在其全面部进行第二遍治疗。在用电脑图形发生器进行扫射时，我个人喜欢使用大的方形或圆形图案。在图案的边缘注意不要发生重叠或留下空隙是很重要的，因为这将导致患者面部在愈合时出现网格或棋盘状花纹，并可能是永久性的（图 13-25）。避免网格花纹的产生非常重要，特别是对于单遍次治疗而言。如果进行的是多遍次治疗，医生还能在第二或第三次中填补或均匀网格，但这对于单遍次治疗是无法办到的。

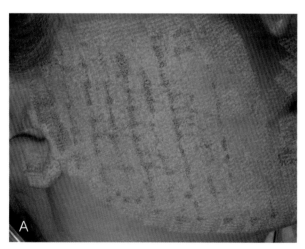

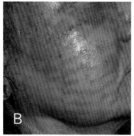
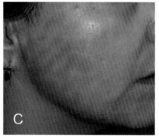

图 13-25　激光治疗边缘重叠时（光斑重叠）将会造成比没有重叠的区域更深的穿透，从而形成网格状皮肤，当治疗区域之间没有很好地吻合时也会造成相同的图案，或在经治疗的皮肤间形成间隙

A. 术中光斑重叠出现网格状花纹，这种状况在皮肤修复时（B）和修复完成后（C）更加明显。虽然该表现可随时间慢慢消退，但也可能是永久性的

前述的设置是适用于轻度的皮肤老化，但随着弹力纤维变性、皱纹增多和肤色不均匀程度的加深，激光治疗的参数设置就要相应的增加。对于大多数患者，我通常以前述参数设置进行 2 到 3 遍次治疗；对于有中度皮肤老化的患者，2 遍次功率为 70MJ、密度为 6 的治疗是相对合适的。患者上皮组织再生的时间大约在 10 天，其疗效是显而易见的。

通常情况下，患者皮肤老化症状的区域不只有一处，而是在如口周、鱼尾纹和眉间等多个区域。医生需要在术前将这些区域标出，并在进行激光治疗时对其进行比面部其他区域更具高能量的治疗（图 13-26）。

在我的患者中，进行激光换肤术的大多数都是伴随中重度光化学损伤的、年龄层次在 50—70 岁之间的人群。对于这些患者，我通常采用 2 ～ 3 遍次的高能量、高密度设置的激光进行治疗，同时我可能会在其口周区域额外进行几遍次治疗。第一遍次治疗（使用科医人点阵 CO_2 激光 Encore）是采用功率为 80MJ、密度为 6 的常规治疗。治疗区域不包括上眼睑，因为此处需要使用相对温和的设置。常规治疗区域包括耳垂，但不包含唇红部。对于皮肤松垂明显的患者，我会对其下眼睑进行 2 遍次治疗，能量设置为 80MJ、密度为 6 的治疗。对于没有明显眼睑皮肤问题的年轻患者，单遍次、80 或 70MJ、密度为 6 的激光治疗就已经足够。在需要对上眼睑进行激光治疗时，常用的参数设置是单遍次、50MJ、密度为 5 或 6。在对其他皮肤薄弱的区域，如太阳穴和皮肤非常薄的女性的外眦区域，进行激光治疗时也需要使用较小的能量参数以（或）较低的密度。有必要提一句，以上所有设置只适用于科医人点阵王 CO_2 激光（Encore）。

在对较深的皱纹进行激光治疗时，将皮肤抻拉开有助于激光穿透皱纹的底部，否则这些深层部位将不会被治疗到。同时也要注意将激光延伸到发际线深处，以避免产生明显皮肤界线。

在进行多遍次激光换肤术时，患者的皮肤必须在第一遍次激光治疗完成后才能进行第二遍

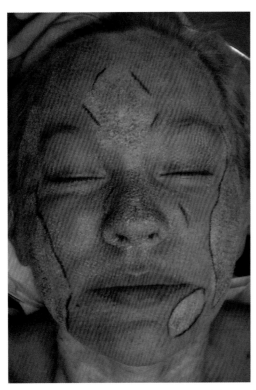

图13-26 该患者面部皮肤老化严重的部位接受了比其中面部其他部位更高强度的治疗，皮肤老化的局部接受了更高能量密度和更多遍次的激光治疗

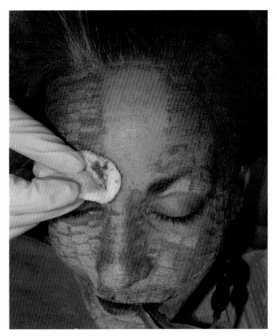

图13-27 传统的激光换肤治疗需要在两遍次激光治疗之间清除皮肤上的焦痂

次。这样做是为了避免激光脉冲的重复刺激，即在同一区域进行多次激光时，为了使面部在第二遍次治疗开始前冷却下来。脉冲的重复是要绝对避免的，因为它使得过热的皮肤得不到冷却，从而造成治疗过度或瘢痕。随着激光治疗的进行，激光产生的焦痂需要在每遍次治疗后被清除干净（图13-27）。一次典型的3次治疗过程包括首先在全面部进行的第一遍次激光，使用湿润纱布将焦痂清除完全，接着进行第二遍次激光，伴随着第二次清除焦痂，随后才是第三次治疗和第三次清理焦痂。这样做的原因在于焦痂阻碍了皮肤散热，导致皮肤产生进一步的热损伤。

对于初学医生来说，多次擦除焦痂可帮助其判断临床终点反应，擦除焦痂后被治疗过皮肤状态肉眼可见，可帮助医生更好地"了解"激光治疗。总的来说，在皮肤颜色呈现麂皮或香槟色时，治疗就应该中止。这是高强度激光治疗的终点反应，通常会在3次治疗后出现，但具体情况因人而异（图13-28）。如果不将焦痂及时清除，治疗的终点反应对刚入门医生将会很难判断。

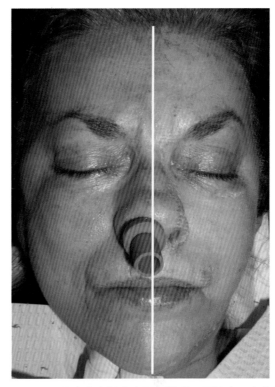

图13-28 该患者在其右半面部接受了两遍次、高能量密度、高治疗密度的CO_2激光治疗，而左侧则接受了3次。其右半面部为粉红色，而左半面部呈现出麂皮色，代表着治疗将在此终止

然而对于经验丰富的医生而言，在各遍次治疗之间不去除焦痂有更多好处。激光换肤术的目的本是借助皮肤组织剥脱的精确性和可预知性，

然而用湿润纱布将被焦痂组织擦除会进一步损伤皮肤，增加物理创伤，与激光技术借助组织剥脱精确性的原构想背道而驰。额外的创伤使得愈合过程复杂化，增加了患者术后的疼痛时间，也延长了术后红斑持续的时间。

2008 年，我发表了首次证明人体皮肤在激光治疗遍次之间不除去皮肤焦痂并不会增加剥脱深度或并发症的研究。这篇研究纳入了对大功率、高密度、多遍次 CO_2 激光治疗的患者进行自身双侧面部对照试验。患者的一侧面部在每遍次治疗结束后都进行了焦痂的清除，另一侧的焦痂则完全没有被清除。随后我对这些患者进行了临床回访和组织病理学检查（图 13-29 和图 13-30）。通过组织学分析，可以发现患者双侧面部的剥脱深度并没有受到焦痂清除与否的影响。此外，未被清除的焦痂反而起到了生物敷料的作用。比起焦痂被擦拭后的皮肤，留有焦痂的皮肤反而令患者感到更舒适，同时也减轻了患者术后不适感和红斑的发生。当医生在每遍次治疗完成后都进行擦拭时，患者实际上是在激光的基础上又接受了进一步的皮肤物理摩擦刺激，因此留有焦痂能简化和缩短激光治疗的过程。

综上所述，典型的激光治疗可以以治疗深度分别概括为小、中、大三类。对于小、中、大的患者选择基本上是由皮肤的老化程度（皱纹、皮肤不均程度和光化学损伤）决定的。对于老化程

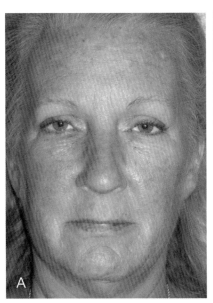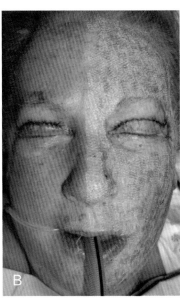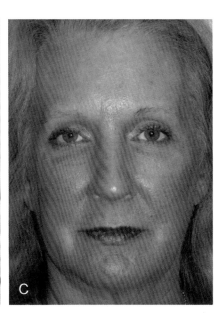

图 13-29　A. 患者在接受激光治疗前；B. 患者在接受 3 次高能量、高密度 CO_2 激光治疗后，其右侧面部的焦痂在每遍次治疗结束后进行清除，而左侧没有进行清除；C. 患者在术后 6 周时双侧面部恢复情况良好

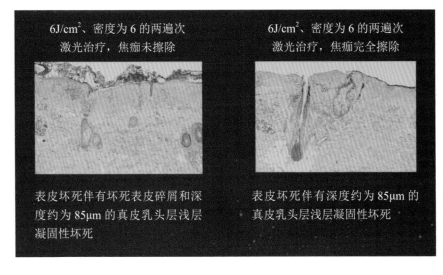

图 13-30　前述研究中皮肤的组织结构显示，在每遍次激光治疗之间未对焦痂进行擦拭不会导致皮肤损伤的加深，这两种情况下，损伤的深度都是 85μm

度"小"的患者，我主要指的是单遍次的 CO_2 激光治疗。对于老化程度"中"的患者，我常会选择单遍次或两遍次低功率功率 40MJ（$3.0J/cm^2$）、密度为 6 的激光进行治疗。也可以升高功率进行两遍次功率 70MJ（$5.3J/cm^2$），密度降到 5 的治疗。至于老化程度"大"的患者，通常情况下指的是两遍次到 3 次的功率为 80MJ（$6J/cm^2$）、密度为 6 的治疗（图 13-31）。一般来说，3 次这种功率和密度的激光治疗是我在面部进行激光的极限量，我通常只会进行两遍次治疗，除非老化程度更严重。在运用这类高强度参数设置的激光治疗局部区域时，我在患者下眼睑只进行两遍次，在其上眼睑则要减小功率。对于严重的口周皱纹，我也许会进行到四遍次或五遍次。这种程度的治疗只能交由经验非常丰富的医生进行。以上参数设置所用的仪器只适用于科医人 CO_2 点阵激光平台（Encore）。

在对颈部进行激光治疗时，我只会使用单遍次、功率为 40MJ、密度为 2 的点阵式 CO_2 磨削激光，如 Active FX 模式（图 13-32）。如上所述，颈部皮肤的恢复程度是永远不及面部的。若医生要在颈部手术时铤而走险，往往会导致灾难性的后果。

六、激光治疗联合皮瓣提升手术

我已经成功进行过数百例无严重并发症的激光换肤术结合面部提升手术，但没有丰富经验的

面部提升手术和激光经验的医生不应轻易尝试进行此类手术。手术区域皮瓣的皮下脂肪较薄，很容易导致表皮缺血坏死，从而造成严重的后果。在对面部进行提升手术的患者联合激光治疗时，我通常将激光换肤留到最后一步。在进行激光之

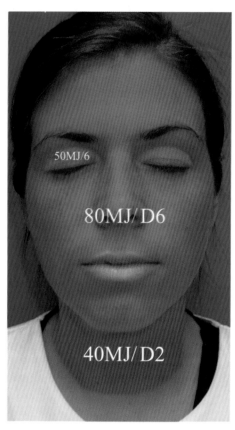

图 13-31 作者治疗时最常用的换肤顺序为在上眼睑除外的全面部进行两遍次功率为 80MJ、密度为 6 的激光治疗，接着在上眼睑进行单遍次功率为 50MJ、密度为 6 的激光治疗。若需要治疗颈部，则采用单遍次功率为 40MJ、密度为 2 的点阵式激光磨削

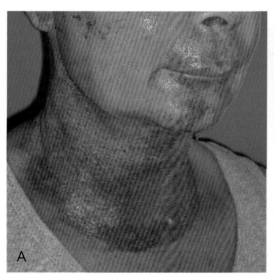
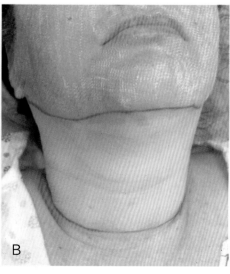

图 13-32 颈部的毛囊皮脂腺比面部少，因此治疗方法也与面部不同
A. 功率为 40MJ、密度为 2 的颈部激光治疗；B.20% 三氯乙酸中等深度化学剥脱，可接近激光治疗效果

前，面部提升的皮瓣部分将会被标记出（图 13-33）。多遍次功率为 80MJ、密度为 6 的正常参数设置的激光治疗将被用于面中部的未行皮下剥离的区域；对于经过剥离的面部提升皮瓣，则需要在参数设置上更为谨慎（高度注意不要形成重叠的激光治疗区域），进行功率为 80MJ、但密度降至 4 的激光治疗（图 13-34）。该设置的功率同前，但密度降低，与功率为 60MJ、密度为 6 的参数设置效果基本相同。在经过皮下剥离的皮瓣上进行激光治疗时不可擦去焦痂。当然使用较低能量的单遍次使用 3.5J/cm^2 的参数设置对于面部提升剥离后皮瓣的激光治疗也是安全的。值得重申的是，这项操作不适合面部提升术或激光手术的初学医生进行。图 13-35 显示的是患者做完激光 / 面部提升术后两周的效果。

我有一篇即将发表的为期 15 年的临床研究，其内容为进行面部提升术时是否联合激光换肤术对术后并发症发生率的影响。由于面部提升术能够改善下颌轮廓和颈部，而激光换肤术则能使全面部皮肤得到改善，联合治疗更有优势。面部提升虽然能够修正皮肤的松垂，却对皮肤的质地起不到改善效果，无法改善皱纹（除拉伸皮肤有一定效果以外），更不能解决光化学损伤问题。面部提升术已经有一个世纪的历史，而激光换肤术则是近几十年的新兴产物。两者都是世界上面部年轻化的主流疗法。两者也都经历了多次缩短康复期的改进，发展到了今天的小切口面部提升和点阵激光。虽然这些治疗受到了越来越多人的欢迎，但我个人认为，它们仍与传统疗法的最终疗效有一定差距。

有两大问题在过去的数十年（以及之前使用化学剥脱术的数十年）一直困扰着美容医生们：

1. 传统面部提升术和传统 CO_2 激光治疗可以同时进行吗？

2. 考虑到皮瓣的血运和两种治疗的复合，同时进行两种手术是否安全？

在文献中，不乏证明面部提升术和激光治疗同时进行的安全性者，但也存在反对的声音。我们对采用前瞻性实验的文献检索中共发现有 14 篇文章支持面部提升术和激光治疗同时进行，有 3 篇认为这种方式不安全。姑且不论文献结果或医生临床经验，还有另外一个问题存在。那就是，"同时进行激光治疗和面部提升是否不符合医疗标准？如果出现皮瓣坏死或其他并发症，这项操作是否能够得到法律支持？"这个问题才是关键。我曾在多个起诉面部提升联合激光治疗不当的诉讼中以辩方专家证人的身份表述过我的立场，我也愿意为被告辩护，即同时进行激光治疗联合面部提升术在同一次治疗中是没有问题的。这就带来了一个复杂的有关法律主体的争论：医疗标准和有循证医学支持的文献中哪个才具有合法性？

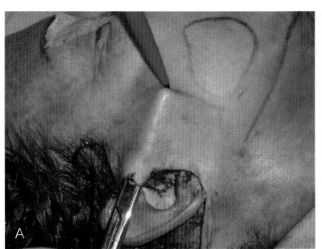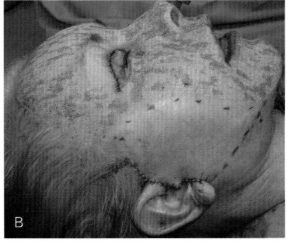

图 13-33　A. 对于所有同时进行面部提升和激光治疗的患者，剥离的面部提升皮瓣的终止位置都要用记号笔标出，以帮助医生确定调整不同参数激光治疗的区域；B. 面中部采用正常参数设置的激光，而行皮下剥离的皮瓣处则需采用较低参数设置

有些医生喜欢将两个手术分开做，要么先做面部提升，要么先做激光治疗。这样做最大的问题就是重复，重复的手术、麻醉、费用支出，以及最重要的一点，重复的康复阶段。高强度 CO_2 激光治疗与全面部提升所需的康复时间相似，都是大约两周。抽出两周的时间进行手术康复对于患者而言已经不容易，再进行两周更是难上加难。

联合治疗的另一优势在于由于面部提升可造成患者在术后一段时间的感觉缺失，激光后的疼痛也得以减轻。

尽管联合治疗具有相当明显的优势，它也有相应的缺陷，其一便是高强度剥脱性激光手术康复过程的叠加。面部提升术本身的康复过程是相对直接的，但若合并眉上提术、重睑术和面部假体植入，其康复过程将会大大延长。在此基础上加之激光治疗，就更加显著地加大了术后康复和护理的难度，这是部分患者所难以接受的。

（一）手术过程

在撰写本文时，我已在过去的 15 年间累计连续进行了超过 1000 例面部提升术，其中 29% 的患者同时也进行了全层覆盖、剥脱性、高能量、高密度的激光换肤术，其中超过 35 例的患者有吸烟史。我所使用的面部提升法为标准的颈阔肌成

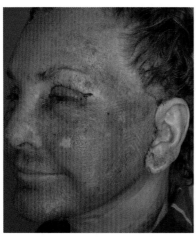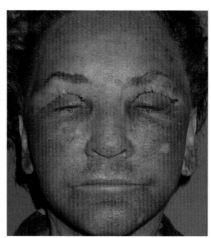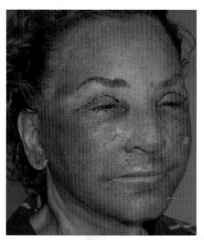

图 13-34　患者在进行面部提升术 /CO_2 激光治疗和全切重睑术后 24h 的效果，其面中部区域进行了 2-3 程全层覆盖、气化性、高能量密度、高治疗密度的 CO_2 激光换肤术，两侧的皮瓣处进行的则是单遍次功率为 80MJ、密度为 4 的激光治疗

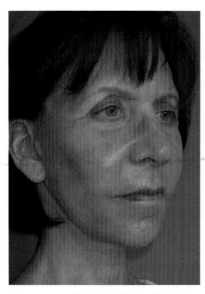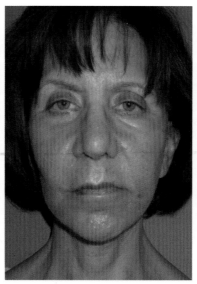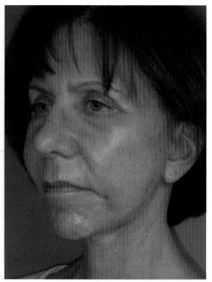

图 13-35　这位患者做完面部提升和 CO_2 激光换肤术 14d 后的愈合状态达到了同时进行面部提升和激光治疗的平均康复水平

形术和浅筋膜提升术。皮瓣为沿耳外侧缘周围皮肤切开，平均长度为 7～8cm。在手术结束时（激光手术总留到最后进行），剥离和未剥离皮肤的界线被标出，并按照前文所述的方法进行过渡操作。

所有联合治疗均使用科医人超脉冲 CO_2 激光器（Encore），模式设置为全剥脱，同时电脑图形发生器设置在功率 80MJ（$6J/cm^2$）和密度为 6，频率为 600HZ。大多数情况下，患者面中部区域是经 2～3 遍次激光治疗，而口周区域则采用 3～5 遍次。在每遍次之间，患者皮肤表面的焦痂不必擦除。术后，患者需在治疗区域使用 Vaniply 药膏（美国制药专业公司出品；www.psico.com），但无须使用面部提升手术敷料。不使用面部提升敷料源自手术经验的积累。由于我的 30% 的面部提升患者都会联合进行激光换肤术，而传统、繁琐的全面部提升敷料又会对经激光治疗后的皮肤产生刺激，我开始将敷料做的越来越小，到最后发现其实完全不用敷料也没有什么坏处。这样做既没有增加血肿的发生率，也没有对愈合和康复过程造成任何不利之处。不论是医生、工作人员，还是最重要的患者自己，都非常欢迎这个明智的决定。

在超过 1000 多例面部提升术的患者中，只有 9 例（1%）发生了大于 $1cm^2$ 的耳前皮瓣坏死。其中 6 例（0.7%）是未联合进行激光换肤术的患者，另外 3 例（0.35%）则进行了联合治疗。这种情况的发生从数据上看并不显著，同时，初步结果也显示，由经验丰富的医生进行的激光和面部提升的联合治疗是安全的。

（二）超脉冲 CO_2 点阵激光治疗（SCAAR FX）

当人们对激光的研究重点停留在使激光的侵入性更低时，超脉冲 CO_2 点阵激光也得到了发展。科医人公司研发出称为 "SCAAR FX" 的剥脱性点阵激光治疗模式（更强的气化带和凝固带联合），使得针对普通激光无法达到穿透深度的增生性瘢痕和烧伤瘢痕的治疗成为可能（图 13-36）。这项技术不仅能够穿透 4mm 的距离，还能够形成显著

的凝固带（图 13-37）。瘢痕造成的问题大多是美观、疼痛和瘢痕活动度不佳等。SCAAR FX 手具能够改善患者的瘢痕牵拉范围、瘢痕的柔软度和质地，同时还能减轻疼痛和美化瘢痕外观。这是一种十分振奋人心的激光治疗和优势。

综上本章的重点是对各类现有激光治疗仪器的介绍，以及用于治疗从轻度到重度各类衰老问题所需的激光深度和康复时间。图 13-38 至图 13-42 展示的是从非常浅到非常深的各类深度的激光换肤术的治疗效果。

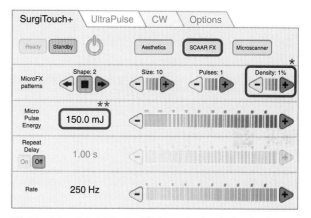

图 13-36 SCAAR FX 激光器采用短脉冲，拥有极高的功率和穿透性，光斑直径为 0.12mm，最高每束脉冲激光可达 150MJ
* 从 1%～10% ** 从 60～150 M J （以 10MJ 为增量）

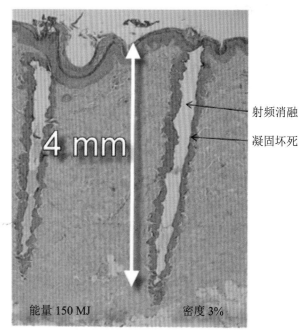

图 13-37 SCAAR FX 激光器以其大功率和小光斑的特点具有极强的穿透性和组织凝固能力

面部美容外科学（原书第2版） Cosmetic Facial Surgery（2nd Edition）

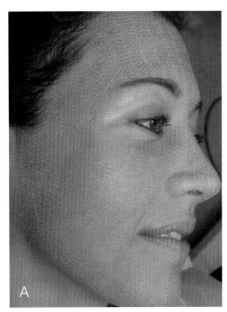
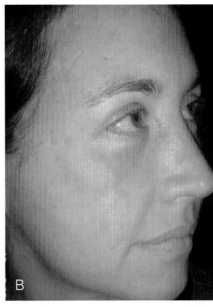

图 13-38　A. 患者在单遍次浅层点阵剥脱性激光换肤术（Active FX）手术刚结束时；B. 术后 6d（功率为 100MJ，密度为 2）

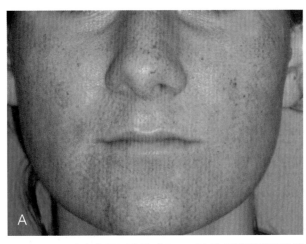
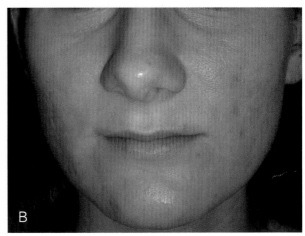

图 13-39　患者在深层点阵（Deep FX）剥脱性激光换肤术（功率为 15MJ，密度为 2）
A. 术后 24h；B. 术后一周

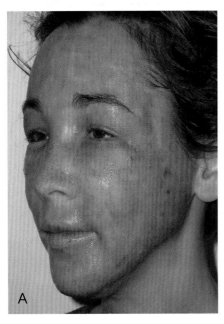
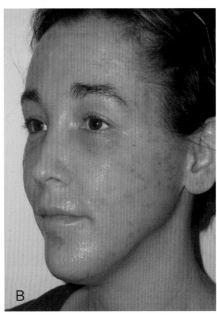

图 13-40　患者在单遍次全层覆盖小功率高密度 CO_2 激光换肤术
A. 术后 24h；B. 术后 7d

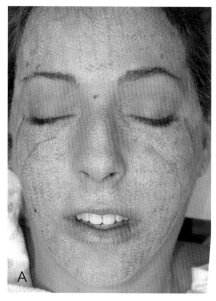
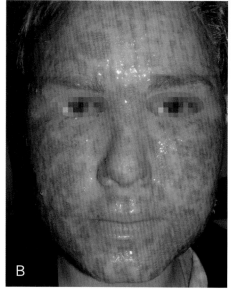

图 13-41　患者在两遍次大功率、高治疗密度、全层覆盖、剥脱性 CO_2 激光换肤术（功率为 80MJ，密度为 6）

A. 手术刚完成时；B. 术后 24h

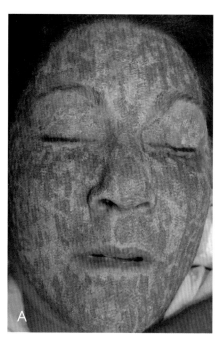
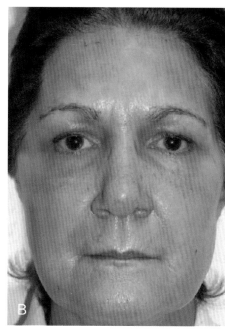

图 13-42　患者在 3 次传统 CO_2 激光换肤术（大功率、高治疗密度、全层覆盖、剥脱性 CO_2 激光换肤术）

A. 手术刚完成时；B. 术后 12d，Lumenis Encore 点阵激光的设置为功率 80MJ，密度为 6

（三）激光术后护理

激光换肤术是一种相对治疗时间较短的操作，所需时间通常不到半小时。与外科手术不同，激光治疗不会造成出血、神经损伤，或其他外科手术中令人不快的问题。给患者、医生和工作人员带来挑战的通常不是操作本身，而是术后护理。我有几个同事，他们对于激光换肤术非常精通却到最后放弃了这项治疗，就是因为高强度和需要大量安抚患者的术后护理。治疗患者并不难，难就难在康复。

术后愈合期受到许多因素的影响，其中包括医生的护理、患者自身的配合程度、家庭的照料，以及来自所有人的社会心理因素。对于患者来说，他们要花上两周的时间忍受肿胀、皮肤变性、油腻的面容。他们也许会感到抑郁、易怒、悔恨，甚至在某些情况下，变得严重神经质。不适、失眠、在室内待得太久而心生苦闷，以及害怕无法康复的心理会使患者变得依赖人，并且需要得到高度护理和安慰。此外，有些患者会对医生的包括护肤、运动、药物和化妆等术后叮嘱反其道而行之，认为自己才是行家。经验丰富的医生会在术前觉察出有这方面行为倾向的患者，并选择拒绝对其

699

进行治疗。而初学医生则需要慢慢学习这些具有潜在破坏性的患者的行为预兆。

平稳度过术后护理时期的关键是患者教育和交流。医生永远不能美化激光治疗。我会告诉我的患者，激光的康复期是相当严峻的。大多数患者会对疼痛产生恐惧心理，但就算是在高强度激光治疗的康复期，严重的疼痛也是很少见的。康复期所带来的痛苦大多是来自外表的不美观，加上禁足，以及烧伤康复过程中的结痂和油腻的皮肤。

患者会收到一张极其详细的术后指南，上面清楚地写明了能做和不能做的事；以及一张详细标注了种类和用药时间的用药指南。同时，患者还会收到一张详细的护肤说明。最后，我的网站上的视频可供全天候观看，里面涵盖了康复过程所有方面的细节。患者最难理解和坚持的是用药和术后皮肤护理。表 13-2 是一张典型的术后用药计划表。

有些激光医生会进行密闭性或半密闭性的创面处理，比如压力面罩和包裹性敷料。我也曾使用过密闭性和半密闭性的创面处理，其中密闭性存在的问题更大：这对于医生和患者来说都是额外的负担和麻烦。因此，我如今只使用开放性的创面处理。这样能够减轻患者和医生的压力，看上去也不如密闭性压力面罩和包裹性敷料来得吓人。

当患者进入麻醉复苏后，工作人员会对其面部进行 24～48h 的冷敷以控制肿胀和疼痛（图 13-43）。在术后第一个 24h，患者只能使用 Vaniply 和冷敷。Vaniply 同时也可用凡士林和优色林霜进行替代。本书的目的并不是推销任意一种产品，而是如实地描述我正在治疗中使用的产

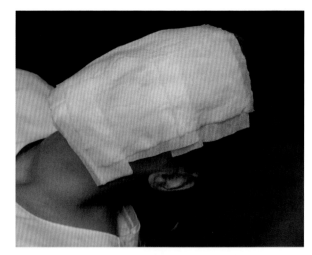

图 13-43　使用冷敷以减少水肿、减轻疼痛

品。斯美凯（www.allergan.com）及丝塔芙（www.cetaphil.com）也有非常适合激光术后恢复的温和伤口护理产品。

冷敷是术后缓解水肿和减轻不适感的主力。这项护理需要在手术完成后马上开始，并在术后几天坚持进行。将冰块放在普通小碗里，再盖上几层纱布，待冰块融化被纱布吸收后就成了一种非常便捷的冷敷方法。一旦纱布变得温热就要换新。大多数感到相当不适的患者会在术后几日服用镇痛药。严重的疼痛并不常见，若出现则可能是作为疱疹或其他感染的征兆。尽管激光治疗会造成浅二度烧伤，但疼痛不应该是康复过程中主要的症状。

用醋溶液外敷也是激光术后日常护肤的一种方法（醋溶液 237ml 的水中加入 5ml 的白醋；将纱布用醋溶液浸湿后于激光治疗后的皮肤上敷 20min，或以个人耐受度为准）。醋有镇痛和抗菌的作用，同时也能够溶解愈合过程中形成的干燥坏死表皮碎屑。醋浸可数小时进行一次。

表 13-2　患者具体用药、剂量和频率，以避免混淆				
药　物	作　用	必要性	剂　量	停药时间
维德思（盐酸伐昔洛韦片）	预防疱疹	必要	一日 2 次，一次 1 片	服完为止
头孢氨苄	抗生素	必要	每 6h 一片	服完为止
泼尼松	消肿	视情况而定	每早 3 片，服用 5 天	服完为止
对乙醇氨基酸	止痛	视情况而定	每 4～6h 一片，视情况而定	不适消失
地西泮	助眠	视情况而定	睡前 1.5h 服用，视情况而定	睡眠正常

术后第一天，患者需要服用所有指定的药物，并使用万宁膏一天两次清洁面部。洁面有两种形式可选，患者可以根据个人喜好选择块状的香皂，或者液体压泵装。患者最好每天至少淋浴一次，以清洁面部和头发，这样更能一举两得，同时也能够使其面部在水雾中得到熏蒸。通常情况下，患者需要在早晨和晚上就寝前各清洁一次面部。随着愈合过程的发展，数日后，许多患者会产生蛋白质渗出。患者常常将这种渗出物误认为感染或炎症反应，希望尽早将其擦除。试图擦除这些软覆盖物会使正在愈合的组织发炎，导致瘢痕的产生。患者必须认识到，如果没有做好润肤工作，皮肤在愈合过程中产生的渗出液和术后护理产品混合并干燥后会形成硬壳。医生必须向患者解释清楚，这些柔软的覆盖物是"天然创可贴"，能够保护柔嫩的正在愈合的皮肤（图13-44）。男性患者在术后10d不能进行剃须。醋浸能够改善皮肤硬结问题，同时，将皮肤硬结用双氧水浸湿也能够起到一定效果。患者克服自己用不当方式除去皮肤硬壳的想法也是很重要的。

随着愈合的进行，渗出物会越来越少，皮肤的上皮组织会逐步再生，从油腻的状态慢慢转变为光滑的粉红色（图13-45至图13-47）。对于仍处在渗出状态的皮肤，患者需要坚持涂抹Vaniply或其他合适的药膏，直到上皮组织再生完成。其完成的标志通常是皮肤不再渗出，经激光治疗的皮肤全部呈现光滑的粉红色。这时，患者可以换用万宁膏，一种低致敏性润肤膏。随着皮肤逐渐修复，患者最好放弃使用油腻的药膏，转用质地更轻盈的润肤膏或乳，这样才不会堵塞毛孔。对于接受轻型激光治疗的患者，药膏或许需要使用4～5d，而高强度的激光治疗则可能需要使用9～10d。在整个皮肤表面的上皮组织再生完成后，就无须使用药膏，只需要使用润肤膏和做好洁面（框13-1）。

在上皮组织再生完成后，患者需要根据自己的耐受度尽早使用防晒霜。同时，Vaniply的防晒霜也不含任何刺激成分。维A酸和氢醌的使用应在术后四周后，或依个人耐受度而定。

<table>
<tr><td colspan="2">框 13-1　激光术后快速指南</td></tr>
<tr><td colspan="2">遵守药膏、润肤霜及洁面使用规则，搭配使用低致敏性护肤产品，是康复成功的关键。
1.　Vaniply药膏：术后立即开始全天候使用直到第9～10d。
2.　薇霓肌本洁面（皂或液体皂）：在术后第二天开始一天洁面2次。
3.　薇霓肌本润肤霜：在术后第8～10d开始代替第一项使用。
4.　薇霓肌本防晒霜：在术后第12～14d开始，一天使用2次。</td></tr>
</table>

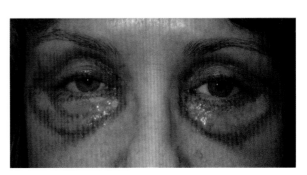

图13-44　来自激光治疗区域柔软洁净的蛋白渗出物是康复过程的正常现象，不可进行擦拭或破坏，患者若感到不适可用醋溶液外敷进行缓解，但必须清楚这是正常的愈合过程

术后皮肤护理对于患者来说是非常具有挑战性的，因此医生和工作人员必须监督整个过程以保证合格的护理质量，避免愈合不良的发生（将导致瘢痕和色素沉着问题）；同时也要监督患者使用正确的产品。许多患者通常会无视医生在术前对其的医嘱，认为她们能够随意使用各种类型的其他产品，包括收敛剂、化妆品，还有其他各种自行挑选或道听途说的修复霜。这些产品会导致正在愈合或新愈合的皮肤产生严重的过敏反应，同时延迟或阻碍了愈合过程的进行。患者只能使用医生开具的产品，其他一概不得使用——医生必须将这一点在知情同意过程（包括口头和书面）中强调。如果患者进行的是该诊所最温和的激光治疗，其皮肤护理还算不上是个重大问题；但如果该治疗是诊所的招牌支柱，则需要一位尽职尽责的工作人员

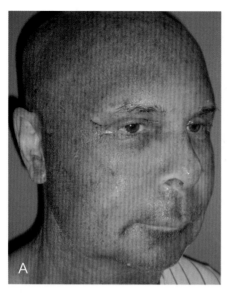
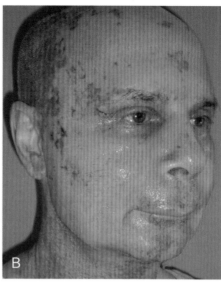

图 13-45　患者在传统 CO_2 激光换肤术治疗后的 24h（A）和术后 6d（B），在此期间，患者只可使用 Vaniply 药膏和做好洁面。如前所述，其他公司也有效果良好的激光术后护理产品

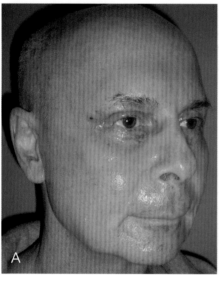
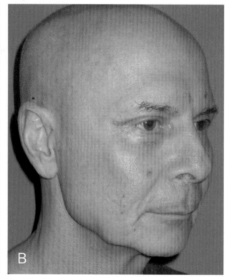

图 13-46　A. 与图 13-45 中相同的患者术后 9d 的效果，此时皮肤的上皮组织已经大部分再生完成，不必再使用药膏，只需要使用润肤霜和做好洁面；B. 术后 12d 愈合已基本完成。此时女性患者已可以开始化妆

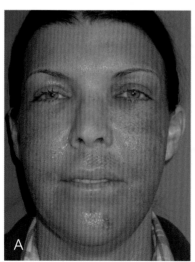
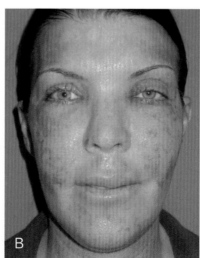
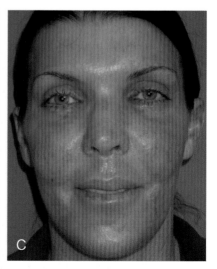

图 13-47　患者在接受传统全层覆盖多遍次 CO_2 激光换肤术后 24h（A）、3d（B）和 6d 后（C），这是正确、配合使用上述术后护肤产品的效果

对正在康复的患者做好不间断的纠正和监督工作。患者会需要医护进行安抚，而且会没日没夜地提出疑问和问题。

定期对处于康复期的患者进行回访和交流会令其感到非常安心。同时，有一位尽心尽责的工作人员可供交流也会让他们感到放心，尽管这些问题更多是来自心理而非生理上的。图 13-48 至图 13-55 展示了由作者进行激光换肤术治疗的患者的手术前后对比。

七、眼周激光换肤术

如前所述，我很少在整形亚部位（如面颊、唇部、前额）进行局部激光换肤术。这样做的原因是一旦采取高强度疗法，局部皮肤的肤质和肤色将会与周围皮肤产生差别。因此，如果患者希望在口周进行激光换肤，我会对其全面部进行手术，但在其口周进行更具高强度的处理。亚部位换肤术的一个例外是眼周区域。由于眼睑相对于全面部是内陷的，同时又有着与其他区域的皮肤完全不同的皮肤性质，眼周的局部激光换肤术是亚部位中的一个例外。我已经用传统 CO_2 激光换肤术结合重睑术治疗过数百例的患者，传统激光换肤术是改善下眼睑皮肤肤质和肤色的首选操作。

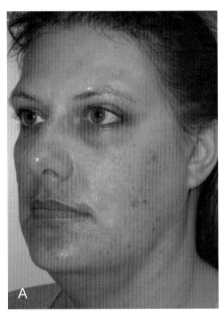
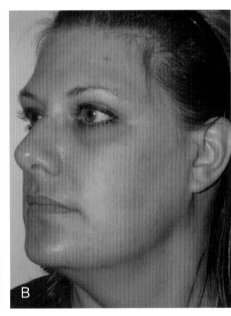

图 13-48　该患者接受了两个疗程的功率为 100MJ、密度为 2 的单遍次、浅层、剥脱性点阵 CO_2 激光换肤术治疗，其有色素沉着的病变部位进行了额外遍数的治疗

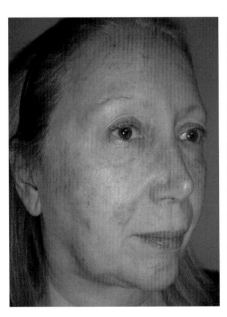
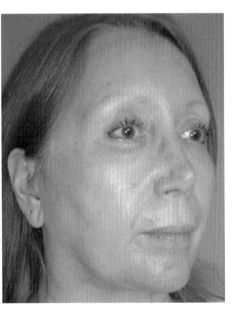

图 13-49　该患者接受了功率为 40MJ、密度为 6 的低能量密度、全层覆盖 CO_2 激光换肤术治疗

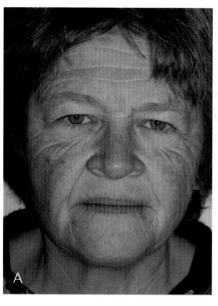
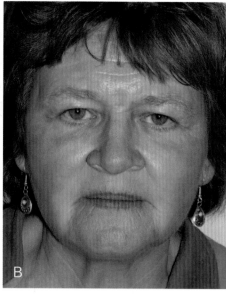

图 13-50　该患者接受了功率为 80MJ、密度为 6 的 3 次传统（高能量密度、高治疗密度、剥脱性、全层覆盖）CO_2 激光换肤术治疗。这位患者代表了传统换肤术疗效的显著性

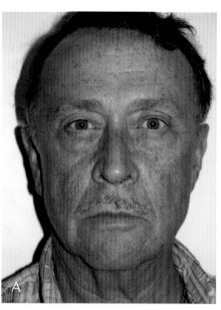
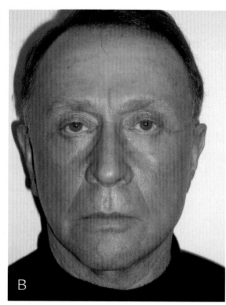

图 13-51　该男性患者接受了功率为 80MJ、密度为 6 的 3 次高能量密度、高治疗密度、剥脱性、全层覆盖 CO_2 激光换肤术治疗

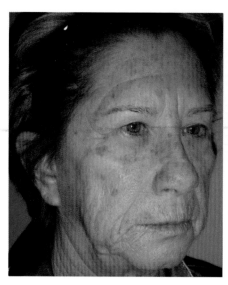
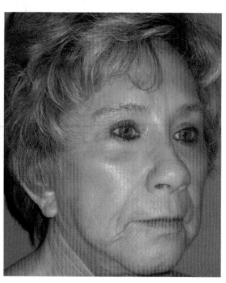

图 13-52　该患者接受了功率为 80MJ、密度为 6 的 3 次高能量密度、高治疗密度、剥脱性、全层覆盖 CO_2 激光换肤术治疗

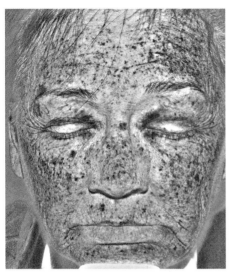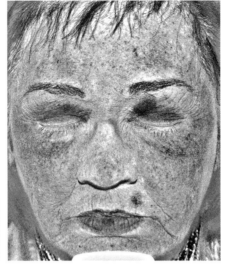

图 13-53　激光术前和术后的紫外线色斑扫描图像显示了皮肤色斑的显著改善，该患者接受了功率为 80MJ、密度为 6 的 3 次高能量密度、高治疗密度、剥脱性、全层覆盖 CO_2 激光换肤术治疗

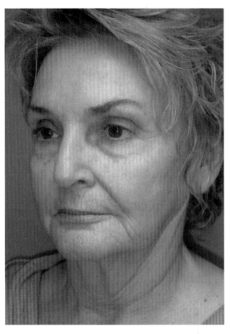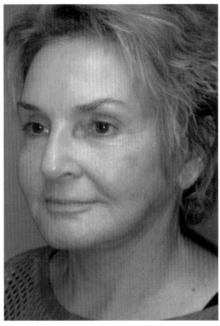

图 13-54　该患者同时接受了面部提升和面中部区域功率为 80MJ、密度为 6 的 3 次高能量密度、高治疗密度、剥脱性、全层覆盖 CO_2 激光换肤术治疗，以及提升皮瓣处单遍次 80MJ、密度为 4 的激光治疗

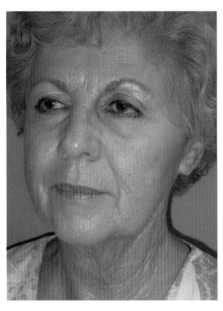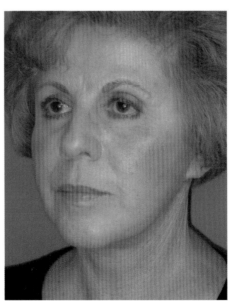

图 13-55　该患者接受了与图 13-54 中患者相同的面部提升联合激光治疗

相比于切除下眼睑的皮肤，在该部位进行激光治疗有着许多优势。首先，激光换肤术的本质是"制造新皮肤"。当松垂的下眼睑皮肤受到激光照射后，其表皮得以气化剥脱、真皮加热，从而使得新的年轻皮肤重新生长，同时也能增加真皮层的胶原。当衰老的皮肤通过下眼睑成形术被切除后，该处皮肤仅仅得到了拉伸，改善的只有量而没有质地。

下眼睑的常规治疗是单遍次到两遍次的功率 80MJ、密度为 6 的全层覆盖剥脱性 CO_2 激光。若患者年纪较轻或衰老不明显，则使用相对保守的治疗，如功率为 70MJ、密度为 5 的激光。初学医生不应从以上两种设置入手，而是先采用单遍次、功率为 70MJ、密度为 5 的激光。

在睑成形术优先进行的基础上，上眼睑的激光治疗相对能量较低。通常情况下，单遍次功率为 60MJ、密度为 6 的激光就已经足够，但具体设置还要以衰老程度和皮肤厚度为准。

下睑以下至颧骨上缘突出的部分原因是淋巴水肿。另外一部分原因是皮肤松弛。这些组织由水肿的淋巴、老化的组织形成，在激光技术出现之前，治疗很难获得疗效。该部位的激光治疗是非常有效的，但有时这些组织却会大幅松弛至颊部。在这种情况下，患者就需要进行全面部激光，以避免明显的皮肤分界线。

虽然眼周的激光治疗有着如此多的优势，其最大缺点还是较长的康复时间。高强度的治疗需要长达 10d 才能实现上皮组织再生（图 13-56）。因为新生的上皮组织有着丰富的毛细血管，所有患者都会在激光术后产生红斑。红斑会持续数周以至数月，在眼部手术中经验丰富的医生都能体会到，等待红斑期消退对于医生、工作人员和患者来说都是巨大的烦恼。女性患者可以通过化妆来遮盖红斑，比如绿色系的眼妆可纠正皮肤发红。在我的诊所经常可以看到一大群（有时是非常不耐烦的）等待眼周红斑消退的患者。医生必须将这一点以口头和书面的方式在知情同意过程中向患者说明。

尽管在我选择的患者中有花上数月等待红斑消退的，大部分患者的心态都会逐渐改善，并将

这不便之处看作面部问题改善所付出的代价。用力地清洁或揉搓皮肤以及使用刺激性的护肤品是造成红斑持续不褪的几大原因。不论对其说得多明白透彻，总有患者想把一堆刺激物抹到他们新长好的下眼睑皮肤上去。

下眼睑皮肤的激光治疗效果是非常明显的，医生甚至可以在进行治疗的过程中感受到睑部的逐渐紧致。对于那些原先接受过下眼睑成形术的患者来说，进行保守治疗是非常重要的。因为高能量的治疗会因造成皮肤收缩而引起睑裂闭合不全或下眼睑对合不齐。同时，下眼睑也可能形成激光术后粘连。在对下眼睑进行激光治疗后，医生需要手动将该处皮肤拉伸开以减轻挛缩的可能（图 13-57）。图 13-58 和图 13-59 展示了下眼睑严重老化、颧部赘肉明显的患者于睑成形术前后的对比图。

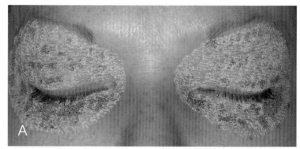
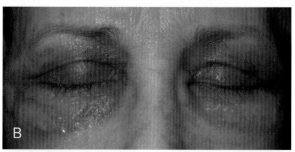
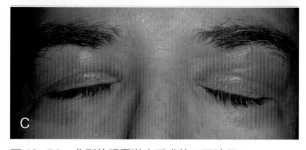

图 13-56 典型的眼周激光手术的不同阶段
A. 患者在刚结束两遍次功率为 80MJ、密度为 6 的下眼睑激光治疗和单遍次功率为 50MJ、密度为 6 的上眼睑激光治疗时；B. 接受相同治疗的患者术后 6d；C. 接受相同治疗的患者术后 12d

八、瘢痕的激光治疗

在当今美业中，对痤疮、外伤或手术瘢痕的治疗是较为常见的需求。CO_2 激光对各种瘢痕的治疗，都是一种可靠、疗效显著的方法。

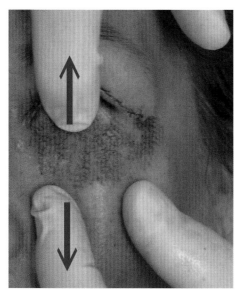

图 13-57　高强度激光治疗可造成明显的下眼睑收缩，术后立刻对该部位进行拉伸可缓解肌肉紧张，否则有可能造成下眼睑挛缩和粘连

（一）痤疮瘢痕

痤疮患者通常遭受的不仅是身体上的瘢痕，而且还伴随心理的问题。痤疮往往始于高中时期，开始约会的年纪，这是伤脑筋的社交场合。许多患者早期的情感创伤严重程度不亚于他们身体上的痤疮瘢痕带来的影响。在激光治疗之前，深层化学剥脱和皮肤磨削是治疗痤疮瘢痕的主要方法。CO_2 激光为痤疮瘢痕治疗提供了一种全新的治疗方法。

在与患者沟通痤疮瘢痕治疗时，一定要让他们理解治疗的目的是改善外观，而非彻底消除瘢痕。许多患者都以为接受激光治疗后就能拥有完美的皮肤，所以医生必须事先告知他们术后效果，合理管理患者的预期值。所有痤疮或瘢痕患者都应该知道，他们不可能拥有真正"正常的"皮肤，但他们的瘢痕状态可以得到明显改善。他们还要知道，要想真正改善痤疮瘢痕，还需要配合大量的治疗，例如皮损切除、皮下剥离和硅胶注射等。

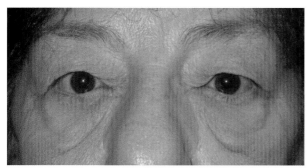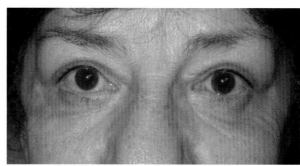

图 13-58　该患者接受了上、下睑成形术。下眼睑治疗参数为 2 次 80MJ、密度为 6，为治疗面颊皱纹，将激光覆盖面延伸到了面颊

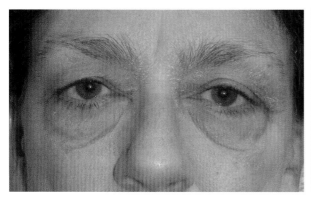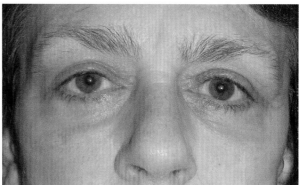

图 13-59　另一名患者接受了上、下睑成形术，有不错的效果，下眼睑治疗参数为 2 次 80MJ、密度为 6，为治疗面颊皱纹，将激光覆盖面延伸到了面颊

痤疮瘢痕有多种形态（图13-60）。以我的经验，低能量的激光和浅表性点阵激光对很明显的瘢痕治疗效果都不理想。我认为在治疗瘢痕时，传统的高强度 CO_2 激光治疗一直是金标准。虽然较深的点阵激光疗效也有保障，但和传统的 CO_2 激光治疗相比，还是有一定的差距的。

使用激光治疗瘢痕的凹凸样外观（也称碾压样瘢痕）效果良好，同时也能使瘢痕的边缘模糊。萎缩性瘢痕治疗目的是通过刺激胶原再生，让瘢痕与正常皮肤表面趋于一致。增生性瘢痕的治疗效果也很好，治疗可以降低这种瘢痕的厚度并缩短宽度以平整皮肤。激光磨削术对窄而深的"冰锥样"瘢痕疗效不太理想，改善效果不如浅表的痤疮瘢痕。由于厢车样瘢痕深度大、边缘陡，也不太适合使用激光磨削术。痤疮瘢痕的激光治疗可以通过联合手术切除、环钻切除、皮下剥离、注射填充物等方式来增强疗效。痤疮瘢痕治疗很少只包含单一治疗方案，更多的是根据严重程度进行多种方法的联合治疗。

在治疗痤疮瘢痕前，医生需确定患者至少在过去一年内没有口服过维A酸（异维A酸）。此外，在进行激光皮肤磨削术前，必须先控制好处于急性活动期的痤疮。

痤疮瘢痕的治疗是基于瘢痕的形态进行的。增生性瘢痕治疗的目的是让组织变平整，刺激瘢痕底部的胶原蛋白，以帮助填充凹陷区域。为了保证治疗的有效性，首先对凹陷的瘢痕进行"过渡性治疗"，例如在瘢痕周围用激光打一个环形

以降低"凹陷"的边缘。在各病灶区域都做好过渡性治疗后，再对整个面部进行多次激光治疗（图13-61）。对碾压样瘢痕一般进行的是"标准"激光换肤术，对整个面部进行 2～3 遍治疗。高强度换肤术对这种类型瘢痕的疗效很好。大多数痤疮患者皮脂厚，都可以接受高强度治疗。我经常在瘢痕最严重的区域进行多次治疗（共 4～5 次）（图13-62 和图13-63）。所以这些患者都明白，首次激光换肤术治疗涉及整个面部，之后的治疗可能仅限于瘢痕的区域，无须重新治疗整个面部。

多次高强度激光治疗可能造成色素减退。对痤疮瘢痕的治疗强度越高，疗效就越好。而且多次强度治疗也会提亮皮肤。

（二）针对手术瘢痕和外伤瘢痕行激光磨削术

哺乳类动物在妊娠早期，胎儿伤口可以通过皮肤组织再生通路正常愈合，不会遗留瘢痕。胎儿出生后，创口将会通过瘢痕介导通路愈合。从而遗留瘢痕。不同的愈合通路和瘢痕的形成方式极其复杂，许多内在分子通路和外在因素都会影响最终结果。

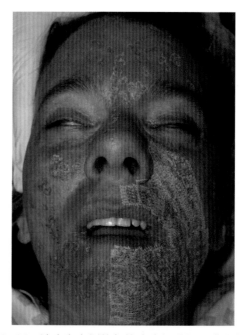

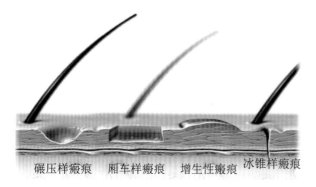

碾压样瘢痕　厢车样瘢痕　增生性瘢痕　冰锥样瘢痕

图 13-60　在常见的瘢痕类型中，CO_2 激光换肤术（LSR）对碾压样瘢痕、厢车样瘢痕和增生性瘢痕疗效极佳，冰锥样瘢痕深度深开口窄，对激光治疗来说仍是极大的挑战

图 13-61　该患者右侧的每块瘢痕都进行了"过渡性治疗"，这样治疗可以视觉上改善瘢痕边缘，让瘢痕与正常的皮肤更好地融合。该患者的左侧经过多次传统的 CO_2 激光磨削术

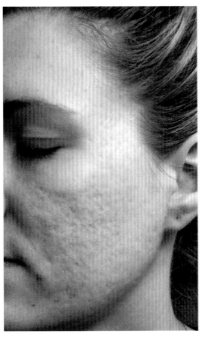
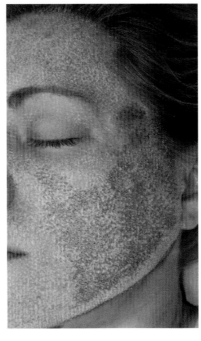

图 13-62 该患者在整个面部接受了 2 次激光治疗，在瘢痕更重的区域又另外进行了两次治疗，治疗严重的痤疮瘢痕时通常需要高强度治疗

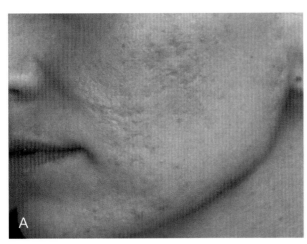
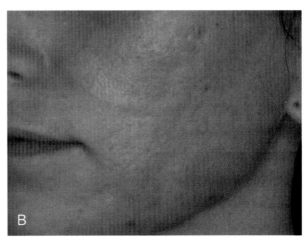

图 13-63 A. 与图 13-62 为同一患者治疗前的照片；B. 对痤疮瘢痕进行单次治疗中高强度多次激光治疗后的照片，结果显示治疗后疗效显著

　　在皮肤美容治疗中，最大的难题之一就是"何时治疗瘢痕"。如果有人给 100 家医美机构打电话咨询，我敢打赌，超过 85% 的机构会告诉患者，治疗瘢痕前要留一年的时间等待瘢痕成熟稳定。虽然这话可能适用于非常特殊的伤口和身体部位，但并不适用于常见的面部损伤和瘢痕。外伤瘢痕和手术瘢痕的治疗，通常在受伤后 6 周内进行，效果最佳。

　　一些皮肤科文献显示，在损伤后的 4～8 周后使用磨削术治疗瘢痕，会得到明显改善。Yarborough 医生研究表明，如果在 4 周内进行治疗，瘢痕会因张力强度较弱，优于在 8 周后治疗

的效果。实践证明，4～6 周为最适合治疗时间，因为这时的瘢痕仍在重塑中，瘢痕组织还未进入成熟阶段。类似研究也表明，早期的激光治疗也是有效的。在伤口缝合和拆线时使用激光的结果也得到了积极的验证。（图 13-64）。近期的实验研究也表明，瘢痕早期使用点阵激光治疗后的疗效良好。

　　术后或外伤性瘢痕的治疗方式与痤疮瘢痕类似。任何瘢痕都可能凹陷、增生或两者兼有。激光磨削术对各种瘢痕（凹陷或增生）都有很好的效果。轻微的凹陷性瘢痕可以用激光矫正，如果瘢痕凹陷较严重，可以增加皮下剥离和硅胶注射

来治疗。增生性瘢痕可以通过激光气化增厚的组织层次，以及组织挛缩来缩小外观，通常使用高强度。对于非常深或纤维化的瘢痕，超脉冲点阵

（SCAAR FX 模式）或类似的深穿透点阵治疗会产生一定效果。过度治疗瘢痕会使它变得更糟，因此需要多次疗程治疗。对于常见的术后瘢痕或外伤瘢痕，2 次 80MJ、密度为 6 的治疗，通常是有效的。如果需要，可在 90d 后重复该治疗，并可进行多次疗程治疗。很显然，依据瘢痕种类和位置的不同，激光治疗的方案也会随之改变。图 13-65 至图 13-69 展示了使用传统 CO_2 激光磨削治疗瘢痕的效果。

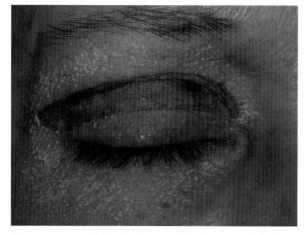

图 13-64　一些外科医生提倡在缝合伤口前使用激光，以提升手术效果，图中为在睑成形术切开后缝合前进行的激光治疗。也有一些外科医生主张在拆线后就进行激光治疗

（三）激光治疗术前干预

虽然激光治疗可以改善大多数瘢痕，但有些太严重的瘢痕就需要联合治疗。例如凹陷性瘢痕、外伤和痤疮瘢痕可能需要先行皮下剥离或按照瘢痕形状切除后，再进行激光治疗。

皮下剥离，是用针或针刀来破坏真皮和凹陷

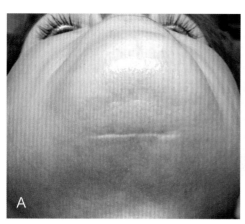
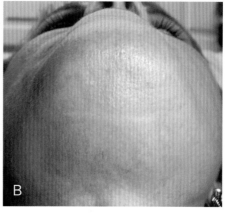

图 13-65　该患者进行了颈阔肌成形术，出现了术后可见的色素减退性瘢痕，她接受了 2 次 80MJ、密度为 6 的传统激光磨削治疗

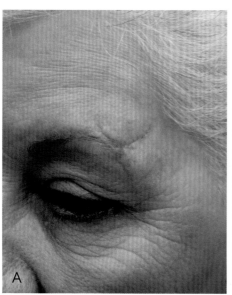
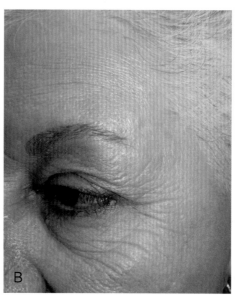

图 13-66　该患者开车时撞到了一头鹿，鹿角穿透了挡风玻璃，刺破了她的皮肤，造成眼眶骨折，经过 3 次 80MJ、密度为 6 的激光治疗后，该患者的瘢痕治疗效果显著，治疗参数因人而异

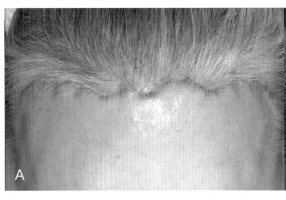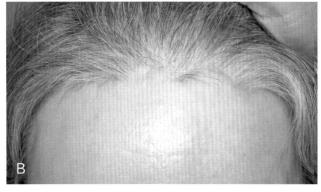

图 13-67　A. 这名患者接受了眉毛和前额的提升手术后遗留瘢痕；B. 手术后 8 周进行了激光治疗，治疗参数为两次 80MJ、治疗密度为 6

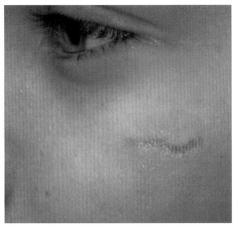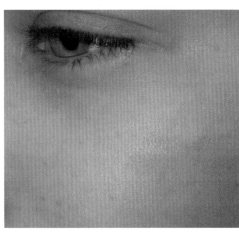

图 13-68　这名 10 岁的患者在被狗咬伤后第 6 周接受了激光治疗，恢复极佳，治疗参数为 2 次 70MJ、密度 6

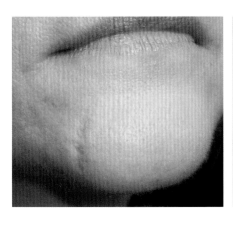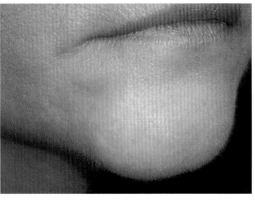

图 13-69　患者创伤后瘢痕经过 2 次 CO_2 激光治疗（80MJ、密度 6），虽然疗效极好，但出现了一定程度的色素减退，这也是在治疗中需要权衡的

瘢痕之间的纤维粘连。这些粘连被破坏后，这一空间中就会充满血液，使凹陷处充盈。一般需要数次治疗。每次治疗间隔 6 周。一种非常简单的方法是用 18-gauge Nokor 针（新泽西州，富兰克林湖，美国 BD 医疗器械有限公司生产）（图 13-70）。这种针的末端是实心锥形刀片（类似小手术刀片），非常适合真皮和表皮之间的精细剥离。标准的 18G 针，针尖呈菱形，也可用来做皮下剥离，但 Nokor 针效果更明显。将针插入真皮 /皮下组织交界部，碰到纤维组织时，反复前后移动，直到感觉不到阻力时停止。瘢痕组织被分离时，经常有"嘎吱嘎吱"的感觉和声音。然后将针从不同的方向重新插入，重复前面的动作。之后以"扇面"的方向继续，直到整个凹陷区域都没有阻力，粘连即完全被破坏。皮下剥离导致出血填充了剥离后的空间，凹陷性瘢痕的容积得以被填充，治疗人员通常能立即看到一定程度的变化（图 13-71）。皮下剥离治疗会导致出血和瘀斑，

但很快就会愈合。反复治疗后，这种治疗方法可以非常有效。几次皮下剥离后加入激光治疗可以让疗效倍增。

联合治疗。瘢痕方向与皮肤张力方向垂直时（图13-72 和图 13-73）或瘢痕太深、不规则增生时也不利于治疗（图 13-74），更需要联合治疗。

（四）直接切除瘢痕

虽然激光治疗瘢痕的效果都很好，但对于太严重的瘢痕，单一治疗远远不够，需要进行

九、面部 CO_2 激光的并发症

过去 20 年间，整形手术、皮肤病学和其他美容专业领域逐步发生转变，治疗方法从物理磨

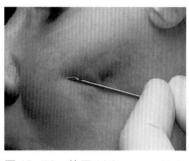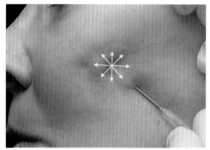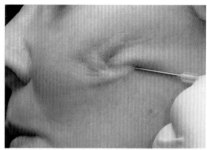

图 13-70 使用 18G gauge Nokor 针剥离开凹陷的瘢痕与更深的组织粘连，以"扇面"的方向一点点分离，直到感受不到阻力，粘连全部分离开

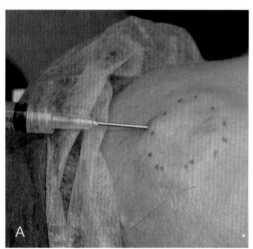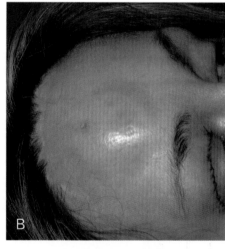

图 13-71 A. 图为对前额凹陷的瘢痕进行皮下剥离术，注射器只是作为 Nokor 针的"手柄"；B. 图为治疗后，之前凹陷的瘢痕立即因血液和水肿而膨胀

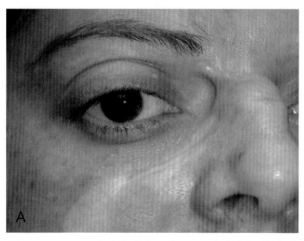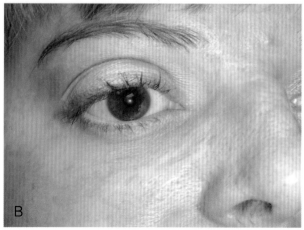

图 13-72 A. 图为患者术前照片；B. 图为患者在"Z"皮瓣成形术后，在内眦 / 鼻侧区进行了几个疗程的 CO_2 激光磨削治疗

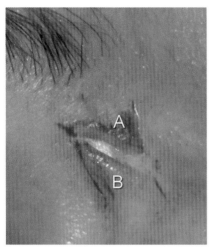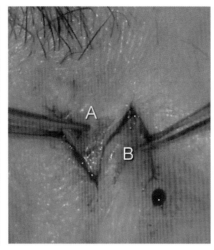

图 13-73 图 13-72 中的患者接受了"Z"皮瓣成形术，为更好的减少皮肤张力，将 A 和 B 位置的皮瓣转移，在凹陷区域的切口或伤口经常会形成增生性瘢痕

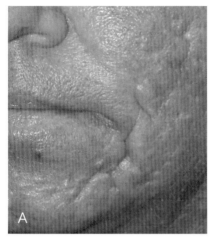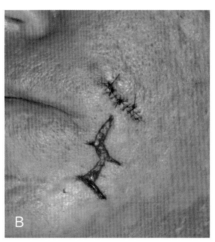

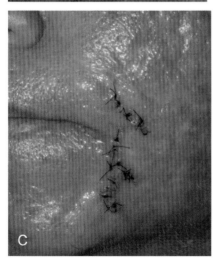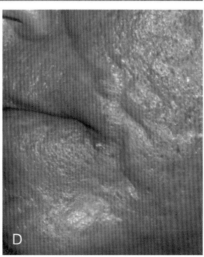

图 13-74 这名患者由于囊肿性痤疮出现了严重的口周瘢痕，由于瘢痕很深且形状不规则，直接切除并缝合了瘢痕，在切除伤口愈合后，对瘢痕（和整个面部）进行了多次激光治疗

A. 治疗前的患者照片；B 和 C. 直接切除瘢痕时的患者照片；D. 经过两个疗程的传统全面部激光换肤术治疗，并在瘢痕最深处进行了额外的激光治疗的患者照片

削术和化学剥脱转变为激光换肤术这项"新"技术。激光技术如海啸般席卷了面部整形行业！对激光光束脉冲宽度的控制、对热弛豫时间和选择性光热作用概念的了解，为面部年轻化提供了一系列安全有效的高科技新手段。与大多数新技术一样，激光换肤术在许多领域的应用可谓淋漓尽

致，取得了极佳的疗效，但同时也引发了许多并发症和诉讼案。同样可以预见的是，对于新技术而言，这项技术在许多从业者中不被接纳，但是在包括笔者在内的一些美容医生的临床中仍然是主流技术。

过去，由于高强度 CO_2 激光换肤术的恢复

期长，可能会伴有并发症和（或）后遗症，同时术后护理要求又格外严格，使得许多患者和外科医生并不太接受这种疗法。此外，媒体、激光制造商、消费者和美容医生对非介入性技术的需要，也限制了传统 CO_2 激光换肤术在美容行业中的应用。我相信，由于"微创"技术作用表浅效果较弱，传统的 CO_2 激光换肤术将开始并持续复苏。在大多数的美容行业临床工作中，单一品相的皮肤年轻化治疗已经无法满足所有患者。正因患者群体的多样性，设置多种品相的治疗势在必行。对现代美容医生来说，使用 CO_2 激光换肤术、化学剥脱术（从浅表到深层）、微晶换肤术、点阵激光换肤术、射频紧致技术和强脉冲光并不罕见。某种程度上，我们就像"调酒师"一样，依据患者的皮肤类型、期望值、恢复情况和预算，提供一系列可定制的方案。为了跟上时代的脚步，积极进取的执业医师必须接纳新技术才能保持业内领先优势。最重要的是，采用安全的技术，取得可复制的疗效，这样才能对患者负责。对医生来说，建立良好声誉需要几十年的时间，如果用"新"技术治疗患者时不能带来显著的疗效，声誉就会受损。

无论采用何种会损伤表皮和真皮的技术，皮肤对这些技术的反应和遭到一般损伤时的反应基本一致。用传统的剥脱性 CO_2 激光的低能量或点阵技术过高能量都可能产生并发症。也就是说并发症的发生概率只与皮肤损伤程度成正比。我们之前探讨过损伤的相对深度和磨削深度对并发症是有影响的，所以肯定地说，几乎任何治疗或激光设备都可能导致任何并发症的发生。也可以说，治疗强度越高，并发症发生的可能性越大。另外必须强调的是，许多患者以为只是暂时并发症的症状其实可能会成为长期后遗症。南尼（Nanni）和阿尔斯特（Alster）在 1998 年的一篇论文中，回顾了 500 例激光换肤术病例，并将其分类，如表 13-3 所示，虽然这篇文章年代较久远，但仍具有里程碑式的意义。

虽然表 13-3 显示的是高强度全面部 CO_2 激光磨削术的并发症，但在点阵和非剥脱性手术等其他常见的换肤治疗方式中，部分或所有这些问题都可能甚至确实存在。可以假定，激光换肤术的强度越低，造成的并发症就越少，但每次治疗得到的效果和改善也较不明显。手术强度总是与恢复程度、疗效和并发症之间存在权衡，我称之为风险 / 回报率。通常情况下，疗效越显著的手术伴随的过度治疗风险越高，因此必须根据每名患者的皮肤损伤、休工期和激光操作者的经验来量身定制。现如今，许多并发症的发生概率和表 13-3 中由南尼和阿尔斯特 1998 年研究出的概率仍然接近。

表 13-3　500 例激光磨削术患者的并发症发生率	
并发症	发生率（%）
红斑	100
色素沉着	37
感染性痤疮	15
粟丘疹	11
接触性皮炎	10
单纯疱疹感染	7.4
色素减退	1
增生性瘢痕	0
睑外翻	0

（一）激光磨削术后水肿

所有烧伤都会在周围组织中造成生理改变和体液渗出，哪怕是点阵激光这种相对温和的治疗，激光换肤术后水肿的程度也能给人留下深刻的印象。虽然水肿本身无害，但会让患者及其家人感到极度不安。水肿通常在术后立即出现，并在最初的 48 ～ 72h 内逐渐明显（图 13-75）。在之后的 48 ～ 72h 内，水肿消退。冷敷和抬高头部是控制水肿最为常见的方法，但无论进行何种激光术后护理，有些患者仍会经历严重的肿胀。我会为所有接受激光换肤术治疗的患者开具泼尼松（prednisone）每天 60mg，一天 1 次，连续服用 5d，大多数内科医生都认为，这是一种冲击疗法，不需要逐渐减量停药，若症状持续，最长可使用

2 周。在缓解和消除激光后水肿方面，这是一种非常安全有效的疗法，根据我的经验，这种疗法比逐渐减量的疗法更为有效（图 13-76）。

（二）持续性激光术后红斑

虽然激光换肤术在医师执业中一直是主流方法，但有些执业医师对其涉猎不深。如果同在激光换肤术方面经验丰富的医生交谈，我相信他们都认同，红斑，特别是持续性红斑，是他们执业中遇到的最难办的情况之一。我认为他们的工作人员也会支持这种看法。虽然皮肤灼伤引起发红并不奇怪，但这些红斑消退过程中的不定性才是

问题的关键。如果说传统的全面部剥脱性 CO_2 激光换肤术存在唯一的缺点的话，那就是会出现持续性红斑。点阵治疗通常不会导致持续时间如此长的红斑，但也不能完全避免。

治疗的深度、密度和功率显然会影响红斑的程度和持续时间。眼睑皮肤是人体最薄的皮肤，所以眶周血管区域是持续性红斑最常出现的地方，当然整个面部都可能受到影响。治疗强度越高，红斑就越严重。依我的经验，99％接受了高强度 CO_2 治疗的患者都会在约 10 ～ 12d 内重新形成表皮并可以开始化妆（图 13-76 至图 13-78）。治疗后数周内红斑都会较明显，此后红斑在

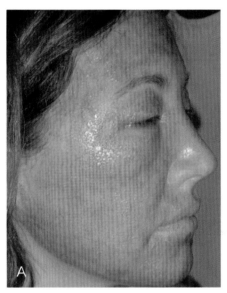
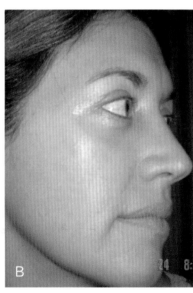

图 13-75　该患者接受了单次 CO_2 点阵激光换肤术（Active FX 模式 100MJ、密度 2）治疗，术后 24h（A）和术后 7d（B），这说明即便是较轻的激光治疗也可能导致明显的水肿

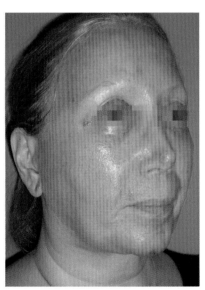
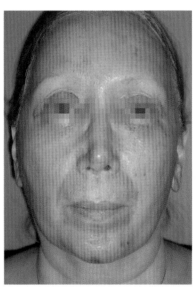
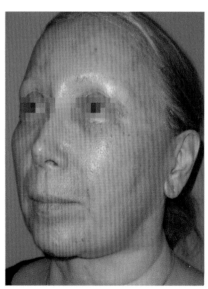

图 13-76　该患者表现出了典型的激光术后红斑，治疗 10d 后出现表皮再生，她的治疗参数为 2 次 80MJ、密度 6 的激光治疗

接下来的几个月之内逐渐变淡。严重的红斑通常意味着存在潜在的问题，例如感染或局部外用了刺激性产品等问题。

红斑在最初几周比较严重，通常在几周后淡化为粉红色。这种粉红色通常可以用化妆品遮盖，并在之后 6 周内逐渐消失。但红斑非常明显且持续存在时，恢复周期不存在了（图 13-79）。无论

事先让患者对激光术后红斑的症状了解到何种程度，一旦他们的红斑持续时间超过数周，都会感到很生气。这些患者选择激光来改善外貌，如果他们因为没能痊愈而变得沮丧，这会影响到他们的工作和社交，这是完全可以理解的。这种情况常见于浅色 Fitzpatrick 皮肤类型、患有玫瑰痤疮或有毛细血管扩张的皮肤，这些患者本就容易面部潮红。若肤色极度白皙的患者治疗后产生持续性红斑，则是一个极大的治疗难题。

细菌、真菌和疱疹病毒感染同样也是导致持续性红斑出现的致病因素。而相比于感染本身，继发的炎症反应更易引起红斑。炎症反应最常见的因素是患者使用的刺激性外用药剂，或者是摩擦、搔抓、抠挠等动作带来的组织损伤（图 13-80）。每位患者都有一些护肤之道，并认为这些方法对他们的皮肤来说是"完美的"。这里面可能有一些是非处方药，但经常还有许多不知名的草

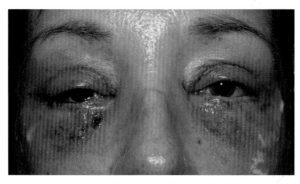

图 13-77　图中为接受了下眼睑传统激光换肤术一周后的患者，治疗参数为 2 次 80MJ、密度 6 的激光治疗，这是接受这种治疗后的典型症状

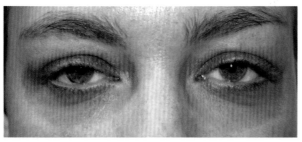

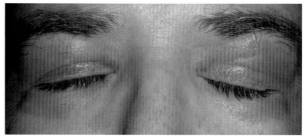

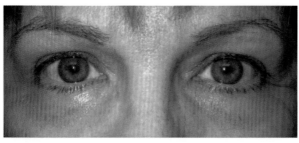

图 13-78　图中是 3 名接受了下眼睑传统激光换肤术两周后的患者，治疗参数为 2 次 80MJ、密度 6，图中显示的是接受这种治疗后的典型症状，不同患者在相同手术后可能出现各种不同的红斑

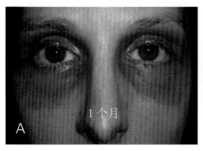
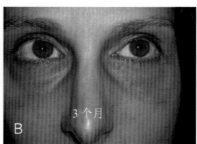
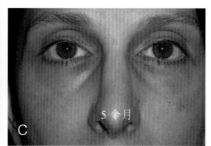

图 13-79　激光术后红斑通常在激光换肤术后的数周内消退。部分患者可能会经历持续数月的发红 / 粉红现象，这名患者治疗后第 5 个月时仍有红斑，虽然这种现象并不常见，但患者必须在知情同意书和激光术前的交谈中了解这种可能性

药霜和油剂。要让患者使用合适的护肤品、不再尝试民间土办法非常困难。不管医生和工作人员怎么跟患者强调不可在面部涂抹来源不明的产品，患者都还是我行我素，而且经常会隐瞒外用产品使用史。整个治疗期间都必须跟患者强调不能出现状况。在诊断不明原因的持续性红斑时，由抗生素软膏导致的接触性皮炎也必须排除在外（图 13-80 和图 13-81）。

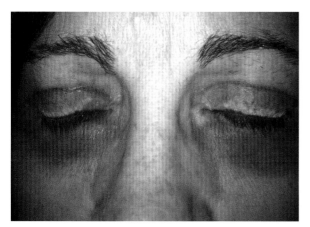

图 13-80　该患者出现了极其严重的红斑，患者曾使用过三联抗生素软膏长达数周

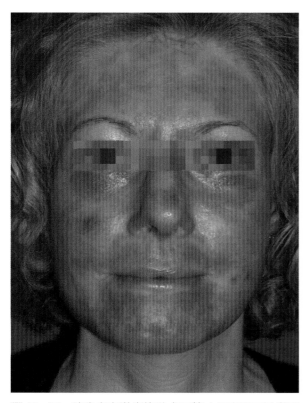

图 13-81　该患者在激光换肤术后第 4 周出现了异常严重的持续性红斑。她曾连续使用三联抗生素软膏，停用后红斑迅速消退

治疗持续性红斑需要辨明原因并设法解决。但最常见的原因是一些特发性因素，会随着时间的推移而消失。一定要制止患者使用来源不明的外用产品，并为他们进行温和的伤口护理。即便是像凡士林这样温和的产品也会刺激部分患者，之前探讨过的 Vaniply 护肤产品在我的患者中疗效很好。如果患者有意或无意地使用了刺激性的衣物、毛巾、烘干或吹风机刺激正在愈合的皮肤，那一定要让他们改变这些习惯。许多患者可以用氢化可的松（hydrocortisone）乳膏（或有时是氯倍他索等效果更强的类固醇）来减少炎症，以此消退红斑，但这种做法必须经过严谨的判断，因为这些产品本身也能形成新的扩张血管。避免热水浴等出现极端温度的活动，限制摄入可能引起血管扩张的食物或香料，也可以帮助缓解红斑。

（三）换肤术后色素沉着

如果说持续性红斑是激光换肤后的最大问题，那炎症后色素沉着就是第二大问题。炎症后色素沉着常见到可以被定性为后遗症，而非并发症。无论治疗前进行了何种护肤处理，无论以何种方式（点阵或全层换肤）进行治疗，都有约 1/3 接受了高强度换肤术的患者（激光或剥脱）会出现炎症后色素沉着。正在恢复的黑素细胞非常活跃，Fitzpatrick Ⅲ - Ⅴ型等中等皮肤类型最容易出现炎症后色素沉着，非常浅或非常深的皮肤类型（Fitzpatrick Ⅰ和Ⅵ）较少出现炎症后色素沉着。不仅是换肤术后的炎症会导致炎症后色素沉着，而且愈合的皮肤接触到任何刺激炎症产生的状态都可以诱发炎症后色素沉着，包括日晒、雪反射、头顶照明、汽车空调除霜或吹风机，也包括患者自己使用的刺激性激光术后局部药品。炎症后色素沉着通常表现为治疗区域的铜棕色斑点或斑片（图 13-82），最常发生在进行激光或剥脱术治疗后 30d 左右，而且通常可以预测到出现炎症后色素沉着的准确日期，这在激光术前患者教育中十分重要。不管是通过书面还是口头告知，许多患者出现炎症后色素沉着时仍会感到烦心。他们已经经历了手术，创面好不容易愈合，刚在

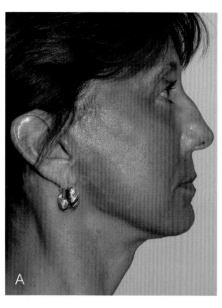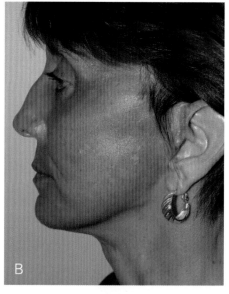

图 13-82　患者接受激光换肤术后可能发生严重的炎症后色素沉着症状，部分患者更易出现这种症状，但任何暴露在阳光或其他导致炎症加重情况下的激光术后患者，都可能发生色素沉着。易晒黑的深色头发和深色眼睛患者更可能出现激光换肤术后炎症后色素沉着的症状

红斑期稳定下来、并开始出现好转的表现时，炎症后色素沉着就出现了。这会使患者感到沮丧、焦躁，害怕炎症后色素沉着永远不会消退，因此在激光术前沟通中就应该提醒患者可能会出现炎症后色素沉着，但并不是永久性的。

即便不进行治疗，炎症后色素沉着也可以消退，通常会用 4% 的氢醌和外用维 A 酸进行治疗。对大多数患者只使用 4% 的氢醌即可以缓解症状，但对于部分患者来说，这也会导致炎症的加剧，情况变得更为严重。我有许多患者在使用 2 周 4% 的氢醌之后，情况得到改善（图 13-83）。如果使用氢醌无效时，再加入外用维 A 酸。使用防晒霜也是预防和控制炎症后色素沉着的主要方法，局部和全身的类固醇药物使用对这些患者也能产生效果。所有要接受深度激光或中深度化学剥脱术的患者，都要被告知发生炎症后色素沉着的可能性，其中 30% 的患者确实发生了炎症后色素沉着，并事先了解了这种可能性；70% 的患者没有发生，患者更为满意。换肤前的皮肤调理、避免日照、使用防晒霜是预防或尽量减少炎症后色素沉着的关键。炎症后色素沉着不仅会出现在全面部治疗后，在点激光治疗后也可能出现（图 13-84）。

（四）色素减退

与炎症后色素沉着不同，色素脱失很少出现。所有包含剥脱的治疗都会在一定程度上使皮肤发白。这是因为在这个过程中可能带走部分黑色素颗粒，因而让肤色看起来更淡。这一现象是暂时的，因为新的黑色素会不断产生。黑色素细胞位于表皮的基底层，但也有些会存在于毛囊中。当表皮和（或）真皮被剥脱时（取决于激光换肤术的类型和深度），这些细胞会从毛囊中重新移行至表皮中。这一过程需要 8～12 周，所以可能出现短暂性的色素减退症状，随后得到改善。至于深入到毛囊的治疗，会破坏更多黑色素细胞，在一定程度上可能导致黑色素细胞减少，这时出现的色素减退可能要经过数年才能改善，也可能是永久性色素脱失。

色素脱失是一种罕见的并发症，可能在深度磨削术后立即出现，也可能在数年后出现。这种并发症，常见于深度苯酚化学剥脱术后，与过度破坏黑素细胞的治疗相关。对部分患者来说，色素脱失是灾难性的并发症，因为患者面部和颈部的颜色会呈现出明显的不同，必须一直用化妆品进行遮盖（图 13-85）。我的患者接受了哪怕高强度的激光换肤术，色素减退也只是会偶尔出现，反而某些患者似乎更容易出现色素减退，因此我不确定是否有可信的方法能预防色素减退，我只能说，我见过好几个出现了激光术后色素减退的患者，他们十分满意激光手术对皱纹的改善效果，因而接受了色素减退并发症的出现。这些患者每天都要化妆，

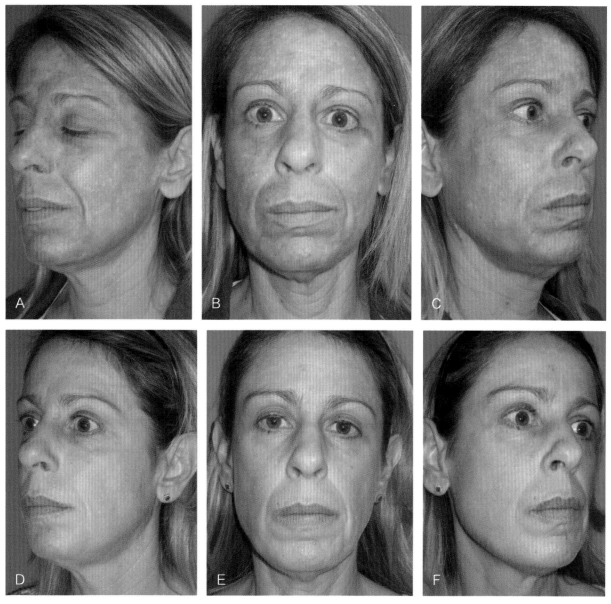

图 13-83　A 至 C. 患者在接受传统激光换肤术后的第 4 周出现明显的炎症后色素沉着；D 至 F. 为患者经过 4 周的 4%
氢醌治疗并使用防晒霜后的效果

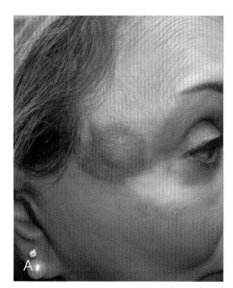
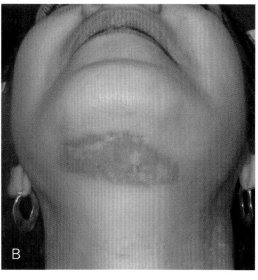

图 13-84　A. 该患者
在对大面积脂溢性角化
病行激光治疗后，出现
了严重的炎症后色素沉
着；B. 该患者针对颏下
整形瘢痕接受了激光磨
削术，使用日晒床后出
现了炎症后色素沉着

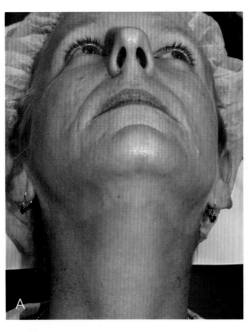
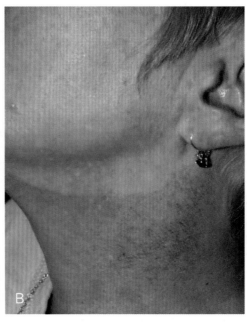

图 13-85　该患者接受了多次传统的激光治疗，并在治疗区域出现了色素脱失，如果该激光治疗止于下颌阴影处，症状就不会如此明显

所以不将之视为影响重大的并发症。但这种情况一般不适用于年轻患者和不是每天都化妆的患者，对这些患者而言，色素减退是一种影响深远的并发症。患者必须在激光术前充分了解这种并发症。避免强度过高的激光换肤产生色素脱失的发生率（初学医生尤其要注意），比起在单次对患者的过度治疗，可以将一个疗程分两次，对患者进行温和的激光治疗更为明智。

如前所述，进行面部激光换肤术的另一个的重点考虑是对美学亚部位进行治疗，而不是全面部的处理。虽然只治疗口周区域、法令纹或其他亚部位区域听起来非常吸引人，但这也会造成其他的问题。我见过太多在不同医疗机构治疗的患者，他们接受了针对亚部位的激光换肤术，结果治疗过的区域和未受治疗的区域在颜色和肤质方面呈现出了极明显的差异。如果患者有严重的口周皱纹，想对该区域行局部激光换肤术，那医生要先向他说明可能出现的问题，并告诉他们可以选择在口周区域进行高强度治疗，同时在全面部进行强度较小的激光治疗，以此缩小二者的差距。我认为唯一的例外是眶周激光换肤术，因为眼眶本身是凹陷的，术后不会出现一般患者那种与面部强烈的对比。但如果患者有严重的光损伤，就算只进行眼睑激光换肤术，也会造成与未治疗区域的颜色和肤质差异（图 13-86）。我经常在进行

眼睑成形术时只对上下眼睑进行激光治疗，而不对全面部，但激光范围一定会限定在眼眶骨内。如果在更大的范围进行激光治疗，那就会在激光治疗区域和未接受激光治疗的区域之间，形成面罩一样的分割线（图 13-87）。我本人完成过数千台眶周亚部位激光手术，极少出现永久性的色素改变。绝大多数出现皮肤色素减退的患者，会随时间或日晒恢复。点阵治疗也会导致局部的色素脱失，如果不是对全面部的治疗，所有区域治疗都应该避免高强度的激光治疗（图 13-88）。为达到疗效，进行两次激光治疗永远比一次过度并会损伤黑素细胞的激光治疗更明智。

"假性"或"相对"的色素减退更为常见，而且这其实也不完全黑素细胞受损的问题，而更像是再生的面部肌肤和未再生的颈部肌肤差异（图 13-89）。我通过展示前臂屈侧和伸侧的颜色差异，在术前向患者描述这种情况。屈侧

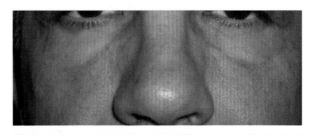

图 13-86　该患者接受了下眼睑治疗，但出现了色素减退的症状，根据我的经验，这是非常罕见的病例，虽然下眼睑皮肤极薄，但对高强度的激光的耐受度很高

（掌侧）肤色较浅，因为多年来这一侧都受到更多光保护；伸侧肤色较暗，因为更多时候是这一侧暴露在阳光下、经历着光损伤。皮肤受损越少，肤色越浅。这样有助于让患者理解，经过治疗的面部皮肤将比未经治疗的颈部皮肤颜色更浅。

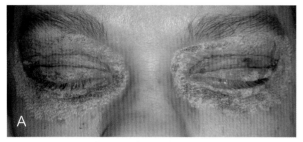

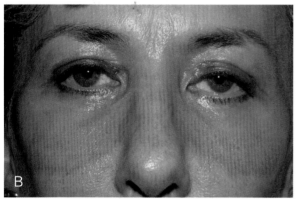

图 13-87　A. 一位对眶周区域进行修复性激光治疗的患者；B. 一位接受眶周亚部位区域外治疗，恢复的过程中出现颜色和质地的变化，最终修复良好

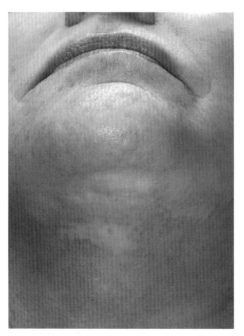

图 13-88　该患者为改善其颏下面部提升术后遗留瘢痕及皮肤松弛进行了激光治疗，治疗区域出现了明显的色素脱失

在进行全面部激光换肤术的同时在颈部进行轻度的激光换肤术，可以减小经过治疗的面部与未经治疗的颈部之间的肤色差异，但对颈部有严重光损伤的患者来说，这样做的效果不会很明显，因为对颈部的治疗可能不够安全也不够深入，无法形成与面部相似的肤色。激光医生在评估时，如果患者颈部为深棕褐色或有色素沉着，或者有严重的皮肤异色症，那就必须让患者认识到术后有出现颜色和肤质差异的可能。在"假性"或"相对"色素减退出现的病例中，避免向下颌边缘行高强度换肤术并在下颌缘处行过渡性激光治疗，可以降低色素减退的发生概率。在下颌阴影处隐藏面部下缘的激光边界线也是十分明智的做法。"假性"色素减退通常会随着面部的愈合和时间的流逝而得到改善。此外，对有暴晒史患者暂不行治疗。可以在激光皮肤治疗前后以维 A 酸或 4% 的氢醌进行预处理，可以淡化颈部肤色，让激光术后面颈部皮肤色差不那么明显。

我有时也会对面部亚部位进行激光治疗。如果患者在一两年内接受过传统的全面部激光治疗，我会选择这样的治疗。鉴于这些患者全面部皮肤都已经经历过换肤，肤质已经改变，对亚部位进行激光治疗带来的影响会轻于未接受过激光治疗的患者（图 13-90）。

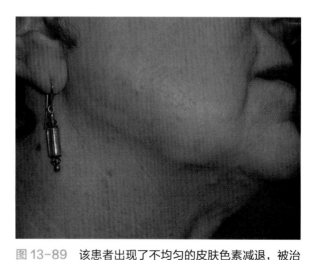

图 13-89　该患者出现了不均匀的皮肤色素减退，被治疗的面部没有黑色素细胞功能障碍。色差是由于激光治疗部分皮肤的嫩肤作用与未经治疗的颈部光老化皮肤形成了鲜明对比，该患者还患有皮肤异色症，这进一步凸显了色差

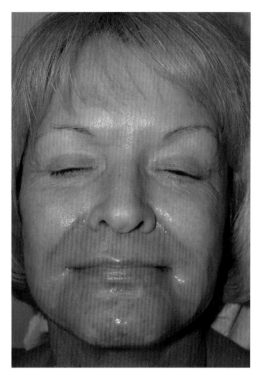

图 13-90 该患者接受了单独面部亚单位的激光治疗，在 12 个月前她接受了全面部传统激光治疗，因此不太担心亚部位治疗会导致的皮肤颜色和质地变化

（五）激光换肤术后感染

表皮的诸多功能之中，最重要之一是其防止感染的屏障功能。激光换肤术气化剥脱了全部或部分表皮，再生的表皮与真皮新生胶原蛋白使皮肤呈现年轻态。在表皮剥脱（或损伤）和上皮重新形成期间，皮肤不具备正常的屏障功能。激光换肤术带来的创伤会产生积极疗效，但在皮肤最终愈合之前，会对真皮和相关结构造成严重破坏。真皮很容易受到各种感染源的侵害，但实际感染发病率却出人意料的低得多。在激光换肤术过程中，可能出现细菌、真菌和病毒感染。虽然抗生素和抗病毒药物的预防性治疗并没有循证医学的支持，但其无疑是大多数地区的标准治疗方案。同时真正严重的感染是非常罕见的。

激光换肤术后感染发生的时间窗常被用于预测感染类型（图 13-91），当然这种预测并不绝对准确，需要结合实际。术后 1～2d 出现的通常是金黄色葡萄球菌感染；术后 2～4d 出现的是革兰阴性菌感染（由封闭伤口护理导致，或是服用预防性抗生素抑制革兰阳性菌的患者）；术后

5～7d 出现的是念珠菌性感染；术后 2～15d 出现的是病毒感染。这一时间表不是绝对的，但可以作为参考。

通常情况下，"感染"源自正常菌群增多。大多数感染是常见的微生物，如金黄色葡萄球菌，白色念珠菌和单纯疱疹病毒的感染引起。少数"感染"更多是由于菌群增多或菌群失调引起，如抗生素滥用、皮肤创伤和愈合期间使用护肤产品造成的。多年来，我遇到过一些不太常见的感染病例。其中一个是晚期发生的马拉色菌（糠秕孢子菌）感染，这例感染在 CO_2 激光换肤术后约 8 周出现（图 13-91）。患者最初愈合良好，皮肤表面未见明显皮损，但持续数月抱怨存在瘙痒和灼热等症状。马拉色菌是一种正常菌群，过度增殖可表现为大量的痤疮样皮损，对抗真菌治疗反应良好。使用可能阻塞毛囊的防晒剂和油腻的润肤剂可能引起这种症状。皮肤菌群培养检查比较简单，可以使用常规细菌培养试剂盒中的棉签擦拭皮肤（图 13-92）。如果有脓疱或渗出物，应该对这些区域进行培养。尽管大多数感染都是常见的微生物，但是对于有些罕见病例而言，应该去专业皮肤科医生处就诊。

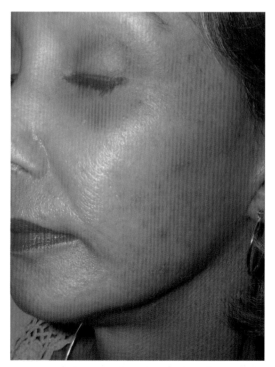

图 13-91 伴有瘙痒和灼热的持续性红斑培养出了马拉色菌（糠秕孢子菌），这种过度生长的真菌治疗效果好

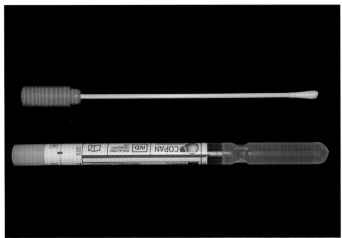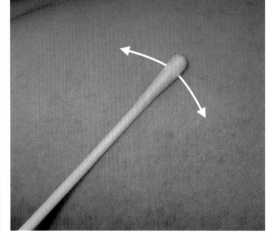

图 13-92　常规培养试剂盒用于培养皮肤上的细菌，对于疑似出现轻微病变的感染，要在患病区域进行反复摩擦，对于脓疱或渗出性皮损，应当对该区域皮肤组织进行培养

尽管激光换肤术会导致浅二度烧伤，但其恢复过程很少出现难以忍受的疼痛症状。若有些患者在愈合早期阶段经历极度疼痛，或者在术后第一周出现严重瘙痒和炎症反应。这些症状可能就是"严重感染"的信号。严重感染多见于系统使用抗生素导致的菌群失调，机会致病菌出现大量繁殖形成的。

念珠菌感染也常在激光换肤术后发生，并可能表现为延迟愈合，出现瘙痒和烧伤样的红斑区域（图 13-93 和图 13-94）。为明确诊断，应该使用氢氧化钾制剂法进行真菌培养，防止临床医生按细菌感染进行治疗（图 13-95）。

身体其他部位的感染可能会扩散到激光术后正在愈合的面部皮肤。经常洗手及避免接触感染细菌的体表，对于防止激光区域的自体接种感染非常重要（图 13-96）。此外，这些感染大部分具有传染性，因此处于愈合期的患者不应使用或分享如剃须刀、毛巾等个人物品。在早期愈合阶段，患者还应避免与宠物、健身俱乐部、瑜伽工作室，以及其他社群进行接触以避免感染。

金黄色葡萄球菌是一种正常的皮肤菌群，属于常见的激光手术后感染。对于任何疑似感染，应在怀疑感染时进行革兰染色和培养。患者通常表现出"金黄色葡萄球菌感染迹象"，主要是鼻腔周围出现结痂，并经常出现金黄色葡萄球菌感染导致的巩膜充血症状。任何疑似感染的患者

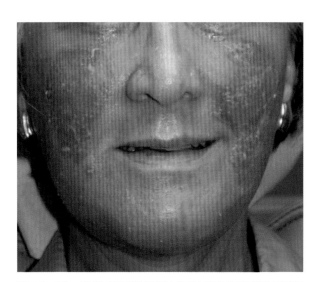

图 13-93　该患者在激光换肤术 2 周后出现面部双侧烫伤样红斑。两颊红斑区域培养出了念珠菌，外用抗真菌乳膏对该感染见效较快

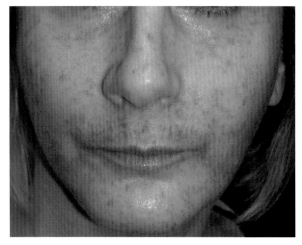

图 13-94　该患者在激光换肤术 9d 后出现念珠菌感染。使用抗真菌（氟康唑）治疗后明显好转

都必须接受温和的伤口护理，因为刺激性强的药膏或含有刺激物的外用药会使病情恶化。可以使用 Vanicream 或 Cetaphil 温和洗面奶进行清洗，以及使用对红肿皮肤效果较好的 Vaniply 或 Aquaphor。在皮肤恢复健康前，应停止使用其他所有护肤品。少数情况下，真菌感染会与细菌感染共存，使得诊断和治疗复杂化。因此，细菌培养和药敏实验就显得格外重要。金黄色葡萄球菌依旧是最常见的激光后皮肤感染致病菌（图 13-97）。

图 13-98 和图 13-99 显示患者在激光换肤术后，经过细菌培养后证实感染了假单胞菌，口服抗生素对其有效。一名患者在睑成形术和传统 CO_2 激光换肤术后 9d 出现烧灼、瘙痒和疼痛。细菌培养物显示出克氏柠檬酸杆菌和产气肠杆菌，它们都是革兰阴性兼性生物，这意味着它们

可以是需氧的或厌氧的，两者都表现出敏感性，如图 13-100 所示。

（六）耐甲氧西林金黄色葡萄球菌（MRSA）激光换肤术后感染

大约 30 年前，我进入私人医疗服务领域以来，MRSA 已从医院内患者感染发展为社区获得性感染疾病，而且其临床患病率也在增加。实际上，金黄色葡萄球菌感染在 1880 年被单独列为一类临床疾病，20 世纪 40 年代出现的新药青霉素对其有效。不过金黄色葡萄球菌迅速对青霉素产生了抗药性。到 1959 年，95% 的金黄色葡萄球菌感染对青霉素产生抗药性，为克服抗药性，甲氧西林被研发使用。在甲氧西林使用一年内，12 株菌株发生了突变，成为耐甲氧西林金黄色葡萄球菌（MRSA）。20 世纪 70 年代到 80 年代

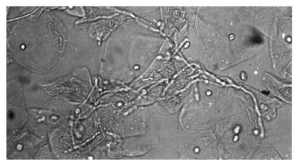

图 13-95 氢氧化钾（KOH）制剂真菌检查显示，经典的"意大利面条和肉丸"外观是真菌感染产生的孢子和菌丝

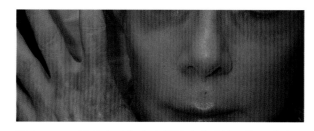

图 13-96 该患者手部出现慢性真菌感染，接受激光治疗的眶周区域出现瘙痒和红斑症状，该症状与其手部感染发病速度相同

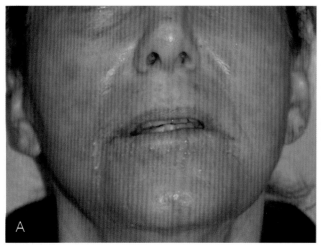

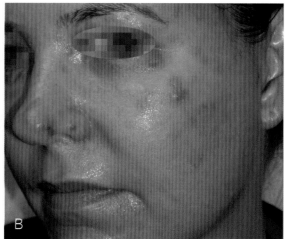

图 13-97 这些患者在激光换肤术后出现金黄色葡萄球菌感染，并在细菌培养后得到成功治愈
A. 一位患者使用了磺胺甲噁唑和甲氧苄啶（复方新诺明）进行治疗；B. 一位患者使用了环丙沙星进行治疗

之间，该感染发病率不高，但在20世纪90年代，社区获得性MRSA开始出现在健康的患者身上。金黄色葡萄球菌的MRSA菌株，在公共物品表面进行传播，高达1/3的该菌株"定居"在鼻内或皮肤上。感染个体（携带者）没有出现明显的感染症状，但可以传播这种细菌。感染该细菌的外科医生或工作人员可以将MRSA传染给外科患者，许多医疗场所的所有办公人员鼻内都会感染MRSA，成为MRSA携带者。

免疫力底下患者（包括激光换肤术后患者）易受感染。有MRSA定植于皮肤的患者（携带者）可以使用莫匹罗星（百多邦）进行皮肤和鼻内（百多邦喷鼻剂）治疗。这有助于消灭MRSA，并降低细菌扩散到患者身体其他部位或传染给其他患者的风险。细菌携带者治疗方案包括每8h一次百多邦软膏涂抹鼻孔、腋窝和脐部，另外还需在30d内每天顿服1片复方新诺明。在进行剥脱性激光或激光换肤术前几天，一些外科医生会使用莫匹罗星软膏涂抹于鼻部作为预防治疗。然而，

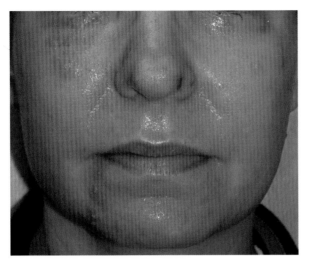

图13.98　该患者在细菌培养后证实感染了绿脓杆菌，环丙沙星对其有效

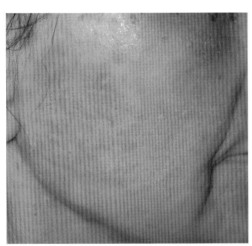

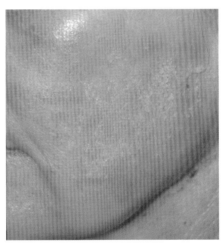

图13-99　该患者在细菌培养后证实感染了假单胞菌，左氧氟沙星对其有效

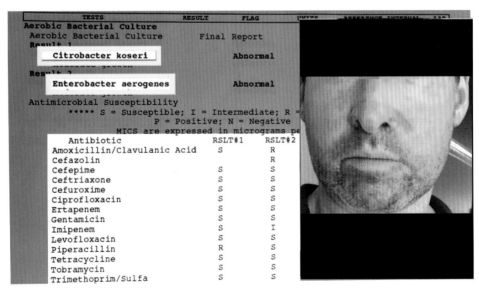

图13-100　该患者在激光换肤术后9d出现灼热、瘙痒和疼痛症状，展示了细菌培养和药敏实验的结果

一些 MRSA 菌株对莫匹罗星耐药。携带者预防治疗是有争议的，因为 MRSA 非常普遍，被治疗者存在社区性获得感染的风险。一般情况下，许多抗生素对比较轻微的 MRSA 有效，且不会造成严重的传播或疾病。然而，一些病例显示，MRSA 感染可发生在任何皮肤表面上，并引起败血症。严重情况下，可能导致截肢或死亡。自从从事激光换肤术并完成数百个全脸病例以来，我从未经历过严重的 MRSA 感染病例。直到 2008 年，我在几个月内遇到了两起严重病例。第一例是一名 52 岁的白人男性患者，他接受了 2 遍次 80mJ，密度为 6 的激光治疗，同时行睑成形术。该患者的即时激光治疗反应并不明显，他在 6d 后接受了常规术后随访。2 天后，该患者打电话抱怨脖子出现了坚硬、疼痛的结节（该部位未行激光治疗），但患者表示面部没有产生皮损。在激光术后第 13 天，该患者在我门诊接受面诊。患者左右颈部、双侧下颌出现多处疼痛和坚硬的脓疱，双侧下颌皮肤是曾接受过激光治疗的。于是对该患者皮损部分进行了活组织检查，并进行病理学分析，以及革兰染色培养和药敏试验。该患者在激光后第 15 天再次接受面诊。病变从双侧颈部扩散到双侧面部（图 13-101A）。活检报告表明，MRSA 感染，并对磺胺甲噁唑和甲氧苄啶（复方新诺明）治疗敏感。治疗 3 周后，患者症状改善，基本痊愈。如图 13-101B 所示，为该患者激光换肤术后 60d 状态。

另一例激光后 MRSA 感染病例如图 13-102 和图 13-103 这名健康的患者接受了全脸 CO_2 激光换肤术，并在 1 周后出现面部敏感、瘙痒和灼热症状。在进一步询问时，患者四肢和躯干上出现多处脓肿。她提到曾发现前臂一小块区域出现一颗"黑色种子"样皮损，她试图用指甲刮擦。几天后，她发现前臂上有一个"疖子"，并接着蔓延到躯干和脸部。

该患者最初接受了磺胺甲噁唑和甲氧苄啶（复方新诺明）治疗，但其临床症状进一步加重，最终住院治疗（图 13-103）。MRSA 感染的迅速传播性凸显了该类感染的严重性，可能或已经证明对免疫力低下患者存在致命性。

值得注意的是，图 13-101 至图 13-103 中，患者的 MRSA 脓肿最初出现在没有被激光治疗的部位，但会扩散到正在愈合的激光治疗区域。这些患者可能是接触到了社区获得性 MRSA 感染源，症状出现在激光皮肤区域远端，然后逐渐扩散至再上皮化、正在愈合的激光治疗皮肤区

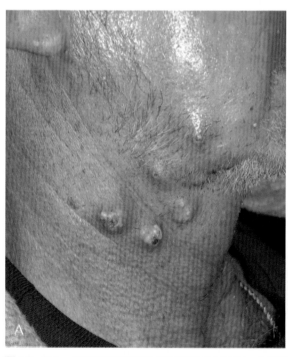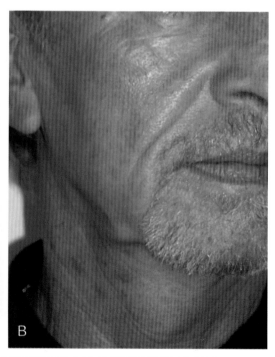

图 13-101　该患者在激光手术后感染了 MRSA，其在激光后第 6 天（A）和激光后第 60 天（B）

域。进一步研究后，如图 13-102 和图 13-103 所示，该案例细菌培养显示患者面部有 MRSA 感染症状但并未培养出 MRSA，而患者四肢培养出 MRSA。因此，这两种感染可能是分别受到感染的，或者面部的细菌培养结果不准确。

那些有大量外地患者的医生有时不会发现患者出现并发症，这些患者的并发症已经完成从发作到治愈的过程。图 13-104 显示，一位在接受激光换肤术的患者治疗后返回了另一个城市。她在感染治愈后给医生发送了这些图片。患者服用了家中一种药名不明的抗生素，也无法鉴定出微生物。

（七）疱疹病毒感染

激光手术后感染单纯疱疹病毒，可能引发极度疼痛和瘢痕。若疱疹病毒在神经节中处于休眠状态，诸如激光换肤术之类的创伤型手术可将其激活。针对具有疱疹感染史的患者，必须严格预防性使用抗病毒药物，并进行皮肤愈合观察。疱疹病毒感染并不常见，但由于通常在上皮再生完成之前出现，导致水疱不易形成，因此特异性单纯疱疹的水疱样皮损可能不会出现。若激光换

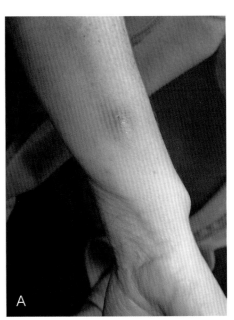
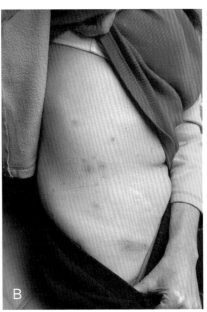
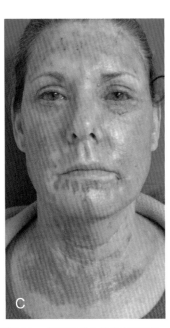

图 13-102　该患者在接受全面部高强度 CO_2 激光换肤术 7d 后的照片，患者前臂出现脓肿，然后扩散至躯干和面部

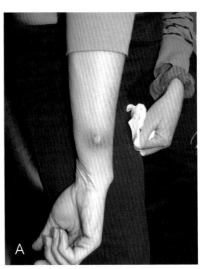
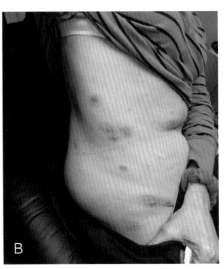
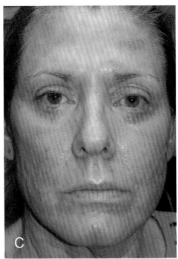

图 13-103　该患者在接受全面部高强度 CO_2 激光换肤术 10d 后的照片，患者前臂、躯干和面部出现脓肿，然后扩散至躯干和面部，请注意金黄色葡萄球菌感染经常出现结痂和巩膜充血症状

肤术后早期产生明显疼痛，就可能是疱疹病毒感染的症状。这一情况在我个人执业经历中非常少见，因为只有通过实验室检查才能确诊单纯疱疹病例。所有激光换肤术后患者在术前48h开始预防性使用伐昔洛韦（500mg每天2次）进行治疗，直至上皮再生完成。图13-105所示患者接受了预防性伐昔洛韦治疗，但仍感染了疱疹。将抗病毒药物调整至带状疱疹所需剂量（1000mg每天两次）时，两名患者均治愈，且无瘢痕。其中一名患者回忆，童年时曾多次出现唇周单纯疱疹，但忘记将此纳入自己的既往病史。

临床上，单纯疱疹病毒感染是通过显微镜观察病变涂片进行诊断。Tzanck涂片测试从破裂的病变基部获取细胞。在用瑞氏-姬姆萨（Wright-Giemsa）染色剂将细胞进行染色后，通常会显示出生殖器单纯疱疹病毒或者水痘带状疱疹病毒感染中的多核巨细胞。准确的诊断需要进行细菌培养、血清分型、聚合酶链反应（PCR）及抗原检测。用于细菌培养的疱液和组织应从水疱底部或新鲜的溃疡皮损处获取。

（八）粟丘疹的形成

粟丘疹就是角化的蛋白质栓塞阻塞皮肤毛孔时形成的小"白头"皮损（图13-106）。粟丘疹在激光换肤术后非常常见，这与其说是并发症，不如说是一种后遗症。粟丘疹常见的成因是

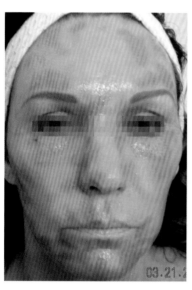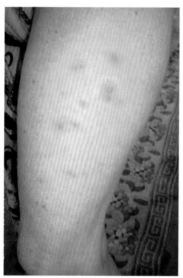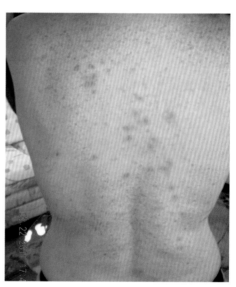

图13-104 该患者激光换肤术后感染，使用未知的抗生素进行自我治疗，从而治愈了感染

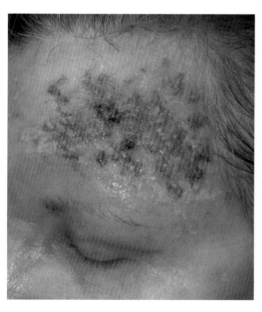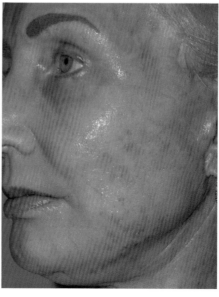

图13-105 尽管进行了预防性抗病毒治疗，该患者还是在激光换肤术后感染了单纯疱疹

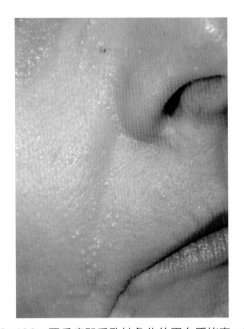

图13-106　粟丘疹即毛孔被角化的蛋白质堵塞，在激光换肤术后很常见，尽管粟丘疹可以自愈，但患者也应该停用油腻的软膏并使用维A酸，也可以手动挤出角化的蛋白质

由于过度使用阻塞毛孔的软膏，所以应尽快停止使用油腻的药膏。粟丘疹通常可以自愈，但对患者来说是个麻烦，他们不得不频繁地进行治疗。在皮肤愈合过程中，如果尽早开始使用维A酸（Retin-A）和护肤品一般能改善粟丘疹。粟丘疹可以通过几种方式进行治疗。一种有效的疗法是用18G针刺穿，并用粉刺环将角化的蛋白质挑出（图13-107）。或者，可以通过射频或单极的电针破坏粟丘疹顶部，将内容物挤压出来（图13-108）。

（九）感染性痤疮

激光换肤术是物理治疗会造成严重的面部皮肤损伤，导致皮肤敏感或反复的炎症持续状态。皮肤在经历数次愈合和细胞变化后，有些患者容易感染痤疮（图13-109）。长期患有痤疮的患者

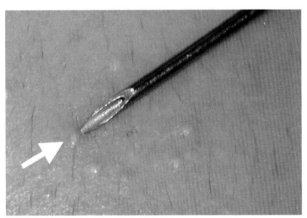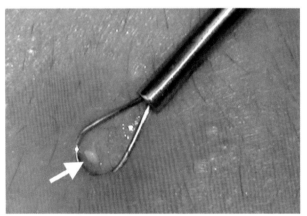

图13-107　用针刺穿粟丘疹，挤出角化的蛋白质栓疗法，是一种不需要麻醉的简单治疗方法

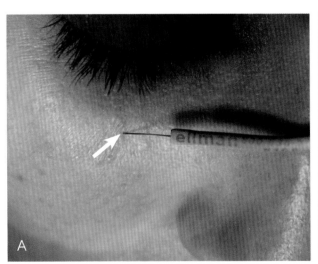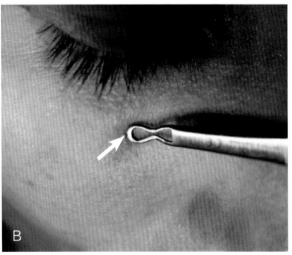

图13-108　可使用射频或单极的电针打开粟丘疹顶部，然后可用粉刺环将其取出

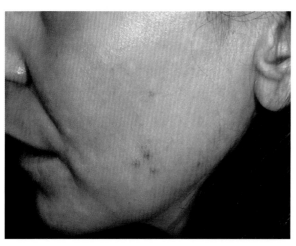

图 13-109　痤疮感染可能在激光术后后期发生，症状通常可以通过使用护肤品自行消退，针对耐药性强的患者，可以使用局部和全身抗生素治疗，若患者有色素脱失样瘢痕，表明其既往有长期痤疮病史

或无痤疮病史的患者，都有可能在术后感染痤疮。痤疮是一种自限性疾病，可以在激光换肤术后尽快使用外用处方药物及护肤品，并停止使用可能阻塞毛孔的油腻软膏来改善症状。患者可以局部使用克林霉素，耐药性强的病例则可以口服米诺环素或者合适的抗生素。

（十）术后护理不当

　　要避免术后并发症，合适的术后皮肤护理以及患者的良好配合是前提。激光换肤术的整体术后护理非常复杂，涉及伤口护理、药物治疗及创面卫生，这一过程可能会让一些患者感到不堪重负。患者必须在手术后立即接受适当的伤口护

理，包括创面清洗、醋溶液湿敷，以及使用软膏和面霜。不幸的是，一些患者不重视个人创面护理，导致皮肤出现较厚的渗出物与膏剂的混合结痂（图 13-110，图 13-111）。尽管出现少许渗出物属于正常现象，但是渗出物过度堆叠，就意味着皮肤出现感染，且愈后很差。有些患者独自生活，没有人帮助他们进行护理。这类患者应该定期前往医院就诊，由专业医疗人员监控创面情况，并恰当地处理创面。激光换肤术后护理包括要保持伤口覆盖软膏直至皮肤完成再上皮化，然后要使用温和的润肤剂。淋浴和洗脸也有助于皮肤保湿。一些患者未能正确使用术后护肤产品，这些凸显了激光换肤术后定期随访预约的重要性。

　　在患者术后配合方面，保湿不足是另一个常见的问题。对正在愈合的皮肤做好保湿，能加速皮肤恢复并减轻疼痛。患者出现明显的皮肤干燥和皲裂，一般不会承认自己没有使用保湿剂以及进行伤口护理。

（十一）患者诱发的皮肤损伤

　　正在愈合的皮肤十分敏感，且容易受损。尽管出现严重的瘙痒或灼热症状可能代表已受感染，但是很多患者都会出现瘙痒症状。一些患者无法克制抓挠皮肤，可能导致留下瘢痕。因此，必须告诫患者不要用力搔抓或摩擦。口服苯海拉明，以及经常使用醋溶液湿敷创面可以缓解瘙痒。氢化可的松药膏也有疗效，但通常在上皮化完成

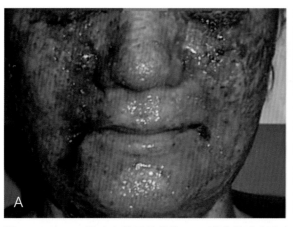

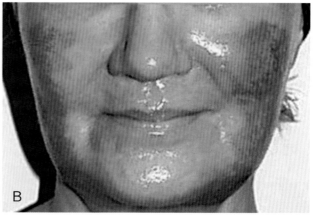

图 13-110　A. 该患者接受传统的 CO_2 激光换肤术治疗，术后第一周没有配合伤口护理；B. 她在激光术后第 7 天前往医院，创面有大量油腻性组织堆积，在进行适当的清创和伤口护理 24h 后的照片，去除覆盖的油腻性组织后，皮肤炎症就很明显了

后使用。严重的瘙痒炎症可能需要更强的外用类固醇，如氯倍他索，使用时间不应超过 10d，同样应在上皮化完成的皮肤上使用。

有些患者会在睡觉时无意识地搔抓面部。这些患者通常会出现搔抓痕迹，但否认自己搔抓皮肤。为了减少夜间搔抓，建议患者可以在晚上戴上手套或在手部套上袜子，同时使用助眠药物。瘙痒或搔抓也可能是焦虑的表现，可使用地西泮或类似药物用于减轻患者愈合阶段的焦虑感。

在一些患者中，特别是那些有强迫症倾向的患者，抠除痂皮或正在愈合的皮肤也很麻烦（图 13-112 和图 13-113）。持续破坏正在愈合的皮肤可导致瘢痕或点状色素减退，需要加以控制，有时需要使用抗瘙痒药物和镇静剂。反复持续挤压

痤疮或痤疮脓疱的部位，这通常也是抑郁症、自闭症、注意力缺陷障碍及其他焦虑和情绪相关疾病的症状（图 13-114A）。许多患者不承认自己挤压患处，但往往会在身体其他部位出现挤压导致的红斑（图 13-114B）。抗焦虑药物通常可以放松这些焦虑的患者，但有些患者可能需要抗精神疾病药物。

患者的活动强度也会影响皮肤愈合。由于再生皮肤非常脆弱，护理动作不小心或者活动强度过大，都会影响皮肤愈合速度或者影响皮肤愈后外观（图 13-115）。

（十二）激光换肤术后烧伤和瘢痕

尽管非常罕见，但永久性瘢痕是激光换肤术后最令人担忧的并发症。对于医生而言，绝不能接受患者出现永久性瘢痕的情况，因为患者抱着美容的目的而来，却变得更糟糕。虽然无法保证任何患者都不会留下瘢痕，但医生可以控制一些影响瘢痕形成的因素。首要的预防措施是保守治疗。激光换肤术是一项需要数年才能掌握的艺术、科学和技能。医生若挑战手术极限，可能会导致严重的瘢痕。激进的激光治疗引起的二度烧伤和三度烧伤之间存在细微差别。二度烧伤至真皮网状层，仍可以在愈合后得到显著疗效，三度烧伤至皮肤附属器层次则会产生严重的瘢痕（图 13-116）。

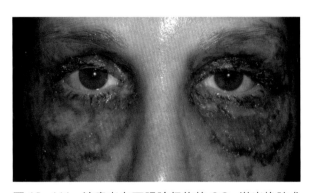

图 13-111　该患者在下眼睑行传统 CO_2 激光换肤术后 1 周复诊，并未注意对下眼睑进行伤口护理，若患者无法正常护理激光创面，应该定期前往医院进行创面护理

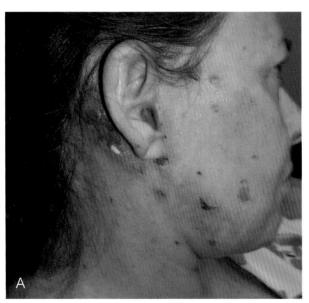
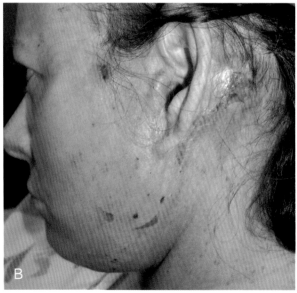

图 13-112　该患者承认自己搔抓伤口，可见正在愈合的皮肤有多处感染灶

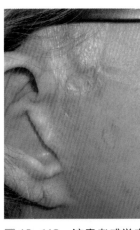
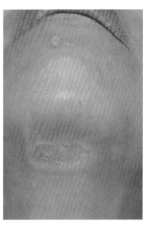

图 13-113　该患者感觉皮下有虫行感，搔抓皮肤造成深度创面，导致永久性瘢痕形成

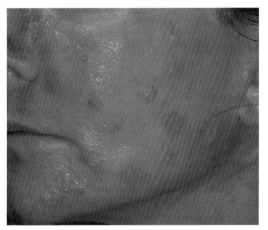

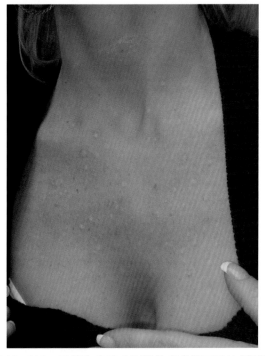

图 13-114　尽管许多表皮剥脱的患者拒不承认搔抓患处，但他们经常表现出在身体其他部位搔抓的迹象，该患者胸部留有慢性搔抓后瘢痕，患者在激光换肤术后仍需治疗挤压痤疮遗留的瘢痕

如前所述，几乎所有激光治疗区域皮肤一般会在 14d 内完全愈合。虽然这不是一个绝对的数值，但却是一个重要的时间进度参考。2～3 周内未愈合的区域可能导致全层瘢痕形成（图 13-117）。若某个部位存在高风险遗留瘢痕，那就必须进行细致的伤口护理。伤口护理包括用过氧化氢每天冲洗数次并使用合适的烧伤膏如三乙醇胺（Biafine）乳膏（www.biafine.com）。水杨酸檀香酯（Santyl）软膏（www.santyl.com）是一种白色油状烧伤 / 伤口敷料，含有 250U/g 的胶原酶。胶原酶适用于烧伤后，可以去除变性组织而不会伤害正常组织。并用美皮康（Mepilex）敷料（www.molnylycke.com）覆盖。即使是一些非常糟糕的伤口，也能通过适当的伤口护理达到彻底愈合的效果。如果出现增生性瘢痕，可以通过局部类固醇注射，硅酮贴和脉冲染料激光来治疗。看上去没有改善的瘢痕应该由医学创伤专家进行评估制定进一步方案。当然预防激光换肤术后瘢痕形成的最佳方法还是不要过度治疗患者。

口周区域、下颌骨边缘和下眼睑更容易形成瘢痕，应该细心护理（图 13-118 至图 13-120）。这一类型的创面延迟愈合应该用局部类固醇外用和温和的护肤品进行治疗。脉冲染料激光或低能量强脉冲光也可以改善这些部位的皮肤。如果皮肤出现增生性瘢痕，也可以使用点阵激光进行治疗，需要注意的是激光治疗导致了这类延迟愈合，因此大多数患者对仍要进行激光治疗感到犹豫。

初学医生试图模仿经验丰富的医生进行操作，或者医生不熟悉新型激光机器及机器参数设置，是很多瘢痕形成病例的原因。要明确的是由于激光和皮肤的不可预测性，即使是最有经验的医生也可能留下瘢痕。

（十三）下眼睑闭合不良

良好的眼睑闭合对于角膜健康和眶周美学至关重要。高强度激光换肤术可以明显地收紧下眼睑皮肤，但在某些情况下，会对眼睑闭合或者眼睑位置造成影响。相较于年轻患者，下眼睑外翻、松弛或者曾经切除过下眼睑皮肤的情况多见于老

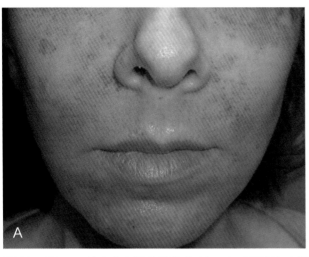

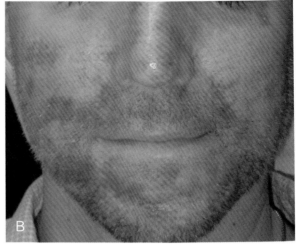

图 13-115 　A. 该患者在激光换肤术 10d 后，因剧烈呕吐而引起面部瘀点；B. 该患者在激光手术 9d 后，因在恢复期举重而形成紫癜

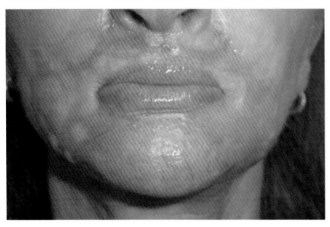

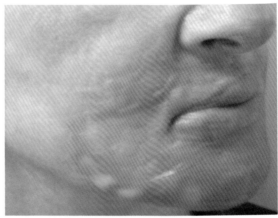

图 13-116 　该患者接受了一位医生采用的高强度 CO_2 换肤激光治疗，出现严重瘢痕，随着时间推移，保守治疗改善了瘢痕，这一案例说明了过度治疗的危险

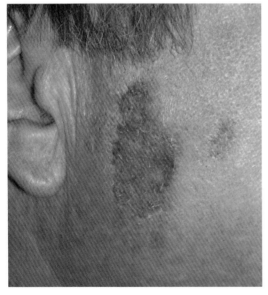

图 13-117 　该患者面部有深度烧伤，并在受伤后 3 周就诊，这种性质的伤口通常难以重新形成上皮，会留下全层瘢痕，伤口呈干燥表现，且没有进行充分伤口护理

年患者。所有上述情况都与激光换肤术导致的下眼睑闭合不良有关。

若患者曾切除下眼睑皮肤或患有下眼睑松弛，医生都应该提前预警，并采用保守激光参数设置进行治疗。激光术后早期，任何患者都有可能产生眼睑挛缩，患者向上注视或张开嘴时症状明显（图 13-121）。正常情况下患者可自愈，皮肤会逐渐变得富有弹性。拉伸下眼睑皮肤可加速恢复眼睑正常位置（拉伸练习见第 5 章）。

（十四）皮肤粘连

皮肤粘连，即下眼睑皮肤愈合期间的组织粘连，是一种相对常见但报道不多的激光换肤术后并发症。在隆鼻、妇科、泌尿外科和普通外

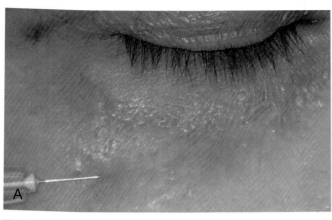
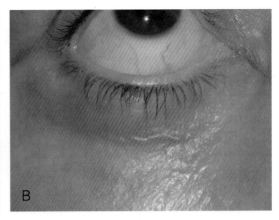

图 13-118 眼睑处薄的皮肤会因过度治疗而留下瘢痕
A. 进行激光换肤术后 4 周发现皮肤质地改变的患者，该区域优先注射 10mg/ml 的曲安奈德；B. 由于下眼睑激光治疗而造成的增生瘢痕，经过几次类固醇注射后可以消失

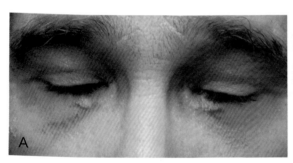
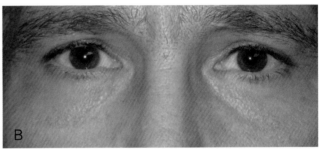

图 13-119 A. 一位患者做了下眼睑 CO_2 激光换肤术 4 周后，出现肤质改变和早期增生性瘢痕。局部外用类固醇，皮损内曲安奈德（10mg/ml）注射；B. 治疗 8 周后的效果

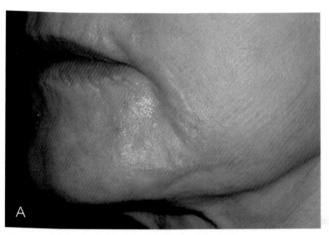
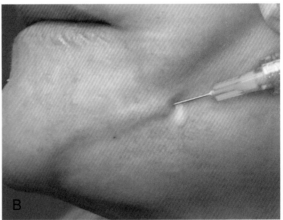

图 13-120 A. 该患者做了传统的下眼睑 CO_2 激光换肤术后，其下颌骨边缘形成增生性瘢痕；B. 每月 1 次皮损内曲安奈德（10mg/ml）注射可改善大多数增生性瘢痕

科手术中有详细报道。在激光美学期刊 aesthetic laserjournal 中未见报道，直到我在 2015 年投稿了一篇相关文章。

当两处正在愈合组织表面接触时，可能发生粘连。发生这种情况时，两处组织同时上皮化会使两个表面融合并产生难看的畸变（图 13-122）。

激光换肤术后，下眼睑皮肤没有上皮覆盖，在下眼睑皮肤上产生的水肿凸起会彼此接触。当这两个凸起的表面接触时，会出现内陷或褶皱。若能愈合，将融合成一个单独的皮肤结构。若在激光换肤术后恢复期间，患者仰卧时间比平日更长，颊部肿胀没有受到向下的重力反而使下眼睑皮肤

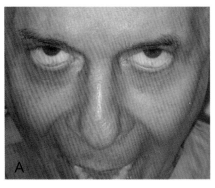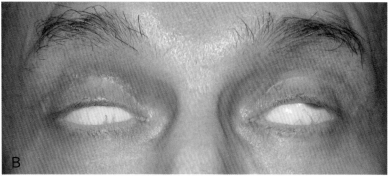

图 13-121　患者做了高强度的传统 CO_2 激光换肤术 2 周后

A. 嘱患者向上注视，嘴巴张开，其下眼睑出现挛缩；B. 患者向上注视时，眼睑闭合不完整。随着下眼睑皮肤愈合和拉伸，患者眼睑闭合会恢复正常

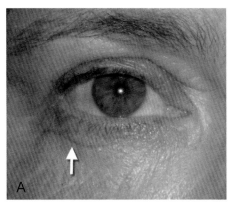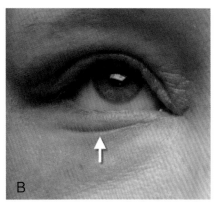

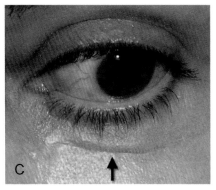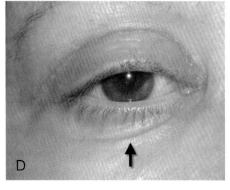

图 13-122　粘连愈合后，在愈合的下眼睑上产生一条畸变的皱纹

产生褶皱，将会加速产生粘连。睡觉时抬高头部可能有助于改善下眼睑位置粘连的产生。

粘连可以导致平滑的眼睑产生大凸起，中间呈凹陷状。此外，由于这一过程达到了折叠效果，下眼睑组织略微减少了眼睑长度，导致了下眼睑收缩（图 13-123）。

这个过程通常发生在激光换肤术后恢复的早期，并在第 3 ～ 5 天出现。如果没有得到诊断和治疗，该褶皱愈合后存在永久性畸变。治疗的第一步是要识别问题，用指尖或棉签分散粘连，分离褶皱的皮肤。分离粘连后，涂抹软膏以防止表面重新接触。分离组织后，粘连将被撕裂，可以看见粘连的出血基部（图 13-124）。另外，患者定期轻柔地拉伸眼睑皮肤也有助于解决问题。

如图 13-57 所示，激光换肤术后立即伸展下眼睑，大量使用软膏直到再上皮化完成。如果表面开始粘连，必须立即将其分开。

如果粘连未被发现而自行愈合，患者会抱怨"下眼睑的皱纹比激光手术前更严重"。愈合后轻微粘连可能患者并不在意或随着时间的推移而改善，也可以通过激光换肤术后愈合期反复拉伸下眼睑皮肤的方式得到改善，但是愈合后有明显粘

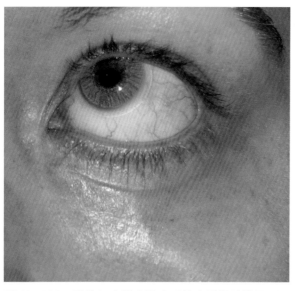

图 13-123　粘连加上激光治疗后的皮肤紧致效果，导致眼睑收缩和巩膜外露，特别是当患者向上注视时

连形成的皮肤皱褶需要进行治疗。修正粘连的目的是去除褶皱组织，形成光滑和连续的下眼睑皮肤。若下眼睑的这种轻微挛缩不会引起下眼睑闭合不良，可使用镊子夹住将要切除的下眼睑皮肤上边缘或下边缘，并标记出要切除的皮肤量（图 13-125）。若下眼睑没有挛缩症状，则可以安全地切除建议量的皮肤（见第 5 章）。图 13-126 所示，该褶皱皮肤切除术使用了局部麻醉后电针切除。该图还展示了修复后结果，切除的皮肤位于下眼睑和缝合的切口上。

激光电脑图形发生器是激光换肤术的一项重大创新，但必须准确使用，防止激光治疗区的过度重叠或欠重叠。大多数电脑图形发生器可产生

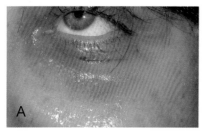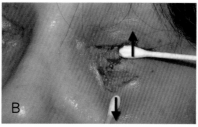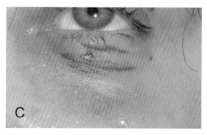

图 13-124　A. 外科医生必须在患者接受 CO_2 激光换肤术后早期密切观察皮肤粘连情况；B. 通过牵拉分离粘连；C. 成功治疗后，粘连分离的部位会出现明显的皮下出血

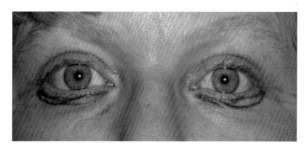

图 13-125　该患者发生双侧粘连，愈合后皮肤不美观，已标记出应该切除的皮肤

正方形、圆形或类似的几何图案。如果发生光斑重叠，则激光会穿透入该区域皮肤过深，若图案不重叠，则将产生未被激光穿透的区域（图 13-127 和图 13-128）。施术者必须进行准确定位，使激光图案相互接触但不重叠或留有间距。出于这个原因，我很少在脸部只操作单遍次的激光。无论操作者的技能如何，单次激光都难以达到完

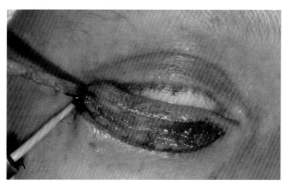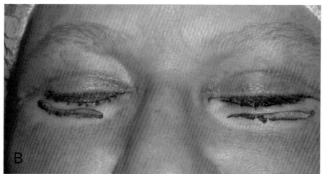

图 13-126　A. 用电针切除粘连的皮肤；B. 手术后的缝合效果，切除的皮肤标本放置于下眼睑上

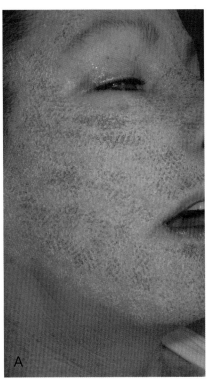 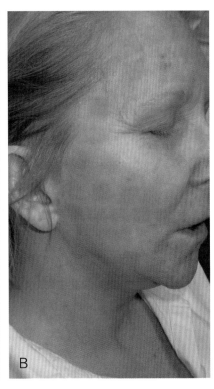

图 13-127　A. 光斑重叠区域；B. 光斑重叠区域呈较深的棕红色，表明重叠治疗区域的能量增加会在愈合后的皮肤上留下痕迹

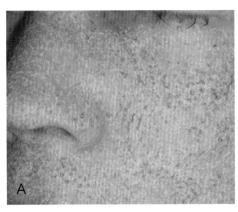 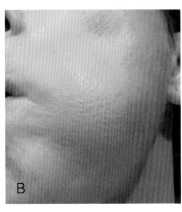

图 13-128　A. 光斑部分重叠或同部位两次完全重叠激光治疗导致一些皮肤区域较单遍治疗穿透更深，对于重叠治疗患者，愈合后可转变为瘢痕或皮肤颜色不均匀；B. 患者有意地拉伸皮肤，可以看到部分治疗不均匀遗留的皮肤花纹

全覆盖均匀的效果。即便第二轮施打激光强度不高，也可以覆盖全部的激光治疗区域。激光施打不均匀所造成的明显痕迹通常能在第二轮治疗后好转。但在某些情况下，不均匀治疗可能导致永久性的皮肤改变，这可能需要在以后进行额外的激光弥补治疗。 激光手具与皮肤之间的垂直距离也很关键，因为每台激光仪器具有给定的焦距。将激光手具保持在远离皮肤的位置会增加光斑尺寸并降低功率；过度靠近皮肤也同样会改变光斑及功率。施术者应保持激光手具方向平行于皮肤表面，若倾斜手具。或在移动激光手具时手部的动作也会影响治疗的功率。一些有经验的施术者手部移动的速度略快于激光手具完成几何图案的

发射速度，也会导致治疗后皮肤覆盖不均匀。对于激光初学医生来说，应尽量以较低的激光发射频率治疗。治疗面部时应放慢治疗速度，单发发射、谨慎的"盖章式"治疗可以确保精准度。经验丰富的治疗医生方可采用较快的治疗操作。激光手术就好比喷漆，没有经验的人在从喷涂时会产生重叠或遗漏区域，经验丰富的人喷速更快也更准确。

激光手术后，不能低估愈合期皮肤的敏感程度。必须嘱咐患者防止暴晒、停止使用刺激性外用护肤品、染发剂，不能进行面部蜜蜡脱毛。

一般来说，比较关心外表的人才会进行整容手术。因此，患者恢复时间非常重要，医生和工

作人员必须尽快使患者能出现在社交场合。手术效果良好，但术后恢复期较长，可能会使患者感到不快。术后恢复期延长还会延迟返工时间，使得收入减少。所以能否遮盖住瘀斑或激光引起的红肿，对患者重返工作或娱乐时的状态极其重要。

有很多产品可以遮盖激光治疗所引起的脸上泛红现象。这些产品有绿色的色调，涂在粉红色的皮肤上会形成遮盖效果。选择错误的化妆品或遮瑕膏会恶化本就敏感的皮肤，使情况变得更糟。我不推荐任何特定的产品，因为市场上有很多不错的化妆品和遮瑕产品。我将介绍几款我认为效果很好的产品，而且这些产品也得到了许多同道的肯定。

十、总结

点阵激光换肤术

Jason Emer

在过去的 10 年中，点阵激光换肤术已经普及，这主要是因为随着激光手术恢复期变短、风险降低，人们对美的追求也不断提高。剥脱性激光换肤术（或相似的深层次剥脱）对治疗皱纹、肤色不均和瘢痕更有效；长期治疗后效果更加明显。然而，这种激光治疗可能会导致色素异常包括永久性色素脱失、增生性瘢痕和长期红斑等风险，这是不容忽视的。

汽化性激光的波长可以选择性的被水分吸收，产生的热量导致了组织汽化，形成了汽化带和凝固带，导致胶原蛋白损伤后胶原的再生。新的点阵技术，例如激光和射频仪器，得到了不断发展，以更好地改善治疗结果，缩短恢复时间，可以针对敏感皮肤类型（玫瑰痤疮）和不同皮肤类型（Fitzpatrick IV - VI 型）的患者进行治疗。非剥脱性激光的波长具有加热（凝固）组织的能力，同时控制了皮肤不被汽化（烧伤）。通过纤维细胞的刺激作用和减少创面愈合的过程，能让胶原蛋白长期重塑，同时减少了出现色素异常的可能性。

红斑（发红）是治疗过程中向患者皮肤传输

能量或刺激到了正在愈合的创面导致血管扩张而引起的症状。皮肤发红的时间长短受诸多因素影响，包括皮肤类型，皮肤敏感度，以及激光类型和技术。剥脱性激光治疗的缺点是会引起长期的红斑，这对于那些想要尽快恢复的患者来说是非常不利的。然而，这种红斑预示着皮肤血管再生及真皮的炎症，最终可以达到好的治疗效果，即减少皱纹、色素沉着、毛孔、瘢痕。恢复时间和治疗效果往往让患者左右为难。恢复时间越长，则治疗结果越好。因此，许多仪器制造商有意模糊"痊愈"和"改善"两者之间的界限。例如 Sciton Halo（2940/1470nm）是第一台混合了剥脱与非剥脱点阵的激光器，可以在单次治疗中同时进行剥脱性与非剥脱性激光换肤。该仪器治疗原理是单次治疗即可达到良好效果或减少疗程治疗过程中的治疗次数，但其实休工时间并没有明显缩短，也存在发生各种并发症的可能。当然这种点阵技术也可以适用于各种皮肤类型，为从未进行过激光治疗的患者提供更多样的治疗方案。

由于飞梭（Fraxel）1550nm（Valeant/Solta）是被批准用于医美的最早的点阵设备，所以很多人将其与所有点阵设备混淆，但"点阵"这个词更多的是一个概念，是激光的一种发射模式，而非仪器。一些人认为，尽管目前有许多有优势的仪器，但飞梭仍然是非剥脱性激光换肤术中"首选"的治疗设备。

点阵换肤仅作用于一部分皮肤，同时在治疗部位附近留下完整的正常皮肤，以便快速愈合。实质上，只有总治疗区域超过一定皮肤量（密度），并且激光孔道 / 显微热损伤灶（能量）的深度可以根据治疗情况进行调整，才能起到相应效果。非剥脱性换肤治疗的一般规则是，较深在皮损，例如瘢痕和深皱纹，可以在较高的治疗深度（能量）下更容易得到改善，而细纹和光损伤问题则不需要高能量来治疗。一般的理念是，较高的密度适用于较白的皮肤类型（Fitzpatrick I - III 型），较低的密度适用于较黑的皮肤类型（Fitzpatrick IV - VI 型）。对于想要减少治疗次数的患者，可以采用更高的治疗密度与能量进行治疗。但同时，根据恢复／效果比来看的话，这可能会加长恢复周期。黄褐斑／肤色不均等疾病需要根据经验、治疗次数和个体皮肤反应进行参数设置。一般而言，疗程治疗中的低能量／低密度治疗将取得最佳结果。

为了获得最佳的临床效果，点阵治疗需要进行一个持续性的损伤和修复周期，以增加细胞更新，促进胶原蛋白生长。因此，患者的期望需要通过面诊和患者讨论"系列治疗"来设定，包括讨论是否加入其他疗法（微针、富血小板血浆、血管激光、皮下、手术、填充物、神经调节剂）。

与传统的完全剥脱性激光治疗相比，这样设置治疗方案可以降低手术风险，实现长期的治疗结果。

在我的执业过程中，对于愿意接受一定休工期的患者，我趋于将整个面部进行非剥脱性点阵换肤，眼睛和（或）口周（常常是患者最关心的部位）进行全层剥脱性换肤治疗（图13-129和图13-130）。

对于痤疮瘢痕或有鼻部皮脂腺增生的患者，低密度的剥脱性点阵激光可让患者在一周左右就恢复正常外观，与非剥脱性点阵相比，提供了额外的好处。以低密度剥脱性点阵作为初始治

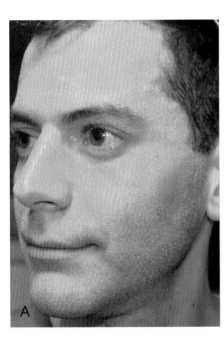
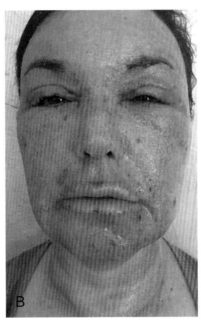

图 13-129　A. 该患者刚接受了剥脱性点阵激光治疗；B. 接受了剥脱性点阵激光治疗 24h 后的典型表现，虽然一开始愈合情况类似于全层剥脱换肤术的愈合情况，但总体愈合时间更短，患者通常在 5d 内愈合

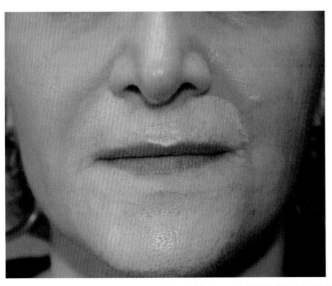
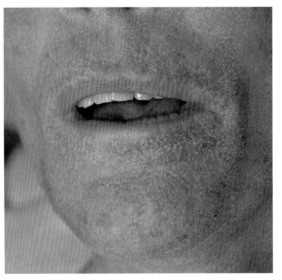

图 13-130　虽然点阵激光治疗与传统全层剥脱激光治疗相比恢复时间短，但有时效果却差强人意，一些患者会选择全面部大部分进行点阵治疗，在皮肤老化明显的区域进行更高强度的全层剥脱激光磨削或化学剥脱

疗，患者可以在治疗疗程中获得更快的初始改善效果，同时只需要一周的时间就可痊愈，然后再继续疗程里的非剥脱性点阵治疗。相比单独使用非剥脱性点阵激光，在局部加以三氯乙酸（TCA）化学剥脱的"点状治疗"和（或）剥脱性磨削激光治疗独立的瘢痕，可以为那些寻求更快痤疮瘢痕改善的患者提供实质性的改善（图13-130）。通常结合皮下注射聚左旋乳酸（PLLA；Sculptra），聚甲基丙烯酸甲酯（PMMA；Bellafill）或纳米脂肪，可以进一步改善瘢痕的体积/空间，使瘢痕加速恢复，皮肤胶原再生加速。

例如，对于患有中度痤疮瘢痕的患者，可能需要接受3～6次单独的非剥脱性激光换肤术治疗后，才能产生改善。此外，他们可能看不到"冰锥样"瘢痕的改善，根据我的经验，这些瘢痕在任何激光治疗下得到的改善都很有限。然而，如果将非剥脱性点阵治疗结合诸如皮下剥离、冰锥样瘢痕环钻切除术和针对萎缩性或碾压样瘢痕的单点磨削等治疗，单次治疗便可以获得很大的改善。联合治疗在我的执业中非常有效。此外，皮肤类型较黑的患者也非常适合这些联合治疗，比起单独的非剥脱性点阵激光治疗，前者效果更好，并且风险低于全层剥脱性激光换肤术。图13-131至图13-134是不同点阵激光换肤术的治疗照片。

值得提及的是，射频点阵是一种不断发展

的技术，现已有大量的设备被批准。据统计，它与激光治疗有着类似的治疗效果。射频点阵的原理是，射频发生器通过皮肤形成电场，流过皮肤的电流因为皮肤的电阻而产生热量。治疗皮肤时，治疗头上有一系列的"凸起点"，其排列形状类似于点阵激光呈矩阵式（图13-135至图13-136）。高频交电流通过"凸起点"时，皮肤组织因电阻产生高热量。使凸起点处产生能够加热穿透至真皮网状层的热通道，同时产生凝固带较窄的表浅孔道。这种作用方式减少了副反应的发生，能即刻收紧局部表皮及长期刺激胶原再生的效果，因此可以达到轻微紧肤的作用。

射频点阵相对于点阵激光的另一大优势是术后即刻红斑时间较短，通常在数小时内消退，皮肤修复时间也更短。然而，患者术后通常会有较长时间的水肿，但可通过口服抗组胺药和术后冷敷迅速消除。最新的射频点阵技术包括扫描发射技术，增加或改变治疗头尺寸和形状，增加或减少凸点的数量和（或）尺寸以增加或减少对皮肤的加热程度，从而进行不同深度的治疗，改善脉宽的可变性。这些新技术明显提升了射频点阵的稳定性和治疗效果。

1. 点阵激光并发症

随着治疗方法不断更新、新手医生和助理操作人员不断增加，并发症是不可避免的。就

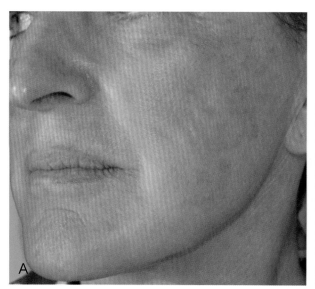
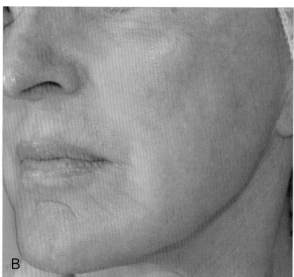

图13-131 患者治疗前（A）和进行非剥脱性点阵换肤治疗后（B），该治疗采用1927nm波长激光来改善肤色不均和细纹

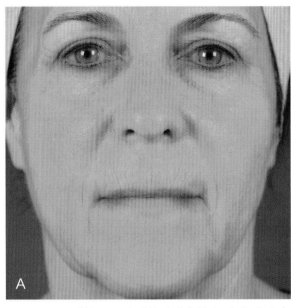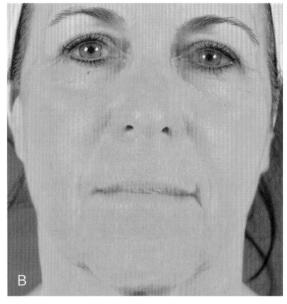

图 13-132　剥脱性 CO$_2$ 点阵换肤术术前（A）和术后（B）的结果，治疗覆盖率 40%，全脸单遍次治疗以及口周和眼周区域多遍次治疗后，肤色、细纹和毛孔均得到显著改善

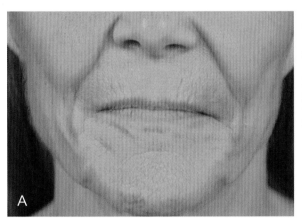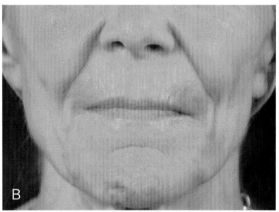

图 13-133　采用飞梭（Fraxel）1550nm 波长，50 ~ 70MJ，治疗程度（TL）8 ~ 10，8 遍次的非剥脱性点阵换肤术 A. 术前；B. 疗程治疗后，皱纹、肤质和肤色均得到改善

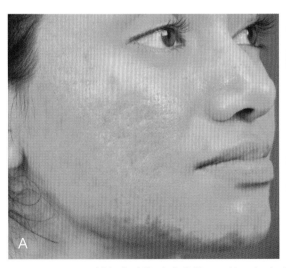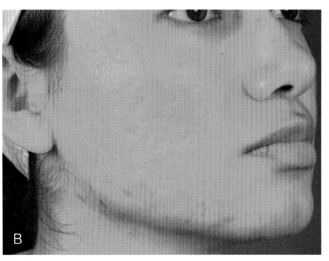

图 13-134　A. 射频点阵换肤术术前；B. 使用加拿大多伦多 Venus Viva 公司的 Venus Concept 仪器，230mV、15 ~ 30ms，3 次治疗后，这位年轻的西班牙裔女患者炎症后色素沉着和痤疮得到显著改善

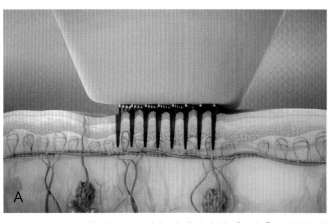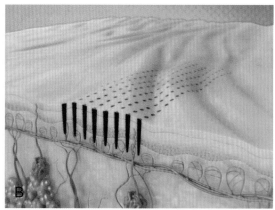

图 13-135　A. 治疗手具上有矩阵式分布的"凸起"，将射频能量传导至皮肤组织；B. 治疗后皮肤表面点阵式分布点状孔道。热作用延伸至真皮。（经 Venus Concept 许可使用的图像）

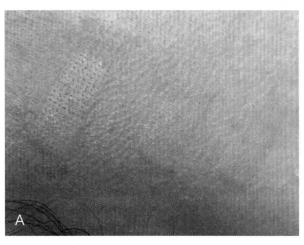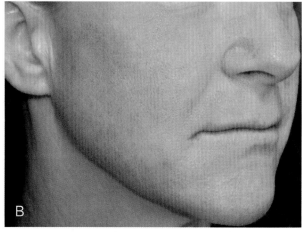

图 13-136　A. 颈部的射频点阵试打区域出现红斑和水肿，脉宽不同（从左到右：20ms、15ms 和 10ms）；B. 射频点阵术后的患者，虽然能量来源是电能，但是热量分布和产生的皮肤损伤类似于点阵激光

算是让拥有最先进设备的优秀医生治疗，患者也仍可能会出现并发症。所有执业医师必须保守治疗，争取达到可预测并且无并发症的治疗结果。

本章前面讨论的传统激光换肤术的并发症与点阵治疗的基本相同。大多数点阵并发症是常见的，如长期红斑，色素异常（色素沉着或色素脱失），单纯疱疹病毒感染和痤疮样皮疹。还有皮肤烧伤后水疱在少数情况下也可能产生遗留瘢痕，这种并发症通常是对不同皮肤类型的患者选择了不安全治疗参数所致，例如能量过高，脉宽太短或表皮冷却不足等。新的点阵技术可以针对各种皮肤类型进行相对安全的参数设置，经验丰富的执业医师只要使用合适的技术，就能极大地降低这种并发症的发生概率。

点阵设备降低了出现长期红斑的风险。一般来说，只要治疗有保障、做好防晒就行了。不过，局部和（或）口服皮质类固醇、局部非甾体抗炎药（双氯芬酸）、局部布雷西林、LED 疗法、高压氧和局部外用维生素 C 精华液已成功用于加速红斑的消退。

色素沉着是激光治疗中最常引起的色素异常问题，尤其是当患者术后暴晒或没有做防晒措施、肤色较深（Fitzpatrick Ⅳ - Ⅵ型）、不同种族肤色人群。与剥脱性激光相比，不以表皮黑色素作为靶基或几乎不引起表皮破坏的激光，例如没有剥脱作用的激光和射频点阵，引起色素沉着的概率相对更低。点阵模式发射的激光仪器也可以减少了色素沉着。

为防止色素沉着，建议患者使用脱色剂如

氢醌、维生素 C、曲酸、壬二酸、以维 A 酸和（或）视黄醇为基础的产品预处理皮肤。尽管只有少量的数据证实这有助于预防色素沉着，但医师通常会向所有接受激光或射频治疗的患者推荐这一方法。治疗前几周，建议患者严格防晒并使用 SPF > 50 的防晒霜，睡前涂抹外用维 A 酸产品。如果患者术后出现明显的红斑或炎症，使用局部和（或）口服皮质类固醇有助于预防炎症后色素沉着，尤其是对肤色较深的患者而言（Fitzpatrick IV - VI 型）。

2. 酒渣鼻鼻赘期

Joe Niamtu III

酒渣鼻鼻赘期是由各种原因引起的皮脂腺组织过度生长的病症。这种情况会使鼻部皮肤出现明显的圆形增生皮损，导致鼻部出现损容性改变，影响患者美观。酒渣鼻鼻赘期的治疗方法包括物理磨削、化学剥脱术、激光磨削术、电刀切除和手术切除。

我采用的方法是同时联合电刀切除和高强度的 CO_2 激光磨削术，治疗效果显著，并且效果持久。肥厚的皮脂腺组织恢复能力极强，完全能够耐受可控的激进治疗，愈合效果非常理想。

手术通常使用静脉镇静或全身麻醉。注射局部麻醉用于止血，并使用 Ellman 电刀酒渣鼻鼻赘期专用电极去除增生组织条索（图 13-137）。该电极类似于线状奶酪切割器，并且根据切除的深度有不同的尺寸。由于大部分酒渣鼻鼻赘期患者常有大量皮脂腺增生，组织增生很明显，一定要注意不要过度切除鼻部组织，暴露骨骼或软骨。通常病变组织里有白色角化的蛋白质或其他细胞碎片，如果发现暴露创面内的病变组织较少，正常组织区域增多的情况下，就要停止继续切除（图 13-138）。点状出血很常见，可以用电刀的球型治疗头或 CO_2 激光控制。大体组织切除后，用 CO_2 激光精细处理整个区域，使用与皱纹治疗相似的设置（图 13-139）。激光有助于平滑轮廓和电刀治疗后不平整的区域，并且还可以止血。术后护理与激光磨换肤护理相同（图 13-140 和图 13-141）。

十一、结论

激光换肤术是美容治疗中最具影响力的进步之一，也是一种真正的治疗思路的转变。激光换肤术既是艺术又是科学，经历多年才得以发展成熟。治疗不足可能只需要再进行额外的治疗，但过度治疗可能会导致永久性皮肤改变和医疗诉讼。所有医生都必须仔细学习这门艺术，并一直以学习的态度对待激光科学。美容激光治疗领域的技术不断进步，将继续研究出更多可预测性的、更安全的治疗方法。对于新技术而言，除非医师能熟练使用，否则一定要慎重。

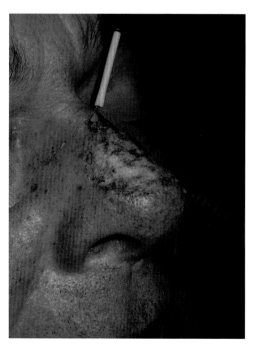

图 13-137　Ellman 电刀鼻赘专用治疗头非常适合精确组织切除

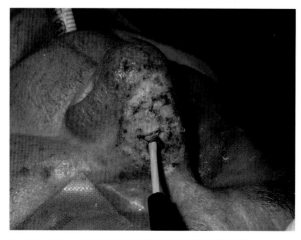

图 13-138　将增生组织移除至正常的组织高度

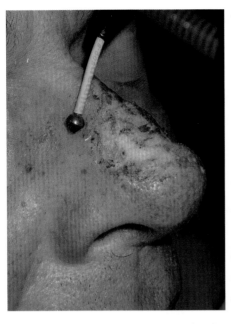
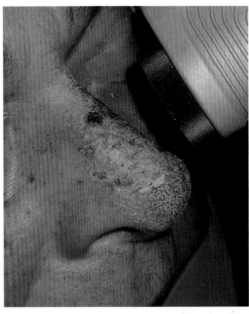

图 13-139 电刀球型治疗头用于平滑轮廓和止血，用 CO_2 激光磨削最终的皮肤组织轮廓

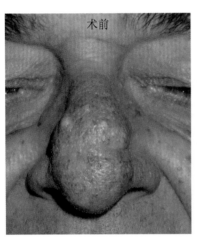
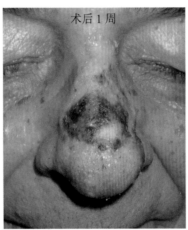
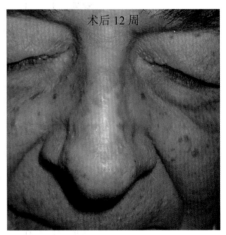

术前　　　　术后 1 周　　　　术后 12 周

图 13-140 典型的酒渣鼻鼻赘期患者的愈合情况

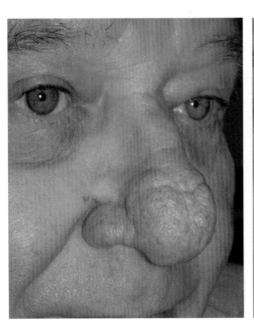
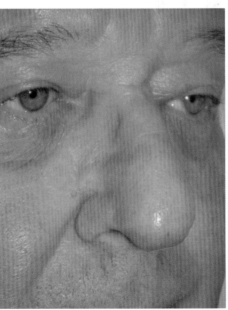

图 13-141 用电刀和 CO_2 激光治疗酒渣鼻鼻赘期，90d 前后对比

初学医生不应该过早地模仿经验丰富医生的治疗参数设置和方案。多年来，我见过几位年轻有才的医生，他们热衷于激光换肤术，并购买了一台价值不菲的机器，阅读了使用手册后，便开始为患者治疗。不幸的是，他们对患者进行了过度治疗，导致患者在短时间内就产生了严重的并发症。这同时也毁掉了医师和患者的生活。学习激光换肤术时，医师一定不能急于求成。

第 14 章 化学换肤
Chemical Peel

Suzan Obagi Joe Niamtu Ⅲ 著

李晓宁 译

一、概述

化学换肤可以追溯到几个世纪之前，是最为古老的皮肤年轻化方式之一。随着技术的不断更迭，从皮肤物理磨削术、激光换肤到最近的点阵激光，换肤术得到快速发展。有趣的是，化学换肤不仅经受住了时间的考验，还要继续在美容领域中扮演着重要角色。如果使用正确，且因病施治，它几乎可以治疗任何皮肤问题。此外，当它与激光换肤、皮肤磨削术及外科手术相结合运用时，能够增强整体的治疗效果。

换肤，就意味着皮肤表面会发生变化。无论采用的方式是激光、物理磨削还是化学药剂，对于皮肤类型和分类的基本原理都是相同的。不管皮肤损伤机制如何，关注患者选择和治疗深度是必需的。各类型的换肤治疗都有可能产生术后并发症，如色素沉着，色素减退等（见第 13 章）。

二、化学换肤的适应证

清楚地了解皮肤解剖结构及患者的病理深度是选择适当化学换肤层次的关键。医生必须正确评估患者以确定需要治疗的具体问题，以及解决这一问题需要达到的换肤深度。对于换肤而言，最重要的是确定恰当治疗深度，不应该超过所需治疗深度，也不能作用太表浅。

作为人体最大的器官，皮肤屏障对抗环境损害具有重要意义，如紫外线辐射、极端温度及环境污染。此外，如激素变化、炎症性皮肤病及系统性疾病等全身性疾病都会影响皮肤。总之，这些内外因素增加了对于换肤来说是常见的适应证，如日光性角化、日光性黑子、雀斑、肤色不均、皱纹、痤疮瘢痕及光损伤的程度（表 14-1）。

三、皮肤老化

随着皮肤的老化，会出现许多复杂变化（见第 12 章）。当皮肤老化，胶原蛋白的产生会自然减少，这被称为"自然老化"。然后，这种减少在环境受损的皮肤上会加速并更加显著，这就是所谓的"外源性衰老"。光老化的皮肤会粗糙、色素沉着、产生角质细胞异常，这与损伤程度都有直接联系。

四、患者评估

与所有美容治疗流程一样，正确评估和选择患者至关重要。患者寻求美容手术的原因有很多，从明显到微妙的都有。因此，医生说明手术能够达到的效果及无法实现的效果是非常重要的，从而纠正患者的治疗期望值。向患者展示一系列接受了治疗的患者的高质量术前术后对比照是非常有用的。与其他美容手术一样，那些最具挑战性及需要最大限度关注的患者就是那些几乎没有明显皮肤缺陷的人。这些患者往往会高度关注治疗结果并认为皮肤没有得到显著的、足够的改善而感到失望。

每位患者都需要全面的疾病史、个人史及家族史以确定换肤治疗可能的禁忌证（表 14-2）。某些药物可能影响伤口愈合，比如泼尼松或免疫抑制药，而其他药物则可能表明潜在的精神疾病。重度吸烟者或接受面部放射治疗的患者可能会出现伤口愈合问题，因为换肤后的皮肤需要完整和功能正常的毛囊皮脂腺结构及良好的血液供应以重新形成上皮。最后，询问既往是否有炎症后色素沉着、增生性瘢痕或瘢痕疙瘩，伤口愈合不良的倾向也是很重要的。

检查时应在光线充足的房间进行，患者不应化妆。当检查痤疮瘢痕时，使用一个置顶的、可移动灯具是很有用的，以方便医生通过光源直接

表 14-1 化学换肤常见适应证		
皮肤解剖层次	临床表现	治疗方案
表皮层	表皮黄褐斑	外用产品
	光线性角化病	表浅换肤
	脂溢性角化病 a	色素性激光治疗
	日光性黑子（日晒斑）	
	雀斑	
真皮层	真皮黄褐斑	中度到深度换肤
	皱纹 – 不同深度	血管性激光治疗
	瘢痕 – 不同深度	
	毛细血管扩张 b	
	皮脂腺增生 a	
	汗管瘤 a	
真 - 表皮层	混合型黄褐斑	中等深度换肤

a. 最好使用电刀切除术治疗（使用电针进行真皮皮损治疗）
b. 最好使用特异性靶基吸收的激光

表 14-2 与化学换肤相关的个人、疾病史			
	既往病史	相对禁忌证	绝对禁忌证
疾病史	药物 系统性疾病 精神疾病 　抑郁症 　OCD 　BDD 感染 MRSA 治疗区域放射治疗 HSV 或 VZV 趋势	痤疮活动期，玫瑰痤疮，CTD 白癜风 减肥手术后营养不良 糖尿病 近期使用异维 A 酸	治疗部位有感染病灶 治疗部位有瘢痕疙瘩史应避免一切 真皮网状层的治疗 怀孕
个人史	吸烟史 长期日晒	吸烟 / 电子烟 / 摄入尼古丁	不遵守医嘱 不切实际的期望值

OCD. 强迫症；BDD. 身体畸形恐惧症；MRSA. 耐甲氧西林金黄色葡萄球菌；HSV. 单纯疱疹病毒；VZV. 水痘 - 带状疱疹病毒；CTD. 结缔组织病

照射皮肤以突出某些瘢痕。检查期间，还应排除某些皮肤病的存在，比如那些在创伤后皮肤出现相同皮损的疾病（同形反应）（白癜风、银屑病、扁平苔藓、寻常疣、扁平疣）（图14-1）。

五、换肤禁忌证

当皮肤状态良好且换肤深度恰当时，化学换肤相较于其他换肤手术更具优势，能够治疗大多数皮肤类型的患者。然而，当患者肤色较深，同时治疗深度达到真皮网状层，则存在永久性色素减退的风险。当然这类患者在任何手术后也会有炎症后色素沉着的风险。为了降低这种风险，术前皮肤预处理时间应延长到3个月，并且当表皮细胞再生后就可以进行后续治疗。

患者的健康和营养状况对于促进伤口愈合也是一个重要的考虑因素，特别面对当下减肥手术患者数量不断增加的情况。通常来说，减肥手术术后患者缺乏重要的营养元素或蛋白质。医生应询问患者之前是否有伤口愈合不良、增生性瘢痕、瘢痕疙瘩或有色素沉着倾向的病史。脂溢性皮炎、过敏性皮炎、玫瑰痤疮这些症状都表明皮肤存在炎症，进而引发皮肤正常屏障功能的进一步破坏，增加术后并发症的风险。黄褐斑是一种极常见的患者寻求治疗的皮肤疾病（图14-2）。然而，如果

在治疗恢复期，患者正在服用雌性激素、口服避孕药或正在使用含激素的子宫内节育器，或者患者在恢复期间有可能暴露于阳光或高温下，则可能会有黄褐斑复发或暂时性的色素沉着问题发生。

持续6个月内口服维A酸类药物通常被认为是手术的绝对禁忌，有文献报道这会导致创面愈合延迟及增生性瘢痕。近期的一些文献对这类报道提出了质疑。正在口服异维A酸的患者在进行了激光脱毛、激光换肤、中等深度化学换肤的治疗后，相较于未使用异维A酸的患者，并未显示出任何不良后果。虽然这些研究标本量都很小，但他们挑战了守旧思维——即认为异维A酸会在换肤及激光治疗中延迟伤口愈合，这些不同的声音说明瘢痕的病因是很复杂的，不能一概而论。为安全起见，在没有明确的治疗指南出现前，作者在换肤前3～4个月会停用异维A酸，并且在术后2～3个月才重新使用。如果患者出现痤疮或玫瑰痤疮暴发，抗生素（多西环素）可用于抑制这一情况而不会影响伤口愈合。

关于同时进行换肤及美容手术的安全性也出现了类似疑问。采用这一办法的目的是通过在同一天进行换肤与美容外科手术以优化患者治疗结果。过去，人们认为结合这些手术会增加损害伤口愈合的可能性。最近研究表明，当点阵激光换肤与小切口除皱术相结合，全面部激光换肤与除皱手术相结合，CO_2点阵激光、眉部提拉及眼睑整容术相结合，都显示出了很安全的治疗结果（图14-3）。

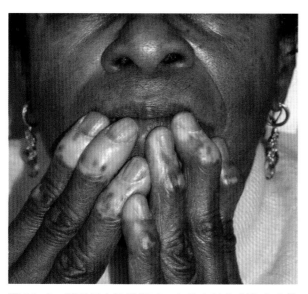

图14-1　当面部皮肤受损时，身体上某些皮肤疾病的症状会出现在面部。这位白癜风患者在进行化学换肤前，必须知情这种可能性

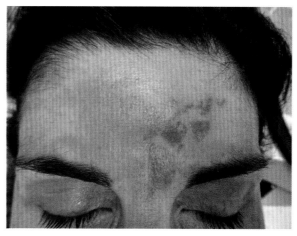

图14-2　黄褐斑是一种具有挑战性的治疗，内分泌、温度和阳光等会使得治疗、愈合和复发复杂化

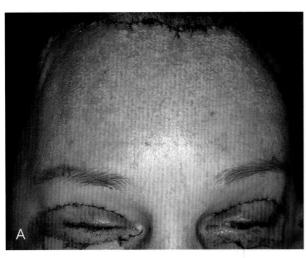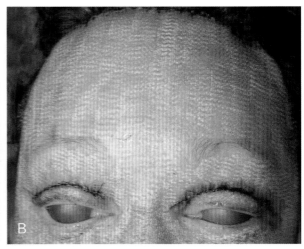

图 14-3　A. 眉部提升联合化学换肤；B. 眉部提升联合 CO_2 激光治疗

虽然大多数患者都可以安全地进行换肤手术，但仍有禁忌证存在。这些绝对禁忌包括：妊娠、治疗区域活动性感染、产生瘢痕瘤的显著倾向及患者不遵守术后指导。

六、评估皮肤类型

进行换肤手术时，需要对患者进行正确评估以选择正确的治疗方法、治疗深度，并减少术后并发症。该评估需要以标准化的方式进行。只评估肤色不足以知道治疗深度。如果我们贴近患者进行观察，即使在相同肤色的患者皮肤不同部位间也存在着一些重要的变化。尤其应特别注意有雀斑、黄褐斑活动期或具有炎症后色素沉着的患者。无论种族背景如何，这些问题的存在预示着术后色素沉着的风险。

Fitzpatrick 皮肤分类法是一种基于皮肤在紫外线照射下晒黑能力来进行皮肤分型的方法。在该分类中，患者类型根据肤色深浅及皮肤晒黑能力分为Ⅰ～Ⅵ型。这一分类旨在帮助医生使用光学疗法更安全的治疗患者。因此，它并未明确光损伤存在的程度或帮助医生选择正确的治疗深度。

Glogau 皮肤分类法客观地量化光损伤量，但是它无助于确定最佳换肤治疗方式或换肤所需深度。这两种分类法都是在非剥脱性和剥脱性点阵技术前设计出的，且对于皮肤较厚或皮肤较深类型患者的问题方面未充分进行阐述。

作者使用 Obagi 皮肤分类法（表 14-3）来帮助制订正确的治疗方案。通过更全面地分析，可以预测患者在换肤治疗术前及术后的表现，也可以作为正确治疗的指导。Obagi 皮肤分类包含 5 个变量，要在确定换肤治疗方案之前先明确这些变量，它们分别是：肤色、油脂、厚度、松弛度、脆弱性。该量表有助于确定哪些患者需要更长的术前及术后皮肤调理方案；哪些患者更容易色素沉着或色素减退；哪些患者容易愈合延迟；哪些患者需要采取紧肤的治疗方案（物理磨削术、表皮剥脱、激光）。评估这五项有助于最大限度增加换肤效果，同时减少并发症。

除了担心留下永久性色素减退，部分患者还存在"假性色素沉着"的风险。这些患者往往存在较强烈的光损伤，需要在治疗这些区域时更加谨慎。"假性色素减退"是指患者的某一区域存在强烈的光损伤，通过换肤治疗达到患者的基线肤色和皮肤状况。当治疗后的区域恢复后，光损伤强烈部分的肤色可能会与附近未经治疗的光损伤皮肤形成鲜明对比。这就使得经过治疗的区域形成色素减退的外观。然而，当我们将已治疗区域与其他经过防晒区域进行比较，新治疗后的皮肤并不会比患者的基线肤色显得更浅（图 14-4）。为了减弱这种肤色差异，模糊治疗及未治疗区域的分界线，我们应考虑运用外用药物或柔和的化学换肤去模糊经治与未治皮肤的分界线。

表 14-3 欧邦琪皮肤分类		
皮肤变量	皮肤状况 – 换肤术前与术后	合适治疗方法与并发症
肤色	随不同肤色调整方案 白种人皮肤更加激进 亚洲人皮肤或非裔美国人皮肤需要更温和	与皮肤深度及肤色相关并发症 深色皮肤： 　色素减退概率 　表浅换肤：极少 　中等深度换肤：可能 　深度换肤：极可能 　色素沉着概率 　常见，与治疗深度无关
油脂	皮肤表面油脂增加会干扰皮肤调理的效果 皮肤油脂会引发术后痤疮发作 局部或系统性治疗有利于术前控制或减少表面油脂[a]	过量的油脂会阻碍化学剥离酸的渗透 激光换肤不受油脂影响
厚度	较薄皮肤需要真皮乳头层次的治疗来刺激真皮乳头层的胶原层厚度 较厚皮肤需要真皮网状层次的治疗以实现皮肤质地改变	薄皮肤：轻度 - 中等深度换肤 中等厚度皮肤：适合化学换肤，物理磨削，点阵激光 厚皮肤：更深的化学换肤，物理磨削，点阵激光
松弛度	松弛皮肤需要长期的胶原蛋白刺激以防止进一步松弛	皮肤松弛与肌肉筋膜松弛的区别： 皮肤松弛：真皮乳头层次的中等深度换肤 肌肉筋膜松弛：单独采用面部提拉术或结合中等深度换肤（以纠正相应产生的皮肤松弛）
脆弱性	目标是维持或可能增强皮肤强度	脆弱性与手术后瘢痕形成相关 对于脆弱皮肤，手术深度应限制在真皮乳头层

a. 如果全身使用异维 A 酸，谨慎的做法是将中部或深部的皮肤换肤推迟 3 个月（中等深度换肤）至 6 个月（深层换肤）

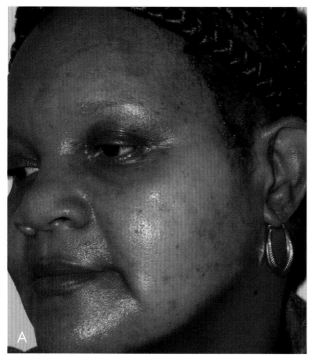 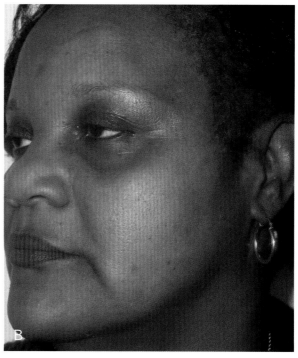

图 14-4　A. 一位患者接受中等深度换肤 2 周后，出现暂时性色素减退；B. 几个月后已恢复

七、护肤方案

患者喜欢看到快速的效果，建立恰当的护肤方案能够在等待其他治疗方案期间改善患者的外表。事实上，对于犹豫要不要进行换肤术的患者而言，运用适当护肤方案改善他们的皮肤状况能够促进或鼓励其进行换肤术。

促进伤口愈合也是进行皮肤调理的另一目标。使用外用维 A 酸进行治疗的患者在换肤术后愈合时间会缩短。与此同时，制订较重的预处理有助于区别出那些可能在换肤术后不配合的患者，如果他们在治疗早期出现红斑、脱屑等维 A 酸皮炎症状就会想停止治疗，那么他们是不能耐受换肤治疗后的状态的。因此，皮肤预调理的目标是尽量在伤害皮肤之前，让其恢复到正常状态。这一过程通过增加真皮胶原蛋白的产生，调节黑色素细胞，使角质细胞异形性正常化和降低表皮粗糙度（使其实现更均匀酸渗透）来实现的。

在换肤前，应开始对皮肤进行至少 6 周（对于深色皮肤的人群，需要 8 ~ 12 周或更长）的调理。通常，患者将使用这套护理方案直到手术前一晚。0.05% ~ 0.1% 维 A 酸或 1% 视黄醛霜能促进胶原蛋白合成，增强氢醌渗透，恢复正常的表皮厚度和成熟度，改善日光性皮肤组织变性。研究表明，使用维 A 酸预处理的患者在进行换肤术后伤口愈合更快。由于许多维 A 酸类药物对光不稳定，因此建议患者在晚上使用。患者需要依照医嘱每晚在整个面部涂抹 0.5 ~ 1g 维 A 酸或视黄醛，包括下眼睑、发际线、下颌线及耳前区域。避开眼睛内外眦和嘴角区域。上眼睑应每周使用 1 ~ 2 次。如出现明显的维 A 酸皮炎，应在换肤术前 4 ~ 7d 停止使用。

氢醌可以抑制酪氨酸酶，酪氨酸酶是黑色素细胞内黑素生成的关键酶。与其他提亮肤色的药物相比，氢醌始终在亮白肌肤方面保持着最佳标准。4% 氢醌乳膏用于抑制黑色素细胞活性（黄褐斑，雀斑）并有助于模糊治疗区域与周边区域的界限。因为氢醌的半衰期为 12h，所以每天需

要使用两次。氢醌还具有另一项重要功能。通过减少表皮色素沉着，它能够展现出真皮的色素问题。真皮的色素问题一旦出现，我们一定要选择可以深达真皮的换肤治疗方案。然而，正如下文将讨论的内容，深达真皮网状层的换肤手术又会增加出现并发症的风险。因此，医生应指导患者每天在整个面部区域涂抹两次，每次 1g 剂量的氢醌，对于颜色最深的色素沉着（晒斑、黄褐斑）区域应再次轻微涂抹。

易患痤疮的患者、严重油性肤质的患者，或那些有严重皮肤色素减退的患者需要每日使用聚羟基酸 / 乳糖酸或 6% ~ 8% 的果酸。它们通过去角质化来治疗痤疮。角质层变薄也增强了维 A 酸和氢醌的渗透。乳糖酸和果酸能够使维 A 酸类药物失去活性，因此应该在早晨使用它们，而不是夜间。

患者需要被告知：无论他们是何种肤色，为防止进一步的肤色不均和日光损害，防晒都非常重要。紫外线不仅对皮肤有害，越来越多的证据表明，可见光在衰老过程中也扮演着重要作用。希望在将来出现革命性的抵御可见光光谱的防晒剂。然而，现今的防晒方法主要是应对长波紫外线和中波紫外线，如一些防晒产品包含氧化锌和二氧化钛成分则能够对可见光光谱起到抵抗作用。氧化锌和二氧化钛是物理防晒剂，且患者通常耐受良好。此外，日晒会刺激黑色素的生成，因此在手术前 6 ~ 8 周避免日晒或晒黑皮肤是很重要的。

在术前需强调使用恰当的皮肤调理方案。除了能够帮助减少术后色素沉着，在换肤前使用护肤产品有助于改善肌肤质地，从而激发患者继续进一步治疗以改善他们皮肤的意愿（图 14-5）。患者坚持护肤方案的程度有助于预测哪些患者更能遵守换肤术术后指导。

一旦伤口表皮修复完成并且患者能够耐受局部外用产品，换肤后的护肤步骤就需立刻开始。因表皮细胞再生随着伤口深度而变化，这一过程可能最早 3d（去角质）到最晚 14d。炎症后色素沉着可能在术后 3 ~ 4 周才出现临床表现，从伤

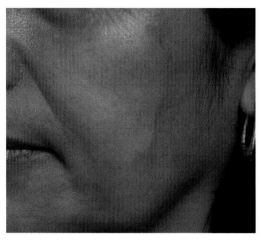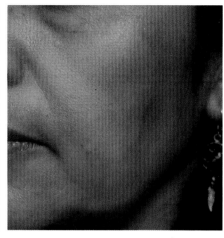

图14-5 换肤前皮肤状况和肌肤质地能够通过护肤方案改善，同时可预测患者的依从性

口愈合后它就开始形成。由于在它出现前可能会有延迟，所以通过预防性地治疗皮肤来预防，比等到这一令人沮丧的问题出现再解决更加容易。

所有换肤手术随着治疗方式都分为浅、中、深度治疗。所有美容医生需要以患者状况区分什么样的治疗深度是有利的。现代皮肤检测仪或简易紫外灯对于新手医生而言是很好的辅助工具。紫外灯照射后表皮色素呈现加深现象，颜色越深提示位于表皮的色素越多（图13-9）。紫外灯照射后不加深的色素可能提示其位于真皮层且治疗效果不佳。使用紫外灯检查评估皮肤有助于告知患者他们皮肤的受损程度、换肤的预期效果，以及术后能达到的治疗效果。

八、疱疹预防

曾感染单纯疱疹病毒或水痘-带状疱疹病毒可能导致病毒在人体中处于休眠状态多年或几十年，直到某种创伤触发病毒的重新激活。重新激活的这些病毒可能导致严重的后果，比如播散性的皮肤感染。因所有的换肤技术都存在潜在激活病毒和复制的可能性，所以应以预防这类疾病的爆发为目标。作者倾向于预防性使用伐昔洛韦（盐酸伐昔洛韦片；葛兰素史克，美国三角研究园，北加利福尼亚）治疗所有患者，为期7d，每天2次，每次口服500mg，中-深度换肤应使用至14d，更深层次换肤或激光换肤应使用直到皮肤已经完全愈合。一般建议在治疗前1d就开始这一治疗方案。然而，如果一名患者有反复的单纯疱疹病

毒病史，作者会将伐昔洛韦用量增至1g，一天两次，在术前一周开始服用，并持续7～14d。抗生素或抗念珠菌药物最好仅在感染发生时使用，而不是经验主义地运用于每位患者身上。然而，作者确实会在鼻部局部使用莫匹罗星软膏，一天3次，在换肤手术前1周开始并持续到患者皮肤痊愈。这一做法能够大大降低脓疱病的发病率。

九、化学剥脱换肤

本章阐述了基于渗透入皮肤深度的化学换肤。化学换肤仅限于表皮（基底层或以上）被称为表皮剥脱或浅层换肤。中等深度换肤是指换肤达到了真皮乳头层。深层换肤则延伸到了真皮网状层。如下文所述，换肤的深度由术中皮肤指征进行监测。

（一）作用机制

我们通常认为化学换肤的"浅层"或"深层"取决于治疗使用的酸的类型或何种酸，或酸的浓度。这样的误导可能是危险的，因为有许多因素影响换肤深度，不仅限于酸的浓度或类型。酸的浓度、涂抹的数量、皮肤厚度、体表面积区域百分比、皮肤预处理、酸接触皮肤的时间，都是主要变量。受过系统培训的医生知道根据其作用机制来观察皮肤剥脱剂的作用（角质剥脱剂或蛋白质变性剂），而不是使用的浓度（表14-4）。角质剥脱剂主要用于表层皮肤剥脱，而蛋白质变性剂则用于表层或深层换肤。

1. 角质剥脱剂

角质剥脱剂是破坏角质细胞之间的连接，以导致角质层剥落的酸类。用于剥脱手术的主要是两种酸：羟基乙酸和水杨酸。然而，也有换肤手术基于诸如：乳酸、扁桃酸、柠檬酸、间苯二酚、维 A 酸，以及一种以上药剂所组成的组合换肤剂（即 Jessner 溶液）。Jessner 溶液由各 14% 的间苯二酚、水杨酸和乳酸在乙醇中混合。

水杨酸和 Jessner 溶液相较于羟基乙酸更具优势，因水杨酸是亲脂性的。因此，这两种换肤溶液比诸如羟基乙酸这样的亲水性药剂更能较好渗透痤疮受损或油性的肌肤。相较于羟基乙酸，这两种溶液还具有另外优势，那就是水杨酸和 Jessner 溶液不需要密切地监测药剂与皮肤接触的时间。

角质脱剥剂主要用于解决表皮的肌肤问题，如粗糙、痤疮及轻度色素沉着。它们常被称作"午餐时间"换肤药剂，因为这些使表皮脱剥的酸只需一点患者的"休工时间"，无须麻醉且容易操作。随着使用时间和重复治疗效果会逐渐明显。如患者在化学换肤术后能坚持好的护肤方法，这些换肤药剂的治疗结果将会显著提升。

2. 蛋白质变性剂

（1）三氯乙酸换肤：三氯乙酸仍然是中等深度换肤剂的支柱，并具备经过验证的安全记录。三氯乙酸通过在它渗透皮肤时引起蛋白质凝固和变性来起作用。它使组成表皮细胞和真皮细胞的蛋白质凝固，同时作用于血管。一旦它渗透皮肤，它就不能被中和。相反，如凝结了一定量的蛋白质，它就会自我中和。因此，随后的应用会继续驱动换肤层次更加深入，直到三氯乙酸通过不断和皮肤深层的蛋白质凝结而结束。当使用得当，三氯乙酸能够达到不同的换肤深度，从表皮剥脱到深层换肤。使用三氯乙酸时最重要的是要确定从可靠来源购买该药剂，安全的药物来源通过重量与体积（W：V）方法来计算浓度。目前，计算浓度有四种方式，但 W：V 方法是现今最为安全的。作者使用 30% 的三氯乙酸溶液，然后将其作为"蓝色换肤液"的一部分，来配比 15%、20%、22% 或 25% 的溶液。

根据溶液浓度将三氯乙酸换肤称为轻度或深度换肤是不正确的。如前所述，酸的浓度只是影响换肤深度的一项变量。比如，1ml 40% 三氯乙酸应用于面部将渗透到表皮基底层，而 6ml 40% 三氯乙酸应用于身体表面区域将渗透到真皮中部或者更深。更多剂量将使换肤深度更深。

通过系统性培训，医生能够定制换肤剂在皮肤使用时渗透的深度，就好像激光参数设置一样。这些换肤剂的变化，让医生能更好地控制换肤。现有改良的三氯乙酸换肤剂（Jessner- 三氯乙酸换肤剂，羟基乙酸酸 - 三氯乙酸换肤剂，蓝色换肤剂）。这些换肤剂被设计用于进行真皮乳突层换肤并深入到真皮网状层的浅面。主要适应证为表皮和真皮浅层的病变，包括：光损伤、光线性角化病、日光性黑子、雀斑、细小皱纹，以及非常浅表的非纤维化瘢痕。这些换肤剂无法解决更深层的瘢痕或皱纹问题。

这些复合的三氯乙酸换肤剂，可以被分类为"加强"或"减慢"两类。当想要加强换肤剂的渗透力和换肤深度时，可以配制两种改良过的换肤剂，其中包括角质剥脱剂的使用。Jessner- 三氯乙酸换肤剂在使用三氯乙酸溶剂前应用 Jessner 溶液（角质剥脱剂），可以使渗透过程更快、更深，随后使用 35% 三氯乙酸溶剂。乙醇酸 - 三氯乙酸换肤剂也使用了类似的制剂，在使用 35% 三氯乙酸溶剂前，先使用 70% 乙醇酸（角质剥脱剂）进行治疗。

蓝色换肤溶液的独特之处在于减慢换肤的过程，而不是加强和加深换肤深度。这让医生能够更好地掌控换肤的深度。蓝色换肤溶液包含非离子的蓝色染料、甘油和具有 30% 三氯乙酸的皂苷，以此产出 15%，20% 或者更高百分比的三氯乙酸 - 蓝色换肤溶液。因三氯乙酸是无色溶液，所以需要密切注意避免重复治疗已治疗的区域。因此，具有蓝色染料的溶液更加有利，因为这类溶剂能够使角质层染色，有助于医生可视化操作换肤过程。因三氯乙酸是亲水性的，所以皂苷的使用是作为一种乳化剂来制造同质化的三氯乙酸 - 油 - 水混合乳液，能够更慢、更均匀地渗透到皮肤中。

三氯乙酸换肤（图 14-6）可以与蓝色换肤溶剂混合使用或单独作为唯一药剂进行。

在使用三氯乙酸溶液前，Jessner- 三氯乙酸换肤使用 Jessner 溶液作为一种酸性角质剥脱剂作为预准备。Jessner 溶液中含有各 14% 的间苯二酚、水杨酸和混合在乙醇中的乳酸。Jessner 溶液的角质剥脱作用破坏了角质层，随后使得继续使用的 35% 三氯乙酸溶液能够更深、更快地渗透皮肤。除 Jessner 溶液外，乙醇酸 - 三氯乙酸换肤溶液在使用 35% 三氯乙酸溶液前，先用 70% 乙醇酸治疗。这两种换肤方法都能通过破坏角质层和最浅的表皮层来加速三氯乙酸溶液的渗透。而蓝色换肤溶液则恰恰相反。三氯乙酸 - 蓝色换肤溶液结合了非离子蓝色染料、甘油和具有特定体积的 30% 三氯乙酸的皂苷，以此产出 15%，20% 或者更高百分比的三氯乙酸 - 蓝色换肤溶液。蓝色染料通过染色角质层，以有助于均匀涂抹溶液。皂苷则作为一种乳化剂制造同质化的三氯乙酸 - 油 - 水混合乳液使得溶液渗透皮肤的速度减慢并更加均匀。

（2）苯酚换肤：由于苯酚的物理特性，其被运用于更深层的换肤手术。类似三氯乙酸的使用方法，苯酚通过蛋白质变性和凝固来发挥作用。然而，它会快速渗透到皮肤的真皮网状层，所以需小心应用。此外，当治疗大面积区域（如面部）时，血清苯酚水平会快速升高，导致全身性毒性和心律失常。一旦被吸收，苯酚一部分会在肝脏中被解毒，并且随肾脏排泄出去。因此，所有的患者在术前必须排除有心脏、肾脏和肝脏相关病史。术中则必要进行心脏检测和大量静脉注射补液。

苯酚的经皮吸收与治疗的体表面积有关，而与使用的苯酚溶液浓度无关。为了最低限度减少毒性，苯酚换肤通常只在小的面部组织部位进行，其后再去治疗下一个组织部位时，需间隔 15min。治疗区域一般是面部的前额、右面颊、左面颊、鼻子、口周及眶周区域。

虽然任何达到真皮网状层的治疗都会加大色素减退及瘢痕形成的可能性，但传统的 Baker-Gordon 苯酚换肤手术会造成让人难以接受的永久性色素脱失的高发率，从而限制了这一方法对老年患者和白皙皮肤患者的使用。由此造成很多医生放弃这一治疗方法，转而采用传统的二氧化碳（CO_2）激光治疗，随后他们才意识到这些激光治疗方法也会造成色素减退和瘢痕形成的高发。

多亏 Hetter 和 Stone 的研究，他们发现苯酚酸溶液可以显著减少术后红斑、色素减退和瘢痕形成的数量。Hetter 和 Stone 都独立报道过，改良的苯酚换肤能够更好地控制渗透的深度。这便使得不同皮肤类型的患者都能够得到想要的疗效。无论是恢复时长、术后红斑还是皮肤紧致度方面，改良后的苯酚换肤的治疗效果与点阵激光换肤类似。

（二）技术

1. 羟基乙酸换肤、水杨酸换肤、Jessner 换肤

在使用这些轻度换肤药剂前，必须先清洁皮

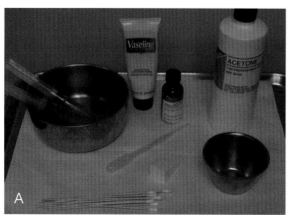
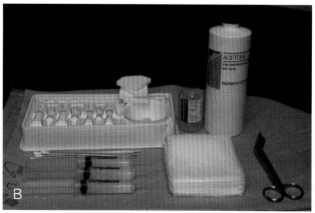

图 14-6　A. 使用三氯乙酸换肤的典型术前准备，一般包括三氯乙酸溶液、丙酮、手术用具和为应对酸溅出用的水；B. 使用三氯乙酸和蓝色溶液配制复合制剂的术前准备

表 14-4　作用机制和不同换肤药剂的浓度	
酸性	**常用浓度和配方**
角质脱剥剂	水杨酸换肤 15%～30%
	羟基乙酸 50%～70%
	Jessner 溶液
	苯酚 25%～50%[a]
蛋白质变性剂	三氯乙酸 15%～100%
	苯酚 60%～88%
	Baker–Gordon 苯酚换肤：50% 苯酚，2.1% 巴豆油
	Hetter 苯酚换肤：50% 苯酚，0.7% 巴豆油
	Hetter "全部"：35% 苯酚，0.4% 巴豆油
	Hetter VL（颈部和眼睑）：30% 苯酚，0.1% 巴豆油
	Stone V-K：62% 苯酚，0.16% 巴豆油
	Stone 2：60% 苯酚，0.2% 巴豆油

a. 当苯酚作为角质剥脱剂时，其浓度应低于 50%。

肤，除去所有化妆品和乳液。首先用 70% 乙醇对皮肤进行脱脂，或者如果想要更深层次的换肤，可以使用丙酮进行皮肤脱脂。

治疗中，羟基乙酸必须使用纱布或棉签快速涂抹在治疗区域（15～20s），同时须测量接触时间。当时间足够时需要用大量水或者碳酸氢钠中和，否则羟基乙酸将持续渗透入皮肤。一项研究表明，羟基乙酸在皮肤上停留 15min 将造成与 35%～50% 三氯乙酸同样的皮肤损伤。使用低浓度羟基乙酸溶液开始治疗，随后治疗中可以增强浓度或者增加溶液接触皮肤的时间。通常，50%～70% 的羟基乙酸使用纱布或大的棉签涂抹。使酸与皮肤接触 30s，在后续的疗程治疗中可以将接触时间延长到 1～2min。

使用水杨酸或 Jessner 溶液治疗时，先用纱布或棉签在已使用丙酮或酒精进行清洁的皮肤上涂抹 20%～35% 浓度的水杨酸或 Jessner 溶液。可以使用多种方法对痤疮或皮肤色素减退区域来增强渗透。6min 后，用水洗掉换肤溶液。水杨酸并不需要被中和，溶剂蒸发后它会在皮肤表面沉淀成粉末。如果皮肤用水洗后出现麻木感，这是正常的，因为水杨酸再次变回溶液了。由于使用水杨酸存在风险，因此尽量避免大面积使用水杨酸或用于封包治疗。

尽管这些方法都属于轻度换肤，但使用维 A 酸或局部 α- 羟基酸治疗患者时一定要小心，因为换肤渗透速度将更快。有可能造成"轻度换肤"渗透到真皮乳突层变为"中等深度换肤"。

（1）三氯乙酸换肤：三氯乙酸通常被用于换肤深度需要大于羟基乙酸或水杨酸换肤时。在治疗时，三氯乙酸会造成灼烧和刺痛感，这些感觉会在几分钟后达到峰值随后消退。通常，在患者回到家前，这些疼痛和不适就已经很弱了。然而，为了达到希望的换肤深度，通常需要涂抹几次氯乙酸溶液。因此，手术过程中通常需要某些类型的麻醉。局部外敷麻醉不应该在换肤前进行，因为它们可能会加速三氯乙酸的渗透以至于达到的深度比预期深度更深。此外，一旦换肤深度超过表皮层，局部麻醉并不能完全缓解疼痛。

某些医生会使用电风扇或动态冷却装置来将冷风吹送到治疗区域。目前为止，接受了局麻或静脉镇静的患者能够更能耐受手术过程，且允许换肤手术以更快的速度进行。作者使用口服镇痛剂布洛芬、地西泮、羟嗪、哌替啶，同时联合动态冷却装置来吹送冷风到患者皮肤上。

换肤手术，无论是化学换肤还是激光换肤，关键在于准确地"解读"不同皮肤深度的术中反应。无论所使用的是哪一种类型的三氯乙酸换肤方法，其表现出的临床不同深度术中反应是不变的。在不同换肤方法里唯一不一样的就是这些术中反应出现的速度。

缺乏换肤手术经验的医生建议从轻度换肤开始，再进行深度换肤手术。与此类似，在开始进行更快速度的换肤手术前，应该先开始相对慢速的换肤技术。组合式换肤方法，如使用角质剥脱剂并随后使用三氯乙酸进行换肤，将加速三氯乙酸的渗透速度，以至于会产生渗透速度快于预期的风险。此外，医生必须要注意面部多种多样美容单元的不同的肌肤厚度的解剖变化：面颊、口周区域、有较厚皮肤的鼻子、有较薄皮肤的眼睛和可变的前额。

重点要记住：残留的油脂或厚的油垢可能会导致斑驳的换肤情况，因此在术前对面部进行较好的清洁和脱脂是非常关键的。此外，在手术过程中，监测临床深度指标是很重要的。当首次使用三氯乙酸时，表皮和真皮蛋白质凝固，导致一层轻薄、无组织的霜会开始在肌肤表面形成（一度结霜）（图 14-7）。

持续使用三氯乙酸将导致这层霜状物继续凝固，并开始显露出粉色基底（血管舒张）（二度结霜）（图 14-7B）。这一层结霜显示出换肤已到达真皮乳头层。结霜过程中的粉色肌底被称为"粉色标志"，并且只要真皮乳头层的血管依旧完整

且保持着正常血流这一标志就会出现。二度结霜是标准的真皮乳头层剥离的终结点。

额外的三氯乙酸的使用将渗透到真皮网状层浅部。这一过程临床表现为出现结霜，并且粉色基底消退（三度结霜）（图 14-8），还表现为轻捏皮肤时会出现真皮水肿。三度结霜意味着整个真皮乳头已受到药剂影响，治疗已到达上层真皮网状层。这一般被认为是大多数三氯乙酸换肤治疗的终止反应。进一步使用三氯乙酸进行治疗，将导致其渗透到中层真皮网状层，形成"灰霜"。可能会导致瘢痕或色素减退。

由于"粉色标志"在深色的皮肤上很难看得出，因此当为深色皮肤的患者进行换肤手术时，"表皮松解"被用于预测深度。"表皮松解"标志是发生在真皮乳头层蛋白质完全凝固前明显的皮肤褶皱（图 14-9）。此时，真皮乳头层水肿及纤维原的破坏导致表皮层松解，当皮肤被捏起时，会形成明显的褶皱。这是一种短暂的标志，当真皮乳头层

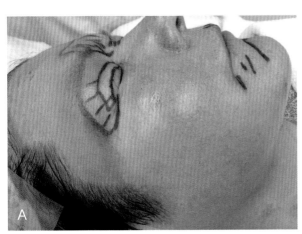
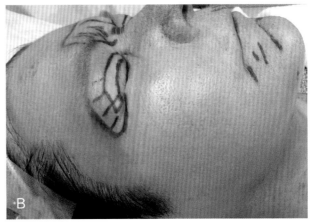

图 14-7　A. 一度结霜（位于面颊）显示表皮的蛋白质凝固；B. 二度结霜（位于面颊）显示溶液达到真皮乳头层

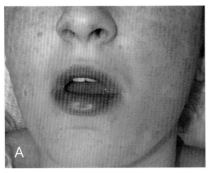
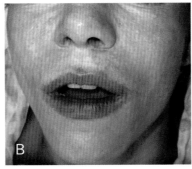
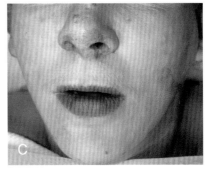

图 14-8　这些换肤治疗只使用 30% 三氯乙酸溶液，无蓝色染料
A. 一度结霜达到表皮基底层；B. 二度结霜，可观察到粉色基底，达到真皮乳头层；C. 三度出现厚白霜，无粉色基底，显示达到真皮网状层

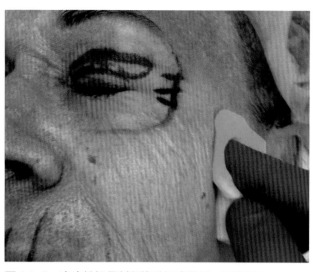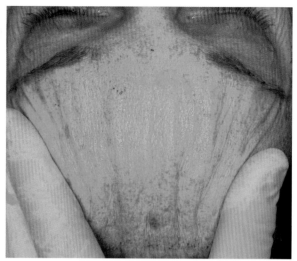

图 14-9　表皮松解是判断换肤深度的另一项指标

当纤维原被破坏时，可以看到明显的褶皱，这标志着已经达到真皮乳头层，当明显的褶皱消退，则表明已经达到真皮网状层上部，所有的手术指征都是接近的，但并不能最准确地判读换肤的深度

蛋白凝固并与表皮凝固的蛋白附着时，它就会消失，从而表明换肤已到达真皮网状层上部这个过程结束后，粉色肌底就会消失，并且水肿也消失了。对于厚皮肤而言，"表皮松解"也许并不很明显，只监测"粉色标志"已经可以指示换肤的深度。

（2）Jessner- 三氯乙酸换肤；Jessner- 三氯乙酸换肤是一种中等深层的换肤方法，在使用三氯乙酸之前使用一种角质剥脱剂（Jessner 溶液）进行预治疗。使用浸泡过六氯酚（Calgon Vestal Laboratories，St. Louis，MO）的纱布将面部皮肤充分脱脂，然后用清水冲洗。下一步，使用丙酮进行进一步脱脂。

使用 2×2in 的纱布或棉签均匀涂抹 Jessner 溶液，仅达到轻微结霜就可。然后用纱布或棉签均匀地将 35% 三氯乙酸涂抹于皮肤。注意在进行下一步骤时等待 2 ～ 3min，将 Jessner 溶液在这段时间进行中和。任何显示结霜不足的区域可以在几分钟后再进行涂抹。为避免出现分界线，使用三氯乙酸时应该沿着下颌线以渐变式向下操作，上面部延伸到发际线。

（3）羟基乙酸 - 三氯乙酸换肤：羟基乙酸 - 三氯乙酸换肤是一种中等深度的换肤方法，在使用三氯乙酸之前，先行使用角质剥脱剂进行治疗。首先，使用肥皂和水对患者皮肤进行脱脂，然后马上使用 70% 羟基乙酸快速、均匀涂抹在皮肤处。

2min 接触时间后，用大量的水中和药剂。

随后使用纱布或者大号棉签，将 35% 三氯乙酸均匀涂抹在皮肤上。在开始治疗同一区域前，需要等待 2 ～ 3min 以让三氯乙酸完全渗透。

（4）三氯乙酸 - 蓝色溶液换肤：三氯乙酸 - 蓝色溶液换肤与之前提到的两种换肤方式不同，它开始并不使用角质剥脱剂来破坏表皮的完整性。而是仅使用酒精轻轻地清洁皮肤，油性肌肤则使用丙酮清洁（图 14-10）。蓝色换肤混合溶液在使用前即刻配制备用。

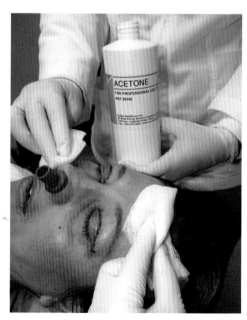

图 14-10　使用酒精或者丙酮进行脱脂在化学换肤手术前是必要的步骤，是为了实现更好的酸渗透

将蓝色溶液（2ml）与 2ml 30% 三氯乙酸制成 15% 混合溶液，与 4ml 30% 三氯乙酸制成 20% 混合溶液，与 6ml 30% 三氯乙酸制成 22.5% 溶液，或 8ml 30% 三氯乙酸制成 24% 溶液。只有丰富换肤手术经验的医生才能使用浓度更高的溶液。需根据皮肤厚度制定涂抹层数，针对厚皮肤应该多涂几层，而更薄的皮肤则需要更少的层数。涂抹溶液应该均匀，并且渐变式涂抹到发际线、耳垂，延伸到下颌线。蓝色换肤溶液可能会造成暂时性的毛发染色。图 14-11 至图 14-15 展示了这一化学换肤方法的具体步骤。

为了评估换肤深度，在使用更多的三氯乙酸涂抹前，每一层的治疗都需要等待 2 ～ 3min。（图 14-16）二度结霜一般被视作这类换肤的终点。如继续涂抹更多三氯乙酸溶液，粉红色肌底就会消失，显示渗透已通过真皮乳头层，达到真皮网状层上部（三度结霜）。某些区域的三度结霜表明已达到三氯乙酸 - 蓝色溶液换肤的最深推荐深度（图 14-16）。图 14-17 至图 14-21 展示了术中不同浓度三氯乙酸换肤的不同深度。

由于颈部和胸部的附属结构对于修复手术后的皮肤来说过少，所以当换肤时更应注意这些区域。换肤深度需是连续性的，从靠近下颌线的部位换肤可以在较深区域沿着锁骨向下深度逐渐变

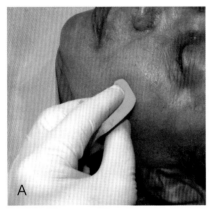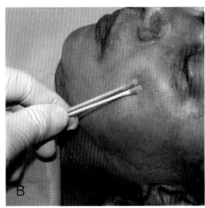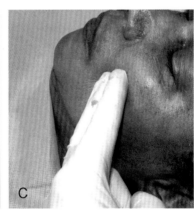

图 14-11 需要使用海绵、棉签，或戴手套的手指涂抹换肤溶液。均匀涂抹是有效换肤的关键

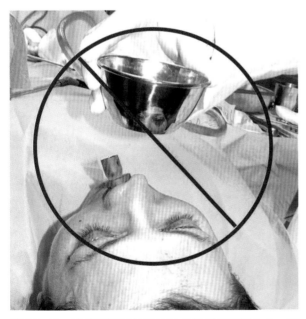

图 14-12 注意不要手持酸溶液位于患者面部上方，如将溶液溅入患者的眼部或皮肤将造成不必要的灼伤和损伤，需训练工作人员不要在患者身上传递未封口的盛酸容器

浅。这有助于在面部和胸部的皮肤区域上制造过渡的效果（图 14-22）。初学医生治疗面部外的皮肤应该更加注意（图 14-23）。

2. 苯酚换肤

Hetter VL 换肤：轻度苯酚换肤（少量苯酚和少量巴豆油）使得治疗达到真皮网状层更加容易，与传统的 Baker-Gordon 换肤溶液的并发症相比更少。经过改良后轻度的苯酚换肤（比如 Hetter VL 溶液）可以被用作治疗单一美容单元，而不需要心脏监测或静脉补液。当患者心脏功能、肝肾功正常，但治疗超过 1 个以上的美容单元时，还是需进行静脉补液和心脏监测，以减少心律失常的风险。

治疗区域皮肤需要使用酒精或丙酮进行脱脂。当换肤手术前或涂抹不同涂层等待时，溶液成分中的油脂及水有分层的趋势，因此需要将苯

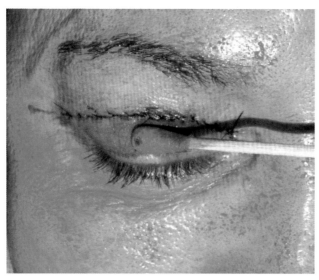

图 14-13　眼睑等精密区域最好使用小棉签进行处理

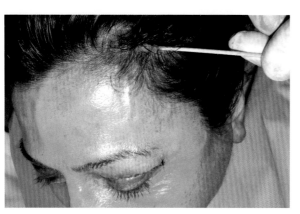

图 14-14　换肤药剂需要涂抹至发际线，以防止在已治疗和未治疗皮肤区域间产生明显的分界线

酚化合物搅拌均匀。随后，使用棉签将溶液涂抹到皮肤上。注意不要让溶液滴到或流到面部。涂抹溶液后，皮肤将迅速出现结霜反应。图 14-24 展示了当溶液被用于面颊部位时，一些有较深痤疮瘢痕的区域形成的明显结霜。对于治疗皱纹，当出现均匀白霜时，就是治疗的终点。一般结霜消散都很快，因此医生必须密切注意确保其没有使用更多溶液，导致皮肤剥脱太深。

（三）联合治疗

换肤手术的灵活性决定了其可以与激光换肤、非剥脱性激光及外科手术相联合。化学换肤最妙之处在于，它不仅可以被用作唯一的治疗形式，也可以在必要时与其他换肤方法相组合。有时，患者治疗区域内可能有局灶瘢痕或很深的皱

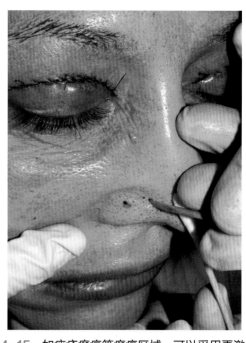

图 14-15　如痤疮瘢痕等瘢痕区域，可以采用更激进的治疗方法，使用牙签或者截断的棉签将酸"磨"进瘢痕中。这样也有助于酸分布到可能治疗不足的皮肤凹陷处，这种方法被称作"CROSS"技术（皮肤瘢痕的化学重建）

纹。在这些情况下，三氯乙酸换肤是最佳辅助手段。全面部的中等深度化学剥脱可以在解决深层缺陷的深度换肤术前进行。在这些案例中，术前需要进行标记以助于明确治疗区域，以区分哪些区域需要更深层治疗而哪些区域需轻度治疗（图 14-25 至图 14-27）。换肤手术总是在激光治疗或磨皮手术前进行，以防止三氯乙酸溶液侵入开放的皮肤。

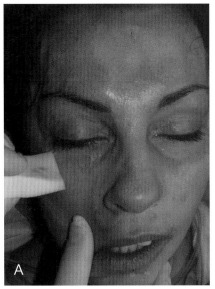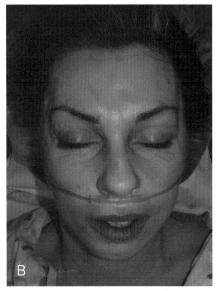

图 14-16　A.30% 三氯乙酸涂抹皮肤；B. 涂抹 3min 后，注意在涂抹下一层前等待几分钟，以判定酸是否渗透到想要作用的层次

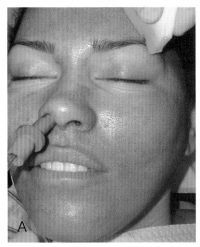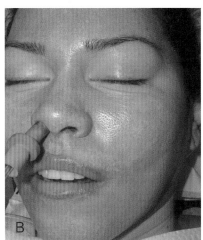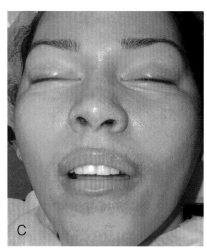

图 14-17　A. 第一层涂抹 20% 三氯乙酸 – 蓝色换肤溶液；B. 第二层涂抹；C. 第三层涂抹，该换肤溶液的目的是渗透到真皮乳头层

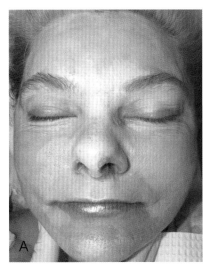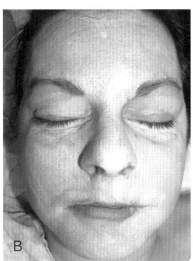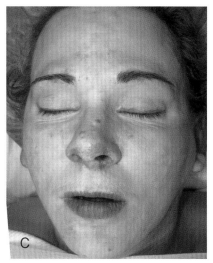

图 14-18　这些患者都展示了 30% 三氯乙酸换肤的过程

A. 一名轻度换肤至表皮基底层治疗的患者；B. 一名使用了两遍 30% 三氯乙酸治疗的患者，达到真皮乳头层换肤；C. 一名使用了 3 遍涂抹 30% 三氯乙酸溶液后达到真皮网状层换肤的患者，换肤医生必须具备通过包含肌肤类型和损伤程度在内的因素评估和控制换肤深度的能力

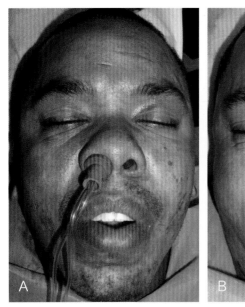
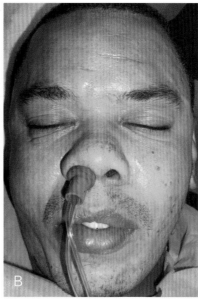
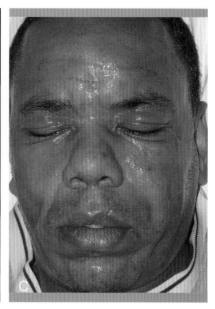

图 14-19　A. 一名接受了一遍 20% 三氯乙酸 – 蓝色换肤治疗；B. 涂抹第二层同样浓度的溶液；C. 该患者在清洁了蓝色染料后的状态

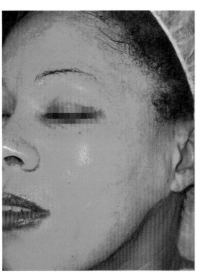
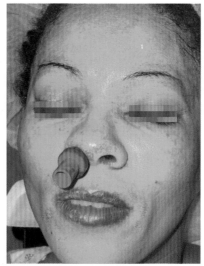
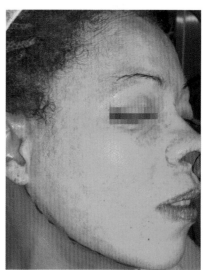

图 14-20　一名患者接受了三遍 20% 三氯乙酸 – 蓝色换肤治疗后

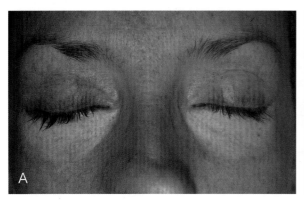
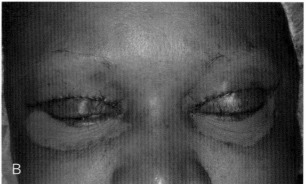

图 14-21　A. 一名患者接受了两遍 30% 三氯乙酸换肤治疗；B. 一名患者在接受眼睑整容术期间接受了一遍 30% 三氯乙酸换肤治疗

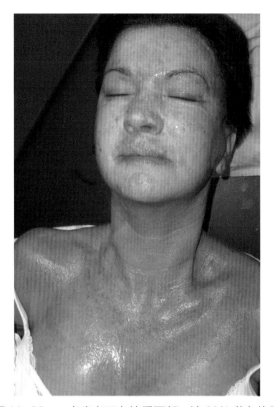

图 14-22　一名患者正在接受面部三遍 20% 蓝色换肤液和颈部及露肩服外露的部位一遍 20% 三氯乙酸换肤治疗，不要在面部外区域采用和面部区域一样的激进治疗，因为这些区域的毛囊皮脂腺更少，所以不能有效地重新形成上皮

浅到中等深度化学换肤可以在面部提升手术间进行，以安全地改善肌肤表面状况而无须延长修复时间。换肤深度需要随着情况变化，如面中部区（非破坏皮肤区域）可深一些，执行面部提升手术区域需浅一些，同时避开切口区域。已破坏皮肤区能够进行最大限度推荐深度治疗层次的为真皮乳头层上部。

进行颈部年轻化治疗时应该注意，颈部区域的皮肤附属结构较少，但其对于伤口愈合是非常重要的。相比进行一次深度换肤，间隔 3 个月再重复进行达到真皮乳头层的换肤治疗则可获得实质性的改善效果。使用 Hetter VL 溶液配制的改良苯酚换肤治疗可以使较明显的颈部皱纹获得好的治疗效果。

正确的治疗程序对于在进行联合治疗时控制换肤的深度是非常重要的：①先进行非剥脱性激光或较弱的剥脱性激光（血管或色素激光）治疗；②接下来进行中深度换肤；③如果使用苯酚换肤治疗特定美容单元，可随后进行；④清洗皮肤以去除所有残余的酸；⑤此时可进行特定区域的激

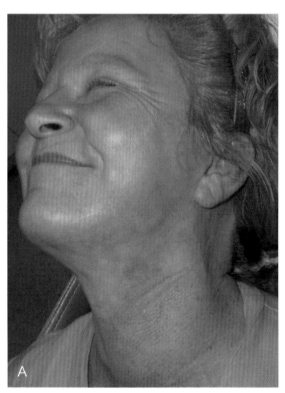

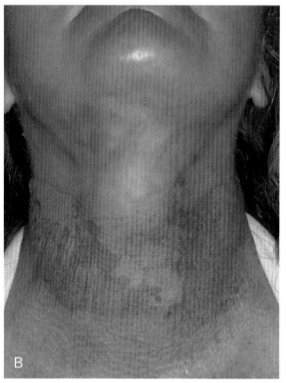

图 14-23　A. 一名患者在接受两遍 15% 三氯乙酸治疗其颈部之后；B. 术后 5d，显示出正常反应。颈部极少能达到面部的改善程度，因此过度治疗将造成严重瘢痕

光换肤手术。在非破坏性皮肤区域进行的换肤手术应只能达到真皮乳头层。化学换肤和激光换肤也可联合起来以提高效率（图 14-26 和图 14-27）。

十、术后护理

（一）轻度换肤

如羟基乙酸、水杨酸及 Jessner 换肤这类典型的轻度换肤治疗，患者无须进行特别的家庭护理

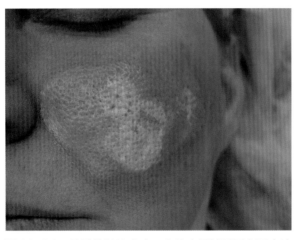

图 14-24　苯酚换肤治疗中，在治疗区域周围有适度结霜，且在深层处理痤疮瘢痕区域有更明显的结霜

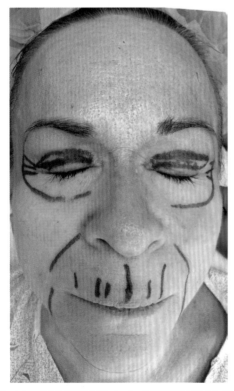

图 14-25　当进行联合治疗时，标记损伤区域非常重要。能够指导医生在每个特定区域应使用哪种方式

方案。在刚开始的几天，患者的皮肤呈现粉色，随后 3 ～ 4d 会出现轻微起皮和脱屑。患者应每天两次轻柔清洗皮肤并使用温和的润肤剂，同时使用防晒霜。少数情况下，患者也许会出现少量结痂，这是细菌感染的征兆。这可以通过非处方的局部

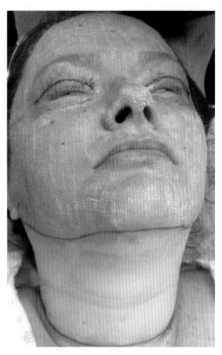

图 14-26　一位接受常见的全面部治疗的患者，她接受了面部的剥脱性二氧化碳激光换肤手术，以及在颈部分两遍 20% 三氯乙酸换肤

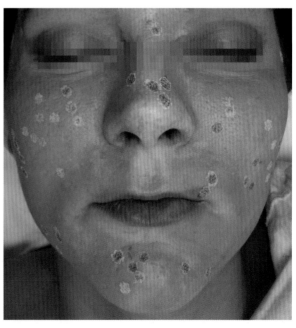

图 14-27　一位患者接受了三氯乙酸换肤治疗，且她面部的痤疮瘢痕使用 CO_2 激光进行治疗。激光治疗在换肤治疗后，以防止酸进入激光气化区域

抗生素药膏轻松治疗，每天3次涂抹患处直到结痂消散。在伤口愈合过程中，患者应避免日晒。

（二）中等深度换肤

中等深度换肤手术通常需要6～8d才能完全愈合。面部水肿在术后不久就会出现，并在24～48h内达到峰值。使用苯酚或激光换肤治疗的区域将出现相当数量的蛋白质分泌物，可能会使外观看上去是黄色的。不同医生使用的术后方案间存在着差异。作者依据15年的经验调整并简化了术后护理方案。

最明显的变化就是，在治疗方案中加入莫匹罗星软膏的使用。在换肤手术1周前，将莫匹罗星软膏涂抹鼻孔周围，每天3次，并持续使用直到皮肤痊愈。患者应该每天两次使用温和洗剂清洁皮肤并避免使用毛巾。每天中午和傍晚，患者可使用 Domeboro 溶液湿敷10min 以收敛皮肤。每次清洗皮肤或浸泡后，患者需使用无刺激性的润肤剂涂抹于皮肤上，如 Vaniply 软膏或优色林软膏（图14-28）。

患者会发现术后他们的皮肤逐渐变黑变紧绷，并形成类似面具样的外观。此时，不应该有疼痛感。事实上，疼痛通常是感染或一个区域受到创伤的一个标志。如出现这种情况，需要立刻解决。4～5d 后，皮肤将形成一层厚痂皮，就像蛇蜕皮一样（图14-29）。真皮乳头层换肤应在7d 内愈合，当换肤治疗到达真皮网状层上部，则需要10d 来愈合。任何更快或更长时间的愈合时间都是换肤治疗太浅或太深的表现。与激进的 CO_2 激光换肤手术相比，化学换肤通常对患者、医生和工作人员来说都要更容易接受（图14-30和图14-31）。

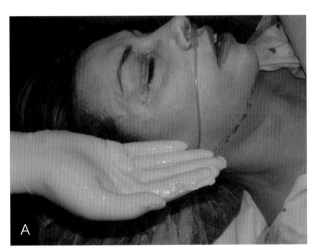
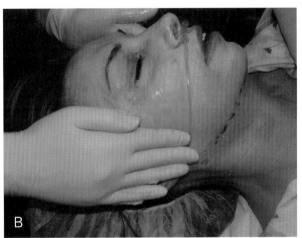

图14-28　治疗后，将 Vaniply 软膏、优色林软膏或凡士林涂抹在治疗过的区域，并持续使用直到换肤结束

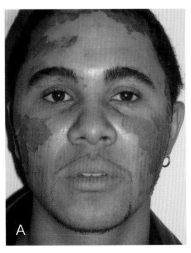
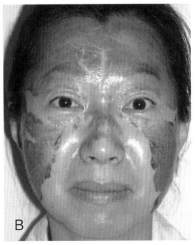
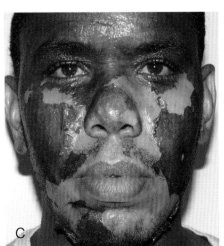

图14-29　激进换肤治疗患者的不同阶段，通常5d 内出现，并于7～8d 后完成

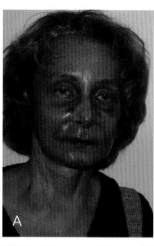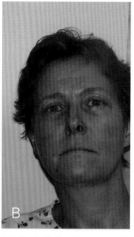

图 14-30　A. 一名患者在接受了传统的全面部 CO_2 激光换肤术 7d 后的状态；B. 一名患者接受中等深度三氯乙酸换肤后

应建议患者在表皮细胞再生后再继续进行他们的皮肤护理方案。术后的 4～6 周，应建议患者严格避免日晒。皮肤紧绷感可能在短短几周变得明显并持续最多 3 个月。图 14-32 至图 14-39 显示了化学剥脱换肤患者的前后图像。

十一、换肤术的并发症

并发症是任何美容性治疗中都存在的组成部分，在换肤手术中，一旦没有正确诊断或立即处理，并发症将导致特别严重的外貌受损。

换肤内的并发症包括酸的不均匀使用（图 14-40）和将酸意外滴落到非预期的治疗区域（图

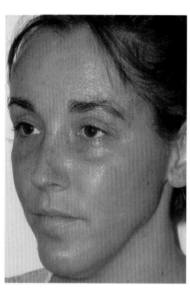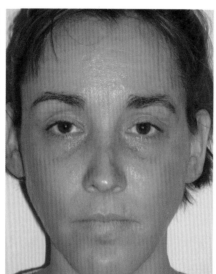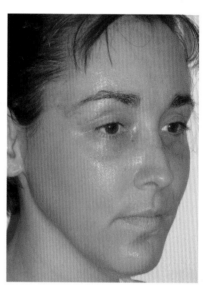

图 14-31　一名患者接受中等深度化学换肤 7d 后

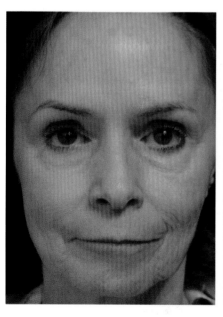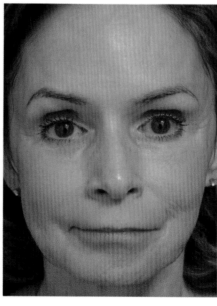

图 14-32　一名患者术前与接受中等深度化学换肤和脂肪移植手术 4 周后的状态

14-41）。持续红斑（超过 3 个月），增生性瘢痕或色素改变，这些变化与换肤深度相关，但换肤治疗的方式类型并无关联。其他诸如感染或接触性皮炎等并发症都是由于接受手术后伴随着皮肤屏障受损所导致的。

（一）感染

坚持术后的家庭护理指导将极大地减少感染的风险。通过恰当的患者监测和患者指导，几乎不需要使用预防性抗生素。事实上，预防性抗生素的使用可能改变菌群且促进感染的发展，比如

绿脓杆菌和其他革兰阴性细菌这些不太常见的细菌。最常见的感染原因是细菌（金黄色葡萄球菌，社区获得性耐甲氧西林金黄色葡萄球菌），其次是病毒（单纯疱疹病毒，水痘 - 带状疱疹病毒），真菌感染（念珠菌）则最少。如果怀疑患者感染，可以在门诊进行氢氧化钾载玻片检查，以确认是否存在真菌感染。如果患者使用全身性抗生素并发生感染，可考虑将绿脓杆菌和其他革兰氏阴性细菌作为最常见的病因。每当怀疑感染时，应该进行细菌培养并且在结果尚未确定时采用针对最可能的病因进行适当的全身治疗。

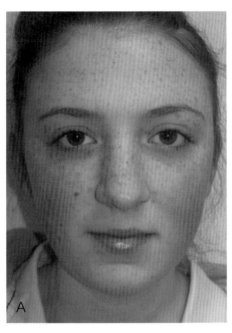
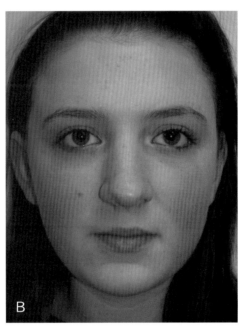

图 14-33　一名患者接受中等深度化学换肤以改善雀斑 4 周后，虽然治疗非常有效，但雀斑随着时间变化还会复发

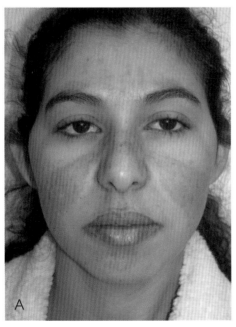
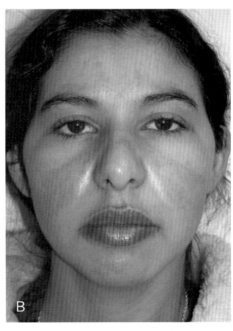

图 14-34　该患者黄褐斑的状态与其接受中深色蓝色换肤液治疗 6 周后状态，术后尽快使用维 A 酸和 4% 氢醌作为日常护肤并坚持使用，对于治疗色素紊乱疾病非常重要

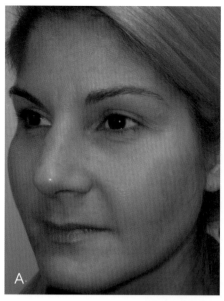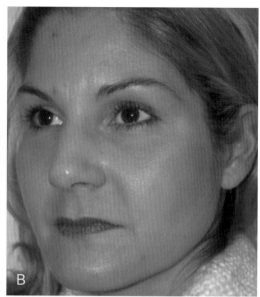

图 14-35 一名患者术前与接受中等深度三氯乙酸换肤治疗以改善色素沉淀 4 周后

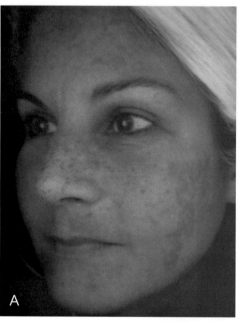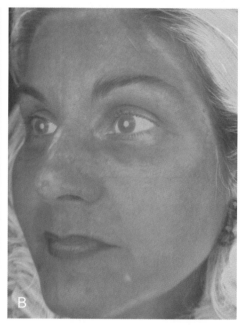

图 14-36 同一名患者（图 14-35）使用紫外成像技术（术前和术后）展示出明显的改善

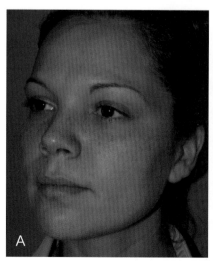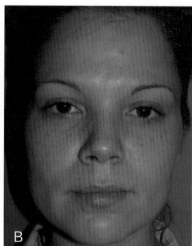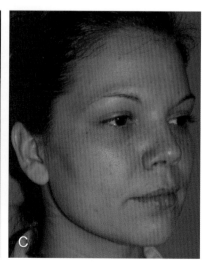

图 14-37 一名患者接受中等深度三氯乙酸换肤治疗前

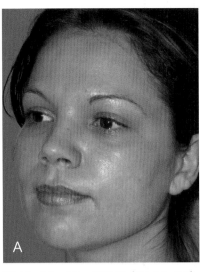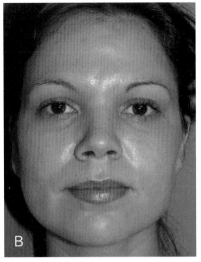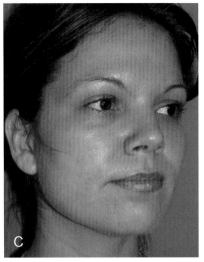

图 14-38　同一名患者（图 14-37），接受中等深度三氯乙酸换肤治疗 8d 后

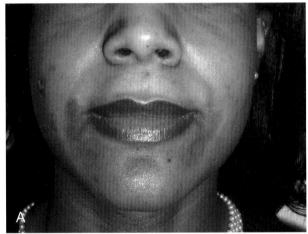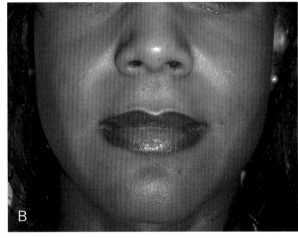

图 14-39　一名患者接受蓝色换肤治疗以改善口周色素沉着问题，她口周色素沉着问题是因理疗时的制冷喷剂冻伤导致

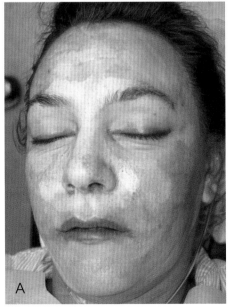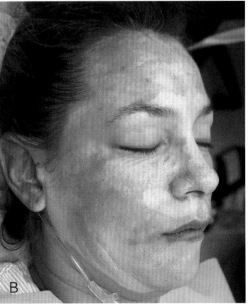

图 14-40　一名患者接受了并不均匀的三氯乙酸治疗，如不进行纠正将造成不均匀的肤色及肤质，因此在涂酸过程中，在涂抹下一层前等待几分钟是很重要的

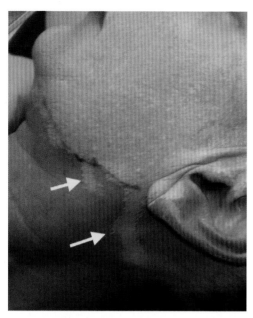

图 14-41　将酸滴落到非预期治疗区域将导致肤色差异、灼伤或在某些情况下产生瘢痕。工作人员应该随时注意防止酸的滴落或溅出

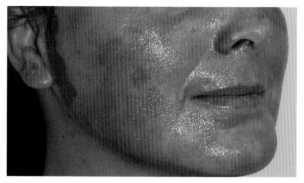

图 14-42　一名接受了中等深度三氯乙酸换肤治疗 6d 后，该患者抱怨出现瘙痒和烧灼症状，并在进行培养后使用局部外用类固醇药物进行治疗

疱疹预防治疗的使用大大降低了病毒感染的发生率，适用于每位换肤手术患者。然而，即便已经进行了预防抗病毒治疗中，一些患者也可以发生例外状况。此外，人们越来越担心我们看到的一些病毒感染可能是水痘 - 带状疱疹病毒，而不是单纯疱疹病毒。如怀疑是病毒感染，直接进行荧光抗体检测可以快速确认是单纯疱疹病毒或水痘 - 带状疱疹病毒感染。在等待结果的同时，应将抗病毒药物剂量增加至用于治疗严重水痘 - 带状疱疹暴发（即伐昔洛韦 1g，每天 3 次，持续 10d）的剂量，直至结果最终确定。

（二）接触性或刺激性皮炎

皮肤护理产品导致的过敏性接触性皮炎可能难以诊断。通常患者会从无症状发展到瘙痒和烧灼，并伴有面部发红（图 14-42）。事实上，愈合良好的区域可能会在愈合过程中出现退步的迹象。停止使用含有丙二醇或羊毛脂的产品，并排除早期传播的病毒感染或念珠菌感染。改变患者的护肤方案，让他们只用清水清洁，随后只在皮肤上涂抹凡士林。有些情况下，需要局部使用不含丙二醇的中效类固醇软膏。由于外用类固醇有可能减缓伤口愈合，应谨慎使用。

（三）皮肤异色症状

任何到达真皮网状层的手术都可能会导致永久性色素脱失（图 14-43 和图 14-44）。这可能出现在任何皮肤类型中，但是与较浅肤色的患者相比，在较深肤色的患者中将更明显。因此，如果计划进行深层换肤手术，应告知患者这种可能性。这须与光损伤皮肤中出现的假性色素减退区别开来。假性色素减退是指换肤后的皮肤看起来比相邻的未经治疗的皮肤看起来更浅。发生这种情况是因为光损伤已被改善后的色差，而不是因为皮肤的实际颜色更浅。

更显著的色素问题是炎症后色素沉着（post-inflammatory hyperpigmentation，PIH）（图 14-43 和图 14-44）。虽然 PIH 是短暂的，但它可以持续 3～6 个月，且抵消了换肤治疗的效果。为了缓解这种情况，患者应该在康复后立即恢复护肤治疗。如尽管重新开始使用产品后确实出现了 PIH，患者可以两周一次使用水杨酸进行治疗。

上述的色素减退通常与已治疗和未治疗区域相关，尽管过度治疗会导致长期的色素减退，但这一问题通常可以慢慢缓解（图 14-45 和图 14-46）。然而哪怕是暂时的，这种情况对患者来说也是非常不安的。

（四）炎症症状

痤疮和玫瑰痤疮等炎症症状可能在术后发生。如果程度严重，患者应该接受全身抗炎药物治疗，如四环素或多西环素，以便在任何瘢痕形成之前尽量缓解炎症。极少数情况下需要更积极的系统给药，如异维 A 酸，以控制显著的炎症发作。

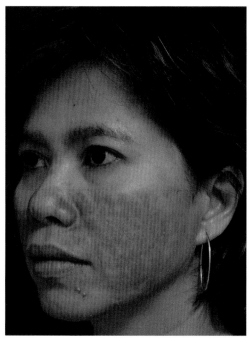

图 14-43　一位患者在接受中等深度化学换肤 30d 后，伴有明显的炎症后色素沉着

（五）持续性红斑和瘢痕形成

与中等深度换肤相比，换肤治疗后的持续红斑通常在激光和苯酚换肤治疗中更为常见。这些症状最长可持续 6～8 周。然而，如治疗区域非常红或看起来患者像"生气"时的面容区域需要密切观察，因为它们可能意味着即将发生瘢痕（图 14-47）。这一症状更有可能发生在换肤治疗到达真皮网状层的区域或创伤后伤口愈合期间损伤的区域发生感染。这些区域可以使用中效至超强效局部类固醇（曲安奈德或氯倍他索）每周 2 天，治疗数周。此外，使用脉冲染料激光的中等能量水平（非紫癜参数）也可以帮助减轻瘢痕形成。脉冲染料激光治疗可以每周、每两周或每月进行一次，直到红斑消退。治疗频率取决于红斑的严重程度。

瘢痕形成或纹理变化始终是换肤手术的最可怕的并发症。瘢痕可以是萎缩性，增生性或瘢痕疙瘩（图 14-48），通常伤口愈合延迟的部位预示

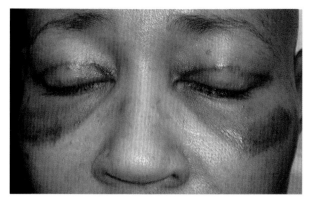

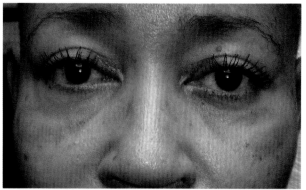

图 14-44　一位患者下眼睑在接受中等深度化学换肤治疗 5 周后，伴有严重的炎症后色素沉着，使用维 A 酸和 4% 氢醌乳膏，配合防晒剂治疗 3 周后症状解决，注意她的上眼睑的眼睑整容术切口的色素沉着，显示患者是容易出现色素沉着的皮肤类型

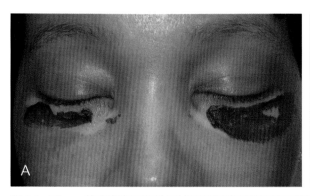

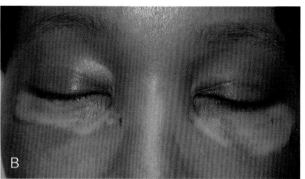

图 14-45　一位患者在下眼睑区域接受两遍 20% 三氯乙酸换肤手术 1 周（A）和 1 个月后（B），该区域出现色素减退

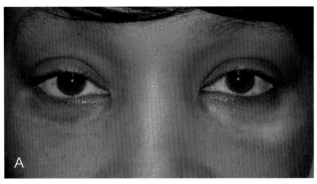
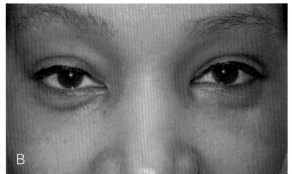

图 14-46　同一患者（图 14-45）术后 2 个月（A）和术后 8 个月（B），几乎恢复正常的肤色

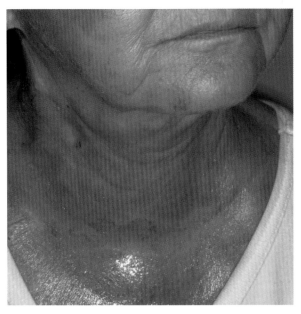

图 14-47　一位患者在接受三氯乙酸颈部换肤治疗 1 周后，这种类型的愈合可能意味着瘢痕的可能形成，需用强效类固醇药物进行治疗并密切观察

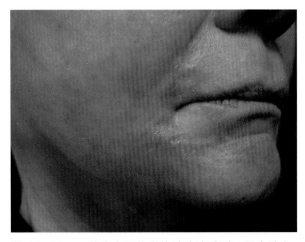

图 14-48　一位患者因化学换肤溶液溅到口周皮肤上，形成增生性口周瘢痕，在化学换肤治疗之前先进行了物理磨削治疗，尽管某些瘢痕可能是永久性的，早期评估和积极治疗可以改善或消除瘢痕

着瘢痕发生的可能。至关重要的是，尽早发现并在瘢痕组织成熟之前及时进行干预。如果皮肤已经开始出现增厚或纤维化，应该每天两次使用超强效局部外用类固醇药剂治疗 3～4 周。如果使用类固醇软膏，应指导患者仅需按照规定的频率应用于所关注的区域，否则会存在表皮萎缩、毛细血管扩张和皮肤脆弱的风险。使用脉冲染料激光治疗来进行早期干预也可以极大地改善皮肤质地，红斑，且有时可以抑制瘢痕的形成。

如果瘢痕已经形成，就可以开始病灶内的类固醇注射和压力治疗了。封闭治疗只在瘢痕最厚的区域，应该以 2～4 周的间隔注射曲安奈德 1～10mg/ml。同时根据瘢痕厚度调整注射的浓度和剂量。也可以使用曲安奈德和 5- 氟尿嘧啶组合治疗。因为 5- 氟尿嘧啶是一种抗代谢剂，也可减缓瘢痕纤维化。这种组合可以降低所使用的类固醇药剂的浓度。

十二、结论

化学换肤在皮肤年轻化治疗中扮演着重要角色，它使得所有肌肤类型的患者都能够被治疗，且能够在面部的不同区域上针对不同深度定制治疗方案。激光技术不断发展，设备迅速地入场和继而离场。然而，化学换肤手术却经受住了时间的考验。事实上，许多经常进行化学换肤手术的医生发现它们是必不可少的，并且会在放弃换肤治疗后才推荐他们的激光方案。与其他任何手术一样，最优化的结果取决于正确的手术（或程序）选择，恰当的患者评估以及建立合适的护肤方案。

第 15 章　面颈部脂肪管理
Management of Cervicofacial Fat

Joe Niamtu III　著

李胜旭　译

脂肪是维持面颈部年轻的重要组织成分之一。"从葡萄到葡萄干"的比喻在本书中用了很多次，用以形容衰老过程中发生面部容积丢失及面部容积的恢复在年轻化技术中的作用（图 15-1）。

众所周知，年轻人的面中部脂肪含量丰富，下颌紧致，颈部轮廓清晰。而老年人的面部干瘪，脂肪转移并堆积到下颌及颈部。脂肪的这种变化再加上其他软组织及骨组织的变化，形成了面部衰老的特征性变化。

在我们的一生中有许多内在和外在的因素影响着软组织及骨组织的变化。面部年轻化技术的目的是恢复面部饱满而紧致的外观，且治疗方法根据患者的年龄不同而不同。年轻的患者可以通过注射面部填充制剂和植入面部假体来改善，而年老的患者可以通过脂肪去除与雕塑，以及皮肤收紧来治疗。填充剂的注射、假体植入及脂肪移植在前面的章节已经做过详细介绍，本章节重点介绍面颈部脂肪的去除和重塑。不同于前面章节介绍的面颈部容积充填，本章节重在介绍面颈部容积去除和重塑。

面中部脂肪主要由颧脂肪垫和颊脂肪垫组成。颧脂肪垫在面中部占据大部分容积，在其他章节已做过详细介绍。颊脂肪垫也叫 Bichat 脂肪垫，是不同于颧脂肪垫的一种独立结构，在面中部容积维持中起着重要作用。颊脂肪垫的功能目前还没有被完全弄清楚，但已知的功能有协助咬肌运动，缓冲和保护咬肌。

一、解剖

颊脂垫位于颊肌和咬肌之间，注意勿与颧脂垫混淆，是一团被包裹的脂肪，位于侧面部，上至颞区，下至下颌区，有三个小叶和四个凸起。颞突，包裹在颞肌两侧，占据着颧骨下大部分空间。翼突位于上颌骨后，颊突位于下颌骨下方（图 15-2 至图 15-5）。腮腺导管穿过颊脂垫后，开口于口腔黏膜。随着年龄增长，颊脂垫可能会发生疝出。口内入路或者面部除皱术切口是进行颊脂垫相关手术常用的切口。

二、诊断

颊脂垫去除术在部分患者中可以达到减少颊部脂肪，修饰脸型的目的。但该手术去除的颊脂垫主要位于中下颊部，仅可以起到颊部瘦脸的目的，对于全脸肥胖的患者，它的作用有限。这一点一定要给患者明确指出，因为有部分患者期望通过该手术达到瘦全脸的目的。并且该手术的效果跟患者颊脂垫的位置及大小有着密切的关系（图 15-6 至图 15-8）。

术前跟患者沟通好该手术的预期效果非常重要，因为有很多患者对该手术的期望过高，但其实该手术的作用因人而异，对于一些人来说可以起到明显的瘦脸效果，而对于另一些人效果有限，并且手术效果与患者的颊脂垫含量有很大关系。

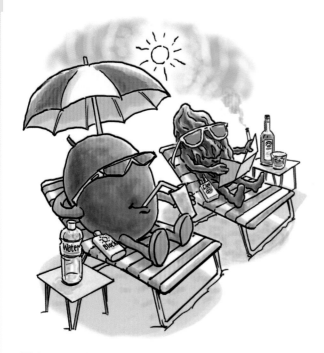

图 15-1 年轻未受损的面颈部在适当的位置充满着"好"脂肪，由于老龄化和生活方式的选择促使合适位置的"好"脂肪逐渐流失，不合适位置的"坏"脂肪逐渐积累。皮肤老化和下垂，以及生活方式的选择加快了这一进程

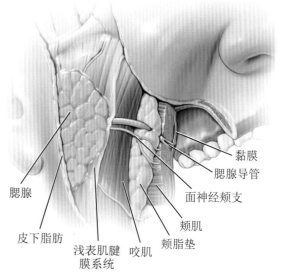

黏膜
腮腺导管
面神经颊支
颊肌
颊脂垫

腮腺
皮下脂肪
浅表肌腱膜系统
咬肌

图 15-2 颊脂垫位于颊肌和咬肌之间，腮腺导管穿过脂肪垫并有面神经分支分布于附近

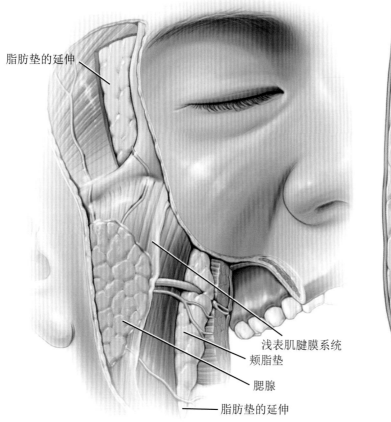

脂肪垫的延伸

浅表肌腱膜系统
颊脂垫
腮腺
脂肪垫的延伸

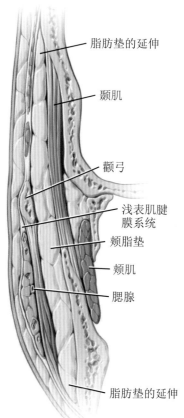

脂肪垫的延伸
颞肌
颧弓
浅表肌腱膜系统
颊脂垫
颊肌
腮腺
脂肪垫的延伸

图 15-3 颊脂垫位于软组织之间

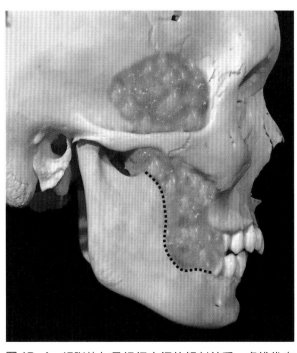

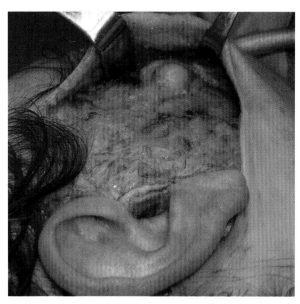

图15-5　经除皱术入路显示的一个突出脂肪垫

图15-4　颊脂垫与骨组织之间的解剖关系，虚线代表切除的下颌骨升支的一部分，以显示深部的脂肪垫

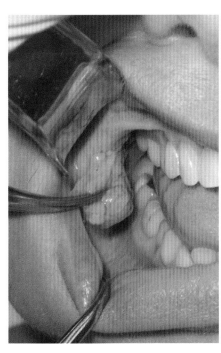

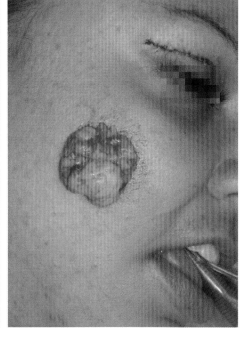

图15-6　取出颊脂垫，将手术标本覆盖于其大致位置，这是去除颊脂垫的典型位置

　　很多患者都以为该手术就是把整个颊脂垫都去除，其实不然，通常情况下，手术会去除颊脂垫的颊突和体部，有时候也会再去除一部分翼突。手术的目的是去除部分而不是全部，因为颊脂垫在维持面颊部饱满中起着重要的作用，去除过多会造成颊部凹陷，显得过于骨感，作用适得其反。网上咨询颊脂垫去除术的患者很多，同时咨询因

颊脂垫去除过多需要修复的患者的也不在少数。可见该手术在切除过程中应采取保守态度。很多患者在网上通过美容院网站而不是整形医院的网站去咨询颊脂垫去除术。许多年轻的患者不需要做这个手术，但是他们会要求做这个项目，尽管有少部分人符合该手术的适应证，但其实他们并非必须要做。医生应谨慎对待这些患者，警惕有

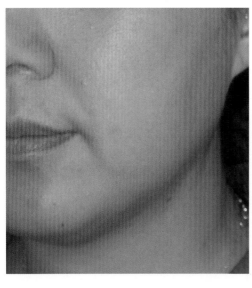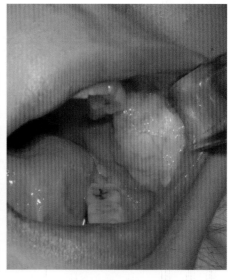

图 15-7　一个面颊部丰满的亚洲人，术中颊脂垫疝出进入口腔

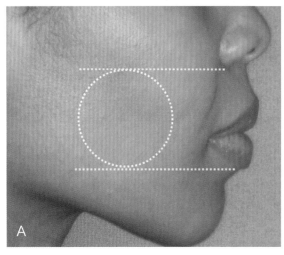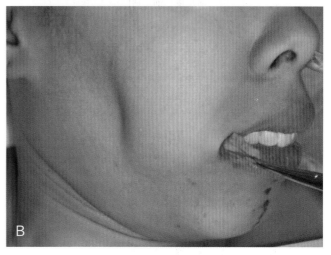

图 15-8　A. 颊脂垫去除术中的典型的脂肪垫去除区域；B. 术中牵拉颊脂垫产生局部凹陷，显示手术涉及的区域

躯体变形障碍的倾向。

三、手术过程

　　该手术可以在局麻或者静脉复合麻醉下进行。使用 2% 的利多卡因加 1 ∶ 100000 肾上腺素局部浸润麻醉，麻醉范围包括切口黏膜、咬肌，以及整个需要去除颊脂垫的区域。局部麻醉完毕后，于腮腺导管开口下方黏膜处切开。腮腺导管开口位于第一磨牙相对的黏膜处，在口内通常容易被看到，但有的患者可能会比较隐蔽，不易被看到。有的医生会在腮腺导管开口的上下各切开一个口，而我个人喜欢在腮腺导管开口的内侧切开。这两种方法在实际操作中都可行，并且术中都应注意勿损伤腮腺导管及其开口。

　　通常来讲，术中定位并去除颊脂垫不太困难，但对于某些患者来说可能需要花费一些时间。我的方法是先通过腮腺导管开口下方的切口寻找，如果无法定位，就从最后一颗磨牙对应黏膜的外上方切开去寻找。

　　因为口腔黏膜血运丰富，所以我选择用"针型射频电刀"切开黏膜（图 15-9）。切开之后使用细长的"扁桃体钳"分离颊部肌肉，这个"扁桃体钳"用在这里可以最大限度减少对颊肌的破坏并且很容易夹住颊脂垫。通常来讲，使用止血钳分开颊肌之后，颊脂肪垫会自动疝出（图 15-10）。如果没有自动疝出，可以用手指从口腔内按压颊部，以利于脂肪的疝出。如果脂肪仍没有疝出，可以用止血钳在切口的上外侧方继续寻找探查。一般来说，掌握了这些手术技巧很容易定位并切除颊脂垫。如果仍旧无法定位颊脂垫，可以使用 3mm 的吸引头插入其中，以便吸住脂肪垫。最后，也可以在最后一颗磨牙对应黏膜的外上方切开一个辅助切口，使用止血钳再次探查寻找（图 15-11）。

颊脂垫外包裹着一层薄膜，一旦薄膜被切开，里面的脂肪会充分地游离疝出（图 15-12 和图 15-13），疝出之后，用止血钳夹住，然后使用"针型射频电刀"切除适量脂肪（图 15-14）。这里强调一下，务必要用电刀或者"针型射频电刀"切除脂肪团。因为这里的脂肪跟重睑成形术中去除的上睑脂肪一样，血运丰富。使用电刀或者"针型射频电刀"切除脂肪团可以有效地减少术中及术后的出血。

综上所述，由于颊脂垫有大的血管和腮腺导管穿过，在手术中尤其需要精准的解剖和操作，避免损伤（图 15-15 和图 15-16）。如果术中切口

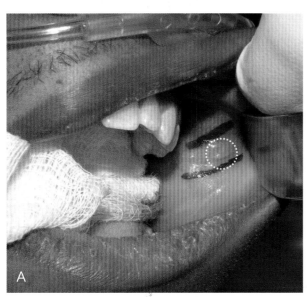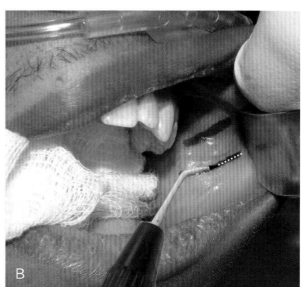

图 15-9　A. 腮腺导管（白色圆圈）；B. 用于切开黏膜的针型射频电刀

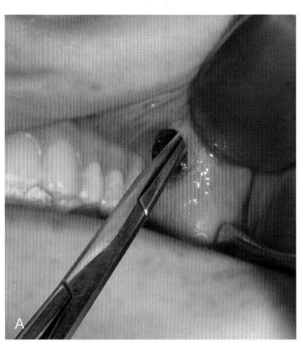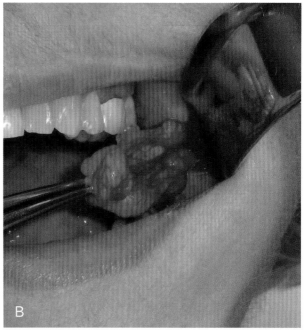

图 15-10　A. 切开黏膜之后，使用细长的扁桃体钳直接穿透颊肌；B. 扁桃体钳的头部穿破颊脂肪间隔，颊脂肪就会疝入口腔

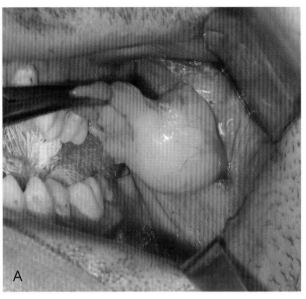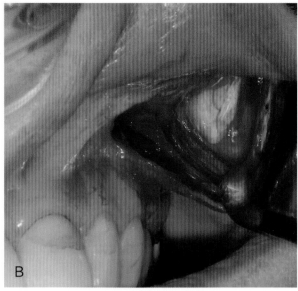

图 15-11 A. 经腮腺导管下方切口去除的颊脂垫；B. 经口内前庭沟切口（用于颊部植入物）靠近后磨牙的位置去除颊脂垫

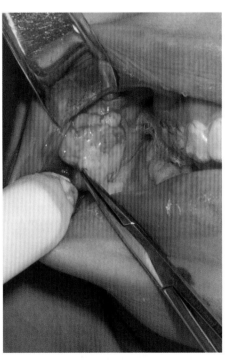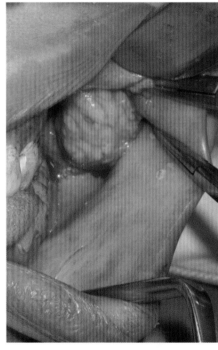

图 15-12 双侧的颊脂垫均被拽入口内

比较小，可以简单缝合关闭伤口。若切口比较大，或伴有腮腺导管横断，则需对腮腺导管进行修复。通常使用静脉导管穿入断裂的两段腮腺导管中来辅助断端缝合，之后需留置引流数天。

　　颊脂垫去除术在去除脂肪量的方面与重睑形成术有相似之处。若去除量过多，则会显得比较骨感。脂肪是我们的朋友，不是我们的敌人。在去除脂肪量方面一定要把握好度，尽量做到"刚刚好"。

　　去除适量脂肪之后，需对术区进行充分止血。

切口部位的颊肌是最常见的出血部位，一旦出血很容易形成血肿。如果出血点位于术区深部，则需用电凝进行仔细止血，因为穿入咬肌的面神经分支通常分布在附近，一旦形成血肿压迫神经，将会造成严重的后果。同时，术后对术区的加压包扎也能起到很好的止血效果。

　　术后需加压包扎 24h。这种"三明治"的包扎法有利于充分消灭无效腔并且可以减少出血的概率及减轻肿胀（图 15-17）。

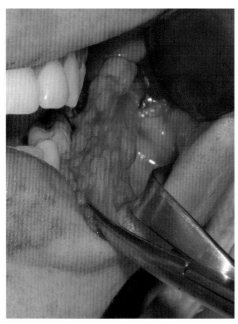
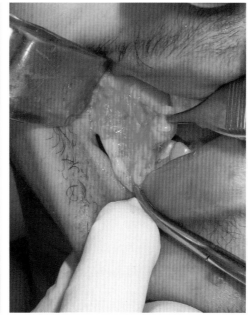

图 15-13 颊脂垫去除术中通常去除的脂肪量

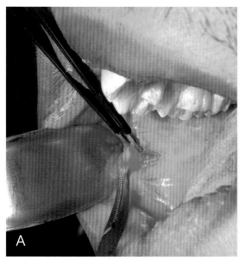
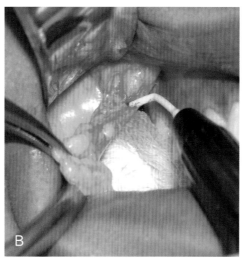

图 15-14 A. 双极电凝在切除和止血过程中发挥着重要作用；B. 另一种方法是，使用针型射频电刀切除脂肪垫

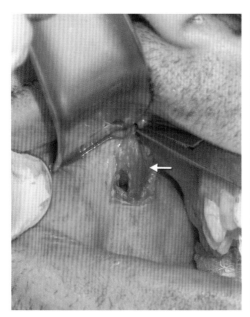
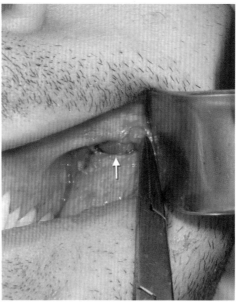

图 15-15 这个患者在颊脂垫去除术中双侧都遇到了比较粗大的静脉

图 15-18 至图 15-23 展示了术前及术后照片。可见，尽管面颊两侧多余的颊脂垫都已被去除，但手术的效果却仍然有限，有时甚至很难通过照片看出变化。但是，患者通常情况下可以感受到手术带来的变化并且很开心。所以，关于手术效果有限的风险，术前一定要充分告知患者。若是对手术期望过高，劝他们尽早放弃。

四、面颈部吸脂术

皮下浅层脂肪和深层脂肪在维持面颈部年轻中均发挥着重要的作用（图 15-24）。在健康年轻人的面颈部，皮下脂肪分布层次分明。随着年龄和体重的增长，皮下浅层脂肪和深层脂肪（如颊脂肪垫和颈阔肌下脂肪）的量逐渐增多，进而表现出一系列衰老的征象（图 15-25）。

吸脂术是美容手术中最常见且有效的手术之一。在面颈部的塑形中，尤其是在颊部、下颌及颈部效果显著。但在治疗肥胖症方面，效果甚微。所以，在术前一定要给患者明确该手术的局限性。不仅要充分讲明该手术的具体做法，还要告知患者手术的预期效果。

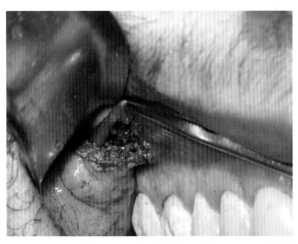

图 15-16 术中可见腮腺导管撕裂，使用 5-0 肠线缝合破损处，术后愈合良好

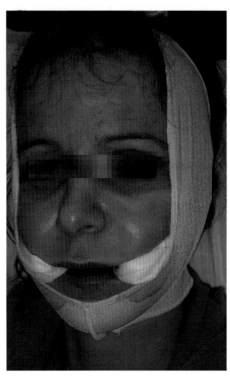

图 15-17 术后面部加压包扎 24h

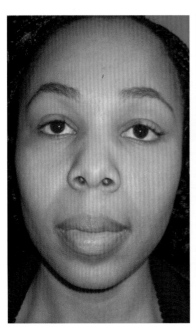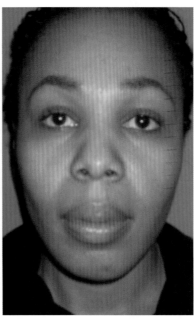

图 15-18 本例患者展示双侧颊脂垫去除术后，面颊丰满度降低，脸型变瘦

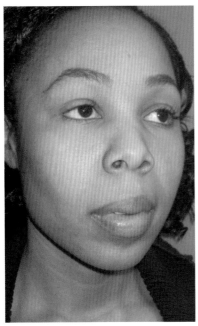
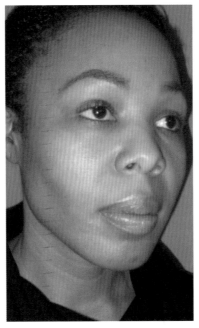

图 15-19　与图 15-18 为同一个患者，右侧面观，注意颊脂垫去除术后，面颊部凹陷程度增加

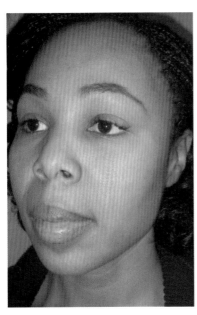
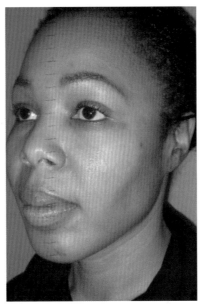

图 15-20　与图 15-18 为同一个患者，左侧面观，注意颊脂垫去除术后，面颊部凹陷程度增加

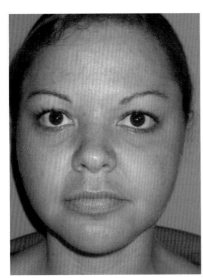
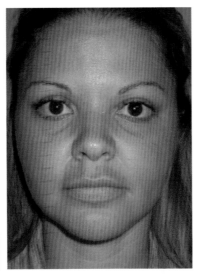

图 15-21　此患者双侧颊脂垫去除术后，脸型显得更尖

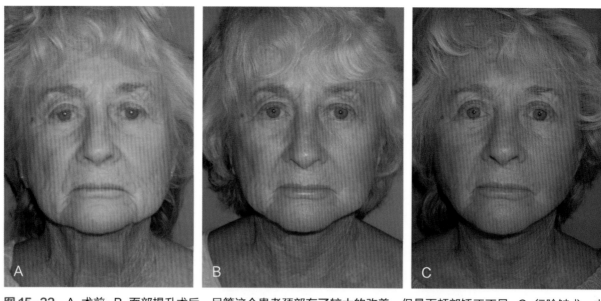

图 15-22　A. 术前；B. 面部提升术后，尽管这个患者颈部有了较大的改善，但是面颊部矫正不足；C. 行除皱术、去除突出的颊脂垫及拉伸皮肤后，该患者手术效果较好

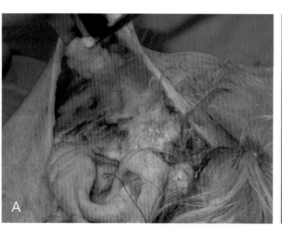

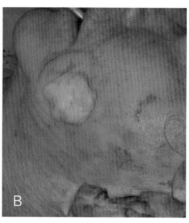

图 15-23　A. 与图 15-22 为同一个患者，术中所见，去除突出的颊脂垫；B. 标本置于其原始位置

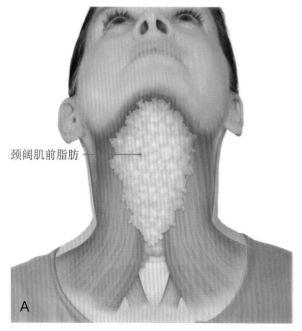

颈阔肌前脂肪

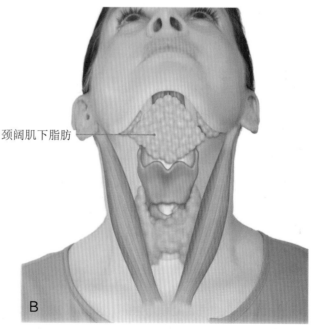

颈阔肌下脂肪

图 15-24　A. 颏下脂肪堆积的典型位置；B. 颈阔肌下脂肪的相对位置（图片由 Kythera 公司提供）

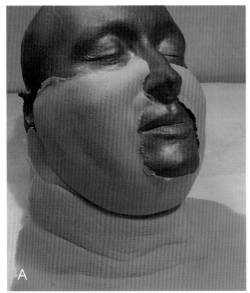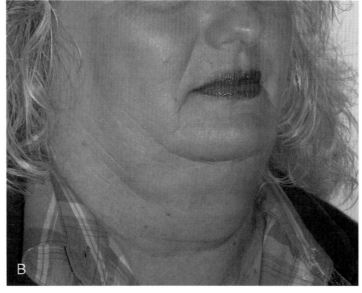

图 15-25　A. 一种有特殊效果的"肥胖套装"，演员穿着用以模拟脂肪堆积；B. 在面颈部可以堆积大量的脂肪

五、脂肪解剖

　　脂肪被纤维组织分隔成若干个脂肪小叶，里面布满了血管、神经及淋巴。脂肪细胞富含甘油三酯，随着体重的增加，脂肪细胞的体积也随之增大。随着体重的减少，脂肪细胞的体积也会减小（主要是细胞内脂肪减少），但是细胞的数量不会变化。吸脂术会把多余的脂肪细胞吸走，使人体的脂肪细胞数量变少，但是，由于脂肪细胞的数量是恒定的，少了之后就不会再增加，所以吸脂术的效果是永久的。当多余的脂肪细胞被吸走后，只剩下残留的纤维隔，看起来就像"瑞士奶酪"（图 15-26）。

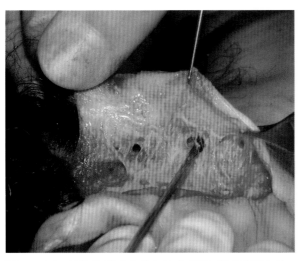

图 15-26　面部提升术中的开放式吸脂，抽走脂肪细胞，保留纤维隔

　　吸脂之后有时皮肤会变得紧致，但其中的原理目前还没有完全弄清楚，有人认为可能与术区创伤以后产生的纤维增生及胶原收缩有一定关系。越是年轻的患者，这种皮肤紧致的效果越明显。但是，术前一定要告知患者吸脂之后皮肤会有变松弛的风险。越是皮下脂肪多、术前皮肤松弛的，术后松弛的概率就越高。对于年轻、皮肤紧致的患者，术后效果往往比较理想。而对于年纪大、皮肤松弛的患者，通常需要配合着面部提升术，才可能达到比较满意的效果。

六、肿胀麻醉

　　肿胀麻醉技术的出现在吸脂术的发展史上是一个革命性的变化，它提高了手术的安全性和准确性。经典的 Klein 肿胀液通常是由 1L 生理盐水或乳酸林格氏液 +1g 利多卡因 +1mg 肾上腺素（1：1000）配制而成。肿胀液所起到的作用很多，其中最主要的是水分离，这大大地提高了操作的精准性，同时利多卡因可以起到局部麻醉的效果，肾上腺素可以减少出血。在四肢或躯干部位吸脂，肿胀液注射量有时可以达 6L，而面颈部注射肿胀液需要量不多，通常只需 500ml 即可。与面颈部不同，四肢及躯干部位需要的量大，在注射肿胀液时，往往还需要考虑对体液平衡的影响（图 15-27）。

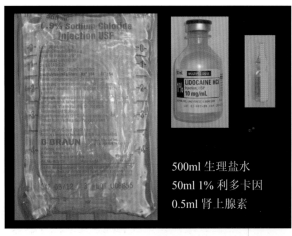

图 15-27 500ml 的麻醉肿胀液是由 500ml 的生理盐水和 0.5g 利多卡因（50ml，1% 利多卡因）+0.5g 肾上腺素（半支 1 ∶ 1000 的肾上腺素）组成，这个药量通常足够用于面部吸脂术，避免浪费传统的 1L 的混合肿胀麻醉剂

500ml 生理盐水
50ml 1% 利多卡因
0.5ml 肾上腺素

麻醉之前，取站立位对吸脂区域做好标记。吸脂的部位不外乎颏部、下颌、颧部和侧颈部。

术前准备完毕之后，开始注射肿胀液。笔者喜欢用 Klein 泵和 22G 的脊髓穿刺针注射，有时也会用钝头注水针，如果没有泵的话，也可以用注射器来代替，将肿胀液注射到皮下脂肪层。

通常情况下，颏下需要注射肿胀液的量为 100ml，单侧下颌部为 50ml，单侧颊部为 30ml（图 15-28 和图 15-29）。注射完毕后，等待一段时间，待肿胀液充分浸润组织后，皮肤颜色会变白，此时可进行吸脂操作（图 15-30）。

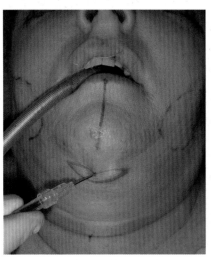
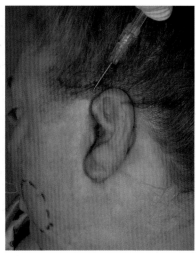
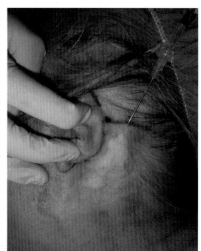

图 15-28 面部提升术的患者在注射肿胀麻醉液，与面颈部吸脂注射的程序相同

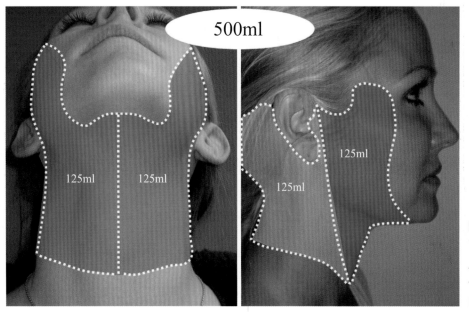

500ml

125ml 125ml 125ml 125ml

图 15-29 尽管此图代表了面部提升术中的 500ml 麻醉肿胀液注射分布量，但与面颈部吸脂术中注射的部位及剂量是相同的

七、吸脂设备

与全身的大面积吸脂不同，面颈部脂肪含量少，用的设备也相对简单。全身大面积吸脂需要用到专用的负压机器，而面颈部吸脂用中心负压就足以满足需要（图 15-31）。

全身大面积吸脂可以用到的吸脂针有很多，但面颈部吸脂可用的设备却相对很少（图 15-32）。通常来讲，术中会通过一个小的手术切口插入吸脂针进行负压吸脂，这种情况下，术区是一种封闭的状态，整个术区都处于负压之中，吸脂的效率比较高。对于面积较小的脂肪，可以用 1～2mm 直径的吸脂针吸，面积大的，可以用 2～4mm 吸脂针吸。如果手术切口比较大，术区会形成一个开放的吸脂环境，不会存留负压，且都在术者的视野之下（图 15-33），此时可以用较粗的吸脂针进行操作，笔者常用吸脂针的直径为 6mm。

吸脂术的要点用一句话总结就是：用"正确"的吸脂针插入到"正确"的层次吸走"正确"的脂肪（图 15-34）。面颈部吸脂术的手术层次是皮下脂肪层，前期注射的肿胀液会起到水分离的作用，有助于术者找到正确的层次。手术过程中，吸脂针走行的层次不宜过浅，过浅的话会伤到真皮层，容易引起皮肤表面凹凸不平。并且要熟记术区的解剖结构，切勿损伤到重要的血管和神经。

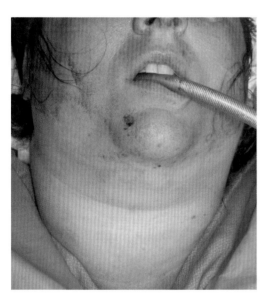
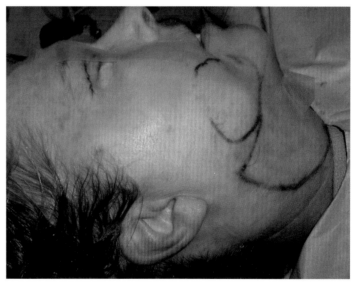

图 15-30　两例患者在注射麻醉肿胀液约 15min 后，注射区域发白，代表肿胀麻醉有效

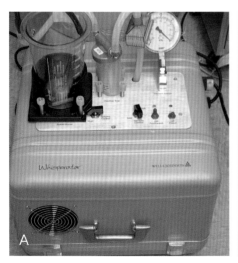
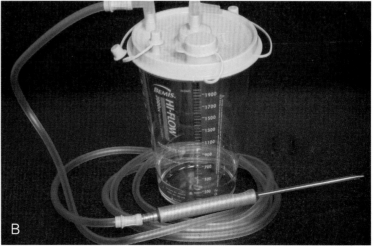

图 15-31　A. 一种用于大面积吸脂的商用吸脂机；B. 用于面颈部吸脂的中心负压装置

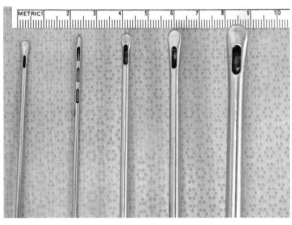

图15-32　常用于面颈部吸脂的吸脂针，直径范围1 ~ 6mm

在吸脂针进入到吸脂部位之前切勿开启负压，以免损伤到皮肤，进入到皮下脂肪层之后，即可开启负压进行抽脂操作。在进行快速、持续、往复抽脂操作的同时，注意观察吸脂管中的吸出的脂肪量以及手术部位的改善情况。这种吸脂操作就好像是用吸尘机扫地一样，先吸深层脂肪，再吸浅层脂肪，一点一点逐步将多余的脂肪吸走。术者在进行抽脂操作时，切勿在同一隧道进行过度的反复抽吸。如果抽脂面积小的话，可以在同一隧道进行反复抽吸，但一定要适度。而对于大面积吸脂就一定要采用有序的扇形平扫抽吸。一

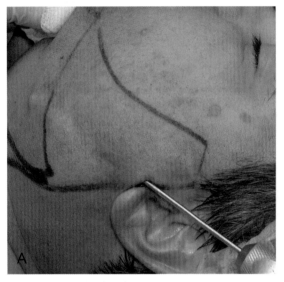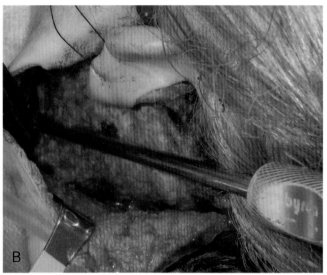

图15-33　A. 通过小的进针孔，进行封闭式吸脂；B. 通过切口或在面部提升术中掀起皮瓣直视下进行开放式吸脂

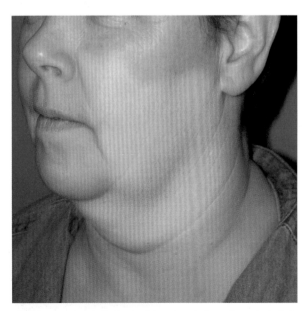

图15-34　吸脂的典型区域，在下颌缘吸脂，应该让经验的医生来操作

些外科医生主张用平行交叉的方式来吸脂。但是通常来说，这种方式对于全身的大面积吸脂比较有效，对于小面积吸脂效果一般。吸脂术起到的最主要的作用是塑形，切勿简单地理解为将脂肪抽空。将脂肪抽空简单，但是要塑出一个理想的"形"则需要一定的技术。

对一个医生，尤其是初学者来说，能够判断吸脂的量是否合适十分重要。实际操作中可以通过抓捏的方法来判断。在抽吸前，抽吸中及抽吸后，通过抓捏来判断吸走了多少脂肪，还剩下多少脂肪（图15-35）。通过抓捏的方法可以让术者实时感受脂肪从手中被抽走，并且有助于保留脂肪厚度的均匀一致。术中如果抽出的脂肪是黄色的，则代表抽脂是有效的。而当脂肪颜色混合着

血，或者只有血没有脂肪，则代表此处的脂肪已经被抽得比较干净了。

八、颏下抽脂术

颏下和颈前区是面颈部吸脂最常见的部位。术后效果通常比较显著，尤其是对颏下脂肪堆积明显的患者。影响手术效果的因素有很多，而最主要的两个是年龄和皮肤松弛度。对于年轻、皮肤紧致的患者（图15-36），效果通常较好。而对于年纪大、皮肤松弛的患者，效果可能欠佳（图

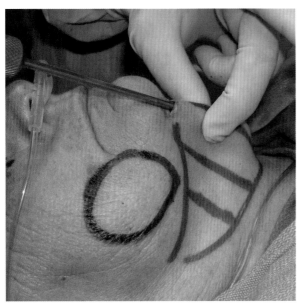

图15-35 将吸脂针上方的皮肤抓捏起来，有助于确定吸脂的程度，同时可以提高吸脂的效率

15-37）。除了年龄、皮肤松弛程度，最终的手术效果跟皮下堆积的脂肪量也有很大的关系。颏下吸脂时有的医生主张层次宜偏深，但笔者根据自己的实际经验认为此举效果甚微。但若是行开放式的颏下成形术，则效果往往会比较显著。

颏下吸脂的区域位于两侧胸锁乳突肌之间，上至下颌缘，下至甲状软骨（图15-38）。手术开始之前，嘱患者取站立位，于吸脂区域做好标记。然后进行与前文描述一致的快速、往复的扇形平扫抽脂（图15-39）。一只手做抽吸动作，另一只手辅助拉伸展平术区皮肤。或者使用皮肤牵引器向抽脂的反方向牵引切口处皮肤，也可以起到拉伸展平的作用（图15-40）。吸走厚重的脂肪及周围的沉积物，要逐渐减少吸脂量，以确保周围组织厚度均匀。术中我们会发现脂肪主要堆积于下颌缘与甲状软骨之间的中部，当然，每个患者的情况都不尽相同，但通常会是如此（图15-41）。

下颌缘是确定手术区域的重要解剖标志（图15-42），下颌缘以下是吸脂的区域，下颌缘以上禁止吸脂。保持下颌缘处及以上有一定的饱满度，会让人看起来比较年轻。

手术过程中一定要切记，脂肪是我们的朋友，吸出脂肪的量一定要适度。一旦过度吸脂，作用会适得其反。正常的皮肤因为含有脂肪，所以摸起来比较柔软顺滑。但是，若吸脂量过多，真皮

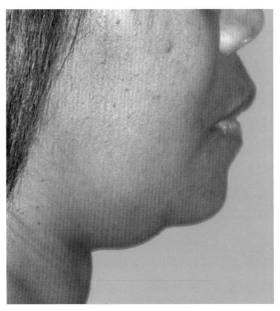

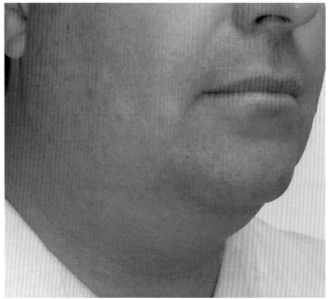

图15-36 年轻、局部脂肪堆积不伴有皮肤松弛，是进行颏下吸脂术的最佳人选

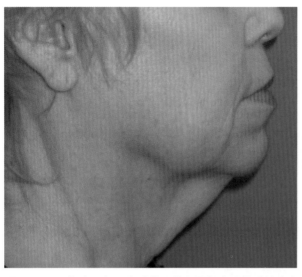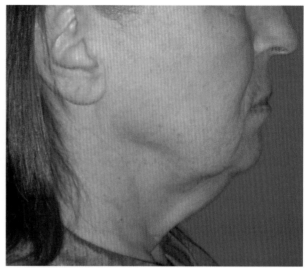

图 15-37　年老、颏下脂肪堆积伴有颈部皮肤松弛的患者，不适合进行颏下吸脂术

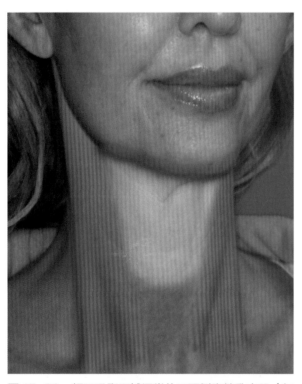

图 15-38　颏下吸脂区域通常位于两侧胸锁乳突肌（红色）之间，上至下颌缘（蓝色）下至甲状软骨，黄色区域代表脂肪通常堆积的区域。体重大的患者，可能需要更大范围的吸脂

层会与皮下的肌肉和其他组织粘连，形成硬块、皱褶和条带，使皮肤变得硬如石头、皱皱巴巴（图15-43）。

九、面颊吸脂

面颊部同颈部皮肤一样，是最晚出现衰老征象的部位之一，通常会在 40 岁以后逐渐显现。皮肤、深层组织的下垂及脂肪的堆积都会加快面颊部的衰老。通常在面颈部提升术中，需要一并处理颊部。如果不处理的话，最后的结果可能是颈部和面部皮肤紧致，但是颊部两侧却遗留两个大肿块。

面颊部体积有限，但其实可以容纳大量脂肪，这一点容易被很多医生低估，尤其是新手。下颌缘神经走行在颊部区域，术中应注意保护（图15-44）。

通常来讲，做颏下吸脂术的同时也需要做面颊部吸脂术，并且共用一个吸脂口就可以完成手术（图 15-45）。虽然共用一个吸脂口可行，但是下颌缘神经也走行在这个区域，术中应多加注意。因为从颏下入路吸面颊部的时候，常常需要将吸脂头的前端"挑起来"，作为支撑点，吸脂管的尾部区域就会对下颌骨有一个向下的压力，所以容易对此处的神经造成损伤（图 15-46）。如果从耳垂下开口，则可以避免此问题。

在耳垂与面颊的交界处用手术刀或者针头刺穿一个小口，用组织剪将切口撑开扩大。在没有负压的状态下将吸脂针送入到吸脂区域（图 15-47）。开启负压后进行逐层往复地吸脂操作。

在年龄大的患者中，面颊部的脂肪常常会下垂至下颌缘下，在进行面颊部吸脂时，切勿遗漏下颌缘下的这部分脂肪（图 15-48）。尽管面颊部

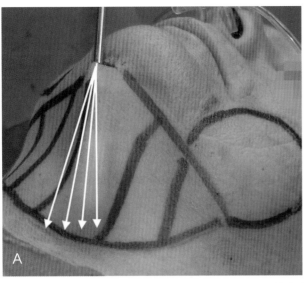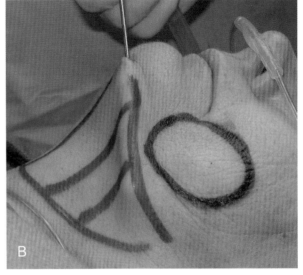

图 15-39　A. 颏下吸脂术是用吸脂针在整个治疗区域进行快速、往复的抽吸运动；B. 下颌骨的下缘也可以通过这种方法来处理，以提高下颌缘的清晰度

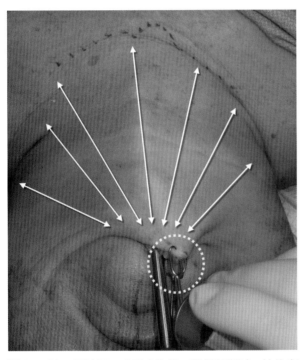

图 15-40　通过颏下成形术的切口进行吸脂时，拉伸表面皮肤，有利于吸脂术的顺利进行，注意黄色圈中的拉钩，用于伸展皮肤。用术者的另外一只手牵拉伸展皮肤，也有助于手术的进行

脂肪含量大，可吸出的脂肪多，但也要时刻把握好度，切忌吸脂过度（图 15-49）。

颈部、下颌缘、面颊吸脂都可以通过耳垂下开口进针。如果多部位同时吸脂，最好还是让经验丰富的医生来做（图 15-50 和图 15-51）。

图 15-52 至图 15-55 展示了面颈部吸脂术前术后的照片。

本章节没有把所有的吸脂方法都进行介绍，只选了其中几个常用的方法进行讨论。

十、动力辅助吸脂及其他吸脂技术

除了前文介绍的吸脂方法，其他常用的方法还有激光溶脂和超声波溶脂。这两种技术可用于全身大面积吸脂，也可以用于面颈部吸脂。当然，在实际手术中，运用最多的还是传统的吸脂方法。只有当治疗膝部周围脂肪堆积和男性乳房增生使用传统吸脂方法比较困难时，才会选择激光溶脂或超声波溶脂。

（一）动力辅助吸脂

吸脂术发展至今，经历了多次技术改进，其中最简单的改进之一是加入动力辅助。使用电机或者空气压缩机带动吸脂针以 3000 转 / 分钟的转速自动往复抽吸，大大提高了抽脂的效率且同时减轻了术者的劳动。尤其是在全身大面积吸脂中，因为吸脂面积大、手术时间长，术后术者常常会感到肩部、肘部、腕部酸肿胀痛。加入动力辅助吸脂之后，术者可以轻松许多。但是在面颈部吸脂中，因为手术时间短、吸脂面积小，术者疲劳程度轻，所以减轻疲劳的优势并不明显。

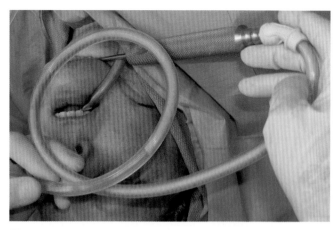
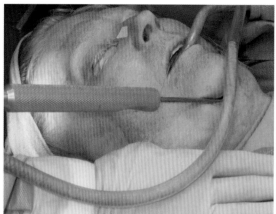

图 15-41　从这个区域抽走的脂肪 5 ~ 20ml

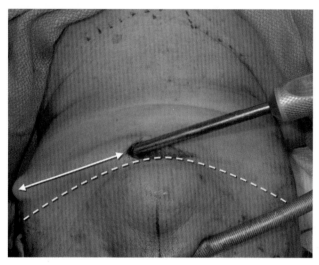
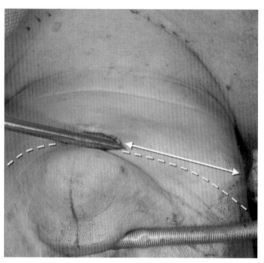

图 15-42　吸脂在下颌缘下方进行，以提高下颌缘的清晰度，下颌缘上方的脂肪很少进行抽吸，因为这有助于保持下颌缘界限清晰

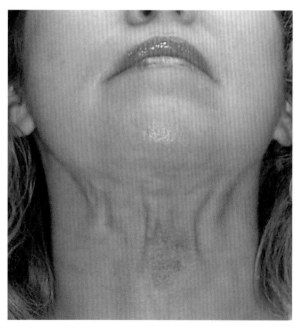
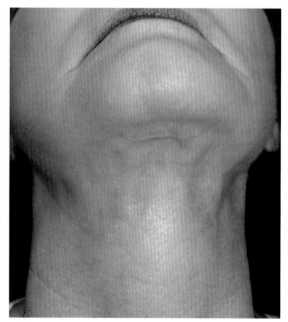

图 15-43　该患者被其他医生进行了过度吸脂，由于真皮层和深部组织粘连，造成了凹陷和条带的出现，这种问题通常比较棘手，难以修复

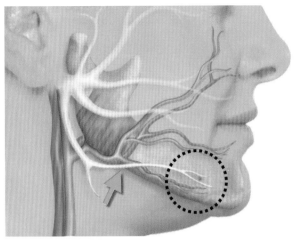

图 15-44 下颌缘神经开始走行在下颌缘下，下颌前角切迹处（绿色剪头），穿过下颌缘至其上方，继续沿着下颌缘走行（虚线）

（二）激光溶脂

激光溶脂是一种将激光探头插入到脂肪层，利用激光的光热作用破坏脂肪细胞，进而达到塑形目的的技术。不同于传统的吸脂，激光溶脂不需要负压抽吸。临床中常用到的 Smartlipo（Cynasure.com）激光溶脂机，包含三种不同波长的激光（图 15-56 至图 15-58）。第一种激光波长为 1064nm，易于被血管吸收，吸收之后可以达到一个止血和减轻组织挫伤的作用。第二种激光波长为 1320nm，易于被水和脂肪细胞吸收，对脂肪组织有一定的加热破坏作用，同时可以使胶原蛋白收缩，皮肤收紧。第三种激光的波长为

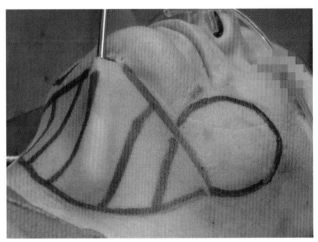

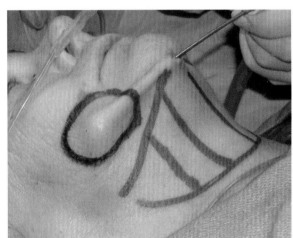

图 15-45 很多患者进行下颌缘吸脂的同时，也可改善面颊形态

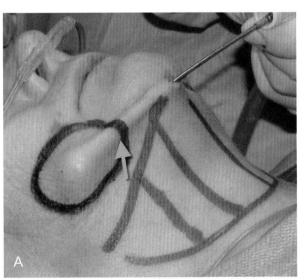

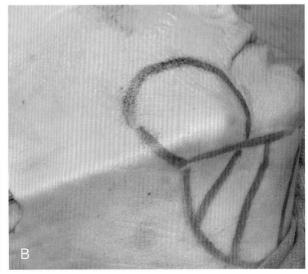

图 15-46 A. 从颏下区域进针吸面颊部，可能会因为吸脂管向下压下颌骨而造成挤压损伤下颌缘神经；B. 从耳垂下进口可以避免这个潜在问题，并且也可以塑形下颌缘和面颊。所有的下颌缘吸脂术都应该在下颌缘下方进行，而不是下颌缘上方

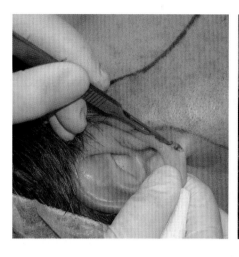

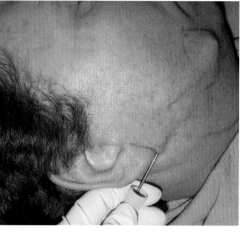

图 15-47　在耳垂和面颊交界处做一个切口，在没有负压的状态下插入吸脂针，进入到颊部后，再开启负压，在吸脂针进入到颊部前，不开启负压很关键，否则可能会出现凹陷

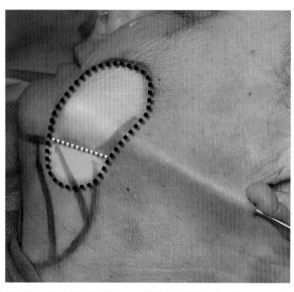

图 15-48　颊部脂肪在下颌缘上（黄色），也可以延伸至下颌缘下（绿色），在手术中能同时处理到下颌缘下脂肪是很重要的

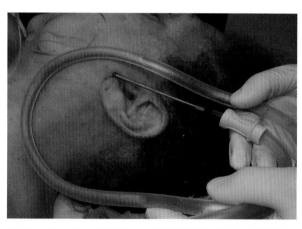

图 15-49　在一些患者中，面颊部可以去除大量的脂肪，术者应该时刻警惕过度吸脂，在术中时刻监测吸脂程度

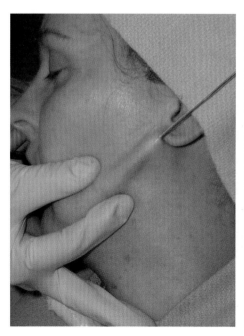

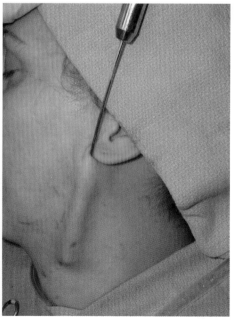

图 15-50　下颌缘和颈侧区可以通过耳垂下开口进行操作

1440nm，易被脂肪组织广泛吸收，通过机械和热作用将脂肪组织破坏。脂肪组织被破坏之后，使用吸脂针将其吸出。因为该设备可能会因为温度过高，烫伤皮肤，所以术前应先熟悉操作流程。

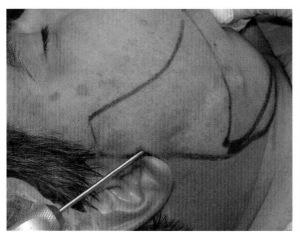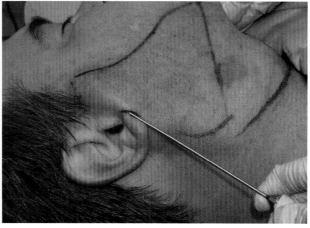

图 15-51　面部其他区域可以通过耳垂下切口进行吸脂，治疗这些区域需要经验，年轻医生应该谨慎对待

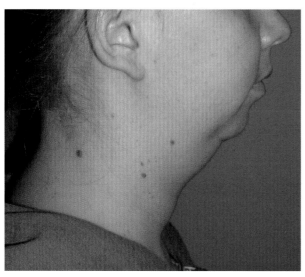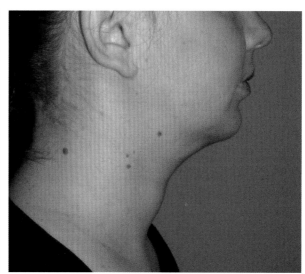

图 15-52　该患者接受了面颈部吸脂，同时植入了颏部假体，术后下颏轮廓清晰，效果显著

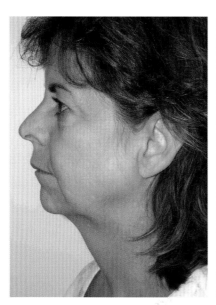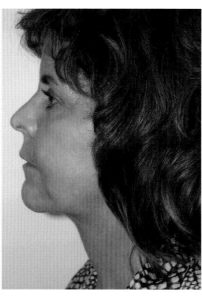

图 15-53　该患者接受了面颈部吸脂，同时植入了颏部假体，术后皮肤收紧效果显著

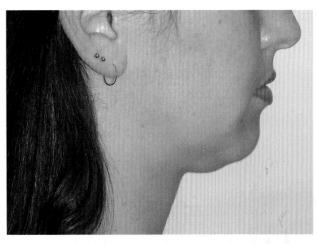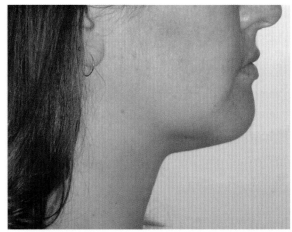

图 15-54　该患者接受了面颈部吸脂，同时植入了颏部假体，术后效果较好

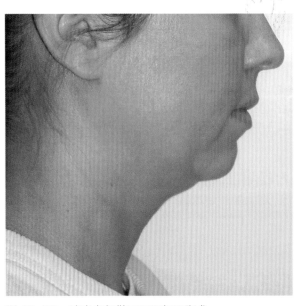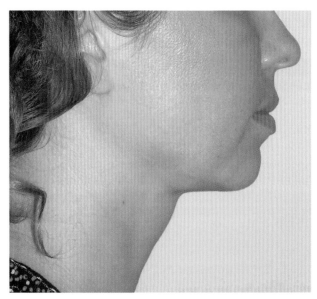

图 15-55　该患者仅做了面颈部吸脂术

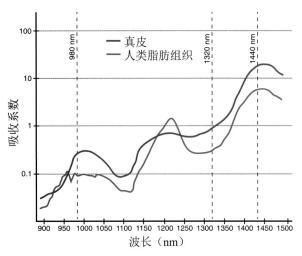

图 15-56　用于靶向组织的三种波长

（三）超声波溶脂

超声波溶脂是指运用体外超声波破坏脂肪，然后使用负压吸引管抽走液化脂肪，进而达到瘦身塑形目的的一种技术。通过机器设备的一个专用探头，将电能转化为超声波，每秒钟可以在术区产生 16000 个超声波（图 15-59）。通过超声波产生的热能和机械破坏脂肪细胞，然后使用吸脂管将被破坏掉的脂肪抽走。手术全程几乎没有出血，并且同时可以起到一定的皮肤收紧作用。这个技术可能会烫伤皮肤，在正式操作之前，应先进行培训。

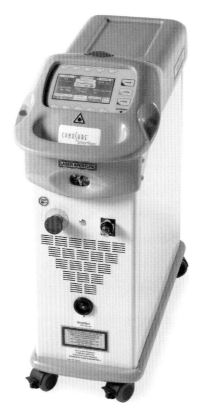

图 15-57 SmartLipo Triplex 系统是常用的激光溶脂机的代表

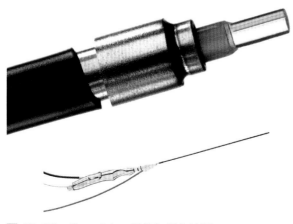

图 15-58 SmartLipo 探头和探头特写

（四）水动力吸脂

水动力吸脂是一种在传统负压吸脂技术上增加一个高压喷水装置的技术。利用注水管的高压喷水，加大对脂肪细胞的机械性破坏作用，提高吸脂效率。

尽管前文介绍的几种吸脂技术都有效，但是在实际运用中，传统的负压吸脂仍是性价比最高、效果最确切的方法。

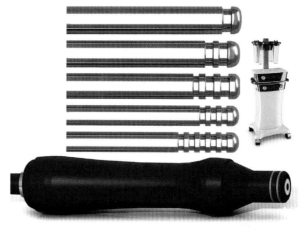

图 15-59 图为 VASER 溶脂系统的手柄和各种超声探头，它们是被专门设计的，用于最大限度地破坏脂肪

（五）冷冻溶脂术

我们在生活中经常会看到这样一种现象，爱吃冰棍的孩子容易长酒窝。学者们便根据这一现象，进行了一个关于通过外部的低温处理能否破坏掉脂肪的研究。研究表明，非侵入性的4℃低温，可以加快脂肪细胞的结晶破坏，被破坏掉的脂肪随后会被人体吸收（图 15-60），并且在这一温度下，正常组织和神经组织不会受到损伤。冷冻溶脂术便是根据这一原理发展起来的，它属于一种完全非侵入性治疗。治疗通常需要多个周期，最常用于腰部和腹部的溶脂。

（六）注射溶脂

注射化学药物溶脂已经在超药物适应证范围的情况下，使用了几十年，但是效果一直不太理想，并且并发症很严重。2015 年，由 Kybella 公司生产用于治疗颏下脂肪堆积的脱氧胆酸钠通过FDA 认证，并于同年 10 月被 Allergan 公司以 2.1亿美元收购。据说未来有可能会成为常用的去脂方法之一。

Kybella 的主要成分是脱氧胆酸钠，是人体中自然存在的一种胆汁盐。在这个产品套装里面共含有 4 个 2ml 小瓶，不需要冷藏，也不需要调配。将 Kybella 注射到皮下脂肪层后，脂肪细胞的细胞膜会溶解，随后细胞破裂，继而被人体自然吸收。由于人体脂肪细胞的数目是恒定的，破坏掉一部分细胞后，便不会再生，所以从这个角度来讲，去脂的效果是永久的。该手术最佳的适用人群是局部脂肪堆积、年龄小、不伴有皮肤松弛的患者。而对于近期服用抗凝药物或者伴有皮肤松弛的患者，则不太适用。需要说明一点，在写这篇文章的时候，Kybella 还没有被 FDA 批准用于下巴、颈阔肌下和身体其他部位的溶脂。

Kybella 的注射部位是颈阔肌浅面的皮下脂肪，与吸脂部位相同（图 15-24A）。切勿注射到甲状腺、颌下腺、肌肉、神经、真皮层等部位。在注射开始之前，需要选定合适的患者，并且标记出脂肪堆积的区域。治疗效果通常比较显著，临床中可以通过抓捏皮肤的方法来检验（图 15-61）。

术前常规拍照，嘱患者放松，Frankfort 平面与水平线平行，下颌不能抬起、前伸和后缩，处于自然位置。让患者噘嘴和撇嘴，以确认下颌边缘。术前术后体重测量对手术效果的判断也很重要。术前标记出手术区域，同时也标记出下颌缘、胸锁乳突肌、舌骨、甲状软骨等重要解剖结构。然后在下颌缘下一指宽处，做一个额外的标记，用以标记非治疗区域，避免损伤到此处的下颌缘神经（图 15-62）。

注射之前，需在下颌操作区域内的皮肤标记"水波纹样"的注射区域及注射位点（图 15-63）。点与点间隔 1cm，每个点注射 0.2ml。实际操作中，标记的点偶尔会移位，但只要仍在标记的范围内，就可以继续注射。如果移位到标记的范围外，则应该放弃此点。适当的冰敷可以提高注射时的舒

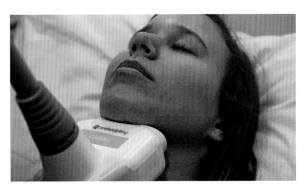

图 15-60 冷冻溶脂术是利用一个冷冻源在不损伤表皮的基础上破坏皮下脂肪，这个技术作为一个非侵入性治疗，越来越流行

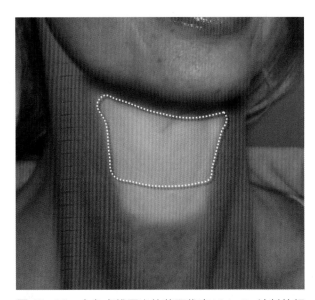

图 15-62 白色虚线圈出的范围代表 Kybella 注射的颏下脂肪范围，蓝色区域代表下颌缘，黑色区域为非注射区域，避免损伤此处的下颌缘神经

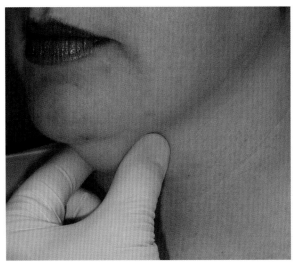

图 15-61 通过触诊颏下脂肪分布，确定目标区域

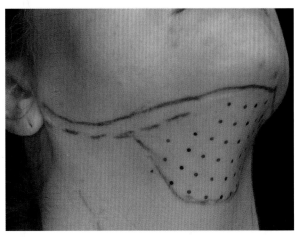

图 15-63 在颏下用临时性的墨水标记出治疗区域和注射位点，实线代表下颌缘，虚线代表非注射区域

适度。表面敷麻药可以减轻注射点处的疼痛，但无法缓解深部溶脂时产生的灼伤感。

使用 1ml 注射器和 32G 针头注射 Kybella，注射完毕后，患者通常会有一种灼烧感，如果患者无法耐受这种痛感，可以在局部注射利多卡因。笔者不建议提前预防性注射利多卡因，因为这会造成局部变形，影响对脂肪堆积区域的判断。所以只在必要时注射 1～2ml 的利多卡因加 1：100000 肾上腺素，并且为了减少对局部的影响，注射层次宜偏深。

平均每个患者需要接受 2~3 次治疗，共需药量 4～6ml。在预估需要的药量时，可以使用以下公式计算：例如，注射的点数 ÷5，比如，一共需要注射 20 个点，20÷5=4，预估需要的药量为 4ml。

按照治疗区设计的点，将药物注射到皮下脂肪层内。在靠近中间的区域，脂肪位置偏深，需要将针全部刺入。靠近边缘的区域，脂肪位置偏浅，刺入一半即可。从中间到边缘，注射的剂量逐渐减少，最终平均每个点注射 0.2ml（图 15-64）。临床实践表明，每个点都注射 0.2ml 是安全的。

注射过程很快，几分钟即可完成。但是术后仍有可能发生一些并发症，比如疼痛、肿胀、血肿、麻木、青紫、局部硬结、吞咽困难等。术区冰敷和加压包扎对缓解疼痛有一定的帮助。术后的肿

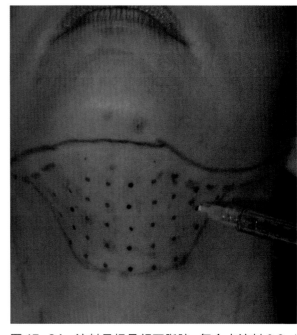

图 15-64　注射目标是颏下脂肪；每个点注射 0.2ml Kybella

胀通常会持续几天，但是不会影响工作。如果担心肿胀明显，可以选择周五注射，利用周末休息，使肿胀吸收。麻木的恢复时间相对较长，通常会持续数周。青紫和局部硬结偶尔发生。吞咽困难在笔者的临床工作中尚未遇到过。

通常需要治疗 2~4 次，每次间隔时间为30~60d。尽管建议治疗 2~4 次，但是据笔者观察，相当一部分人，1 次治疗也能达到比较明显的效果（图 15-65 和图 15-66）。

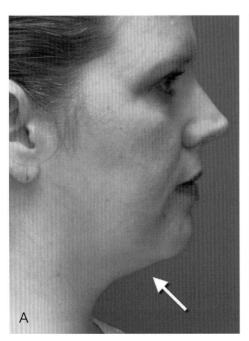

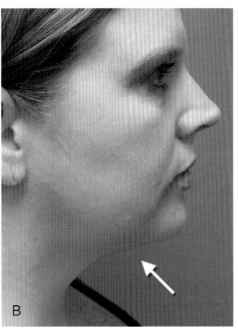

图 15-65　A. 注射5ml Kybella 前；B. 注射 6 周后

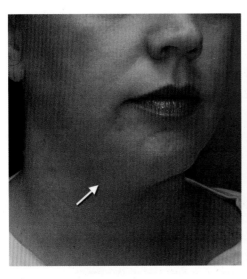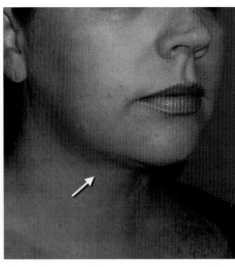

图 15-66　与图 15-65 为同一个患者，斜面观

（七）颏下成形术

颏下成形术包括颈阔肌前脂肪去除术、颈阔肌下脂肪去除术、颈阔肌成形术。对于单充颈部形态不佳，不伴有颊部及中面部衰老的患者，效果通常比较显著。在该手术的基础上，再于颏部置入假体，可大大改善颈部轮廓及颏颈角。该手术不是万能的，有其特定的适应人群。尤其适用于那些单纯做吸脂术效果不佳，而又不必做面部提升术的患者。大部分的患者不是该手术的适应人群，但是满足该手术适应证的人群，手术效果通常都比较满意。

理解凹凸的数学原理，就能理解该手术的原理。患者的典型表现是颏下隆起，颏颈角圆钝。手术去除深部多余的组织之后，颏下皮肤回缩，颏颈角恢复锐角。实际上颏下突起和凹陷时所需要的皮肤量是一致的（图 15-67）。当去除深部组织后，隆起的皮肤，逐渐回缩，刚好紧贴于颈部，

形成一个紧致的颏颈角。所以整个手术过程，是不需要去除皮肤的。

颏下成形术与颈阔肌成形术手术切口一致，切开皮肤至皮下脂肪层，在颈阔肌表面分离颈前皮瓣，充分去除颈阔肌前脂肪，同时要保留一定量的皮下脂肪，要防止出现皮肤表面凹凸不平。必要时，将下颌骨下缘和面颊部脂肪也进行抽吸。然后分离颈阔肌，去除颈阔肌深部脂肪（图 15-68）。

主刀医生可以根据自己的喜好和经验，选择颈阔肌成形术或颈阔肌去除术（图 15-69A）。如果选择颈阔肌去除术，由于下颌下腺失去了颈阔肌的保护，则需将下颌下腺一并去除。如果术中有需要，同时也可以在此处植入颏部假体（图 15-69B）。

图 15-70 和图 15-71 展示了接受颏下成形术的患者。

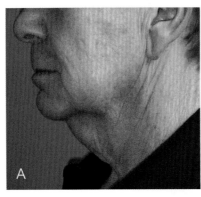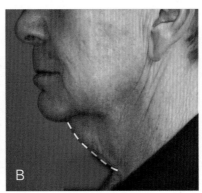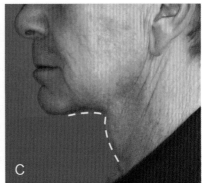

图 15-67　使颏下由"突"变"凹"，需要等量（或更多）的皮肤
A. 一个颏下隆起的患者；B. 测量隆起的皮肤；C. 需要等量（或稍微多点的）皮肤填补术后的颏下凹陷

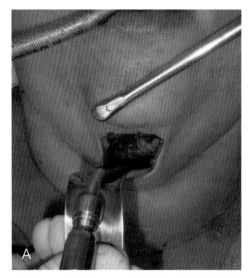
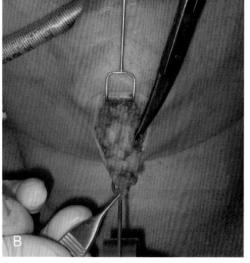

图 15-68　A. 掀起剥离的皮瓣；B. 用剪刀去除颈阔肌前脂肪

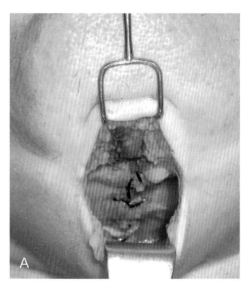
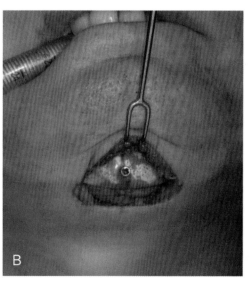

图 15-69　A. 颈阔肌成形术（颈阔肌去除术）是颏下成形术的重要组成部分；B. 如果有指征，颏部位假体置入，可以极大地改善面颈部的外观

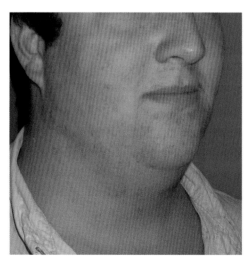
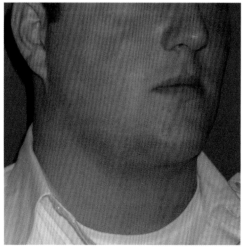

图 15-70　这个 16 岁的男性表现出极端的下颌饱满，他接受了颏下成形术，包括吸脂术、颈阔肌下脂肪去除术、颈阔肌成形术、颏部假体植入术

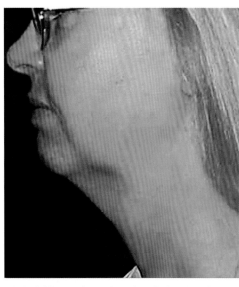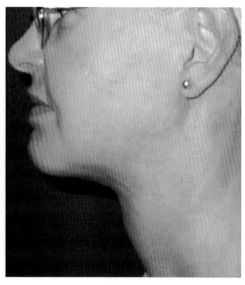

图 15-71 该患者接受了颏下成形术，包括吸脂术、深层脂肪去除术、颈阔肌成形术、颏下假体植入术（照片由 Angelo Cuzalina 博士提供，已被授权）

十一、结论

面颈部除皱术是面部美容最主要的手段之一。在进行每一项手术时，最重要的是要选择正确的患者。对于脂肪堆积并伴有皮肤松弛的患者，若仅做脂肪抽吸，术后效果往往不能令人满意。若配合做面部提升术，则往往能起到比较显著的效果，因为面部提升术会将皮肤提升并将多余的一部分去除。但是有一点需要注意，脂肪抽吸一定要把握好度，吸脂过度会引起很多并发症，且难以修复。缺乏经验的外科医生应该从年轻、脂肪堆积少、不伴有皮肤松弛的患者入手，以便逐步获取经验。